Vorwort von Kelly Starrett,
Autor von *Werde ein geschmeidiger Leopard*

JILL MILLER

ROLL
DICH
FIT

**Muskel- und Faszienmassage für
Schmerzfreiheit, Leistungsfähigkeit
und Wohlbefinden**

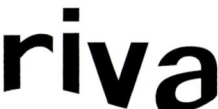

Bibliografische Information der Deutschen Nationalbibliothek:
Die Deutsche Nationalbibliothek verzeichnet diese Publikation in der Deutschen Nationalbibliografie;
detaillierte bibliografische Daten sind im Internet über http://d-nb.de abrufbar.

Für Fragen und Anregungen:
info@rivaverlag.de

Wichtiger Hinweis
Dieses Buch ist für Lernzwecke gedacht. Es stellt keinen Ersatz für eine individuelle medizinische Beratung dar und sollte auch nicht als solcher benutzt werden. Wenn Sie medizinischen Rat einholen wollen,
konsultieren Sie bitte einen qualifizierten Arzt. Der Verlag und die Autorin haften für keine nachteiligen
Auswirkungen, die in einem direkten oder indirekten Zusammenhang mit den Informationen stehen,
die in diesem Buch enthalten sind.

1. Auflage 2015

© 2015 by riva Verlag, ein Imprint der Münchner Verlagsgruppe GmbH,
Nymphenburger Straße 86
D-80636 München
Tel.: 089 651285-0
Fax: 089 652096

© der Originalausgabe Jill Miller, 2014.
Auszug aus *Move Your DNA* © Katy Bowman. Mit Erlaubnis von Popriometrics Press.

Die amerikanische Originalausgabe erschien 2014 bei Victory Belt Publishing unter dem Titel
The Roll Model.

Übersetzung: Martina Walter
Redaktion: Karin Leonhart für bookwise GmbH, München
Umschlaggestaltung: Melanie Melzer, München, nach einer Vorlage von Heidi Broeckig
Umschlagabbildung: Bradford Rogne
Layout: Yordan und Boryana Terziev
Satz: bookwise GmbH, München
Druck: Florjanic Tisk d.o.o., Slowenien
Printed in the EU

ISBN Print: 978-3-86883-683-7
ISBN E-Book (PDF): 978-3-86413-803-4
ISBN E-Book (EPUB, Mobi): 978-3-86413-804-1

Weitere Informationen zum Verlag finden Sie unter

www.rivaverlag.de
Beachten Sie auch unsere weiteren Verlage unter
www.muenchner-verlagsgruppe.de.

In größter Dankbarkeit für meinen Mann Robert, der mich als *Roll Model* für meine Schüler sah. Er ermutigte mich, meine Arbeit in die Welt hinauszutragen, und half mir, ein Unternehmen aufzubauen, das Menschen in ihre Kraft bringt.

Ich schrieb dieses Buch, als ich mit meiner ersten Tochter, Lilah Iris Faust, schwanger war. Sie war meine Muse, sie erfüllt meine Träume und ist heute geliebter und liebender Ausdruck meiner Leidenschaft für die eigenverantwortliche Gesundheitsfürsorge.

Ich wünsche Ihnen ein lebenslang friedliches und ausgelassen-entspanntes Leben in Ihrem Körper.

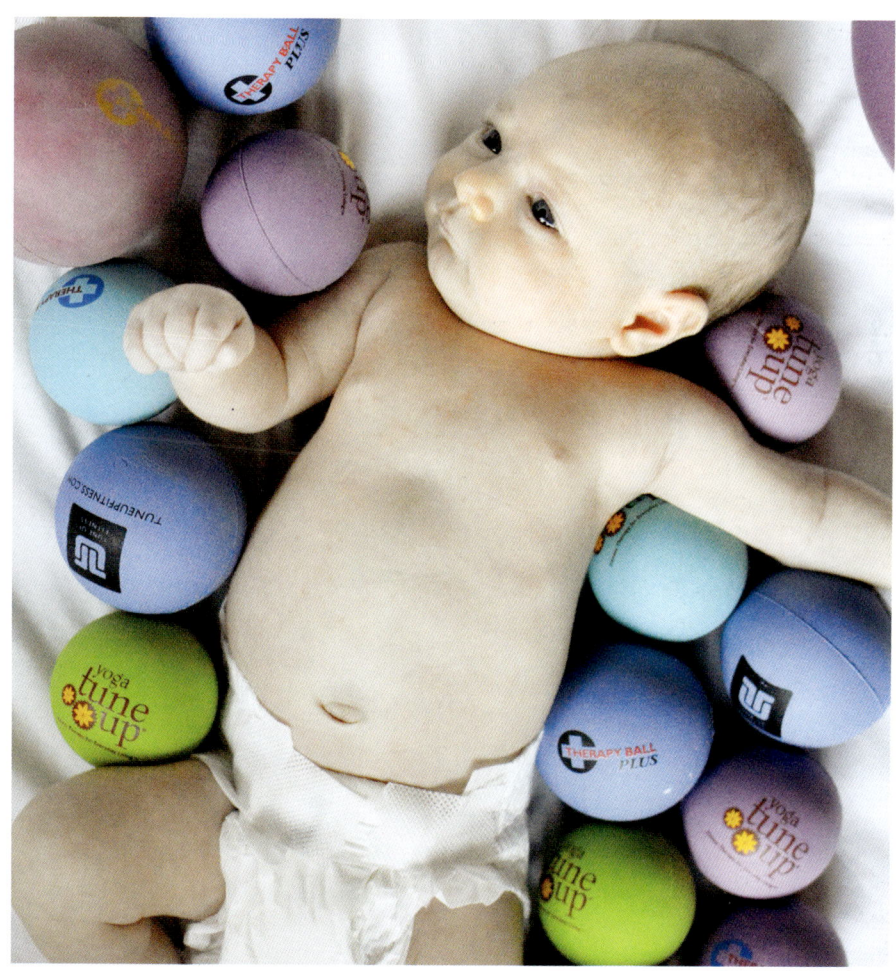

» Jeder und jede trägt einen Arzt in sich. Wir müssen ihm lediglich bei seiner Arbeit helfen. Die dem Menschen innewohnende natürliche Heilkraft ist die stärkste Kraft zur Gesundung. «

– Hippokrates

» Der Arzt der Zukunft wird keine Medizin mehr verabreichen, sondern seine Patienten vielmehr dazu anregen, sich für den menschlichen Körper, für Ernährung und für die Ursache und Prävention von Krankheiten zu interessieren. «

– Thomas Edison

» Bewegung ist Leben. Leben ist ein Prozess. Verbessere die Qualität des Prozesses, und du verbesserst die Qualität des Lebens selbst. «

– Moshe Feldenkrais

Inhaltsverzeichnis

ROLL MODEL-ERFAHRUNGSBERICHTE

Vorwort

von Dr. Kelly Starrett

Wer Jill Miller persönlich erleben darf, versteht, was es heißt, wenn Augen leuchten. Jills Augen strahlen wie Feuer, denn Jill hat ein Geheimnis entdeckt: Wir alle haben die angeborene Fähigkeit, uns selbst zu heilen. Jeder von uns kann sich selbst von Schmerzen und von den selbst geschmiedeten Fesseln der eigenen Unbeweglichkeit befreien.

Kennen Sie die Novelle *Narziss und Goldmund* von Hermann Hesse? Sie würden nie zu einer esoterischen Novelle greifen als Metapher für Jills herausragende Leistung als Lehrerin? Passen Sie auf: *Narziss und Goldmund* ist die Geschichte von zwei jungen, »besten« Freunden, die für ihre Erleuchtung, Selbsterkenntnis und Einsicht gänzlich unterschiedliche Wege gehen. Einer der beiden, Narziss, wählt einen scheinbar idealen, geradlinigen, offiziellen und im wörtlichen Sinne »klösterlichen« Weg. Dieser und seine Bestimmung liegen klar vor ihm. Sein Zeitgenosse hingegen lebt ein unsteteres Leben als Abenteurer und Künstler. Voller Selbstzweifel, mit vielen Aufs und Abs, nähert er sich nur langsam der Selbsterkenntnis. Er muss seine Richtung erst finden, was ihm auf wunderbare Weise auch gelingt. Am Schluss kommen beide wieder am selben Ort zusammen. Das ist eine meiner Lieblingsstellen in der Erzählung und das Verbindungsglied meines Jill-Miller/Hermann-Hesse-Bilds.

Jeder, der Jill und ihrer Arbeit das erste Mal begegnet, fühlt, dass sie schon immer wusste, wie sie das, was sie tut, tun muss – dass sie im gleichen Moment, in dem sie ihren Weg gefunden hatte, eine Narziss-ähnliche Mission begann, um das Leben derjenigen zu ändern, die sie mit ihrer Lehre erreichte. Das sorgfältige Engagement, mit dem sie ihre Fähigkeiten vervollkommnete, trägt jedoch ihrem unglaublichen Goldmund-ähnlichen Engagement für Selbsterkenntnis, Selbstverbesserung, Erfahrung noch nicht Rechnung. Jill ist wahrscheinlich die älteste Seele, die Sie oder ich jemals treffen werden. Jill ist Empathie und Leidenschaft, gepaart mit medizinischer Erfahrung und Geschicklichkeit: die Verkörperung von Hesses zwei Helden.

Ein Lieblingsspruch von Jill lautet: »Wir müssen die ›blinden Flecken‹ unseres Körpers ausfindig machen.« Das könnte aus jedem Buch über Selbstheilung und Eigenbehandlung sein. Sobald man jedoch erkennt, dass er von einer kraftvollen, lebenserfahrenen und talentierten Lehrerin kommt, ist dieser Satz nicht mehr beliebig. Man sollte ihn erst mal glauben und genau zuhören. Vor genau diesem Hintergrund traf ich Jill das erste Mal. Ein gemeinsamer Freund und Coach verkuppelte uns und behauptete, unser Treffen würde wie die Wiedervereinigung eines Geschwisterpaares sein, das nach der Geburt getrennt wurde. Damit traf er den Nagel auf den Kopf. Als Jill mir Bereiche aufzeigte, die selbst in der Spitzensportler-Liga vernachlässigt werden, wie Ruheregeneration, Zwerchfell- und Atmungseffizienz und Fehlfunktionen des Beckenbodens, erkannte ich sofort, wie richtig und wahr alles ist, worüber sie sprach. Was für sie Alltagspraxis und Grundwissen war, erwies sich als Königsweg für Tausende von Sportlern, Soldaten und Durchschnittseltern, mit denen wir arbeiten.

Ich wiederhole es ständig, sei es in Büchern oder Interviews, dass wir modernen Menschen nicht die Ersten sind, die versuchen, unsere körperlichen Probleme zu meistern und zu lösen. Dies passiert schon seit Anbeginn der Menschheit. Als ich kürzlich mit meiner Frau Juliet, die nicht nur meine Geschäftspartnerin, sondern auch Mitbegründerin unseres Studios und unserer Website ist, beruflich in Seoul war, entdeckten wir ein kleines, sehr traditionelles Viertel. Auf dem Tisch eines Straßenhändlers türmten sich Hörner und Knochen. Mir war sofort klar, wofür man die brauchte. Auch Juliet erkannte sogleich den Zweck des Haufens. Es waren selbst gemachte »Kratzer« für die manuelle

Behandlung von Faszien, Gewebe-»Hotspots« und -verklebungen. Als wir sie ausprobierten, war die ältere koreanische Verkäuferin am Stand entzückt. Sie freute sich, dass wir gleich wussten, wofür sie waren, wie man das schon immer wusste. Oft fehlt uns bloß die Verbindung zu solchen Dingen, oder wir versäumen es, alte Konzepte oder unser bestehendes Wissen innovativ zu überarbeiten.

Medizinanfänger oder junge Ärzte frage ich regelmäßig, ob sie eine praktische Ausbildung in Bewegungslehre haben. Fragt man in einem Raum voller Personen aus dem Gesundheitsbereich danach, sagt fast jeder, dass er oder sie natürlich »trainiere«. Wenn ich nachfrage, stellt sich jedoch oft heraus, dass nur wenige regelmäßig nach einer Bewegungslehre trainieren, die alle Positionen und physiologischen Vorgänge abruft, zu denen der Körper fähig ist. Damit meine ich Laufen, Radfahren und Schwimmen sind Training, Pilates, CrossFit und Yoga sind Ganzkörper-Bewegungslehren. Wir sind davon überzeugt, dass viele der orthopädischen Fehlfunktionen, die uns in der Physiotherapie und beim Coaching im Bereich sportliche Leistung unterkommen, daher rühren, dass den meisten das Wissen über Bewegungslehre fehlt oder sie in schlechten Positionen und mit limitierter Gelenkbeweglichkeit trainieren.

Das sind die wesentlichen Punkte, um sowohl Jill Miller als auch die Bedeutung dieses Buches zu erfassen. Jill ist Yoga-Expertin. Sie weiß, wie sich der Körper bewegt und wie er funktioniert. Und hiermit mein zweiter Punkt: Jill ist es gelungen, äußerst bewährte und effektive Praktiken, die so alt sind wie das Yoga selbst, in unsere Zeit zu übertragen und zu überarbeiten. **Deshalb steckt dieses Buch voll mit funktionsorientierten Eigenbehandlungspraktiken. Sie basieren auf soliden Grundlagen der Bewegungslehre und bieten leicht umsetzbare, effektive Lösungen für physiologische Probleme.** Nichts davon ist »drücken und raten«. Dieses beeindruckende Werk ist ein virtueller Medizinschrank für die Eigenbehandlung. Sie können damit sowohl häufige Schmerzleiden im unteren Rücken angehen als auch im Hals/Nackenbereich und in den Sprunggelenken und

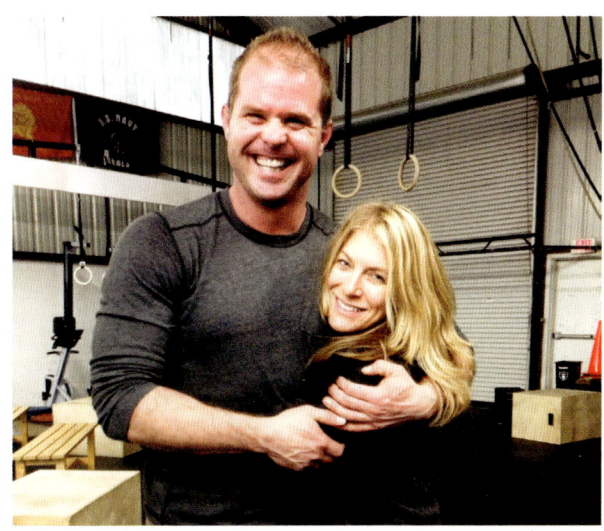

Kelly und Jill: Sie nennen sich Kibbles und Bits, wie das amerikanische Hundefutter mit harter Schale und weichem Kern.

komplexe funktionelle Störungen wie Asthma und Fehlfunktionen des Beckenbodens.

Man kann im Alltag ziemlich erfolgreich sein und in Beruf, Familie und Freizeit funktionieren wie eine Maschine. Und doch wissen die wenigsten, wie ihr Körper funktioniert oder wie man ihn repariert. Man darf die Bedeutung dieses Buches nicht unterschätzen – Jill präsentiert damit eines der wichtigsten Werke zur Volksgesundheit unserer Zeit. Und das ist es: Als moderner Mensch, der gezwungenermaßen sitzt und außer beim Sport meist inaktiv ist, können Sie es sich nicht leisten, die Grundlagen für die Beseitigung von Schmerzen und Fehlfunktionen nicht zu verstehen. Im Alltag sind Sie Narziss, doch müssen Sie auch ein wenig Goldmund sein, um die Kraft zu erschließen, mit der Ihre Selbstheilung beginnt.

Wer Jills Arbeit kennt, erhält mit diesem Buch ein Nachschlagewerk mit all ihren Konzepten und Methoden, die vielen Menschen eine wirksame Strategie gegen Schmerzen und körperliche Funktionsstörungen geben. Als Sportler beseitigen Sie damit die »blinden Flecken«, die verborgenes sportliches Potenzial und Leistung blockieren. Und alle, die mit diesem Buch Jill Miller neu entdecken, halten einen praktischen Wegweiser in Händen, mit dem sie zurück zu einem vollständigen, schmerzfreien und außergewöhnlichen Menschsein finden können. Rollen Sie los!

Einleitung

In den USA leben 4,6 Prozent aller Menschen. Sie verbrauchen 80 Prozent der weltweiten opiathaltigen Schmerzmittel.*

Als Arzttochter wurde ich in dem Glauben erzogen, Medikamente und Fachärzte könnten alles reparieren, was Schmerzen verursacht. Heute weiß ich, dass dies falsch ist. Und meine Mission ist es, Ihre Einstellung gegenüber Ihrem »Schmerz-Management« zu ändern.

Zur Lösung unserer körperlichen Probleme verlassen wir uns heute alle auf fremde Hilfe. Diese externe Intervention ist in schwerwiegenden Fällen sicherlich die einzige Überlebenschance. Die meisten Schmerzen sind jedoch selbst behandelbar bzw., noch wichtiger, vermeidbar. Warum ist Medizin immer die erste Zuflucht? Wie kam es, dass unser Bewusstsein sich von Eigenverantwortung zu Abhängigkeit verlagerte? Wann legten wir als Gesellschaft unsere Macht in die Hand der Ärzteschaft?

Ich zeige Ihnen, dass Sie die Kraft haben, viele Leiden selbst zu heilen, deren Behandlung sonst Ihre Krankenkasse zahlt. Diese Kraft liegt in Ihnen. Die Arbeit, die Sie hier kennenlernen, hat bereits vielen geholfen, Schmerzmittel und kostenintensive OPs zu vermeiden, Angstzustände zu lösen und Körperteile aufzuwecken, die lange im Dornröschenschlaf lagen.

Jeder von uns ist als selbstheilender Organismus konzipiert und benötigt dazu lediglich das Grundwissen über den Aufbau des Körpers und ein paar Werkzeuge, um »die Maschine zu schmieren«. In diesem Buch finden Sie beides: sowohl leicht verständliche Informationen zum Wunderwerk des menschlichen Körpers als auch einen Überblick, wie man ihn mit einfachen Werkzeugen gut wartet. Sie lernen, ihre individuellen Leiden und Schmerzen rezeptfrei, ohne Nebenwirkungen und würdevoll zu behandeln. Ihr neuer Medizin-schrank enthält Ihre Fähigkeiten und »ein neues Paar Bälle«.

Der Medizinschrank meiner Kindheit war gefüllt mit verschreibungspflichtigen Arzneien für jedes Fieber, jede Infektion oder Erkältung, einschließlich Unmengen an Penicillin gegen meine chronische Halsinfektion, gegen das ich allergisch wurde. Dies alles war nie lebensbedrohlich, und ich gehörte zu den glücklichen Kindern, die ohne Knochenbruch oder schwerwiegende Verletzungen davonkamen. Das letzte Mal wurde ich im Alter von zwei genäht. Je älter ich werde, desto dankbarer bin ich, dass ich nie wegen einer Verletzung ins Krankenhaus musste** und nur selten wegen Schmerzen, Unwohlsein, Erkältung oder Grippe ausfalle – und das, obwohl ich jeden Monat zwei Wochen auf Reisen bin.

Ich lebe nicht in einer schützenden Seifenblase. Ich bin ganz einfach die Königin der Selbstfürsorge. Das heißt, weder dass ich Desinfektionstüchlein im Geldbeutel habe noch dass ich jeden Samstag mit Gesichtsmaske und Gurkenscheiben auf den Lidern herumlaufe oder bestimmte Situationen, Leute oder Aktivitäten meide. Das heißt nur, dass bei mir die Beseitigung von Belastungen, die sich in meinem Körper anhäufen, hohe Priorität hat, bevor sie sich festsetzen und als Schmerz, »Unfälle« oder Krankheit manifestieren.

Man könnte mich als Schmerzgegnerin bezeichnen. Es gelingt zwar nicht immer, die Katastrophen zu vermeiden, die jeden irgendwann mal treffen. Doch ein Großteil der Schmerzen ist vermeidbar. Ich habe es mir zur Aufgabe gemacht, Sie mit den Informationen und Hilfsmitteln auszustatten, die Sie brauchen, um Ihren Körper ohne Schmerzen blühen und gedeihen zu lassen sowie ihn bei bester Leistungsfähigkeit zu halten.

* L. Manchikanti und A. Singh: »Therapeutic opioids: a ten-year perspective on the complexities and complications of the escalating use, abuse, and nonmedical use of opioids«, www.ncbi.nlm.nih.gov/pubmed/18443641

** Wegen einer anderen verheerenden Geschichte war ich jedoch sehr wohl im Krankenhaus (s. S. 386).

Ich möchte Ihnen eine neue Strategie für Ihren Alltag an die Hand geben, der weniger aufwendig ist, als Zähne zu putzen. Sie müssen weder mit quälenden Nackenschmerzen leben noch sich Kortison in Ihre zwickende Schulter spritzen lassen. Sie müssen auch nicht tagelang im Bett bleiben, weil Ihr Rücken »den Dienst versagt«, elf Monate mit Plantarfasciitis leben oder wegen Ihrer Fibromyalgie auf Medikamente angewiesen sein.

Sie sind dabei, wieder in Ihre Kraft zu kommen. Sie müssen bald nicht mehr Ärzten und Thera-peuten hinterherlaufen, um diagnostiziert und wieder auf die Füße gestellt zu werden. Ausgaben für eine schnelle Schmerzlinderung gehören bald der Vergangenheit an. Sie werden lernen, entspannt in Ihrem Körper zu leben. Und das schaffen Sie ganz alleine, ganz ohne Mittelsmann. Sie haben die Fähigkeit, sich selbst zu therapieren und die Abwärtsspirale aus Schmerz, Fehlfunktion und Verlust an Lebensfreude zu stoppen. Sie werden für sich und andere, die mit Schmerzen leben, zum *Roll Model*.

Wenn Sie sich für dieses Buch entschieden haben,

• sind Sie auf der Suche nach etwas Neuem. Nichts hilft gegen Ihre Schmerzen, die unablässig durch Ihren Körper wandern. Ist ein Ziepen unterdrückt, kommt das nächste und dann das übernächste.

• machen Sie in Ihren Workouts oder Ihrer Sportart keine Fortschritte, wollen aber den nächsten Leistungslevel erreichen.

• haben Sie bereits andere Eigenbehandlungsmethoden ausprobiert. Es gelang Ihnen damit jedoch nicht, die grundlegenden Ursachen anzugehen, die Schmerzen oder Fehlfunktionen in Ihrem Körper und Geist festhalten.

• kennen Sie die emotionale Belastung, die Schmerz in den Alltag bringt. Sie meinen, die Kontrolle verloren zu haben, fühlen sich hoffnungslos und erwarten, in einem kaputten Körper schnell zu altern.

• kennen Sie Yoga Tune Up bereits, aus einem Kurs, Video, Seminar oder Webinar, oder haben schon mit einem Coach oder Therapeuten gearbeitet, der Ihnen die effektiven Therapiebälle zeigte. Sie wollen mehr darüber wissen.

• haben Sie bei einem Freund, Kollegen oder Verwandten gesehen, wie zwei griffig-rutschfeste, geschmeidige Bälle das Leben verändern können, und wollen wissen, wie Sie selbst das auch schaffen können.

Glückwunsch! Sie haben das richtige Buch gewählt. Nur noch wenige Seiten, und Sie werden den Reset-Button für Ihr Leben drücken und ein »Roll Model« werden.

Sie erfahren hier nicht nur, wie die *Roll Model*-Methode und die Therapiebälle funktionieren, sondern auch, worin ihr Nutzen liegt. Persönliche Erfahrungsberichte zeigen, wie sich das Leben durch die Bälle verändern kann. Manche Betroffene arbeiteten mit mir, andere wurden von unserem weltweiten Lehrer-Team instruiert, und wieder andere haben sich aus unseren YouTube-Videos ein paar Grundlagen abgeschaut. Die Geschichten sind sehr inspirierend – diese Leute haben ihr Leben buchstäblich bei den Bällen gepackt und ihre eigene Heilung bewirkt, in ihrem Zuhause, in ihrer Freizeit, dabei komplett selbstbestimmt und kraftvoll. Sie sind heute frei von chronischen Schmerzen und langwierigen Krankheiten, brauchen keine Medikamente mehr, haben Operationen vermieden, sind von emotionalen Traumata und Gewaltübergriffen geheilt, gewinnen Landesmeisterschaften und triumphieren trotz Widrigkeiten und Hindernissen.

Wer ich bin und wie ich Ihnen helfen kann

Ich war ein passives Kind, das mit Puppen spielte, Bücher las und am liebsten im Haus blieb. Die erste Klasse übersprang ich, weswegen ich ein Jahr jünger als meine Kameraden war und mich ständig mit meinem Intellekt bewies. Ich war eine Streberin, trug eine dicke Brille und wollte Mikrobiologin werden. Wegen meiner im Sitzen und mit Junk Food verbrachten Kindheit wog ich mit elf Jahren bereits 45 Kilogramm. Bei einer Größe von 1,45 Meter war ich mollig und wurde ständig gehänselt. Dass es einst meine Lebensaufgabe sein würde, Menschen beizubringen, wie sie »ein besseres Leben im eigenen Körper führen« können, oder dass »Bewegung ist Medizin« mein Mantra werden würde, hätte ich damals nie geglaubt.

Das Fachgebiet meines Vaters sind Infektionskrankheiten, und zu meinen frühesten Erinnerungen gehören seine Anatomie- und Medizinbücher mit Bildern von Leichen und Missbildungen, die mich bis heute faszinieren. Andere Erinnerungen betreffen meine Mutter, die oftmals aufgrund ihrer schweren Asthmaanfälle nach Luft rang. Oft musste sie deswegen schnell ins Krankenhaus. Es gab nichts Furchteinflößenderes für mich. Ich weiß auch noch, dass ich meine Mutter massierte, um sie zu entspannen. Ich bekam dafür ein »Trinkgeld«, das mir Freude machte, genau wie das Gefühl, zu wissen, dass ich meiner Mutter damit half, leichter zu atmen. Der Arztberuf meines Vaters und die Hilflosigkeit meiner Mutter waren grundlegend für mein Bedürfnis, anderen zu einem besseren Leben zu verhelfen.

Mit elf entdeckte ich Fitness und Yoga. Zu der Zeit lebten wir, abgeschottet von der Welt und ohne Fernseher, in Santa Fe, New Mexico. Zur Unterhaltung sahen wir Videos. Meine Mutter brachte den letzten Schrei mit: Jane Fondas Workout und die Yoga-Videos von Raquel Welch. Einige Wochen übten wir gemeinsam. Dann gab sie auf, ich aber wurde süchtig. Die Videos kamen zur richtigen Zeit für mich. Sie wurden meine beste Freundin und veränderten meinen Lebensweg. Noch bevor ich zwölf war, hatte ich 16 Kilogramm

abgenommen und war definitiv kein Moppel mehr. Stattdessen wechselte ich ans andere Ende der Skala und wurde magersüchtig. Den Rest meiner Jugend kämpfte ich mit Gewicht, Selbstwertgefühl, gestörter Körperwahrnehmung und Bulimie.

Jeder Teenager hat eine rebellische Phase. Manche nehmen Drogen, andere reißen aus. Ich straffte meinen Körper mit hartem Training und Essen.

Obwohl ich Yoga machte, mich vegetarisch ernährte und streng auf meine Kalorien achtete, war mir klar, dass ich geistig nicht in Ordnung war. Meine Essstörung blieb, obwohl ich wusste, dass ich essgestört war. Mir war mein Problem sogar so bewusst, dass ich abends Literatur dazu verschlang, mein Verhalten aber vor meinen Eltern geheim hielt und meine Scham vor allen verbarg. Bis ich ins College wechselte, war bulimisches Erbrechen für mich zum Wochenendritual geworden. Wie ich das in den Schlafräumen der Universität verbergen konnte, ist mir bis heute ein Rätsel.

Während meines ersten Jahrs im College besuchte ich den Tag der offenen Tür einer örtlichen Shiatsu-Schule. Diese uralte japanische Druckpunkt-Massage stand sicher nicht auf meinem prallen Erstsemester-Stundenplan. Als der Shiatsu-Lehrer mich im Rahmen einer Demonstrationsübung berührte, fühlte ich mich zum ersten Mal im Leben rundum wohl. Es beruhigte mein Gedankenkarussell, hielt Zeit und Raum für mich an und verschaffte mir eine kurze Pause in der Sorge um meinen Körper. Ich meldete mich sofort für einen Praxiskurs an, um dieses Stückchen Glück festzuhalten. Nichts im Leben hatte mich bislang so stark berührt, und ich musste diese Kunst genau kennenlernen. Ich fühlte, dass echte Heilung möglich war, doch war sie für mich noch nicht erreichbar.

Die Shiatsu-Ausbildung ergänzte das Tanztraining im College. Shiatsu schien auch mit Yoga, Pilates und Feldenkrais zu harmonieren, das ich alles machte, um meine Essstörung zu überwinden. Doch trotz all dieser bewussten Bewegungstechniken kämpfte ich immer noch mit der Bulimie.

Mein drittes Studienjahr verbrachte ich in London. Die Bulimie war außer Kontrolle geraten, und im Rückblick erkenne ich mich selbst nicht wieder. Ich verbrachte ein freies Wochenende in Paris, ohne Erbrechen. Auf der Rückfahrt stopfte ich mich dann mit Gebäck voll und versuchte, mich in der Zugtoilette zu übergeben. Ich hing über dem ekligen Klo, konnte mich aber nicht übergeben. Ich kehrte mit blutunterlaufenen Augen an meinen Platz zurück, aß noch mehr und versuchte es erneut. Es funktionierte nicht. Ich war vollgestopft und fertig. Auf allen vieren erkannte ich, dass mein Tiefpunkt erreicht war. Wollte ich gesund werden, musste ich mich meinen Dämonen stellen.

Wie ich meinen Mentor und meinen Weg fand

Die Rückkehr ins College war wenig trostreich, die Shiatsu-Schule brachte jedoch den nächsten entscheidenden Schritt zur Heilung meiner inneren Wunden. Im Sommer vor meinem Abschluss bekam ich dadurch einen Job am Omega Institute for Holistic Studies in Rhinebeck im Staat New York.

Das Omega ist eine ganzheitliche Einrichtung für Erwachsene. Es bietet Weiterbildungen an in allen Bereichen, von Potenzialentwicklung über Alternativmedizin, Kunst, Yoga und Körperarbeit. Der Campus ist ein idyllisches Paradies neben einem See in einer Waldlandschaft. Ich lebte den ganzen Sommer in einem Zelt und jobbte im Gemischtwarenladen. Bei mir kauften Ausbilder wie Studenten ein: Deepak Chopra eine Taschenlampe, Ram Dass diverse Wecker, Rosanne Cash Shampoo, Iyanla Vanzant Pfefferminzbonbons, Phil Jackson und Eckhart Tolle Sonnenschutzmittel. Es war die perfekte Gesellschaft für mich. Ich traf Hunderte von Menschen, die es mochten, über ihre Abhängigkeiten zu berichten, von ihren Aufarbeitungen und den progressiven Therapien, die sie für ihre Heilung machten.

Hier am Institut traf ich meinen Mentor, Glenn Black, einen Experten und Lehrer für Yoga, Bewegung und BodyTuning*. Glenns Kenntnisse und Erfahrung in den Bereichen der Verkörperung, Yoga, Bewegung, Massage und Meditation heben ihn bis heute, 23 Jahre später, weit von anderen Lehrern ab. Damals, mit 19, beeinflusste er mich stark und half mir, meine Blindheit zu überwinden. Von ihm erhielt ich die erste Massage, die nicht Shiatsu war. Er vermittelte mir über die Jahre fast sein gesamtes Wissen über Bewegung, Atmung und Meditation. Seine Arbeit änderte mein Herz und meinen Lebensweg. Ich schulde ihm großen Dank, vor allem, weil in dem ersten Sommer, den ich mit ihm verbrachte, mein Verlangen zu erbrechen für immer verschwand.

Als ich lernte, auf das zu hören, was mein Herz und meine Seele wirklich brauchten, war ich auf dem Weg der Heilung. Ich begann, anderen die Bewegungen beizubringen, die mich beruhigten, kräftigten und mir halfen, mich besser kennenzulernen. Glenn lehrte mich, Probleme im Körpergewebe zu erkennen. Ich saß in seinen Stunden und assistierte oft während der Behandlungen.

Jede Person spürte die Wirkung dieser Sessions, durch Glenns kraftvolle Kombination aus Körperarbeit, Yoga und innovativen Bewegungen. Egal, mit welchen Schmerzen die Patienten kamen – danach waren sie schmerzfrei. Glenn konnte den Ursprung des Ungleichgewichts im Körper eines

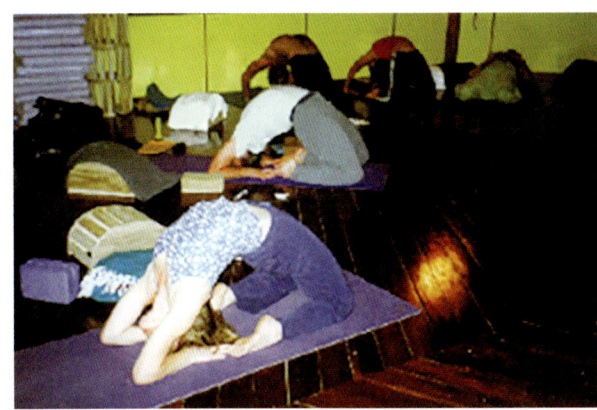

---

* BodyTuning ist eine Art orthopädische Massage. Sie wurde von Shmuel Tatz, einem hervorragenden New Yorker Physiotherapeuten, entwickelt (www.nyphysicaltherapist.com).

Patienten lokalisieren. Er beseitigte ihn manuell und zeigte dem Patienten Übungen, die ihn darin unterstützten, sich schmerzfrei zu bewegen. Für mich tat er das Gleiche und veränderte damit meine Art, zu gehen, zu stehen und zu atmen. Durch Jahre mit schlechter Lauftechnik und täglichem Tanzen in der Schule sowie extremer Yoga-Praxis hatte ich mir einige schlechte Haltungen angewöhnt. Ich war süchtig nach Training, und glücklicherweise griff er zu einem Zeitpunkt ein, als ich massive emotionale und körperliche Veränderungen erfuhr. Es war das perfekte Rezept, um mein Leben neu zu starten und die Gesundheitsleiter zu erklimmen. Glenn weckte meine Fähigkeit, haltungsbedingte Probleme bei anderen zu »sehen« und kreative Lösungen zur Selbsthilfe für sie zu entwickeln. Durch ihn wurde ich eine »Körperflüsterin«.

Über vier Jahre trainierte ich mit Glenn und lernte von ihm. Ich assistierte bei Gruppen und Privatpatienten. Wir hatten eine sehr altmodische Lehrer-Schüler-Beziehung, die ich gerne à la Karate Kid mit »Auftragen rechte Hand, Polieren linke Hand« beschreibe.

Um mich beruflich weiterzuentwickeln, ging ich nach Los Angeles. Glenn war nicht mehr da, um mir zu helfen, wenn mir etwas wehtat, und niemand korrigierte mich und zog die richtigen Schlüsse. Ohne sein aufmerksames Auge wurde ich im Alter von 23 Jahren »rückfällig«. Diesmal nicht mit einer Essstörung, sondern mit Ashtanga und Flow Yoga.

Diese Stunden waren zweischneidig für mich. Yoga wurde meine Zuflucht, aber auch der Ort, um vor den tieferen psychologischen Problemen meines neuen Lebens zu fliehen. Der Stress, als knapp über 20-Jährige in einer neuen Stadt zu sein, weckte meine Ängste und inneren Dämonen. Ich lief vor den inneren Stimmen davon, die mir einredeten, ich sei nicht gut, hübsch oder sexy genug und dass ich mich noch mehr anstrengen müsste und noch besser sein müsste. Ich missbrauchte Yoga, wie vorher Essen, als Selbstgeißelung. Ich stürzte mich in Übungen, die meinen Körper fast zerrissen. Ich war immer die Biegsamste von allen, und die Lehrer liebten es, mich zur Demo heranzuziehen. Ich ließ mich zum Päckchen packen, drehen und um mich selbst wickeln wie eine

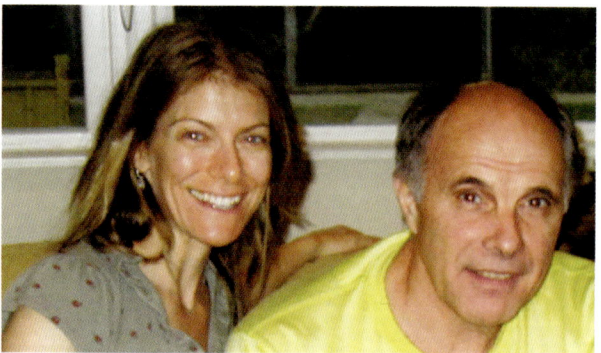

Mein langjähriger Mentor, Glenn Black, und ich 2011 in Los Angeles.

Gummipuppe – und bezahlte den Preis dafür. Mit 24 Jahren wachte ich eines Morgens auf und konnte die Knie nicht mehr durchstrecken. Es fühlte sich an, als hätte jemand meine Kniescheiben zerschlagen. Obwohl ich den Hammer dazu selbst schwang, negierte ich, dass ich meinen Körper überforderte. Ich war ein Yoga-Junkie. Wieder einmal musste ich mit meiner Abhängigkeit fertigwerden und mich von dem emotionalen Schmerz befreien, den ich dachte besiegt zu haben. Aber auch von dem körperlichen Schmerz, den ich mit erzwungener Überstreckung erzeugt hatte. Diese Abhängigkeit destabilisierte beinahe jedes Gelenk meines Körpers.

Ich suchte verschiedene Körpertherapeuten auf, doch keiner konnte mir so helfen, wie Glenn das getan hatte. Also begann ich, mit Eigenbehandlung zu experimentieren, mit Hilfsmitteln, wie Sofaecken, Rollen, Hundespielzeug und, ja, Dutzenden verschiedener Bälle. Damit versuchte ich, die manuelle Therapie zu imitieren, mit der Glenn mir geholfen hatte. Meine Mission war jetzt, komplett selbstverantwortlich zu werden und in die Praxis umzusetzen, was ich von Glenn gelernt hatte.

Das bei ihm erlernte bewegungsorientierte Training entsprach mir sehr viel mehr als die Yoga-Übungen. Ich begann, Gruppen zu unterrichten, damit ich die Bewegungen und Prozesse für meine Heilung weiter vertiefen konnte. Zuerst probierte ich, was für mich funktionierte, und dann führte ich die Hilfsmittel und Techniken in der Gruppe ein – so auch die Bälle. Mein Unterrichtsraum wurde zum bekannten Selbstbehandlungslabor, und es war erstaunlich, zu erleben, welche Ergebnisse meine Studenten erarbeiteten. Dieses Buch birgt viele ihrer Geschichten.

Meine Schüler merkten, dass meine Workshops anders als das Yoga waren, das sie kannten. Ich entwickelte eine Kombination aus Selbstmassage, anatomischem Körperbewusstsein und bewusstseinskorrigierenden Übungen. Menschen aus allen Gesellschaftsschichten kamen, um schmerzfrei zu werden. Mit ganzer Bewusstheit deckten sie Bewegungsprobleme auf, die vorher blinde Flecken ihrer Körper für sie gewesen waren und zusätzliche Schmerzen oder Verletzungen gebracht hatten. In meinem Unterricht lernten sie, ihre Körper in eine physiologische Balance zu bringen. Ich unterrichtete aus meiner Erfahrung heraus und teilte Bewegungen und Prozesse mit ihnen, die mich emotional und körperlich geheilt hatten und meinem Körper Kraft, Präzision und Verbundenheit gegeben hatten. Nach wie vor ging ich darüber hinaus, was in Yoga- oder Fitnessstunden möglich war, und rief eine neue Bewegung ins Leben. Diese Art von Arbeit hatte noch nie jemand in Gruppen gemacht. Ich durchbrach Mauern, was Äußerlichkeiten und Stundenaufbau anging. Das Format für meine Fitnesstherapie für die selbstverantwortliche Gesundheitsfürsorge war geboren: Ich nannte es Yoga Tune Up®.

KÖRPERBEWUSSTSEIN: *Den eigenen körperlichen Zustand und den der Körperteile willentlich, spürbar und bewusst wahrnehmen.*

ANATOMIE: *Lehre vom Aufbau des Körpers und seiner Einzelteile. Vom griechischen Wort* anatemnein, *»zerlegen, abschneiden«.*

ANATOMISCHES KÖRPERBEWUSSTSEIN: *Der Prozess, die Selbstwahrnehmung des Körpers zu erhöhen, als ganzheitliches und in Wechselbeziehung stehendes Werkzeug, um Körperteile, Körperfunktionen und den Körpersinn bewusst und vorstellbar zu machen.*

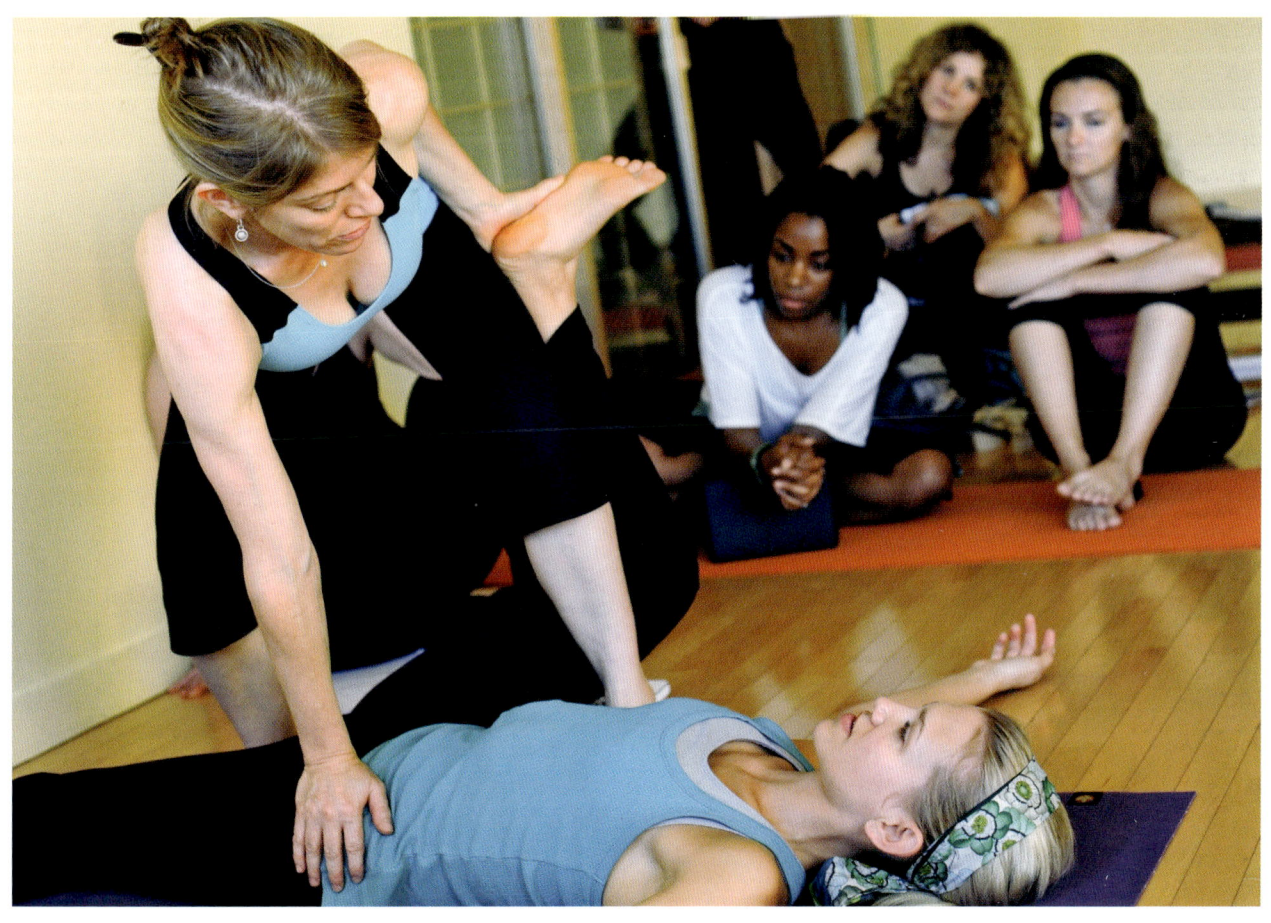

Posen sind keine Medizin: Die Grenzen des Yoga und warum ich mich entschied, es zu »tunen« und Bälle ins Spiel zu bringen

Yoga hat den Ruf, eine »alte« Heilkunde zu sein, nur weil es eine »alte« Körperschule ist. Realität heute ist, dass wir intensiv und viel sitzen und an einen komplett anderen Lebensstil angepasst sind als die Menschen im vorindustriellen Zeitalter. Klassisches Yoga bzw. die gängigen Yoga-Stilrichtungen, die auf historischen Mythen und mystischen Anatomiebildern aufbauen, hatte leider bei vielen Teilnehmern meiner Tune Up-Stunden körperlichen Schaden angerichtet. Schlecht ausgebildete Lehrer hatten sie durch Sequenzen mit den immer gleichen Bewegungen geschickt, ohne die notwendige biomechanische Genauigkeit. *Durch Bewegungen, die in nicht optimaler Haltung endlos wiederholt werden, nimmt der Körper letztendlich Schaden.* Mein Studio wurde für Schüler wie Lehrer zum Zufluchtsort, an dem sie lernten, respektvoll mit den Grenzen ihres Körpers umzugehen.

Obwohl sich mein Yoga-Stil Yoga Tune Up nannte, zogen meine Stunden bald Personal Trainer, Masseure, Pilates-Trainer, Werbeikonen der Fitnessindustrie und Mediziner an, wie auch Sportler, Schauspieler und Tänzer. Ich unterrichtete klassische Biomechanik und nicht das in den meisten Yoga-Klassen übliche »Sanskrit«. Hier konnte jeder, der sich mit seinen physiologischen Ungleichgewichten auseinandersetzen und die ursächlichen Angewohnheiten loswerden wollte, die richtige Umgebung finden.

Ich traf auf Experten anderer Sport- und Wissenschaftsbereiche, die gerne mit mir in Austausch traten und meine kreative Entwicklung beeinflussten: Physiotherapeuten, Chiropraktiker, Anatomen, Schmerztherapeuten und Faszienforscher (mehr zu Faszien in Kapitel 4). Bald darauf war mein Ausbilder-Trainingsprogramm geboren, in dem sich Profis aus den Bereichen Sportunterricht und Fitness und alle zu Hause fühlten, die ein bewusstes Anatomieverständnis anstrebten. Es fiel ihnen auf einmal leicht, auszusprechen, was für sie nicht stimmig war. Alle hatten das Gefühl, dass manches fehlte zwischen dem, was ihre Methoden versprachen, und dem, was Alltag im Genesungsprozess ihrer Kunden war.

Leider gibt es ein weitverbreitetes Problem, das viele in der Fitnessgemeinde übersehen oder ignorieren. Leichtfertige Argumente wie »schneller Gewichtsverlust« oder »schnelles Ergebnis« verführen dazu, ungesunde biomechanische Dinge zu tun und dafür Geld auszugeben. Solche Köder füllen Fitnessstunden, in denen Übungen und Sequenzen in endloser Wiederholung trainiert werden, die weder grundlegende körperliche Ungleichgewichte noch Schwächen oder Haltungsfehler ansprechen. Die Teilnehmer beginnen mit schlechter Haltung und mit Schmerzen und trainieren dann so, dass ihre schlecht koordinierten, blinden Flecken noch verstärkt werden. Dadurch geraten sie noch mehr ins Ungleichgewicht. Solche Workouts bereiten den Boden für weitere Schwächen und Verletzungen, bis der Körper eines Tages ganz aufgibt. Das soll kein Seitenhieb auf ein spezifisches Übungsformat sein. Nur sollte jeder Lehrer oder Trainer, der mit dem menschlichen Körper arbeitet, Anatomie als grundlegendes Trainingsprinzip lernen. Sich Bewegungsabfolgen oder Choreografien zu merken ist weitaus weniger hilfreich, als ein Verständnis für funktionelle menschliche Bewegung zu entwickeln und in diesem Wissen Schüler zu unterrichten.

Ich habe oft Bewegungspädagogen unterrichtet. Wenn ich nach einem Muskel frage, können sie zwar auf einem Schaubild darauf deuten, wissen aber häufig nicht, wo er im eigenen Körper liegt. Diese Abkoppelung ist inakzeptabel. Pädagogen sollten die menschliche Anatomie kennen, damit sie ihre Gesundheitsfürsorge und ihre Körper-Wohnräume unter Kontrolle haben, um bessere Vorbilder für Fitness und Gesundheit zu sein. Anatomie ist kein Kopfkonzept, es betrifft den Körper. *Sich im eigenen Körper nicht auszukennen heißt, sich selbst nicht zu kennen.* Wir sind mit unseren eigenen Strukturen nicht mehr verbunden und körperlich davon abgetrennt. Unser Verlass darauf, dass andere unsere Grundbedürfnisse erfüllen, schränkt ein, zementiert die Abhängigkeit von Arzneimitteln und Ärzten und entmachtet uns.

Diese Körperignoranz findet man nicht nur im Fitnessbereich. *Jeder* sollte verstehen, wie er sich für optimale Gesundheit und möglichst geringen Schaden halten muss. Dazu benötigen wir eine Grundausstattung, um Gewebeprobleme zu lokalisieren und in den Griff zu bekommen. Wir müssen aufhören, uns zu benehmen, als hätten Haltung, Atmung, Bewegung und Lebensstil nichts mit Gesundheit zu tun. Die ganze Gesellschaft sollte proaktive Eigenbehandlung lernen, anstatt nur auf Probleme zu reagieren.

Das hört sich erst mal einschüchternd an. Aber keiner muss ein Anatomieexperte sein, um sich selbst zu helfen. Es ist so einfach, wie Zahnseide zu benutzen, was Sie hoffentlich täglich tun. Dieses Buch enthält viele Abbildungen von Muskeln, Knochen und anderen Anatomieschätzen. Wenn Sie kein Fan davon sind, müssen Sie diese Dinge weder lesen noch sich merken. Die meisten *Roll Models* in diesem Buch sind Menschen, die irgendwie ihren Weg zu den Therapiebällen gefunden

haben, ein paar Anleitungen dazu bekamen und auf die Botschaften ihres Körpers hörten. Sie rollten aus Intuition und transformierten ihre Schmerzbilder.

Beginnen Sie, Ihren Körper bewusst wahrzunehmen:

1. **Achten Sie auf Ihre Haltung.** Die Ausrichtung ist wichtig. Halten Sie den Kopf in einer Linie über dem Brustkorb, die Rippen über dem Gesäß und das Gesäß über den Sprunggelenken (mehr dazu in Kapitel 3).

2. **Erkennen Sie, dass alles im Körper miteinander in Verbindung steht.** Die Faszie ist das lebendige Nähte- und Schichtsystem und das Weichgewebe-Gerüst des Körpers. Das bedeutet, dass die Hauptursache von Schmerzen im unteren Rücken oft nicht allein durch Muskelbehandlung dieser Stelle gelöst wird (mehr über Faszien in Kapitel 4).

3. **Wertschätzen Sie Ihren Atem. Er ist die Autobahn zum Gehirn und zu geistiger Gesundheit.** Der Atem ist beobachtbar und trainierbar und kann jederzeit verändert werden. Atmen Sie also tiefer und häufiger (mehr dazu in Kapitel 7 und 8).

Was ist die
Roll Model®-Methode?

Roll Model ist eine einfach erlernbare Methode zur Eigenbehandlung. Schmerzen werden dabei mit verschieden großen, geschmeidigen Bällen mit griffiger Oberfläche beseitigt, und der Körper wird von innen nach außen neu geformt. *Roll Model* hilft, blinde Flecken im Körper zu finden. Das sind die Bereiche, die Schmerzen und Verletzung auslösen, die überbeansprucht oder unausgelastet, fehlbelastet oder missbraucht oder komplett durcheinandergeraten sind. Sie müssen erfühlt, gesehen und gehört werden. Diese Bereiche können und werden Schmerzen verursachen, wenn

man sie nicht geschickt wieder in die Gesamtbewegung integriert.

Einer der Hauptgründe für Schmerzen und Degeneration ist eine fehlende Ganzkörperwahrnehmung. Ich habe Methoden entwickelt, die es jedem ermöglichen, seine blinden Flecken im Körper zu finden und zu heilen. Meine Techniken wecken den Körpersinn und erhöhen die Wahrnehmung von Anspannung, Schmerz und Koordination. Diese Wahrnehmung, die *Propriozeption*, braucht der Körper für die Lagebestimmung der Körperteile zueinander und im Raum. Wie ein inneres GPS-System unterstützt sie die Steuerung im Körperinneren sowie die Koordination mit der Außenwelt. Sie funktioniert über Bewegungsrezeptoren *(Propriozeptoren)*, spezialisierte Nervenendigungen im ganzen Körper. Sie liegen im Inneren von Gelenkkapseln, in den umgebenden Muskeln, in den Bindegewebsschichten zwischen Muskeln und im Fettgewebe unter der Haut (siehe auch Kapitel 4). Die Werkzeuge der *Roll Model*-Methode unterbrechen schädliche Bewegungszyklen und fordern bzw. fördern korrekte Körperhaltungen.

Mein Ziel ist es, Ihnen zu helfen, Ihren Körper besser kennenzulernen. Dazu bekommen Sie eine Kombination aus korrigierenden Übungen, Atemtechniken und spezielle Hilfsmittel wie die *Roll Model*-Therapiebälle an die Hand. Sie helfen dabei, blinde Flecken zu lokalisieren, anzusprechen und zu heilen. Allein die Verbesserung des Körpersinns fördert eine bessere Haltung in allen Situationen. Wenn die Propriozeptoren nicht richtig arbeiten, lässt die Koordination nach, und die Verletzungsanfälligkeit steigt.

Die meisten Menschen kennen sich in den Straßen ihres Heimatorts besser aus als auf der Landkarte ihres Körpers. Doch Propriozeption kann man unterrichten. Alle von mir entwickelten Programme bauen darauf auf, da dies die Grundlage der Selbstfürsorge ist. Die Kenntnis der Körperlandkarte ist für Spitzensportler und Yogis gleich wichtig, wie auch für alle mit chronischen neurologischen Leiden. Sie deckt die blinden Flecken auf und ist unerlässlich für eine gute Körperhaltung sowie für ein langes, gesundes Leben.

STÖRUNGEN UND ERKRANKUNGEN DES BEWEGUNGSAPPARATS

Das amerikanische Zentrum für Krankheitskontrolle und Prävention definiert muskuloskeletale Störungen und Erkrankungen so: »Verletzungen oder Störungen der Muskeln, Nerven, Sehnen, Gelenke, Knorpelgewebe und Störungen der Nerven, Sehnen, Muskeln und Stützstrukturen der oberen und unteren Gliedmaßen, des Hals/Nackenbereichs und unteren Rückens, die durch das Einwirken physischer Faktoren wie Repetition, Kraft, Vibration oder unvorteilhafte Haltung verursacht, beschleunigt oder verschlimmert werden.« Dazu zählen Osteoarthritis, rheumatische Arthritis, Fibromyalgien, Bindegewebserkrankungen, Neuropathie, Knochenverwachsungen und eine endlose Liste weiterer Erkrankungen.

Sie haben es in der Hand

Jeder besitzt das Potenzial, sich selbst zu heilen und Gewebeprobleme zu lösen. Oft sind es einfache körperliche Gewohnheiten, die Schmerz, Fehlfunktionen, Erschöpfung und emotionale Unruhezustände verursachen, und oft werden sie nicht ernst genommen. Wie man steht, sitzt, geht, setzt sich wie eine Welle im Körper fort. Jede Bewegung soll dazu dienen, das Gewebe zu normalisieren, sodass es kräftig und ausbalanciert genug ist, um eine gute Körperhaltung zu erreichen. Eine Position ist dann optimal, wenn sie den Körper am wenigsten funktionell belastet. Das ist dann besonders wichtig, wenn man zusätzliches Gewicht trägt oder sich schnell bewegt.

Ohne ausreichende Propriozeption lässt der Körper sich leicht »gehen«. Statt sich gesundheitlich weiterzuentwickeln, gibt es Rückschritte in Form von Verletzungen, chronischen Schmerzen und Wehwehchen. Schaut man sich einmal um, sieht man Nacken, Wirbelsäulen, Hüften und Füße in allerlei unvorteilhaften Grundstellungen. Betrachten Sie die Menschen vor sich an der

Supermarktkasse, die ihr Gewicht ständig von einem Bein aufs andere verlagern, um eine »ausbalancierte« Stellung zu finden. Das strapaziert unbewusst das eine Gewebe und schwächt das andere (mehr über Körperhaltung in Kapitel 3). Schädel, Brustkorb, Becken und die verbindenden Wirbel sind von Natur aus strukturell harmonisch aufeinander abgestimmt. Wenn ihre ursprünglich richtige Position jedoch gestört wird, verkürzt oder überdehnt das Weichgewebe, das diese knöchernen Strukturen zusammenhält (Bänder, Sehnen und andere Faszien), durch zu große Spannung. Es komprimiert und wird in seiner Funktion gestört. Das führt zu Ungleichgewichten im Weichgewebe, zu Trigger-Punkten und Schmerz.

》 *Unser Mangel an Bewegung erstickt uns langsam auf Zellebene. Bewegungen, die man im täglichen Leben beiläufig ausführte (will heißen: den ganzen Tag über), und alltägliche Zellarbeit wurden wegrationalisiert: an Computer, Maschinen und andere, die sich für uns bewegen. Die (heutigen) spezifischen Beugungs- und Drehbelastungen können wir keinesfalls körperlich kompensieren, noch können wir uns von 100 Wochenstunden Zellkomprimierung in sieben Stunden erholen, genau wie es derzeit noch keine Technologie schafft, die Natur außer Kraft zu setzen. Krankheit wird typischerweise als Versagen der Physiologie angesehen. Ich behaupte, dass unsere Physiologie in den meisten Fällen genauso auf die verschiedenen Bewegungen reagiert, mit der wir sie füttern, wie sie sollte. Anstatt uns für ›kaputt‹ zu halten, sollten wir unseren Mangel an Gesundheit als Zeichen einer kaputten (mechanischen) Umgebung erkennen.* 《

– Katy Bowman, *Move Your DNA*

Ihre Körperhaltung folgt Ihnen wie ein Schatten. Eine vornübergebeugte Haltung wirkt sich negativ auf Atmung, Verdauung, Herzrhythmus und Nervensystem aus. Rumpf und Brustkorb sind oft die schwächsten Glieder. Kein Wunder, dass Rückenschmerzen neben Erkältungen die häufigsten Gesundheitsprobleme sind. Im Brustkorb liegt das physiologisch wichtigste Muskelgewebe: das kuppelförmige Zwerchfell und darüber das Herz. Wo immer der Brustkorb sich hinbewegt, folgen Zwerchfell und Herz. Vermitteln Sie Ihrem Körper etwas Gefühl für seine Haltung, und Sie werden Ihr natürliches Erscheinungsbild schätzen lernen.

Als Fitness- und Yoga-Lehrerin mit Wissen um Massage und Tanz hatte ich das Glück, Lehrer zu haben, die umfassendes Aufwärmen und Selbstfürsorge einforderten. Als Lehrerin bin ich selbst das beste Beispiel für den Erfolg meiner Methoden und Übungen. Yoga Tune Up ist äußerst erfolgreich und nachgefragt, sodass ich dafür fast ständig unterwegs bin. Ich leite pro Jahr weltweit über 50 Trainings, Workshops, Konferenzen und Retreats. Dazu kommen zahlreiche Pressetermine und Videodrehs – und nicht zuletzt eine fantastische Partnerschaft und Familie, die gepflegt werden wollen. Ich unterweise mehr als 300 Yoga Tune Up-Lehrer und entwickle mein Unternehmen, Tune Up Fitness Worldwide, ständig weiter. Trotzdem habe ich nur eine bis zwei Erkältungen pro Jahr habe, leide selten an Muskelkater oder -schmerzen und schlafe fast jede Nacht acht Stunden. Was meine Stressbelastung betrifft, habe ich das Ruder immer in der Hand. Ich kann mir viel aufbürden, oder ich kann bremsen, indem ich mich ausgezeichnet um mich kümmere. Ich habe das Glück, dass die Praktiken, die ich unterrichte, und mein Bewegungs-Medizinschrank genau das sind, was mich stark macht und mich »am Ball« hält.

Jetzt wird es höchste Zeit, dass Sie den Ball ins Rollen bringen. Zuerst auf Ihren Füßen und dann mit der ersten inspirierenden Geschichte eines echten *Roll Models*.

Spielen Sie Ihre Bälle ein: mit Footsie

Sicherlich wollen Sie gleich loslegen und Ihre Bälle ausprobieren. Hoffentlich haben Sie bereits ein paar *Roll Model*-Therapiebälle zu Hause! Ich empfehle den Original Yoga Tune Up-Ball zum Warmwerden (alle Bälle sind auf www.roll-model.de erhältlich).

Wenn Sie vorher noch nie »gerollt« haben oder mit neuen Bällen arbeiten, ist es am angenehmsten, sie mit den Fußsohlen durchzukneten und dabei zugleich eine Fußmassage zu genießen. Die 26 Knochen des Fußes danken es Ihnen, wenn Sie sie mit dem rutschfesten, elastischen Gummi der Bälle massieren und mobilisieren. Unsere Füße werden täglich von Schuhen, Straßenpflaster und durch schlechte Haltung malträtiert (mehr über Körperhaltung in Kapitel 3). Ihnen Erleichterung zu verschaffen löst eine Welle der Entspannung im ganzen Körper aus.

Die folgende Sequenz ist sehr einfach. Gerne können Sie die Grundstruktur auch ausweiten, wie es Ihren Füßen guttut. Detaillierte Sequenzen für die Füße mit spezieller Zielsetzung gibt es im hinteren Teil des Buches (ab Seite 194). An dieser Stelle sollen Sie nur »Ball spielen«, um mit dem Weiterlesen auch weiter experimentieren zu können.

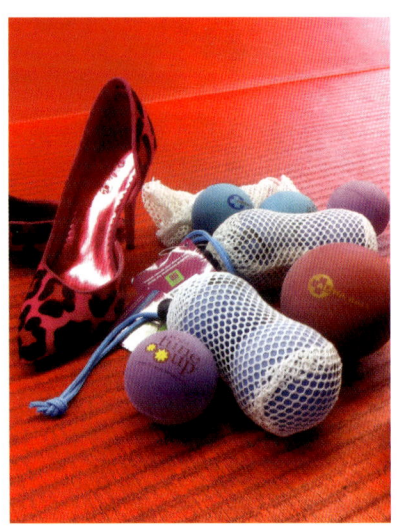

FOOTSIE SPIELEN:

Die Bälle aus dem Transportbeutel nehmen und neben der Wand oder einem Stuhl auf den Boden legen. Zur Stabilisierung mit einer Hand an der Wand oder einem Stuhl abstützen.

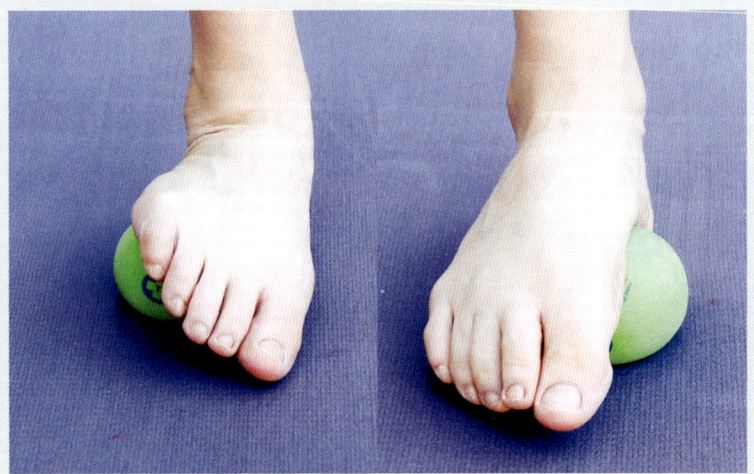

1. Im Stand einen Orginal Yoga Tune Up-Ball (YTU-Ball) unter die höchste Stelle des Fußgewölbes legen.

2. Das Sprunggelenk von einer Seite zur anderen rollen, damit der Ball quer hin- und herrollt und dabei das Fußgewölbe massiert. 10–20-mal wiederholen.

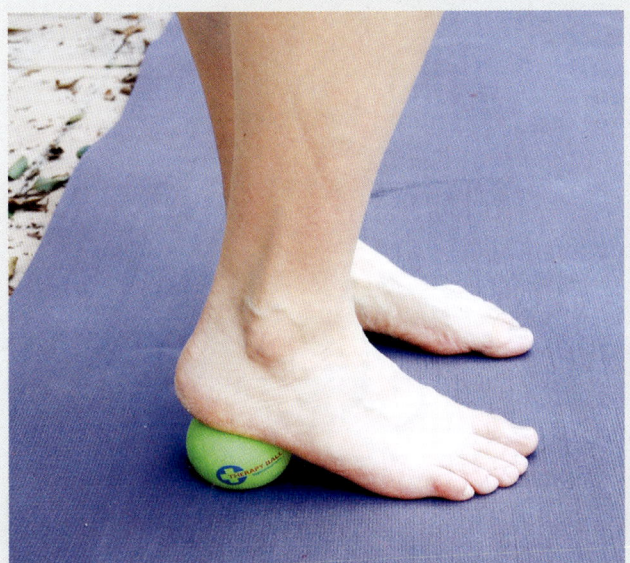
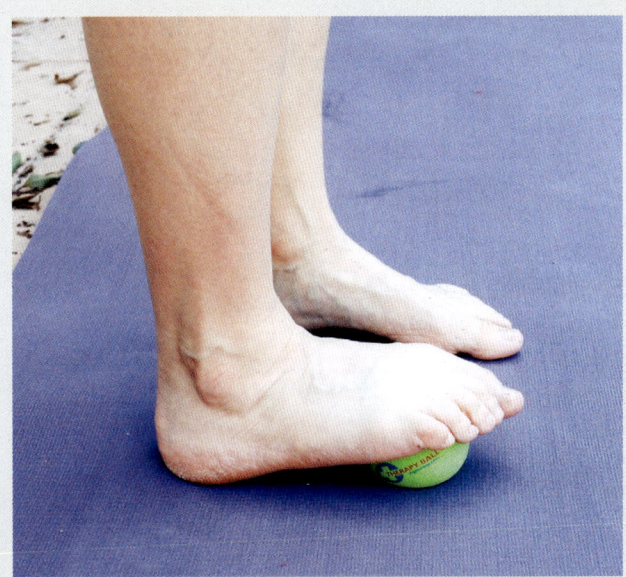

3. Den Ball zur Ferse rollen. Die Ferse tief in den Ball einmassieren und mit so viel Kraft wie möglich rasch 10- bis 20-mal quer über den Ball hin- und herreiben.

4. Den Ball unter den Fußballen am Zehenansatz legen, sodass die Zehen ihn umschließen. Die Ferse steht am Boden. Den Ball 10- bis 20-mal über dem Ballen hin- und herrollen.

5. Den Ball 10- bis 20-mal über die Länge des Fußes vor- und zurückrollen.

Laufen Sie nun ein paar Schritte, um den Unterschied zwischen den Füßen zu erspüren. Nehmen Sie den zweiten neuen Ball, und wiederholen Sie Schritt 1 – 5 mit dem anderen Fuß.

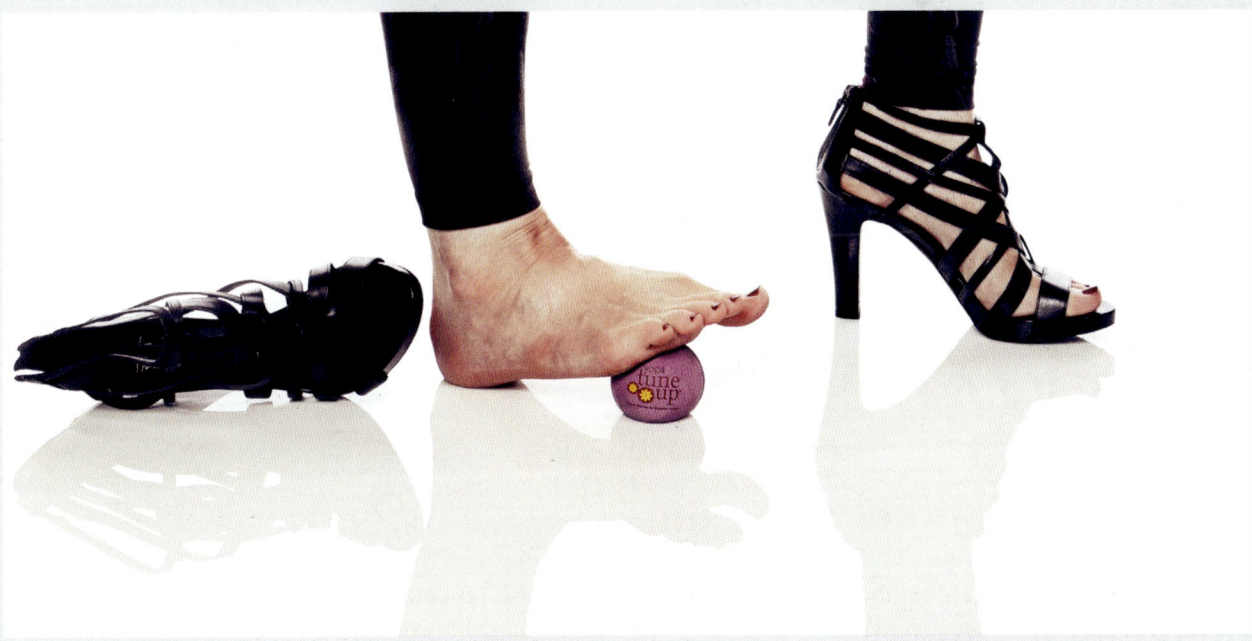

Wenn High Heels die Füße krank machen, hilft etwas Ball-Therapie, die Ferse zu heilen!

Die Reform der Gesundheitsfürsorge beginnt im eigenen Körper

Diane »V« Capaldi, 51
Unternehmerin, Geschäftsinhaberin, Sozialgesundheitsreformerin
Venice, Kalifornien

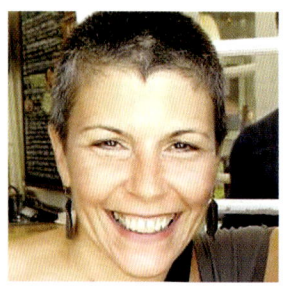

Mit 23 Jahren, im November 1986, wachte Diane »V« Capaldi mit einem seltsamen Kribbeln in den Zehen des linken Fußes auf. Als Aerobic-Trainerin und Atemtherapeutin wusste sie gleich, dass etwas nicht stimmte. Einige Tage später blieb ihr Wagen im Schneesturm stecken, und sie musste durch tiefen Schnee nach Hause stapfen. Beim Gehen spürte sie, dass das Taubheitsgefühl das Bein hochkroch. Innerhalb von einem Tag hatte sie in der ganzen linken Körperhälfte kein Gefühl mehr.

Zunächst stellten Ärzte einen unheilbaren Gehirntumor fest. V glaubte jedoch nicht an die Diagnose. Nach Kernspin und Lumbalpunktion, für die sie nach New York reiste, erhielt sie die richtige Diagnose: Sie litt an multipler Sklerose, MS. Bei dieser Krankheit greift das Immunsystem die Myelinscheiden, die Ummantelung der Nervenfasern, in Gehirn und Wirbelsäule an. Auch die Nerven selbst werden dabei geschädigt und vernarben. Die Folge ist eine Vielzahl körperlicher Symptome, die je nach Person und Schweregrad der Erkrankung variieren.

»Ganz ehrlich, ich gab eine Riesenparty!«, sagt V. »Es war kein Gehirntumor und damit kein Todesurteil. Ich wusste, was es heißt, mit MS zu leben, und dass dies nicht einfach sein würde. Es war jedoch die bessere Alternative zum Tod.«

Bei MS gibt es verschiedene Verlaufsformen, mit unterschiedlicher Zeitdauer, Symptomen und Folgeschäden. Vs MS wurde als schubförmig remittierende MS klassifiziert, oft der Anfangstyp der Erkrankung. Die Symptome treten in Schüben auf und bilden sich teilweise oder vollständig zurück.

V lernte, die Warnsignale zu erkennen, die einen Schub ankündigten: Müdigkeit, Kribbeln, Gedanken-

rasen. Nie wusste sie, was als Nächstes kommen würde. Sie fuhr Auto und sah auf einmal dreifach mit dem linken und doppelt mit dem rechten Auge. Sie wollte morgens aufstehen und brach vor dem Bett zusammen. Einmal wachte sie blind auf, ein furchtbarer Zustand, der drei Tage anhielt. Arme und Beine bewegten sich unkontrolliert, sie konnte nicht laufen. Auch das »MS-Korsett« lernte sie kennen: »Als ob dich jemand umarmt und zu Tode drückt.«

Von 1987 bis 2001 hatte V sieben heftige Schübe. Ein konstantes Brennen in den Armen blieb, wie auch Versteifung (spastische Lähmung), ein häufiges und schwächendes MS-Symptom. Ihre Muskeln blieben dabei schmerzhaft dauerkontrahiert, was ihrem Körper einen unbeweglichen Panzer gab. Beim Essen wurde Vs Kehle steif; jede Mahlzeit war ein Erstickungsrisiko. Mehrfach wiederholte Bewegungen versteiften die rechte Hand. Alltagsbewegungen wie Tippen, Händeschütteln oder Autofahren konnte sie daher nicht mehr ausführen. Ein besonders erschreckender Moment war, als sie ihre vierjährige Tochter von der Schule abholte und ihre Hände am Lenkrad »festfroren«, sodass sie sie nicht mehr lösen konnte.

2001 wurde V von Rechts wegen als behindert erklärt und brauchte eine ständige Pflegekraft, um ihr Leben zu managen. Sie konnte nicht mehr Auto fahren, den Hund ausführen oder sauber machen. Am härtesten traf es sie jedoch, dass sie nicht mehr kalligrafieren, mit ihrer Tochter Klavier spielen, geschweige denn kuscheln konnte, da sie den Kopf nicht mehr drehen konnte, um vertraut mit jemandem zu reden. Sie konnte sich selbst ankleiden und essen, aber das war es auch schon.

V war als Unternehmerin sehr erfolgreich gewesen, musste 2001 jedoch vollends damit aufhören. Durch ihren Zustand scheiterte jeder Versuch, einer Arbeit nachzugehen. Da V nie jammerte, blieb die Krankheit vor den Augen der anderen verborgen. V war von Freunden und der Familie isoliert und bekam immer mehr das Gefühl, dass die Krankheit ihr Lebenspartner geworden war, der ihre ganze Aufmerksamkeit beanspruchte.

Während der ganzen Zeit erlaubte V es sich nie, depressiv oder wütend zu werden. Nachdem ihr Neurologe 15 Jahre zugesehen hatte, wie sich Vs körperlicher Zustand verschlechtert hatte, fragte er sie: »Wann sind Sie eigentlich nicht stark? Wann erlauben Sie es sich, zornig zu werden?« Das war für V jedoch nie eine Option. Der Kampf gegen die Krankheit war ihr emotionales Ventil. »Je geringer die Erfolgsaussichten, desto motivierter bin ich. Stärker zu sein als meine Symptome ist meine Befreiung. Ich erkläre mich nie für besiegt.«

V wurde Vorstandsmitglied in der amerikanischen Gesellschaft für multiple Sklerose (National MS Society). Sie hielt im ganzen Land Vorträge und sammelte Spendengelder. Bei jedem neuen MS-Medikament, das auf den Markt kam, meldete sie sich für Versuchsreihen. Am Ende nahm sie täglich 24 verschiedene Medikamente ein, manche davon über 20 Jahre: Mittel gegen die Lähmungserscheinungen und das MS Korsettsymptom, Provigil gegen die Narkolepsie (sie schlief ständig wegen chronischer Müdigkeit). Interferon für ihr Immunsystem, Arzneien zur Kräftigung des Herzmuskels, Hormone, Antiallergika, Magensäuremittel, Abführmittel, Blutdruckmedikamente – eine endlose Liste. Dazu Medikamente gegen die Nebeneffekte. V ging regelmäßig zur Psychotherapie, hatte physiotherapeutische Anwendungen und machte Yoga, wenn sie konnte. Sie war entschlossen, das Fortschreiten der Krankheit zu verlangsamen.

Doch unterschwellig hatte V eine quälende Angst, die sich nicht abstellen ließ. Menschen mit MS sind die zweitgrößte und jüngste Patientengruppe, die in Sanatorien eingewiesen werden; eine abschreckende Vorstellung für V. Ihre MS war inzwischen sekundär progredient geworden, mit einer langsamen Zunahme der Symptome. Das bedeutete, V würde eines Tages eventuell ans Bett gefesselt sein. Ihre Lebensqualität nahm rapide ab, ohne Aussicht, dass die Abwärtsspirale sich je verlangsamen oder gar stoppen würde. »Mir wurde gesagt, dass ich nichts Gutes zu erwarten hatte und dass ich nur auf eine langsame Progression hoffen konnte. Ich war eine Vorzeigepatientin und machte alles, was man mir sagte, und noch mehr. Doch das zeigte keine Wirkung.«

2006 zog V von Philadelphia nach Venice in Kalifornien um. Seit Jahren floss ihr hart erarbeitetes Geld in Pflegemaßnahmen und Krankenversicherungsbeiträge. Den Rest ihres Lebens in einem Heim zu verbringen war keine Option für V. Dieses Schreckgespenst hing jahrelang über ihr.

Nichtsdestotrotz betrieb V weiterhin ihre Gesundheitsmaßnahmen. 2009, bei einer ihrer wöchentlichen Physiobehandlungen, fiel ihr der Flyer der Yoga Tune Up-Lehrerin Trina Altman in die Hände. V wie auch ihre Physiotherapeutin, Dawn McCrory, waren fasziniert von den Möglichkeiten der Roll Model-Methode und begannen, mit den Roll Model-Bällen zu arbeiten. Hartschaumrollen und andere Selbstmassage-Hilfsmittel hatten Vs Zustand jeweils verschlechtert. Die Bälle fühlten sich anders an – als ob mit ihnen Heilung möglich wäre. Ihre Beschaffenheit und die Art und Weise, wie sie sich in ihren Körper schmiegten, setzten sowohl in ihrem Gewebe wie auch in ihrer Psyche etwas in Bewegung.

V begann an ihrer verhärteten Brustmuskulatur und dem Schulterblattheber im oberen Schulter- und Nackenbereich. Sie war erstaunt, wie schnell diese Bereiche auf die Therapiebälle reagierten und geschmeidig wurden. Dann traute sie sich an ihre versteiften, unelastischen Hände. Dr. McCrory zeigte ihr verschiedene Techniken dafür, und V begann, die Bälle zwischen den Fingern und auf der Handfläche zu rollen. Sie konnte beinahe hören, wie sich zähe Verklebungen aus Jahren der Unbeweglichkeit lösten. Kurze Zeit später verwendete V die Therapiebälle an jedem Körperteil. Dr. McCrory war begeistert von den schnellen Erfolgen ihrer Patientin, und obwohl sie zugegebenermaßen »Yoga-Gegnerin« war, meldete sie sich umgehend für mein Ausbilder-Zertifizierungsprogramm an. Seither sind die Yoga Tune Up- Techniken fester Bestandteil ihrer Therapiearbeit.

V entwickelte eine neue Strategie und konzentrierte sich für ihre Heilung auf Ernährung, regelmäßiges Yoga und die Arbeit mit den Roll Model-Bällen. Das Endergebnis gleicht einem Wunder: Während der letzten fünf Jahre bekam sie ihre Hände und damit auch ihr Leben wieder. Die Roll Model-Methode bedeutete für V nicht nur, eine Verletzung auszuheilen oder einen Sport oder ein Freizeitvergnügen wiederaufnehmen zu können. Nun kann sie wieder selbstständig leben und sich selbst versorgen. Früher war es so, dass sie aufwachte und den jeweiligen Symptomen die Gestaltung ihres Tages überließ. Jetzt hört sie auf ihren Körper und rollt eine halbe Stunde auf den Bällen – in allen drei Größen, je nachdem, was ihr Körper verlangt –, um Schmerzen zu lindern, Versteifungen zu lösen und ihren Körper aktionsbereit zu machen. Aufgrund ihrer Nervensymptome sind bestimmte Bereiche ihres Körpers extrem empfindlich. Sie fängt daher manchmal in einer Zone mit dem ALPHA-Ball zum Aufwärmen an, bevor sie auf die kleineren, punktueller wirkenden Original YTU- oder die PLUS-Bälle umsteigt. Selbst wenn V meint, nicht laufen zu können, klemmt sie sich den YTU-Ball unter die Fußsohle und spürt, wie das Gefühl zurückkehrt.

Für eine Frau, die sich nur ein paar Jahre zuvor kaum noch alleine anziehen konnte, sind einfache Dinge wie Gassigehen, Mahlzeiten zu kochen und sogar Hausarbeit ein Quell der Freude, des Stolzes und tiefer Dankbarkeit. »Es ist unglaublich, ich kann sogar meine Nägel wieder feilen!«, sagt sie begeistert. In ihrer linken Körperhälfte hat sie wieder Gefühl, was sie auch ihrer Paläo-Diät zuschreibt: einer Ernährungsform mit hauptsächlich unraffinierten Lebensmitteln, weitestgehend ohne Kohlenhydrate und Milchprodukte, entwickelt von Dr. Terry Wahls, einem MS-Leidensgenossen.

Vs Geschicklichkeit hat sich so verbessert, dass sie ihre heilsamen Erfahrungen mit Essen und Bewegung aufschrieb. Sie kocht sich die leckeren Menüs selbst, hat eine Menge Follower auf ihrer bekannten »Paleo Boss Lady«-Seite und veröffentlichte vor Kurzem ein Kochbuch. All das war noch vor einigen Jahren undenkbar, bevor V die Roll Model-Methode für sich entdeckte. Die Muskelversteifungen sind weg, V kann sich heute selbst versorgen. »Ich lebte nach dem Motto ›Ich gegen MS‹, doch jetzt weiß ich, dass es am besten klappt, wenn wir friedlich miteinander auskommen«, freut sie sich. »Ich bin 1,71 Meter groß, fühle mich aber wie 2,27 – nicht mehr wie ein Opfer in Wartestellung.«

Heute nimmt V nur noch ein Schilddrüsenmedikament ein. Vor Kurzem machte sie ihren Master in Sozialpsychologie und tippte alles selbst. Sie arbeitet heute an ihrer Promotion im Fach Sozialgesundheitsreform und möchte, dass die unglaublichen Ergebnisse, die sie erzielte, jedem Menschen mit chronischem Krankheitsbild zugänglich sind.

V hat vor, ihre hart arbeitenden Hände für die Sozialgesundheitsreform einzusetzen.

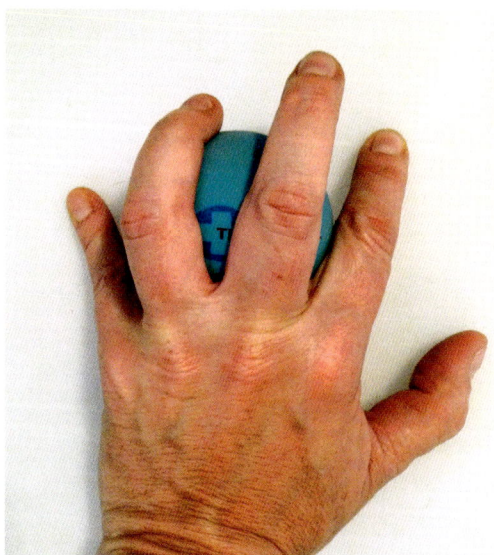
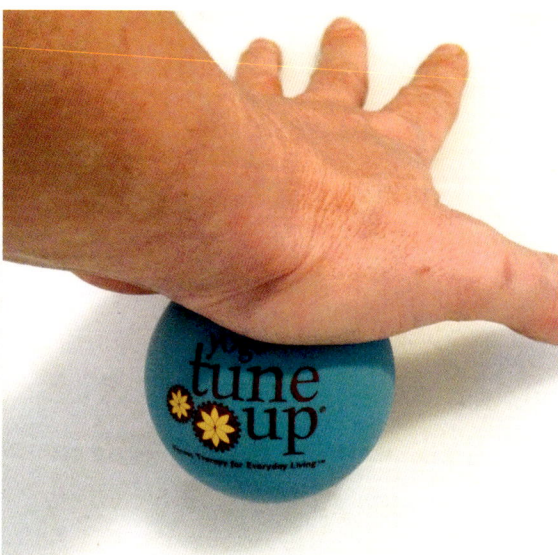

» Jeder sollte sich selbst grundlegend gesund und fit halten können. Ob Sie am Tisch sitzen, fliegen, acht Stunden Auto fahren oder Ihr Kind hochheben: Die Haltungen dabei sind immer ungünstig, und Sie müssen in der Lage sein, sich selbst zu behandeln. Das ist eines Ihrer Menschenrechte. «

– Kelly Starrett, promovierter Physiotherapeut und Trainer

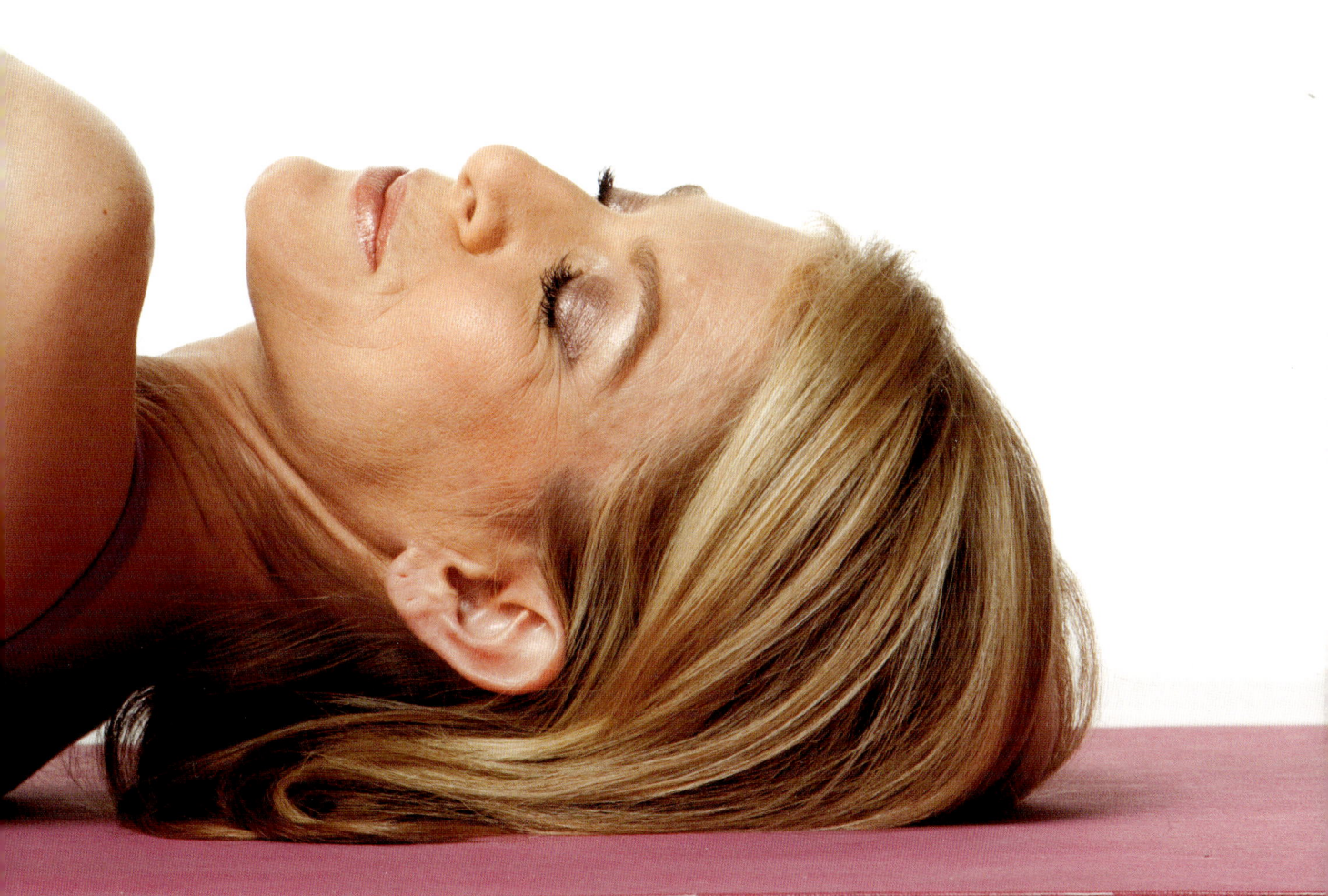

Ich sehe überall Menschen, die sich falsch bewegen. Vornübergebeugte oder schlaffe Haltung, Laufen wie eine Ente und schlechte Atemtechnik: Das alles summiert sich mit der Zeit. Die Folgen sind Schmerzen, Verletzungen und, falls unbehandelt, Operationen, Medikamente und noch mehr Schmerzen. Anders ausgedrückt:

Wenn Sie wüssten, dass Sie eine Krankheit abwenden können, die Sie in 20 Jahren zum Krüppel macht: Würden Sie da nicht alles in Ihrer Macht Stehende tun, um dem auf die Spur zu kommen und die Auslöser dieser Krankheit zu vermeiden?

Egal, ob Sie Spitzensportler sind, Mutter mit schmerzenden Schultern, Unternehmer mit Rückenproblemen oder eine Yogini mit chronisch schmerzenden hinteren Oberschenkelmuskeln: Die Behandlung ist immer die gleiche. Eine Fehlfunktion ist eine Fehlfunktion, und der menschliche Körper ist immer der menschliche Körper. Und egal, ob Sie kopfüber im »Hund« hängen, eine Hantelstange hochstemmen oder einen Wäschekorb aufheben: Alle Gewebeprobleme benötigen verständliche, ganzheitliche Strategien, um wieder optimal zu funktionieren, damit Sie das tun können, was Sie tun wollen, und zwar besser und schmerzfrei.

Erkrankungen des Bewegungsapparats sind größtenteils *komplett vermeidbar*, einschließlich Knochenverschleiß, Osteoarthritis, Knochensporne, Stenosen, Osteoporose, Brüche und weitere Leiden. Warum missbrauchen Sie noch weiterhin die 26 Knochen, 33 Gelenke, Sehnen, Nerven und das Weichgewebe Ihres Körperfundaments, wenn Sie wissen, dass Ihre Füße leiden, wenn Sie High Heels tragen? Neue Schuhe kann man kaufen, Füße hingegen nicht. Es wird Zeit, Verantwortung dafür zu übernehmen, was man sich selbst antut.

Die Folgen von täglichem Junk-Food-Konsum sind bekannt, und viele vermeiden es deswegen. Der Großteil der Leute konsumiert jedoch gewohnheitsmäßig Junk-Bewegungen, die langsam die Integrität des Körpers und seine Funktionen angreifen (Beispiele dafür finden Sie auf Seite 88/89). In diesem Buch erhalten Sie das Werkzeug, mit dem Sie Ihr Weichgewebe so behandeln können, wie das sonst nur in einer Klinik oder Arztpraxis möglich ist, dann allerdings meist für teures Geld.

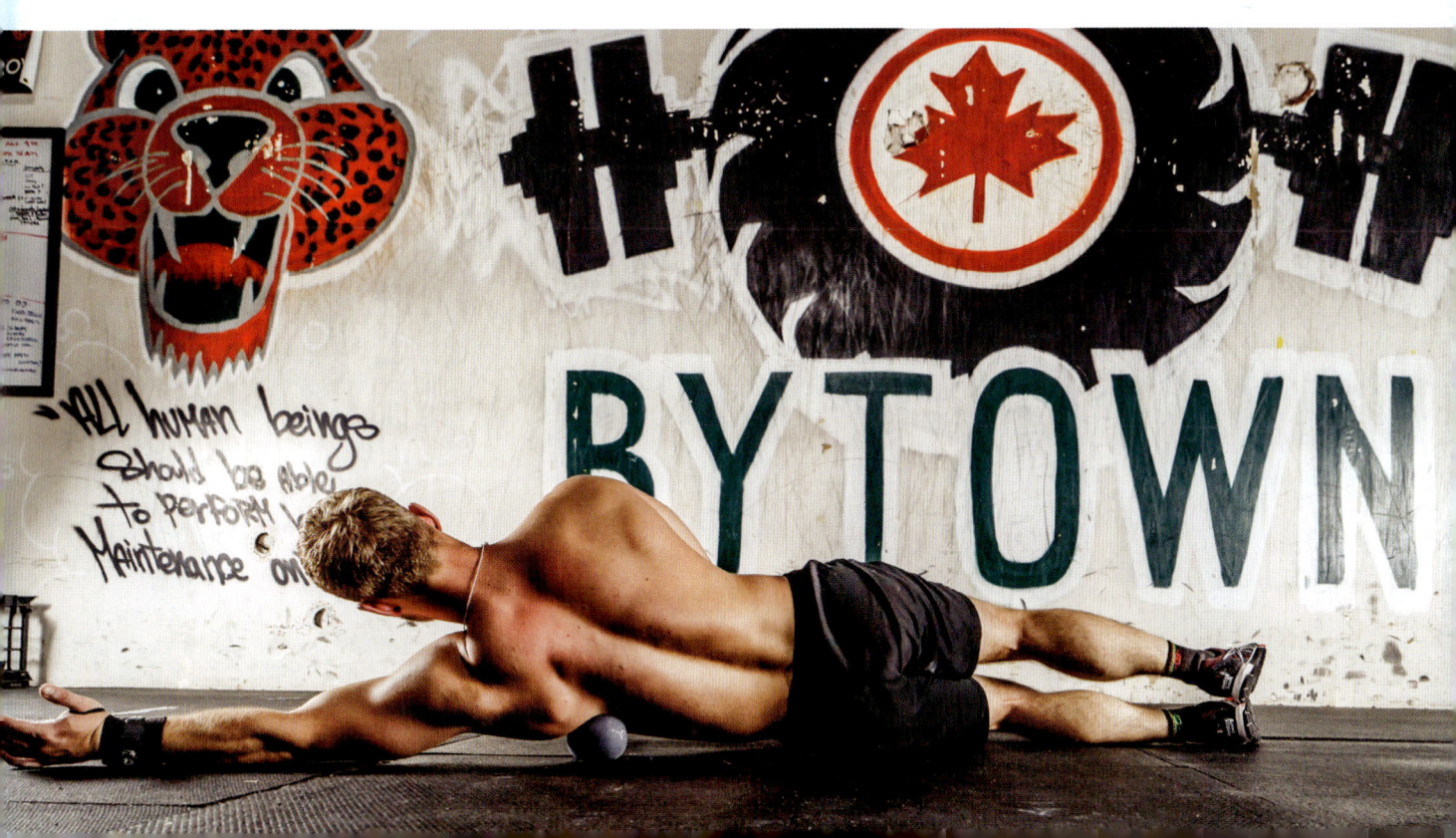

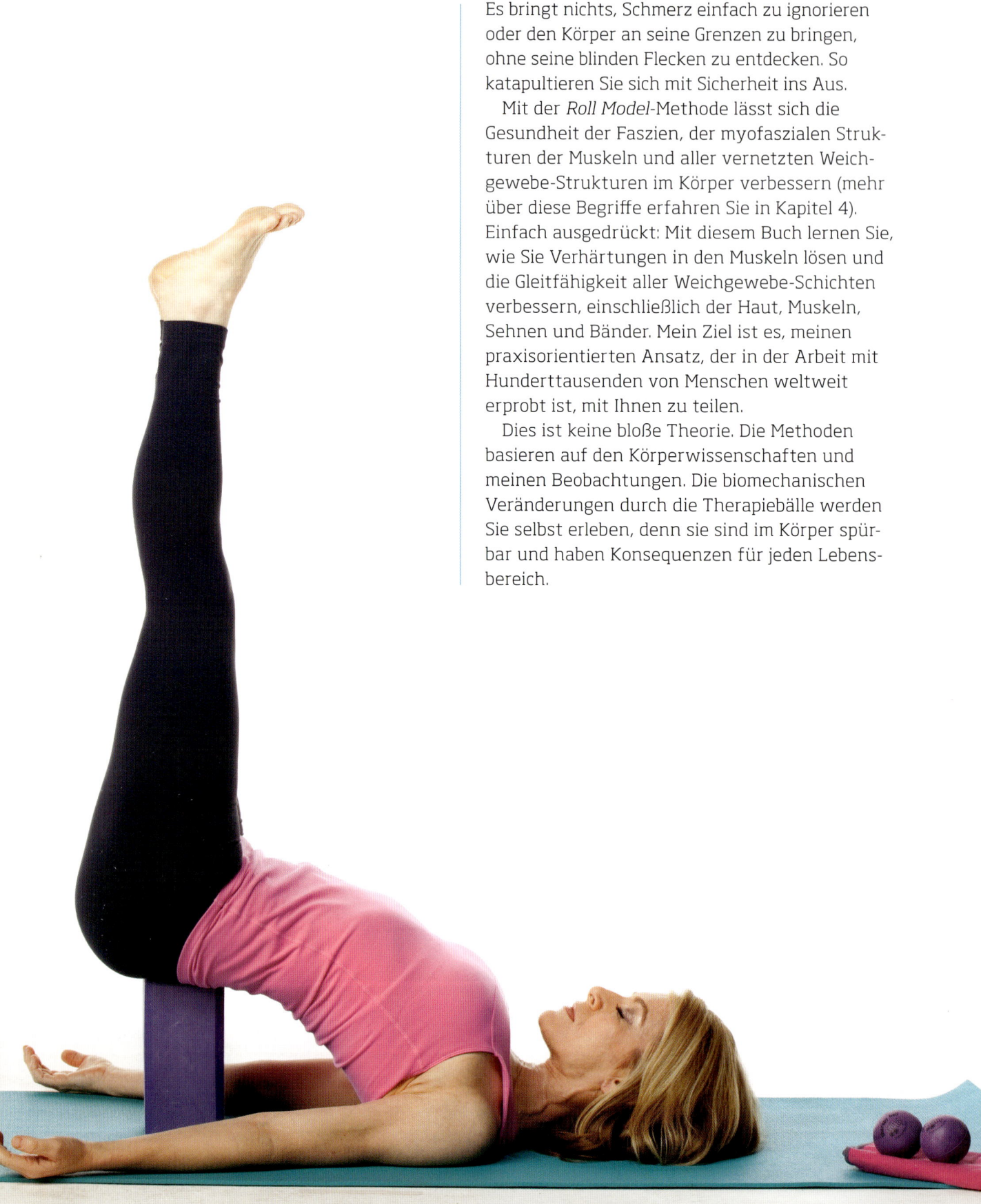

Es bringt nichts, Schmerz einfach zu ignorieren oder den Körper an seine Grenzen zu bringen, ohne seine blinden Flecken zu entdecken. So katapultieren Sie sich mit Sicherheit ins Aus.

Mit der *Roll Model*-Methode lässt sich die Gesundheit der Faszien, der myofaszialen Strukturen der Muskeln und aller vernetzten Weichgewebe-Strukturen im Körper verbessern (mehr über diese Begriffe erfahren Sie in Kapitel 4). Einfach ausgedrückt: Mit diesem Buch lernen Sie, wie Sie Verhärtungen in den Muskeln lösen und die Gleitfähigkeit aller Weichgewebe-Schichten verbessern, einschließlich der Haut, Muskeln, Sehnen und Bänder. Mein Ziel ist es, meinen praxisorientierten Ansatz, der in der Arbeit mit Hunderttausenden von Menschen weltweit erprobt ist, mit Ihnen zu teilen.

Dies ist keine bloße Theorie. Die Methoden basieren auf den Körperwissenschaften und meinen Beobachtungen. Die biomechanischen Veränderungen durch die Therapiebälle werden Sie selbst erleben, denn sie sind im Körper spürbar und haben Konsequenzen für jeden Lebensbereich.

Was ist Selbstfürsorge?

Über den Begriff Selbstfürsorge habe ich viel nachgedacht. Als Kind schien es nichts zu geben, was mein Vater nicht hätte heilen können, egal, ob Halsentzündungen, Splitter in den Händen oder aufgeschlagene Knie. Als ich älter wurde und mich mit meinen eigenen Dämonen konfrontiert sah, erkannte ich, dass Heilung dann am besten gelang, wenn ich mich eigenverantwortlich um mich kümmerte und für meine Gesundheitsprävention sorgte. Meine Lösungsansätze für Schmerzen und Verletzungen gaben mir Kraft und brachten mir Gelassenheit.

In meinen weltweiten Seminaren frage ich die Teilnehmer jeweils, was Selbstfürsorge für sie bedeutet. Hier einige ihrer Antworten:

- Nickerchen
- Meditation
- tiefes Atmen
- Massage
- Spaziergänge in der Natur
- Schlaf/ausruhen
- Training
- Gebet
- Kreativität
- Dehnen
- gute Ernährung
- Spielen
- Tagebuch schreiben
- Wein
- Maniküre/Pediküre
- soziales Miteinander
- Haustiere

Hier ist meine Definition von Selbstfürsorge:

> **»Mich dadurch zu stärken, indem ich meine Bedürfnisse intuitiv und verbindlich angehe, sobald sie sich zeigen. Meinen Schmerz, Irritationen oder emotionales Leid einfühlsam und langfristig zu reduzieren.«**

Egal, ob Sie aus dem Yoga kommen, aus Pilates, medizinischer Massage, Personal Training oder vom Sport, Coaching oder einem ganz anderen Bereich: Sie haben dieses Buch in den Händen, weil Sie bereits ahnen, wie wichtig es ist, eine eigenverantwortliche Gesundheitspraxis zu üben, um den ganzen Körper zu revitalisieren und gesund zu halten. Gesunde Ernährung, ausreichend Schlaf und richtiges Training sind dabei nicht genug, um die Körperbalance zu halten. Die Selbstfürsorge muss auch bewusste Entspannungseinheiten beinhalten, und das braucht Übung.

Bewusst Entspannung herbeizuführen ist essenziell für die Regulierung des parasympathischen Nervensystems (siehe Kapitel 7 und 9).

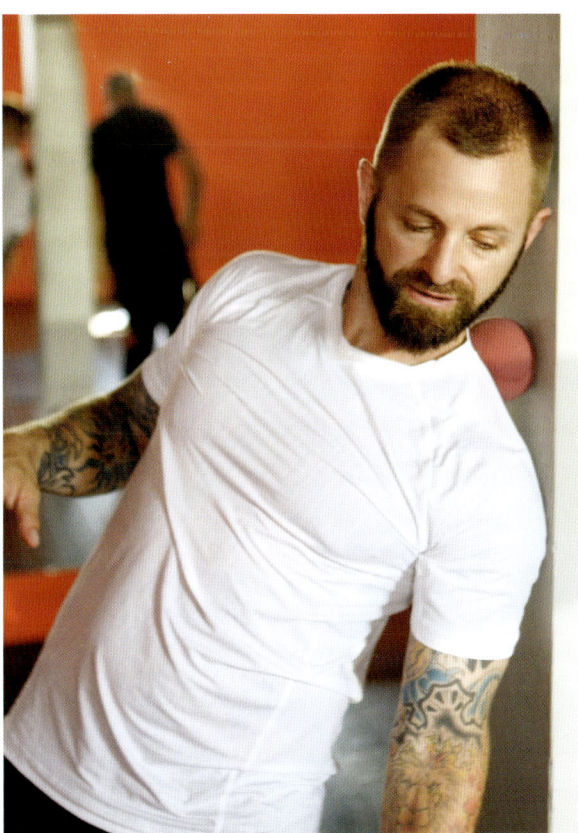

Schaffen Sie sich die Voraussetzung für Regeneration und Erholung. Reduzieren Sie Stress, steuern Sie Ihr emotionales und körperliches Wohlbefinden so, dass Sie und Ihr Körper regenerieren.

Es ist bekannt, dass Meditation zur Entspannung anregt, klares Denken fördert, Stresshormone reduziert, die Abwehrkräfte stärkt und die emotionale Flexibilität verbessert. Massagen haben eine ähnliche Wirkung, dazu regen sie den Blutkreislauf an sowie die Durchblutung zwischen den inneren und äußeren Gewebeschichten. Wenn das Gewebe frei von »Zellmüll« ist, der sich mit Schmerzen anhäuft, funktionieren die Muskeln und »atmen« besser nach innen. Es liegt in Ihrer

> **PERFUSION:** *Der Durchfluss von Flüssigkeiten, Nährstoffen und Ausscheidungsstoffen durch Körpergewebe und Blutgefäße.*

Macht, auf sehr einfache und direkte Weise für Ihr Innenleben zu sorgen. Dieses Buch zeigt Ihnen, wie das geht. Die *Roll Model*-Methode ist Ihr individuelles, jederzeit einlösbares Selbstfürsorge-Rezept. Als Präventionsmedizin hilft Ihnen die Methode, Stress und Schmerzen ohne Medikamente zu lösen. Sie selbst können somit das Auftreten vermeidbarer Erkrankungen verhindern.

Wie die *Roll Model*-Bälle die Selbstfürsorge unterstützen

Niemand kann Ihre Verantwortung übernehmen. Durch das Engagement für Ihre Gesundheit erarbeiten Sie sich Ihr Wohlbefinden. Glücklicherweise sind Sie für diese Aufgabe biologisch voll ausgerüstet. Die *Roll Model*-Bälle sind Ihre neue »Gummidroge«. Mit ihnen vergrößern Sie Ihre Fähigkeit zur Selbstheilung, sodass weitere Schäden vermieden werden.

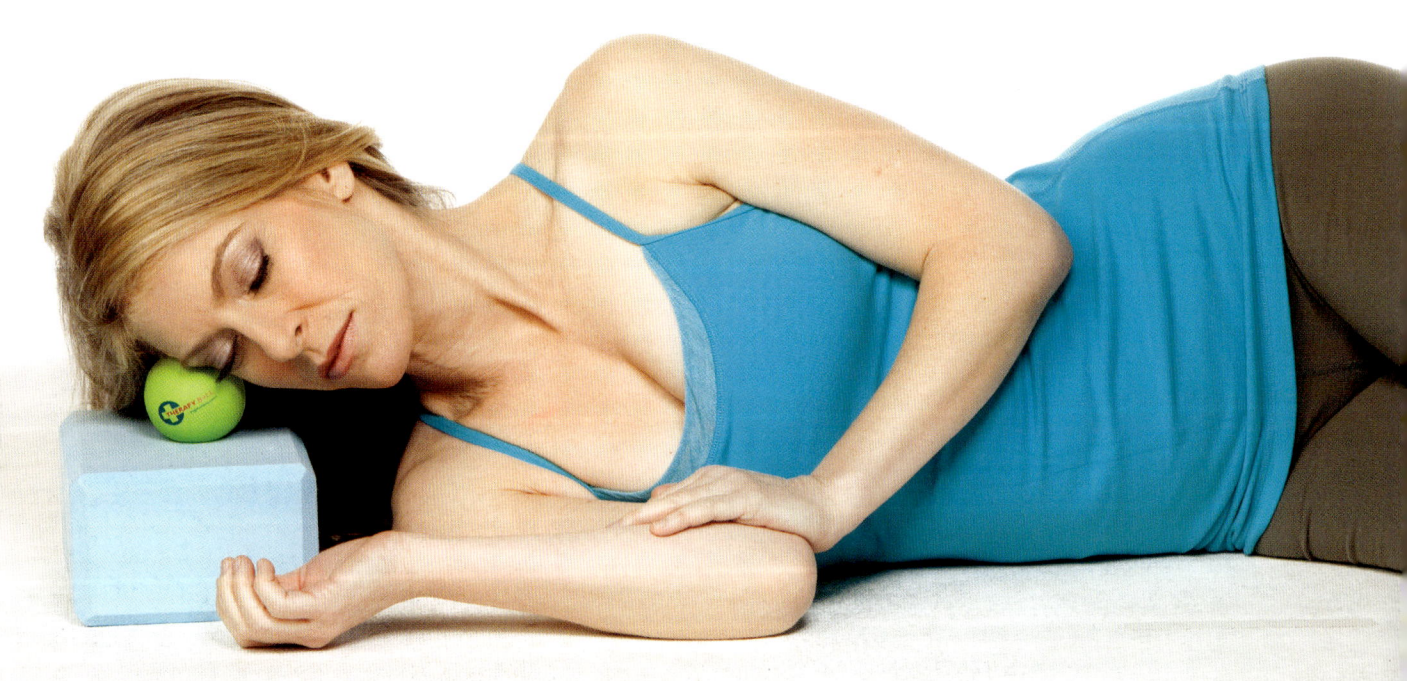

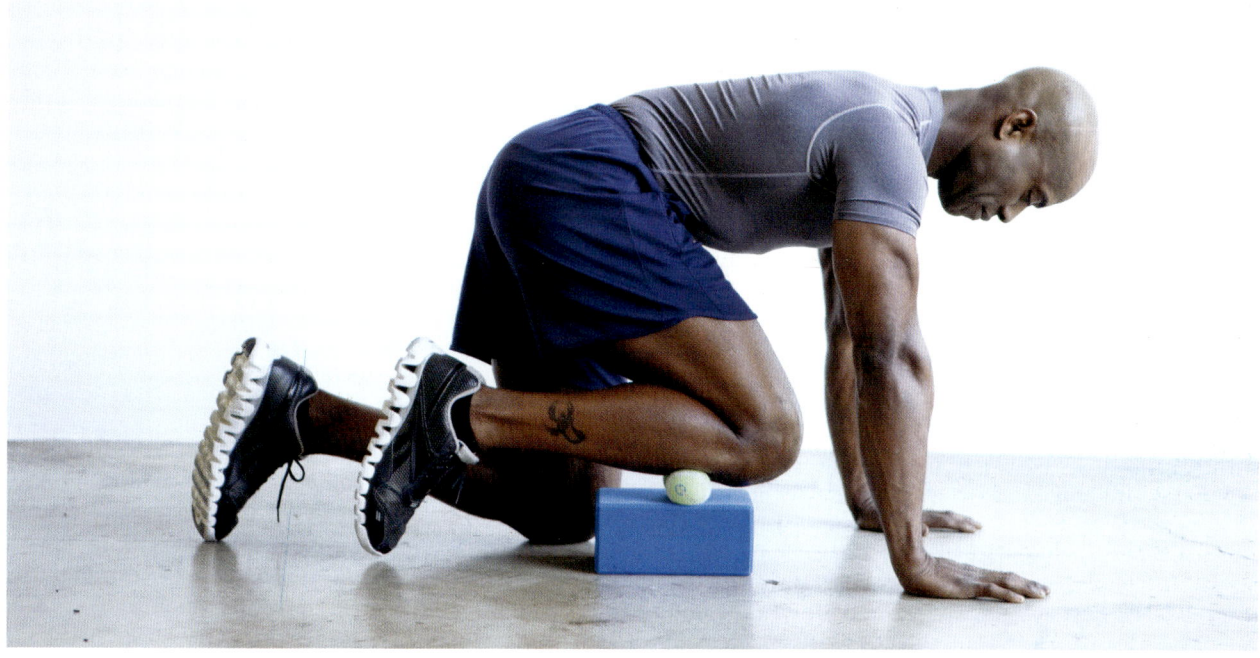

Sie lindern Beschwerden und Schmerzen

Muskelbeschwerden und -schmerzen werden oft durch Überbeanspruchung, Bewegungsarmut oder Fehlbelastung eines bestimmten Körperbereichs verursacht.

- **ÜBERBEANSPRUCHUNG:** Die Mehrbelastung einer Muskelgruppe kann sich aus Gewohnheiten ergeben oder von Kompensationsbewegungen einer Körperhälfte, um die andere zu schonen. Beim Stehen etwa tendieren die meisten von uns dazu, sich auf eine Seite zu lehnen, und schieben dabei eine Hüfte weiter nach außen. Dadurch trägt die Körperhälfte, auf die man sich lehnt, mehr Gewicht. Die Muskeln hier werden kräftiger (aber auch kürzer und verhärteter). Mit der Zeit kann diese einseitige Belastung ein starkes Ungleichgewicht im Körper verursachen. Die Rollbewegungen der *Roll Model*-Bälle in den verkürzten, verkrampften und verhärteten Muskeln können helfen, Beschwerden und Schmerzen in diesen Partien zu lindern.

- **BEWEGUNGSARMUT:** Ein Körperbereich, der nicht regelmäßig bewegt wird – sei es im Alltag oder im Sport –, ist irgendwann unausgelastet. Ursache dafür sind oft alte Verletzungen, mangelndes Training, schlechte Körperwahrnehmung (zur Propriozeption siehe Seite 109) oder ein fehlendes Bewusstsein dafür, dass dieser Bereich für die korrekte Körpermechanik wichtig ist. So ist z. B. das Zwerchfell der Haupt-Atemmuskel. Richtig zu atmen, sodass die Atemtechnik positiv auf alle Lebensaspekte wirkt, lernen jedoch die wenigsten. Verspannungen im Zwerchfell durch Unterforderung dieses Muskels (siehe Kapitel 7) führen nicht nur zu Atemproblemen. Mögliche Folgen sind u. a. auch Rückenschmerzen, Sodbrennen und Herzprobleme.

- **FEHLBELASTUNG:** Werden Muskeln »zweckentfremdet«, verhärten sie oftmals. Die Schultern »schultern« häufig mehr als nötig. Manche Menschen klemmen den Telefonhörer beim Sprechen zwischen Ohr und Schulter ein. Diese Zweckentfremdung strapaziert den oberen Bereich des Kapuzenmuskels (M. trapezius) sowie den Schulterblattheber (M. levator scapulae) und nötigt den restlichen Kopf-, Schulter- und oberen Rückenbereich in eine Kompensationshaltung. Schon der Gedanke daran bereitet Schmerzen. Besser ist es, den Hörer in die Hand zu nehmen, ans Ohr zu heben und den Kopf aufrecht zu halten. Optimal wäre ein Headset.

Sie verbessern die Atmungsfunktion

Der Grund für Kurzatmigkeit ist oft ein schwaches und unelastisches Gewebe der Atemwege. Dazu gehören Zwerchfell, Zwischenrippenmuskeln (Mm. intercostales) und alle umliegenden Atemmuskeln (siehe Seite 155). Das kuppelförmige Zwerchfell setzt fast auf der ganzen Innenseite von Brustkorb und unterem Rücken an. Auch die Atemmuskeln können verhärten, als Schutzmaßnahme über einer Verletzung oder wenn sie zu viel oder zu wenig benutzt werden. Solche Blockaden behindern Brustkorb und Zwerchfell massiv in ihrer Bewegungsfunktion

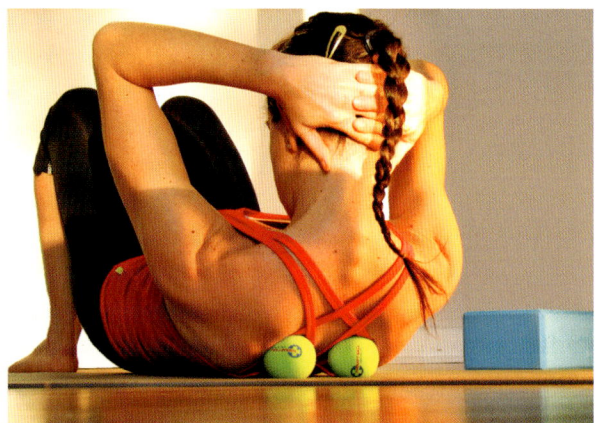

beim »normalen« Atmen. Unter Belastung, wie beim Sport, muss ein chronisch geschwächtes Zwerchfell für einen harmonischen Atemfluss stärker arbeiten. Es erschöpft schneller, was zu Kurzatmigkeit und Ganzkörperermüdung führt.

Dazu kommt, dass man bei Atemnot leicht in Panik gerät. Das Hormonsystem schüttet Stresshormone aus, beim Versuch, die Atemwege zu weiten, die Herzfrequenz zu erhöhen und Adrenalin in den Körper zu pumpen. Ein gut arbeitendes Zwerchfell hingegen ist der Schlüssel zu tiefer Entspannung. Je beweglicher es ist, desto leichter entspannt der Körper und wird die Stressreaktion los.

Die Rollbewegung der Bälle über die Muskeln des oberen Rückens dringt tief in chronisch festes Gewebe ein, die den Atemfluss begrenzen. Die Muskeln werden verlängert, durchgeknetet und sensibilisiert. Das Rollen entlastet auch die am Brustkorb befestigten und unter Zug stehenden Muskelschichten. Das hilft den Knochenstrukturen des Rückens, mit dem darunterliegenden Zwerchfell wieder harmonisch zusammenzuarbeiten. Die Rückenmuskeln entspannen tief und vollständig, und die Wirbelgelenke in Rücken und Brustkorb stellen sich optimal auf die Arbeit der Atemmuskeln ein.

Sie steigern die Beweglichkeit und Energie

Die Gründe, weswegen Unbeweglichkeit entsteht, sorgen leider oft auch dafür, dass sie bleibt. Mit einem schmerzenden Körper will sich niemand bewegen. Untätigkeit macht träge, wer träge ist, mag sich nicht bewegen. Ein Teufelskreis beginnt, der den Körper immer weiter schwächt, mit zunehmend schlechter Blutzirkulation, Muskel- und Gelenkschmerzen und Trägheit. Bewusste Bewegung ist der Weg aus dieser Falle!

Die *Roll Model*-Bälle bringen müde, schmerzende und innerlich geschwächtes Gewebe in Bewegung. Die angeschlagenen Muskeln brauchen es, durch den Druck der griffigen Bälle erfrischt, mobilisiert und revitalisiert zu werden. Sie komprimieren, weiten untätiges, müdes Gewebe und kurbeln auch in sehr widerspens-

tigen Bereichen die Durchblutung an. Nach ein paar Minuten Rollen fühlen sich die gelockerten Stellen an, als ob sie sich bewegten. Das ermutigt, im Alltag den Körper wieder mehr zu belasten. Schließlich entsteht daraus ein strukturiertes Übungsprogramm, wie in Kapitel 11 beschrieben.

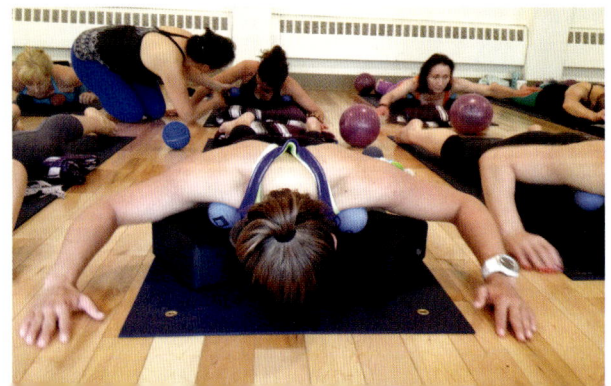

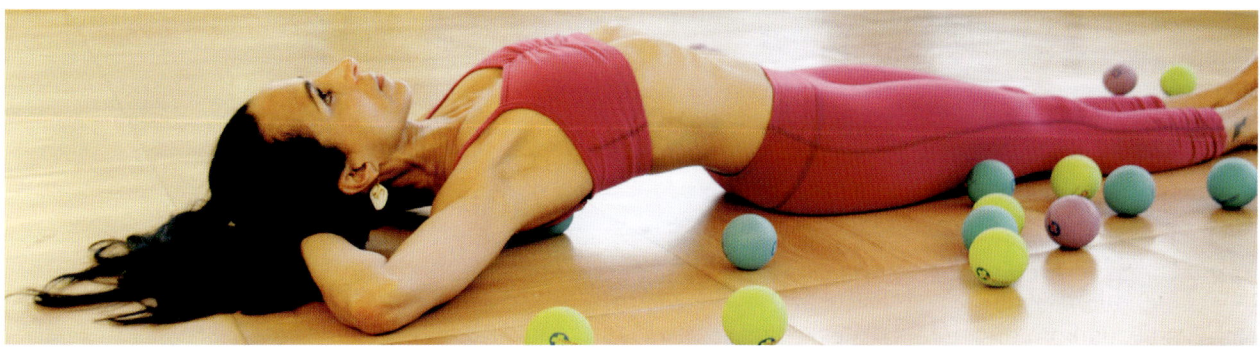

Sie reduzieren Stress

Stress richtet in jedem Körperbereich Schäden an. Ein chronisch unter Belastung stehender Körper ist in seiner Kampf-oder-Flucht-Reaktion gefangen. Das sympathische Nervensystem arbeitet immer am Anschlag (siehe Kapitel 7 und 9). Der andauernd hohe Pegel des Stresshormons Cortison triggert Entzündungen. Die Blutzirkulation ist geschwächt, die Muskelfunktion durch Verhärtungen eingeschränkt. Stress belastet Herz und Atmung und kann sich auf das Seh- und Hörvermögen auswirken. Diese Schwächung macht mit der Zeit anfällig für Unfall, Krankheit und allgemeines Leid.

Die *Roll Model*-Bälle lösen im Körper eine Entspannungsreaktion aus und bringen ihn in den Erholungs-/Verdauungs-/Regenerationsmodus des parasympathischen Nervensystems – das *exakte Gegenteil* dessen, was ein gestresster Körper auslöst. Die Bälle helfen, den Stress-Schalter umzulegen, indem sie Blutzirkulation und Dehnung anregen. Das Rollen und Kneten beseitigt hartnäckige myofasziale Limitierungen, indem es Triggerpunkte und Verklebungen löst.

Ein Muskel bleibt aktiviert, weil das Nervensystem ihm das befiehlt. Gezielte Ball-Arbeit in Kombination mit der geistigen Einstellung, loslassen zu können, kann den Nerventonus ändern. Der durch die Bälle ausgeübte Druck motiviert das berührte Gewebe zu einer Mini-Dehnung. Das schaltet die Nerven aus, die unnötige Spannung in den Muskeln aufrechtzuhalten, und kalibriert die Ruhelänge des Muskels.

Nicht zuletzt profitiert die Atmung von der Muskelentspannung, was Nervosität und Unruhe noch weiter lindert (siehe Kapitel 9 und 10).

Sie verbessern Körperhaltung und Leistungsfähigkeit

Viele Schmerzprobleme hängen mit anderen Belastungssituationen zusammen, da der Stütz- und Bewegungsapparat untrennbar mit allen Körpersystemen verbunden ist. Der Mensch ist ein großer, integrierter Organismus. Behebt man ein Problem, stellen sich oft auch Verbesserungen auf anderen Ebenen ein. Ähnlich leiden oftmals auch andere Bereiche sowie die Gesamtgesundheit, sobald ein Körperbereich vernachlässigt ist. Auch Haltungsprobleme können von schlechten

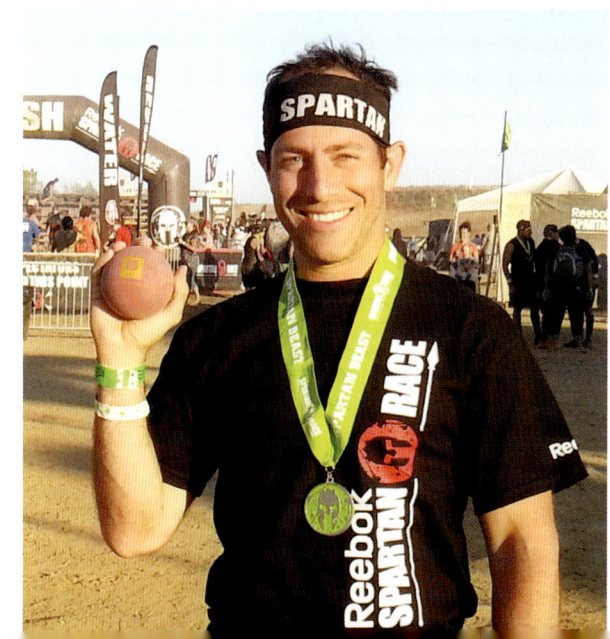

Angewohnheiten herrühren, wie nach vorne gezogenen Schultern, krummer Haltung oder falscher Körperausrichtung. Auch Unfälle oder OPs mit Narbenbildung lösen sie aus. Narben werden fast immer in der Bewegung kompensiert. Haltungsprobleme können auch Ausdruck von Emotionen sein. Ein trauriger Mensch lässt den Kopf hängen. Rücken- und Nackenmuskulatur müssen schwerer arbeiten, um den Kopf zu stützen. Bindegewebe, Muskeln, Bänder und Knochen passen sich an diese persönliche Stimmung an. Körperliche Einschränkungen folgen durch die emotional bedingte Körperhaltung!

Die *Roll Model*-Bälle sorgen für eine bessere Körperhaltung, indem sie Muskeln und Bindegewebe lockern, die wegen schlechter Angewohnheiten oder eines ungünstigen Körperbaus blockiert und verhärtet sind. Dies hilft, Gewebe wieder zueinander ins Gleichgewicht zu bringen. Dadurch fühlt man sich im Körper wohler, und bei allen Tätigkeiten fällt die Körperausrichtung leichter. Wenn es erst gelingt, ausbalanciert und mit Anmut zu stehen und sich zu bewegen, gelingt es auch besser, den Herausforderungen des Lebens zu begegnen! (Mehr über die Bedeutung einer guten Körperhaltung in Kapitel 3.)

Die Geschichte eines Bodybuilders, der seinen Körper selbst wieder aufbaute

Greg Reid, 51
Personal Trainer und
ehemaliger Bodybuilder
Los Angeles

An Greg Reid ist nichts durchschnittlich. Seine erfolgreiche Bodybuilder-Karriere ging über 15 Jahre. In der Zeit gewann er viele Meisterschaften und Titel. Mit zwölf Jahren begann er mit dem Gewichtheben. Er siegte beim Long Beach Power Lifting Championship 1984, wurde 1985 Cal Gold Cup Champion und 1991 Mr. Los Angeles. Auf dem Höhepunkt seiner Karriere verabschiedete Greg sich jedoch. Als Bewegungspurist betrieb er seinen Sport aus Begeisterung. Bei den politischen Spielchen, die man von ihm verlangte, damit er weiterhin erfolgreich sein würde, wollte er nicht mitmachen. Stattdessen setzte er seine jahrelange Expertise als Personal Trainer für andere ein.

Heute, mit 51, arbeitet er bereits seit 30 Jahren daran, die Gesundheit und Fitness seiner Kunden zu verbessern. »Jeder im Studio kennt mich, und jeder weiß, dass es das ist, wofür mein Herz schlägt«, sagt er. Seine Energie und sein Charisma lassen ihn viel jünger wirken – sechs Tage die Woche und acht Stunden pro Tag legt er sich neben seine Kunden auf die Matte und bringt ihnen bei, sich besser zu bewegen: mit Körper, Geist und Seele. Fitness ist seine Berufung. Er nennt sich selbst »Figur-Connaisseur«: Das ist der ultimative Titel für ihn, der jede Medaille oder Statue auf seinem Kaminsims in den Schatten stellt.

Unvorstellbar ist, dass er bereits in sieben Autounfälle verwickelt war. Bei seinem letzten, 2010, wusste Greg, was zu tun war: »Ich fuhr zu einem Kundentermin. An einer Kreuzung bog ein entgegenkommendes Auto nach links ab. Es knallte mir in die Fahrerseite, und ich wurde in alle Richtungen geschleudert. Alles, was ich tun konnte, war die Augen zu schließen und nicht zu verspannen. Mein unterer Rücken bekam es allerdings voll ab.«

Der Kernspin zeigte, dass Greg einen Bandscheibenvorfall von fünf Zentimetern zwischen dem

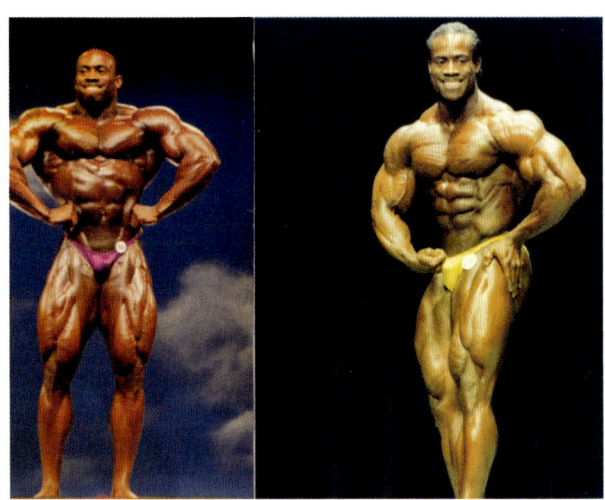

Greg auf dem Höhepunkt seiner Karriere 1992 und 1994, mit der National Bodybuilding-Platzierung.

vierten und fünften Lendenwirbel hatte. Die weiche, knorpelige Bandscheibe ragte zwischen den Wirbeln heraus und drückte auf die Wurzeln der Spinalnerven – ein Nervenwurzel-Impingement. Für Gregs Körper bedeutete das große, kräftezehrende Schmerzen. Greg ist unglaublich stark und weiß mit Schmerzen umzugehen, wie sie etwa beim Drücken hoher Gewichte entstehen. In der Beinpresse schafft er tatsächlich 770 Kilogramm! Doch war der Schmerz durch diese Anstrengung in keiner Weise mit dem schneidenden Schmerz vergleichbar, der in seiner Wirbelsäule auf- und abwanderte. Ihm wurde bewusst, dass er zukünftig mit seinem Körper oder seinem Leben einiges nicht mehr würde machen können.

Das war seine bislang schwerste Verletzung. Er ist ein Mann, der Bewegung und seine Körperausrichtung stets überlegt angeht. Das Schlimmste, was ihm in seiner langen Sportkarriere widerfahren war, war eine gezerrte Leiste, mit der er etwa eine Woche zu tun hatte. Weder auf die körperliche Einschränkung noch auf die psychische Frustration, die aufkamen, als er versuchte, von diesem Unfall zu genesen, war er vorbereitet.

Sechs Monate bekam er chiropraktische Anwendungen, zunächst sechs Mal pro Woche, am Ende noch drei Mal. Sein Chiropraktiker zeigte ihm therapeutische Übungen für die Wirbelsäule, die bestimmte Dreh- und Seitbeuge-Bewegungen vermieden, und bestätigte Gregs schlimmste Befürchtungen: Er sollte diese Bewegungen nicht nur in der Anfangsphase seiner Heilung vermeiden, sondern für immer. Ein Bekannter erzählte ihm, dass er ebenfalls mit einem Bandscheibenvorfall lebte und auch Greg es lernen würde, mit den Schmerzen und Einschränkungen zurechtzukommen.

Aber Greg hatte nicht vor, nur »damit zu leben«. Er fand seine Erfüllung darin, anderen dabei zu helfen, stark zu werden. Doch während er außer Gefecht gesetzt war, verlor er den Mut. Es ist hart, das alte Leben durch einen Unfall beendet zu sehen. Andere und sich zu trainieren ist Gregs Hauptfertigkeit. Wenn der Lebensunterhalt von einem gut funktionierenden Körper abhängt, ist ein solcher Unfall nicht nur ein Rückfall, sondern eine totale Lebensumstellung – außer, man schafft das Unwahrscheinliche und findet den Weg zu kompletter Heilung.

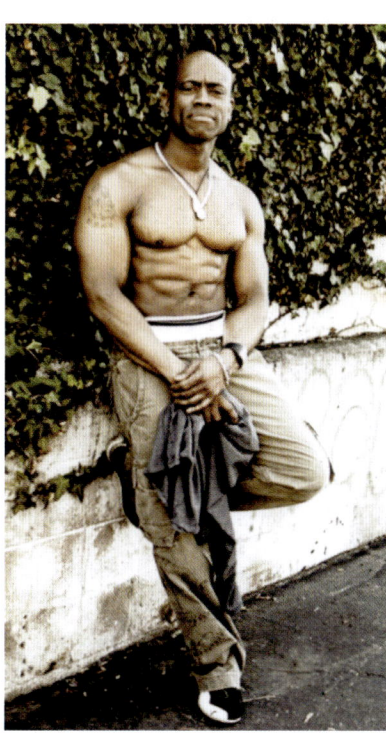

Nach mehreren Autounfällen verlor Greg durch chronische Schmerzen Jahre an Schlaf und Glück.

Greg arbeitet weiter mit Kunden, doch musste er die Art und Weise ändern, in der er unterrichtete. Er konnte Bewegungen nicht länger vorführen und musste die meiste Zeit sitzen, was er hasste. »Jeder weiß, dass ich zeigen will, wie es richtig geht. Ich verlange von meinen Kunden nie etwas, das ich nicht selbst schaffe, und ich will ihnen mein Bestes geben. Aber es gab viele Dinge, die ich nicht tun konnte. Für mich selbst dachte ich: ›Jetzt bin ich kaum 50, und das soll es gewesen sein?‹ In dem Moment (des Unfalls) konnte ich nichts tun, und jetzt gibt es haufenweise Dinge, die ich nicht tun kann. Das machte mich echt fertig.«

Wenn auch der Schmerz nach den ersten sechs Monaten nachließ, musste sich Greg dennoch jeden Abend mit Coolpacks auf die Couch legen und versuchen, positiv gestimmt zu bleiben. Er versuchte weiter, Bewegungstechniken und Therapieformen ausfindig zu machen. Durch Versuch und Irrtum fand er heraus, was für ihn funktionierte und welche Dinge ihn für zwei Tage außer Gefecht setzten. Gewichte heben konnte er nicht mehr, und auch alle Arten von High-Impact-Bewegungen, die potenziell Kompression auf den unteren Rücken ausübten (wie Springen), musste er vermeiden.

Auch Gregs gesellschaftliches Leben litt unter den Einschränkungen. Er ist ein etablierter Bowler mit einem Schnitt von 200+ , fünf Spielen mit 300 und zwei 800er-Serien, und er nahm während der letzten acht Jahre jährlich an den US-Landesmeisterschaften teil. »Ich war ein Champion Bowler und wollte nicht aufhören. Doch im Sommer nach dem Unfall ging es mir bei den Meisterschaften echt schlecht. Ich konnte nicht mal überlegen, wie ich den Ball werfen sollte, denn alleine mit dem Ball in der Hand dazustehen jagte Schmerzen durch meine Wirbelsäule. Ich konnte weder fokussieren noch mich konzentrieren; der Schmerz brachte mich total aus der Spur. Ich bin keiner, der bei jedem Schmerz gleich eine Pille einwirft. Selbst eine Ibu zu schlucken war für mich ein Riesending.«

Greg war sieben Jahre bei der Marine, wo er mentale Stärke lernte: Er gibt es nicht gerne zu, doch die andauernde Frustration, »eigentlich komatös« und dem unvorhersehbaren und unkontrollierbaren Schmerz ausgeliefert zu sein, wegen eines Unfalls, an dem er nicht schuld war, trieb ihn mehr und mehr in Zorn und Frustration. »Ich war so zornig. Wie sich mein Leben in einem Augenblick verändert hatte, aber nicht zum Besseren. Sitzen schmerzte, Liegen schmerzte, Schlafen schmerzte, sogar mitten in der Nacht. Mein ganzer Körper verkrampfte sich. Und das ging Jahre so.«

Der Zufall wollte es, dass mein Mann mit einem Trainer in Gregs Studio trainierte. Greg erinnert sich, wie er ein paar Roll Model-Therapiebälle entdeckte, die Robert liegen gelassen hatte, und sich sofort fragte: »Wofür braucht man die denn?« Dann sah er Robert auf den Bällen rollen, und sein Interesse war geweckt. Die beiden kamen ins Gespräch. Robert zeigte Greg ein paar Techniken, zum Beispiel wie man den unteren Rücken an der Wand rollt. Dann gab er ihm ein paar Bälle zum Üben und erklärte noch, dass diese den »Klammergriff« des verhärteten Bindegewebes lösen würden. Greg erinnerte sich: Vor Jahren hatte ihm ein Trainer etwas über Faszien erzählt. Er manipulierte das Bindegewebe, um seinen Sportlern zu größerem Muskelwachstum zu verhelfen. Greg hatte bis dato nie mehr an diese Geschichte gedacht.

Er entschloss sich für mein Roll Model-Therapieball-Training, um alles mitzunehmen, was ich lehrte. Meine Erklärungen zum Bindegewebe faszinierten ihn; er war überzeugt, dass dies sein Weg

aus dem Schmerz sein würde. Greg war ein echtes Roll Model, sodass ich ihn bat, auf einer neuen DVD mitzumachen, die ich zusammen mit Kelly Starrett machte. Er musste dafür zwei ganze Tage seinen Körper stundenlang über die Therapiebälle rollen. Diese intensive Arbeit war der Beginn seiner Reise in die selbstverantwortliche Gesundheitsfürsorge. Das nächste halbe Jahr rollte Greg gewissenhaft mindestens drei Mal wöchentlich. Er konzentrierte sich auf noch tiefere Behandlungspunkte in Hüfte, Rücken und den umliegenden Bereichen. Er nahm die Bälle sogar mit zum Bowling, sodass er zwischen den Frames damit arbeiten konnte. Es faszinierte ihn, dass sein unterer Rücken elastisch blieb, wenn er über ihn rollte.

Drei Jahre nach seinem Unfall, im September 2013, erlebte Greg einen lebensverändernden Augenblick. Er rollte mit den Bällen beidseitig des Kreuzbeins und kippte dabei das Becken nach oben und unten. Dabei hörte er »ein Krachen, ein Knirschen, das mir die Augen aufriss«, beschrieb er – als ob etwas, was lange festsaß, sich auf einmal gelöst hätte. Er wusste sofort, dass dies ein unglaublicher Durchbruch war. »Als ich aufstand, hatte ich das Gefühl, dass ich es geschafft hatte: Ich hatte mich selbst repariert! Das ständige Gefühl der Verspannung und der Schmerz waren weg.«

Für einen Mann, der sein Leben »bis auf die Knochen« dem Training gewidmet hatte, wie er es nennt, war dieser Durchbruch eine große Sache. Er rollte weiterhin mehrmals pro Woche und war begeistert, dass er keine Angst mehr vor jeder Bewegung haben musste. »Ich arbeite wieder mit der Hantelstange, ich kann wieder Explosivbewegungen üben. Auch Seitbeugen geht wieder, ohne dass ich danach zwei Tage verspannt bin«, sagt er stolz. Er hat sich sogar im Ballett angemeldet und springt wieder.

Greg integrierte die Therapieball-Arbeit in seinen Selbstfürsorge-Plan. Er stellte fest, dass es bis in die Hüften tief entspannt, wenn er jede Fußsohle 15 bis 20 Minuten rollt. Wenn er das am Ende eines langen Arbeitstags macht, kann er abends mit frischer Energie und Präzision bowlen, und das, am wichtigsten, ohne Schmerzen!

Die Ergebnisse gingen über die Unfallheilung hinaus. Durch die Jahre des Bodybuildings hatte er an verschiedenen Körperstellen unerklärbare

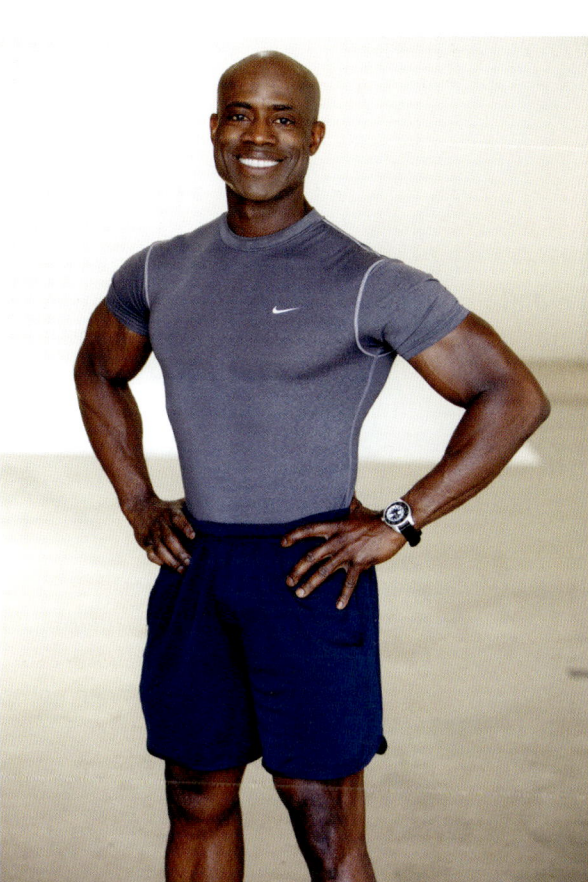

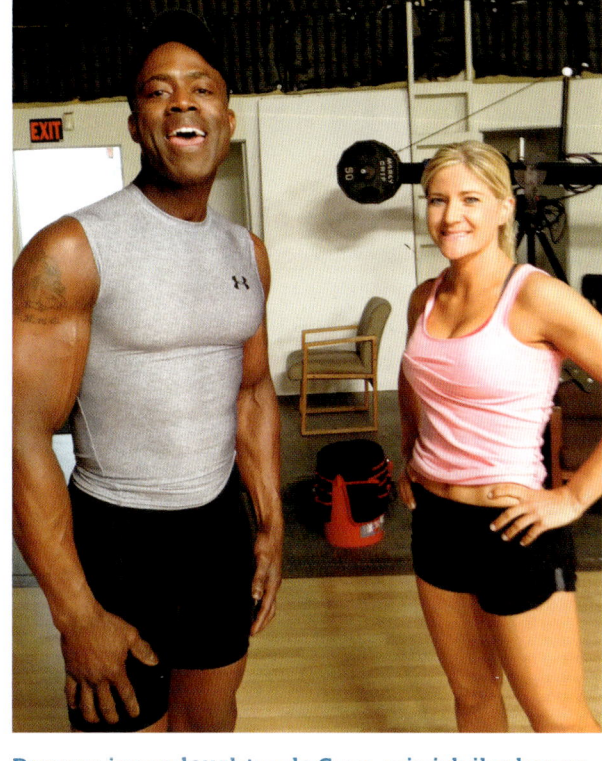

Der von innen leuchtende Greg, wie ich ihn kenne und liebe, am Set von *Treat While You Train*, mit dem »Cover Girl« von *Roll dich fit*, Sarah Kusch.

Schmerzen. Sein Gewebe war im ganzen Körper relativ verhärtet und verdichtet. Sein Engagement in die Ball-Arbeit beseitigte auch diese Schmerzen, und er ist heute weitaus beweglicher und geschmeidiger. Greg hat erkannt, dass seine Bewegungen bisher zwar gut für den Muskelaufbau waren. Um die verklebten Bereiche zu lösen, die Schmerzen und Versteifung verursachten, musste er seine Faszien ansprechen: »Unter die Oberfläche zu gehen und den wahren Grund für Schmerzen, Unwohlsein und Unbeweglichkeit zu erkennen fühlt sich für mich an wie ein Sechser im Lotto!«

Die in Eigenbehandlung durchgeführte myofasziale Entspannung mit den Roll Model-Bällen setzte nicht nur Gregs Unfallschmerzen ein Ende. Sie war auch das fehlende Glied in der Kette der ganzheitlichen eigenverantwortlichen Gesundheitsfürsorge, die er sowohl praktiziert wie unterrichtet. Die Bälle sind für Greg das Werkzeug, das er suchte, um sich als Trainer zu verbessern. Heute lehrt er seine Kunden die Roll Model-Ball-Technik, die deren Figur so formt, wie das nur ein Spezialist könnte. Das

hält seine wöchentlich 40 Kunden in dem proppevollen Stundenplan gesund, verletzungs- und schmerzfrei. Greg kann sie heute wieder bei allen Übungen begleiten und ist für sie selbst das beste Beispiel dafür, wie man mit den Bällen den Körper geschmeidig und kräftig halten kann – selbst in seinem fortgeschrittenen Alter und in einem Beruf, der oft Jüngeren vorbehalten ist. Dazu kommt, dass die nicht manuelle Ball-Arbeit seine Unterarme und Hände schont. Es ist für ihn sichtbar, wie die Bewegungen seiner Kunden von der Ball-Arbeit profitieren, und sein Erfolg macht ihn zum gefragten Mann bei Hollywoods Elite.

Gregs schmerzvolle Odyssee wurde durch engagierte Selbstfürsorge beendet. »Durch die Therapiebälle weiß ich jetzt, wie ich selbst für mich sorgen kann. Ich kenne nichts Vergleichbares, das so unmittelbar und mit so viel Leichtigkeit in solchem Ausmaß und mit derart großen Einsatzmöglichkeiten die gleichen Ergebnisse erzielt. Ich habe die Schlüssel, mit denen ich meinem Körper helfe, sich selbst zu heilen. Weiter brauche ich nichts.«

Erholung und Selbstfürsorge

Eine Unze für die Vorbeugung ist ein Pfund für die Heilung wert.

– Benjamin Franklin

Wer im Training immer an seine Grenzen geht, muss seinem Körper Erholung von der Belastung verschaffen. Damit das Körpergewebe regenerieren und heilen kann, muss man sich die Zeit nehmen, die innere Umgebung auf optimale Adaption einzustimmen. Anders ausgedrückt: Wer hart spielt, muss auch hart pausieren.

Stress häuft sich im Körper an, egal, ob beim Ultramarathon-Laufen oder beim Arbeiten bis spät in die Nacht. Das Leben ist stressig. Als ich klein war, hatten Geschäfte am Sonntag zu. Wer am Samstag noch nichts eingekauft hatte, hatte Pech gehabt. Sonntag war Ruhetag, für alle. Jetzt shoppen wir rund um die Uhr, und viele Geschäfte haben sogar an Feiertagen geöffnet.

Die Gesellschaft verlangt mehr denn je unsere Aufmerksamkeit. Fernsehen ist omnipräsent, das Internet immer verfügbar, und Handys scheinen keine Grenzen zu kennen. Heute ist es schwer, Feierabend zu machen, egal, was man tut.

Was ist die Antwort darauf? Wie sollen Sie sich erholen, wenn Ihre Work-Life-Balance schwer in Richtung Arbeit tendiert?

Vor Jahren gab mir mein Mentor Glenn Black einige ausgezeichnete Ratschläge, wie ich meine Zeit und meine Gesundheit organisieren konnte. Meine Karriere wurde langsam extrem fordernd. Ich stellte fest, dass ich mich mehr um andere statt um mich selbst kümmerte. Glenn sagte: »Verdichte deine Praxisarbeit, und vergrößere gleichzeitig ihre Wirkung. Sie sollte kräftig sein wie ein Teelöffel Orangensaftkonzentrat im Verhältnis zu einem Glas wässrigen Orangennektar.« Anders ausgedrückt: Jeder Moment sollte zählen, und alles, was ich machte, sollte perfekt sein.

Meine Therapiebälle sind heute meine Werkzeuge der Wahl und stehen symbolisch für meine Fähigkeit, abzuschalten. Immer wenn ich sie einsetze, mache ich einen Zustandswechsel. Sie arbeiten schnell und erfrischen mich wie das Orangensaftkonzentrat. Wenn ich einen Ball einmassiere, spüre ich die Wirkung sofort. Noch allgemeiner ausgedrückt, gilt: *Nichts muss schmerzen, damit die Bälle wirken.* Sie helfen wie ein Sedativum, meine Stressreaktion auszuschalten, und sorgen dafür, dass mein Körper und mein Geist schneller zur Ruhe kommen. Wie ein Glas Wein, doch ohne die Kalorien oder die Benommenheit.

Die Bälle beschleunigen die Erholung. Und so funktioniert es:

Training oder Workouts bringen das Nervensystem meist in einen erhöhten Erregungszustand, in eine Überaktivität des Sympathikus. Damit der Körper sich davon erholen und regenerieren kann, ist es wichtig, in einen parasympathisch dominierten Zustand zu wechseln, der Zellreparatur, Wachstum und Erholung begünstigt (mehr dazu in Kapitel 9). Wenn die Muskeln und das damit

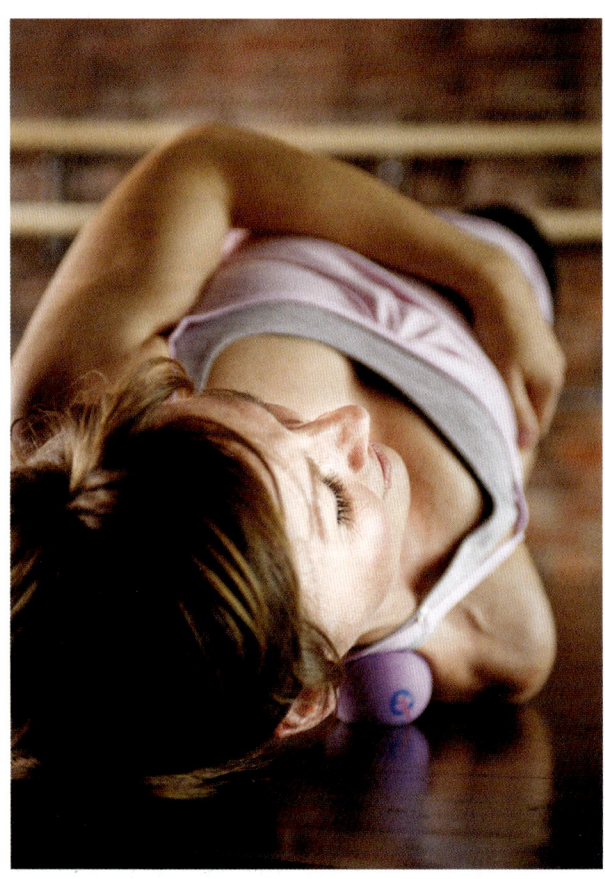

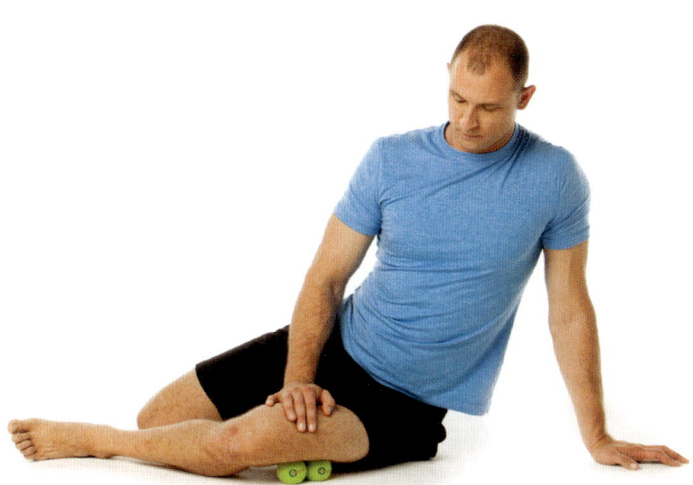

zusammenhängende Gewebe sich nicht ausreichend lange ausruhen können, werden sie anfälliger für Risse, andere Verletzungen und Kraftverlust. Das nächste Training wird dann nicht mehr das gewünschte Ergebnis bringen und könnte Folgen haben, die Sie aus dem Studio katapultieren und *wirklich* Erholung fordern.

Tiefengewebsmassage kann helfen und die Regeneration fördern. Eine kürzlich durchgeführte Studie von Dr. Mark Tarnolposky der McMaster University wies nach, dass nur zehn Minuten Tiefenmassage nach dem Workout ausreichen, um die Effektivität der Zellmitochondrien (die Energiefabriken der Zelle) zu verbessern und gleichzeitig auf natürliche Weise schmerzlindernd zu wirken und Entzündungen zu verringern* – ganz ohne Schmerzmittel! Mit den *Roll Model*-Bällen hat man seine eigene »Gummidroge«.

Die Bälle sind wie kleine Skalpelle aus Gummi. Sie helfen, die Gleitfähigkeit der Oberflächen von Muskeln und Faszien zueinander wiederherzustellen. Myofasziale Selbstmassage (MSM) mit den *Roll Model*-Bällen bringt auch Druck und Auflockerung tief in die einzelnen Muskel und hilft, Verklebungen zu lösen, die bei Gewebe mit Knoten und Triggerpunkten häufig sind. Derart belastete Muskeln können weder voll kontrahieren noch strecken. Die blockierten Gewebestellen

führen zu funktionell falschen Kompensationsmustern, die weitere Ungleichgewichte im ganzen Körper mit sich bringen. Unvermeidbare Begleiterscheinungen davon sind Schmerz, Verletzung und ein verringertes Leistungsvermögen.

Die Muskeln müssen gefüttert werden, um kontrahieren zu können. Wegen Stress, Verletzung oder schlechter Bewegungsmuster blockierte Muskeln schaffen sich einen internen »Damm«. Er verhindert, dass Nährstoffe in das Gewebe gelangen und Abfallprodukte ausgefiltert werden. Das ist einer der Gründe für die Empfindlichkeit der Gewebeverhärtungen. Die darin tobende Entzündung reizt die umliegenden Nerven, was den Schmerz auslöst. Die MSM ist eine der besten Methoden, um die Fluidbalance und die Perfusion im myofaszialen Gewebe zu normalisieren, sodass Nähr- und Abfallstoffe effizient verteilt werden.

Ein weiterer Vorteil der MSM, insbesondere mit den griffigen *Roll Model*-Bällen, ist die Steigerung der Tiefensensibilität oder *propriozeptiven Wahrnehmung*. Die Bälle erreichen alle Gewebeschichten von der Hautoberfläche bis in die tiefsten Muskeln. Die Reibung durch die rutschfeste Oberfläche erzeugt große Scherwirkung innerhalb der Gewebe und erregt spezialisierte Nervenzellen, die letztendlich die Eigenwahrnehmung des Körpers verbessern (mehr über Scherkräfte auf Seite 51). Die Bälle reduzieren Schmerzen und verbessern Nährstoffdurchfluss und Koordination.

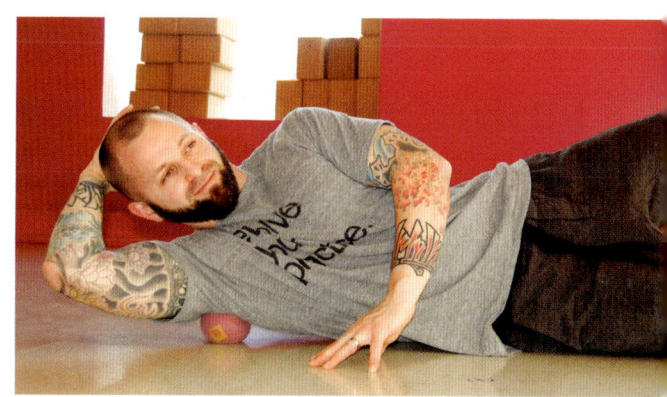

* J. D. Crane et al.: »Massage therapy attenuates inflammatory signaling after exercise-induced muscle damage«, in: Science Translational Medicine, Ausgabe 4/2012, S. 119: 119ra13. Auch: www.npr.org/blogs/health/2012/02/01/146216300/massage-eases-inflammation-in-worn-out-muscles.

Meine 1000-Meilen-Pilgerreise mit Selbstfürsorge statt Leiden

Liebe Jill,

in den letzten fünf Jahren bin ich einige Pilgerwege durch Spanien und Frankreich gegangen. Mein erster war der Camino Francés de Santiago über eine Länge von fast 800 km. Ich bekam eine starke Sehnenentzündung im Sprunggelenk und häufig Schienbeinkantensyndrome. Das zweite Mal, auf der Le-Puy-Route mit 750 km, entzündete sich meine Achillessehne, und ich musste mehrere Wochen aussetzen. Im letzten Frühjahr gingen wir jedoch über 1000 km, komplett beschwerdefrei. Den Unterschied, glaube ich, machten die Therapiebälle.

Nachdem ich die Therapie in einer Yoga-Lehrer-Fortbildung kennengelernt und später bei Dir den Therapieball-Kurs in Ottawa gemacht hatte, entschied ich, die Yoga Tune Up-Bälle in den Rucksack zu packen. Mein Mann dachte erst, ich wäre verrückt, noch 230 g mehr mitzunehmen. Ich konnte ihn überzeugen, dass unsere Pilgerreise um vieles besser verlaufen würde, wenn ich keine Schmerzen mehr hätte, die uns zum einen langsamer machten und zum anderen mit Jammern verbunden wären. Ich versprach ihm auch, sie ihm ebenfalls zu geben, wenn er Schienbeinkantensyndrome bekäme. Das Zusatzgewicht war jedes Gramm und noch mehr wert. Ich rollte jeden Morgen und Abend meine Füße und Schienbeine aus und bekam weder Schienbeinkantensyndrome noch Tendinitis. Unsere Reise verlief komplett verletzungsfrei, und ich empfahl die Bälle jedem! Nebenbei bemerkt, gab ich gerade einer Frau einen Mini-Ball-Workshop, die jetzt auf dem Camino ist. Per E-Mail teilte sie mir mit, dass die Bälle nach jedem 25-Kilometer-Tag ein Segen sind.

Ich habe vielen weiteren Pilgern die Bälle empfohlen, und alle haben mir nach ihrer Rückkehr für den Ratschlag und die kleine Unterrichtsstunde gedankt. Die Bälle veränderten meine Pilgerreisen von Grund auf: Sie sind absolute Wundertäter, um die Füße auf dem monatelangen Treck gesund und glücklich zu erhalten.

Karen Hypes, 69

pensionierte Hochschulsport- und Tanzlehrerin
London, Ontario, Kanada

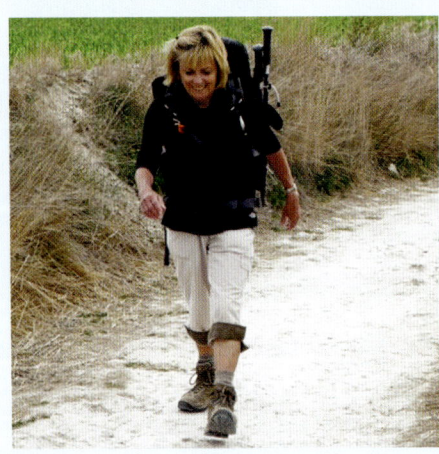
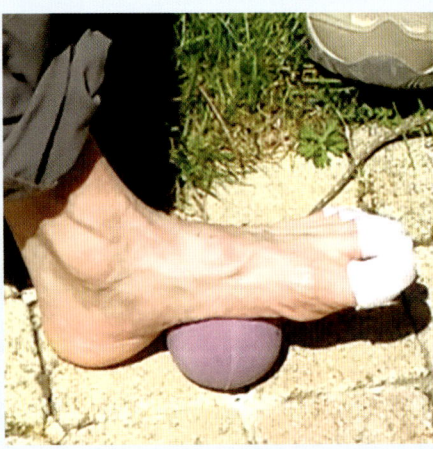

Leiden gehört zu einer Pilgerreise, doch alle Habseligkeiten im Rucksack zu tragen und täglich 30 bis 40 km zu marschieren ist Plackerei genug! Fuß- und Sprunggelenksverletzungen sind hier absolut überflüssig.

WEITERE GRUNDLAGEN DER SELBSTFÜRSORGENDEN GESUNDHEITSPFLEGE

SCHLAFEN, UM ZU TRÄUMEN

Beim Schlafen laufen im Körper auf allen Ebenen regenerative Prozesse ab, das ist bekannt. Holen Sie sich Ihre Schlafeinheiten, für kräftigere Muskeln, bessere Wachsamkeit, weniger Stress und besseren Sex.

Sehr viele Studien empfehlen sieben bis acht Stunden Schlaf pro Nacht. Ich selbst bin nicht voll leistungsfähig, wenn ich weniger als sechs Stunden schlafe. Mein Kurzzeitgedächtnis lässt nach, ich brauche Anregungsmittel und werde sehr reizbar. Also schlafe ich regelmäßig acht Stunden.

Ich kenne nicht viele Menschen, die zu viel schlafen. Für einen ausbalancierten Körperrhythmus sollte man tägliche etwa zur gleichen Uhrzeit ins Bett gehen und aufstehen. In manchen Lebensphasen benötigt der Körper mehr Schlaf, etwa im Wachstum und in der Schwangerschaft (neues Leben wächst heran!).

WASSER TRINKEN

Der Körper besteht zum größten Teil aus Wasser, nämlich zu 78 Prozent seiner Masse. Auf Molekularebene sind es sogar 99 Prozent.* Jedes einzelne Körpersystem benötigt Wasser, um zu funktionieren. Eine hohe Flüssigkeitsaufnahme ist notwendig für die Gesundheit. Mehrere meiner Angehörigen haben aufgrund ständiger Dehydration chronische Krankheiten entwickelt. Dehydration hat Auswirkungen in alle Bereiche, einschließlich Blutgerinnung, Spermienproduktion, Speichelfluss und Schwitzen. Trinken Sie immer ausreichend!

Das Rollen auf den Bällen aktiviert den Fluidfluss durch das Bindegewebe und verbessert die Fähigkeit zur Flüssigkeitsaufnahme der Gewebe für Regenerationsprozesse. Unterstützen Sie das optimal, indem Sie stets gut hydriert bleiben.

RICHTIG ATMEN

Richtige Atmung ist die am spärlichsten erforschte Komponente der Regeneration. Man atmet im Schnitt 20 000-mal pro Tag. Bei schlechter Haltung verstärkt sich ineffizientes Atemverhalten. Die Folge sind Schichten knotiger myofaszialer Verspannungen in der innersten Schicht Ihres Körpers. Stellen Sie sich vor, Sie machten täglich und lebenslang 20 000 inkorrekte Liegestütze!

Eine Tiefenatmung, die das Zwerchfell und die Zwischenrippenmuskulatur richtig einsetzt, bei gleichzeitiger reflexiver Verlängerung der Rumpfmuskulatur, ist entscheidend für die Ganzkörperentspannung. Zu mir kommen ständig Patienten wie Kursteilnehmer, die aus ihrem fehlerhaften Atemmuster nicht herauskommen. Das aber führt zu Schmerzen und Stress sowie Leistungsverlust und nimmt Lebensfreude. Tiefenatmung hingegen bereitet den Boden für Tiefenentspannung. Zusammen mit der Selbstmassage durch die Bälle ergibt das einen kraftvollen Erholungs-Mix, der besser wirkt als jedes Rezept. Und das Beste: Sie stärken sich, indem Sie eigenverantwortlich etwas für die Gesundheit tun.

* Gerald Pollack, *Cells, Gels and the Engines of Life* (Seattle, USA, 2001)

2 Wie das Programm funktioniert

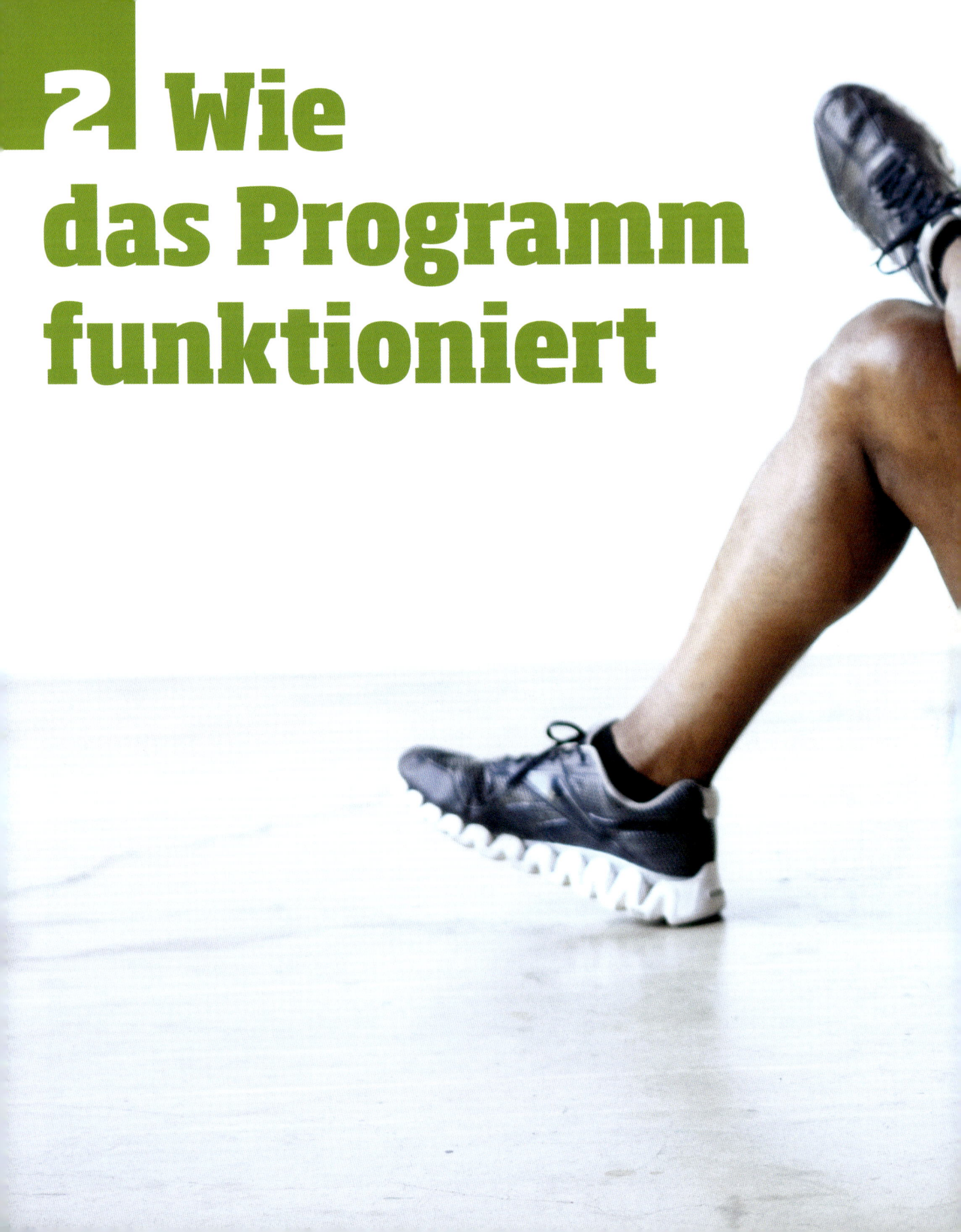

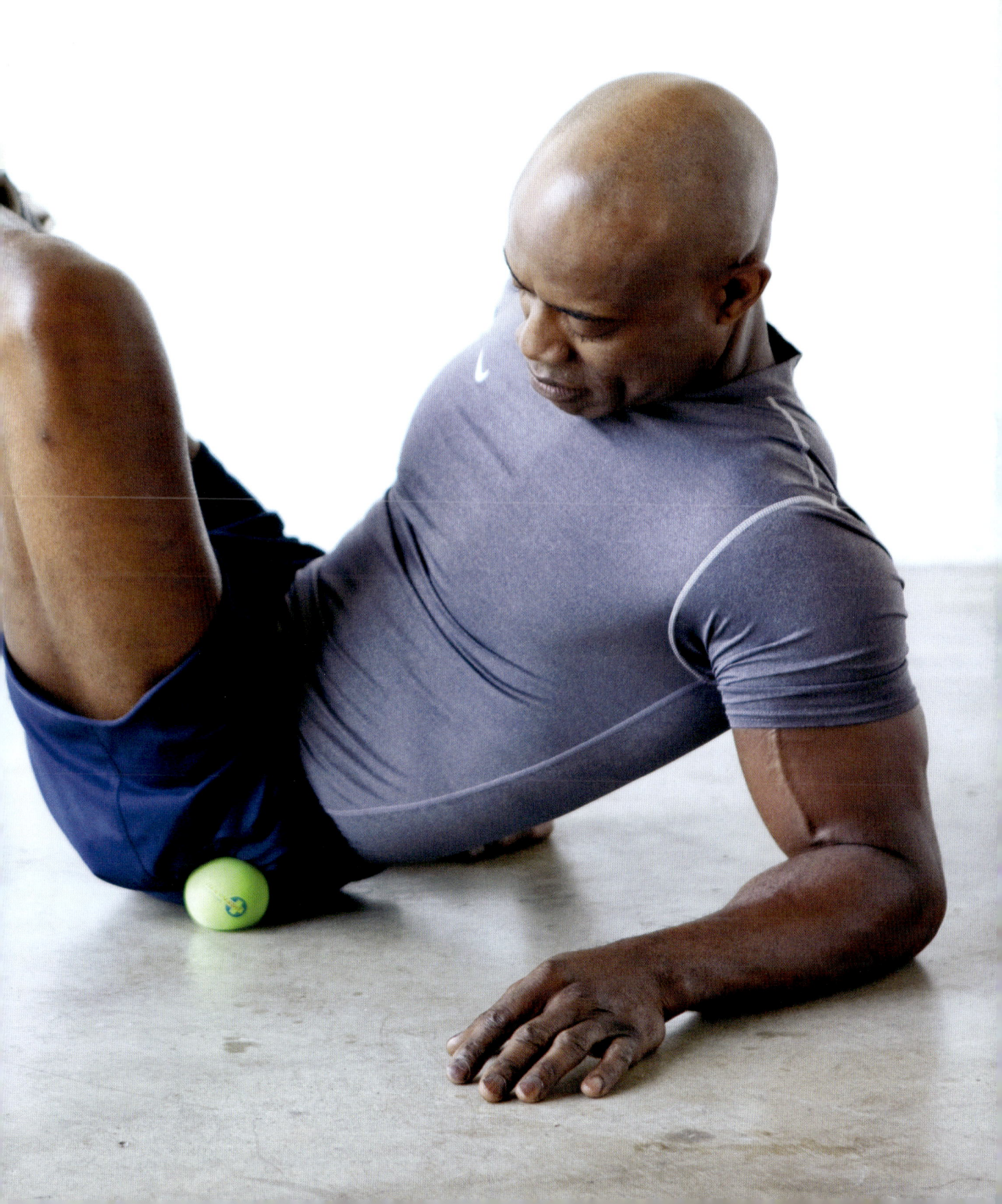

> »Für jede Tür gibt es einen Schlüssel,
> und wenn man ihn nicht findet, kann
> man sich einen machen.«*
> – Pharrell Williams,
> Sänger, Songwriter, Medienmogul

Mit der *Roll Model*-Methode halten Sie den Schlüssel zur Linderung Ihrer Schmerzen in der Hand. Mit den Bällen lernen Sie, wie Sie sich bei Schmerzen behandeln oder blockierte Bewegungsmuster lösen, bevor diese zum Problem werden. Schmerzen selbst zu behandeln ist ein sehr bewusstseinsfördernder Prozess. Er bedeutet nicht, auf jegliche Hilfe und Ratschläge von Therapeuten, Ärzten oder auf Medikamente zu verzichten. Vielmehr kümmern Sie sich proaktiv um sich selbst, anstatt sich machtlos und der Medizin und der Meinung anderer ausgeliefert zu fühlen.

Je stärker die Ausgaben für die Gesundheit steigen, desto mehr Menschen wenden sich der Eigenbehandlung als zuverlässiger und kosteneffektiver Lösung zu. Es stimmt, Vorbeugung ist die beste Medizin. Doch dabei darf man Folgendes nicht übersehen: Mit den Bällen zu rollen ersetzt nie die Fähigkeiten eines Gehirnchirurgen im Falle eines Aneurysmas. Genauso sind chemisch hergestellte Medikamente bei vielen unserer Krankheiten lebensrettend. Die *Roll Model*-Bälle sind jedoch eine sehr wirksame Methode der begleitenden Eigenbehandlung für Gesundheit, Regeneration und Wohlergehen. Die Erfahrungsberichte im Buch zeigen, dass die *Roll Model*-Methode bereits vielen Menschen dabei geholfen hat, die unterschiedlichsten Symptome, Zustände und Krankheiten in den Griff zu bekommen und zu heilen, bei denen konventionelle Behandlungsansätze nichts bewirkten.

* Mary Kaye Schilling, »Get busy: Pharrell's productivity secrets«, in: Fast Company 181, Dezember 2013/Januar 2014

Die neuen besten Freunde

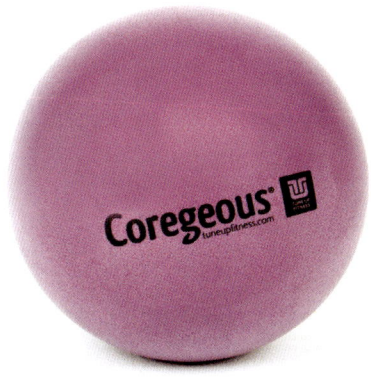
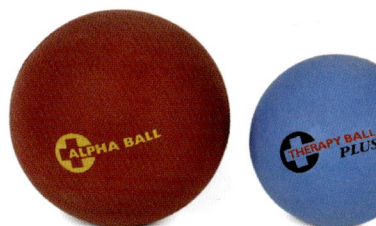
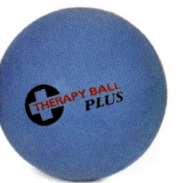
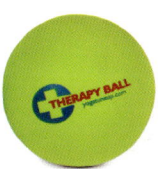

Viele meiner Kursteilnehmer und Patienten sollten wegen chronischer Rücken-, Hüft-, Knie- oder Nackenprobleme operiert werden. Durch die Arbeit mit den *Roll Model*-Bällen konnte das vermieden werden. Diese einfachen Hilfsmittel ermöglichten es ihnen, sich von innen heraus zu revitalisieren. Sie strukturierten ihren Körper neu, sodass der Zustand ihres Gewebes sich nicht weiter verschlechterte. **Bewegung ist Medizin**, und in der richtigen Dosis kann das lebensrettend sein und obendrein eine Menge Geld sparen.

Durch das Bekanntwerden von mehr und mehr Methoden der Eigenmassage wird die proaktive Selbstfürsorge stark gefördert. Auch die *Roll Model*-Methode unterstützt die wachsende Zahl der Pioniere der Eigenbehandlung. Heutzutage muss keiner mehr seinen Körper anderen überlassen; viele Probleme können wir selbst lösen. Machen wir uns allerdings bei dieser Problemlösung von anderen abhängig, schwächt das sowohl mental als auch körperlich und finanziell.

Der Weg zurück in die Normalität nach Brustkrebs: Nebenwirkungen beiseiteschieben

Jennifer Jennings, 47
Sehtherapeutin und Mutter
Denver, Colorado

Jennifer Jennings wuchs mit drei Schwestern auf einer Farm in Nebraska auf, mit Heu machen, Hühner füttern und einem riesigen Gemüsegarten, den es zu bestellen galt. Von klein auf lernte sie anzupacken und das Leben mit gesundem Menschenverstand zu meistern. Herausforderungen wurden genommen, wie sie kamen, und Sorgen wurden nicht dramatisiert. Als Erwachsene führte sie ein aktives Leben und wohnt heute mit Ehemann und Sohn südwestlich von Denver. Die Familie liebt es, im Freien zu sein, Ski zu fahren, bergzusteigen und zu campen. Jennifer spielte über Jahre Ultimate Frisbee und lernte als Erwachsene noch schwim-

men. Auch was die Gesundheit angeht, packt sie an: Mutter wie Großmutter hatten Brustkrebs, sodass Jennifer im Rahmen ihrer eigenverantwortlichen Gesundheitsfürsorge regelmäßig Ultraschalls machen und die Brust auf Knoten abtasten ließ, wodurch sie die Situation unter Kontrolle hatte.

Nachdem eine Mammografie im Mai 2010 wie gewöhnlich unauffällig war, überraschte es sie sehr, einige Monate später einen Knoten zu ertasten. »Es war schrecklich, und der Knoten schien, als läge er direkt unter der Haut«, sagt sie. »Ich wusste, dass ich aufgrund meiner Familiengeschichte eine Kandidatin war, doch dachte ich

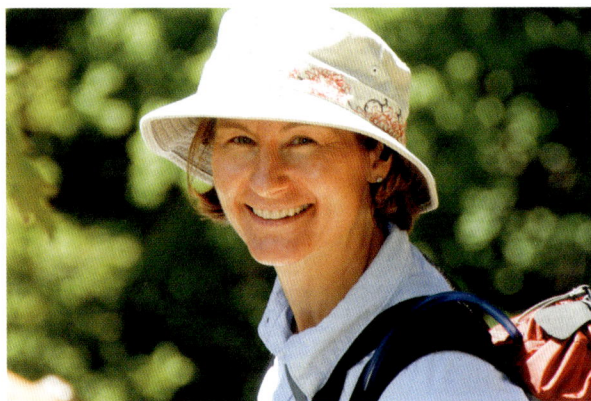

Jennifer vor der Diagnose: Sie liebt es, im Freien zu sein.

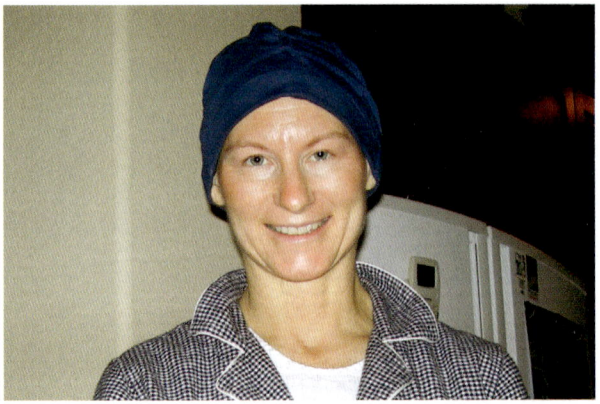

Jennifer unterzog sich verschiedenen Operationen und einer Chemotherapie gleichzeitig.

nie, dass es bereits in meinen 40ern so weit sein würde.« Ironie des Schicksals: Sie und ihr Mann waren an dem Morgen auf dem Weg zu Jennifers Mutter, die gerade die Diagnose eines rezidivierenden Krebsgeschwürs erhalten hatte, 15 Jahre nach dem ersten. Jennifer entschloss sich zu dem Besuch, um ihrer Mutter die nötige Hilfe bei den Arztterminen zu geben, und wollte sich gleich nach ihrer Rückkehr bei ihrer eigenen Ärztin vorstellen. Sie hoffte, der Knoten sei ein Fibroadenom, fühlte jedoch instinktiv, dass dem nicht so war. Zu der Zeit musste sie sich allerdings auf die Sorge um die Mutter konzentrieren und verdrängte Ihr eigenes Problem erst mal.

Jennifers Arzt bestätigte ihre wachsende Angst, dass der Knoten kein Fibroadenom war. »Da wusste ich, dass es ein Tumor, und zwar ein bösartiger war«, sagt sie. Eine Biopsie ergab einen Tumor im Stadium 1, mit etwas über einem Zentimeter Durchmesser. Der Krebs saß zwar noch nicht in den Lymphknoten, doch war das Brustgewebe bereits mit präkanzerösen Zellen durchsetzt. Jennifer folgte dem vom Arzt empfohlenen Behandlungsplan sofort und ohne Zögern: eine Mastektomie der rechten Brust und Chemotherapie, damit der Krebs weniger wahrscheinlich streute. Da Jennifer bereits vor ihrer Diagnose wegen Endometriose über eine Gebärmutterentfernung nachgedacht hatte, entschloss sie sich also im Alter von 44 Jahren gleichzeitig für diesen Eingriff.

Als der Plan einmal feststand, erfolgten Operation und Behandlung im Zeitraffer. Die Tumordiagnose kam im September 2010; Mastektomie, Hysterektomie und Ovariektomie folgten im Oktober.

Danach hatte Jennifer vier Runden Chemotherapie, von November bis Ende Januar. Ab da erhielt sie das östrogenhemmende Mittel Femara, da ihre Adrenalindrüsen immer noch kleine Mengen des potenziell tumoranregenden Östrogens produzierten. Das Medikament sollte die Wiederkehr des Tumors verhindern. Mit den unangenehmen Nebenwirkungen hatte Jennifer während der kommenden fünf Jahre der Einnahme zu tun.

Der belastendste Moment dieses Martyriums war für Jennifer die Nacht vor der OP. Sie ging ins Zimmer ihres vierjährigen Sohnes, um ihm beim Schlafen zuzusehen, und weinte. »Er war noch so jung und konnte nicht wirklich verstehen, was los war. Wir waren ehrlich, und als er dann doch fragte, ob man davon sterben konnte, betonten wir, dass wir die Sache früh erkannt hatten und dass die Ärzte wüssten, was sie tun«, sagt sie. Zu Beginn jeder Chemo-Runde schickte Jennifer ihren Sohn zu ihrer Schwester, damit er seine Mutter nicht im übelsten Stadium ihrer Krankheit sehen musste. Sie und ihr Ehemann gingen viel spazieren und verbrachten Zeit miteinander in den Pausen, welche die Nebenwirkungen der Chemo ihr ließen. Ihr Glaube gab ihnen Kraft, um diese schwere Zeit durchzustehen, in der Jennifer den Verlust ihrer Brust und ihrer Gebärmutter betrauerte. Ihr Ehemann war Geschäftsführer eines Pharmaunternehmens und somit beruflich oft unterwegs. Jennifer war also auf die Unterstützung der Nachbarn angewiesen: Die Familie lebt in einer Gemeinschaftswohnsiedlung mit vielen freundlichen Rentnern und Paaren mit erwachsenen Kindern, die sich um bedürftige Familien kümmern. Eine Nachbarin hatte kurz zuvor selbst Brustkrebs gehabt. Sie organisierte einen Essensservice für die Jennings. Bei der Verarbeitung des Angriffs auf ihren Körper und der schmerzhaften, andauernden Nebenwirkungen der Chemo und des Medikaments konnte Jennifer jedoch keiner helfen. Sie fand es sehr frustrierend, wie ihr gewohntes Leben, das sie sehr mochte, plötzlich zum Erliegen kam: So konnte sie nicht mehr mit ihrer Familie zum Wandern oder Skifahren. Während der Behandlung war ihr dauernd übel, ihre Haare gingen aus, und sie hatte immer einen metallischen Geschmack im Mund, der ihr den Appetit nahm. Dazu kam Verstopfung durch ein Medikament gegen Übelkeit. Selbst nach der Chemo war sie oft müde und litt an kognitiven Beeinträchtigungen (sog. »Chemobrain«) sowie an Nervenschmerzen. Vom Lesen im Bett während der Chemobehandlung bekam sie ein Karpaltunnelsyndrom und Sehnenentzündungen in den Ellbogen. Außerdem schien die Chemotherapie auch die Symptome alter Verletzungen wieder wachzurufen, wie Rückenschmerzen durch einen früheren Rodelunfall. Das Femara beeinträchtigte Jennifers Schlaf und verstärkte die emotionale Berg-und-Tal-Fahrt, der sie bereits durch die Hormonschwankungen ausgesetzt war. Ihr ganzer Körper schmerzte; er war erschüttert von dem Krieg, der gegen ihren Krebs gekämpft worden war. »Ich weiß nicht, wie sich Fibromyalgie anfühlt, aber ich vermute, es ist so ähnlich. Meine Muskeln waren verkrampft, und ich konnte mich nicht gut dehnen. Meine Gelenke schmerzten die ganze Zeit«, sagt Jennifer. Viele Brustkrebspatientinnen setzen das Femara ab, weil sie die Nebenwirkungen nicht aushalten, doch Jennifer hielt durch und verließ sich auf ihre angeborene Zähigkeit. Sie hatte die Rückkehr des Krebses bei ihrer Mutter erlebt, und sie wollte kein Risiko eingehen. »Es gibt immer Momente, in denen ich es nicht mehr nehmen will, aber wenn ich das tue und der Krebs wiederkommt – werde ich es bereuen?«, fragt sie sich.

Während der ersten Monate versuchte sie, mit einfacher Bewegung zu beginnen, wie Spaziergänge und Schwimmen. Dazu hatte sie einige Physiotherapieanwendungen bei einem Krebsspezialisten. Allerdings war es schwer für sie, die Zeit dafür zu finden, da ihr Sohn ja noch sehr jung war. Sie suchte also etwas, das sie zu Hause machen konnte. Sie entdeckte Brustkrebs-Reha-CDs, die sie jedoch nicht sehr hilfreich fand.

Bei einer Online-Suche stieß Jennifer schließlich auf Yoga Tune Up. Der Selbstmassage-Aspekt sagte ihr zu. Ihr schmerzender Körper hätte wöchentlich Massagen benötigt, doch das war zu teuer. Also bestellte sie die Roll Model-Therapiebälle und -DVDs und begann, ihren Körper regelmäßig zu rollen: einen Tag den Oberkörper, den nächsten den unteren Körperbereich. Zuerst konnte sie nicht glauben, wie empfindlich ihr Körper war; er war so übersät mit Verhärtungen, Schmerzstellen und Versteifungen, dass sie anfangs kaum Druck ausüben konnte. Gleichzeitig verspürte sie Linderung, und das motivierte sie, nicht nachzulassen. Ihr erstes Aha-Erlebnis hatte sie, als es ihr gelang, bei den Muskeln rund um Achseln, Schultern und Brustkorb mehr in die Gewebetiefe zu rollen, insbesondere in die Brustmuskeln. Sie waren beidseitig sehr beeinträchtigt: Die rechte Seite durch die Mastektomie, die linke durch den Portkatheter für die Chemotherapie. Als sie danach ihre Schulterbeweglichkeit überprüfte, warf sie der Unterschied beinahe um!

Jennifer fand durch die Bälle auch Erleichterung für den birnenförmigen Muskel und die Gesäßmuskeln, die von den langen Stunden des Liegens während und nach der Chemo sehr schmerzempfindlich waren. Sowohl das Karpaltunnelsyndrom

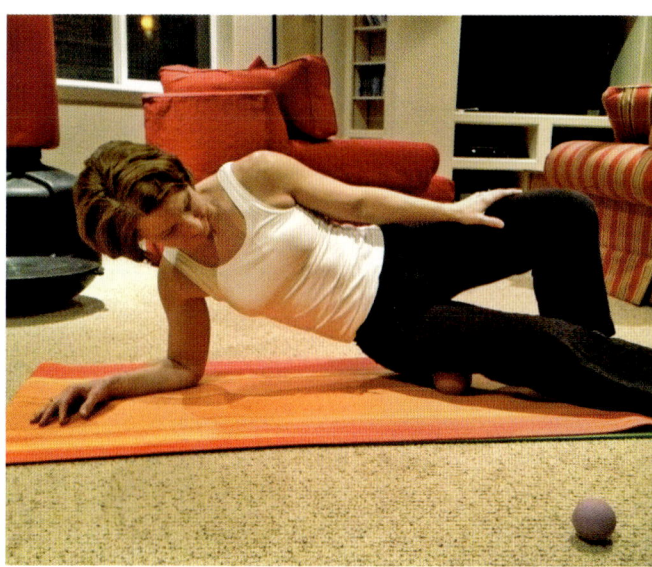

Jennifer verwendet die Therapiebälle bei Bedarf.

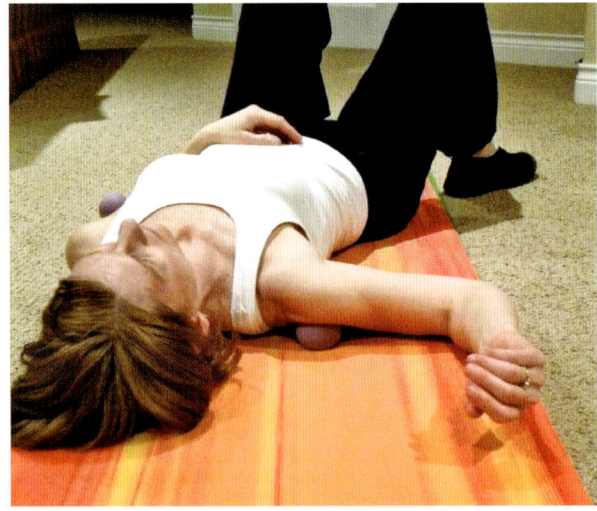 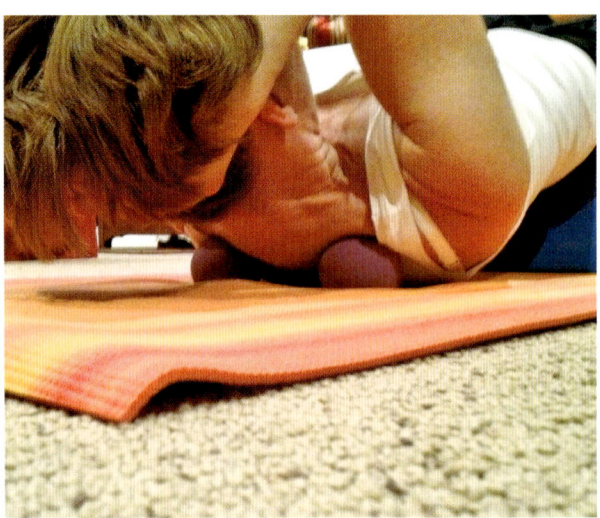

und die Nervenschmerzen sind heute viel besser auszuhalten, da sie die Bälle auf jede spontan auftretende Schmerzstelle legen kann und direkt Linderung verspürt. Als eingespannte Mutter ist es für sie wertvoll, die Ball-Übungen in fünf- und zehnminütige Sessions über den Tag verteilen zu können, anstatt eine lange Gruppenstunde oder eine ganze DVD durcharbeiten zu müssen. Wenn sie sich abends vor dem Fernseher entspannt, nimmt sie die Therapiebälle zur Hand und rollt den oder die Körperbereiche, die gerade Aufmerksamkeit benötigen. Da sie die Roll Model-Übungen kennt, hat sie genug Vertrauen in ihre eigene intuitive Fähigkeit, sich um die gerade erforderlichen Bedürfnisse ihres Gewebes zu kümmern.

Jennifer begann auch, den Coregeous-Ball am Bauch zu verwenden. Sie massiert damit das Narbengewebe von der Hysterektomie und baut im Rumpf damit wieder Kraft auf. Sie liebt es, dass der Coregeous-Ball in den tieferen Muskelschichten ansetzt, im Kontrast zu altmodischen Rumpfübungen, die auf die oberflächliche Muskulatur abzielen. Ihr Schwimmlehrer konnte auch bald feststellen, dass sie den Rumpf beim Schwimmen weitaus effektiver einsetzt.

Jennifers regelmäßiges Roll Model-Training gibt ihr mehr Energie für den Alltag und hilft ihr, die emotionalen Schwankungen auszugleichen, sodass sie sich entspannen kann und besser schläft. »Es

ist das Gefühl, Krebs zu haben, ohne dass man etwas dafürkann – und dass ich nichts dagegen tun kann. Die Roll Model-Methode hilft mir sehr, meine Energie für den Tag hochzufahren, selbst wenn ich nur fünf bis zehn Minuten täglich rolle. Ich habe das Gefühl, dass es mir mit den Therapiebällen jetzt gelingt, die Kontrolle wiederzuerlangen, soweit das in dieser Situation überhaupt möglich ist«, sagt sie.

Heute, drei Jahre nach der OP, fühlt Jennifer, dass sie den Krieg, den ihr Körper – erfolgreich – gegen den Brustkrebs führte, jetzt endlich verarbeitet. Und dass sie das Leben mit ihrer Familie, mit Skifahren und Campen, jetzt wieder genießen wird, wie es war, bevor der Krebs kam.

❱❱ Ich erzähle das ständig: Es kann einem besser gehen, aber man muss dafür Zeit investieren und aktiv werden. Sich von dem Krebstrauma und der Behandlung zu erholen passiert nicht wie von Zauberhand von selbst, und vielleicht komme ich nie wieder dahin, wo ich schon einmal war. Aber ich erreiche einen neuen, sehr viel besseren Normalzustand, dank der Roll Model-Methode. ❰❰

– Jennifer Jennings

Ein Blick in den Medizinschrank:
Was sind *Roll Model*-Bälle, und wie wirken sie?

Jedes Objekt, das den Körper knetet, komprimiert, streichelt oder anstupst, ist ein Stress-Transfermedium: ein Massage-Werkzeug, das menschliche Berührung imitiert. Schon immer wurden Hilfsmittel verwendet, um Schmerzen auszureiben. Das bislang älteste Objekt dieser Art ist eine rituelle Jadeschneide aus der Jungsteinzeit, etwa 2000 v. Chr. Spezielle Stecken, Seile, Steine, Vibrationswerkzeuge und Stoffe werden seit Generationen zur Selbstbehandlung eingesetzt. Es scheint, dass alles Alte auch wieder neu entdeckt wird. Selbstmassage-Vorrichtungen, je nach Zeitgeschmack in etwas anderem Design, sind nach wie vor beliebt. Massagesessel mit Vibration, heute im Fachhandel erhältlich, gab es bereits in der Antike, die erste elektrische Version um 1800.*

Ich war der Meinung, dass niemand und vor allem nichts die Hände meines Mentors Glenn Black ersetzen könnte. Ich gab viel Geld für Therapeuten, Hilfsmittel, Maschinen und andere Dinge aus, im Versuch, seine geniale Berührung zu imitieren, die mein Ideal einer Massage darstellte. Nach Jahren des Ausprobierens fand ich einen Ball aus genau dem richtigen rutschfesten, griffigen Material, gepaart mit stabiler Elastizität. Man konnte ihn so zusammendrücken, dass er sich in alle Problemzonen meines Gewebes und das meiner Kursteilnehmer schmiegte. Die Griffigkeit der Bälle optimiert deren Fähigkeit, Scherkraft zu erzeugen. Ihre Elastizität ermöglicht eine Behandlung, ohne die Gefahr, das Gewebe auf knöchernen Vorsprüngen zu verletzen.

Durch die Griffigkeit der Bälle wird aus dem Stress-Transfermedium ein Scherkraft-Transfermedium. Das heißt, dass die Bälle sofort, wenn sie mit dem Körpergewebe in Kontakt treten, eine große lokale Bewegung initiieren.

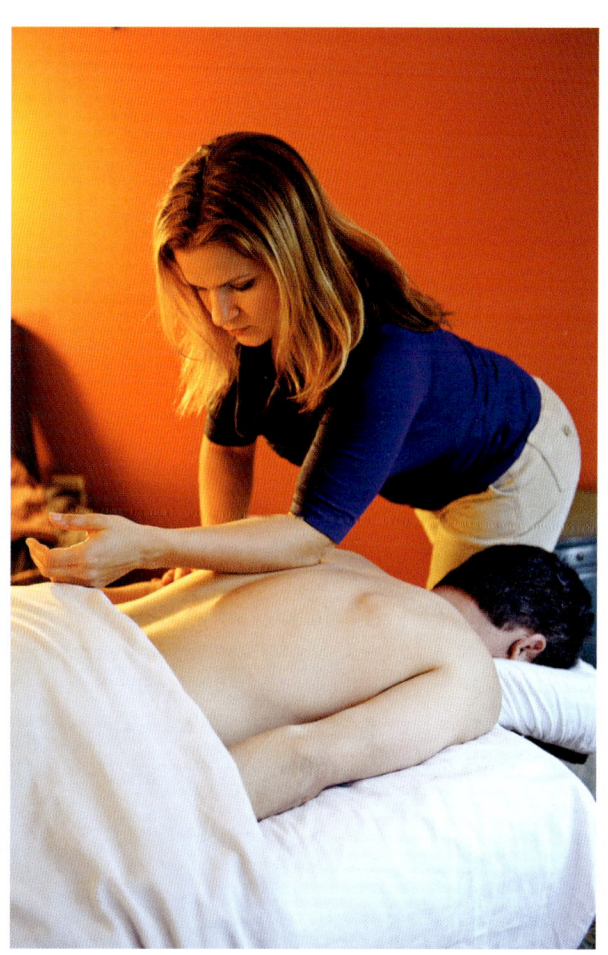

SCHERWIRKUNG: *Eine mechanische Aktion oder Belastung, bei der die Bälle die Haut »ergreifen« und diese mit den darunterliegenden Gewebeschichten in jede Richtung bewegen. Dadurch entsteht Bewegung zwischen benachbarten Körperteilen, parallel zu ihrer Kontaktebene.*

* Mehr über diese Hilfsmittel in: Robert Noah Calvert, *The History of Massage: An Illustrated Survey from Around the World* (Healing Arts Press, 2002)

DYNAMISCHE ABBILDUNG DES THERAPIEBALL-EFFEKTS AUF DIE FASZIE

Mein Kollege Dr. Steven Capobianco ist ein großer Fan der *Roll Model*-Bälle, die ich ihm auf dem Internationalen Faszienkongress zeigte. Zu seinem (und meinem) Glück begann seine Frau Robyn einige Monate später, mit ihnen zu trainieren, und wurde Yoga Tune Up-Lehrerin. Die Bälle setzt sie in ihren Gruppen ein. Mit Ultraschall diagnostizierte das Ehepaar Bindegewebe vor und nach Anwendung der Bälle. Schon die ersten Ergebnisse sind so spannend wie bedeutsam:

»Die Analyse der Aufnahmen mit dynamischen muskuloskeletalem Mind Ray DP-30-Ultraschall vor und nach 90 Sekunden Rollen längs und quer zum Gewebe zeigte einen markanten Unterschied in der Abstandsfläche zwischen den oberflächlichen und den tieferen Bindegewebsschichten. Einer der stärksten Schereffekte zeigte sich im mittleren Bereich des zweiköpfigen Wadenmuskels. Unserer Meinung nach kann die Vorbereitung des Bindegewebes vor der Bewegung es erleichtern, das Gewebe optimal gleitfähig zu machen.«

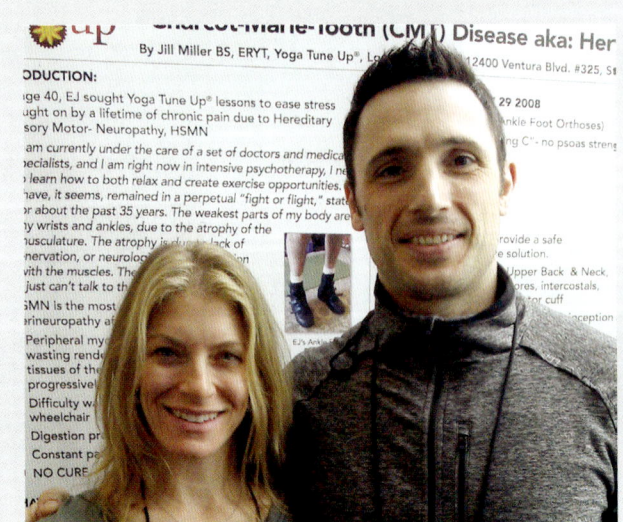

Ich lernte Dr. Capobianco auf dem Internationalen Faszienkongress 2012 kennen.

Laut Dr. Capobianco kann in diesem Stadium davon ausgegangen werden, dass die Behandlung mit den Bällen ein Zusammenziehen des Bindegewebes initiiert. Weitere Studien folgen.

Diese Bilder erlauben einen Blick unter die Haut

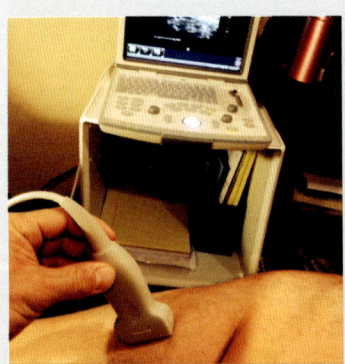

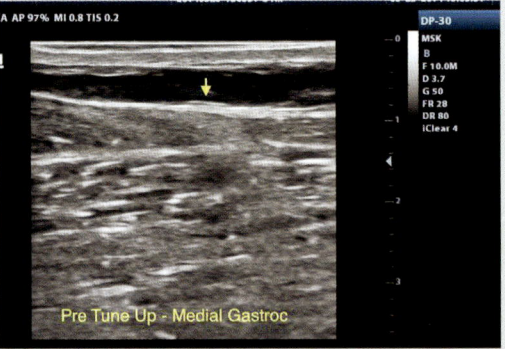

Pre Tune Up - Medial Gastroc

Untersucht wird die Wadeninnenseite.

Bevor Dr. Capobianco drei verschiedene Rolltechniken über insgesamt 90 Sekunden anwandte, erschien die Gleitfähigkeit des Gewebes am inneren Unterschenkel gestört und verdichtet.

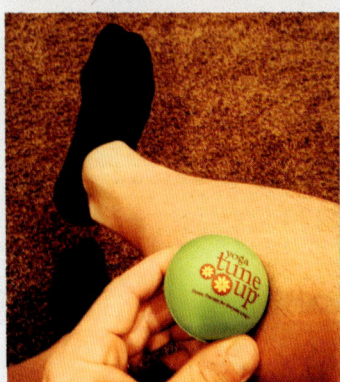

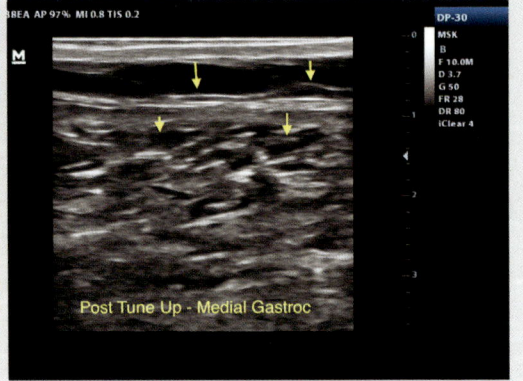

Post Tune Up - Medial Gastroc

Der Yoga Tune Up-Ball wird je 30 Sekunden in den Techniken Stripping, CrossFiber und Skin Rolling angewandt.

Die Pfeile zeigen auf Veränderungen in den oberflächlichen und den tief liegenden Faszienschichten. Das Gewebe scheint entlastet und dekomprimiert; das kann ein Hinweis auf verbesserte Gleitfähigkeit und Beweglichkeit sein.

Die *Roll Model*-Therapiebälle: Ihr Werkzeugkasten

Die *Roll Model*-Therapiebälle* beseitigen zwar nicht alle auftretenden Schmerzen. Es lässt sich damit jedoch eine Bandbreite myofaszialer Probleme behandeln. Ziel ist es, das Gewebe gesund zu erhalten, sodass der Arztbesuch erspart bleibt und größere Gesundheitsprobleme vermieden werden.

Die *Roll Model*-Bälle haben drei signifikante Eigenschaften, die sie sehr effektiv machen:

1. Sie sind **griffig**.

2. Sie sind **elastisch**.

3. Sie sind **leicht zu transportieren**.

Durch ihre Griffigkeit haften die Bälle besser auf der Haut und auf der darunterliegenden oberflächlichen Faszie und bewegen diese über den tieferen, darunterliegenden Faszienschichten und Muskeln. Dies erzeugt eine maximale Scherwirkung im Gewebe, was wiederum die propriozeptiven Nervenendigungen aktiviert. Auch das zentrale Nervensystem profitiert: Es beruhigt sich und verbessert die Wahrnehmung der behandelten Körperregion. Hilfsmittel wie Tennis- und Golfbälle oder Rollen mit glatter Oberfläche haben nicht diesen Haft- und Schereffekt über mehrere Gewebeschichten gleichzeitig.

Die Elastizität der Bälle macht sie beim Rollen über knochige Stellen zu federnden Kissen. Der weiche Gummi lässt die Knochen in den Ball einsinken. Dadurch verringert sich das Risiko von blauen Flecken, Einzwicken und Hautreizungen. Da die Bälle sich so gut anschmiegen und darüber wie auch darum herum rollen, erfasst die Haftoberfläche auch die empfindlichen Gewebe in und an den Knochengelenken, die härtere Hilfsmittel wie Lacrosse-Bälle, Holzgegenstände oder Hartschaumrollen nicht erreichen.

Nicht zuletzt sind die Bälle leicht und gut zu transportieren. Sie haben in jeder Tasche Platz und können so jederzeit zur Schmerzlinderung eingesetzt werden.

* Mehr zu den Bällen erfahren Sie auf www.roll-model.de.

EXTRABONUS: DIE *ROLL MODEL*-BÄLLE SIND PREISWERT

Ich liebe zwar die Harmonie von Dreiklängen, möchte aber eine weitere, vierte Eigenschaft der Bälle nicht unerwähnt lassen:

1. griffig   2. elastisch   3. leicht zu transportieren   **4. PREISWERT**

Die *Roll Model*-Bälle bieten Schmerzlinderung auf Abruf, ohne den Geldbeutel zu strapazieren, ohne dass man mit Massageöl verschmiert aus der Behandlung kommt oder sich vor Fremden ausziehen muss. Wochenlanges Warten auf einen Termin entfällt ebenso wie der Papierkram mit der Versicherung. Auch das »Nachfüllen« ist leichter, als sich ein Rezept für starke Schmerzmittel zu beschaffen. Einige Anwender bezeichnen die Bälle als ihre private Krankenversicherung.

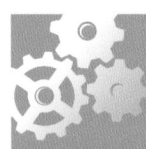

MINI-PHYSIOLOGIEGRUNDKURS FÜR DAS BALL-ROLLEN

Wenn die Myofaszie teilweise eingeschränkt oder verklebt ist, funktionieren weder der Muskel noch das Gelenk oder die Gelenke, an dem oder denen der Muskel ansetzt, richtig. Das Rollen mit dem Therapieball oder mit anderen Selbstmassage-Techniken komprimiert einzelne Muskelfasern und das umliegende Bindegewebe, die miteinander verwoben sind, arbeitet und knetet sie durch und legt sie frei. Dieses wohltuende Aufrütteln und die Bewegung innerhalb der Gewebeschichten verstärken die lokale Blutzirkulation, ziehen reichlich Fluid hinein und rehydrieren sie schlussendlich (das nennt man *Perfusion*).

Das Rollen trennt die einzelnen Muskelfasern wieder voneinander, sodass jede im wörtlichen Sinn nur noch ihr eigenes Gewichtspäckchen tragen bzw. aktivieren muss und nicht noch zusätzlich das der Nachbarfasern. Die Muskeln können nun voll kontrahieren und entspannen, wie es die Bewegung erfordert. Die *Roll Model*-Bälle helfen, widerspenstiges Gewebe wieder besser zum Knochen auszurichten, sodass Bewegungen effizienter werden und leichter fallen.

Die Ball-Arbeit korrigiert und verbindet die verschiedenen Gewebearten im Körper, wie selbst tägliches Training, Stretching und Yoga das nicht können. Sie bewirkt eine Mikrodehnung in Bereichen der Myofaszie, die wegen Schäden, mangelnder Bewegung, schlechter Ernährung, Narben, psychischer Störungen oder anderer Gründe verklebt sind. Durch seine Haftwirkung geht die Wirkung des Balls über reine Druckausübung auf lästige Verhärtungen hinaus. Um zu verstehen, wie das funktioniert, ist etwas Kenntnis der Physiologie von Muskelknoten und -verhärtungen hilfreich.

TRIGGERPUNKTE: VERKNOTETE MASSE ENTWIRREN

Während der *Roll Model*-Sequenzen werden Sie immer wieder auf Knoten oder flächige Bereiche verklebten Gewebes stoßen, die sich hart, unnachgiebig und relativ schmerzhaft anfühlen. Man nennt diese Stellen *Triggerpunkte*. In seinem Buch *The Muscle and Bone Palpation Manual* beschreibt der amerikanische Chiropraktiker Dr. Joseph Muscolino Triggerpunkte folgendermaßen:

> »Ein Gewebe-Triggerpunkt in einem Skelettmuskel ist eine hyperirritable, fokale und hypertonisierte (überspannte) Stelle innerhalb eines angespannten Skelettmuskelbands. Sie reagiert, wie andere Triggerpunkte auch, lokal empfindlich auf palpatorischen Druck und kann potenziell Schmerz oder andere Symptome in entferntere Körperbereiche weitergeben.«

Beim Einsatz der *Roll Model*-Bälle sollte auch das Gewebe um die Triggerpunkte berücksichtigt werden (manchmal ist der Druck direkt auf dem »Hotspot« fast nicht auszuhalten). Beginnen Sie zunächst, das Gewebe im Umfeld des Schmerzes sanft zu entspannen, zu stimulieren und mit Flüssigkeit zu versorgen. Auch die Bereiche rund um den Triggerpunkt können durch Kompensation blockiert sein und profitieren von der Ball-Massage.

Sehen Sie den Körper als Ganzes, dessen Einzelteile alle miteinander verbunden sind. Es ist Ihr ganzer Körper, der den Boden für die Ausformung von Triggerpunkten bereitet. Er sollte genauso gestärkt werden wie der Hotspot selbst und wie Atmung, innere Haltung und der feste Wille.

Die Größe ist wichtig

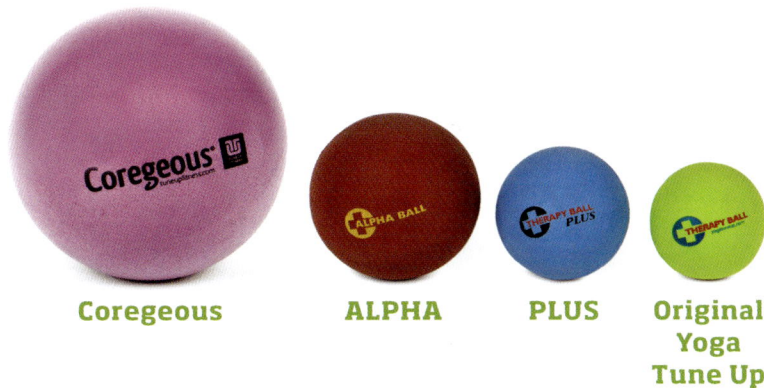

| Coregeous | ALPHA | PLUS | Original Yoga Tune Up |

Roll Model-Therapiebälle gibt es in verschiedenen Größen, je nach zu behandelndem Körperbereich und gewünschter Druckwirkung. Wenn es darum geht, den richtigen Ball für die persönliche »Knettechnik« und Bedürfnisse auszuwählen, ist man sich selbst der beste Berater. Die Toleranz für tiefere therapeutische Berührung steigt mit der Übung und mit Experimentieren. Oft empfiehlt es sich auch, die Bälle abwechselnd zu verwenden, um unterschiedliche Wirkungen zu erzielen.

Jeden der massiven Gummibälle – Original Yoga Tune Up, PLUS und ALPHA – gibt es paarweise im praktischen Netzbeutel. Durch die einem Fischernetz ähnliche Struktur erhält er die Griffigkeit der Bälle. Das Material des Beutels gibt beim Rollen zusätzlich Haftung. Die Bälle schmiegen sich im Netz dicht aneinander und rollen synchron. Sie können so auch paarweise im Beutel verwendet werden.

Der größte Ball ist der Coregeous. Er ist luftgefüllt und besteht aus weichem, elastischem und hautähnlichem Gummi mit großer Haftwirkung.

Hintergrund ist, dass jeder Körperbereich ein anderes Werkzeug benötigt. Das Ball-Set ist daher so ausgelegt, dass es bei größtmöglicher Wirkung so variabel wie möglich ist.

Die verschiedenen Größen und Dichten der Bälle stimulieren die einzelnen Körperbereiche unterschiedlich. Der Original Yoga Tune Up-Ball wirkt wie ein Daumen, der tief durch die Gewebeschichten komprimiert. Der PLUS arbeitet mit Ellbogen-, der ALPHA mit Faustdruck. Der Coregeous-Ball ist die freundliche »Bärentatze« für größere Gewebeflächen. Er übt weniger Tiefendruck als die massiven Bälle aus.

Probieren Sie alle vier Bälle aus, und werden Sie vertraut damit, wie sie sich in den verschiedenen Körperbereichen anfühlen. Meistens sind sie austauschbar; die Optionen dafür zeige ich in den Sequenzen. Hier lernen Sie auch, die Bälle mit oder ohne Netzbeutel zu verwenden, um weitere Möglichkeiten für unterschiedlich tiefes Arbeiten zu bekommen.

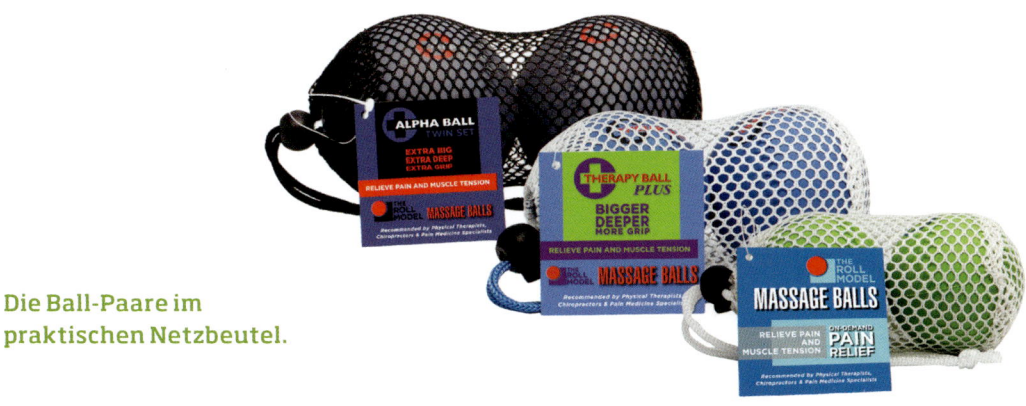

Die Ball-Paare im praktischen Netzbeutel.

Pflegen Sie Ihre Bälle, dann pflegen die Bälle Sie!

Neue Bälle sind mit einem dünnen Ölfilm bedeckt, der sich leicht abreiben lässt. Um ihre griffigsanfte Textur zu entwickeln, reibt man die Bälle an der Jeans, auf dem Teppich oder mit einem Handtuch ab. Die Bälle werden mit jeder Verwendung griffiger. Um einen Ball »einzuarbeiten«, knete ich ihn zunächst unter der Fußsohle. Das bringt eine tolle Fußmassage, und der Ball ist danach griffig und einsatzbereit.

Neue Bälle sind anfangs sehr fest, sie werden aber nach jedem Gebrauch elastischer. Falls Sie sie zunächst als zu fest empfinden, können Sie die Rollübungen gegen die Wand machen, bis sich der Körper an den tiefen Druck gewöhnt hat. Bearbeiten Sie die Bälle kräftig mit den bloßen Füßen, um den Gummi weicher und elastischer zu machen.

Bewahren Sie die Bälle in der Sporttasche oder einem verschlossenen Behälter auf. Direktes Licht und Luft trocknen sie aus, in der Folge verlieren sie dann ihre Elastizität, ihre Hafteigenschaft sowie auch ihre Struktur. Die Original Yoga Tune Up- und die PLUS-Bälle sollten Sie im Netzbeutel lagern, so rollen sie nicht davon.

Aber selbst die massiven *Roll Model*-Bälle halten nicht ewig. Sie bestehen aus Naturgummi, der mit der Zeit brüchig wird. Je nach Ball-Typ und Verwendungshäufigkeit bleiben sie zwischen sechs Monaten und einem Jahr funktionstüchtig. Die ganz kleinen Bälle verschleißen schneller, wenn man sie oft mit den Füßen bearbeitet. Ein abgearbeiteter Ball ist daran zu erkennen, dass er nach dem Zusammendrücken nicht mehr in seine ursprünglich runde Form zurückkommt. Werfen Sie viel benutzte Exemplare jedoch nicht weg. Weich, wie sie jetzt sind, massieren sie wunderbar die empfindlichsten knochigen Körperstrukturen, wie Gesicht, Ellbogen, Knie, Sprunggelenke und Füße.

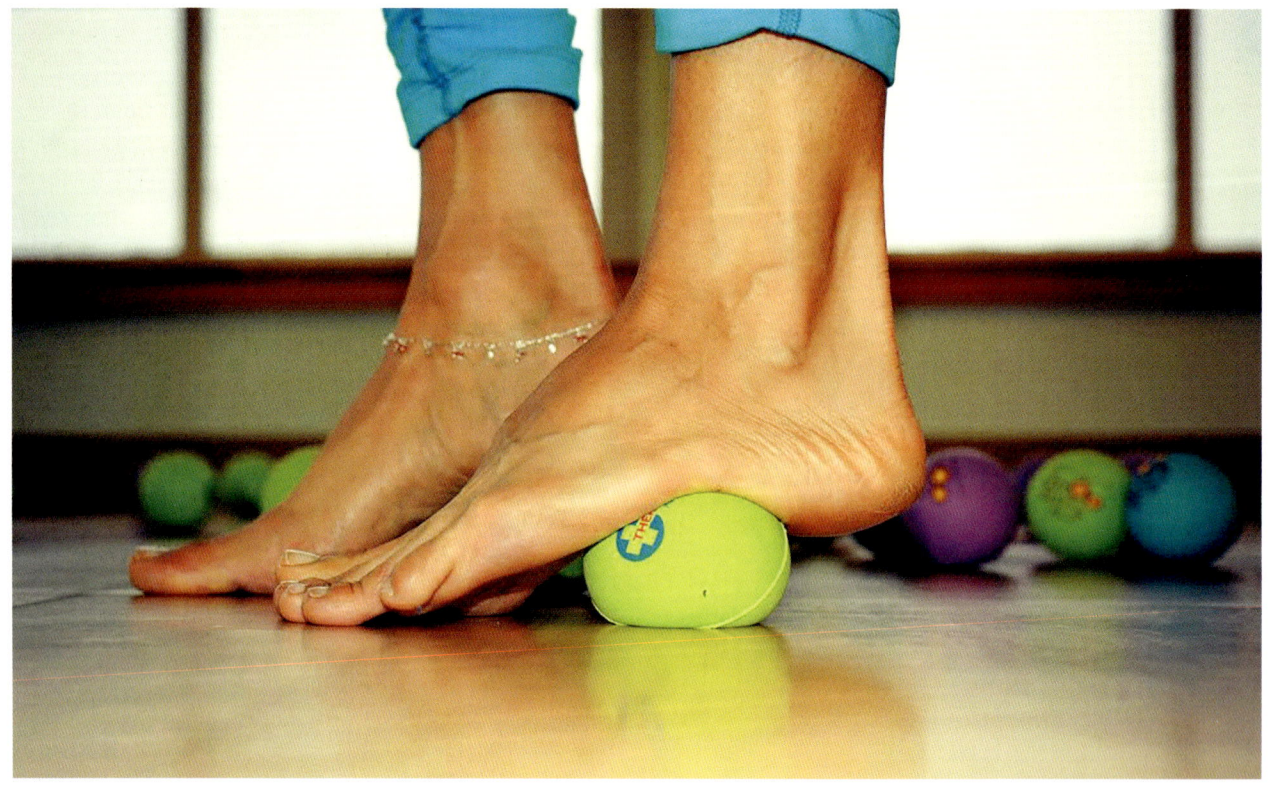

Schluss mit 30 Jahren Taubheitsgefühl in zwei Wochen: Heilung von der Knie-OP

Lori Wieder, 44

Principal, Wieder Communications Graphic Design
State College, Pennsylvania

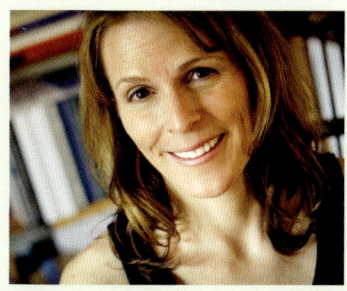

Liebe Jill,

mit 14 Jahren hatte ich eine Knie-OP, in der mein rechtes Knie neu aufgebaut wurde. Vorher war es einige Jahre regelmäßig luxiert: Die Kniescheibe rutschte unter die Bänder und seitlich ans Knie. Manchmal konnte ich sie zurückschieben; zweimal musste ich dafür jedoch ins Krankenhaus. Ich erinnere mich noch deutlich an das Gefühl — seltsamerweise schmerzte die Luxation nicht sehr, solange ich mich wenig bewegte. Es war nur unangenehm, und danach fühlte sich mein Bein sehr schwach und wund an. Die Kniescheibe sprang beim Feldhockey heraus (bei Drehbewegungen des Beins auf dem Grasboden), aber auch zu seltsamen anderen Gelegenheiten: zwei Mal beim Hechtsprung in der Luft, einmal, als ich mich im Bett umdrehte. Ich hatte jedes Mal Angst, da das Gefühl so unangenehm war und weil die seitlich platzierte Kniescheibe so komisch aussah.

Damals dachte mein Orthopäde, die »lockeren Bänder« und der ungewöhnliche »Weg« der Kniescheibe könnten durch zwei Dinge verursacht sein:

1) Ich wurde mit nach innen gedrehten Füßen geboren. Die Lösung dafür war damals, Kleinkindern für mehrere Wochen einen Gips bis über die Knie anzulegen (meine Mutter weiß nicht mehr, wie lange ich den Gips trug).

2) Mit zehn Jahren machte ich Gymnastik. Bei einer Rückbeuge hörte ich ein lautes Krachen seitlich im Knie. Ich hatte keine Schmerzen, erinnere mich aber an ein komisches Gefühl und ein Schwächegefühl im Bein über mehrere Wochen. Ich war weiterhin aktiv; die Luxationen begannen erst einige Jahre später.

Ich bekam Physiotherapie, die im Grunde nur zwei isometrische Übungen umfasste. Dazu erhielt ich eine Neopren-Kniestütze mit Loch, um der Kniescheibe Halt zu geben. Dies funktionierte jedoch nicht; die Kniescheibe sprang auch trotz Stütze heraus. Meine Eltern waren gelassen und zuversichtlich, da der Orthopäde uns gesagt hatte, dass als letzte Konsequenz eine OP das Problem beheben könnte. Und genau das passierte, also wurde eine Knie-Rekonstruktion angesetzt. Ich erinnere mich, wie die Ärzte sich über »Bänderstraffung« und »Nacharbeiten der Kniescheibenposition« unterhielten. Sie schabten auch deren Unterseite ab, da sie von den Luxationen angegriffen war. Ich weiß, dass sie das vordere Kreuzband nicht anrührten, da es in Ordnung war. Die Ärzte bestätigten, dass sie Muskelfleisch entfernt hatten, und ich erinnere mich an monatelange Schmerzen nach der OP im unteren Bereich des Iliotibialbands und auf der Quadrizeps-Außenseite.

Der Plan danach sah einen Gips von der Hüfte bis zum Sprunggelenk über sechs bis sieben Wochen vor, danach weitere drei Wochen in der Knieschiene. Mein Bein atrophierte so sehr, dass mein Oberschenkel heute noch nicht den gleichen Umfang hat wie der des anderen

Beins. Während der Zeit im Gips hatte ich oft stechende Schmerzen. Die Arzthelferinnen nahmen mich nicht ernst mit den Beschwerden, bis der Orthopäde zu dem Schluss kam, dass der Gips um die Kniescheibe herum zu eng sei. Also schnitten sie ein Loch in den Gips, was den Schmerz meiner Erinnerung nach linderte.

Ich bin nicht sicher, ob es an dem Loch im Gips lag oder ob die Nerven letztlich taub geworden waren: Von dem Moment an hatte ich in der Haut rund um das Knie bis tief hinein zur Patellasehne kein Gefühl mehr. Die Ärzte sahen darin keinen Grund zur Sorge. Es war seltsam, und mein Knie kippte über Jahre oft einfach weg, wahrscheinlich, weil ich in dem Bereich fast kein Gefühl hatte. Doch ich dachte, dass dies wohl immer so bleiben würde.

Wegen der Taubheit hatte ich immer das Gefühl, als ob »das Bein« nicht zu mir gehörte. Es war unglaublich schwach, und die Haut war verschrumpelt von der langen Zeit in Gips und Schiene. Ich musste tatsächlich wieder laufen lernen. Ich erinnere mich, wie ich beim Basketball auf der Bank saß und einfach nur versuchte, meinem Bein wieder vertrauen zu können. Außer Alpinski durfte ich trotz der Taubheit jede Sportart ausüben. Ich trug jedoch aus Angst vor erneuter Verletzung noch jahrelang eine Kniestütze beim Sport und beim Laufen, obwohl ich eigentlich nicht mehr musste. Bis kurz vor 30 hatte ich immer noch Albträume, dass mein Knie wieder luxieren würde. Darüber sprach ich jedoch nie.

Erst als ich begann, mich mit ganzheitlichen Bewegungsarten zu beschäftigen, eroberte ich mein Bein langsam zurück. Da ich bei der OP noch sehr jung gewesen war, hatten sich Knochensporne und Arthrose unter der Kniescheibe gebildet. Sie verursachten oft Schwellungen und Schmerzen. Kurz vor 30 hatte ich das Laufen ganz aufgegeben, dafür machte ich nun intensiv Taekwondo und begann gleichzeitig mit Yoga. Es war für mich eine Offenbarung, als ein Lehrer sagte: »Wir müssen aufhören, einen Teil von uns als schlecht oder gut zu bezeichnen.« Mir wurde klar, wie lange ich schon von meinem »schlechten Bein« sprach und so darüber dachte und

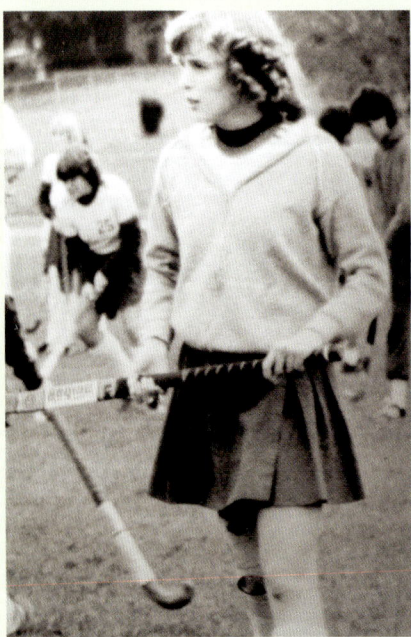
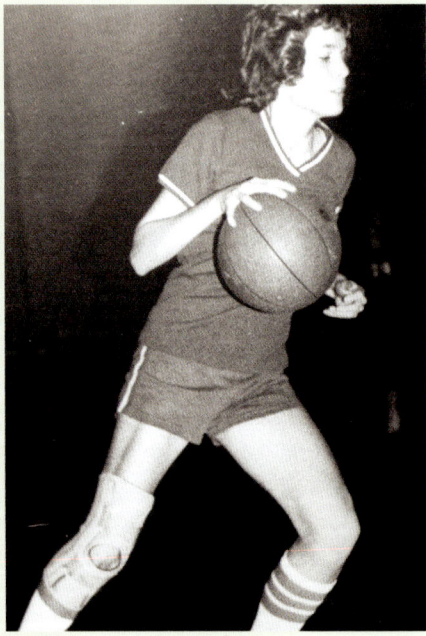

Mit 15 Jahren konnte Lori wieder Sport ausüben, jedoch immer mit Kniestütze, damit das Knie nicht luxierte und sie sich erneut verletzte.

Heute kann Lori ihr Knie wieder voll und ganz spüren und ungehindert Sport treiben.

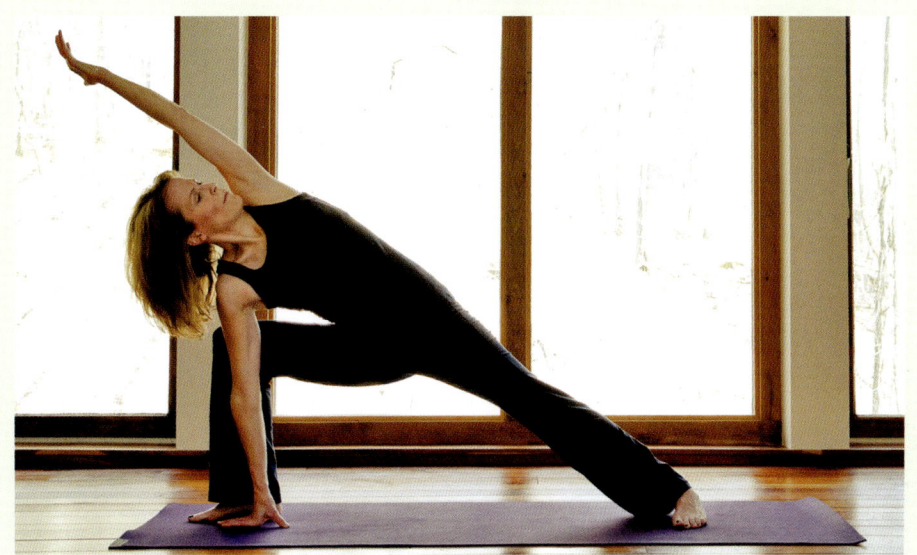

wie dies das Gefühl des Kaputtseins und des Ausgeschlossenseins nährte. Während der nächsten zehn Jahre, in denen ich weiter Kampfsport, Yoga und andere Sportarten praktizierte, die Körper und Geist integrieren, wurde mein Bein kräftiger, und der Arthroseschmerz ließ nach. Dazu entwickelte ich ein besseres ganzheitliches Gefühl für meinen Körper.

Dann passierte etwas völlig Unerwartetes. Ich ging zu einem Yoga Tune Up-Training und wandte zum ersten Mal Skin Rolling mit den Therapiebällen an. Ich rollte auch im Kniebereich, und nach nur wenigen Tagen kehrte bereits Gefühl in dieses Gewebe zurück: auf sanfte Art und ganz ohne Schmerzen. Als Erstes spürte ich ein Kitzeln. Ich war erstaunt, dass ich nach all den Jahren überhaupt wieder etwas im Knie spüren konnte! Und ich war glücklich, dass dieser Körperbereich doch nicht »tot« war, wie ich vorher gedacht hatte. Nach nur wenigen Wochen mit Skin Rolling hatte ich das ganze Gefühl wieder. Die Ball-Arbeit schien die ganze Haut aufzuwecken; nach 30 Jahren Taubheitsgefühl fühlt sie sich heute beinahe normal an.

Seitdem ich mein Knie wieder spüren kann, ist es nicht einmal mehr eingeknickt, und ich war deswegen nie wieder bei einem Arzt. Neben der Yoga Tune Up-Ball-Arbeit, Yoga und Fitnessstunden (Cycling und TRX) musste ich nur ab und zu zum Adjustieren zum Chiropraktiker.

Fast genauso tief reichend wie die Übungen gegen die Taubheit sind die Ball-Arbeit an den Hüften und die anderen Tune Up-Körper-Rebalancetechniken. Mein Körper hat das Trauma jahrzehntelang in meinem rechten Knie kompensiert. Trotz täglichem Yoga waren meine Hüften davon extrem verspannt. Dies führte mich zu Yoga Tune Up: Auf der Suche nach etwas, das ich über traditionelles Flow Yoga hinaus tun konnte, traf ich auf die »Lower Body Quick Fix«-DVD, Jills Übungen für den unteren Körperbereich. Das entspannte und öffnete meine Hüften so umfassend und tief, dass ich mich zum Yoga Tune Up-Training anmeldete. Hier lernte ich die Therapiebälle kennen. Mit ihnen kann ich mein verspanntes Bindegewebe weitaus tiefer lockern als allein mit Yoga. Und die Yoga Tune Up-Bewegungen beseitigen Dysbalancen, kräftigen mich und halten die Gelenkzwischenräume im Knie ausreichend groß.

Die Kombination aus Ball-Arbeit, Yoga Tune Up Moves und Flow Yoga macht mich stark, ich habe gesundes Gewebe, kann mit Schmerzen umgehen und alles machen, was ich möchte. Ich fühle mich privilegiert, diese Erfahrung mit anderen teilen zu dürfen. Danke Jill, für alles!

Andere Hilfsmittel für das Gewebe

Natürlich bin ich parteiisch, wenn es um meine *Roll Model*-Bälle geht. Ich stelle sie in ihrer Wirksamkeit über viele der Hilfsmittel, die ich hier beschreibe. Allerdings bin ich überzeugt, dass der eigene Körper letztendlich der beste Berater ist. Probieren Sie möglichst viele Dinge aus, bis Sie die für Sie passende Kombination an Stress- oder Scher-Transfermedien gefunden haben.

Die folgende Liste zeigt die beliebtesten Hilfsmittel für die Selbstmassage und einige weitere, die ein Ausprobieren lohnen. Die meisten gibt es in Kaufhäusern oder in Sportläden zu kaufen.

Hartschaumrollen

Je beliebter die myofasziale Selbstmassage wird, desto häufiger trifft man auf Hartschaumrollen in verschiedenen Größen, Formen und Dichten. Sie eignen sich, um globale Scherwirkungen zu erzielen (siehe Seite 144). Sie üben Druck auf große Gewebeflächen aus und erzeugen ein Gefühl vorübergehender Entspannung und Dehnung.

Da die Rollen sehr groß sind, kann man mit ihnen jedoch nicht direkt und gezielt auf Triggerpunkten arbeiten. Wegen ihrer Breite dringen sie auch nicht tief ins Gewebe. Noch dazu lassen sie sich nicht gut transportieren.

Die meisten Hartschaumrollen sind sehr dicht, hart und glatt. An knochigen Körperbereichen kann man sich leicht einzwicken und blaue Flecken bekommen. Die Rollen bestehen aus Hartschaum oder sind mit Hartschaum ummantelte Schaumstoffkerne, PVC- bzw. Metallrohre oder Hölzer. Manche Rollen besitzen zusätzlich ein Profil, doch gibt der harte Kern nicht ausreichend nach und ist auch nicht so sanft, dass er die Muskeln am Versteifen oder Verspannen hindert.*

Weiche Schaumstoffrollen sind weniger verbreitet. Sie bestehen aus nachgebendem Material und verletzen so das Gewebe nicht. Aber auch sie arbeiten nicht exakt genug, als dass man damit kleine Körperbereiche bearbeiten oder um das Gelenk

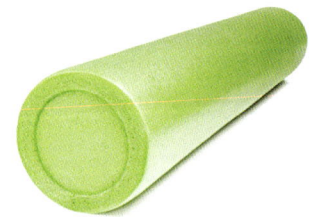

> **MUSKELVERSPANNUNG:** *Sie entsteht, wenn die Muskelspindeln (die Dehnungsrezeptoren im Muskel) fühlen, dass die Dehnung zu groß wird. Um dies zu verhindern und sich zu schützen, geht der Muskel in die Kontraktion und blockiert in einem verhärteten, angespannten Zustand. Dies kann auch passieren, wenn die Myofaszie ein Massagegerät als zu hart oder die Bewegung damit als zu schnell empfunden wird oder wenn der ganze Körper angespannt ist. Harte Hilfsmittel wie Lacrosse-Bälle, Tennisbälle und Hartschaumrollen können diesen unerwünschten Effekt hervorrufen.*

herum massieren könnte. Für globale Scherwirkungen sind sie jedoch eine gute Ergänzung. Ich nutze sie, um mich bei meinen Atemübungen mit der Wirbelsäule längs daraufzulegen.

Zusammengefasst: Viele Rollen sind zu groß und zu hart für die Arbeit an knochigen Stellen im Körper, an Gelenken oder empfindlichen Gewebestellen, um welche die elastischen, griffigen *Roll Model*-Bälle mit Leichtigkeit herumgleiten.

* L. Blyum, M. Driscoll, »Mechanical stress transfer – the fundamental physical basis of all manual therapy techniques«, in: Journal of Bodywork and Movement Therapies 16, Nr. 4/2012, Seite 520

Sportbälle

Bälle für diverse Sportarten gibt es überall und meist für wenig Geld. Ich habe bereits mit allen möglichen Modellen, einschließlich Softbällen, Tennisbällen, Lacrosse-Bällen, Fußbällen und Volleybälle »Ball gespielt«. Sie alle haben eines gemeinsam: Sie wurden für den Sport erfunden, nicht für den menschlichen Körper. Sie sind nützlich, wenn sonst nichts da ist, doch sind sie nicht für die Behandlung von Weichgewebe geeignet.

Tennisbälle gibt es in beinahe jedem Haushalt, und viele Leute verwenden sie, wenn sie mit der Eigenmassage anfangen. Im Internet findet man Empfehlungen u. a. von Physiotherapeuten, zu diesem Zweck zwei Tennisbälle in eine Socke zu packen. Dieser Ansatz hat jedoch seine Tücken:

1. Tennisbälle sind härter als die *Roll Model*-Bälle. Sie lassen sich nicht so angenehm zusammendrücken, um in knochige Stellen einzusinken. Die *Roll Model*-Bälle erfassen das gesamte Weichgewebe an einer Stelle.

2. Tennisbälle haben einen Textilmantel, der sie weniger griffig macht. Damit üben sie zwar mehr Druck, aber weniger Scherwirkung aus als ein *Roll Model*-Ball.

3. Tennisbälle sind nicht dafür gemacht, das gesamte Körpergewicht aufzunehmen. Sie können schnell an den Nähten aufplatzen.

Lacrosse-Bälle sind günstige Hilfsmittel. Sie haben ähnliche Eigenschaften wie Tennisbälle, unterscheiden sich aber in zwei Punkten:

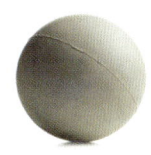

1. Da sie aus sehr dichtem, hartem Material sind, geben sie nicht nach und schmiegen sich beim Rollen nicht an knochige Stellen an. Ebenso wenig können sie in die kleineren Gelenkverbindungen der Hände und Füße und Rippengelenke einsinken. Manchmal verursachen sie auf der Haut Verletzungen und blaue Flecken.

2. Sie sind griffiger als Tennisbälle, womit sie sich für oberflächliches Rollen über die Haut eignen, um Schereffekte zu erzielen. Man sollte aufpassen, dass man die Haut nicht einzwickt oder gegen Knochenvorsprünge stößt.

Golfbälle sind glatte, härtere Bälle, die jedes Körpergewebe empfindlich schädigen können. Der kleine Ball passt zwar sehr gut unter die Fußsohle und dringt in die knochigen Vertiefungen vor. Er kann aber keinen Druck aufnehmen, sodass er die empfindlichen Bindegewebe, Nerven, Bänder und Blutgefäße stark belasten und leicht schädigen kann.

Zusammengefasst: Sportbälle rollen besser auf dem Spielfeld als auf dem Körper. Man sollte sie nur benutzen, wenn sonst nichts zur Hand ist. Halten Sie Ihre Sport- und Körperarbeitsbälle gut auseinander, damit es keine Revierkämpfe gibt!

Aufblasbare Bälle

Aufblasbare Bälle gibt es in vielen Größen. Sie bestehen aus verschieden festem Gummi und sind mehr oder weniger elastisch. Nicht alle halten das Gewicht eines menschlichen Körpers aus. Ein Basketball ist zwar etwa so groß wie der Coregeous-Ball, wirkt aber anders auf das Weichgewebe. Eine Freundin von mir brach sich eine Rippe, als sie damit rollte. Das ist Grund genug,

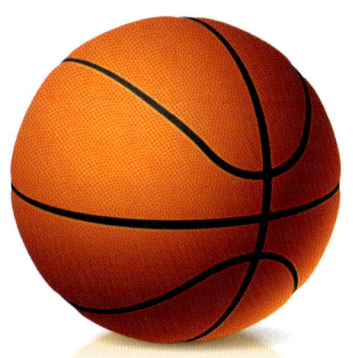

davor zu warnen, mit hart aufgepumpten Bällen zu arbeiten.

Weichere, mit Luft gefüllte Bälle mit griffiger Oberfläche können hervorragende Hilfsmittel für das Erzeugen einer großflächigen Scherwirkung und lokalen Dehnung sein. Legen Sie sich dafür auf den Ball. Ihr Gewicht dehnt mit Unterstützung der Schwerkraft die Körperfläche über dem Ball und wirkt auch auf das angrenzende Bindegewebe. Aufblasbare Bälle sprechen zwar nicht gezielt Trig-gerpunkte an, sind jedoch bestens geeignet, um im Körper größere Bereiche zu dehnen.

Zusammengefasst: Vermeiden Sie harte, aufblasbare Bälle. Modelle mit weicher Oberfläche, die sanfteren Druck ausüben, sind besser. Je nach Durchmesser erzeugen die Bälle eine unterschiedlich große lokale Dehnung. Sie können auch zum Verwinden von Gewebe eingesetzt werden, dringen aber nur bedingt tiefer und punktuell ins Gewebe ein.

Hölzerne Massageroller

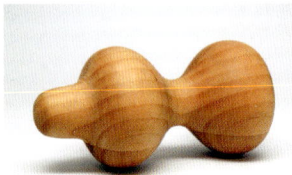

Dieses altmodische Gerät benutzte ich zu meiner ersten Selbstmassage. Ich bekam es als Jugendliche geschenkt. Er sieht aus wie eine kleine Hantel aus massivem Holz und soll beidseitig der Wirbelsäule auf- und abgerollt werden. In die gleiche Kategorie fallen Holzroller mit Kerben, Knubbeln und in neuartigen Formen. Je verspannter das Gewebe ist, desto härter fühlt sich das Holz an.

Wie bei anderen harten Hilfsmitteln gilt auch hier, dass bei übermäßigem Druck auf verhärtetes Gewebe Körper und Nervensystem sich unbewusst dagegen anspannen.*

Zusammengefasst: Hinterfragen Sie für sich, ob das Gerät für Sie das richtige ist: Macht es Sie beweglicher, oder macht es Sie steifer?

* L. Blyum, M. Driscoll, »Mechanical stress transfer – the fundamental physical basis of all manual therapy techniques«, in: Journal of Bodywork and Movement Therapies 16, Nr. 4/2012, Seite 520

Zusätzliche Spezialgeräte

Je nach Bedürfnis, Zielen und Körpertyp und den zu behandelnden Bereichen gibt es eine Vielzahl herausragender myofaszialer Massagewerkzeuge. Ihre Erfinder sind Menschen, die Wege suchen, um schmerzfrei zu werden, und entwickeln die entsprechenden Produkte. Diese unterscheiden sich oft in Kosten und Ausstattung. Doch haben ihre Entwickler viel Zeit und Erfahrung investiert, um Menschen zu helfen, mit ihren Schmerzen zurechtzukommen. Hier sind – neben meinen eigenen Werkzeugen – meine Favoriten:

1. **MobilityWOD-Geräte:** Kelly Starretts Spezialtools – Supernova, Battlestar und Gemini – wurden für maximale Scherwirkung entwickelt.

2. **MELT-Rolle:** Sue Hitzmanns ultraweiche Schaumstoffrolle ist die einzige Rolle, der ich meinen Körper anvertraue. Sie ist sehr nachgiebig und reizt knochige Stellen nicht.

3. **Selbstmassage-Handgerät mit pulsierendem Vibrationseffekt von Sharper Image:** Dazu lässt sich nur eines sagen: Manchmal macht teure Technik mit ein wenig Strom glücklich! Glenn Black schenkte mir eines dieser Massagegeräte vor 13 Jahren. Ich verwende es zwar nicht oft (da ich die Präzision des direkten Rollens dem Handgerät vorziehe), doch ist das Gerät genial, um den Blutkreislauf zu stimulieren und die Lymphtätigkeit auf Knopfdruck anzuregen.

Diese Liste ist nicht lang, falls Ihr Lieblingerät nicht dabei ist, teilen Sie es gerne online mit mir! Schlussendlich sollte jeder selbst beurteilen, was seinem Weichgewebe guttut. Achten Sie jeweils darauf, dass Sie mit dem Gerät tiefe Entspannung fördern und somit die Knoten und Verhärtungen lösen, die Ihr Wohlbefinden stören. Ich habe mit Stachelbällen, Stäben, Plastik- und echten Steinen experimentiert, ebenso wie mit vibrierenden Geräten, Türknäufen und Fensterhebern, Armlehnen, Stuhlrücken, Wänden, Schalthebeln, Hantelstangen ... Hund und Katze reiben sich doch auch bedenkenlos an allem, das aussieht, als könnte es das innere Bedürfnis nach tiefer Weichgewebe-Massage stillen!

Verwenden Sie die Hilfsmittel, um sich neu zu strukturieren, damit Ihr Körper wieder geschmeidig wird, effizienter funktioniert und weniger anfällig ist für Schmerzen.

DAS GERÄT, DAS ZU HART WAR: DIE GESCHICHTE MEINES WEICHGEWEBE-»KATERS«

Vor Jahren wollte ich einen Freund in einer Massagepraxis abholen. Da er sich verspätete, setzte ich mich ins Wartezimmer vor das Fenster. Bewusst lehnte ich mich nach hinten, um meiner Schädelbasis an dem Fensterhebel eine kleine subokzipitale »Abreibung« zu gönnen. Das machte ich 20 Minuten. Wie eine Katze, die sich an einer unerreichbaren juckenden Stelle kratzen will, massierte ich den metallenen Heber in jede Vertiefung und jeden Winkel meiner Schädelgrube, als würde ich mit einem kleinen Brecheisen meinen Kopf vom Hals nach oben verlängern wollen. Für den Moment fühlte sich das herrlich an und verkürzte natürlich auch die Wartezeit.

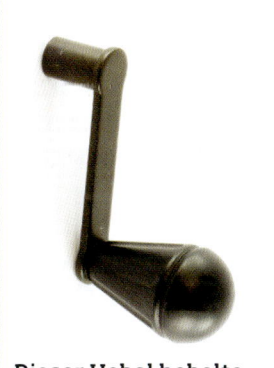

Dieser Hebel hebelte meinen Nacken aus.

Doch das musste ich noch tagelang büßen. Bereits am nächsten Morgen hatte ich eine Art Weichgewebe-Kater! Meine Schädelbasis war gereizt und berührungsempfindlich. Auch den Hals konnte ich nicht mehr strecken. Am zweiten Tag war es noch schlimmer: Das Gefühl lag irgendwo zwischen Grippe und Schleudertrauma. Äußerlich sah man keine Verletzung, doch hatte der Hebel wohl tiefer liegendes Gewebe gereizt.

Warum kommt es bei der Selbstmassage mit harten Objekten zu Schmerzen? Die Antwort lautet: Wenn die Muskelspindeln mit harten, nicht nachgebenden Geräten bearbeitet werden, können sie fast nicht abschalten. Aus diesem Grund erachte ich den Einsatz harter Bälle (Lacrosse-, Golf- oder Tennisbälle) als nicht zielführend. Darum sind die *Roll Model*-Bälle griffig und geschmeidig und sollen mit jedem Gebrauch noch weicher werden.

Es dauerte etwa eine Woche, bis der Schaden, den ich in nur wenigen Minuten anrichtete, beseitigt war. Das Ergebnis dieses Experiments vergaß ich nie!

Nicht vergessen: Weiches Gewebe will weiche Hilfsmittel.

Wer kann auf Bällen rollen?

Mit den *Roll Model*-Bällen kann jeder die weichen und harten schmerzenden Stellen in seinem Gewebe finden. Wenn Sie unsicher sind, ob Rollen das Richtige für Sie ist, fragen Sie Ihren Arzt. In mehr als 20 Jahren Arbeit auf diesem Gebiet habe ich noch keinen getroffen, der nicht wenigstens kurz den einen oder anderen Körperteil hätte rollen können. Angefangen mit 104 Jahre alten Damen, bis zu Eltern, deren Babys über die Bälle krabbelten, Olympiateilnehmern und Sportprofis und allen anderen: Jeder findet etwas für sich.

Die Erfahrungsberichte in diesem Buch erzählen von Einzelpersonen, die sich mithilfe der Bälle von akuten Verletzungen, Krankheiten und chronischen Leiden befreiten. Natürlich kann ich nicht behaupten, dass die Methode unter gleichen Voraussetzungen bei jedem funktioniert. Diese *Roll Model*s sind jedoch inspirierende Beispiele dafür, wie die Bälle helfen können.

Wann sollten Sie die Bälle einsetzen?

Es vergeht kaum ein Tag, an dem ich meine Bälle nicht benutze. Es fällt schwer, der körperlichen und geistigen Erfrischung zu widerstehen, die sie hervorrufen (so wie es schwerfällt, den dummen Witzen zu entgehen, die sie oft im Studio, in Kursen und bei Fremden auf Langstreckenflügen hervorrufen). Egal, ob Sie sich als verhärtetes Wrack körperlich, geistig oder seelisch am Boden fühlen: Die Bälle bügeln Ihr Weichgewebe wieder glatt, sodass Sie wieder an sich selbst glauben können. Im Folgenden zeige ich fünf gute Gelegenheiten, bei denen Sie täglich rollen können.

Wo rollen Sie am besten?

Das Schöne an den kleinen Bällen ist, dass man sie überall mit hinnehmen kann. Sie passen in die Handtasche wie in den Rucksack, das Handschuhfach, die Sporttasche oder die Wickeltasche. Jeder Ort kann für das Selbstfürsorge-Training genutzt werden. Wenn Sie das Umfeld dafür optimal gestalten wollen, schlage ich Folgendes vor:

- Wählen Sie einen sauberen Fußboden, eine leere Wand oder einen stabilen Stuhl. Ideal zum Rollen sind Fußböden mit glatter Oberfläche, wie Holz oder Linoleum/PVC. Sie können auch eine Yoga-Matte unterlegen.
- Dimmen Sie das Licht, damit es sie nicht blendet.
- Hören Sie sanfte Musik, die Ihre Sinne beruhigt.

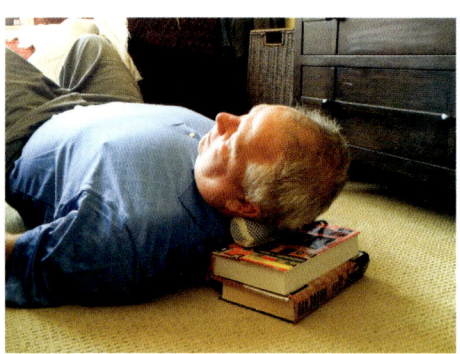

Bei Schmerzen

Die Bälle wirken schneller als Schmerztabletten. Laut einer Studie von Prof. Dr. Michael Kjaer und Prof. Dr. Albert Banes ist mechanischer Stress die stärkste Stimulation für jede Körperzelle, und mechanische Belastung wirkt schneller als ein Arzneimittel. Laut Dr. Banes reicht ungefähr 90 Sekunden konstanter Druck, um die Organellen in den Zellen anzuregen und sie zum Reagieren zu bringen. Eine Tablette braucht viel länger, bis sie sich auflöst und in den Blutkreislauf gelangt.

Die durch die Bälle initiierte Bewegung wirkt sofort auf die Dehnungs- und Schmerzrezeptoren des Körpers und steuert die Schmerzverarbeitung neu ein. Auf Seite 67 erfahren Sie mehr dazu, u. a., dass Schmerzen launisch sind. Manchmal kann man sie beseitigen, indem man direkt in die knotigen Triggerpunkte rollt, in anderen Fällen löst man das Problem, wenn man den Ball auf dem benachbarten Gewebe ansetzt oder um das schmerzende Gewebe herumrollt.

Am schnellsten reagiert der Körper auf Berührung. Nicht auf Tabletten, sondern auf Bewegung. Bewegung ist wie ein Balsam.

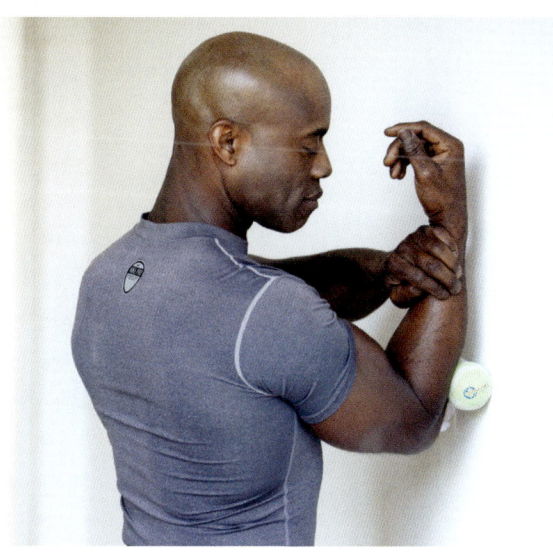

Vor dem Training

Die Ball-Sequenzen aus Kapitel 8 eignen sich gut für das Warm-up. Sie wärmen den Körper auf und machen Gelenke und Bindegewebe geschmeidig. Zugleich fördern sie die Blutzirkulation in den behandelten Zonen. Sie steigern die Körperwahrnehmung in Bereichen, die wegen schlechter Blutversorgung, chronischer Verspanntheit, alter Verletzungen oder Narbengewebe verletzungsanfällig sind. Und sie aktivieren die Propriozeptoren in Bindegewebe, Gelenken und Muskeln, welche körperliche Anstrengung bewusster werden lassen.

Nach dem Training

Die Ball-Sequenzen unterstützen den Cool-down nach dem Training. Sie helfen, die beim Workout geforderten Muskeln und Bindegewebe zu entlasten. Die Bälle lösen Knoten und Verklebungen aus Überbeanspruchung, mangelnder Belastung oder Fehlbelastung. Alle Sequenzen führen zu tiefer Entspannung, die dem Körper hilft, in die parasymphatische Phase einzutreten. Hier reguliert er herunter, um Erholung und Regeneration zu ermöglichen (mehr zu Entspannung in Kapitel 9). Viele *Roll Model*-Anhänger rollen kurz vor dem Schlafengehen, da es beruhigt.

Wenn Sie fortgeschrittener in den Workouts sind und in Körperbereiche vordringen, die bislang inaktiv oder entkräftet waren, kann ein ein bis zwei Tage andauernder Muskelkater auftreten. In dem Fall sollten Sie das Gewebe intensiv mit Eigenmassage wärmen und den Fluidfluss weiter anregen, bevor Sie mit dem Programm fortfahren. Die Schmerzempfindlichkeit kann aus Verhärtungen wegen Überbeanspruchung resultieren. Eventuell sind auch die Faszien und Muskelzellen noch im empfindlichen Regenerationsstadium. Bei sehr starkem Muskelkater sollten Sie das respektieren: Geben Sie Ihrem Körper die Zeit, sich gänzlich zu erholen.

Zur Entspannung

Das Rollen hat nicht immer nur mit Schmerzlinderung und Verbesserung der Beweglichkeit zu tun. Die *Roll Model*-Bälle legen auch den Stress-Schalter um. Verwenden Sie die Bälle immer dann, wenn Sie sich eine Auszeit gönnen wollen und seelischen oder anderen Belastungen entfliehen wollen, die Sie auf Trab halten. Lassen Sie die Bälle Erleichterung und Stille in Geist und Körper bringen. Sie werden feststellen, dass der Tag sich anders anfühlt, sobald Sie mit der Ball-Arbeit begonnen haben: Als ob Sie den inneren Reset-Knopf gedrückt hätten und einen Neustart machen (mehr zum Thema Rollen für Entspannung in Kapitel 9).

Wenn Sie unterwegs sind

Die Bälle haben die perfekte Größe als Reisebegleiter. Im Auto, im Zug oder im Flugzeug sind sie geradezu unverzichtbar. Auch im Restaurant, in Büchereien, im Theater, im Klassenzimmer und anderen öffentlichen Räumen kann man sie diskret benutzen. Sie werden sich viel besser fühlen als alle anderen um Sie herum!

WER BÄLLE HAT, KANN REISEN: SCHMERZLINDERUNG »TO GO«

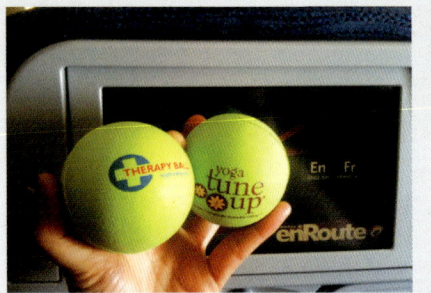

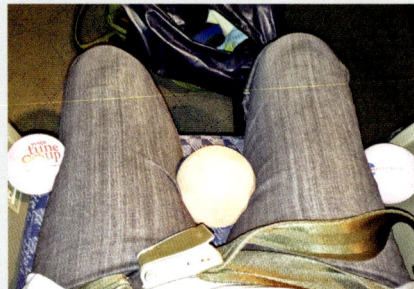

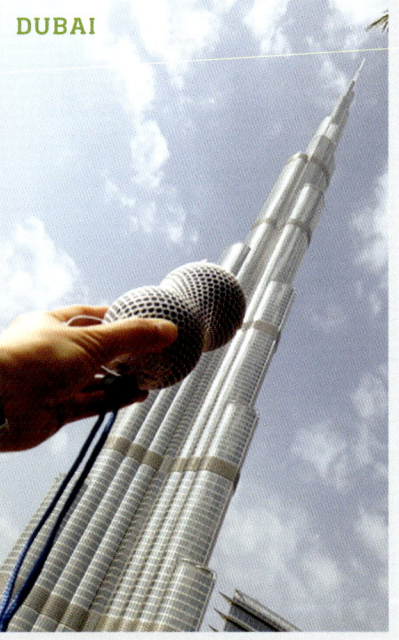

DUBAI

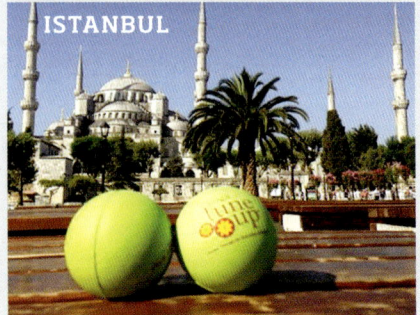

ISTANBUL

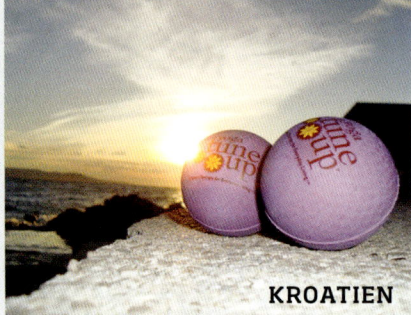

KROATIEN

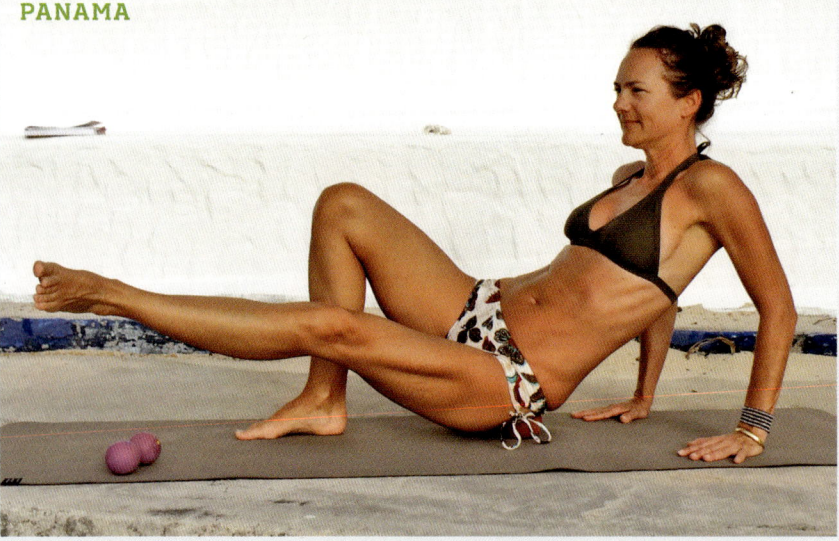

PANAMA

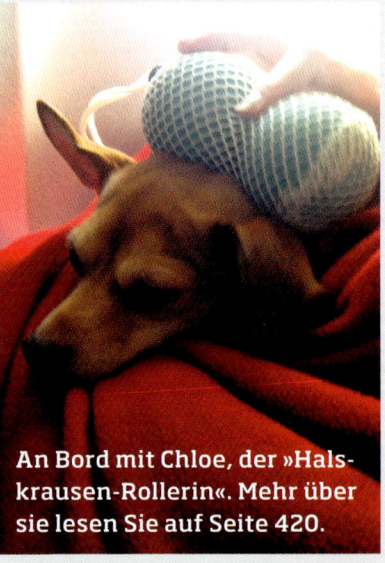

An Bord mit Chloe, der »Halskrausen-Rollerin«. Mehr über sie lesen Sie auf Seite 420.

Wie oft dürfen Sie rollen?

Ich empfehle, täglich zu rollen. Selbst wenig Ball-Arbeit ist effektiv: Eine Veränderung spürt man schon nach zwei Minuten. Wenn möglich, sollten Sie täglich 10 bis 30 Minuten für diese aktive Gesundheitsfürsorge einplanen.

Wenn Sie keine 20 Minuten am Stück üben können, versuchen Sie, die Bälle in Ihren Tagesablauf einzubauen:

1. Nehmen Sie die Bälle beim Geschirrspülen unter die Fußsohlen.

2. Setzen Sie sich beim Autofahren darauf, oder klemmen Sie die Bälle dabei hinter den Rücken.

3. Verwenden Sie in der Arbeit ein Headset, und lehnen Sie sich beim Telefonieren gegen eine Wand auf einen Ball.

4. Legen Sie sich während Ihrer Lieblings-TV-Serie auf die Bälle.

5. Schieben Sie eine Ball-Runde immer dann ein, wenn Sie irgendwo warten müssen, um Bewegung in den Körper zu bringen.

Die Bälle müssen nicht den Tagesablauf bestimmen. Bauen Sie »Roll-Nahrung« in Ihren Tag, genau wie Sie Wasser trinken, um hydriert zu bleiben. Sie werden davon profitieren.

Schmerzen: Gut und Böse unterscheiden lernen

Bevor die Bälle Ihre Sorgen wegrollen, noch ein paar Worte zum Thema Schmerzen. Bei der Ball-Arbeit werden Sie auf Körperbereiche treffen, die den Eindruck erwecken, seit Jahrzehnten auf Aufmerksamkeit gewartet zu haben. Es wird Ihnen vorkommen, als entspannten diese Körperzonen vor Freude mit wohliger Leichtigkeit. Am anderen Ende des Weichgewebe-Spektrums werden die Bälle auf Bereiche treffen, die sich wie Steine und Stacheldraht anfühlen und deutlich signalisieren: »Rollen verboten!« Das bringt uns zu der entscheidenden Frage: »Wie unterscheidet man guten von bösem Schmerz?«

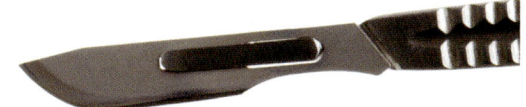

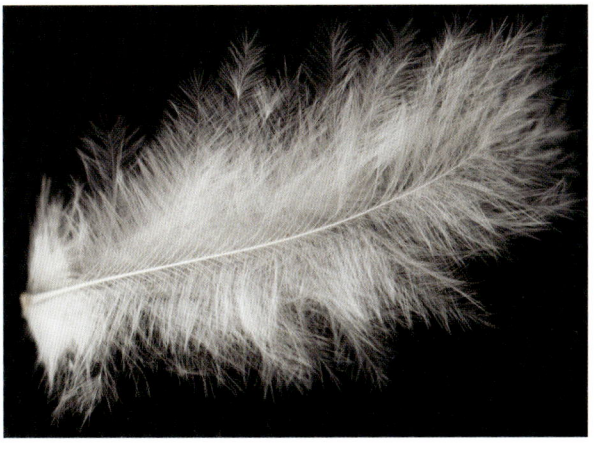

Eine Eigenschaft der Roll Model-Bälle ist, dass sie die ganze Bandbreite von Wohlgefühl bis Unbehagen verursachen können. Jeder Mensch hat eine andere Schmerzwahrnehmung. Das »O ja!« des einen ist das »Aua« des anderen. Warum das so ist, ist abhängig von vielen Faktoren. Letztendlich müssen Sie für sich entscheiden, was aushaltbar ist und was nicht. Allgemein gilt, dass Unbehagen dann gesund und therapeutisch wertvoll ist (»guter Schmerz«), wenn sich das Gewebe nach dem Rollen besser anfühlt. Fühlt es sich schlechter an, ist das Gewebe eventuell nicht gesund genug, um Selbstmassage auszuhalten. Dann sollten Sie diese Zone nicht rollen und bald einen Arzt konsultieren.

Schmerz soll darauf hinweisen, dass der Körper verletzt ist oder dabei ist, sich zu verletzen. Es ist hilfreich, sich vorzustellen, dass Schmerz eine *Empfindung* ist, die *in verschiedenen Intensitäten* auftritt. Jede davon kann beim Rollen vorkommen.

Benutzen Sie das Wort »Schmerz« nur, wenn Sie eine Aktivität deswegen abbrechen müssen. Sie werden sich sicherer fühlen und das Rollen besser durchziehen, wenn Sie das Gefühl dabei als »Empfindung« und »gesundes Unbehagen« beschreiben. Zu Ihrem eigenen Vorteil sollten Sie lernen, sich mit dem *Unbehagen wohlzufühlen*.

Es mag Jahre dauern, um dieses Unbehagen im Gewebe abzuspeichern. Ein gewisses Maß davon gehört zum Heilungsprozess, der die Schmerzen ganz beseitigt. Die Ball-Arbeit sollte zwar keine Schmerzen verursachen, doch fühlt sie sich auch nicht an, als würden Sie mit Federn gestreichelt.

Manchmal schmerzt die Ball-Arbeit

Unter Therapeuten ist es stark umstritten, ob eine Behandlung schmerzen darf oder nicht. Ich bin der Meinung, dass eine Behandlung nicht zu noch mehr Schmerzen führen darf. Allerdings müssen die durch Überlastung, Immobilität oder durch Narben verursachten Verklebungen erst Schritt für Schritt abgebaut werden, um Flüssigkeitshaushalt und Bewegungsmechanik wiederherzustellen. Das klassische Vorgehen der Medizin ist es hier, Schmerztabletten zu verschreiben, Steroide zu spritzen, die zwar Entzündungen reduzieren, jedoch nicht die Schmerzursache beseitigen, oder zu operieren. Letzteres führt oft zu zusätzlichen Belastungen angrenzender Zonen und verursacht Probleme durch Narbengewebe.

Ich befürworte eher die Methoden der manuellen Therapeuten, die Versteifungen, Fehlfunktionen und mangelnde Bewegungssteuerung im Gewebe proaktiv angehen. Das bedeutet, die Hände, Finger, Ellbogen, Zehen oder alle Arten therapeutischer Hilfsmittel einzusetzen. Und das kann oft ein wenig unangenehm sein.

Bei lange bestehenden Schmerzen palpieren erfahrene Therapeuten beim manuellen Lösen von Verklebungen in verhärtetem Gewebe, Gelenkkapseln und funktionsgestörten Bereichen immer äußerst vorsichtig. Jede der verschiedenen gestörten Schichten wird individuell behandelt. Der Prozess verursacht eine kleine, lokal begrenzte Schwellung, die jedoch hilft, die alte Stagnation

und Entzündung zu beseitigen. Diese Behandlung fühlt sich zwar rabiat an, ist aber auszuhalten.

Als ich mir kürzlich den kleinen Zeh ausgerenkt hatte, konnte ich nicht mehr richtig laufen, weil der Zeh so schmerzte, geschwollen und steif war. Ich arbeitete mit den *Roll Model*-Bällen an Füßen, Schienbeinen, Waden und Hüfte, um die limitierenden Faktoren in allen mit dem Zeh verbundenen Bereichen zu minimieren. Trotzdem schmerzte das Gelenk, das den Schlag abbekommen hatte, zu sehr, um es berühren zu können. Nach zwei Wochen konnte ich es endlich wieder etwas bewegen und ging zu meinem Active Release Technique (ART®)-Therapeuten, Dr. Christopher Tosh. Er manipulierte vorsichtig die Gelenkkapsel und schaffte es, die sich bereits bildenden Verklebungen aufzubrechen. Es war sehr schmerzhaft, doch die Schwellung ging sofort zurück, und der Zustand des Zehs verbesserte sich aufgrund dieser einen etwas unsanften Intervention rapide.

Viele empfinden das erste Rollen mit den Bällen als unangenehm, insbesondere, wenn sie weder mit therapeutischer Massage noch mit Sport Erfahrung haben oder überhaupt keinen Sport treiben. Ihr Gewebe ist empfindlich für jegliche Art von Berührung. Das bedeutet jedoch nicht unbedingt, dass Sie »bösen Schmerz« fühlen. Solches Gewebe sollte zunächst mit den Übungsvarianten behandelt werden (siehe Seite 70), um sich an die Bälle zu gewöhnen. Seien Sie hier ehrlich zu sich selbst: Wenn es für Sie neu ist, dass die Muskeln relativ zueinander bewegt und die inneren Bereiche einzelner Muskeln manipuliert werden, werden Sie anfangs wahrscheinlich spüren, wie sich Ihr Gewebe wehrt und Ihnen die Rollübungen schwerfallen. Erscheint Ihnen der Druck zu tief, variieren Sie die Übungen (siehe Seite 70). **Die Ball-Übungen dürfen keine Schmerzen verursachen. Es kann jedoch sein, dass Sie Schmerz empfinden, da die Bälle aufdecken, wo er im Körper bereits vorhanden ist.** Bei der Selbstfürsorge mit den Bällen können Sie mit diesen Werkzeugen und den hier vorgestellten Techniken experimentieren. So lernen Sie, die verschiedenen Empfindungen einzustufen, und entscheiden selbst, was gut und was böse ist.

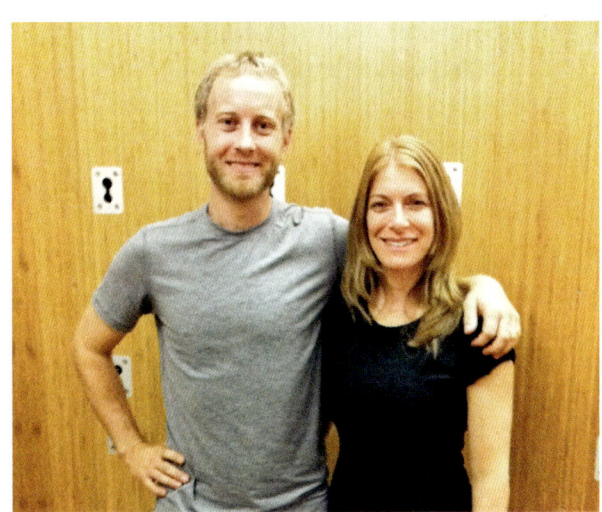

Mein Lieblings-ART®-Chiropraktiker und »Bindegewebefreund«, Dr. Christopher Tosh.

Böser Schmerz

»Böse Schmerzen« oder unerträgliches Unbehagen haben viele Gesichter. Ihr Körper sagt Ihnen, wenn das Rollen nicht in Ordnung ist und wenn Sie eine Stufe zurückschalten, ganz aufhören oder einen Arzt aufsuchen sollten. Unser Körper ist für flüssige, schmerzfreie Bewegung konzipiert. Bewegung sollte weder Schmerz noch Zucken hervorrufen. Mit dem Rollen können Sie das physiologische Potenzial Ihres Körpergewebes verbessern bzw. maximieren und seine normale, optimale Funktion wiederherstellen (siehe auch Seite 97, »Faszien: unser Schicht- und Nähtesystem«, und Seite 109, »Propriozeption: Ihre Embody-Map«). Merkmale für bösen Schmerz sind:

1. **Es schmerzt sowohl beim wie nach dem Rollen:** Das Unbehagen kann sich nach dem Rollen sogar noch verschlechtern. In dem Fall sollten Sie aufhören und einen Arzt aufsuchen.

2. **Ihr ganzer Körper verkrampft sich:** Ihre Augen sind weit aufgerissen und lassen sich nicht mehr schließen. Die Hände versteifen sich, als ob sie eine Pistole halten. Der ganze Körper verkrampft, Sie können nicht locker lassen oder die Körperstellung ändern. Diese Reaktionen des sympathischen Nervensystems zeigen an, dass der Ball zu tief eindrang oder an die falsche Stelle geriet. Versuchen Sie zuerst,

den Ball anders zu platzieren und den Druck zu verändern. Falls Ihr Körper genauso wie zuvor reagiert, ist ein Arztbesuch angeraten.

3. **Sie können nicht mehr atmen:** Die Atmung ist plötzlich blockiert, Sie können weder ein- noch ausatmen. In dem Fall variieren Sie die Übung oder brechen Sie sie ab. Die Atmung funktioniert als Sicherheitsdetektor und ist eng mit dem Nervensystem verbunden. Nicht mehr atmen zu können ist ein Indikator dafür, dass Sie sich nicht länger in der Sicherheitszone befinden und bösen Schmerz erleben.

4. **Sie haben Nervenschmerzen:** entweder ein »elektrisches« Kribbeln oder ein Taubheitsgefühl. Da die Bälle ständig auf Nerven rollen, stimulieren sie unweigerlich kleine Nervenendigungen. Und das ist eine gute Sache. Allerdings sollten Sie tiefen Druck direkt auf die großen Nerven vermeiden (siehe die Tabuzonen auf Seite 72/73). Wenn sich die Bälle zu diesen Nerven vorarbeiten, können sie irritierende Hitze- oder Kältegefühle hervorrufen bzw. können ganze Gewebezonen taub werden. Dann sollten Sie in diesem Bereich nicht rollen. Probieren Sie, den Ball etwas höher, tiefer oder seitlich von der Stelle zu rollen. (Lesen Sie hierzu ab Seite 116 die Geschichte über Eric Johnson.)

5. **Blaue Flecken treten auf:** Dringen die Bälle zu tief ins Gewebe, können blaue Flecken entstehen. Rollen Sie hier erst wieder, wenn die Flecken abgeheilt sind. Auch ein verletzungsbedingtes Hämatom sollten Sie aussparen, rollen Sie nur auf dem umliegenden Bereich.

6. **Extremer Muskelkater am nächsten Tag:** Muskelkater ist wie unsichtbare Hämatome. Falls Sie es mit dem Rollen übertrieben haben, kann es sein, dass Sie länger berührungsempfindlich sind. Haben Sie schon einmal nach Monaten Pause zu hart trainiert und litten danach tagelang an Muskelkater? Das Ball-Rollen kann man genauso übertreiben. Rollen Sie besonders empfindliche Zonen nicht so tief und lang, und lassen Sie diese Bereiche auch mal einige Tage aus.

7. **Sie spüren Emotionen, die sich in Schreien oder Weinen vor Schmerzen äußern können:** Ich möchte vorausschicken, dass Emotionen per se keine »bösen Schmerzen« sind. Emotionen können ein Hinweis darauf sein, psychische Themen mit professioneller Hilfe anzugehen. Emotionen deuten immer auf einen gewissen Grad des Loslassens. Sie variieren jeweils in ihrer Intensität; manche sind hilfreich und wirken kathartisch, andere weisen darauf hin, dass man sich Hilfe holen sollte. Beim Rollen kommt es häufig zu Emotionen: Oft weint oder lacht man oder wird ohne erkennbaren Grund zornig. Diese sanfteren Gefühlsregungen signalisieren, dass die mit der Gewebeverhärtung oder -blockade verbundenen Emotionen verarbeitet werden. Sie können auch dazu beitragen, eine neue Sichtweise auf vergangene oder aktuelle Probleme zu entwickeln. Wenn Sie dabei weiterhin gut atmen und präsent bleiben können, gehören diese Emotionen zum »aushaltbaren Unwohlsein«. »Unerträgliches Unwohlsein« empfinden Sie bei Emotionen, die Angst und Kontrollverlust hervorrufen. In dem Fall empfehle ich, sich professionelle Unterstützung zu holen (mehr dazu in Kapitel 10).

Bei »bösen Schmerzen« sollten Sie die

Übungen variieren:

1. Verringern Sie den Druck, bis Sie entspannen können.

2. Den Ball nach oben, unten oder seitlich zu der Stelle versetzen, bis der Schmerz nicht mehr zu spüren ist.

3. Die Bälle an die Wand legen: Sie arbeiten nur mit dem Körpergewicht, nicht mit der Schwerkraft. Verändern Sie den Druck auf den Ball.

4. Wer lieber im Liegen arbeitet statt im Stehen an der Wand, platziert den Ball auf einem Sofa oder Bett, sodass er etwas einsinkt.

5. Mit einem größeren Ball in dem Körperbereich arbeiten, bis hin zum Coregeous, falls die festeren Gummibälle zu viel Druck ausüben.

6. Zwei Bälle (eventuell im Beutel) anstelle eines Balls einsetzen. Ein Ball intensiviert und verdichtet das Rollgefühl; zwei Bälle verteilen es und verringern die Drucktiefe.

7. Mit Skin Rolling oder Schertechnik nur an der Oberfläche arbeiten.

8. Anspannen/entspannen, bis eine Änderung eintritt oder keine Änderung mehr wahrnehmbar ist.

ROLLEN BEI VERLETZUNGEN

Wenn es um die Definition von »Schmerzen«, »Verletzung«, »Sicherheit« etc. geht, spielen viele Variablen mit. Bei akuten Verletzungen sollten Sie zum Arzt gehen. Schmerz ist jedoch skalierbar und subjektiv: Das geschwollene Knie des einen ist für den anderen so unerträglich, dass er oder sie Krücken braucht. Sie ganz allein können Ihren Körper und dessen Empfindungen umfassend wahrnehmen. Nur Sie selbst kennen Ihr Verhältnis zum Schmerz. Lernen Sie, auf Ihren Körper zu hören.

Trotz all dieser Warnungen kann es durchaus sein, dass Sie auf verletzten, aber nicht mehr behandlungsbedürftigen Bereichen rollen können. Der Rest des Körpers adaptiert sich an die Verletzung und kompensiert sie. Oft wird das Gewebe darüber steif, blockiert und fühlt sich unangenehm an, da es den Part von etwas übernimmt, das gerade nicht gut arbeitet. Wenden Sie *Roll Model*-Techniken an, um dieses Gewebe zu beruhigen und die Umgebung bei der Heilung zu unterstützen.

Achten Sie auf Ihren Atem. Dies kann ein exzellentes Maß dafür sein, wie aushaltbar der Druck des Balls ist. Falls Sie nicht voll einatmen können, arbeiten Sie zu tief und sollten entlasten. Mehr zu Atemtechnik erfahren Sie in Kapitel 7.

Guter Schmerz

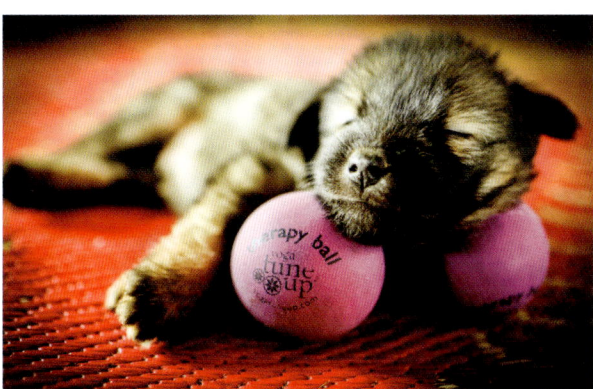

Rollen wir auf die andere Seite des Schmerzspektrums. Statt von »gutem Schmerz« spreche ich jetzt besser von »aushaltbarem Unbehagen«. Dieses Gefühl bringt eine Reihe guter Eigenschaften mit sich, die ich unten auflliste. Ihr Empfinden dafür, welches Unbehagen auszuhalten ist, wird sich mit der Zeit wahrscheinlich ändern. Je mehr das Rollen in die regelmäßige Selbstfürsorge integriert wird, desto ausgeglichener wird das Gewebe, und aus dem Unbehagen wird ein *angenehmes Wohlgefühl*. Es kann sogar sein, dass Sie sich so an Schmerz und Unbehagen gewöhnt haben, dass Sie eines Tages beim Rollen denken, die Bälle funktionierten nicht mehr, weil die Schmerzen ausbleiben. Die gute Nachricht ist: *Es muss nicht schmerzen, um zu funktionieren!*

Gesundes Gewebe piekst nicht zurück, wenn man hineinpiekst. Die Bälle stimulieren gesundes wie geschädigtes Gewebe gleichermaßen. Nur das »kranke« Gewebe meldet sich, wenn die Bälle tief innen arbeiten. Es braucht Hilfe, um gelöst zu werden und seine Umgebung auszubalancieren. Gesundes Gewebe gibt kein Feedback in Form von Schmerzen, da seine Fasern und Flüssigkeiten elastisch, gut genährt sind und optimal funktionieren. Machen Sie sich mit den Signalen für gute Schmerzen/aushaltbares Unbehagen/angenehmes Wohlgefühl vertraut.

Bei konditioniertem Gewebe mit gesundem Flüssigkeits- und Nährstoffgleichgewicht rollen die Bälle widerstandslos. Allein Ihre Vorstellungskraft kann sie ausbremsen.

Daran erkennen Sie, dass Unbehagen zu den »guten Schmerzen« gehört und den Heilungsprozess im Gewebe anregt:

1. Die behandelten Bereiche fühlen sich an, als atmeten sie innerlich auf. Sie erscheinen physisch leichter und sind nicht länger durch Schmerzen eingeschränkt.
2. In den gerollten Zonen breitet sich eine sanfte Wärme aus, wie von einer Wärmflasche.
3. Die Bereiche sind besser beweglich.
4. Im maximalen Bewegungsradius der gerollten Zonen schmerzt es weniger.
5. Im gesamten Körper sind weniger Schmerzen wahrnehmbar.
6. Sie fühlen sich entspannt. Ihre Stimmung hat sich von besorgt oder gestresst zu gelassen und ruhig geändert.
7. Sie fühlen sich insgesamt wohl, emotional erleichtert und positiv gestimmt, was vor dem Rollen nicht der Fall war.
8. Sie fühlen sich seelisch gereinigt, können somatischen Stress, Traumata, Kummer oder lang zurückgehaltene Ängste lösen und lockern, die sich als Schmerzen und Stresszustände im Körper manifestiert hatten.
9. Die Atmung hat sich verändert: Der ganze Körper scheint besser und tiefer atmen zu können.
10. Die Anspannung im ganzen Körper lässt nach.
11. Es ist spürbar, dass vormals gestresstes Gewebe jetzt entspannt ist.
12. Sie nehmen die behandelten Gewebebereiche besser und bewusster wahr (mehr zur EmbodyMap ab Seite 109).

VORSICHT: TABUZONEN!

Die *Roll Model*-Bälle sind kein Ersatz für ärztliche Gesundheitsfürsorge. Bei Fragen zu Verletzungen oder Krankheiten sollten Sie vor Benutzung der Bälle den Arzt befragen. Ich kann keinen rechtlichen Anspruch darauf erheben, dass die *Roll Model*-Methode ein »Heilmittel« oder ein »Heilverfahren« ist. Bitte arbeiten Sie mit Ihrem gesunden Menschenverstand. Vor diesem Hintergrund hier einige Richtlinien:

1. Rollen Sie nicht auf akuten Verletzungen. Das kann diese verstärken. Bei *richtigem Einsatz* sind die Bälle effektiv für die Rehabilitation.

2. Verwenden Sie die Bälle nie auf Hämatomen, offenen Hautverletzungen oder Knochenbrüchen.

3. Oberflächliches Haut-Rollen (Skin Rolling) oder der Einsatz des Coregeous-Balls ohne starke Druckausübung ist immer möglich. Vermeiden Sie jedoch tiefen Druck auf die unten gezeigten Körperbereiche.

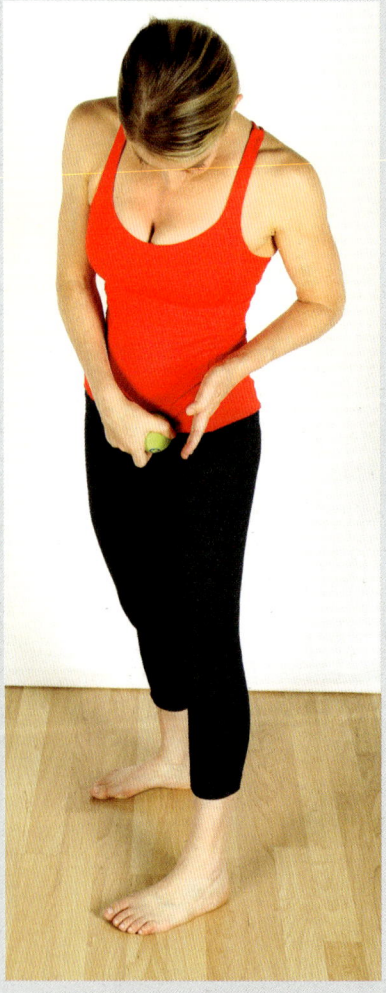

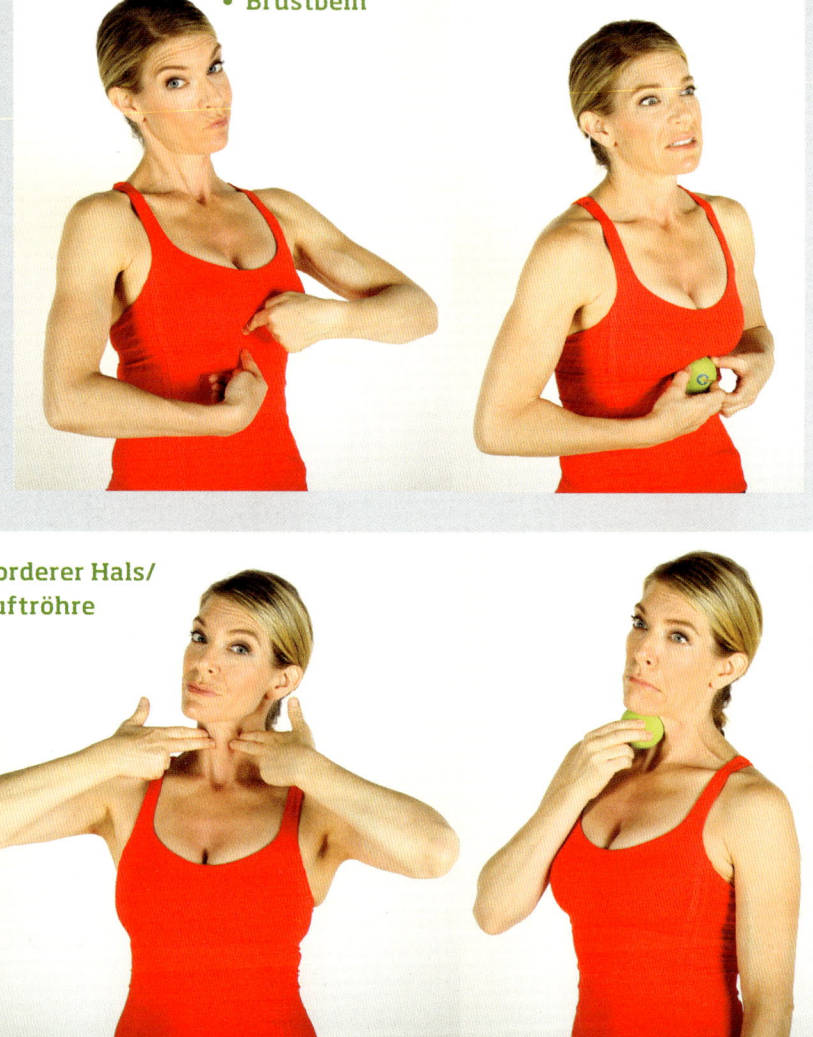

• **Brustbein**

• **Vorderer Hals/ Luftröhre**

• **Leistenbänder.** Manche Menschen ertragen hier konstanten Druck, doch von der quer arbeitenden CrossFiber-Technik wird abgeraten, außer Sie sind Mediziner.

• **Knochennahe Bereiche bei Personen mit Osteoporose.** Ball-Arbeit mit geringem Druck an der Wand oder dem aufblasbaren Coregeous-Ball kann ausprobiert werden.

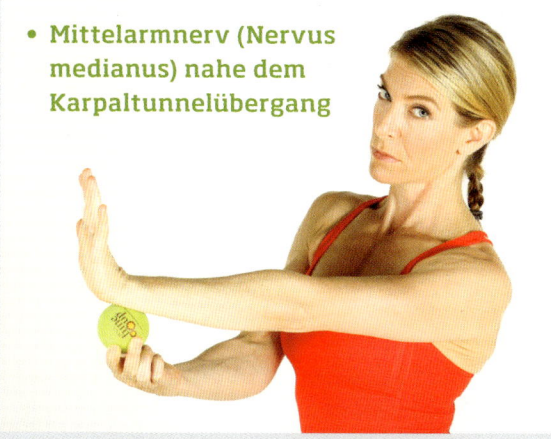

- **Mittelarmnerv (Nervus medianus) nahe dem Karpaltunnelübergang**

- **Mittelarmnerv am Karpaltunnel:** Vermeiden Sie tiefen Druck mit dem Ball am Handgelenk und Unterarm, bei gestrecktem Handgelenk.

- **Das Steißbein** ist das Ende der Wirbelsäule. Es bricht leicht; vermeiden Sie starken direkten Druck mit dem Ball.

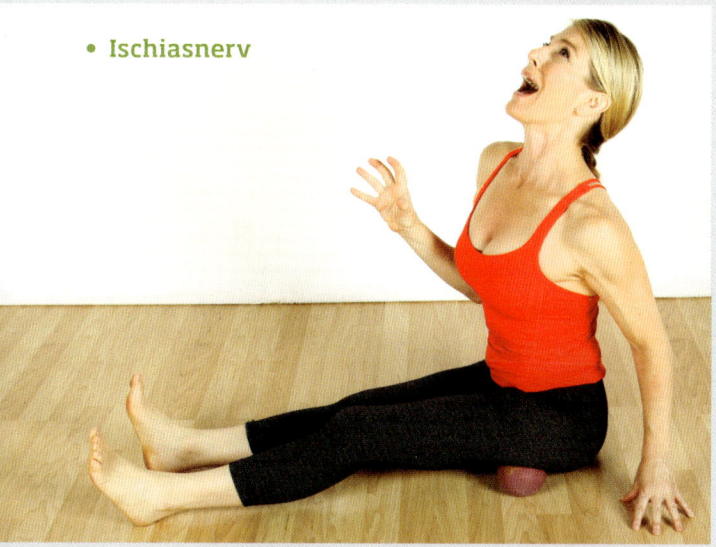

- **Ischiasnerv**

- **Der Ischiasnerv liegt in den hinteren Oberschenkelmuskeln.** Diese können bei gebeugtem Knie im Sitzen auf einer Bank oder einem Hocker behandelt werden. Dann haben der Nerv und die umgebende Myofaszie genug Spiel. Rollen Sie nicht im Sitzen am Boden mit gestreckten Beinen mit einem Ball unter dem Oberschenkel. Er würde versuchen, das Gewebe aufzubrechen, und in die Verlängerung des Nervs zielen. Ich rolle diese Muskulatur gerne auf Flügen.

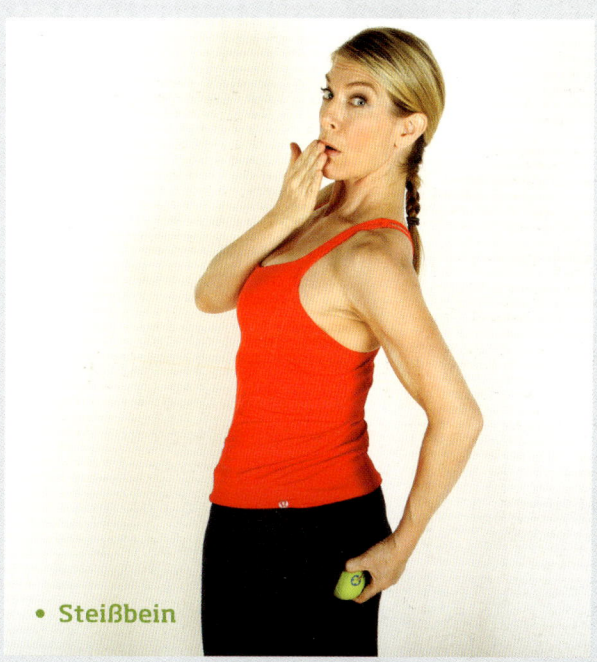

- **Steißbein**

Schwangere sollten vor dem Arbeiten mit den *Roll Model*-Bällen den Arzt konsultieren. Wie bei allen anderen Sport- oder Bewegungsarten gilt auch hier, dass das Ball-Rollen ohne Probleme möglich sein sollte, wenn es bereits vor der Schwangerschaft praktiziert wurde. Hier einige allgemeine Kontraindikationen bei Schwangerschaft:

- Vermeiden Sie Umkehrhaltungen, bei denen das Herz höher als der Kopf positioniert ist, außer Sie haben das bereits vor und während der Schwangerschaft gemacht.

- Gegen Ende des zweiten und während des gesamten dritten Schwangerschaftstrimesters sollten Sie Positionen in Bauchlage meiden, damit der Bauch keinen unangenehmen Druck erfährt. Lehnen Sie sich lieber gegen die Wand.

- Gegen Ende des zweiten und während des gesamten dritten Schwangerschaftstrimesters sollten Sie die Übungen in Rückenlage, in Seitlage oder gegen eine Wand gelehnt durchführen, um anhaltenden intraabdominalen Druck auf Hohlvene und Aorta zu vermeiden.*

Das letzte Wort: Das perfekte Heilmittel für jeden gibt es nicht. Heilung hängt allein von Ihnen ab, Ihrem Körper und Ihrem Verhältnis zu Schmerzen. Seien Sie achtsam: Nehmen Sie die Signale des Körpers und Ihre Gefühle wahr. *Im Zweifel nicht rollen!*

* Mehr zu Rollen in der Schwangerschaft in meinem Webinar: www. creativelive.com/courses/healthy-pregnancy-healthy-baby-jill-miller.

Früher Lupus, heute stark: Mein Weg von Selbstmedikation zu Selbstfürsorge

Jennifer Lovely, 39
Pilates- und Yoga-Lehrerin
Orange County, Kalifornien

»Ich bin ein Mensch mit unglaublicher Schmerztoleranz«, erzählt die 39-jährige Yoga- und Pilates-Lehrerin Jennifer Lovely aus Orange County in Kalifornien. »Das kommt daher, dass ich gelernt habe, nichts zu fühlen.« Jennifer wurde im Alter von fünf Jahren von ihrer Mutter verlassen und wuchs beim alkoholkranken Vater und der Stiefmutter auf. Sie zog häufig um, wechselte die Schule, wurde von ihrem Stiefbruder belästigt und wusste ihre ganze Kinder- und Jugendzeit nicht, was Sicherheit ist. Jennifer lebte in einer ständigen Stress- und Angstsituation, verursacht von den Personen, die sie beschützen sollten. »Wir waren eine dieser Familien, bei denen nach außen hin alles in Ordnung erscheint. Sie war Lehrerin, er hatte ein kleines Unternehmen. Doch mein Vater rannte durchs Haus, beschimpfte uns wüst, trommelte sich gegen die Brust und verlangte brüllend nach Respekt«, sagt Jennifer. Einen Monat vor ihrem Highschool-Abschluss warf ihr Vater sie aus dem Haus, und ein Jahr später heiratete sie einen elf Jahre älteren Mann. Sie hatten zwei Kinder, doch auch in der acht Jahre langen Ehe hörten die Probleme und Streitigkeiten nicht auf. »Ich ahnte nicht, dass ich eigentlich meinen Vater geheiratet hatte«, sagt sie ironisch.

Mit Anfang 20 – Jennifer hatte einen Sohn und war mit dem zweiten schwanger – hatte sie zum ersten Mal starke Schmerzen in den Ellbogen, fühlte sich andauernd unwohl und dementsprechend erschöpft. Nach der Geburt ihres Kindes ergab ein Bluttest, dass sie an Lupus litt. Röntgenaufnahmen zeigten eine massive Gelenkentzündung, die für ihre Schmerzen mitverantwortlich war. Lupus erythematodes ist eine chronisch verlaufende Autoimmunerkrankung. Das Immunsystem ist fehlreguliert und richtet sich nicht nur gegen schädliche Eindringlinge von außen, sondern auch gegen das körpereigene gesunde Gewebe. Es attackiert gesunde Haut, Gelenke und Organe, was im ganzen Körper Entzündungen verursacht. Die amerikanische Lupus-Stiftung spricht von einer »grausamen, unvorhersehbaren und verheerenden Erkrankung«. Im Rückblick erkennt Jennifer, dass sie bereits zehn Jahre vor der Diagnose erkrankt war. Nach einer schweren Windpockenerkrankung mit 14 litt sie an Fieber und Entzündungen in Nase und Mund, die sich in den stressigsten Phasen ihrer sehr belastenden Kindheit verschärften.

Jennifer erhielt das gegen Entzündungen übliche Glukokortikoid Prednison sowie das Antimalariamittel Plaquenil, im Versuch, ihre überaktive Immunabwehr zu unterdrücken. Sie erinnert sich, dass ihr Arzt ganz nebenbei bemerkte, dass sie auch einen Augenarzt aufsuchen sollte, da eine Erblindung drohe, wenn der Lupus die Augen angriff: »Doch ich war jung und dumm und verstand die Tragweite des Ganzen nicht wirklich.« Die Medikamente schlugen nicht an, und sie litt weiter an Schüben von Muskel- und Gelenkschmerzen, Entzündungen in Mund und Nase und Haarausfall. Die Schmerzen kamen wahllos, in den Ohrläppchen, Knien oder Ellbogen, als ob sie mit einem Messer gestochen würde. »Mein Körper fühlte sich an, als wollte er von innen nach außen explodieren. Es war immer so unangenehm unter der Haut.«

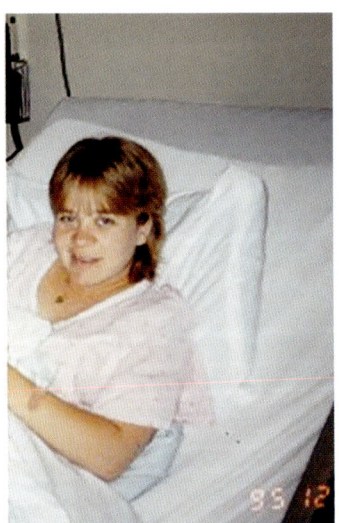

Mit 23, bei der Geburt ihres zweiten Sohnes, wurde bei Jennifer Lupus erythematodes diagnostiziert.

Da die erste Medikation keine Wirkung zeigte, ergänzte der Rheumatologe die Liste um Methotrexat, ein Antikrebsmedikament, das Jennifer einmal wöchentlich ins Gesäß injizierte. Auch dieses Mittel linderte ihre Symptome nicht, verursachte jedoch fast einen totalen Haarausfall, machte Jennifer benommen, ließ ihre Gelenke anschwellen und bereitete Magenschmerzen. Die ohnehin unglückliche Ehe wurde durch die Krankheit noch mehr belastet, und ein paar Monate nach der Diagnose beschloss Jennifer, den Ehemann mit den beiden Kindern zu verlassen.

Da Jennifer wegen der Kinder mehrere Jahre lang zu Hause geblieben war, musste sie jetzt Arbeit und ein neues Zuhause finden (ihr Exmann behielt das Haus und zahlte keinen Kindesunterhalt). Gleichzeitig kämpfte sie mit ihrer Krankheit und zog die Kinder auf. Heute kann sie es kaum glauben, dass sie all diese Jahre allein durchstand. Schließlich fand sie Arbeit beim YMCA. Hier arbeitete sie heilpädagogisch mit Kindern, wobei sie von ihrer Highschool-Zeit profitierte, in der sie das Paralympics-Leichtathletikteam mitbetreut hatte. Das Methotrexat setzte sie nach einem Jahr ab, nahm jedoch die beiden anderen Medikamente weiter und behandelte sich selbst mit Alkohol, um die Schmerzen und den Stress zu lindern. Schlussendlich verstärkte das nur die Symptome. Jennifer fand nie die richtige Medikamentenkombination, um die Schmerzen auszuschalten, war gleichzeitig jedoch psychisch davon abhängig und süchtig nach ihrem Schmerzbild. »Ich wurde ein Opfer dieser Drogen – die Geschichte, die mir im Kopf saß, war, dass ich Lupus habe und deswegen Medikamente brauchte. Sie halfen mir da durch, obwohl sie eigentlich gar nichts bewirkten. Nach einer Weile begann ich, mich so sehr mit der Krankheit zu identifizieren, dass ich selbst zum Lupus wurde und nicht mehr länger Jennifer war.«

Sie erfuhr viel Zuspruch und Unterstützung von Freunden, doch gleichzeitig geriet ihr wahrer Charakter – ihre innere Stärke, die ihr half, ihre Kindheit zu überleben und aus der schlechten Ehe auszubrechen – in Konflikt mit ihrer Rolle als Opfer der Krankheit. Hin und wieder wurde sie daran erinnert. »Ein Freund brachte mir einen Behindertenausweis für das Auto, aber das schien mir total abartig. In der Highschool hatte ich im Schulteam

Fußball gespielt und mit unserer Mannschaft die Welt bereist. Und jetzt sollte ich behindert sein? Unmöglich!«, sagt sie.

Da sie nicht krankenversichert war, erwies sich die Gesundheitsfürsorge für Jennifer als finanzielle Herausforderung. Wie für viele andere Nichtversicherte war die Notaufnahme oft die einzige Lösung bei plötzlichen Schmerzschüben. Die Krankenhausärzte verabreichten Prednison und Morphium gegen die Schmerzen und entließen sie wieder. Befreundete Arzthelferinnen und Krankenschwestern konnten sie mit Pharmaproben versorgen, doch waren auch das nur Medikamente. Durch die vielen Gifte in ihrem Körper wurden Jennifers Augen gelb. »Ich fühlte mich immer kaputt und benebelt und konnte nicht mehr klar denken«, sagt sie. Für die Nacht nahm sie prophylaktisch Paracetamol, überzeugt davon, dass sie Schmerzen haben würde, und schlief immer auf einem Heizkissen, um den schmerzenden Körper zu beruhigen.

Trotz ihres Kampfes hatte Jennifer ihr Leben im Griff: Sie fand einen guten Job in der Automobilindustrie. Ihre Krankheit plagte sie jedoch weiter; die Gelenke schwollen bisweilen so an, dass sie kaum noch laufen konnte. Mit fast 30 empfahl eine Freundin ihr einen Akupunkteur. In der ersten Sitzung setzte er in über zwei Stunden mehr als 200 Nadeln. Sie ging zweimal wöchentlich zu ihm und war erstaunt, wie ihr Körper reagierte und wie die Arbeit ihr Immunsystem beruhigte. Alternativmedizinische Behandlung war für die alleinerziehende Mutter zwar teuer, doch Jennifer wusste, dass sie dies für sich selbst tun musste. Es war der erste Ansatz, der ihre Symptome positiv beeinflusste.

Gleichzeitig beschloss Jennifer, Pilates-Lehrerin zu werden. Pilates lag ihr, da es ihre Muskeln dehnte und den Schmerz reduzierte. Sie achtete auf ihre Ernährung, verzichtete auf Gluten, trank mehr Wasser und begann mit einer Hydrocolon-Therapie. Es war eine Zeit großer Selbsterfahrung. Jennifer lernte, dass sie sich auch ohne Medikamente um ihren Körper kümmern und so Symptome lindern konnte. Sie teilte ihrem Arzt mit, dass sie fortan auf die offensichtlich nicht wirkenden Präparate verzichten wollte und dass Eigenbehandlungstechniken wie Akupunktur und Pilates Erleichterung brachten. Der Arzt war zwar skeptisch, aber er respektierte ihre Wünsche, und nach drei Monaten waren alle Medikamente ausschleichend abgesetzt. Dies war ein wichtiger Schritt für Jennifer: Sie baute das Verhältnis zu sich selbst und zu ihrem Körper wieder auf, anstatt dessen Botschaften mit Medikamenten und Wein zu betäuben.

Yoga war die natürliche Fortsetzung von Jennifers neuem Weg. 2010 traf sie die Yoga Tune Up-Lehrerin Elissa Strutton bei einem Ausbildertraining. Jennifer erkannte sofort, dass sie in die Yoga Tune Up-Methode tiefer einsteigen musste, und bat Elissa um Privatstunden mit den Therapiebällen. Das passierte ungefähr zu der Zeit, als sie die Medikamente absetzte. Als Elissa die Bälle auf Jennifers verhärteten Kapuzenmuskel und Rautenmuskel aufsetzte, erlebte sie komplette emotionale Entspannung, eine Welle aufgestauter Gefühle und gleichzeitig eine Stärke dafür, dass sie selbst ihrem schmerzenden Körper echte Erleichterung verschaffen konnte. »Ich erinnere mich heute noch an das Gefühl, als ich das erste Mal auf diesen wunderbaren Bällen lag. Es fühlte sich wie die reine innere Entspannung an. Die Bälle flossen in meine Schmerzregionen, und ich verspürte auf der Stelle Erleichterung.«

Jennifer wusste, dass die Roll Model-Bälle etwas Besonderes waren, und begann, damit zu experimentieren. Dabei stellte sie fest, dass Schmerzen, insbesondere in den Unterarmen oder auf den Oberschenkeln, nach ein paar Minuten verschwanden, wenn sie die Bälle direkt auf die Schmerzpunkte legte. »Ich weiß nicht, wie ich das erklären soll: Es ist, als ob ich den Schmerz in den Ball schicke, und er saugt ihn auf.« Verglichen mit den Erfolgen ihrer anderen Selbstheilungsmaßnahmen, hatte nichts den Schmerz so schnell genommen wie die Bälle. Bei der Erinnerung daran ist Jennifer noch heute gerührt: Als sie erkannte, dass sie sich, ganz ohne Medikamente und Alkohol, um sich selbst kümmern und für sich sorgen konnte.

Sie liebt die unterschiedlich großen Therapiebälle, die sich in die verschiedenen Nischen und Höhlungen ihres Körpers einschmiegen. Insbesondere der Coregeous-Ball hat es ihr angetan: »Als ich den Ball zum ersten Mal spürte, musste ich weinen. Nie zuvor hatte ich diesen Druck auf meinem Bauch gefühlt, ich fühlte mich plötzlich so verletz-

lich.« Heute nimmt Jennifer den Ball sogar mit ins Bett, um ihn unter den Rücken, Hals, Magen oder die Hüften zu schieben, falls sie nachts aufwacht und irgendein Ziepen verspürt (anstatt wie früher zu Paracetamol zu greifen). »Mein neuer Ehemann ist nicht so begeistert davon, das Bett mit einem Ball zu teilen, doch für mich war das lebensverändernd!«, lacht sie.

Jennifer gewann so viel ihrer alten Energie und Vitalität wieder, dass sie heute mit ihren beiden Söhnen herumtollt und in einem Erwachsenenteam auch wieder selbst Fußball spielt. Mit ihrem Mann reist sie einmal im Jahr nach Europa. Ihre Lebensfreude ist zurückgekehrt, und dafür ist sie dankbar. »Wenn Sie mir mit 22 gesagt hätten, dass ich ein eigenes Geschäft haben werde, viele Freunde, die mir helfen, einschließlich einem wunderbaren neuen Mann, und dass ich um die Welt reise, hätte ich Sie für verrückt erklärt«, sagt Jennifer. Über viele Jahre bot das Leben nicht viel Freude, doch heute fühlt Jennifer, dass sie wieder voll zu leben begonnen hat und ihr Leben voller Potenzial steckt. Es tauchen zwar immer wieder Herausforderungen auf, und sie ist auch noch

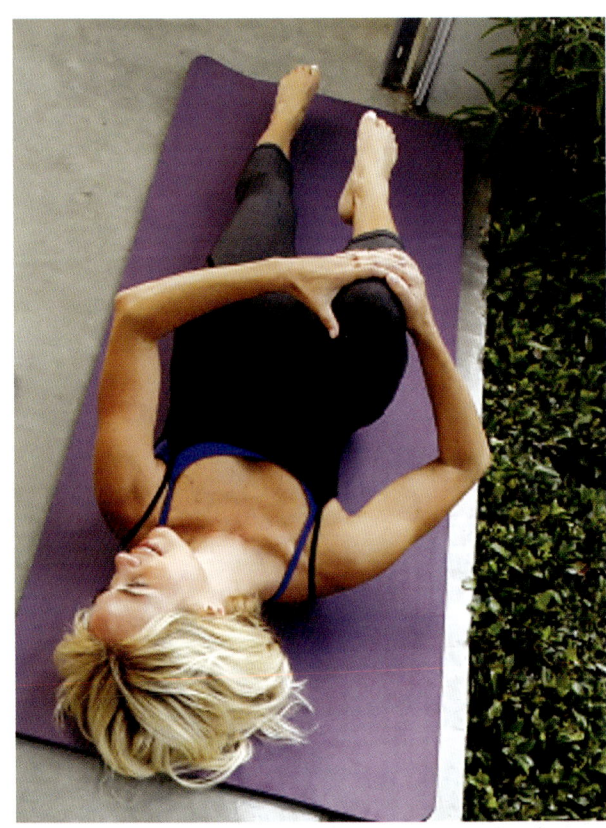

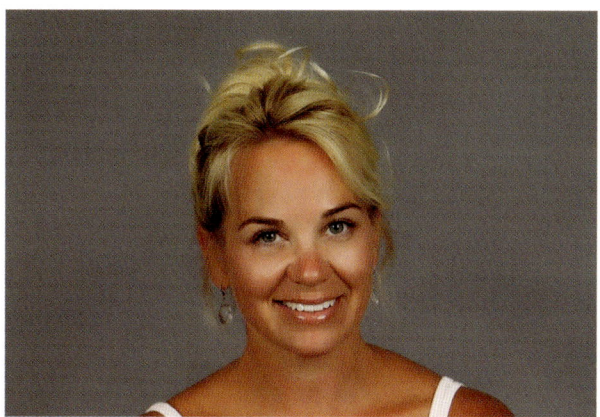

nicht gänzlich symptomfrei. Doch die Kraft, die ihr die Roll Model-Methode gibt, steigert auch ihr Interesse und ihre Aufmerksamkeit für die Auslöser und nimmt ihr die Angst davor.

Wenn sie heute eine empfindliche Stelle entdeckt, experimentiert sie mit den verschiedenen Bällen, um herauszufinden, was hilft. Sie lässt Gefühle zu, statt innerlich auf Distanz zu gehen, wie sie es als Kind gelernt hat. Dabei arbeitet sie mit unterschiedlichen Platzierungen und verschieden tiefem Druck der Bälle, um Körpersinn und Eigenwahrnehmung zu erhöhen. »Ich habe die Kontrolle wieder. Wenn Schmerzen kommen, reibe und drehe und rolle ich auf den kleinen oder großen Teilen, und sie verschwinden auf Nimmerwiedersehen!«

Jennifer lässt weiterhin alle sechs Monate ihr Blut beim Rheumatologen untersuchen, »und jedes Mal sagt er: ›Jenn, Sie haben diesen Schmetterlingsausschlag, und Ihre Gelenke sind geschwollen‹, und ich sage: ›Ich weiß.‹ Er verschreibt Plaquenil und Prednison und meint, ich solle das für den Rest meines Lebens nehmen.« Jennifer hat ihre Bälle überall dabei. »Letztes Mal gab ich ihm die Bälle, als er wieder mit den Medikamenten anfing, und sagte nur: ›Ich nehme lieber die hier und freue mich, sie Ihnen zeigen zu können, denn sie sind es, die mir helfen.‹« Der Arzt schüttelte enttäuscht den Kopf, nannte sie eine unkooperative Patientin und wollte sie in sechs Monaten wiedersehen. Jennifer lächelte nur, im Vertrauen auf die Ergebnisse, die sie erzielt hatte, und auf ihre eigene Stärke und Genesung.

2012 schloss Jennifer die Ausbildung zur zertifizierten Therapieball-Trainerin ab, zu der ihre eigene Erfahrung sie angeregt hatte. Sie vermittelt ihren Schülern, dass Training und Bewegung nicht dazu da sind, die äußere Erscheinung zu verändern, sondern dabei helfen, besser zu leben; die emotionalen oder physischen Schmerzen zu überwinden, die uns daran hindern, das Beste aus unserem Leben zu machen. Stolz erzählt sie: »Ich habe heute mehrere Kunden mit Lupus, und ich liebe es, ihnen von meiner Geschichte und den Roll Model-Bällen zu erzählen. Ich finde es großartig, wie sie auch deren Leben verändern.«

Jennifer beschränkt sich nicht darauf, ihre Pilates-Gruppen zu unterrichten. Während einer Flugreise hörte sie, wie eine junge Frau über Nackenschmerzen klagte. Jennifer gab ihr ein Paar Therapiebälle und riet ihr: »Probieren Sie diese!«

Vor ein paar Monaten musste Jennifer infolge einer Schnittwunde an der Hand zur Ergotherapie. Dank ihrer Selbstfürsorge mit den Therapiebällen erholte sie sich weitaus schneller, als die Therapeuten das erwartet hatten. Sie waren so beeindruckt von ihrer körperlichen Verfassung, bedingt durch die Weichgewebe-Konditionierung mit den Bällen, dass sie Jennifer einluden, ihnen die Roll Model-Methode zu vermitteln. Neben anderen Moves wird sie ihnen auch die kosten- und zeitsparenden Übungen zeigen, mit denen sie die Bindegewebsverhärtungen in ihrer Hand löst.

Für alle, die in einer Abwärtsspirale chronischer Schmerzen, Arzneimittel und immer weniger Wirkung gefangen sind, ist Jennifer ein Beispiel für ein Leben in Erneuerung, Regeneration und »Ballance«.

> Ich habe die Kontrolle wieder. Wenn Schmerzen kommen, reibe und drehe und rolle ich auf den kleinen oder großen Teilen, und sie verschwinden auf Nimmerwiedersehen! «

– Jennifer Lovely

3 Körperhaltung, Schmerz, Leistung: Für sich selbst sorgen

... und anfangen zu rollen

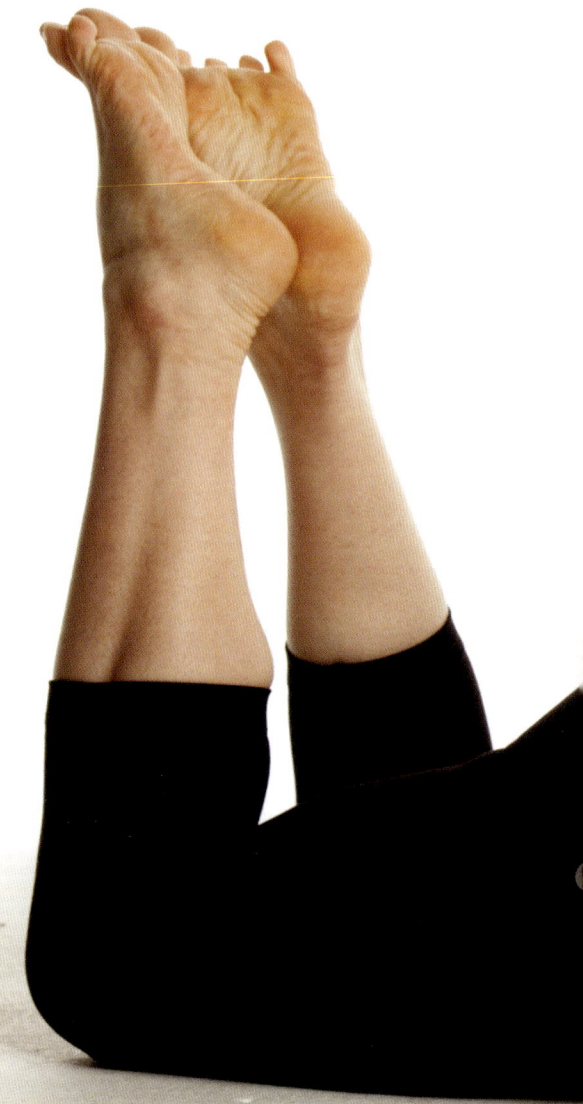

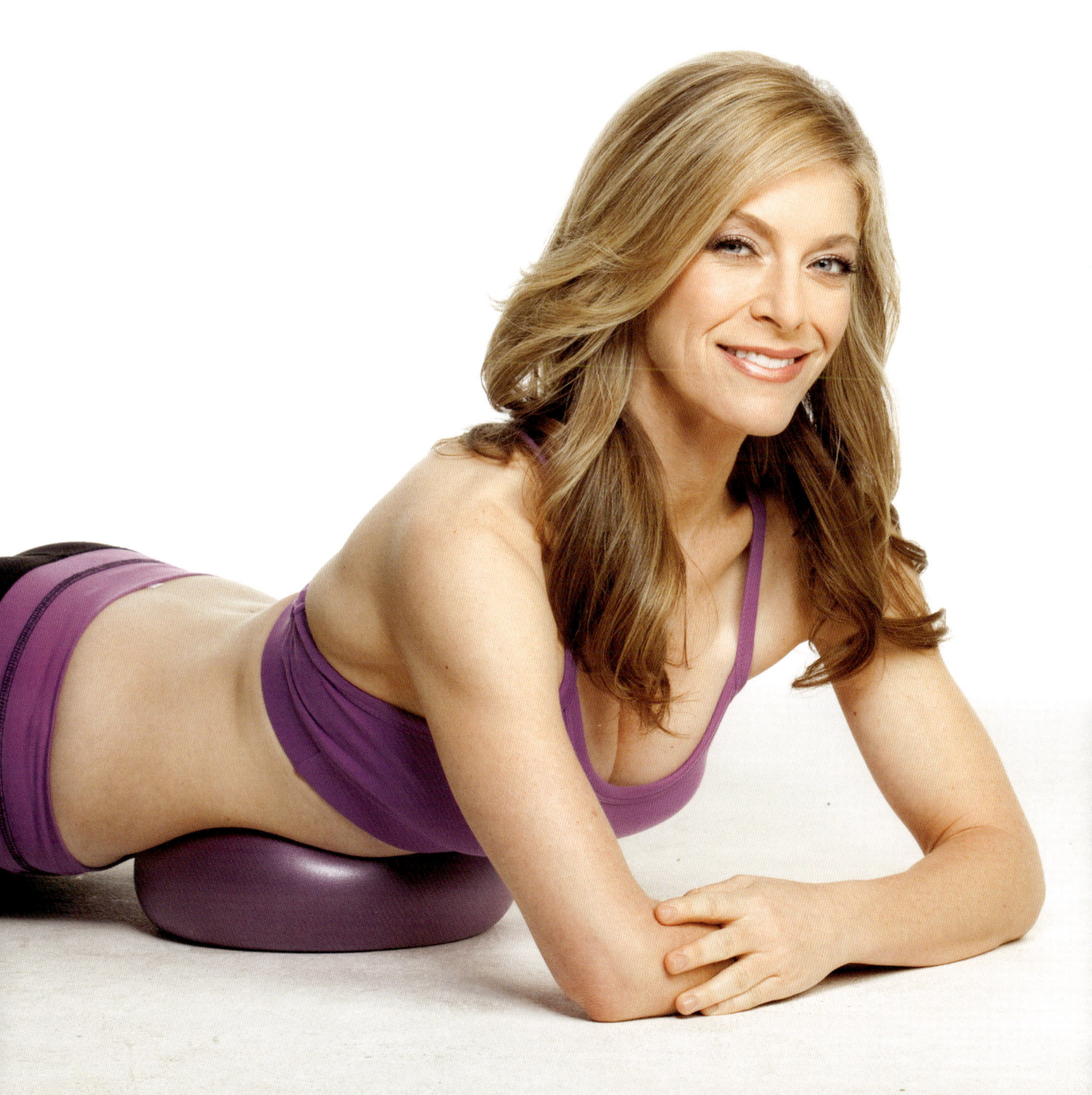

Erkrankungen des Muskel- und Bewegungsapparats sind die sich zurzeit weltweit am schnellsten ausbreitenden Leiden.*

Dieses Buch will dieser Tendenz entgegenwirken, indem es Sie mit Ihrem Körper, seiner Beschaffenheit, seinen Spannungszuständen und seiner Behandlung vertraut macht. Sie werden lernen, die Therapiebälle einzusetzen, um innere Verklebungen und Blockaden zu »entwirren« und zu lösen. Letztendlich kommen Sie dadurch wieder in *korrekte Körperhaltungen*.

»Position« kommt vom lateinischen »ponere« und bedeutet so viel wie »Stellung/ Haltung«. Achten Sie darauf, dass Ihre *Position* Sie nicht *indisponiert*!

Vor der Ball-Arbeit müssen Sie Ihre Haltung analysieren. Sie hat Auswirkungen auf alles, was Sie in Ihrem Leben tun: wie Sie gehen, stehen und Sport treiben. Bewegung ist Medizin und, korrekt dosiert, verbessert sie Ihre Lebensqualität.

Schlechte Körperhaltung über eine längere Zeit kann böse Folgen haben wie Schmerzen, Deformitäten, Operationen und Medikamente. Sie müssen Ihre Haltung unter die Lupe nehmen, um die Körperausrichtung zu verbessern. Es spricht nichts gegen Körpertraining, Gesäßstraffung und Bauchmuskeltraining, doch wenn die Körperhaltung dabei nicht optimal ist, werden die Strukturen, die man verbessern will, eher geschädigt. Gewebe arbeitet am besten, wenn man auf korrekte Körperhaltung achtet.

Der Muskel- und Bewegungsapparat passt sich an die Anforderungen an. So werden Muskeln unterschiedlich gekräftigt, geschwächt, verhärtet und gedehnt. Leider führen viele Gewohnheiten zur Degeneration der Wirbelsäule, zu Bandscheibenvorfällen, Leistenbrüchen, Meniskusrissen, Stressfrakturen in der Hüfte und, und, und. Viele Schreibtischarbeiter zahlen die Rechnung für acht bis zehn Stunden krummen Sitzens vor dem Bildschirm. Diese vermeidbaren muskuloskeletalen Leiden schmerzen nicht nur uns, sondern auch unsere Geldbeutel, unser Gesundheitssystem und unsere Wirtschaft.

* Näheres dazu auf Seite 82

Sie wollen das Steuer für ein schmerzfreies Leben selbst in die Hand nehmen, unabhängig von Ärzten, Diagnosen und Medikamenten. Dieses Buch möchte Ihnen dabei helfen. Ich zeige Ihnen, wie Sie mit den *Roll Model*-Bällen arbeiten, und Sie achten darauf, Ihre Körperhaltung zu optimieren und die mit den Bällen gewonnenen Möglichkeiten in Ihr Leben zu integrieren. Das funktioniert nur, wenn Sie Ihre alten Körpergewohnheiten, die den Schmerz verursachen, ablegen. Mit der Wahl dieses Buches haben Sie bereits gezeigt, dass Sie sich selbst wichtig genug sind, um achtsam mit Ihrem Körper umzugehen.

Im eigenen Körper überleben

Der Körper ist ein brillantes, autarkes System. Wie auch immer er entstanden sein mag, sicher ist: Er ist mit der höchsten Form von Intelligenz ausgestattet, die man sich vorstellen kann. Bislang gibt es keine Maschine, welche die Regenerationsfähigkeit des Körpers oder die mentale, emotionale oder spirituelle Fähigkeit des menschlichen Organismus kopieren kann. Die meisten Körperfunktionen laufen automatisch - autonom bzw. selbstregulierend - ab. Sie lassen uns leben, fühlen und reagieren. Der Großteil der täglichen Zellerneuerung und -reparatur findet statt, ohne dass Sie etwas dafür tun müssen. Natürlich belastet es den Körper zusätzlich, wenn man einen Schreibtischjob hat oder den natürlichen Stand aufgibt, um vor dem Computer zu sitzen, Auto zu fahren oder im Fernsehsessel Nachrichten zu sehen. Doch selbst dann, außerhalb der bewussten Wahrnehmung, sterben Zellen und erneuern sich in Windeseile.

Der Körper überlebt, ohne dass wir uns groß darum kümmern, denn *Überleben* ist seine einzige Aufgabe. Selbst wenn wir ihn wochenlang mit Chips und Diätlimo füllen, kommt er damit zurecht. Irgendwann wird er uns allerdings deutlich machen, dass wir etwas ändern müssen.

Zum Beispiel entwickeln wir vielleicht »aus dem Nichts« einen Heißhunger nach faser- und wasserreicher Wassermelone, um das entstandene Nährwertdefizit zu korrigieren. Ist das nicht ausreichend, werden die Symptome schwerwiegender, im Versuch des Körpers, unsere Aufmerksamkeit zu bekommen. Bei extremem Schlafmangel schläft der Körper irgendwann einfach ein oder verursacht einen Unfall, sodass für Erholung keine andere Wahl bleibt, als zu schlafen. Unser Körper ist ein erstaunlicher Organismus, der uns anleitet, wenn wir denn auf ihn hören.

Dies erscheint zunächst wie ein esoterisches New-Age-Konzept. Es begründet sich jedoch in der Wissenschaft der körpereigenen Wahrnehmung (mehr zu Propriozeption in Kapitel 4). Schlechte Angewohnheiten trüben oft die Fähigkeit, sich selbst von innen nach außen zu hören, zu fühlen und zu sehen. Doch diese blinden, tauben oder gefühllosen Flecken müssen nicht ohne Licht, Ton oder Empfindsamkeit bleiben, denn man kann sie vermitteln und trainieren.

Dieses Buch ist eine Art Überlebenshandbuch. Es ist eine Anleitung dafür, die Fähigkeit zu verbessern, auf die Signale des Körpers zu hören und ihm neue Wege für ein schmerzfreies Leben zu zeigen. Die *Roll Model*-Werkzeuge helfen, sich der Stellen bewusst zu werden, an denen *bekannte und unbekannte Schmerzen* anhaften. Die griffigen Gummibälle lokalisieren blinde Flecken, indem sie Überbeanspruchung, mangelnde Bewegung, Missbrauch und durcheinandergeratene Strukturen im Gewebe aufzeigen.

Schmerzen hängen oft mit der Fixierung des Körpers auf dessen »alltägliche« Körperhaltung zusammen. Im Gewebe laufen intrazellulär sehr viele wohltuende Prozesse ab, doch bei einer effizienten Haltung scheitert der Körper immer wieder. Wenn Sie sich umschauen, können Sie unzählige Haltungsanpassungen entdecken, die unseren Körper beeinflussen. Wenn der Körper so gut im Überleben ist, sollte er für die Aufrechterhaltung seiner Struktur nicht bessere Strategien

haben? Warum haben wir so viele Leiden? Warum steigt die Zahl der Knie-, Hüft- und Schulter-OPs?

Die Weltgesundheitsorganisation WHO hat festgestellt, dass Erkrankungen des Bewegungs- und Muskelapparats das weltweit am schnellsten wachsende Leiden und der zweithäufigste Grund für Behinderungen ist.* Osteoarthritis, Rheuma, Osteoporose, Knochenbrüche und Nackenschmerzen scheinen heute zum Altern dazuzugehören. Diese Erkrankungen sind alle nicht ansteckend. Doch wer sie hat, weiß, wie hoch der Preis ist, den Körper, Geist, Seele und Geldbeutel bezahlen.

* *The Lancet,* Global Burden of Disease: Studie 2010, veröffentlicht am 13. Dezember 2012 auf www.thelancet.com/themed/global-burden-of-disease

DIE ZAHLEN AUF EINEN BLICK: STATISTIKEN UND FAKTEN ZU SCHMERZEN UND MUSKULOSKELETALEN ERKRANKUNGEN

The Lancet, eine der ältesten medizinischen Fachzeitschriften, veröffentlichte in der Ausgabe vom 13.12.2012 eine Studie von 2010 (Global Burden of Disease). Darin wird deutlich, dass Erkrankungen des Muskel- und Bewegungsapparats die weltweit am schnellsten wachsende Krankheitsgruppe sind. Dazu gehören:

- Gelenkerkrankungen wie Osteoarthrose und rheumatoide Arthritis
- Rücken- und Nackenschmerzen
- Osteoporose und Frakturen aufgrund von Knochenbrüchigkeit
- Weichgewebe-Rheumatismus
- Verletzungen durch Sport und am Arbeitsplatz
- Traumata durch Verkehrsunfälle

Diese Zustände verursachen Schmerzen, behindern körperlich und führen zum Verlust der persönlichen und wirtschaftlichen Unabhängigkeit. Millionen Menschen jeden Alters, aller Kulturen und Länder sind betroffen. Hier die aktuellen weltweiten Schätzungen:

- Rückenschmerzen: 632 Millionen
- Nackenschmerzen: 332 Millionen
- Kniearthrose: 251 Millionen
- Andere muskuloskeletale Beschwerden: 561 Millionen

Diese Zahlen weisen auf einen Krieg gegen unsere Körper, den wir selbst verursacht haben. Wir werden belagert: Es ist an der Zeit, unsere beste Selbstverteidigung auszuspielen. *Ran an die Bälle!*

Die bittere Wahrheit über die moderne Körperhaltung

Eines der größten Probleme unseres modernen Lebens ist die »Kurzsichtigkeit«. Wir suchen nicht länger den Horizont nach Essen und Beute ab, unsere Bildschirme stehen wenige Zentimeter vor den Augen. Wir starren stundenlang durch elektrisches Licht, für gewöhnlich im Sitzen, und lassen dabei den Bewegungsradius unserer Wirbelsäule und unseres Nackens verkümmern, da die Muskeln in ihrer Stellung auf die Mattscheibe fixiert sind. Das Internet erweitert unseren Zugriff auf die Welt, verkleinert aber unsere körperliche Präsenz in ihr. Das Technologiezeitalter ermöglicht es, dass wir großteils ohne Körpereinsatz zurechtkommen. Passiv empfangen wir nonstop datenbasierte »Beute«. Auf unserer Suche nach Komfort, Bequemlichkeit und Echtzeit behindern wir uns mehr und mehr selbst.

Der moderne »Fortschritt« unterstützt ein Leben in *unbeweglicher Reaktivität*, nicht in *engagierter Proaktivität*. Unsere Vorfahren mussten aktiv Nahrung suchen, Unterkünfte bauen und immer auf dem Sprung sein. Heute ist fast alles per Knopfdruck oder Mausklick erhältlich. Wir stagnieren in unserem Körper, und diese Passivität verursacht uns Schmerzen.

Noch dazu verbringen wir die meiste Zeit im Sitzen. Diese Belastung fördert Alterung und Degeneration zusätzlich. Der Körper ist für Bewegung konstruiert; durch längeres Sitzen schalten die selbstregulierenden Stoffwechselprozesse in den Schongang. Neuere Studien behaupten, dass Sitzen das »neue Rauchen«* ist, und weisen auf den Anstieg tödlicher Krankheiten hin, die durch mangelnde Bewegung verursacht werden. Dazu gehören u.a. Herz-Kreislauf-Erkrankungen, bestimmte Krebsarten, Diabetes, Depressionen und natürlich Probleme des Bewegungsapparats.

Auch wie wir sitzen und das Verharren in ein und derselben Sitzposition treiben die Abnutzung im Körper voran. Unsere Haltung kann uns nützen oder schaden.

Sie finden sich vielleicht im Dunkeln zu Hause zurecht, doch wissen Sie auch, wie Sie im Moment sitzen? Nehmen Sie sich dafür einen Moment Zeit.

1. **Hängt der Kopf nach vorne, vor dem Brustkorb?**

2. **Hängen die Schultern nach vorne?**

3. **Ist der untere Rücken zum »C« gekrümmt und »zusammengefallen«?**

4. **Sind die Beine überkreuzt?**

5. **Atmen Sie flach oder tief in den ganzen Rumpf hinein?**

Was man nicht sieht, kann sehr wohl verletzen. Die Haltung ist jedoch eines der Dinge, das sich am leichtesten korrigieren lässt, und zwar umgehend, jetzt sofort und auf der Stelle.

* Selene Yeager, »Sitzen ist das neue Rauchen«, in: Runner's World, 9/2014

WARUM HALTEN SICH SO VIELE MENSCHEN NICHT KORREKT?

Der Körper macht es sich gerne leicht. Es ist nicht einfach, sich der Schwerkraft zu widersetzen. Eine aufrechte Körperhaltung beizubehalten verlangt Bewusstsein und Kraft, insbesondere im Sitzen und beim Wiederholen der immer gleichen Bewegung. Ironischerweise sucht der Mensch bei Gesundheit und Fitness stets nach der schnellen Lösung. Den Kopf über den Rippen, die Rippen über dem Becken, das Becken über den Knien und die Knie über den Füßen zu positionieren und diese nach vorne zeigen zu lassen ist tatsächlich die schnellste Lösung, um es langfristig gut im Körper auszuhalten. Das geht schneller, als ein paar Ibuprofen zu schlucken ... und kostet nichts! Dazu eine Dosis richtiges Atmen (siehe Kapitel 7): der beste Start für die Innen-nach-außen-Erneuerung Ihres Adams- bzw. Evakostüms!

Was genau ist eine gute (korrekte) Haltung?

In korrekter Haltung richtet sich der Körper gegenüber der Schwerkraft so effizient aus, dass all seine physiologischen und strukturellen Systeme möglichst wenig belastet werden. Beim Begriff »Haltung« denkt man klassischerweise an eine statische, statuenhafte Position. Weit gefehlt! Tatsächlich ist Haltung von Natur aus dynamisch. Sie zu steuern verlangt eine ständige Interaktion zwischen dem sich bewegenden Körper und dem, was man mit dem Körper macht. In der Bewegung korrekt ausgerichtet zu sein ist ein herausfordernder Balanceakt.* Der Körper muss in jeder Einzelbewegung die richtige Pose einnehmen, um die Reibung in den Gelenken zu minimieren. Aktiv sein, wie beim Gehen, Bücken, Gewichtheben, Laufen, Radfahren oder Yoga, sollte Sie nicht aus der »guten« Haltung bringen.

* Meine Tanzausbildung an der Northwestern University machte mich mit den Methoden von Moshe Feldenkrais bekannt, dem Bewegungsgenie und Begründer der Feldenkrais-Methode. Seine Analyse der menschlichen Bewegung und Körperausrichtung ist eine wertvolle Quelle.

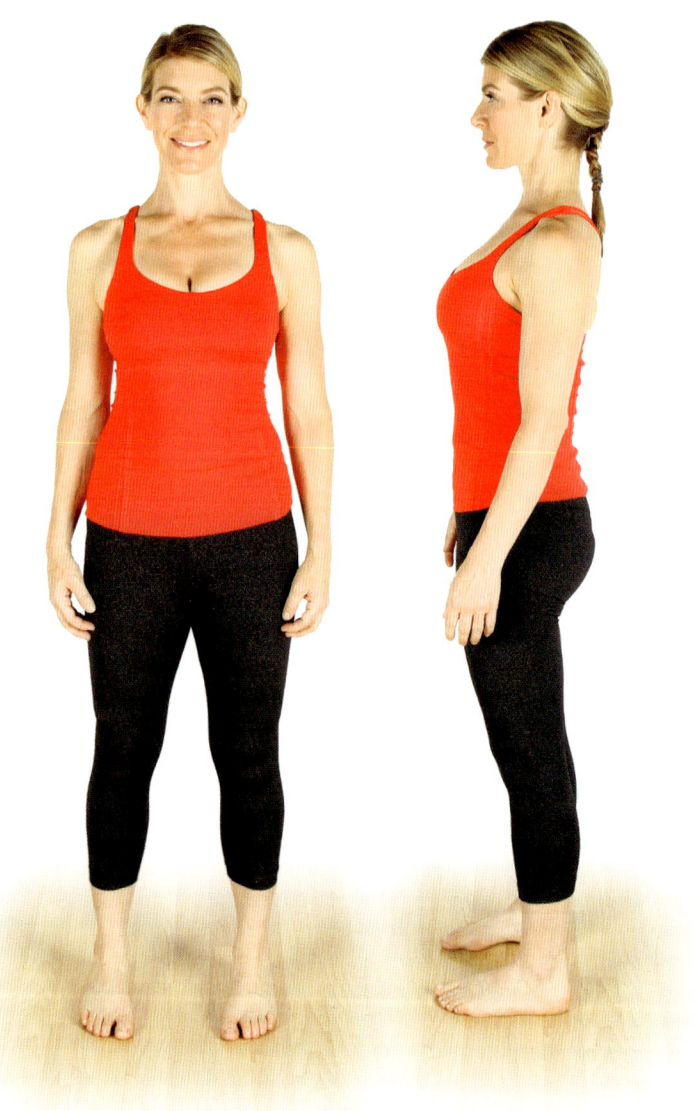

Im Stand

Eine gute Haltung im Stand sieht so aus:

1. Die Füße stehen etwa 25 bis 30 Zentimeter auseinander (hüftbreit). Die Zehen zeigen nach vorne, wie auf Skiern. Sie würden niemals mit nach außen zeigenden Skispitzen Ski fahren, das würde alle Knochen und das Weichgewebe oberhalb der Füße schädigen.

2. Die Hüfte steht über den Sprunggelenken. Das Gewicht ist gleichmäßig verteilt. Beide Hüftknochen sind gleich belastet. Das Gewicht ist über beiden Füßen ganz gleichmäßig ausbalanciert.

3. Dazu, falls nötig, die Gesäßmuskeln etwas aktivieren, um das Becken parallel zum Brustkorb zu stabilisieren. Dies unterstützt zusätzlich das gerade Stehen und verhindert, dass das Becken nach vorne oder hinten kippt. Wie viel Spannung die Gesäßmuskeln halten müssen, hängt ab von den Gewohnheiten des Körpers, seiner Spannung und seinen Schwachstellen. Das Becken, oft als Schüssel beschrieben, ist in der Hüft- und großen Gesäßmuskulatur eingebettet. Seine geschwungene Form (die tatsäch-

lich mehr einem Trichter als einer Schüssel ähnelt) macht es durchlässig. Das Kreuzbein, der starke Knochen auf der Beckenrückseite, ist der Sockel der gesamten Wirbelsäule.

4. Rumpfmuskeln aktivieren, sodass der Brustkorb direkt über dem Beckentrichter ausgerichtet ist. Wie viel Stabilisierungsspannung dazu nötig ist, hängt von der Muskelkraft ab und davon, ob die Muskeln es gewohnt sind, die Körperposition zu halten. Der obere Beckenrand passt hervorragend zum unteren Brustkorbrand, der wie ein knochiges Periskop geformt und idealerweise darunter positioniert ist. Stellen Sie sich vor, dass dieses Sehrohr ein helles Licht nach unten in den knochigen Trichter wirft. Wenn der Brustkorb nach vorne schiebt, zur Seite schwingt oder nach hinten kippt, leidet die Körperausrichtung. Die Verwindungen der Wirbelsäule, die sich ergeben, wenn Becken und Brustkorb nicht »Schlüssel« und »Schloss« sind, kann man sehen und fühlen (die Ausrichtung Becken-Brustkorb ist entscheidend dafür, die grundlegenden Körpergewebe der Atmung für ihre reflexive Funktion zu koordinieren. Die Auf-und-Ab-Bewegung des Zwerchfells hilft,

den Beckenboden gesund und natürlich gespannt zu halten. Schiebt sich der Brustkorb von der Zentralachse weg, bekommt der Weichgewebe-Hohlraum, der den Knochenhohlraum füllt, Verdrehungen, Triggerpunkte und Verspannungen, und die Rückenwirbel in dem Körperbereich werden ungünstig belastet.*

5. Schädel und Gehirn direkt über dem Herz positionieren. Das Kinn dafür etwas nach unten ziehen, als würde man leicht nicken, und den Hinterkopf gegen eine imaginäre Kopfstütze drücken, um die Halswirbel etwas zu unterstützen. Das platziert den äußeren Gehörgang (Meatus acusticus externus) direkt über Schultern und Becken.

6. Die Schultern direkt unter die Ohren platzieren. Man neigt dazu, sie nach vorne fallen zu lassen oder nach oben zu ziehen, da fast alle Tätigkeiten des Lebens dies erfordern. Um dieser Tendenz entgegenzuwirken, die Muskeln des oberen Rückens und die Schultern nach unten und leicht nach hinten ziehen.

* Siehe *Werde ein geschmeidiger Leopard,* von Kelly Starrett und Glen Cordoza (riva, 2014), mit hervorragenden Beschreibungen von Midline-Stabilisierung und Körpermechanik.

DIE WELLENFORM

Die Wirbelsäule hat eine S-Form, die sie zu einer eleganten, natürlichen Welle mit zwei Wölbungen nach außen und zwei nach innen macht. Unterer Rücken und Nacken haben die Auswärtskurven, Kreuzbein und Brustkorb die Einwärtskurven. Für eine effiziente Haltung im Stand balanciert der Schädel über dem Herzen, das über dem Becken liegt, welches wiederum hinter den Füßen schwebt. Die Wellenform sollte den ganzen Tag gehalten werden, was relativ viel Spannung (oder »Achtsamkeit«) erfordert. Je mehr diese korrekte Form gelingt, desto besser gewöhnt sich der Körper daran und wird bald mit Leichtigkeit selbst »dafür geradestehen«. Anfangs muss man unbedingt vermeiden, nach vorne zu fallen oder nach hinten zu kippen, da dies den Körper grundlegend aus der Balance bringt.

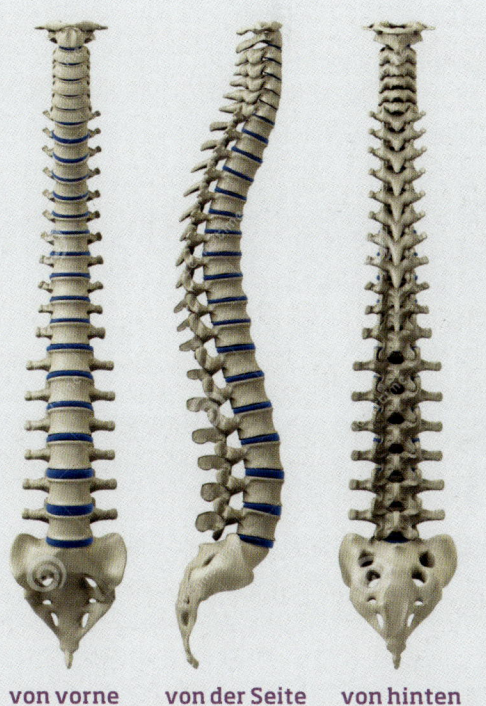

von vorne   von der Seite   von hinten

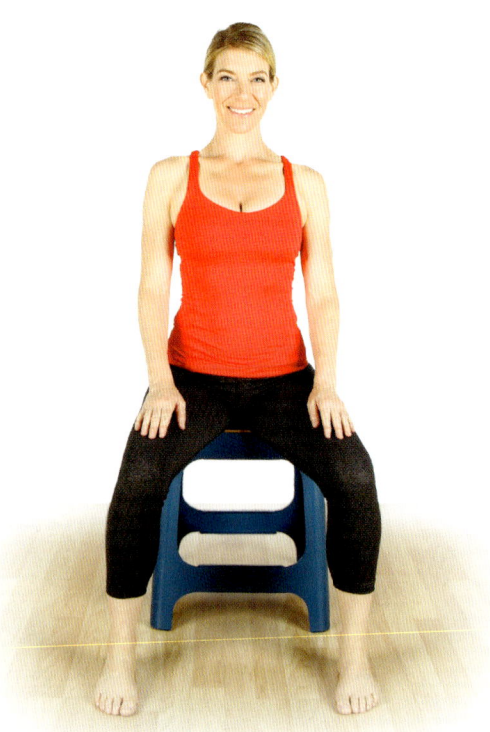
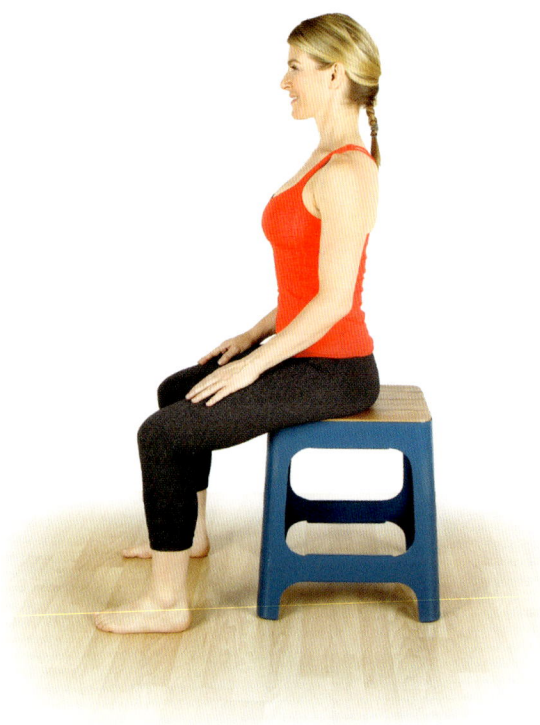

Im Sitzen

Weiche Couch, Autositz oder Flugzeugsessel: Für das Becken ist es schwer, sich zu positionieren, wenn die Sitzoberfläche es nach vorne oder hinten kippt oder den Körper wie in Treibsand nach unten zieht. Um ein Gefühl für die richtige Beckenposition im Sitzen zu bekommen, setzt man sich auf einen Holzstuhl oder eine Bank. Eine gute Sitzhaltung sieht so aus:

1. Die beiden Knochenvorsprünge am unteren Beckenrand (Sitzbeinhöcker oder Tubera ischiadicae) haben Kontakt mit der Sitzfläche.

2. Die Knie stehen ein paar Zentimeter breiter als die Hüftgelenke, um das Becken zusätzlich passiv zu stabilisieren. Die Zehen weisen nach vorne, die Füße stehen flach am Boden.

3. Die Rumpfmuskeln sind so angespannt, dass sie den Brustkorb direkt über dem Beckentrichter halten. Die dafür benötigte Stabilisierungsspannung ist wahrscheinlich viel größer als im Stehen. (Den Stabilisierungsmuskeln der Körpermitte fällt diese Aufgabe im Sitzen viel schwerer, weswegen Sitzen den Körper auch so ermüdet. Diese Muskeln wach zu halten braucht sehr viel Energie.)

4. Augen und Kopf sind gerade nach vorne gerichtet.

5. Die Schultern befinden sich direkt unter den Ohren. Dafür die rückwärtige Schulter- und obere Rückenmuskulatur aktivieren, um die Schultern nach unten und leicht nach hinten zu ziehen.

FAULER PO

Sobald man sitzt, gehen die Gesäßmuskeln in die volle Streckung. Damit verlieren sie ihre Effektivität für die Stabilisierung der Beckenposition. Sie gehen schlafen, da sie nicht gefordert sind, den Körper gegen die Schwerkraft zu halten. Das schwächt die Grundstütze des Körpers. Die Rumpfmuskeln, insbesondere die im Rücken, müssen dreifache Arbeit leisten, um den Körper aufrecht zu halten. Daher fangen die meisten von uns bereits nach ein paar Minuten an, im Sitzen hin und her zu rutschen, um die hart arbeitenden, ermüdeten Rumpfmuskeln auf andere Weise stabil zu halten.

Die versteckten Kosten schlechter Haltung

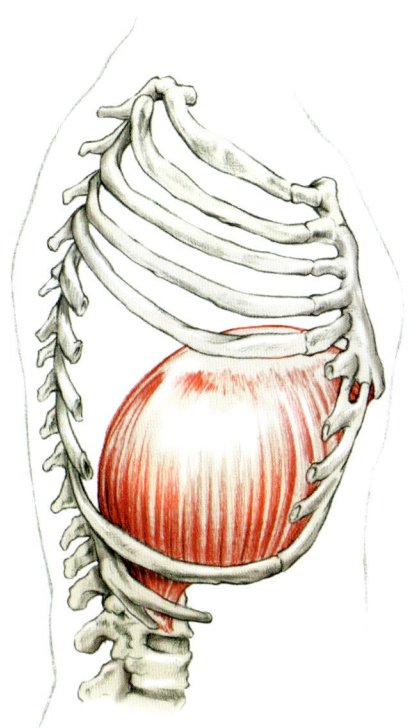

Zwerchfell (von der Seite)

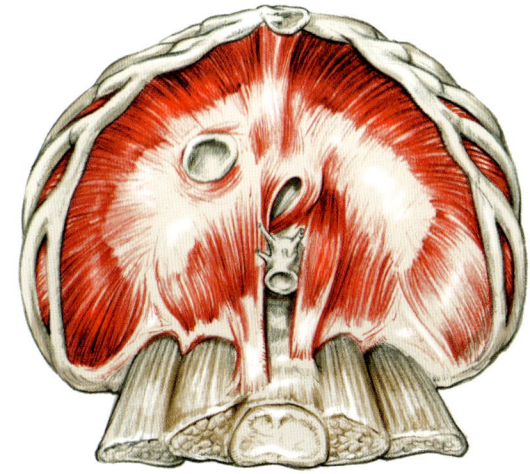

Zwerchfell (von vorne)

Schlechter Atem vertreibt Vampire, schlechtes Atmen hingegen zieht das Leben aus der Körperhaltung. Stehen Sie gerade, richten Sie Ihr Zwerchfell aus, und verbessern Sie Ihre Atmung.

Neben Schmerzen birgt eine schlechte Haltung weitere, nicht so bekannte Gefahren.

Eine schlechte Haltung verzieht den gesamten Brustkorb. Das klingt erst mal nicht gravierend, doch werden dadurch lebenswichtige Körpersysteme, wie Verdauung und Atmung, gestört. Langfristig formt eine krumme oder nach hinten überstreckte Haltung Rippen und Wirbelsäule buchstäblich um – bis hin zur selbst verursachten Skoliose! Der nicht ausbalancierte Brustkorb und die Rückenwirbel übergeben dann die Hauptzugbelastung dem zentralen Muskel des menschlichen Körpers, dem Zwerchfell.

Das Zwerchfell ist unser wichtigster Atemmuskel. Hat es Schwachstellen, entwickeln sich eine Reihe physiologischer Fehlfunktionen. Es ist direkt mit den Stress- und Gefühlszentren im Gehirn verbunden. Falsches Atmen beschleunigt die Überlastung des sympathischen Nervensystems und erzeugt Gefühle der Unruhe und des Kontrollverlusts im Nervensystem (siehe auch Kapitel 7, 9 und 10).

Das Zwerchfell ist in direktem Austausch mit dem Bindegewebe des Herzens und dessen Hauptblutgefäßen, der Aorta und der Vena cava (obere und untere Hohlvene). Jede Verwindung des Zwerchfells kann Druck auf Herz und Aorta ausüben, was auf Dauer die Funktion und den Blutkreislauf dieser Systeme schädigt. Auch die Speiseröhre verläuft durch das Zwerchfell. Eine krumme Haltung kann den Speiseröhrenschlitz im Zwerchfell schwächen und den Speiseröhren-Schließmuskel schwächen. Dies wiederum kann zum Speiserückfluss führen, auch als Säurereflux oder Sodbrennen bekannt.

Bei Symptomen wie Stress, Herzprobleme und Sodbrennen wird die schlechte Haltung meist nicht als Verursacher in Betracht gezogen, wie bei anderen Schmerzen. Doch tatsächlich ist sie schuld an vielen Fehlfunktionen im gesamten Körper. Schlimmstenfalls kann sie mit ihren Folgen sogar das Leben verkürzen.

Begrenzen Sie die Zeit im Stehen in diesen Positionen:

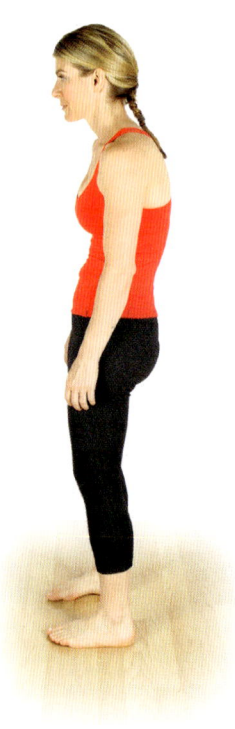

**RUNDER
RÜCKEN**

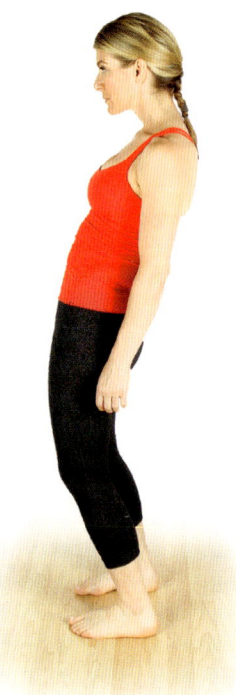

**BECKEN NACH
VORNE GESCHOBEN**

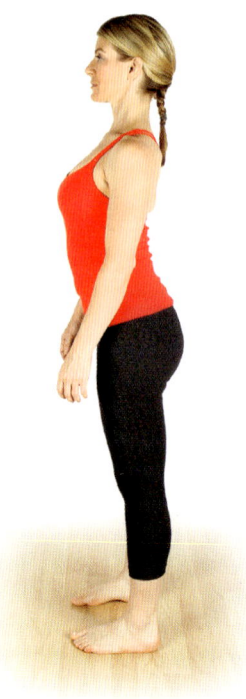

**BRUST NACH
VORNE GESCHOBEN**

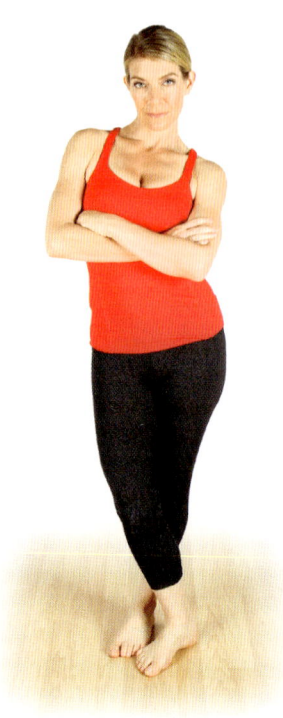

**SKEPTISCHE
KÖRPERHALTUNG**

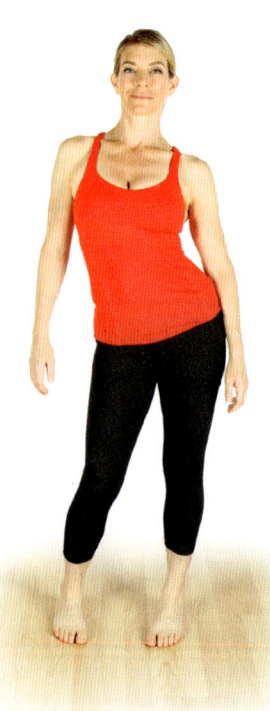

**HÜFTE
RAUSGESCHOBEN**

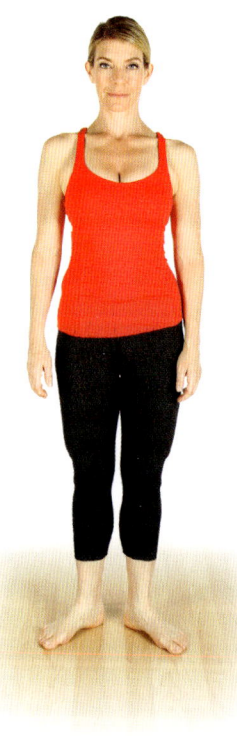

**ENTEN-
FÜSSE**

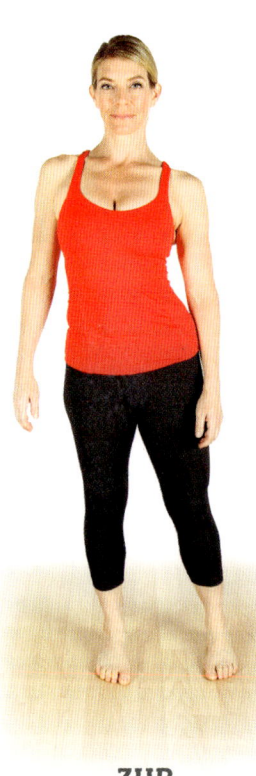

**ZUR
SEITE GELEHNT**

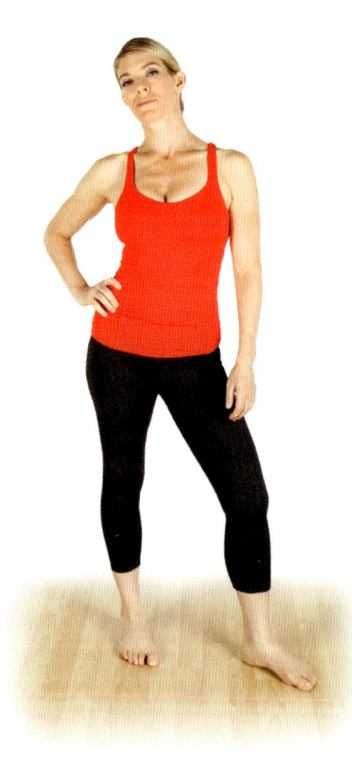

**IMPONIER-
GEHABE**

Begrenzen Sie die Zeit im Sitzen in diesen Positionen:

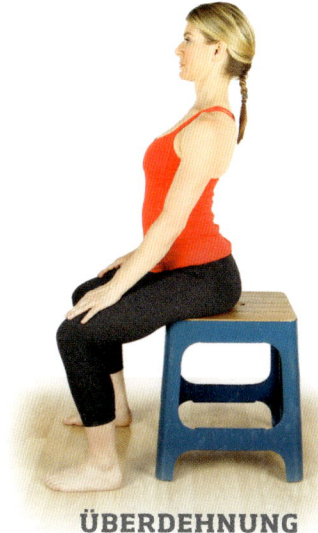

ÜBERDEHNUNG

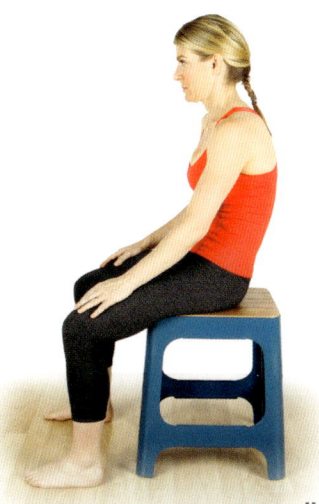

NACH HINTEN GEFLÄZT

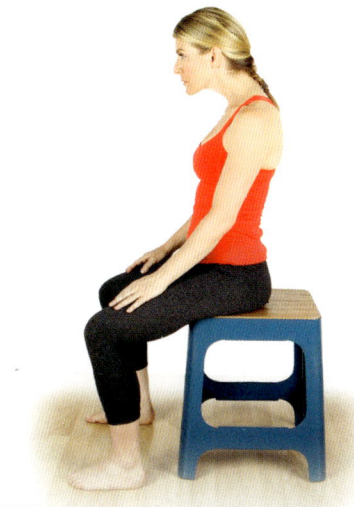

HALS NACH VORNE GERECKT

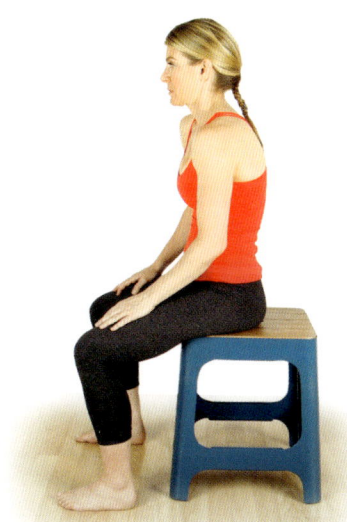

SCHULTERN HOCHGEZOGEN

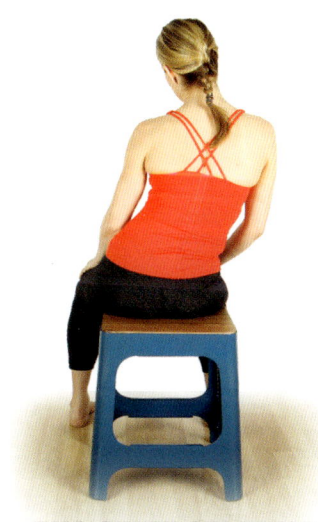

ZUR SEITE GELEHNT

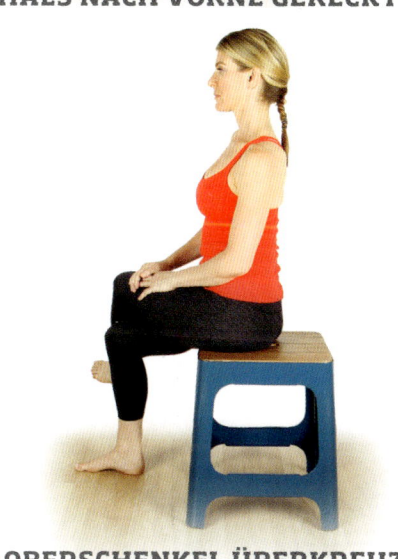

OBERSCHENKEL ÜBERKREUZT

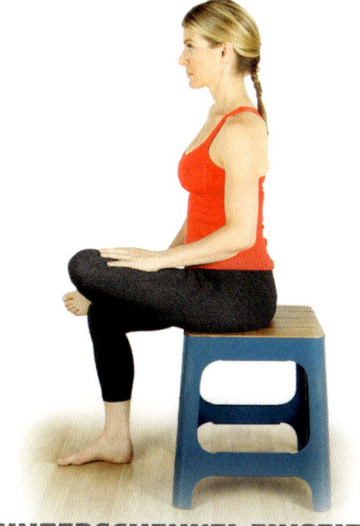

UNTERSCHENKEL EINSEITIG ÜBERKREUZT

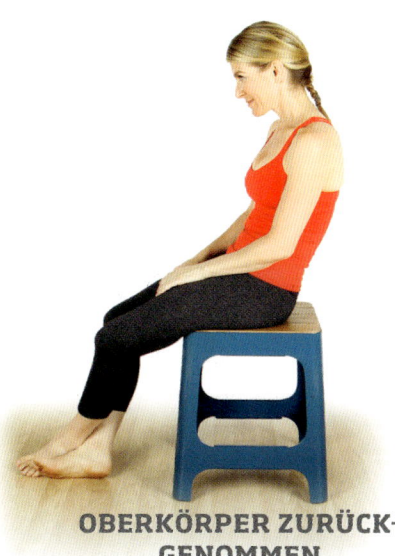

OBERKÖRPER ZURÜCK- GENOMMEN

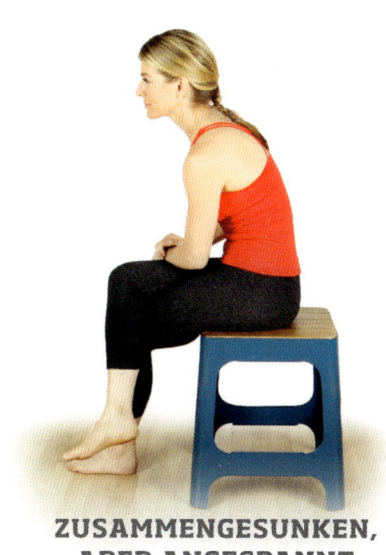

ZUSAMMENGESUNKEN, ABER ANGESPANNT

Knochenarbeit für die Haltung

Der Körper passt sich an Belastungsstress an. Das Gleiche tun unsere Knochen. Gegen Ende des 18. Jahrhunderts stellte der Chirurg Julian Wolff fest, dass sich Knochen mit der Zeit an Gewichtsbelastung anpassen und entsprechend umformen. Aufgrund dieser Adaptionseigenschaft haben sie interessante Furchen, Höcker und Mulden. Sie können stärker oder schwächer werden; ihre Zellen können Dichte aufbauen oder Masse verlieren, was sie poröser macht. Wie ein Körper geformt ist, bestimmt u.a. sein genetischer Plan. Es gibt jedoch auch Wege, die Körperform selbst zu verformen. Bei dauerhafter Fehlbelastung von Knochen wachsen Überbeine, die Knochensporne. Oftmals degenerieren gleichzeitig verbindende Strukturen um die Knochen, wie Knorpel, Bänder, Sehnen, Knochenhaut und Faszien.

SIE SIND DAS, WIE SIE SICH BEWEGEN: MECHANOTRANSDUKTION

Katy Bowman ist meine Freundin und meine bevorzugte Biomechanikerin. Eine Biomechanikerin untersucht, wie der Körper von auf ihn wirkenden Kräften beeinflusst wird und wie diese auf ihn wirken. Hier ein Auszug aus ihrem neuen Buch Move your DNA:

MECHANOTRANSDUKTION: *Der Prozess, durch den Zellen mechanische Signale ihrer physikalischen Umgebung wahrnehmen (Kompression, Spannung, Scherkräfte im Fluid) und dann in biochemische Signale umwandeln, die es ihnen erlauben, ihre Struktur und Funktion entsprechend anzupassen.*

EXTRAZELLULÄRE MATRIX: *Ein komplexes Netzwerk aus Polysacchariden (Mehrfachzuckern) und Proteinen (Eiweißstoffen), die Struktur verleihen und das Zellverhalten steuern.*

Bewegung verursacht eine Flut biochemischer Prozesse, die den Zustand der Physiologie ändern. Die Umwandlung von Bewegungs-Input in biochemische Prozesse heißt Mechanotransduktion.

Im Folgenden eine kurze Einführung in die Struktur des menschlichen Körpers – mit Entschuldigung bei allen Lesern mit profunderen Biologiekenntnissen. (...)

1. Der Körper besteht aus Organsystemen, die wiederum aus Organen bestehen.
2. Diese Organe bestehen aus verschiedenen Gewebearten, die wiederum aus Zellen bestehen.
3. In Wirklichkeit besteht der Körper jedoch ganz aus Zellen, die alle über eine extrazelluläre Matrix, ein Netzwerk, verbunden sind.

Wenn Sie das bewegen, was Sie normalerweise als Ihren Körper ansehen – Arme, Beine, Rumpf, Kopf –, richten Sie nicht nur die größeren Strukturen (...) aus, sondern auch die kleinen Zellstrukturen.

Zellen werden belastet

Wir stehen die ganze Zeit zu 100 Prozent unter Belastung. Die Schwerkraft ist eine Kraft, auf die der Körper ständig reagiert. Genau wie der Körper kollabieren würde, wenn er keine Knochen hätte, fielen auch die Zellorgane (Organellen) zusammen, wenn das Zellskelett sie nicht an Ort und Stelle halten würde. Doch obwohl die Schwerkraft auf der Erde ständig wirkt, hängt die dadurch verursachte Belastung von unserer physikalischen Position in Relation zur Erdanziehungskraft ab. So etwa wirkt die Schwerkraft immer auf die Knochen, doch wie groß die daraus entstehende Belastung ist, ist abhängig davon, wie die Knochen zur senkrecht nach unten wirkenden

Wenn die Knochen ständig falsch belastet werden, wie durch gewohnheitsmäßig ineffiziente Körperhaltungen, schwächt man langfristig das Stützsystem des ganzen Körpers. Über kurz oder lang sieht das Weichgewebe seinen angepassten Zustand als Normalzustand an.

Eine ineffiziente Körperhaltung wird früher oder später in allen Körperstrukturen sicht- und spürbar.

Kompensation: Nicht gerade die beste Lösung

Kompensation heißt die Übertragung einer Tätigkeit, für die ein Körperteil zuständig ist, auf einen anderen, der dafür nicht ausgelegt ist. Der Körper schafft damit auf einzigartige Weise die Adaption an strukturelle Veränderungen.

Angenommen, Sie brechen sich beim Stolpern den kleinen Zeh. Der Arzt fixiert ihn mit Tape und rät Ihnen, die nächsten sechs Wochen Flip-Flops zu tragen. Da Sie den kleinen Zeh noch schonen

Schwerkraft stehen. Ein Monat in horizontaler Lage, wie bei Bettruhe, kann Muskel- und Knochenmasse schwinden lassen. Gleiche Schwerkraft, gleiche Gene. Andere Position, anderer Körper.

Und die Schwerkraft ist nicht die einzige Kraft, welche die Zellen belastet. Druck von außen (wie die Interaktion zwischen Knochen, Muskeln und einem Stuhl), Reibungen (neue Schuhe am Fuß) und Zugkräfte (...) verursachen alle zelluläre Deformationen, wie auch die Bewegung selbst. Das Verlängern und Verkürzen größerer Gewebe erzeugt Zug und Druck auf Mikrostrukturen.

Ich glaube, viele von uns verstehen, dass der Körper auf mechanischen Input reagiert. Optiker untersuchen das Auge auf zu hohen Druck, um einer Schädigung des Sehnervs vorzubeugen. Personen, die nur sitzen oder liegen, ohne sich viel dabei zu bewegen, können Dekubitus entwickeln. Wir diskutieren locker über die neuen Schuhe, die beim ersten Tragen Blasen hervorriefen, und über die Zeit im Gips, durch den der Muskel so schwand, dass man es im Vergleich sehen konnte. Wir kennen uns mit diesen Phänomenen aus, doch die meisten denken nicht darüber nach, warum sie auftreten. Warum stirbt der Sehnerv unter Hochdruck ab, sodass man grünen Star bekommt?

Endlich wird die Mechanotransduktion als grundlegender Mechanismus vieler Krankheiten erforscht. Das sind Leiden, die von einem Zellbereich (dann Gewebe, dann Organ) ausgehen, der von der mechanischen Umgebung gestört wird, die man bewusst oder unbewusst dafür geschaffen hat.

Bewegung, Position und Ruhezustand unseres Muskel- und Bewegungsapparats haben großen Einfluss auf unsere mechanische Umgebung. Bewegung ist für uns meist etwas, das wir tun, um unserem Körper eine bessere Form anzutrainieren. Die wenigsten denken darüber nach, wie diese zustande kommt. Jetzt wissen Sie es. Über die Mechanotransduktion gelingt es unserem Körper-Ich, sich (formmäßig) an seine Erfahrungen mit der materiellen Welt anzupassen. Noch präziser: Der Körper, unser leiblicher Ausdruck, ist die Gesamtsumme aller Lasten, die auf unsere Zellen wirken.

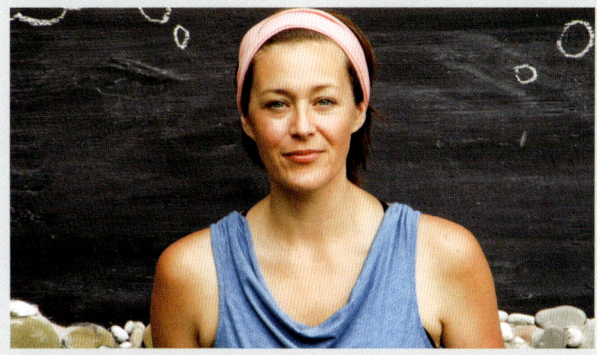

Dr. Katy Bowman ist eine meiner geschätztesten Kolleginnen. Sie unterrichtet weltweit menschliche Bewegung und deren biomechanische Auswirkungen auf unser Leben.

müssen, beginnen Sie, auf der Fußinnenseite zu laufen. Das belastet wiederum den großen Zeh und das Sprunggelenk. Oberhalb des Knies steuert das Hüftgelenk seine Bewegungen ebenfalls anders, damit Sie den kleinen Zeh schonen können. Die Muskeln im unteren Rücken verspannen, damit Sie den armen Fuß nicht mit Körpergewicht belasten. Sie neigen sich jetzt (unbewusst) schon mehr auf die andere kräftigere und unverletzte Hüfte, das Bein und den Fuß. Durch diese Kompensation kommt es zu einem seltsamen Ziehen im Rücken und zu Schmerzen im Nacken. Sie sind wahrscheinlich das Ergebnis der neuen Spannung, die unbewusst in der Hüfte und in den Rückenmuskeln aufgebaut wurden, um den kleinen Zeh zu schonen. Die armen Skelettknochen! Und erst die Bindegewebsschichten, die das Ganze zusammenhalten! (Mehr zu den Faszien, das Nahtsystem des Körpers, in Kapitel 4.)

Leider ist diese Art der Kompensation kein Gewinn für Ihre Gesundheit. Im Gegenteil, dieser Prozess, in dem sich das Gewebe in einem neuen »Normalzustand« arrangiert, ist oft die Ursache für Dauerschmerzen. Verhärtungen und knirschende Gelenke fordern zunehmend Aufmerksamkeit ein, auch konstenintensive von Ärzten, Masseuren, Chiropraktikern, Schmerzmitteln usw. Die Schmerzen haben vielfältige Auswirkungen auf das Leben: Finanzielle und zeitliche Belastung sowie Einbußen an Lebensfreude sind die Folgen. Die jährlichen Ausgaben für schmerzbedingte Behandlungen betragen in den USA geschätzt rund 560 bis 635 Milliarden US-Dollar.* Somit nährt Ihr kompensierender Körper also eine ganze Industrie – doch Sie haben die Macht, diesen Zyklus zu durchbrechen.

* In Anhang C des Buches: *Relieving Pain in America: A Blueprint for Transforming Prevention, Care, Education, and Research* schreiben die Autoren Darrell J. Gaskin und Patrick Richard: »Wir stellten fest, dass die jährlichen Ausgaben für Schmerzen 2010 die Summe für Herzerkrankungen (309 Milliarden US-Dollar), Krebs (243 Milliarden US-Dollar) und Diabetes (188 US-Dollar) überstiegen und um annähernd 30 Prozent höher waren als die Kosten für Krebs und Diabetes zusammen.«

Haltung und Blutzusammensetzung

Überzeugend klingen auch die Forschungsergebnisse der Sozialpsychologin Amy Cuddy (Harvard University) zum »Power-Posing«. Sie fand heraus, dass die Art und Weise, wie man sich hält, über eine entsprechende Hormonausschüttung zu emotionaler Zufriedenheit führt. Energiearme *low power*-Posen mit vorgebeugten Schultern und verschränkten Armen erhöhten bei Versuchspersonen den Grundpegel des Stressauslösers Cortisol um rund 17 Prozent und senkten den Testosteronspiegel, des Selbstvertrauen-stärkenden Hormons, um etwa zehn Prozent. Kraftvolles aufrechtes *high power*-Stehen erhöhte die Testosteronspiegel und senkte die Cortisolpegel (siehe www.wired.com/wiredscience/2012/05/st_cuddy/).

»Wir waren der Meinung, dass Emotionen im Gesicht abzulesen sind«, sagt Cuddy. »Jetzt beweist die etablierte Forschung, dass unsere Gesichtsmimik unseren Gefühlszustand widerspiegelt. Doch umgekehrt funktioniert dies auch, nach dem Prinzip *fake it till you make it* (Tu so, als ob). Wenn Sie also lange genug bewusst lächeln, werden Sie sich irgendwann glücklich fühlen. Diese Arbeit geht über die Jahrzehnte bekannte Facial-Feedback-Hypothese hinaus, indem sie Körperhaltungen mit berücksichtigt und die Hormonausschüttung misst.« (Siehe hbswk.hbs.edu/item/6461.html.)

Wenn der Körper also einer Sorgenfalte ähnelt, häufen sich nicht nur die Schmerzen. Auch der Stress wird mehr, und die Zuversicht sinkt. Achten Sie auf Ihre Haltung, und setzen Sie die Bälle ein, um das zu ändern!

Warum lässt der Körper das zu?

Der Körper folgt eigentlich nur den Vorgaben. Oft ist es der Geist, der entscheidet, dass er im Stuhl lümmeln, auf einer Hüfte lehnen, High Heels tragen oder nicht trainieren will. Die Vorstellung, die Sie von sich haben, beeinflusst, wie Sie sich halten. Ihr Verlangen, einer Vorstellung zu entsprechen, enge Kleidung oder Schuhe zu tragen, wirkt auf Ihre Körperstruktur und Ihre Fähigkeit, den Körper durch den Raum zu tragen. Sie verhalten sich *bewusst* oder *unbewusst* so, wie Sie sich sehen.

Vielleicht wurden Sie auch in Ihre Körperhaltung gezwungen, etwa durch einen Unfall, der Narbengewebe wachsen ließ, das wiederum zu Ineffizienz führt, oder durch genetische Disposition. Auch emotionale Verletzungen können in bestimmte Positionen zwängen, angefangen vom Zusammenkrümmen aus Angst, bis hin zu machohaftem Imponiergehabe. Ebenso spielt die Umwelt eine Rolle, wie das Design von Sitzen in Büros, Restaurants und Autos. Nicht zuletzt leistet auch die Ernährung einen Beitrag zur strukturellen Integrität. Ohne hochwertige Nährstoffe kann man sich nicht optimal fördern. Dazu kommen Strukturveränderungen im Alter. Das Bindegewebe dehydriert zunehmend, Muskelmasse und Knochendichte schwinden.

Dies alles ist zwar üblich, jedoch nicht normal. Indem Sie die *Roll Model*-Methode anwenden, haben Sie die Macht, Ihr Körperverhalten zu ändern und Schmerzen verschwinden zu lassen.

Die Haltung geraderücken

Egal, aus welchem Grund Ihre Haltung eine Zumutung für Ihre tägliche strukturelle Bequemlichkeit und Ihre Lebensfreude wurde: Sie können die Kontrolle zurückgewinnen. Wenn Sie schmerzfördernde Muster und Angewohnheiten erst erkannt haben, können Sie die Dinge ändern. Geben Sie Ihrem Körper einen besseren »Lebensraum«, und ermöglichen Sie sich so auf Dauer ein gutes und schmerzfreies Leben.

Lernen Sie Ihren Körper kennen, entscheiden Sie sich für die bessere Lösung, und bringen Sie Ihre Körperstruktur ohne fremde Hilfe – Arzt, Medikamente oder OP – zurück in Balance. Sie können das jetzt sofort für sich selbst tun. Erlernen Sie die Grundlagen dafür, und lenken Sie Ihr persönliches Wachstum in eine positive und hilfreiche Richtung. Dafür ist es nie zu spät, da Ihr Körper ständig regeneriert. Sie können darin jederzeit besser aussehen und sich besser fühlen!

Im Wesentlichen läuft es auf zwei einfache Dinge hinaus:

1. **Gewohnheiten, die sich bewusst kontrollieren lassen.**

2. **Zustände, deren Veränderung bewusstes Arbeiten verlangen.**

WIE AUFRECHT SIND SIE?

SCHNELL-CHECK HALTUNG:

1. **Die Augen sehen geradeaus, der Kopf befindet sich über dem Herzen.**

2. **Der untere Brustkorbrand ist über dem Beckentrichter positioniert.**

3. **Beim Sitzen stehen beide Füße fest auf dem Boden.**

4. **Beim Stehen ist das Gewicht gleichmäßig verteilt, die Zehen zeigen nach vorne.**

BONUS-CHECK ATMUNG:

Machen Sie zehn bewusste Atemzüge für eine besser Haltung: Nehmen Sie eine korrekte Körperhaltung ein. Atmen Sie tief in den Rumpf, indem Sie Brustkorb und Unterbauch in alle Richtungen weiten, ohne die Schultern dabei hochzuziehen. Bauch und Rippen weiten sich und ziehen sich wieder zusammen. Dabei bleibt die Wirbelsäule aufrecht und unbewegt. Der Rumpf wird hierbei vom Weichgewebe wie von einem Korsett gestützt. Beim Einatmen wird er fest und gibt beim Ausatmen elastisch nach.

4 Die Wissenschafts-abteilung: Faszie und Propriozeption

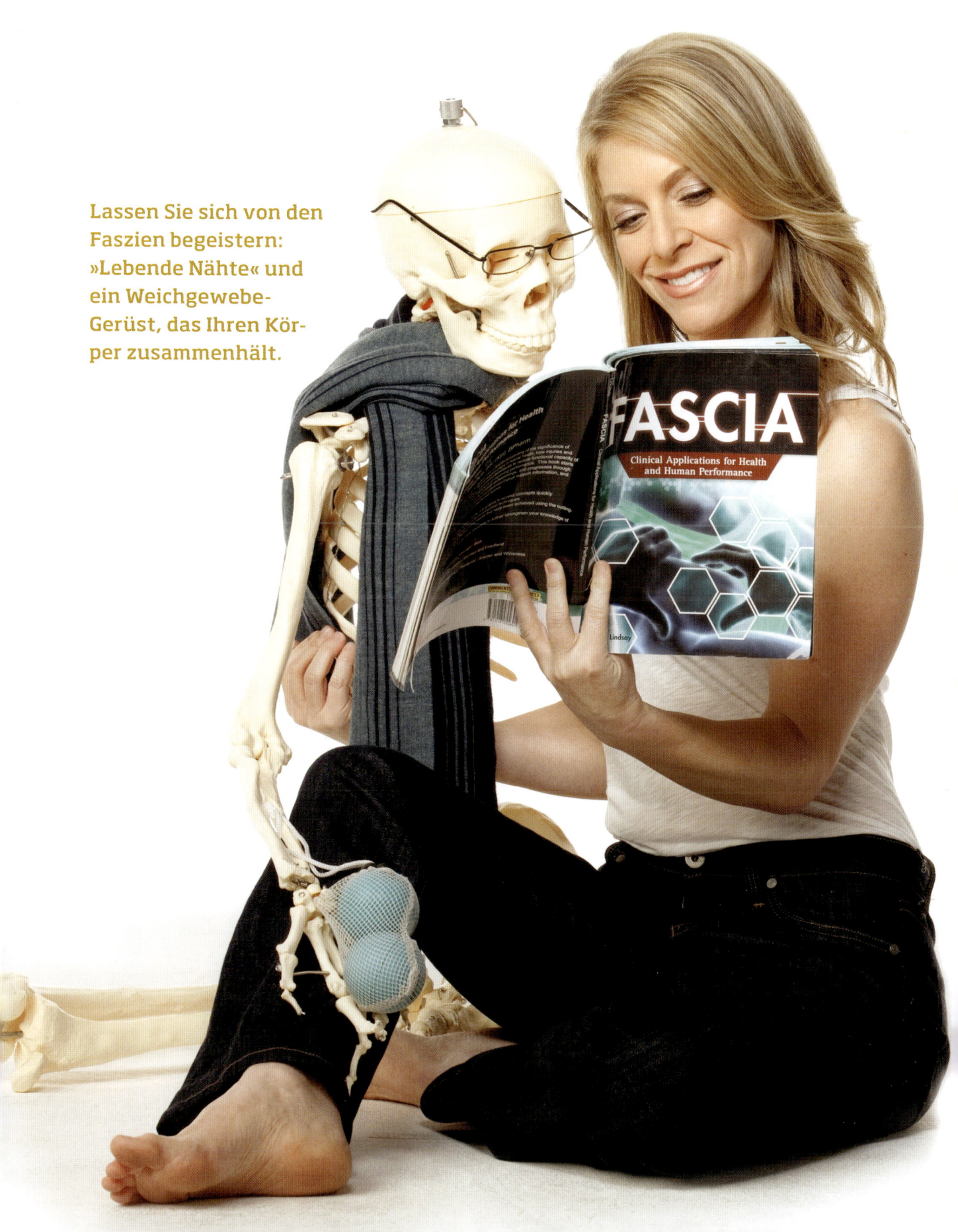

Lassen Sie sich von den Faszien begeistern: »Lebende Nähte« und ein Weichgewebe-Gerüst, das Ihren Körper zusammenhält.

Vielleicht spricht Sie dieses Kapitel besonders an. Wenn nicht, können Sie es ohne Probleme überspringen und werden trotzdem von den Gesundheitsvorteilen des Ball-Rollens profitieren. Ihr Körper weiß, wie es funktioniert, auch ganz ohne theoretische Kenntnisse.

Aber gut möglich, dass plötzlich Ihr Interesse an der Anatomie und den Körperfunktionen erwacht, wenn Sie sich in dieses Kapitel vertiefen. Die Arbeit mit den *Roll Model*-Bällen macht Ihren Körper auch ein wenig zum Labor. Wie ein Wissenschaftler können Sie die folgenden Anatomie- und Physiologie-Erklärungen in der Praxis erproben. Dazu benötigen Sie lediglich Ihren Körper und Ihre Bälle.

Ich habe die »Wissenschaft des Rollens« in ihre grundlegenden Elemente unterteilt, damit es leicht verständlich wird, wie der Selbstfürsorge-Ansatz der *Roll Model*-Methode Ihre Gesundheit fördern kann. Darüber hinaus gibt es noch viel mehr zu erforschen auf diesem faszinierenden Gebiet. Ich freue mich, wenn dieses Kapitel Sie zu weiterer Forschung inspiriert!

Faszie: Unser Schicht- und Nähtesystem

Um die *Roll Model*-Methode umfassend zu verstehen, sind Kenntnisse über die Faszie, das Weichgewebe-Gerüst, das alle Teile im Körperinneren miteinander verbindet, hilfreich. Die *Faszie* ist das lebende Schicht- und Nähtesystem des Körpers, das alle Gewebesysteme miteinander verbindet. Wo immer Therapiebälle rollen, wirken sie auf die *Faszien*. Um deren Funktion zu verstehen, gehen wir einen Schritt zurück, mit einem kurzen Exkurs in das *Bindegewebe*.

Das Bindegewebe des Körpers entwickelt sich aus dem Mesoderm, dem mittleren Keimblatt des Embroyblasten in der dritten Entwicklungswoche. Die Faszie gehört zur großen Kategorie der Bindegewebe, die auch alle anderen Gewebearten einschließen, die Körperteile miteinander verbinden. Diese können in drei Gruppen unterteilt werden:

- **Harte Gewebe** wie Knochen, Knorpel und die Knochenhaut (das Periost, ein festes Gewebe um die Knochen)

- **Weichgewebe** wie Faszien, Sehnen und Bänder

- **Flüssige Gewebe** wie Blut und die Lymphflüssigkeit

Da alle Bindegewebsarten aus dem gleichen Ursprungsgewebe entstanden sind, haben sie die gleichen Komponenten: Zellen, Fasern und Grundsubstanz.

- Die **Zellen** der Bindegewebe sind je nach Bindegewebsart unterschiedlich. Blut enthält beispielsweise hauptsächlich Blutplättchen sowie rote und weiße Blutkörperchen. Knochen bestehen größtenteils aus Osteoblasten, Osteoklasten und Osteozyten, Faszien aus Fibroblasten (und wenigen weiteren Bestandteilen, siehe unten).

- Die **Fasern** sind in jedem Gewebe gleich und bestehen aus unterschiedlichen Anteilen an Kollagen, Elastin und Retikulin.

- Zellen und Fasern sind von einem zähflüssigen Fluid umgeben, der **Grundsubstanz**.

GRUNDSUBSTANZ: *Die gelartige Komponente aller Bindegewebe, in der Zellen und Fasern eingelagert sind.*

Das Verhältnis von Zellen zu Fasern, in Kombination mit der Dichte der umgebenden Grundsubstanz, definiert den Bindegewebstyp und damit auch dessen Funktion. Blutzellen enthalten zum Beispiel in der Grundsubstanz viele Zellen, aber keine Fasern. Knochen haben viele Zellen und Unmengen an Kollagenfasern, jedoch nur wenig Fluid in der Grundsubstanz.*

Bindegewebe haben im Körper viele Funktionen, deren wichtigste **Verbindung** und **Schutz** sind.

Funktionen der Verbindung sind:

- Strukturen miteinander verbinden und voneinander separieren

- Organe stützen

- ein stützendes Korsett für den ganzen Körper bilden

- Zwischenräume füllen

Funktionen des Schutzes sind:

- Fett speichern

- Blut produzieren

- Infektionen bekämpfen

- beschädigtes Gewebe reparieren

- isolieren

- schmieren

Die Faszie ist nur eine von vielen Bindegewebsarten im Körper. Für den *Roll Model*-Ansatz spielt sie die wichtigste Rolle. Fasziales Bindegewebe hat aufgrund seiner Zusammensetzung eigene, spezialisierte Aufgaben.

Bevor ich diesen Punkt vertiefe, sollten Sie sich die folgenden drei Definitionen genauer anschauen.

* Dean Johan, »Ground Substance«, http://holistichealthservices.com/research/ground_substance.html

Sie unterscheiden sich in der Länge: Die kurze Definition ist leicht zu merken, die mittlere stellt Blog-Leser zufrieden, und die lange schickt Sie für weitere Forschung vielleicht ins Internet.

- **Kurz:** Faszie ist der lebendige, wasserhaltige »Strickstoff« des Körpers. Dieses Schichtsystem ist das Weichgewebe-Gerüst des Körpers, das ihn innen zusammenhält.

- **Mittel:** Faszie ist das faserhaltige, gallertartige körperweite Netz – ein Schichtsystem, das für Struktur, Schutz, Reparaturarbeit und Körpersinn sorgt. Als verbundartiges Weichgewebe-Gerüst gibt es dem Körper Form und Gestalt. Es verbindet Muskelproteine mit anderen Bindegewebsstrukturen wie Knochen, Bänder, Sehnen.

- **Lang:** Faszie ist die Weichgewebe-Komponente des Bindegewebesystems. Sie umgibt und durchdringt Muskeln, Knochen, Organe, Nerven, Blutgefäße und andere Körperstrukturen. Faszie ist ein in sich verbundenes, dreidimensionales Gewebenetz, das sich von Kopf bis Fuß, von vorne nach hinten und von innen nach außen erstreckt. Es ist verantwortlich für die strukturelle Sicherheit des Körpers, stützt ihn, schützt ihn und dient als Stoßdämpfer. Die Faszie enthält eine Vielzahl von Sinneszellen. Sie spielt eine wichtige Rolle in den hämodynamischen, lymphatischen und biochemischen Prozessen und dient als Matrix für die interzelluläre Kommunikation. Nach Verletzungen stellt die Faszie die Umgebung für die Gewebereparatur. Der Begriff Faszie kann flächige, feste Gewebeschichten bezeichnen (wie die Fascia lata auf dem Oberschenkel oder das Iliotibialband) wie auch Gelenk- und Organkapseln, Muskelsepten, Bänder, Retinacula, Aponeurosen, Sehnen, die Myofaszie und die Neurofaszie und andere kollagene faserige Bindegewebe.

Im Lateinischen bedeutet *Fascia* »Band« oder »Bündel«. Fasziengewebe besteht aus **Kollagen- und Elastinfasern**, die zähe, durchscheinende, spinnennetzartige Schicht, die man sieht, wenn man Fleischstücke auseinanderzieht.

- **Ortsansässige (fixe) Zelltypen:**
  - **Fibroblasten** produzieren die Fasern für das Fasziennetz.
  - **Myofibroblasten** sind kontraktive Zellen für die Stabilisierung verletzten Fasziengewebes.
  - **Fasciazyten** sorgen für das chemische Gleichgewicht der faszialen Grundsubstanz.
  - **Adipozyten** sind abpuffernde Fettzellen für den Schutz, die aber auch endokrine und weitere Funktionen haben.[*]

- **Bewegliche Zelltypen:** Makrophagen und Mastzellen dienen dem Immunsystem und kommen bei Entzündungsprozessen zum Einsatz.

- **Fluide:** Hyaluronan, weitere Glykosaminoglykane und Wasser bilden die zähflüssige Umgebung für die Gleitfähigkeit der Gewebeoberflächen.

Die Faszie gleicht einer Autobahn für alle oben beschriebenen Prozesse. Sie ist durchsetzt mit verschiedensten Sinneszellen und Schmerzrezeptoren und so nervenreich, dass sie als Körpergewebe mit Kommunikationsfunktion gelten kann.

Dynamik: Elastizität und Kriechverformung

Die Kollagenmoleküle in der Faszie haben die Form einer Tripelhelix. Sie geben der Faszie ihre typische Kräuselung, die besonders in der tiefen Schicht gut erkennbar ist. Diese Form ermöglicht es den Faszien, sich weit zu dehnen und sich wieder in die ursprüngliche Form zusammenzuziehen. Sofern Sie sich innerhalb des »sicheren Bereichs« strecken, findet der Körper also stets in seine Form zurück. Aber nicht, wenn Sie durch Überdehnung das Gewebe schädigen. Diese Kräuselung ähnelt der in den 1980er-Jahren modernen Haarkrause.

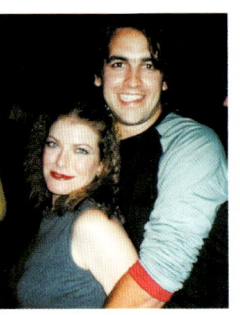

Flashback/Flashdance: Als Tänzerin im College musste ich manchmal die Haare kräuseln.

* Robert Schleip, Heike Jager und Werner Klingler, »Fascia is alive: How cells modulate the tonicity and architecture of fascial tissues«, in: Fascia: The Tensional Network of the Human Body (Churchill Livingston, 2013), Seite 157.

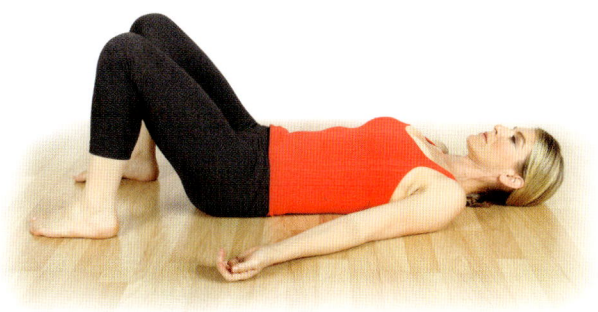

Ein Beispiel für Faszie in Aktion: In Rückenlage den linken Arm ausstrecken. Die Handfläche zeigt nach oben, die Finger sind entspannt und locker.

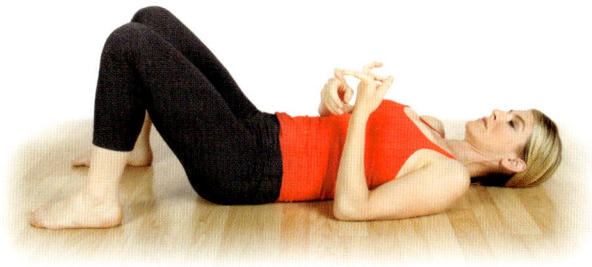

Nun mit der rechten Hand den linken Zeigefinger so fest wie möglich dehnen. 30 Sekunden halten, dann loslassen.

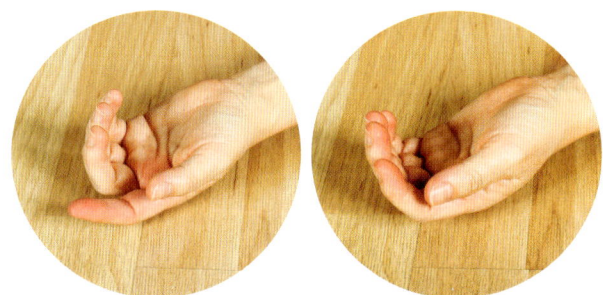

Nach ein paar Minuten hat der Finger seine natürliche Krümmung wieder.

Die Faszie des Zeigefingers wurde nicht dauerhaft umgeformt: Dank der *Viskoelastizität* der Faszie (*viskos*: dickflüssig + *elastisch*: wie ein starkes Gummiband) kehrt sie in ihre ursprüngliche Form zurück.

Die Viskoelastizität der Faszie ermöglicht es uns, verschiedene Haltungen einzunehmen. Wenn allerdings in einer Position verharrt wird, passt sich der Körper daran an. Diese Anpassung ist seine »Kriechverformung«. Der Chiropraktiker Dr. Joseph Muscolino schreibt in seinem Buch *Kinesiology*: »Das Konzept **Kriechverformung** kann negativ sein, wie bei Patienten, bei denen sich durch schlechte Haltung mit der Zeit Gewebeform und -struktur ändern. Sie kann aber auch positiv sein, wenn sich durch Körperarbeit und Training ungünstige Gewebeformen und -strukturen ändern lassen.«*

Das Rollen regt lokale Dehnung in verhärteten und zu stark angespannten Gewebebereichen sowie den Fluidfluss an. Die Bälle funktionieren dabei wie kleine Gummiskalpelle. Sie bringen ohne operativen Eingriff mittels Druck und Griffigkeit die nötige Hilfe, um sich neu zu modellieren – ohne jeglichen operativen Eingriff.

* Joseph E. Muscolino, *Kinesiology* (Elsevier, 2010), Seite 64

Fluidität: Innen sind Sie klebrig

Wie die Erde besteht auch der Körper zum Großteil aus Wasser. In den Zellen sind rund 70 Prozent davon gebunden, die restlichen 30 Prozent befinden sich extrazellulär.** Die Faszie lagert körperweit das Meiste davon ein, in ihren Zellen und rund um ihre faserreichen Stränge. Dieses extrazelluläre Faszienfluid fließt zwischen den Zellen und Fasern des faszialen »Taucheranzugs«. Sie sind im Inneren überaus klebrig! Das ist einer der Gründe, warum ausreichende Hydrierung so wichtig für die Gesundheit ist: Die Faszie braucht Wasser für Zellfunktion und -erneuerung. Ihre

lebenden Bestandteile, die Fibroblasten, benötigen ein ausgeglichenes Nährstoffbad (die Grundsubstanz in der Extrazellularflüssigkeit), um das Kollagen und die Elastinfasern herzustellen, welche die Körperbereiche »flicken und vernähen«, die das gerade nötig haben.

All diese Fluide ermöglichen es den Körperstrukturen, sich eigenständig und im Verhältnis zueinander zu bewegen. Gesundes Gewebe ist biegsam, bricht aber nicht. Wie ein federnder,

** Frans Van den Berg, »Extracellular Matrix«, in: Fascia: The Tensional Network of the Human Body (Elsevier, 2012), Seite 168

nasser Schwamm springt es wieder auf, nachdem es zusammengedrückt wurde. Tagelange schlechte Haltung (wie beim Sitzen, schlaffer Haltung, Zusammenkrümmen) sowie Immobilität überfordern und komprimieren die Faszien und begünstigen lokale Verdrehungen. Faszien, die ständig und zu stark »zusammengepresst« werden, können kein Fluid mehr aufnehmen, das sie brauchen, um wieder in ihre Ausgangsform zu kommen. In der Folge deformieren und dehydrieren sie. Wird dieser Zustand chronisch, verfilzt und versteift dehydriertes Gewebe. Es bildet »Dämme« oder Verklebungen. Dieser Vorgang ist vergleichbar mit einem alten Putzlappen, der länger feucht und zusammengeknüllt unter dem Waschbecken liegt: Seine ursprüngliche faltenfreie Form bekommt er erst wieder, wenn man ihn in Wasser legt.

Anders als etwa ein trockener Schwamm oder Putzlappen saugen sich die Faszien nicht automatisch voll, wenn Sie Wasser trinken. Einmal verklebt, hilft das nicht mehr, um die Absorptionsfähigkeit der Fasern zu verbessern. Die versteifte Faszie muss durch Bewegung und Reibung angeregt werden, das sie umgebende Fluid aufzunehmen. Hierbei unterstützen die *Roll Model*-Bälle. Druck, die Hafteigenschaft der Bälle und verschiedene Rolltechniken helfen, die Wasser-

moleküle an die Kollagenfasern anzulagern und die fasziale Matrix zu nähren.* Zu beachten ist, dass die geschädigte Faszie teils sehr empfindlich ist aufgrund der entzündlichen Umgebung durch ein Zuviel an Fluid, das von den verfilzten Kollagenfasern eingeschlossen ist. Dieses enthält oft Abfallprodukte der Zellen und Reizstoffe, welche die dehydrierte und funktionsgestörte Faszie und die dort eingelagerten Nerven irritieren.

Ein extremes Beispiel für Gewebe-Dehydration sieht man, wenn nach längerer Zeit ein Gips entfernt wird. Der Muskel ist natürlicherweise sehr schwach, doch die Faszien im Bereich des geschädigten Knochens oder Muskels haben sich an die Immobilität gewöhnt und sich dem »Eigengips« des Körpers in diesem Bereich angepasst. Um ihre Sprungfeder-Qualitäten wiederherzustellen, braucht es wochenlang Massage, Physiotherapie und Rehabilitation. Im Muskel haben sich meist viele Triggerpunkte gebildet sowie Ansammlungen toxischer Stoffe aufgrund mangelnder Fluidperfusion in den Geweben. Bewegung ist Medizin für den menschlichen Körper, und Bewegung ist der Schlüssel für die Funktionswiederherstellung. Bewegung lässt wie eine Pumpe warme Flüssigkeiten zirkulieren und befördert dabei Fluidnährstoffe hinein und den Müll hinaus.

* Sandy Fritz, *Sports & Exercise Massage: Comprehensive Care for Athletics, Fitness and Rehabilitation* (Mosby, 2. Auflage 2013), Seite 34

Die Faszienschichten

Die Faszie lässt sich in zwei Kategorien unterteilen: die *oberflächliche Faszie* und die *tiefe Faszie*. An diesen hängt beidseitig die *lose Faszie* an.

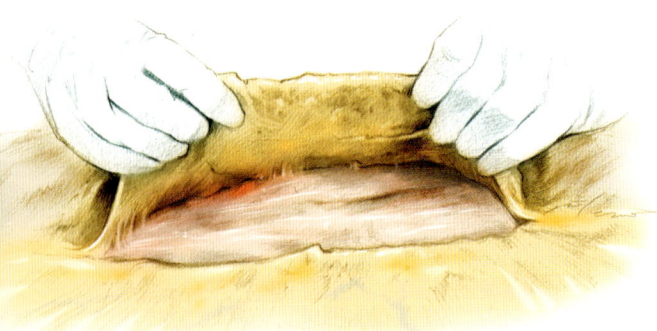

Die oberflächliche Faszie des Bauchs: von den darunterliegenden Schichten (hauptsächlich lose Faszie über tiefer Faszie) abgezogen.

Die **oberflächliche Faszie** liegt direkt unter der Haut. Sie besteht aus einer Matrix locker verwebter Kollagenfasern und Körperfettzellen. Diese Schicht fühlt sich schaumig, elastisch oder flaumig an. Der Körper ist zu 98 Prozent in diese fetthaltige oberflächliche Faszie gehüllt. Nur an Ohren, Nase, Lippen, Augenlidern, Schamlippen und Hodensack fehlt die schützende Polsterung der oberflächlichen Faszie. (Gil Hedley merkt an, dass es hier keine Fetteinlagerungen gibt, doch die Schicht dennoch da sein kann.)

Die **tiefe Faszie**, *Fascia profunda*, sieht aus wie zähes Klebeband, mit einer unterschiedlich dichten Kräuselstruktur. Die Schicht ist äußerst funktionell angelegt; sie umhüllt Muskeln und stellt die verdickten, breiten Sehnenplatten im Körper.

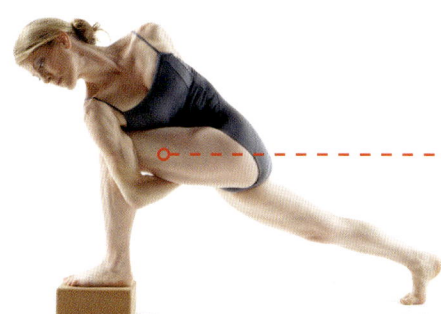

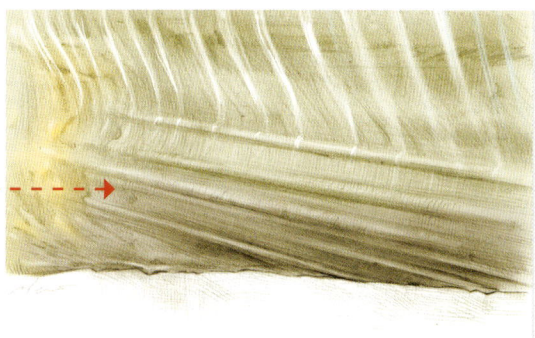

Das Iliotibialband
im Oberschenkel
ist eine tiefe Faszie.

GEWEBE LOKALISIEREN –
DIE OBERFLÄCHLICHE FASZIE ERTASTEN

Eine Hautfalte
an der Wange
mit der darun-
terliegenden
Fettschicht
zwischen den
Fingern rollen.

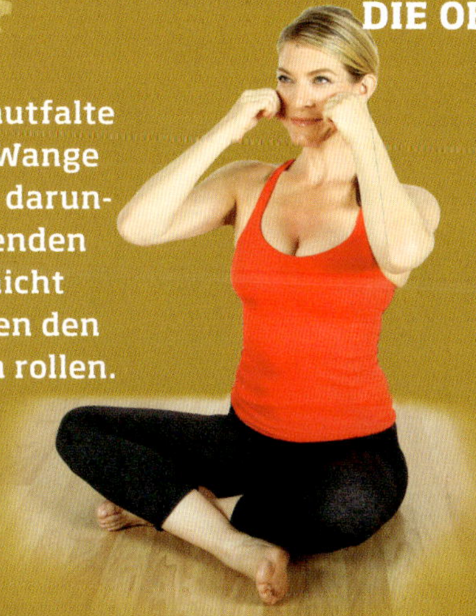

Dann eine Falte
am Bauch ergrei-
fen und den
Unterschied zur
oberflächlichen
Faszie erfühlen.

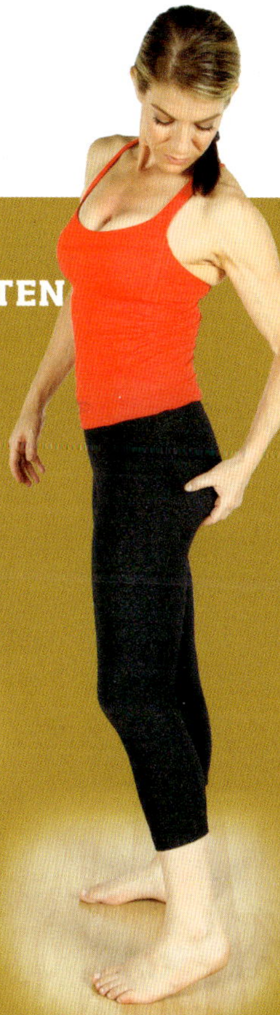

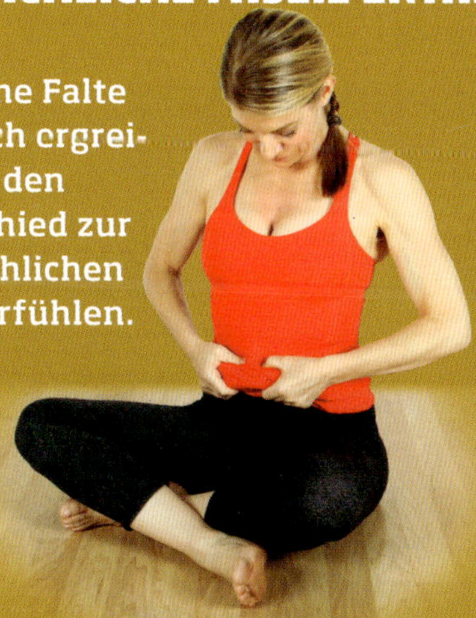

Jetzt eine
Hautfalte
am Unterarm
ertasten. Ist
sie anders
beschaffen?

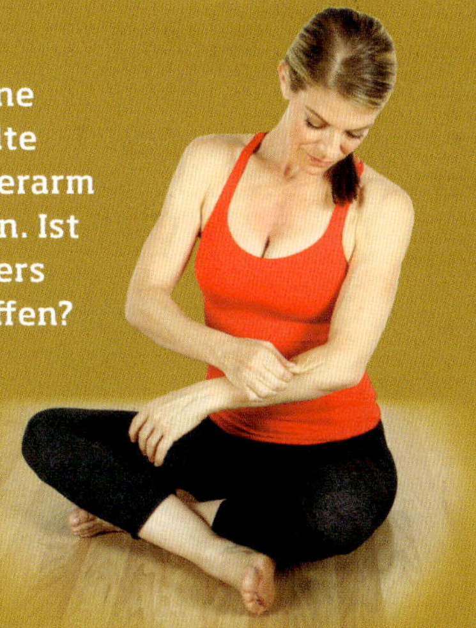

Wie ist es auf
der Hand?
(Die Schicht
ist hier sehr
dünn!)

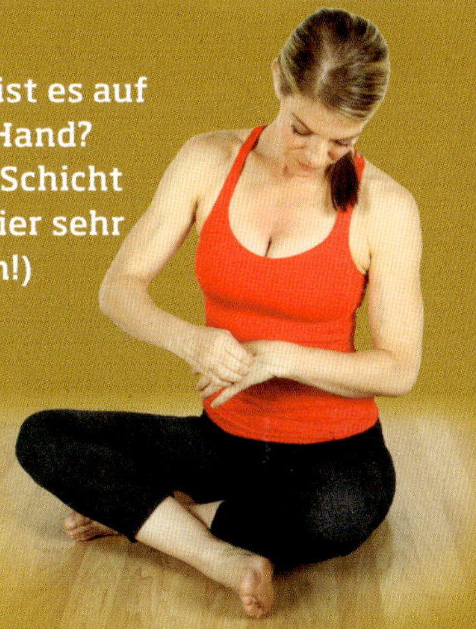

Und am Po?

Die oberflächliche Fas-
zie hat je nach Körper-
zone unterschiedliche
Kollagen- und Elastin-
anteile und verschie-
den große Fettzellen.
Auf dem Po ist die
»Polsterung« beispiels-
weise größer.

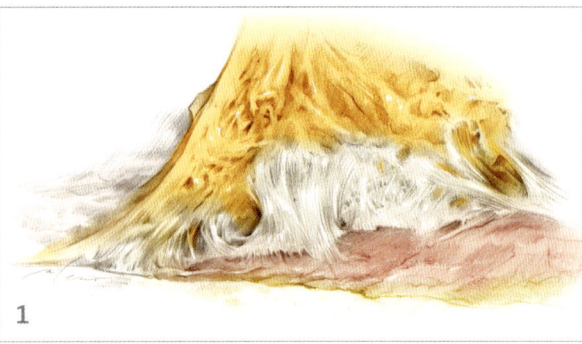

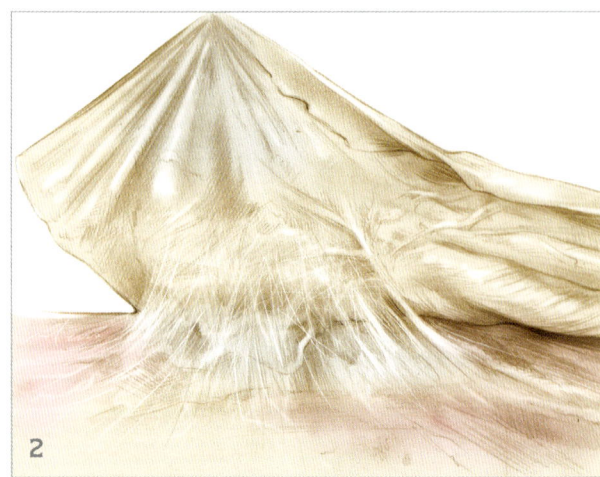

Beide Abbildungen zeigen die lose Faszie als Verbindung verschiedener Schichten. Oben (1) wird die oberflächliche Faszie von der tiefen Faszie abgehoben. Die spinnennetzartige Membran dazwischen ist die lose Faszie. Rechts (2) wird die tiefe Faszie vom darunterliegenden Muskel abgezogen; die lose Faszie wird dabei auseinandergezogen. Sie sorgt für die Rutsch- und Gleitfähigkeit zwischen den Schichten.

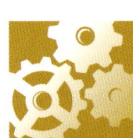

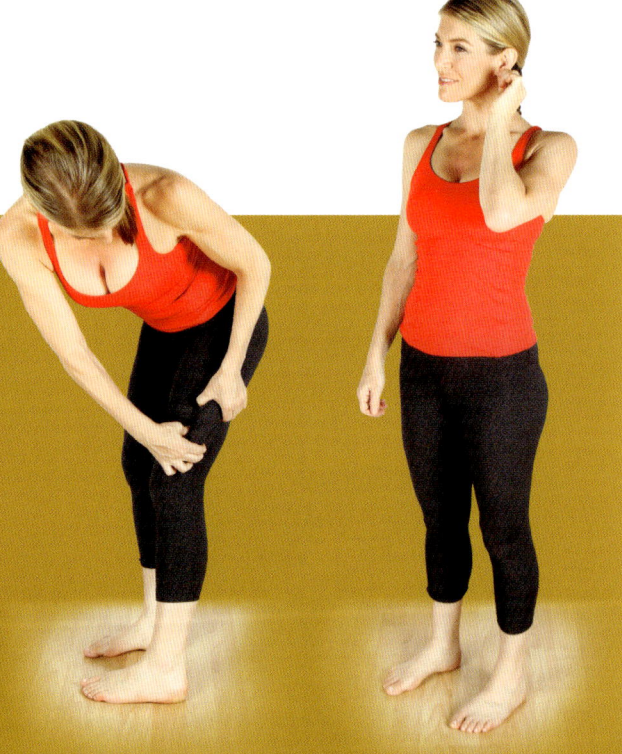

GEWEBE LOKALISIEREN – DIE TIEFE FASZIE ERTASTEN

Im Sitzen oder Stehen seitlich am Oberschenkel breit in den Oberschenkel greifen. Versuchen Sie, mit den Fingern unter die schaumige oberflächliche Faszie zu greifen, bis zum breiteren, flacheren, dichteren und tieferen Faszienstreifen des Iliotibialbands (IT-Band).

Erfühlen Sie mit weiterhin tiefem Griff quer über das Band die vergleichsweise zähe Beschaffenheit des IT-Bands. Nun stehen Sie auf, ohne den Kontakt zum IT-Band aufzugeben. Das Knie beugen und strecken und fühlen, wie die tiefe Faszie sich dabei strafft und wieder locker wird.

Legen Sie nun die Hand an das Ohrläppchen und rollen Sie es zwischen den Fingern. Hier gibt es keine fetthaltige oberflächliche Faszie, nur Haut und eine dünne Schicht loser Faszie. Sie liegt direkt auf der tiefen Faszie, die dem Ohrläppchen seine Form gibt.

Jetzt am Ohr etwas höher greifen, wo die tiefe Faszie in geschmeidige Knorpelmasse übergeht. Mit etwas Reibung lässt sich die tiefe Faszie über dem Knorpel verschieben. Übt man dabei festen Druck aus, spürt man, wie das Ohr schnell heiß wird. Die gekräuselten Kollagenmoleküle werden dadurch zeitweise glatt und sind nicht mehr gelartig, sondern flüssiger. All das nur, weil Sie Druck und Reibung anwenden!

Die **lose Faszie** ist die Faszie, die nicht eindeutig der Subkutis oder der tiefen Faszie zugeordnet werden kann. Sie ist eine verbindende Schicht zwischen mehreren Schichten tiefer Faszie, zwischen tiefer Faszie und Myofaszie und zwischen oberflächlicher und tiefer Faszie. Ihre Struktur kann netzartig sein oder mehr einer Membran ähneln (dann heißt sie membranöse Faszie). Die lose Faszie ermöglicht im ganzen Körper Rutsch- und Gleitbewegungen (Slide & Glide).

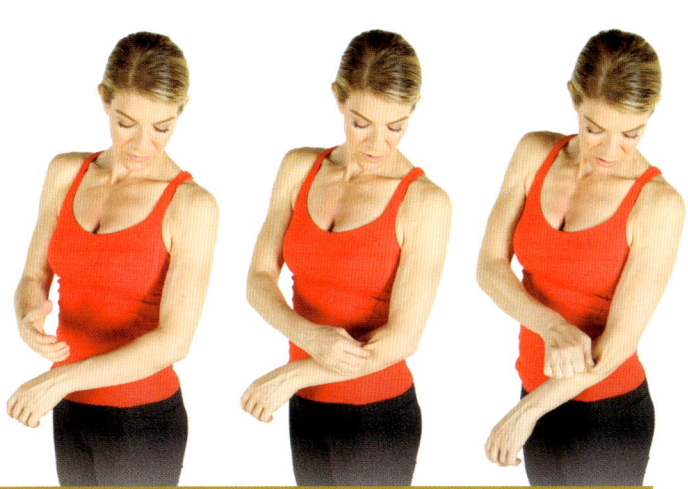

SLIDE & GLIDE: *Die Fähigkeit der Faszien, sich gegeneinander und gegen die durch sie verbundenen Strukturen zu verschieben und sich zu bewegen.*

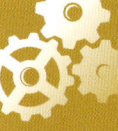

GEWEBE LOKALISIEREN – DIE LOSE FASZIE ERTASTEN

Die lose Faszie ist nicht so leicht zu erspüren wie die oberflächliche oder tiefe Faszie. Ein Gefühl dafür, wo lose Faszie sitzt und wie sie sich bewegen lässt, bekommt man, wenn man die Gleitzone zwischen oberflächlicher und tiefer Faszienschicht testet. Die lose Faszie erscheint wie ein rutschiger Futterstoff, der die anderen Schichten verbindet. Um in diesen Übergangsbereich vorzudringen, am Unterarm eine große Hautfalte mit der Fettschicht ergreifen und so weit es geht über der festeren tiefen Faszie verschieben. Dann mehrmals die Richtung ändern, die Hautschicht nach oben ziehen und so weit es geht verdrehen. Dies erzeugt massive Scherwirkung (siehe Seite 144) und mobilisiert die membranöse Faszie.

Jetzt mobilisieren Sie mit der Haut-Rolltechnik die lose Faszie am Bauch.

Mit den Fingern eine tiefe Hautfalte von mehreren Zentimetern links oder rechts vom Nabel ergreifen, ohne dass es sich unangenehm anfühlt.

Mit den Fingern gleichmäßig auf dem Bauch nach oben und unten wandern und die Hautfalte dabei festhalten, sodass sie mitrollt.

Es ist spürbar, dass die Verbindungsschichten zwischen den Faszienschichten manchmal dichter und manchmal lockerer sind. Versuchen Sie, die Gleitfähigkeit zwischen oberflächlicher und tiefer Faszie am ganzen Körper zu erfühlen.

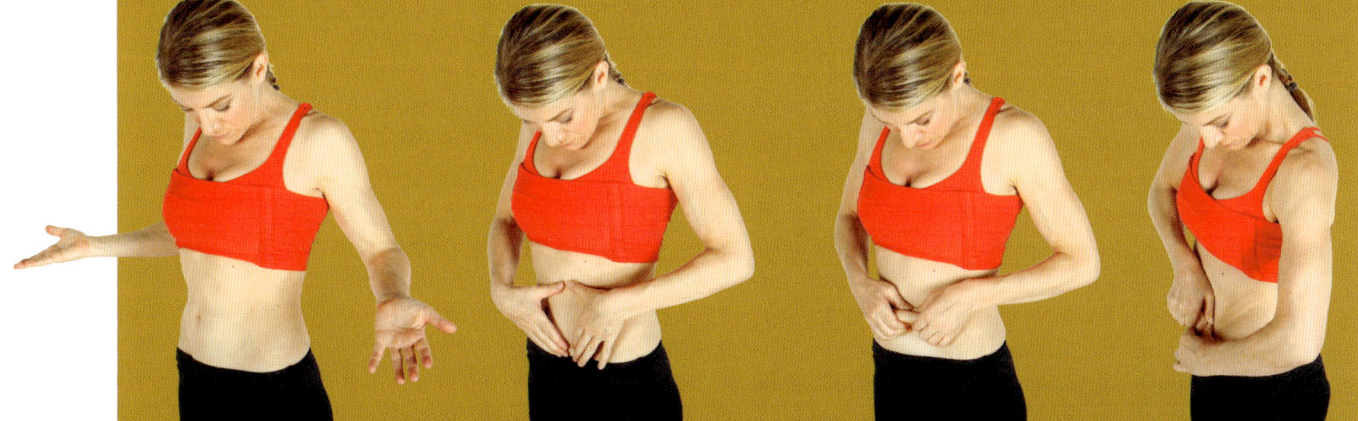

Myofaszie

Myofaszie ist der Begriff für Muskelstrukturen, die eine Einheit mit dem sie durchdringenden Fasziengewebe bilden. Beispiele dafür sind der Oberarmbizeps und der Wadenmuskel. Es gibt keinen Muskel, bei dem Bindegewebe sich nicht durch jede Zellschicht, durch jedes Muskelfaserbündel windet und seine ganze Struktur einhüllt. Die Begriffe *Myofaszie* und *Muskel* sind also austauschbar verwendbar, wenn auch gewohnheitsmäßig von Muskeln gesprochen wird.

Es gibt im menschlichen Körper zwar Faszien ohne Muskel, jedoch niemals Muskeln ohne Faszien. Das gilt selbst für die Zunge. Oberflächlich ist jeder Muskel zu 100 Prozent an die Faszie angeschlossen, wie auch über all seine internen Komponenten. Das heißt, alle kontraktilen Körpergewebe stehen über die Faszie miteinander in Verbindung. Stellen Sie sich gut mit Ihrer stützenden Faszie, dann werden Sie von ihr unterstützt!

Faszie windet sich um jede Zelle, um jedes Zellbündel und um alle Zellgruppenbündel und bildet so das Organ Myofaszie. Auf jeder Ebene hat diese einen spezifischen Namen. Sie müssen sich diese Namen nicht unbedingt merken, doch hilft

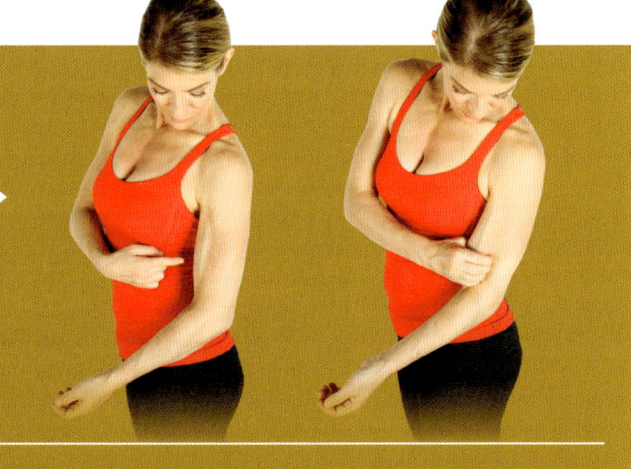

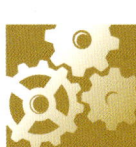

GEWEBE LOKALISIEREN – DIE MYOFASZIE ERTASTEN

BIZEPS (M. biceps): Den linken Ellbogen so weit anwinkeln, dass der Bizeps sichtbar wird. Versuchen Sie, die Finger der rechten Hand darumzulegen und die Bizeps-Myofaszie so zu lockern, dass man den ganzen Muskel mit den umgebenden Geweben scheinbar direkt vom Oberarmknochen (Humerus) »abpflücken« kann. ▶

KOPFWENDER (M. sternocleidomastoideus): Den Kopf nach rechts drehen und mit der rechten Hand am Hals den festen, kabelartigen Muskel ertasten, der das Schlüsselbein seitlich am Schädel anhängt. Hals/Nacken entspannen und mit der Hand auf der Myofaszie dieses oft verhärteten Verbindungsmuskels auf- und abwandern. ▼

HINTERE OBERSCHENKELMUSKELN (Mm. ischiocrurales): Den Oberkörper nach links drehen, dabei nur die linke Ferse leicht vom Boden abheben. Die myofasziale Masse unter der dicken oberflächlichen Faszie auf der Oberschenkelrückseite umfassen. So viel lockeres Gewebe wie möglich ergreifen und zusammendrücken. ▼

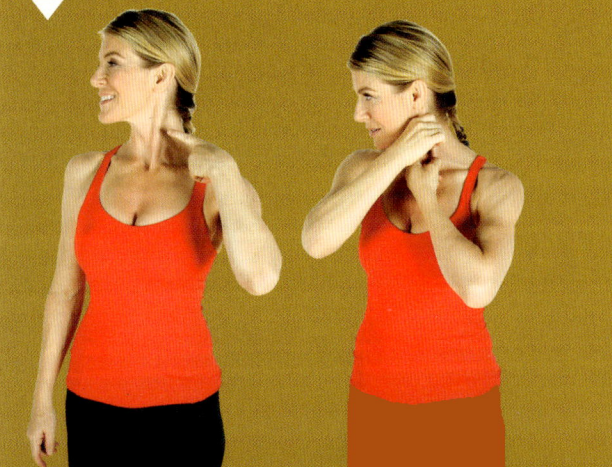

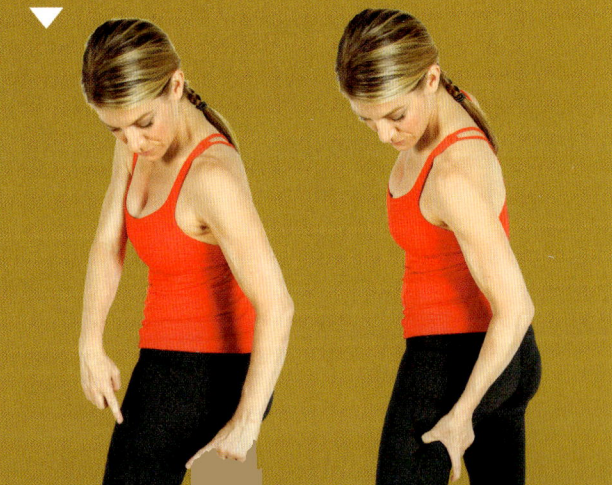

es, zu erkennen, dass sich die Faszien ständig untergliedern, um das optimale Gerüst für die vielen schichtweise gelagerten Körperteile zu bilden.

Die Segmentierung einer Orange macht die Unterteilung der Faszie leicht verständlich: Hier die ganze Orange (1).

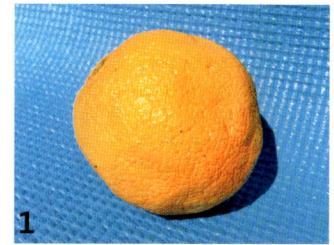

Beim Schälen der Orange (2) geht meist auch die darunterliegende weiße Haut ab (3). Das ist vergleichbar damit, wie stark die Haut mit der oberflächlichen Faszie verbunden ist. Auf Bild 4 ist so viel weiße Haut oder »oberflächliche Faszie« entfernt, dass man die darunterliegenden Segmente sieht. Die äußerste Hüllschicht aus »tiefer Faszie«, die dem menschlichen Epimysium entspricht, halten die Segmente in Kugelform zusammen.

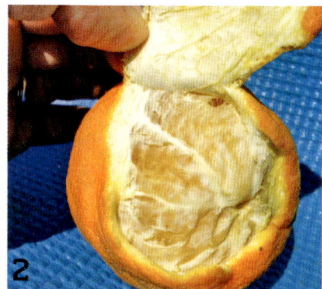

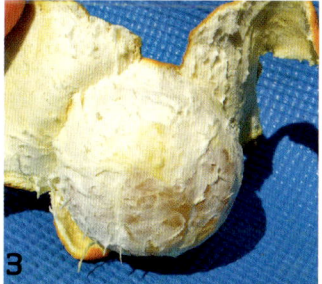

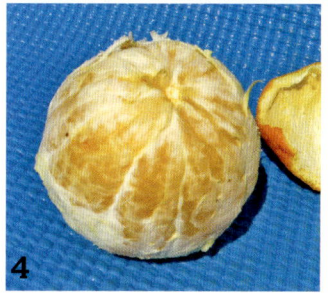

- **Epimysium:** Die fasziale Hülle um mehrere Bündel. Sie gibt dem uns bekannten »Muskel« seine Form. Auf diesem Level ist die Faszie über Sehnen mit benachbarten Strukturen verbunden. Strukturell gilt das Epimysium als tiefe Faszie. Im Fall der Orange wäre es die unterste Schicht der weißen Haut, die hartnäckig die Orange einhüllt. Wird sie entfernt, liegen die einzelnen Segmente frei, die Sie voneinander trennen und essen können.

Die Membran um jedes Orangensegment enthält Dutzende Saftzellen (5+6). Sie entspricht der faszialen Perimysium-Schicht. Zieht man sie ab (7+8), sieht man, dass feine Membranstreifen mit den innen liegenden Zellen verbunden sind, ähnlich wie die lose Faszie, die eine lockere Nahtverbindung zwischen den Schichten hält.

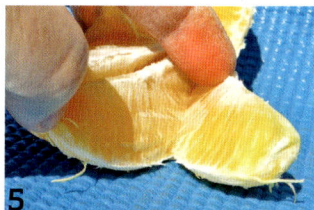

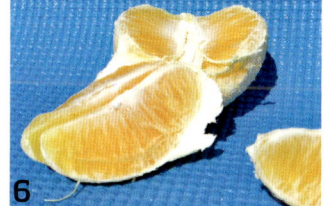

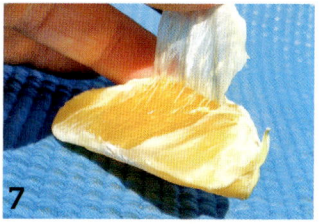

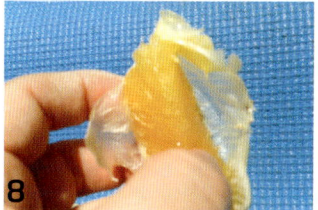

• **Perimysium:** Das ist die Faszie rund um ein Bündel von Muskelzellen. Auf diesem Level spricht man von *Faszikel* oder Muskelfaserbündel. Hier liegt auch das Sinnesneuron (Propriozeptor) der Muskelspindel. Stellen Sie sich die Membran wie die um ein einzelnes Orangensegment vor. Die Membran ist etwas fester. Schneidet man sie durch, werden Hunderte kleiner individueller Safteinheiten sichtbar.

Der kleinste Teil einer segmentierten Orange ist eine dünne Membran rund um die saftgefüllte Mikrotasche (9+10). Sie entspricht dem Endomysium, das eine einzelne Muskelzelle umhüllt.

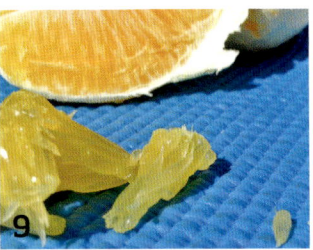

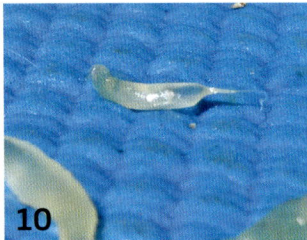

• **Endomysium:** Die Faszie, die die einzelnen Muskelzellen umgibt. Stellen Sie sich dafür das dünne, feste Gewebe um die kleinste Einheit einer Orange vor. Beim Zusammendrücken würde Saft herausspritzen, und die sehr dünne Membran bliebe übrig.

All diese Faszien – Endomysium, Perimysium und Epimysium – hängen wie mit Nähten aneinander und sind miteinander verbunden, um der Myofaszie Festigkeit und Form zu geben. Die Sehnen, die die Myofaszie mit der nächsten Struktur verbinden, sind die gleichen, jetzt miteinander verwobenen Faszien, jedoch ohne das Muskelprotein dazwischen. Diese »Hüllen« stellen die Verbindung zur nächsten Myofaszie, zur Sehne, zu Bändern oder zur Knochenhaut (Peristeum) her. Dies sind die zusammenhängenden Nähte und Zugbahnen Ihres vernetzten Körpers. Und das erklärt, warum Rollen auf dem unteren Rücken die Schulterschmerzen beseitigt. **Alles steht miteinander in Verbindung,** daher hat die Arbeit in einem Bereich Auswirkungen auf das Ganze.

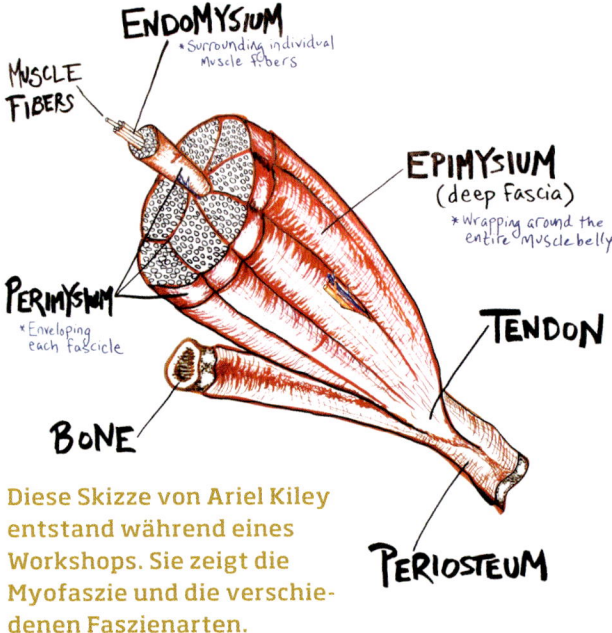

Diese Skizze von Ariel Kiley entstand während eines Workshops. Sie zeigt die Myofaszie und die verschiedenen Faszienarten.

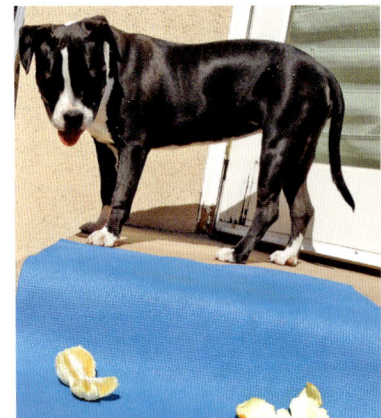

Mein Hundebaby Haley kann der sezierten Orange nicht widerstehen.

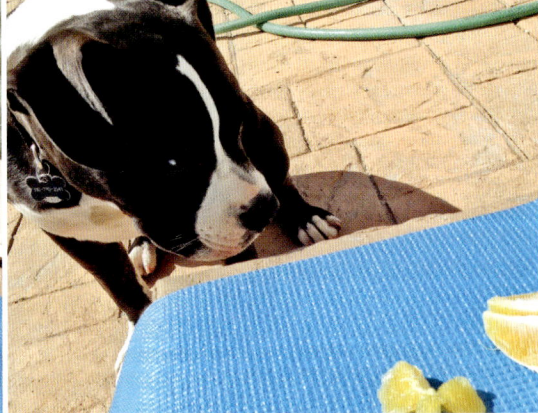

Die Faszien wieder in Form bringen

Zellen sind regenerativ. Ständig entstehen sie neu und sterben wieder ab. Sie selbst haben es in der Hand, eine gesunde Zellumgebung zu schaffen und so langfristig positive Veränderungen und Anpassungen in jedem Ihrer Körpersysteme zu ermöglichen.

Sie sind der Chef Ihres inneren Ökosystems. Wie in Kapitel 3 erklärt, reagiert der Körper auf Belastung, indem er sich anpasst. Sie hat entweder Anpassung und Wachstum oder Anpassung und Fehlfunktion zur Folge. Alle sieben Jahre zeigt sich, wie sehr man auf seinen Körper geachtet hat. Denn das ist der Zeitrahmen, in dem sich jede Körperzelle erneuert und ersetzt wird.

Es liegt ganz an Ihnen und Ihrer Einstellung zur Selbstfürsorge, ob Sie Ihre innere Erneuerung oder vielmehr den Zusammenbruch vorantreiben.

Bindegewebe mit seinem Kollagen erneuert sich etwa alle zwei Jahre.* Das bedeutet, dass es möglich ist, sich mittels der *Roll Model*-Methode innerhalb dieser Zeit komplett von innen nach außen zu erneuern. Sie können den Zustand Ihres Gewebes, strapaziert durch Anspannung, schlechte Gewohnheiten oder Narbengewebe, verändern. Sobald Sie mit den Bällen zu rollen anfangen, schaffen Sie die Voraussetzung für optimale Anpassungen.

* http://www.fasciaresearch.de/Schleip_TrainingPrinciplesFascial.pdf

FASZIEN-REMODELLIERUNG UND KÖRPERTRAINING

Wie die Knochen reagieren auch die Faszien auf alle Körperbelastungen, indem sie verdichten oder weicher werden. Die Regeneration der Faszien gelingt, bedingt durch ihre geringere Anzahl an Zellen, nicht so schnell wie bei Muskel- oder Blutzellen. Nach dem Training liegt der Zeitrahmen für die Regeneration bei rund 48 bis 72 Stunden (siehe www.fascialfitnesstoday.com/Images/Massage Matters_Spring2012.pdf). Daher sollte man dem Körper nach dem Training mindestens 48 Stunden Ruhe und Erholung gönnen, damit er sich an den neuen Normalzustand anpassen kann.

In sechs Monaten vom Kernspin zum Wettbewerb: Erfolg einer Sportlerin

Liebe Jill,

um Ihre Frage zu meiner Grundkondition zu beantworten: Ich mache Kniebeugen wieder ohne Schmerzen! Ich erhole mich endlich. Ich trainiere nicht mehr nur um mein funktionsgestörtes Gewebe herum. Ich behandle meinen Körper so, dass er für mich in seiner Ganzheit arbeitet. Nur ein funktionstüchtiger Körper kann Kraft aufbauen.

Ich habe Ihnen nie erzählt, dass ich über Monate an chronischen Schmerzen in der linken Hüfte litt und dies immer für mich behalten hatte. Ich hatte die ganze Zeit den Verdacht, dass es Faszienverhärtungen waren (das IT-Band und der äußere Schenkelmuskel fühlten sich an wie Linoleum, und die Außenrotatoren waren blockiert!). Dennoch ließ ich einen Kernspin machen, um einen Labrum-Riss auszuschließen. Das Ergebnis war nicht eindeutig — Entzündung im Hüftgelenk?

Letzten Juni ging ich zum ersten Mal zu einem unglaublichen Manualtherapeuten, Noelle Nieve (der an einer Ihrer Therapieball-Ausbildungen in New York teilgenommen hatte), und entdeckte den ALPHA-Ball. Mithilfe des Therapeuten und des Balls war ich schon nach vier Wochen schmerzfrei. Ich konnte es kaum fassen, endlich etwas gefunden zu haben, das mir half, gesund zu werden. Unglaublich, dass ich die Schmerzen so lange ausgehalten hatte.

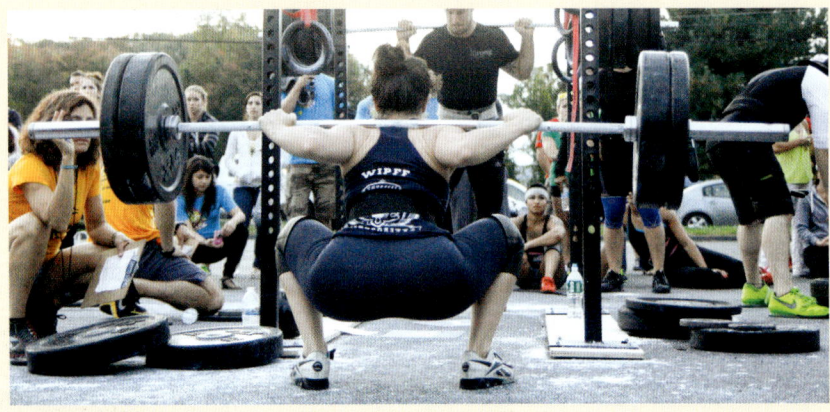

Schmerzfrei stemmte Elizabeth über 90 Kilo Eisen im Wettbewerb und brach damit ihren persönlichen Rekord.

Das Foto entstand vier Monate nach Beginn meiner Eigenbehandlung, beim Beast of the East-Wettbewerb in Connecticut im Oktober 2013. Für den Warm-up benutzte ich überwiegend die Bälle, da es in dem offiziellen Warm-up-Bereich für Sportler ziemlich chaotisch zuging. Die Bälle bereiteten mein Gewebe auf die Herausforderung vor, beruhigten mich und schafften es, dass ich mich in dem Durcheinander entspannte. Bis dahin hatte ich meinen persönlichen Rekord nie im Wettbewerb gebrochen, da mich die Nerven immer im Stich ließen. Dieses Wochenende gelang mir das mit Zuversicht und Ruhe in fast jedem Event.

Der Wettbewerb im Foto war ein Team-Workout. Jedes der vier Teammitglieder hatte 20 Minuten für acht maximale Back-Squats. Mein Tagesziel waren 84 Kilo. Das schaffte ich leicht und ging dann auf 88,5. 90 Sekunden vor Schluss legte ich 90,7 Kilo auf und machte damit acht Squats. Mit 41 Jahren und 63,5 Kilo Körpergewicht stemmte ich über 2100 Kilo in unter 20 Minuten und verließ die Arena schmerzfrei.

Zwischen dem letzten Kernspin und dem Wettbewerb lagen etwa sechs Monate.

Das Vertrauen in meinen Körper kehrte damals zurück, und heute bin ich besser denn je, als Coach und im Wettbewerb. Ich fühle mich, als besäße ich »magische Gummikugeln«, die Wettbewerbsangst verschwinden lassen ebenso wie die Schmerzen, die ich vor allen verborgen hatte.

Herzliche Grüße
Elizabeth

Elizabeth Wipf, 41

Cheftrainerin und Leiterin
des CrossFit Virtuosity
Coaching-Programms
Brooklyn, New York

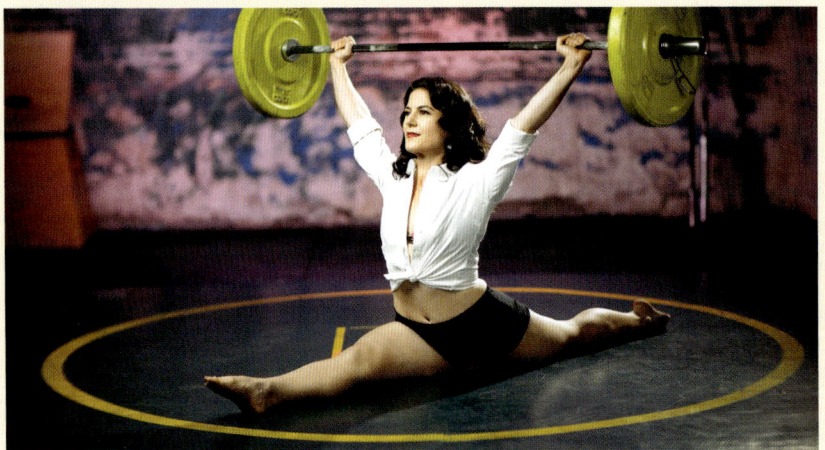

Elizabeth arbeitet seit drei Jahren mit den *Roll Model*-Bällen, und seit noch längerer Zeit stemmt sie schwere Gewichte.

Propriozeption: Ihre EmbodyMap

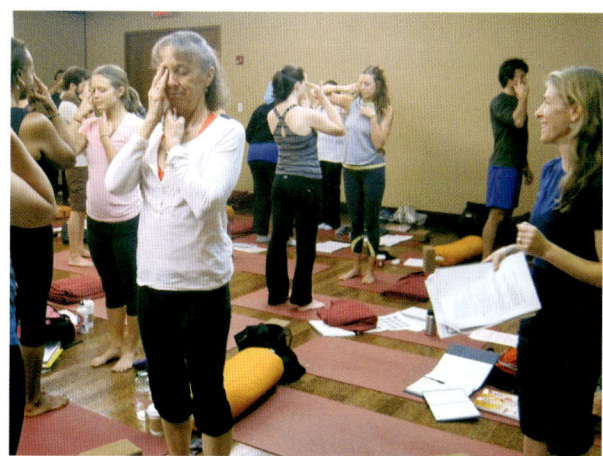

Eine meiner Lieblingsübungen in den Anatomie-Trainings ist der »anatomische Nüchternheitstest«. Die Schüler schließen die Augen, und ich nenne verschiedene Körperteile, die sie lokalisieren müssen. Sehr gut, um festzustellen, was man über die eigene Anatomie weiß und was nicht.

Für mich ist fehlende Ganzkörperwahrnehmung einer der häufigsten Gründe für Erkrankungen des Bewegungsapparats. Bei den meisten Körpern sind zu viele Zonen überbeansprucht oder falsch belastet. Dies verursacht Fehlkoordination und körperliche Desorientiertheit. Wenn wir verletzt sind, bewegen wir uns weniger elegant. Das Gehirn benötigt Feedback von den Sinnesnerven, um den Körper durch den Raum zu tragen. Die Fähigkeit des Gehirns, solche Informationen aufzunehmen und zu verstehen, heißt *Propriozeption*. Sie ist trainierbar, und sie zu verbessern ist wichtig für langfristige Gesundheit.

> **PROPRIOZEPTION:** *Die Selbstwahrnehmung des Körpers, das innere GPS. Die Fähigkeit, Position, Lage, Orientierung und Bewegung des Körpers und seiner Einzelteile zu fühlen.**

* Jaap C. van der Wal, »Proprioception, mechano-reception and the anatomy of fascia«, in: Fascia: The Tensional Network of the Human Body (Churchill Livingston, Elsevier, 1. Auflage 2012), Seite 81

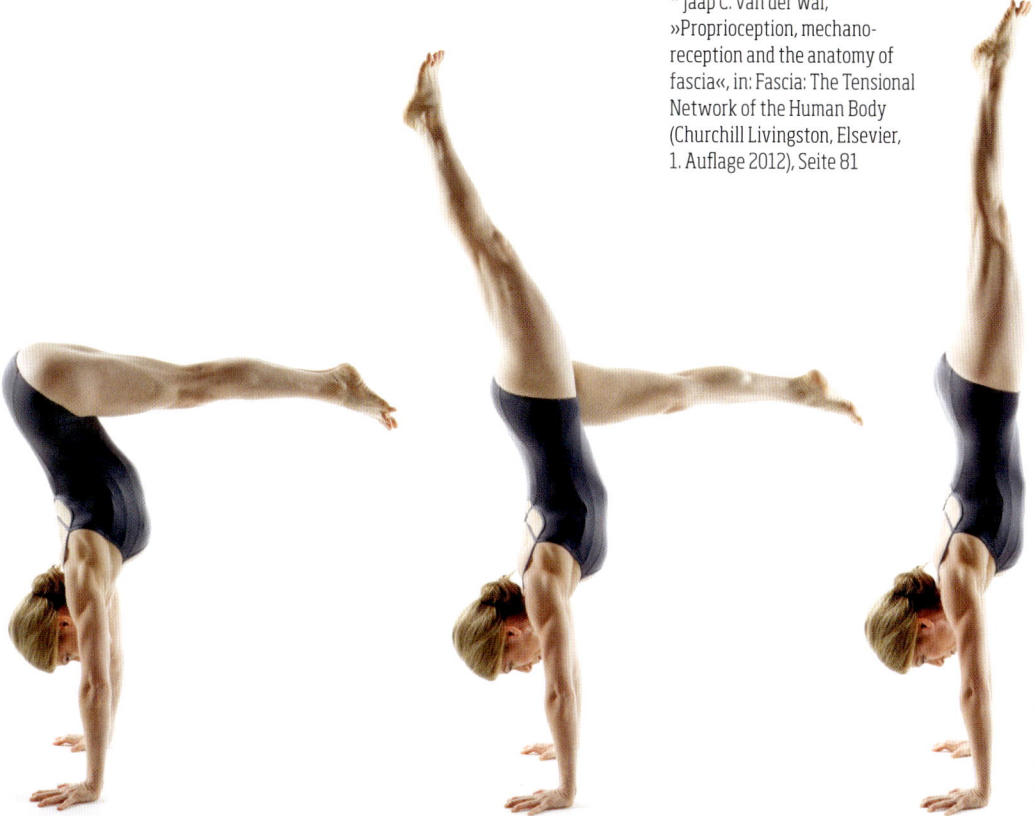

Fortschritte in Akrobatik verlangen eine präzise Kenntnis der Lage aller Körperteile im Raum.

Stellen Sie sich einen Turner auf dem Schwebebalken vor oder eine Yogini in einer Pose gegen die Schwerkraft. Beide bewegen sich mit unerschütterlicher Präzision von A nach B, in entschlossener, zweckgebundener Einheit aller Zellen. Je öfter, konzentrierter und disziplinierter man versucht, das Körperverhalten in Ruhepositionen und in der Bewegung zu optimieren, desto mehr trainiert man auch das tiefere Körperbewusstsein des Nervensystems. Dies bedeutet ultimatives Körperbewusstsein: Ich nenne das *EmbodyMap*.

EMBODYMAP: *Der konstante Sinn für die Lage der Körperteile im Raum in Ruheposition und Bewegung und ihre gegenseitigen Wechselbeziehungen. Starke Selbstwahrnehmung der inneren propriozeptiven Landkarte.*

Leider stützen sich viele ohne wirkliches Verständnis ihrer EmbodyMap in neue Fitness-Hypes. Bald kommt schon die erste Verletzung. Die systematische Vorbereitung des Körpers auf Bewegung mit den *Roll Model*-Bällen verbessert die Propriozeption für jedes gewünschte Unterfangen. Wenn Sie jedoch weiterhin Aktivitäten ohne Sinn für Ihre blinden Flecken angehen, werden Sie an den immer gleichen Punkten scheitern.

Die Bälle stimulieren die Nerven, die dem Gehirn Positionsrückmeldung geben. Sie werden spüren, wenn Sie nicht optimal ausgerichtet sind. Sie können sich im Raum besser positionieren, je nachdem, was Ihre Aktivitäten erfordern. Ihre EmbodyMap wird nuancierter, detaillierter und passt sich den Dingen an, die Sie tun wollen. Sie werden zur langlebigsten und agilsten Version Ihres Selbst.

Merken Sie sich für Ihre Workouts dieses Motto:

In optimaler Haltung trainieren, um optimale Haltung zu bekommen!

Um ein versiertes *Roll Model* zu werden, müssen Sie lernen, Ihren Körper zu kartieren. Zeichnen Sie Ihre persönliche EmbodyMap, um Ihre eigene Propriozeption zum Leben zu erwecken.

Der einfache Weg, sich die EmbodyMap bewusst zu machen, ist es, tiefe Palpation mit den Bällen zu üben und dann das Bewusstsein dieser Tiefenberührung in alle Aktionen des täglichen Lebens zu integrieren. Diese Kompetenz erlangen Sie einzig und allein durch Übung. Üben Sie also täglich, zu entspannen und sich selbst zu orten. Sobald Sie die Sequenzen in Kapitel 8 beherrschen und die Positionsbesonderheiten und Nuancen Ihrer eigenen Anatomie verinnerlicht haben, werden Sie sich auch beim Improvisieren wohlfühlen und die Bälle selbstsicher für Heilung und Entspannung einsetzen.

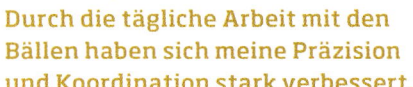

Durch die tägliche Arbeit mit den Bällen haben sich meine Präzision und Koordination stark verbessert.

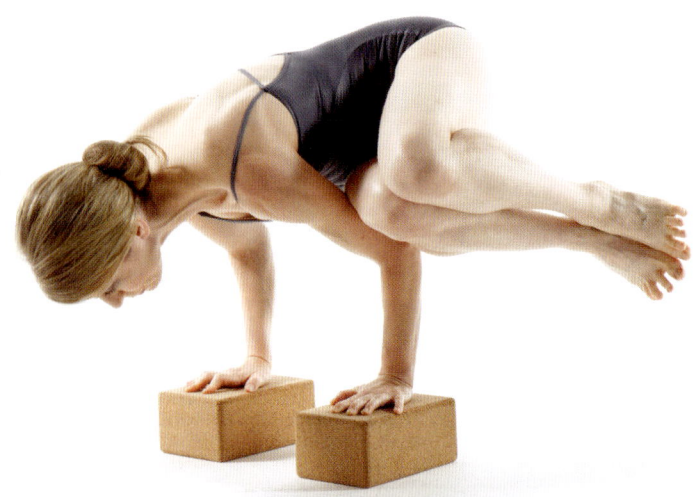

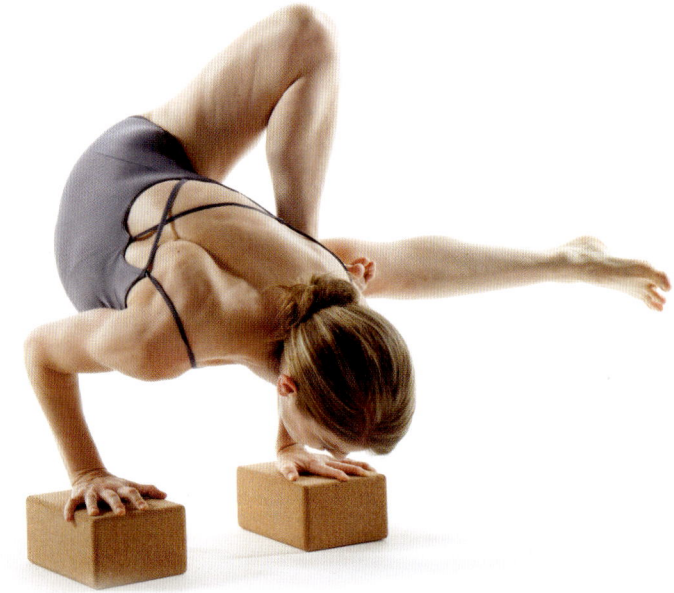

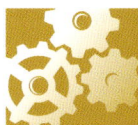

ANATOMIE LEBT IM KÖRPER, NICHT IM KOPF: KÖRPERBEWUSSTSEIN LERNEN

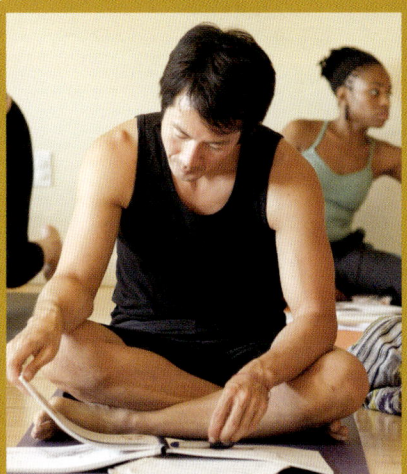
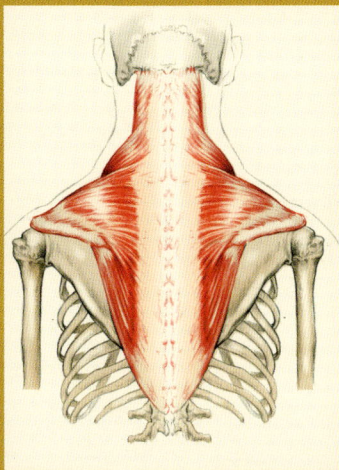
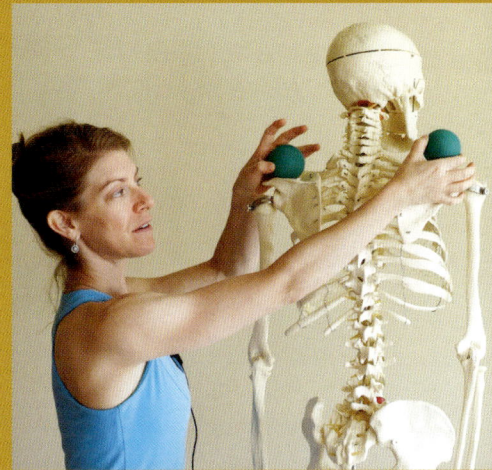

Im Training schauen wir uns zunächst Abbildungen der myofaszialen Strukturen an, die wir lokalisieren wollen. Hier ist es der obere Teil des Kapuzenmuskels.

Zuerst zeige ich am Knochen-Modell, wo die Bälle platziert werden.

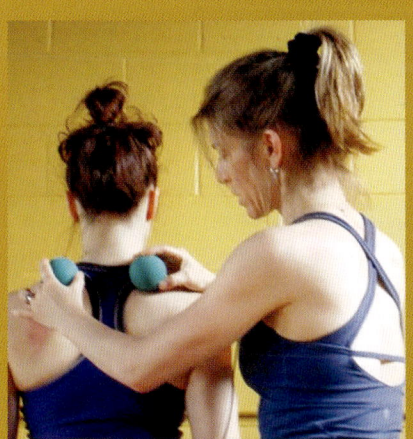
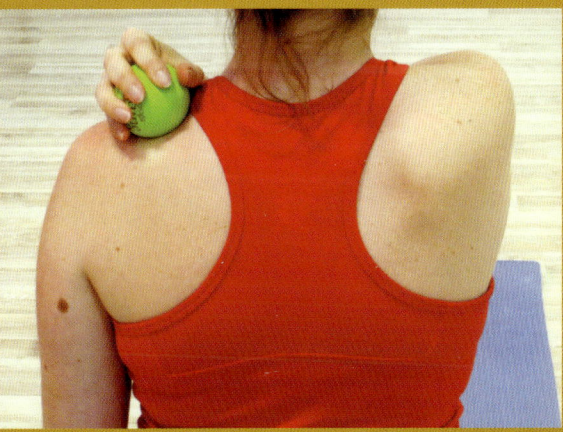

Dann zeige ich es am lebenden Modell (ganz links).

Jetzt versuchen die Teilnehmer die Stelle bei sich selbst mit den Fingern und dem Ball zu lokalisieren (links).

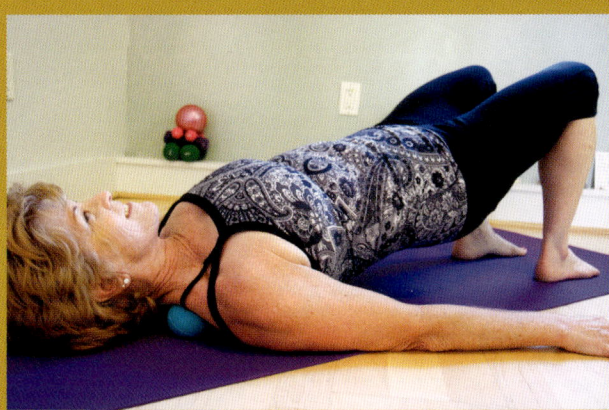
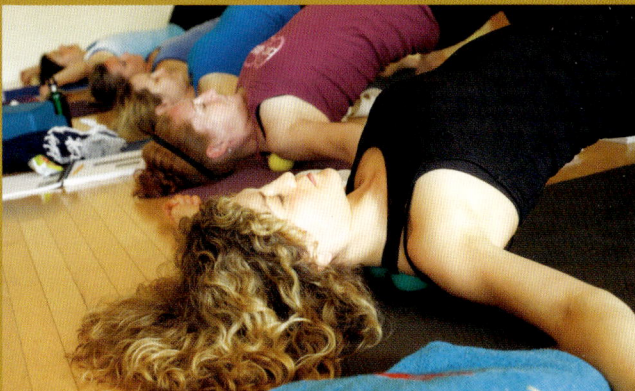

Und endlich wird am Boden auf den Bällen gerollt.

DER INNERE KOMPASS

Die eigene EmbodyMap auszubilden erfordert eine Schärfung der taktil-kinästhetischen Wahrnehmung (des umfassenden Berührungssinns) und der übergeordneten proprozeptiven Wahrnehmung (Fähigkeit, die Lage des Körpers im Raum zu erfühlen). Die *Roll Model*-Methode stärkt die Fähigkeit, das Körpergewebe innerlich zu fühlen und in jedem Moment richtig zu aktivieren bzw. zu deaktivieren, sodass der Körper korrekt ausgerichtet ist und sich entsprechend seiner natürlichen Physis effizient bewegt. Dies verhindert ungleichmäßige Abnutzung von Gelenken und Gewebe und erhöht deren Gesundheit und Lebensdauer.

Die Wissenschaft der Berührung: sensorische Nervenendigungen

Die EmbodyMap muss kein Buch mit sieben Siegeln sein: Mithilfe der *Roll Model*-Methode gelingt es Ihnen, die Selbstwahrnehmung Ihres Körpers zu erhöhen. Die Nervenendigungen im Körper warten geradezu auf Stimulation und neue Reize. Die Bälle reiben mit dem richtigen Druck, sodass das Gewebe sich selbst intensiver fühlen kann. Die Nervenleitfähigkeit wird präziser, was die eigentlichen Nerven in Gleichgewicht und Funktion unterstützt. Die Bälle rollen über alle Arten von Nerven. Das kann auf einigen größeren, wie dem Ischiasnerv, ziemlich unangenehm sein, weswegen man diese vermeiden sollte. Die kleineren Nervenendigungen blühen unter der therapeutischen Berührung jedoch geradezu auf.

Besonders interessant sind hierbei jene Nervenendigungen, die mit Informationen über Berührung und Druck zur Propriozeption beitragen, die *Mechanorezeptoren*. Es ist wichtig, unterscheiden zu lernen, ob die durch das Rollen ausgelösten Empfindungen lediglich unangenehm bis etwas schmerzhaft sind – was unvermeidbar ist – oder von spezialisierten Nervenendigungen kommen, den *Nozizeptoren*, die echte Verletzungen melden.

All diese Nervenendigungen durchziehen die Faszie und werden mit den Therapiebällen in verschiedenen Tiefen und mit unterschiedlichen Berührungen aktiviert.

1. **Muskelspindel:** Dehnungssensoren im Bindegewebe der Muskeln, insbesondere in der

MECHANOREZEPTOREN: *Nervenendigungen, die spezifische Berührungs- und Druckinformationen an das zentrale Nervensystem weiterleiten.*

NOZIZEPTOREN: *Sensorische Nervenendigungen, die Schmerzempfindungen an das Gehirn weiterleiten.*

äußeren faszialen Hülle um Gruppen von Muskelfasern, dem Perimysium (siehe Seite 106). Durch konstanten, erträglichen Druck stimuliert, erleichtern sie lokale Dehnung und Reduktion sympathischer Erregung im behandelten Gewebe. *Mit der Entspannung dieser Sensoren entspannt sich auch der Muskel; die Myofaszie kann sich leichter dehnen.*

2. **Golgi-Sehnenorgan:** Diese Spannungssensoren liegen in den Übergangsbereichen von Sehnen zu Muskeln, in peripheren Gelenken und Gelenkkapseln. Ihre Stimulation beeinflusst den Tonus der Muskeln wie auch die benachbarten Golgi-Sehnenorgane. *Mit ihrer Entspannung entspannen sich auch die Sehnen an Gelenken und in festeren Weichgewebe-Rändern.*

3. **Pacini-Körperchen:** Mechanorezeptoren in Facettengelenken, tiefer liegenden Gelenkkapseln, im Muskelgewebe und in den Übergangs-

bereichen zwischen Muskeln und Sehnen. Sie nehmen schnelle Druckveränderungen und Vibrationsreize auf und stärken den Bewegungs- und Positionssinn des Körpers. *Ihre Massage reduziert lokale Verspannungen und verbessert die Proporioception.*

4. **Ruffini-Körperchen:** Nervenendigungen in den Bändern der peripheren Gelenke, in den äußeren Gelenkkapselschichten und in der Dura mater. Dazu kommen sie auch in den untersten Schichten der Subkutis und vermehrt in der losen Faszie zwischen Subkutis und tiefer Faszie vor. Dehnung und Kontakt durch langsamen, tiefen Druck im schrägen Winkel stimuliert sie besonders. Dies kann den sympathischen Tonus des zentralen Nervensystems global hemmen.* *Ihre Massage kann die Ganzkörper-Anspannung verringern und die Proporioception verbessern.*

5. **Interstitielle Rezeptoren:** Freie Nervenendigungen ohne Myelinscheiden, die Berührungs- und Schmerzinformationen übertragen.** Sie kommen im ganzen Körper vor, mit besonders hoher Dichte in der Knochenhaut. Sie reagieren auf schnelle Druckwechsel und auf Dauerdruck. Bei Stimulation erweitern sie die Blutgefäße (Vasodilatation). Die Stimulierung dieser komplexen Nervenfasern überträgt verschiedene Berührungssignale, einschließlich Schmerz, und hat Auswirkungen auf den Blut- und Fluidkreislauf. *Ihre Massage kann konkurrierende Empfindungen von Wohlbefinden und Schmerz erzeugen.*

Wussten Sie, dass es im Körper 20 000 Muskelspindeln gibt und die meisten davon im Nackenbereich liegen?***

* Robert Schleip et al.: *Fascia: The Tensional Network of the Body* (Elsevier, 2012)

** vgl. Robert Schleip, »Faszien und Nervensystem«, www.somatics.de/artikel/for-professionals/2-article/122-faszien-und-nervensystem

*** Jonathan Cole, *Pride and a Daily Marathon* (Bradford Books, 1995), S. 26

**** »Proporioceptive Signalübertragung kann potenzielle myofasziale Nozizeption hemmen, insbesondere wenn sie mit einem geistigen Zustand der Achtsamkeit einhergeht.« Robert Schleip und Amanda Baker: *Fascia in Sport and Movement* (Handspring Publishing, 2015), S. 37

KURZ ZUSAMMENGEFASST:

Eine wichtige biologische Tatsache für alle, die mit der *Roll Model*-Methode arbeiten: Schmerzempfinden (Nozizeption) und Tiefensensibilität (Proporioception, Körpersinn) blockieren sich gegenseitig.

Je höher die fasziale Proporioception, desto geringer ist die Schmerzwahrnehmung. Umgekehrt verhindert ein erhöhter Schmerzpegel die Fähigkeit zur Tiefensensibilität.***

ALSO:

Je mehr Schmerzen Sie haben, desto weniger koordiniert bewegen Sie sich und desto verletzungsanfälliger sind Sie. Die Bälle beseitigen Schmerzen und stärken gleichzeitig Koordination und Körpersinn.

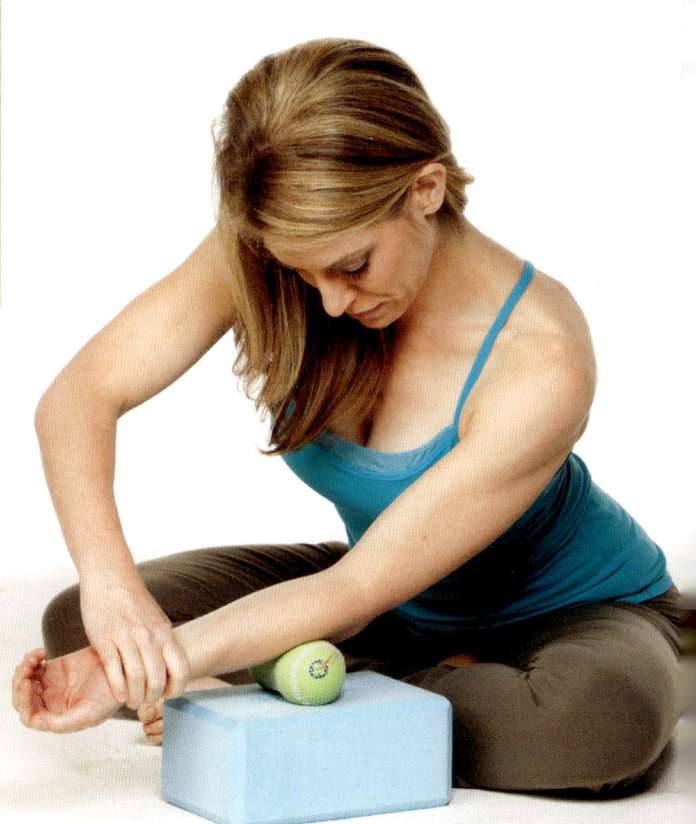

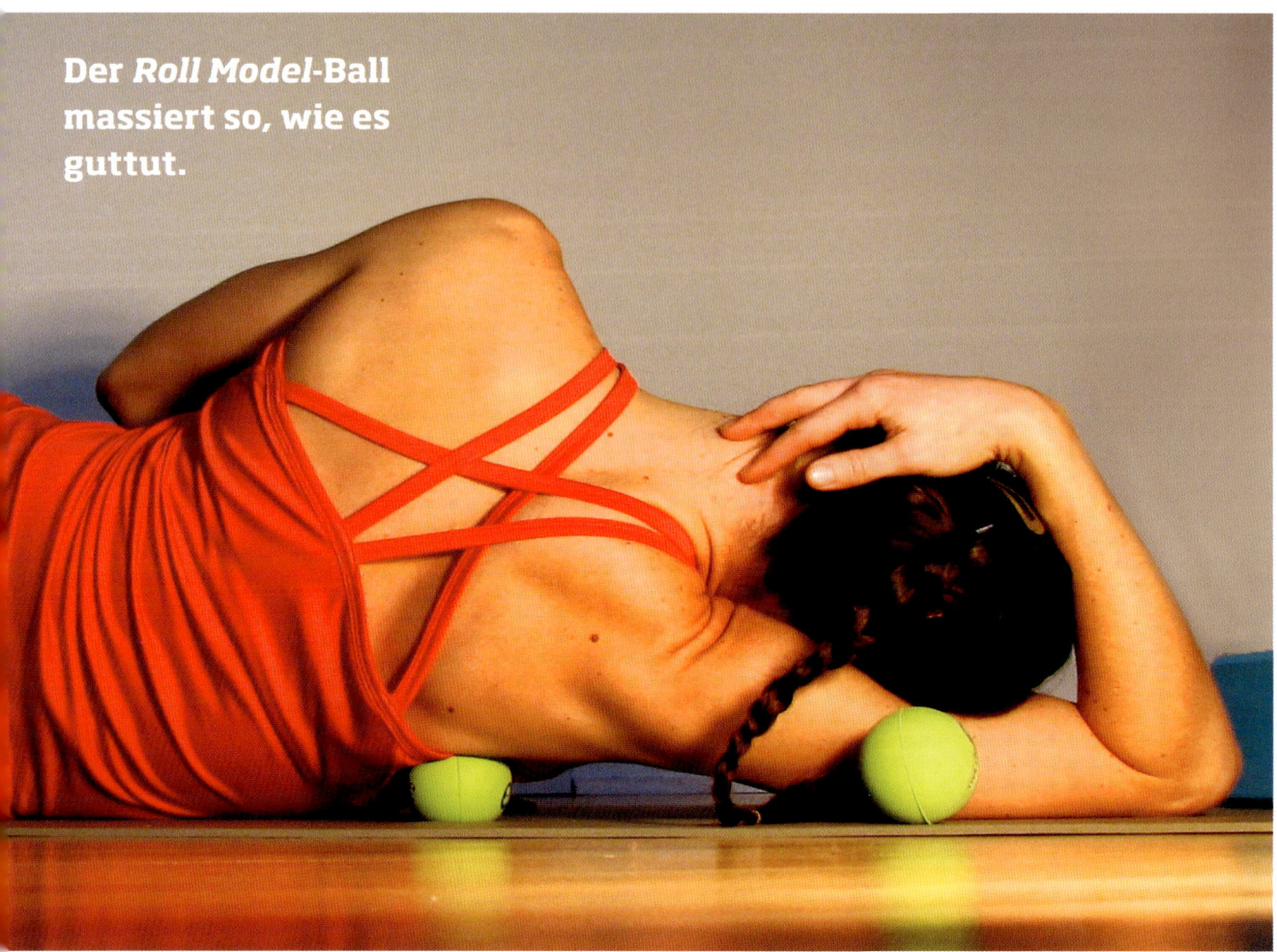

Der *Roll Model*-Ball massiert so, wie es guttut.

Die Bälle können all diese Nervenendigungen stimulieren und deren Chance erhöhen, vom Gehirn wahrgenommen zu werden. Schmerz aber ist laut und kann die Konzentration des Gehirns stören. Die Arbeit mit den elastischen, griffigen Bällen kann jedoch den Kommunikationsschalter umlegen, sodass das Gehirn mit Lageinformationen der Sinneszellen geflutet wird. Das gibt Ihnen die Möglichkeit, sich in korrekter Körperhaltung besser zu bewegen. Mit der Zeit verändert dies auch Ihr Schmerzbild.

MEHR ZUR PROPRIOZEPTION

Nicht nur die Tiefensensibilität wirkt an der inneren Lagebeurteilung der Körperteile mit, sondern auch das Vestibularorgan, die Gleichgewichtssteuerung im Innenohr. Dieses System spielt die Schlüsselrolle in der Gesamtkoordination, um Stolpern und Hinfallen zu vermeiden. Die hier vorgestellten Methoden behandeln dieses Thema nicht explizit, da dies den Rahmen des Buches sprengen würde. Sie konzentrieren sich darauf, die Berührungsrezeptoren im faszialen und myofaszialen Gewebe zu behandeln. Die Sequenzen für Kopf, Hals/Nacken und Kiefer beeinflussen zum Teil auch das Gleichgewichtsorgan. Auf www.yogatuneup.com gibt es noch mehr Übungseinheiten zum erweiterten propriozeptiv-basierten Training.

Zusammengefasst: Sinnesnerven und die Faszie

In der Faszie befinden sich sechsmal mehr Sinnesneuronen als in den anderen Körpergeweben, mit Ausnahme der Haut. Damit ist die Faszie das zweitgrößte Sinnesorgan. Ein sehr großer Teil dessen, was wir körperlich fühlen, wird von den Nervenendigungen unseres Weichgewebe-Gerüstes übermittelt, wenn diese gut funktionieren.

Wie alle anderen Gewebearten benötigen die Nerven korrekte Bewegung, Ernährung und eine ausbalancierte Fluidumgebung, um Signale richtig zu senden. Wenn die Nervenendigungen durch Spannungen oder Dehydration unterversorgt oder zusammengedrückt sind, können sie Empfindungen und Lagebeschreibungen nicht korrekt übermitteln. Sehr viele Nervenendigungen befassen sich mit der Übermittlung von Lage und Position, die zusammen die Propriozeption ergeben (siehe Seite 110 zur EmbodyMap). Verbessern Sie die Zellumgebung der Faszie, indem Sie das Gewebe mit den Bällen geschmeidig machen. Ihr Gewinn sind bessere Koordination und Anmut. Tanzen Sie BALLett!

Interessanterweise haben die Körperzonen mit der am besten ausgeprägten Gleitfähigkeit auch die meisten Sinneszellen in Form von Ruffini-Körperchen. Sie sind die meistvertretenen Propriozeptoren in den membranösen Schichten der losen Faszie. Um diese Übergangsschicht zu aktivieren, ergreifen Sie eine dicke Hautfalte mit der darunterliegenden Körperschicht und schieben diese so weit es geht über die festere tiefe Faszie darunter. Dann drehen oder wringen Sie die Haut. Sehr gut! Sie haben gerade die membranöse Schicht und damit alle darinliegenden Ruffini-Körperchen mobilisiert!

Wenn die Übergangszone mit ihren vielen Ruffini-Körperchen aktiviert wird, senden diese Zellen zwei spezifische Botschaften an das zentrale Nervensystem:

1. Erhöhung des Körperbewusstseins – der Propriozeption – in der stimulierten Zone.

2. Unterdrückung sympathischer Erregung. Dies beruhigt das gesamte Nervensystem und reduziert die Ganzkörperanspannung (mehr zum sympathischen Nervensystem und zu Entspannung in Kapitel 9).

Historisch gesehen, hat die Faszie bislang noch nicht die Aufmerksamkeit genossen, die anderen Körpersystemen zuteil wurde. Doch das ändert sich gerade grundlegend: Täglich gibt es neue Untersuchungen und Forschungsergebnisse über die »Fäden, die uns zusammenhalten«. Mit den *Roll Model*-Bällen machen Sie dazu Ihre eigenen körperbewussten Untersuchungen. Das ist wirklich nicht so außergewöhnlich: Ganzkörperbewegungen, spezifische Körperhaltungen und konzentrierte Aufmerksamkeit sind es, die Ihr Bewusstsein für die Faszie verbessern. Ihr Weichgewebe-Gerüst hat Sie bislang getragen, doch kann das Behandeln in verschiedenen Richtungsvektoren und mit unterschiedlichen Palpationsmethoden das Empfinden an den Nähten oder Zugbahnen des inneren Körper-Taucheranzugs schärfen. Die Sequenzen in Kapitel 8 helfen, diesen »proprizeptiven Einblick« zu bekommen.

* Robert Schleip, *Terra Rosa* e-magazine (Dezember 2012): 12. www.terrarosa.com.au/articles/Terra_News%2011.pdf

Fokus auf Schmerz und Tiefensensibilität

Eric Johnson, 47
Vermögensverwalter
Toluca Lake, Kalifornien

Als ich Eric kennenlernte, war er 41. Er trug Orthesen um Sprunggelenke und Unterschenkel, hatte 27 Kilo Übergewicht und eine äußerst schlechte Haltung. Seine Handgelenke und Hände waren so schwach, dass er sein Hemd nicht zuknöpfen konnte. Tatsächlich schmerzte sein ganzer Körper so sehr und war so schwach, dass er sich im Bett nicht umdrehen konnte; seine Kleidung reizte ihn ständig. Er kam auf Anraten seines Psychiaters zu mir, wegen unerträglicher chronischer Schmerzen, einer Unfähigkeit zu entspannen und massiver Beklemmungszustände. Er erhielt die stärkste Dosis an Schmerzmedikation, die gesetzlich erlaubt war, 100 Milligramm Fentanyl. Es ist 100-mal stärker als Morphium und Hunderte Male wirksamer als braunes Heroin. Und das erzählte er mir:

» Ich bin bei mehreren Ärzten und medizinischen Spezialisten in Behandlung und befinde mich in intensiver Psychotherapie. Ich muss lernen, zu entspannen und mich gleichzeitig fitter zu machen. Anscheinend bin ich seit 35 Jahren in einem ständigen Kampf-oder-Flucht-Zustand. Meine schwächsten Körperteile sind Handgelenke und Sprunggelenke, durch Muskelatrophie. Sie kam durch fehlende Innervation oder neurologische Kommunikation mit den Muskeln. Sie sind zwar da, aber ich kann einfach nicht mit ihnen sprechen. «

Eric leidet an Amyotropher Lateralsklerose, einer Erkrankung des motorischen Nervensystems, auch als Charcot-Krankheit bekannt. Die Nervenleitfähigkeit und -informationsübermittlung von Rückenmark und Gehirn in die Körpergliedmaßen und zurück ist schwer geschädigt und verschlechtert sich fortlaufend. Die Krankheit ist nicht heilbar. Betroffene Patienten verlieren die Motorik von Sprunggelenken, Füßen, Handgelenken; ihre Glied-

maßen werden ständig schwächer und verkümmern. Deren Nerven verlieren ihre isolierende Schutzschicht, die Myelinscheide. Die Nervenendigungen werden dadurch funktionsgestört und verwandeln sich häufig in schmerzsignalisierende Nozizeptoren. Muskelaktivierende Motoneuronen verlieren ihre Fähigkeit, Bewegung zu initiieren. Genauso fühlen Sinneszellen wie Propriozeptoren und Mechanorezeptoren nicht länger Bewegung, Position, Temperatur oder Berührung. Bei Eric waren die meisten Nerven bereits Schmerznerven. Als ich ihn kennenlernte, waren seine Füße komplett gefühllos, und er konnte die Zehen nicht bewegen.

Fentanyl war nur eines der Medikamente, die Eric einnahm, als ich ab 2008 mit ihm arbeitete. Er nahm einen ganzen Cocktail starker Medikamente gegen seine Schmerzen und für sein Gemüt. Gegen seine Inkontinenz und den Säurereflux bekam er weitere Mittel. Seine Ärzte erzählten Eric, dass er mit dem Fortschreiten seiner Krankheit leben und die Medikamente den Rest seines Lebens einnehmen musste. Auch Körperübungen frustrierten ihn, da sie viele seiner Beschwerden anschürten, was er mit »Folter« verglich. Neben anderen Botschaften, die wir seither widerlegten, war ihm auch gesagt worden, dass er nie in der Lage sein würde, seine Sprunggelenke oder seine Daumen aktiv im vollen Funktionsumfang einzusetzen.

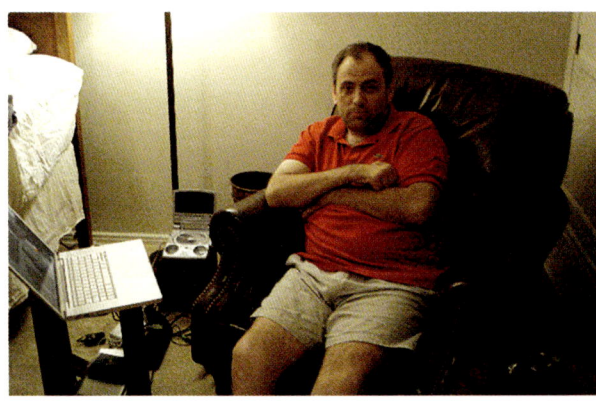

Eric, als wir uns kennenlernten.

Eric fühlte sich unfähig, seinen Körper zu steuern oder gar zu fühlen. Seine Propriozeption versagte oft, er fiel ständig hin, und seine Knie luxierten. Er fühlte sich in seinem Körper gefangen, als Opfer seiner Schmerzen, ohne Aussicht auf Besserung. Während unserer ersten Sitzung versuchte ich herauszufinden, welche Moves seine Schmerzen lindern würden, statt sie zu verstärken.

Zuerst brachte ich ihm bei, im Liegen zu atmen. Als ich auf ihn zuging, um seine Füße auszurichten, zuckte er heftig zusammen und schrie entsetzt: »Sie können mich nicht anfassen! Ich wurde als Kind sexuell missbraucht. Ich ertrage es nicht, berührt zu werden!« Sein Trauma traf mich wie ein Schlag. Seine Wunden waren nicht nur körperlich, sondern tief in ihm und seiner Seele. Zusätzlich zu allen körperlichen Belastungen hatte er damit zu kämpfen, dass er als Kind zwischen dem siebten und zwölften Lebensjahr wiederholt sexuell missbraucht worden war. Er konnte damals nicht davor weglaufen. Und aufgrund seines strengen Glaubens hatte er Angst, seiner Familie oder anderen Erwachsenen davon zu erzählen.

Ich atmete tief durch und antwortete: »Das ist in Ordnung, ich berühre Sie nicht. Ich möchte Ihnen stattdessen diese hier geben«, und reichte ihm zwei Roll Model-Bälle. »Sie werden lernen, sich mit ihnen selbst zu berühren.« Er platzierte die Bälle am oberen Rücken und ließ es zu, dass sie tief in das über Jahrzehnte verhärtete Gewebe eindrangen. Ich brachte ihm bei, direkt in den Druck zu atmen und trotz des anfänglichen Unwohlseins zu entspannen. Eric beendete diese ersten 20 Minuten spinaler Selbstmassage mit begeisterter Erleichterung. Er hatte sich nicht vorstellen können, dass er sich so gut fühlen konnte. Und er war, abgesehen von meiner Führung, allein dafür verantwortlich. Dann zeigte ich ihm Dehn- und Kräftigungsübungen für seine Hüften und beendete die Stunde mit Meditation. Unsere Keine-Berührung-Abmachung hielt ich strikt ein und fand das, außer im ersten Schreck, auch nie mehr seltsam.

Einen Tag später mailte mir Eric, dass er seit Jahren nicht mehr so tief geschlafen hätte. Über die nächsten Jahre hielten wir einen strengen Plan mit zwei Sitzungen pro Woche ein. Mit der Zeit gewann ich sein Vertrauen. Wir wussten beide,

dass wir uns in unbekanntes Terrain rollten. Zum einen war da Eric als Mensch, der keine therapeutische Berührung zulassen konnte. Zum anderen war da ein über Jahrzehnte vernachlässigter Körper, der von Arzt zu Arzt geschickt und als »nicht therapierbar« und auf den Weg zu progressiver Degeneration entlassen worden war. Ich betrachtete Eric nicht als Krankheit oder Symptom, sondern als die ganzheitliche Person, die er ist. Seine körperliche, emotionale und beziehungstechnische Schmerzvernetzung behinderte konstant seine Konzentrations- und Bewegungsfähigkeit und das Entwickeln neuer, unterstützender Gewohnheiten.

Ich erkannte, dass Eric die Botschaften seines ärztlichen Betreuungsteams in einem Gefühl der Schwäche, Hilflosigkeit und Hoffnungslosigkeit verinnerlicht hatte. Seine Selbstachtung war schwer angeschlagen. Angesichts des Fortschritts, den wir machten, beschlossen wir jedoch, dass wir jede vorgefasste Meinung darüber, was ihm nicht möglich oder möglich war, nicht mehr glaubten.

In jeder Sitzung betrachtete ich Eric neu. Manchmal war er in unglaublichen Schmerzphasen, andere Male war er robust. Egal, wie er kam: Jedes Mal ging er mit besserer Haltung, komplett koordiniert und frei oder weniger belastet von den Symptomen des Tages. Und all das allein durch unser einstündiges Therapieball-Rollen und die Yoga Tune Up-Korrekturübungen (siehe Kapitel 11). Kein Arzt hätte die Veränderungen voraussagen können, die Eric gewichtsmäßig, im Körper, im Geist erzielte, noch das Anwachsen seiner Zuversicht oder die kontinuierliche Reduzierung der Schmerzmittel in den kommenden fünf Jahren.

Zwei Jahre nach Beginn unserer Arbeit erklärte Eric, dass er quer durchs Land fliegen wollte, um an meinem Core Immersion-Training für Fortgeschrittene teilzunehmen. Zu der Zeit litt er bereits nicht mehr an Inkontinenz und Säurereflux, was ich seinem Training der tiefen Core-Muskulatur, der Coregeous-Ball-Arbeit und den Zwerchfell-Kräftigungsübungen zuschreibe, die ich ihm beigebracht hatte. Ich fragte ihn: »In meinen Trainings gibt es viel Partnerarbeit, mit reichlich Kontakt und Berühren. Werden Sie das aushalten?« »Ich bin bereit«, sagte er. Er war sogar so bereit, dass er in mehreren meiner manuellen Demos Modell stand.

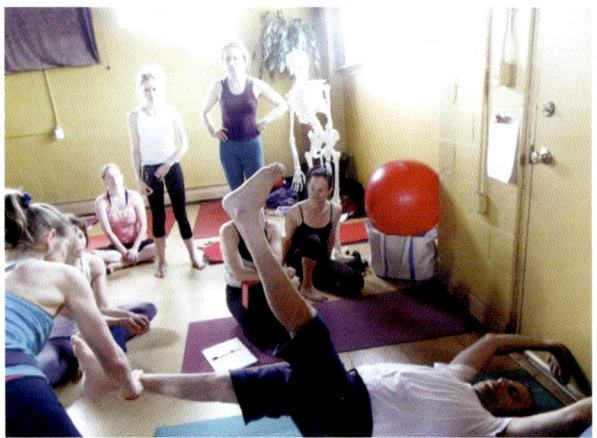

Eric als Demo-Modell. Das war das erste Mal, dass ich ihn je berührte.

Dann, nach ungefähr zweieinhalb Jahren unserer Zusammenarbeit, sagte er, dass er wieder Tennisschuhe tragen wollte, anstelle der korrektiven Orthesen. In die nächste Sitzung kam er mit einer Schachtel neuer Turnschuhe. Ich sah ihm zu, wie er sie mit den Fingern zuschnürte, von denen die Ärzte gesagt hatten, sie würden nie einen Cent greifen, geschweige denn Schnürsenkel binden. Ein neuer Eric war geboren.

Die Roll Model-Techniken, mit denen ich seine Propriozeptoren aufgeweckt hatte, sind die gleichen, die ich allen Kursteilnehmern zeige. Eric unterscheidet sich jedoch von den meisten dahingehend, dass er ausgehungert danach ist, seinen Körper kennenzulernen und die ganzen Schichten aufzudecken, die ihn so lange gefangen hielten. Sein Appetit auf Selbstmassage, Bewegung und

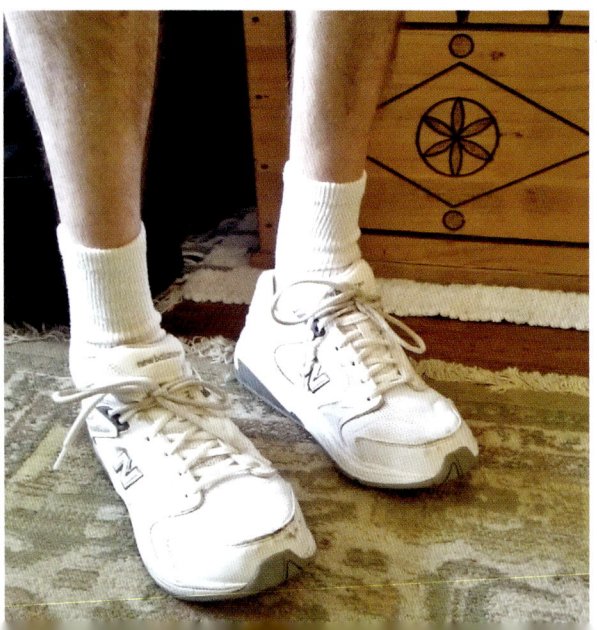

Meditation übertrifft alles, was ich je sah. Sein Wille, dafür sein Leben zu ändern, motivierte ihn dazu, neue Routinen eigenverantwortlicher Gesundheitsfürsorge anzunehmen. In seinem Haus richtete er einen Platz zum Rollen und Trainieren ein. Seine neue tägliche Dosis Selbstfürsorge brachte unvorstellbare Vorteile. Während der vergangenen sechs Jahre entwickelte er eine propriozeptive Gabe, die es ihm zum ersten Mal ermöglichte, sich in seiner eigenen Haut stark zu fühlen. Regelmäßig richtet er seinen Geist auf seine neuen Muskeln und genießt die Erfahrung mit einer Leidenschaft, die mir die Tränen in die Augen treibt.

Nach dreieinhalb Jahren unserer Zusammenarbeit begleitete ich Eric zu seinem Schmerzarzt. Er hatte langsam die Schmerzmedikation reduziert, Gewicht verloren, seine sämtlichen Reflexe verbessert und Muskelmasse aufgebaut. Sein Arzt, Dr. Avrom Gart, Leiter der Schmerzmanagement-Abteilung und ärztlicher Leiter der Rehabilitationsabteilung am Cedars-Sinai Rückenzentrum in Los Angeles, wollte mich kennenlernen, da er eine solche Wende der Krankheit noch nie erlebt hatte. Er ermutigte uns, Eric ganz von der Schmerzmedikation zu entwöhnen, und wir waren uns einig, dass dies unser nächstes Ziel sein würde.

Die Entwöhnung von stark abhängig machenden narkotischen Schmerzmitteln ist nicht leicht. Der Körper reagiert auf den Entzug wie ein gejagtes Tier; der Geist wartet mit Botschaften und Bildern auf, die geistige Folter sind. Eine Taktik, um die Abhängigkeit zu durchbrechen, ist es, sie auf etwas anderes zu übertragen. Eric hatte seine Roll Model-Bälle. Er hatte sie nun seit Jahren gegen seine Schmerzen eingesetzt und um noch mehr Schmerzen zu verhindern. Aber es war ein Glücksspiel, herauszufinden, ob er seine angeborene Körperchemie ankurbeln konnte und seine Schmerzen damit lösen konnte. Würde er die Stärke und Geistesgegenwart haben, zu seinen Werkzeugen zu greifen, oder würde die Sucht nach den Medikamenten sein Leben für immer beherrschen?

Im vierten Jahr konnte Eric das Fentanyl absetzen. Wir sind uns alle einig, dass das kein leichter Prozess und nicht ohne Rückschläge war. Doch er schaffte es. Es gelang ihm, das medizinisch Undenkbare zu tun. Er brachte die Amyotrophe Lateralsklerose zum Stillstand. Er änderte sein

Leben von Depression, Regression und Degeneration in Progression, Optimismus und Regeneration.

Eric erlangte eine Feinmotorik wieder, welche die meisten für uns als selbstverständlich annehmen. Er bindet sich nicht nur selbst die Schuhe, sondern kann heute auch seine Fußnägel schneiden. Größere Bewegungsabfolgen gewannen ebenfalls an Koordination und Klarheit. Eric dreht sich heute mit Leichtigkeit im Bett um, macht Kniebeugen und hält sich lange in der Brettposition. Während dieser Zeit verlor er 27 Kilo Übergewicht.

Und er kann über den von Maulwürfen durchwühlten Rasen seiner Eltern laufen, ohne hinzufallen. Er hatte physiologische Durchbrüche wie das Überwinden seiner Inkontinenz und des Säurereflux. Sein chronisch hoher Blutdruck fiel auf Normalwerte und ist seither stabil. Und er verlor sogar die kahle Stelle am Kopf, auf der spontan dunkle Haare nachwuchsen! (Einer der Erfolge, auf die Eric am meisten stolz ist.)

Mit wachsender Muskelmasse erwachte sein vernachlässigter Körper aus einem Dornröschenschlaf an mangelnder Bewegung und Selbstaufgabe, der seine Psyche jahrzehntelang geschädigt hatte. Das ultimative Ergebnis dieser Transformation ist, dass er sich am Ende unseres dritten gemeinsamen Jahres so verändert hatte, dass er schließlich Berührung in Therapie und Beziehung in seinem Leben zulassen konnte und eine Partnerschaft mit einer ihn liebenden Frau begann.

Eric ist ein erstaunliches Roll Model-Vorbild für andere Menschen, die mit Krankheit leben. Ich stellte seine Reise als Fallstudie beim Internationalen Symposium für Yoga-Therapie 2011 vor und beim Internationalen Fascia Research Congress in Vancouver 2012. Eric ist ein Aushängeschild dafür, wie verbesserte Propriozeption Schmerzen im Körper lindern kann. Er zeigt am lebenden Beispiel, wie bessere Koordination Unfälle, Verletzungen und weitere Schmerzen minimiert. Er schaffte all das, obwohl er in dem Spiel die denkbar schlechtesten Karten hatte. Mit den Roll Model-Werkzeugen und Yoga Tune Up-Übungen entwirrte Eric fest verklebte Bindegewebsstrukturen, schärfte seine Ganzkörper-Propriozeption, erweckte neue Kräfte und baute massiv Stress ab. Sein Leben veränderte sich für immer.

Das brachte Eric seinem Arzt bei:

»Eric hat herausragende Fortschritte gemacht. Ich bin ein direkter Zeuge dafür, wie Schmerzen und neuromuskuläre Fehlfunktionen sich mit der Yoga Tune Up-Methode verbessern können. Sie passt sich einfühlsam an die individuellen Bedürfnisse jedes Einzelnen an. Das ist kein Standardansatz, sondern ein unglaublich intelligentes Rehabilitationsformat.«

Das brachte Eric mir bei:

Unsere Nervenzellen sind keine Sackgassen ... man kann sie wiederbeleben.

Und das brachte Eric sich selbst bei:

»Ich genüge. Ich habe genug. Alles ist gut.«

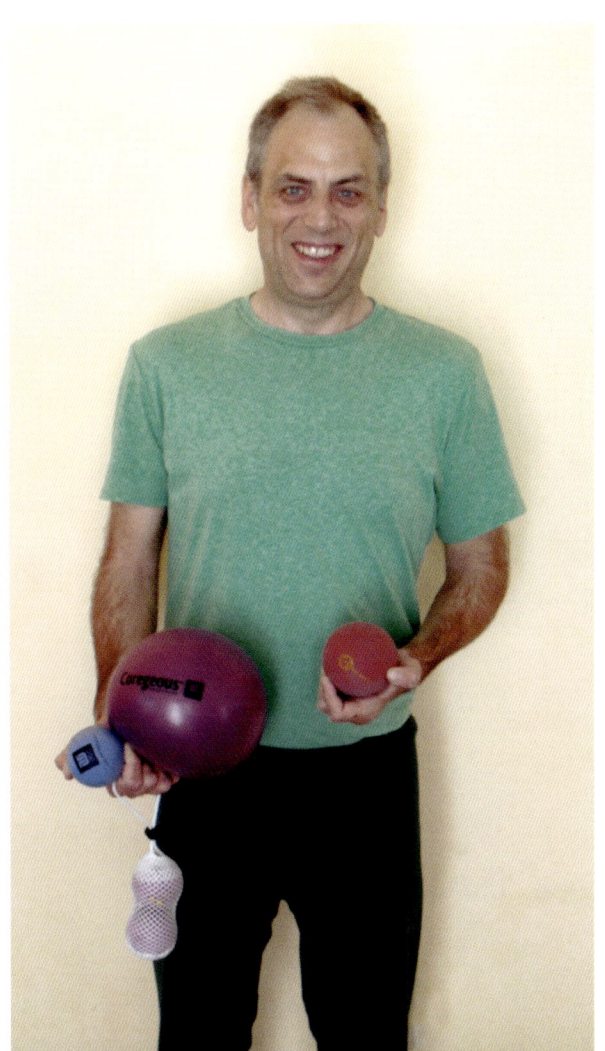

5 Den Körper besser kennenlernen:

Eine bewusste Annäherung an Knochen und Muskeln

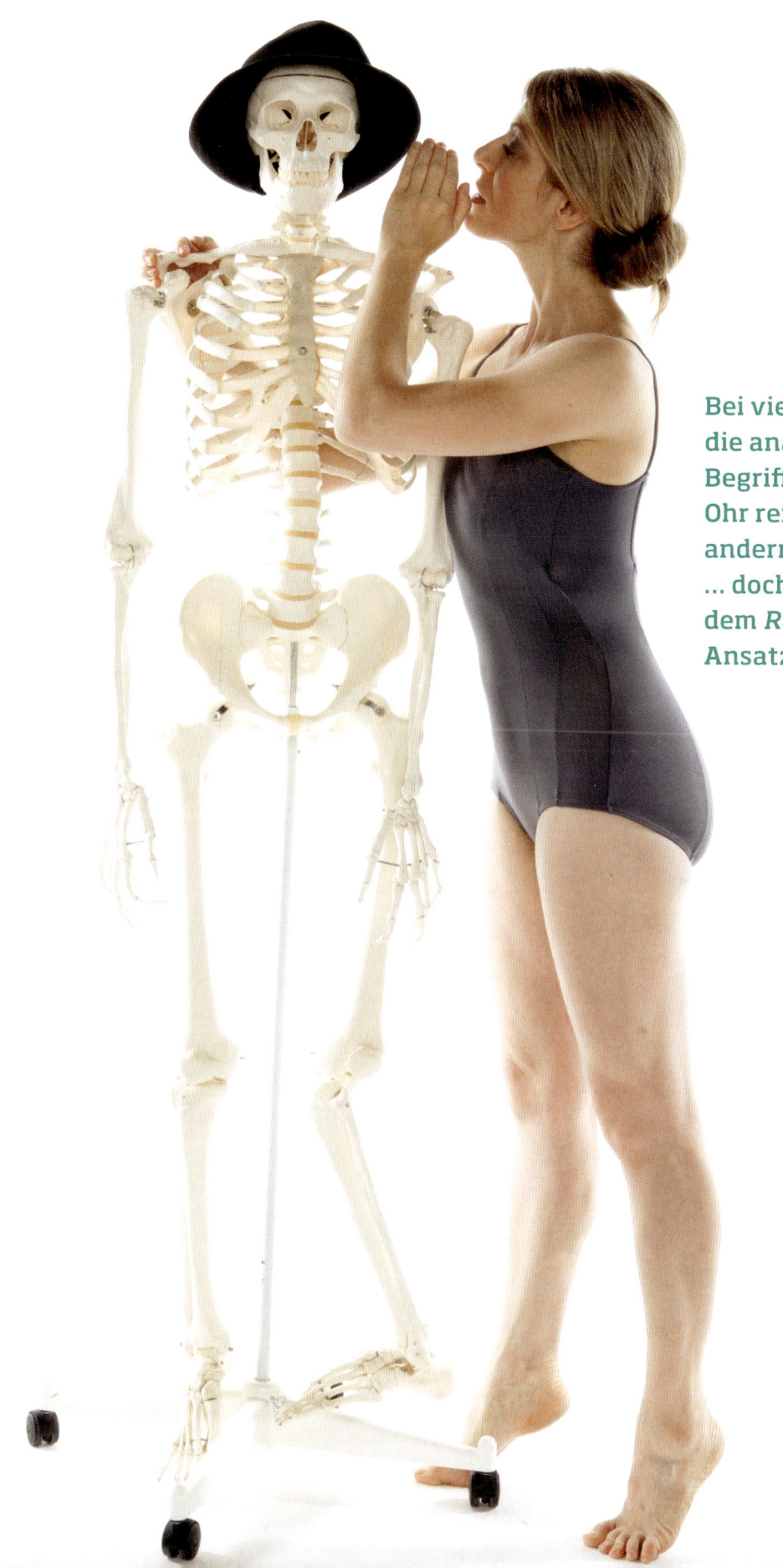

Bei vielen gehen
die anatomischen
Begriffe in ein
Ohr rein und beim
andern wieder raus
... doch nicht mit
dem *Roll Model*-
Ansatz.

Um Ihre Schmerzen zu beseitigen, müssen Sie nicht jeden Körperteil benennen können. Sie brauchen kein Anatomiestudium, um Ihre Schmerzen wegzureiben. Auch ohne Kenntnis der Fachbegriffe besitzen Sie die Fähigkeit, sich selbst zu heilen, und die sollten Sie nutzen, um Ihre Verhärtungen zu lösen. Sie können dieses Kapitel also auch später lesen, wenn Sie jetzt gleich losrollen wollen. Doch egal, wann Sie sich damit beschäftigen: Hier erfahren Sie, wie und warum die *Roll Model*-Bälle wirken.

So viel Wissen über den menschlichen Körper wurde lange Zeit unter Verschluss gehalten. Mir ist es ein Bedürfnis, dass Sie davon erfahren. Das hier vorgestellte Wissen basiert auf meinen Erkenntnissen und Erfahrungen aus vielen Jahren des Lehrens. Es soll verdeutlichen, welches Potenzial in den Bällen steckt. Sie sind nicht nur irgendeine Modeerscheinung, sondern ein wertvolles Werkzeug für die Eigenbehandlung. Daher sollten sie in keinem Krankenhaus, Arzneischrank, Auto und in keiner Sporttasche fehlen.

Es ist hilfreich, die Namen der einzelnen Körperteile zu kennen: zum einen für die Selbstwahrnehmung, aber auch im Gespräch mit Ärzten und Therapeuten. Damit verstehen Sie auch, was Ihnen verschrieben wird, und Sie werden besser beurteilen können, welche Behandlungsmethode für Sie die richtige ist. Wissen ist Macht.

Anatomische Strukturen lernt man am besten kennen, indem man sie fühlt. Sie zu fühlen heißt, sie tiefenwahrnehmen zu können. Je mehr Sie sich Ihres Körpers im Ruhezustand und in Bewegung bewusst sind, desto leichter wird es Ihnen fallen, Ihre Knoten und Verhärtungen auszurollen.

36 wichtige Knochen-Landmarken

Die Knochen-Landmarken formen ein lebendes Gitter aus Ecken, Ritzen, Knubbeln, Hügeln und Türmen. Bei der Selbstmassage mit den Bällen können sie als Wegweiser dienen. Oftmals sind sie durch Kleidung, Körperpositionen oder dicke oberflächliche Faszien verhüllt. Man sollte daher ein gutes Gespür für sie entwickeln, um die Bälle präzise platzieren zu können.

Stolz zeigt Alexandra Ellis ihre Tinte am Körper. Hier sieht man deutlich ihre Schulterblätter, jeweils mit Margo medialis, unterem Schulterblattwinkel und Schultergräte (mehr dazu auf Seite 130).

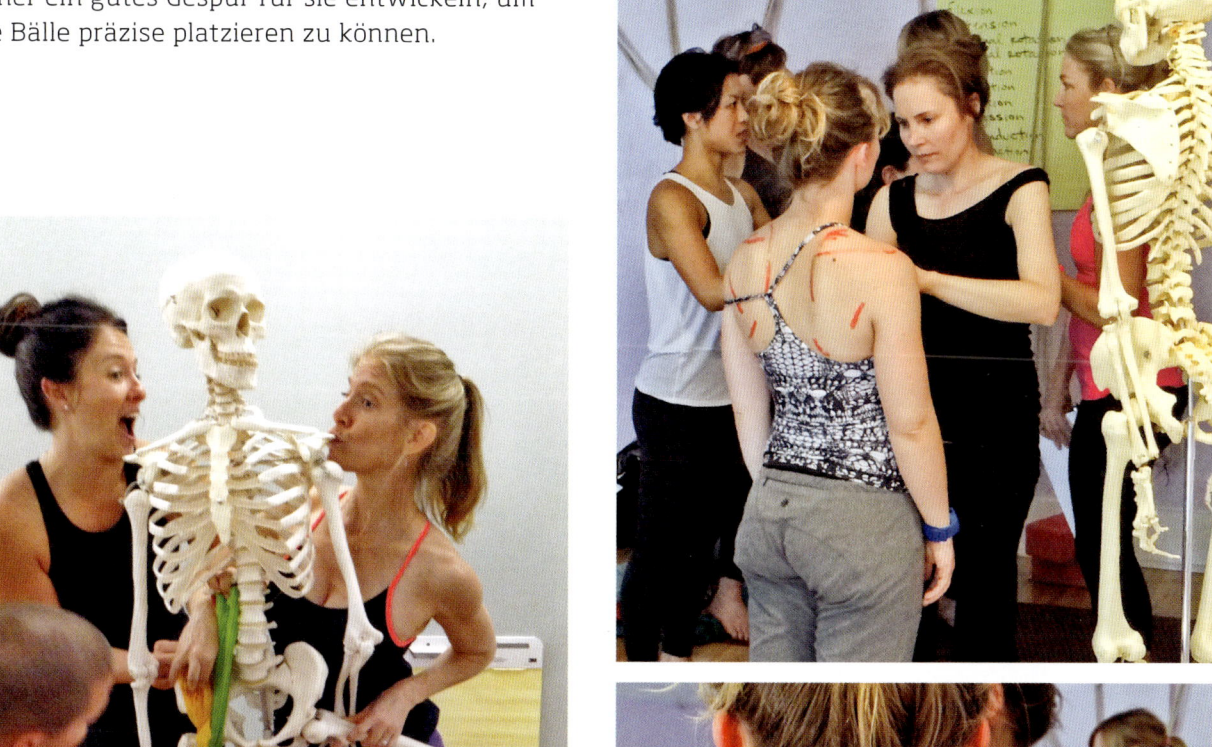

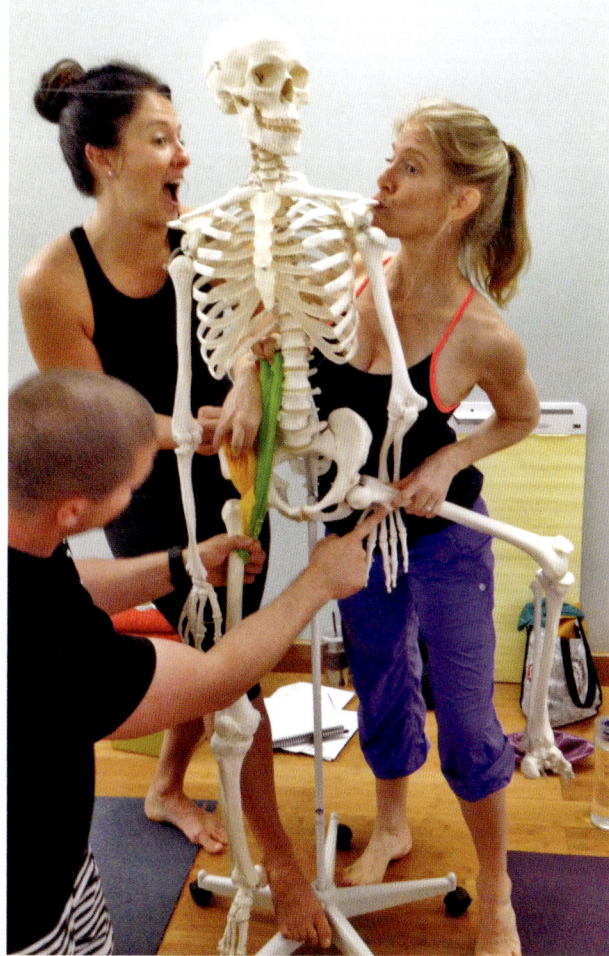

Anatomie zu lernen ist Pflichtspaß in meinen Kursen.

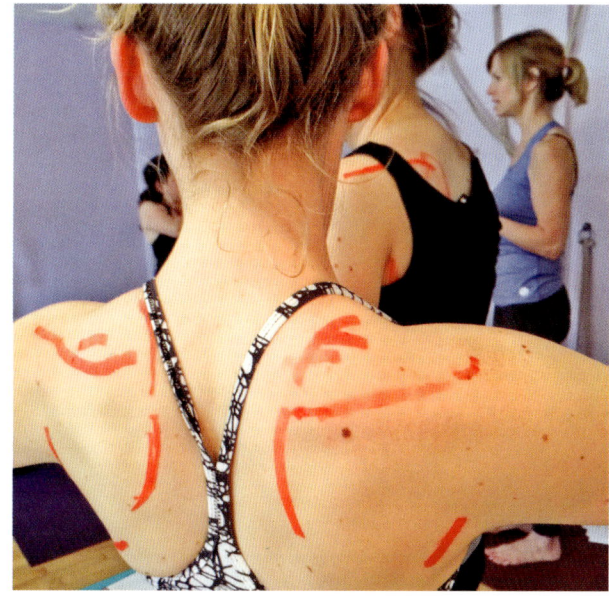

Die folgenden Knochen sollten Sie kennen, da an ihnen entscheidende myofasziale Strukturen ansetzen. Trainieren Sie, sie zu fühlen und zu erkennen. Damit können Sie sich Ihrer Haltung bewusst werden und diese verbessern.

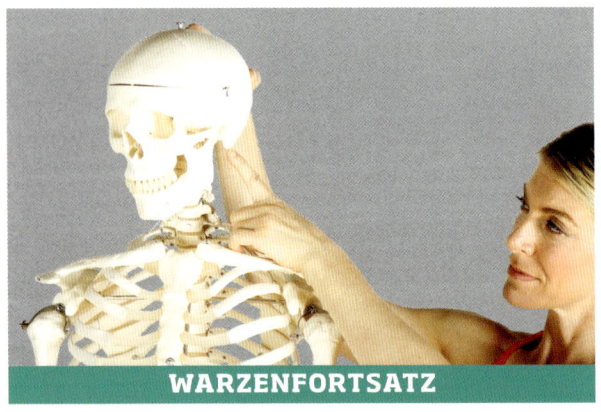

WARZENFORTSATZ

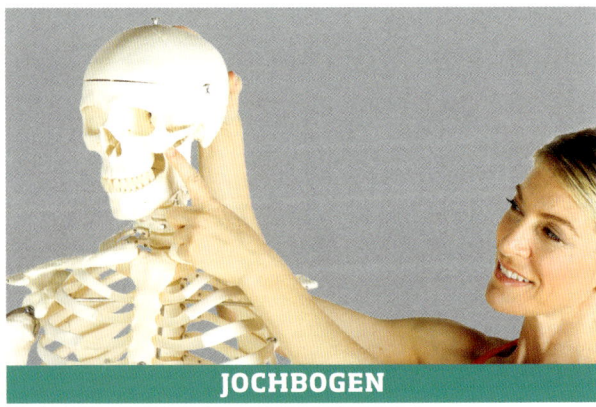

JOCHBOGEN

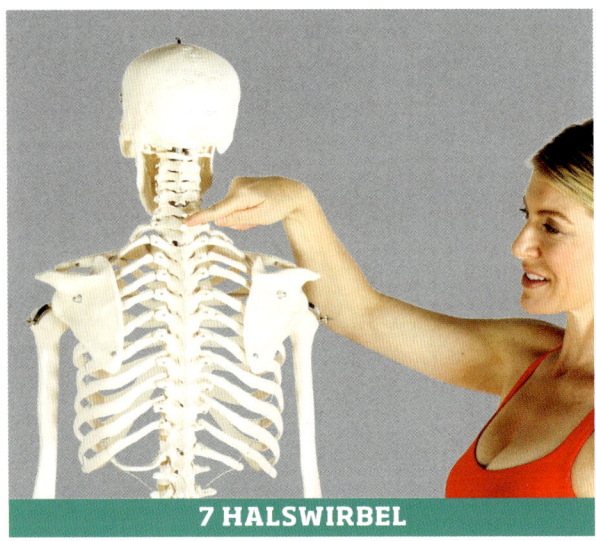

7 HALSWIRBEL

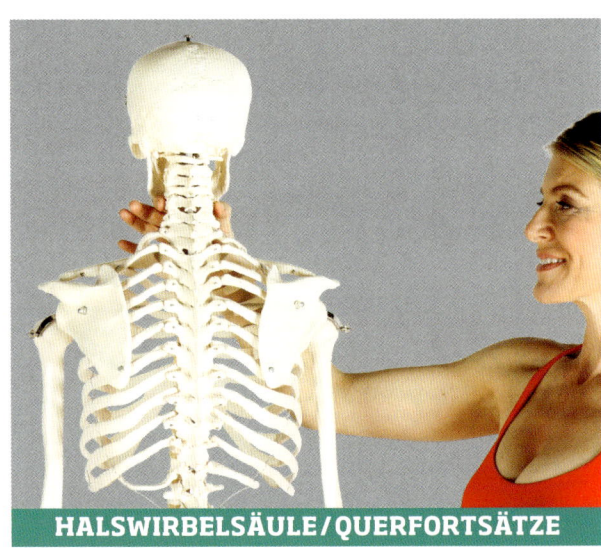

HALSWIRBELSÄULE/QUERFORTSÄTZE

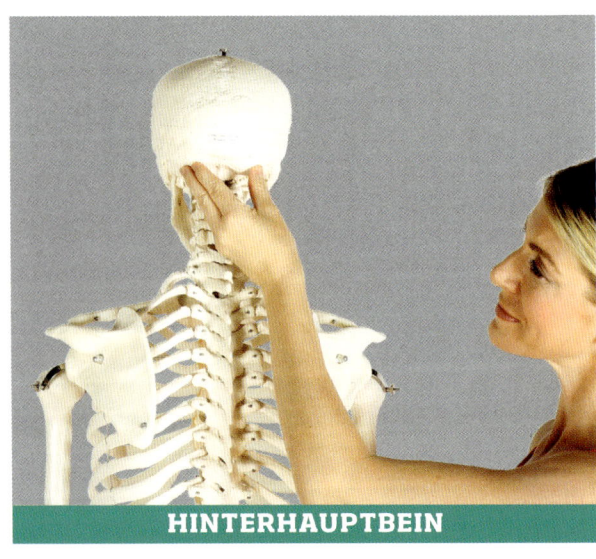

HINTERHAUPTBEIN

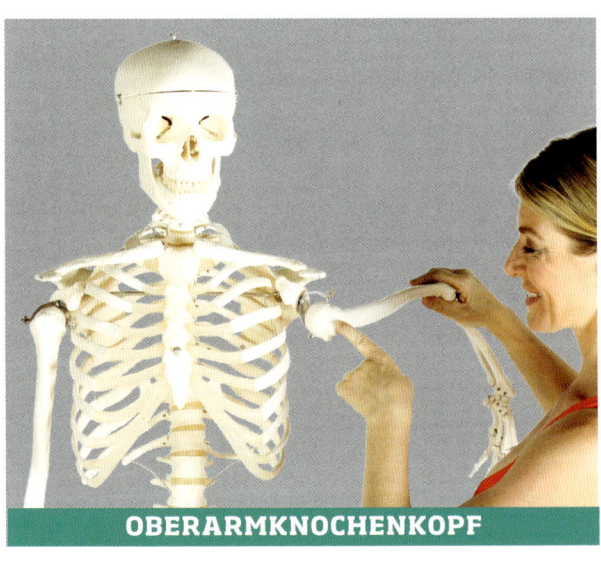

OBERARMKNOCHENKOPF

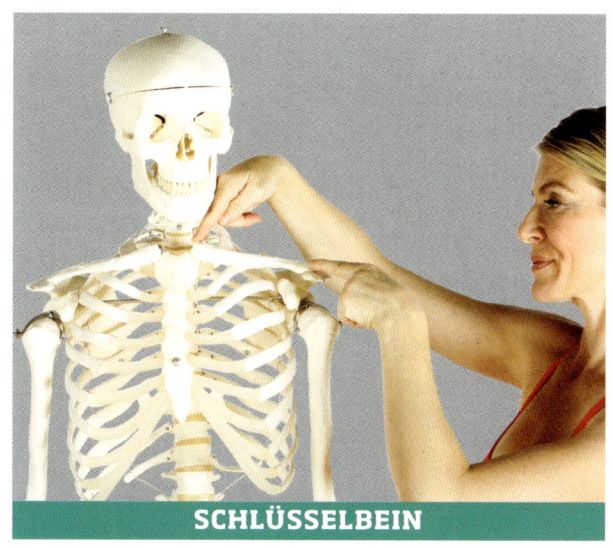

SCHLÜSSELBEIN

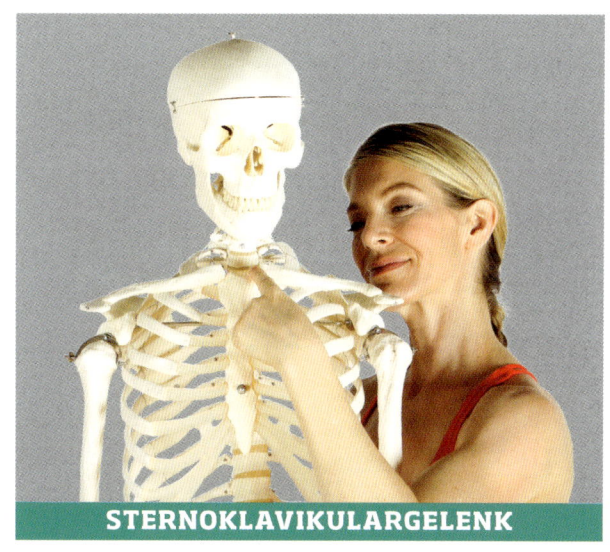

STERNOKLAVIKULARGELENK

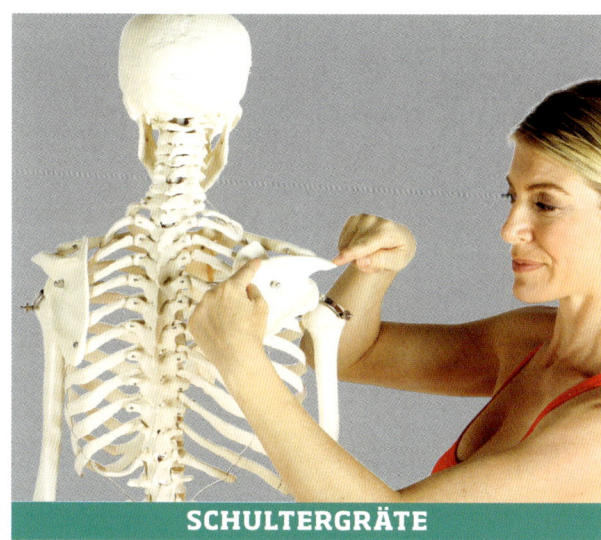

SCHULTERGRÄTE

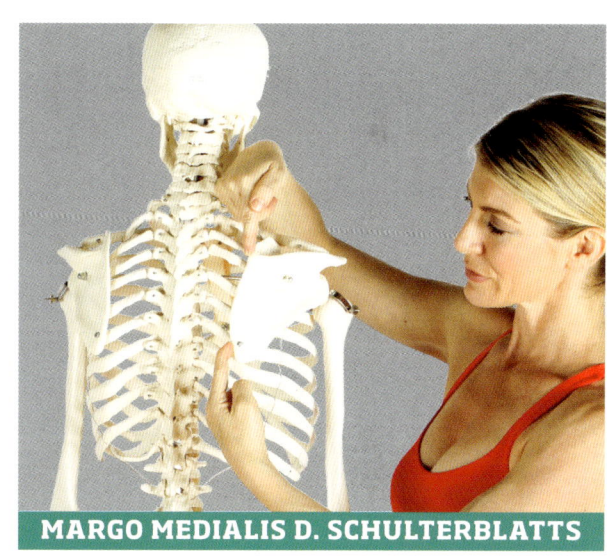

MARGO MEDIALIS D. SCHULTERBLATTS

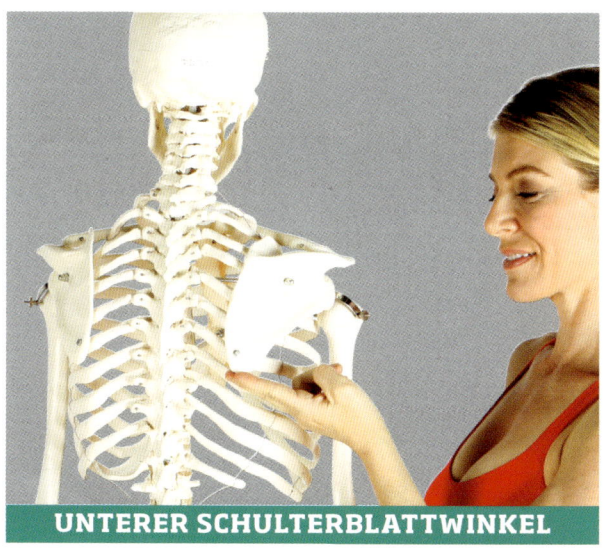

UNTERER SCHULTERBLATTWINKEL

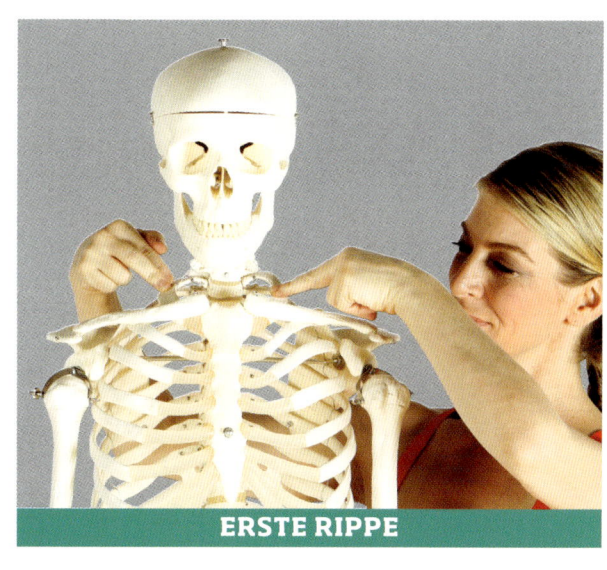

ERSTE RIPPE

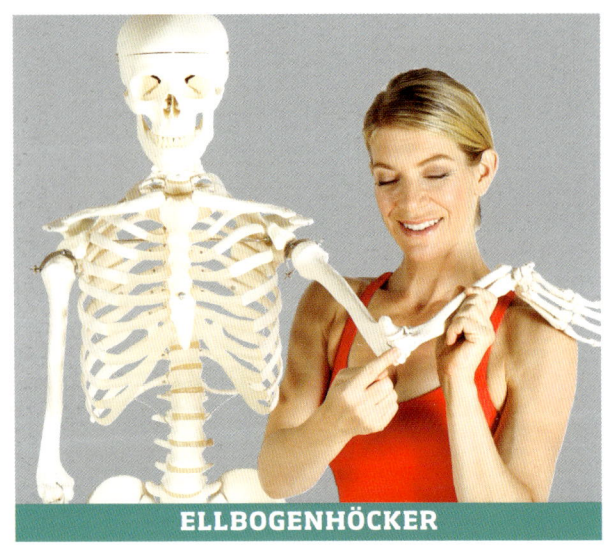

ELLBOGENHÖCKER

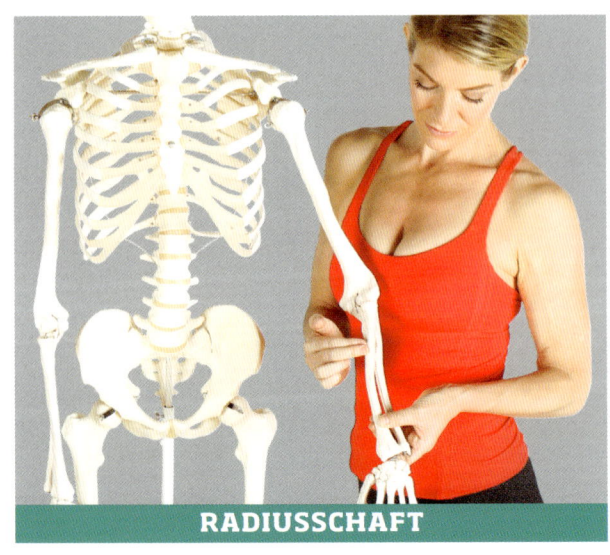

RADIUSSCHAFT

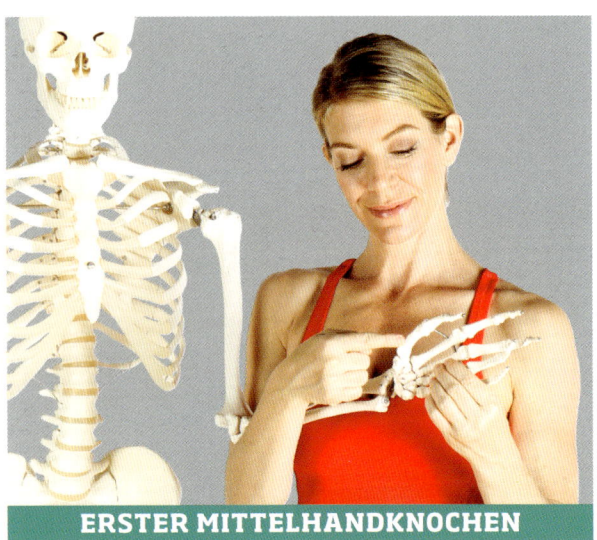

ERSTER MITTELHANDKNOCHEN

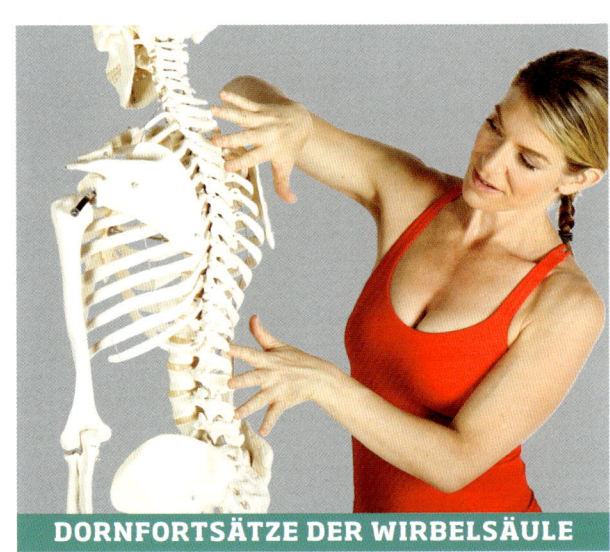

DORNFORTSÄTZE DER WIRBELSÄULE

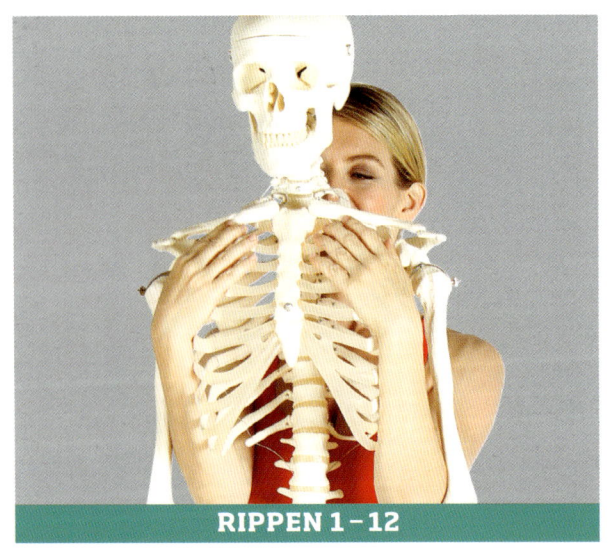

RIPPEN 1–12

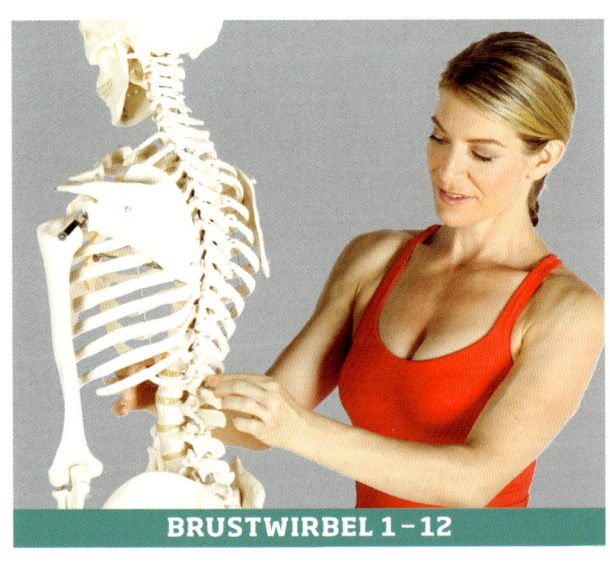

BRUSTWIRBEL 1–12

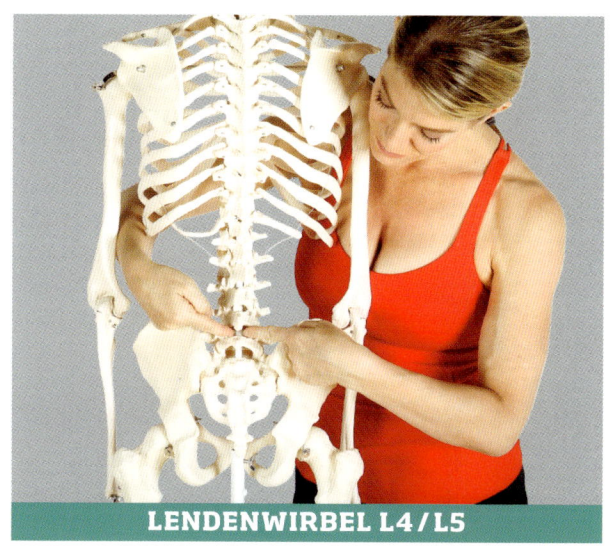

LENDENWIRBEL L4 / L5

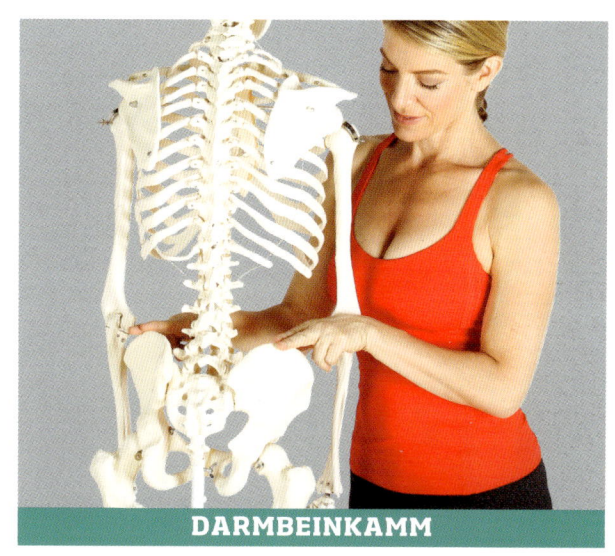

DARMBEINKAMM

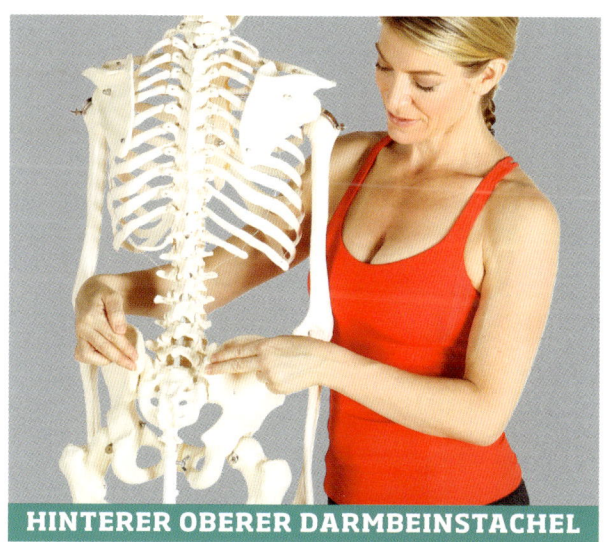

HINTERER OBERER DARMBEINSTACHEL

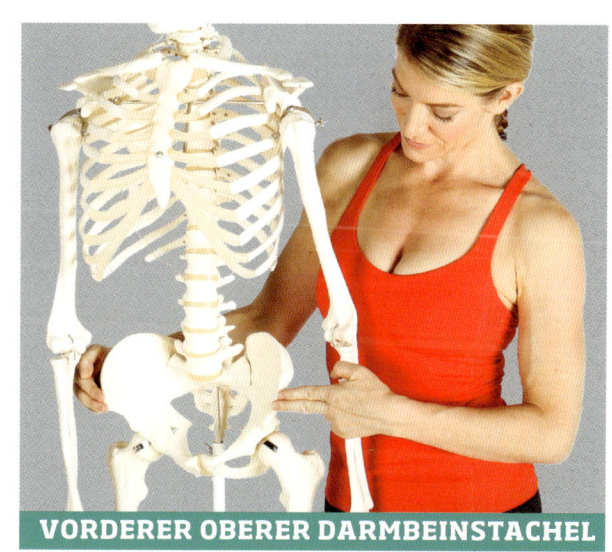

VORDERER OBERER DARMBEINSTACHEL

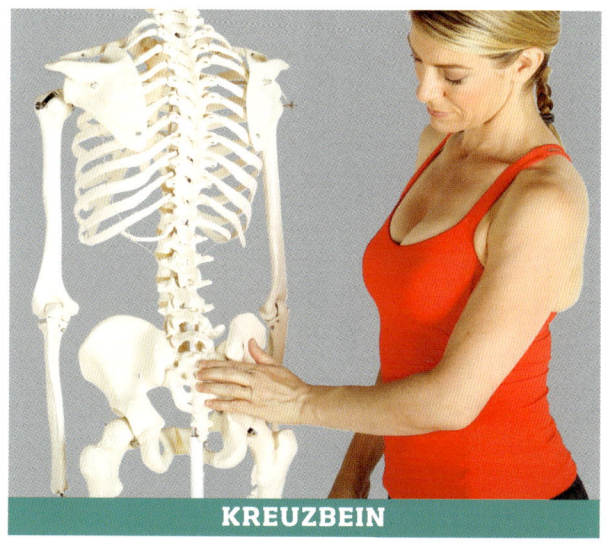

KREUZBEIN

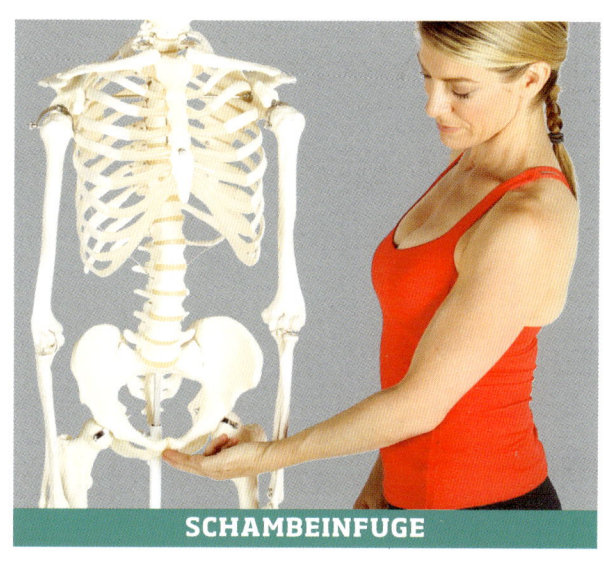

SCHAMBEINFUGE

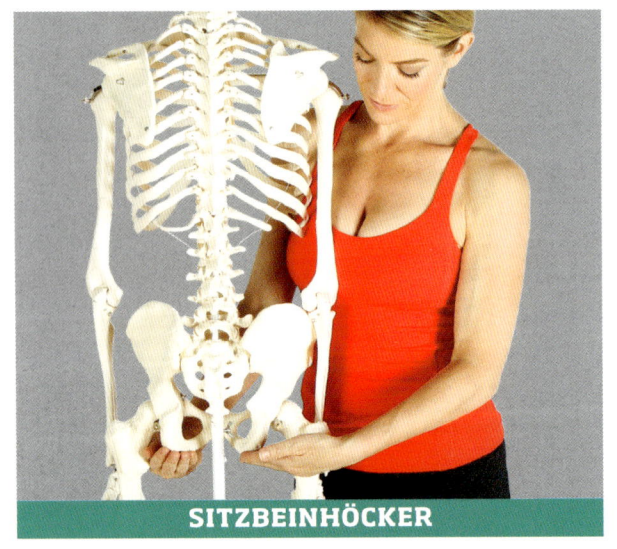

SITZBEINHÖCKER

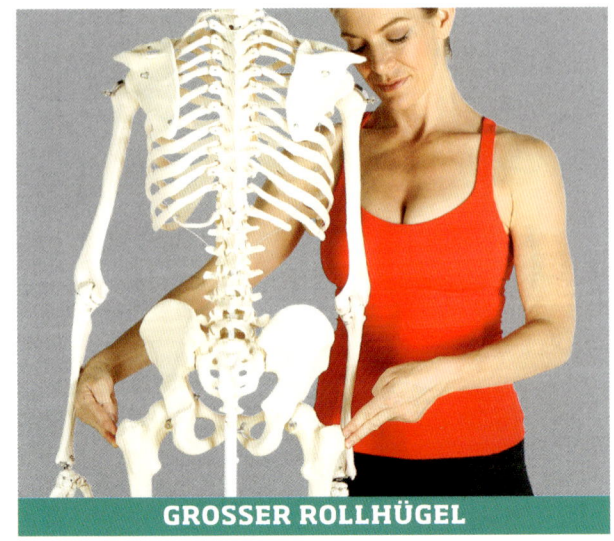

GROSSER ROLLHÜGEL

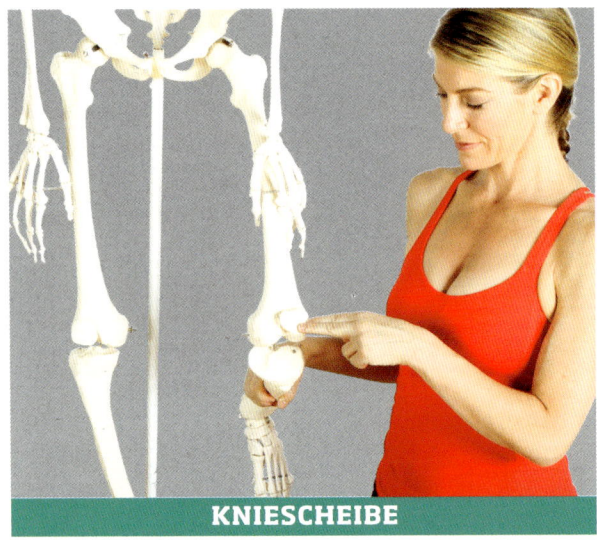

KNIESCHEIBE

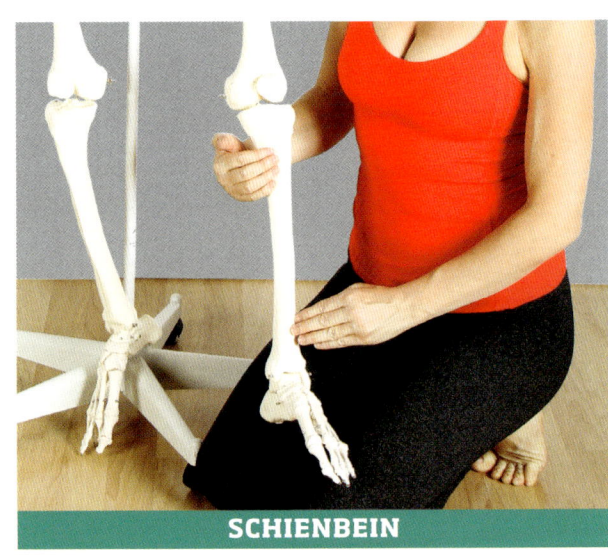

SCHIENBEIN

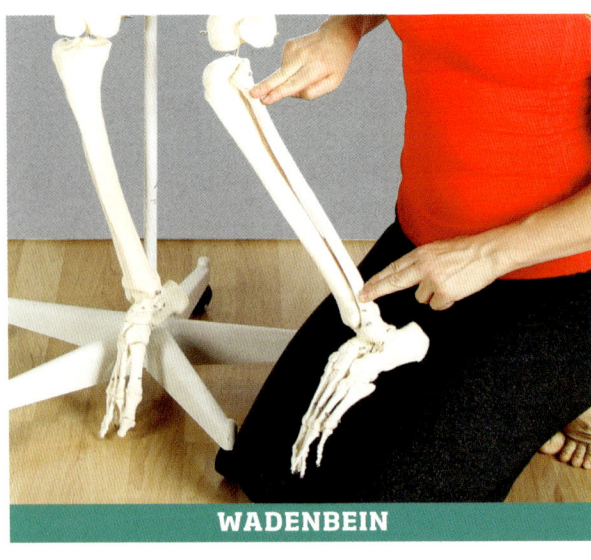

WADENBEIN

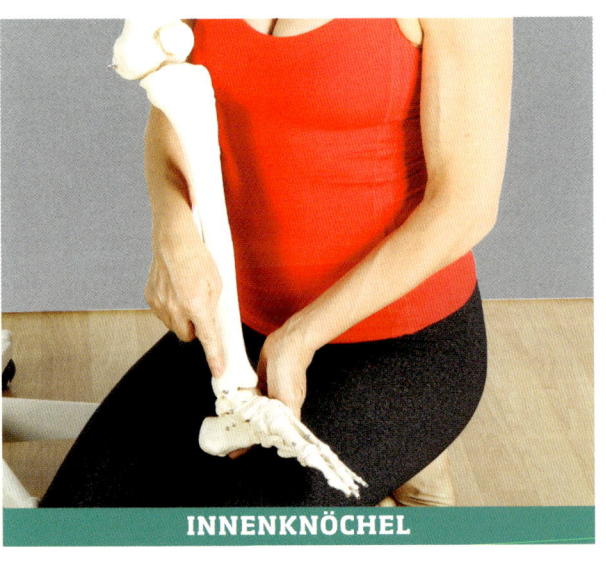

INNENKNÖCHEL

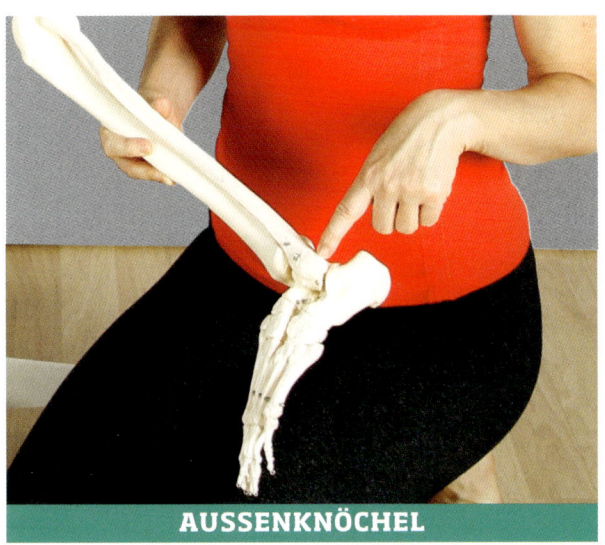

AUSSENKNÖCHEL

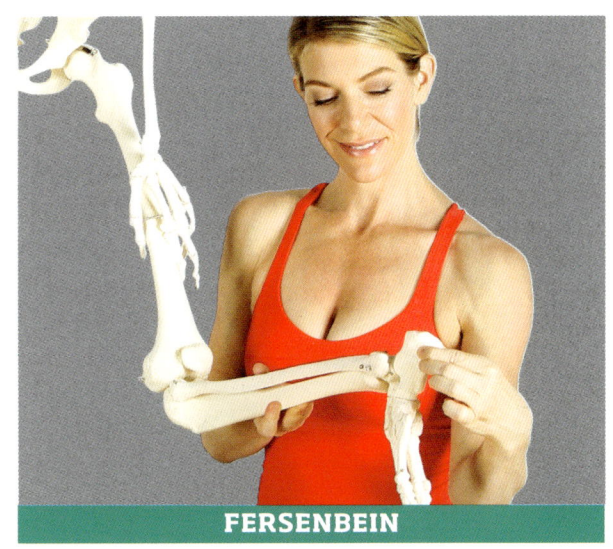

FERSENBEIN

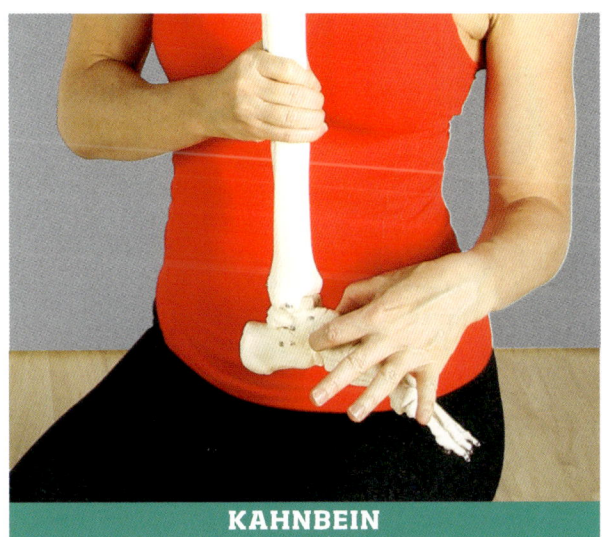

KAHNBEIN

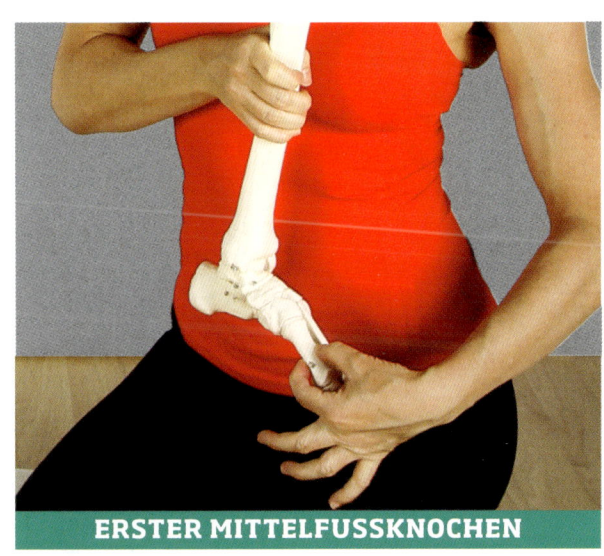

ERSTER MITTELFUSSKNOCHEN

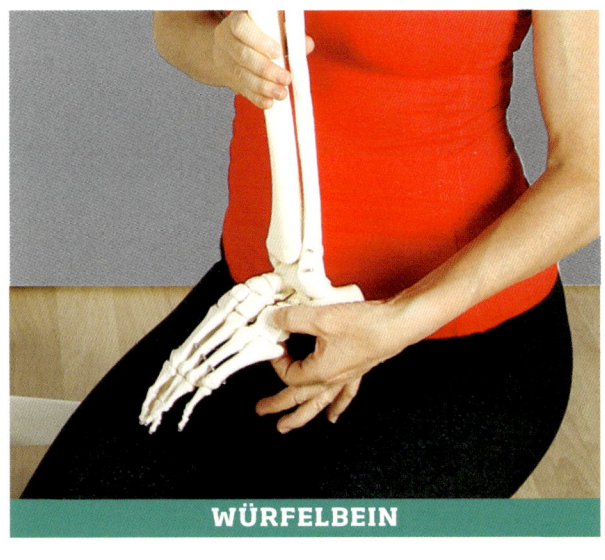

WÜRFELBEIN

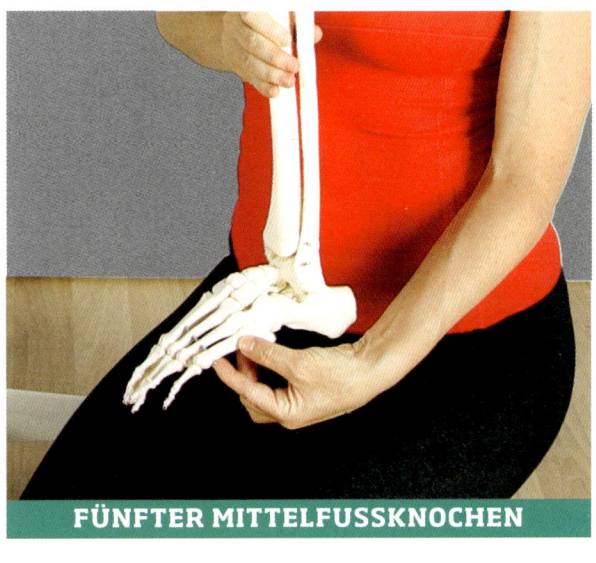

FÜNFTER MITTELFUSSKNOCHEN

Im Therapieball-Training dürfen sich die Kursteilnehmer diese wichtigen Knochenstrukturen gegenseitig aufmalen, damit sie lernen, sie bei sich selbst und bei anderen zu fühlen. Es schult auch das Auge für die Unterschiede zwischen einzelnen Personen und den Körperseiten. Wenn Sie mit einem Partner arbeiten, sollten Sie bei ihm diese Knochen mit ungiftigen abwaschbaren Stiften markieren. So können Sie Ihre eigene Körperstruktur und die Ihres Gegenübers besser wahrnehmen, was zu großen Erkenntnissen führen kann. Sozusagen eine Kriegsbemalung für den Krieg gegen die Schmerzen.

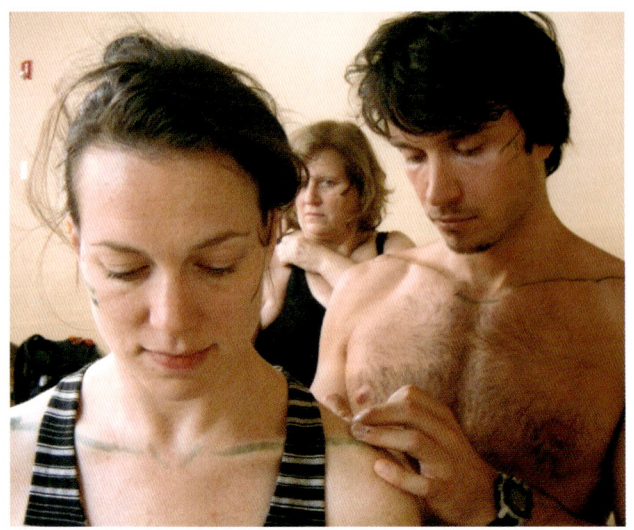

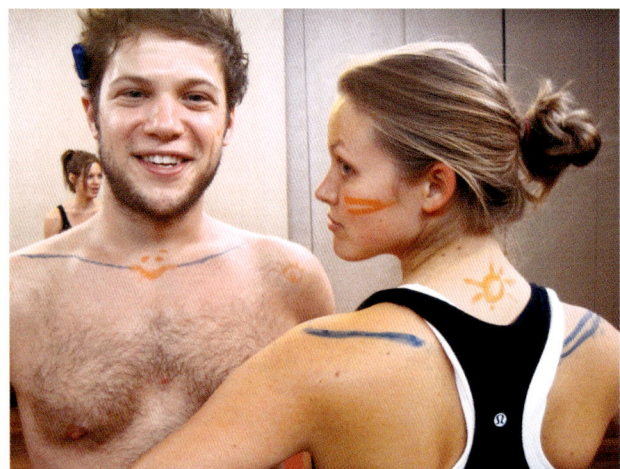

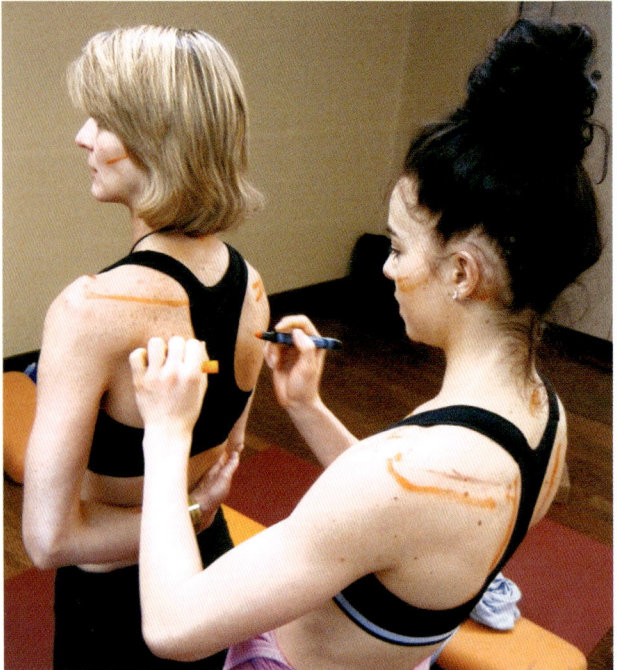

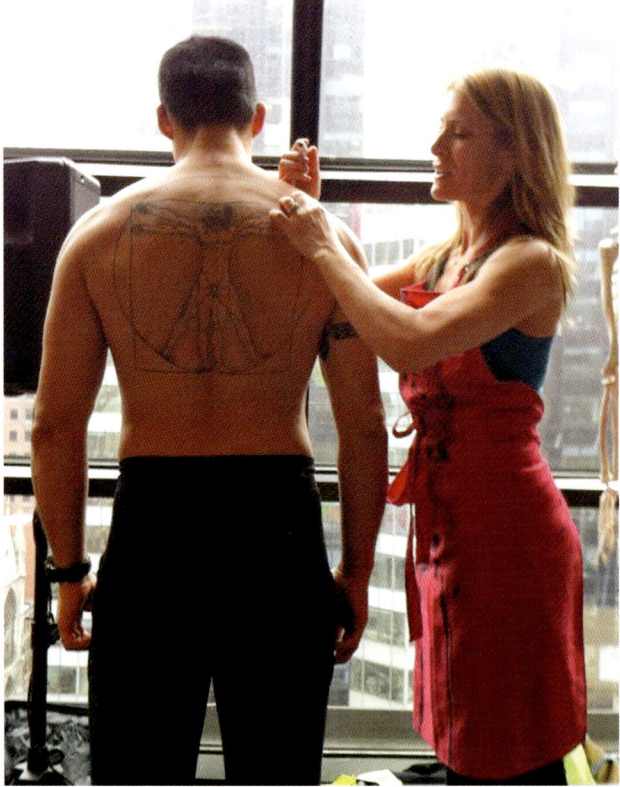

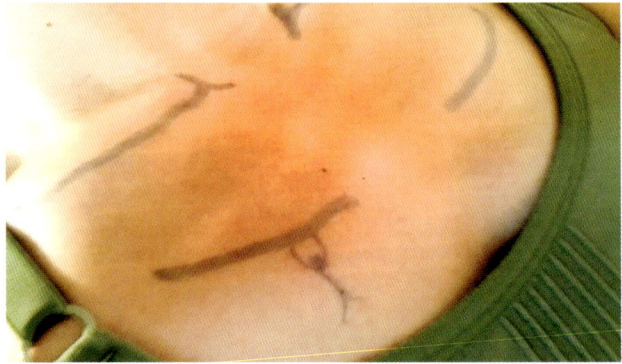

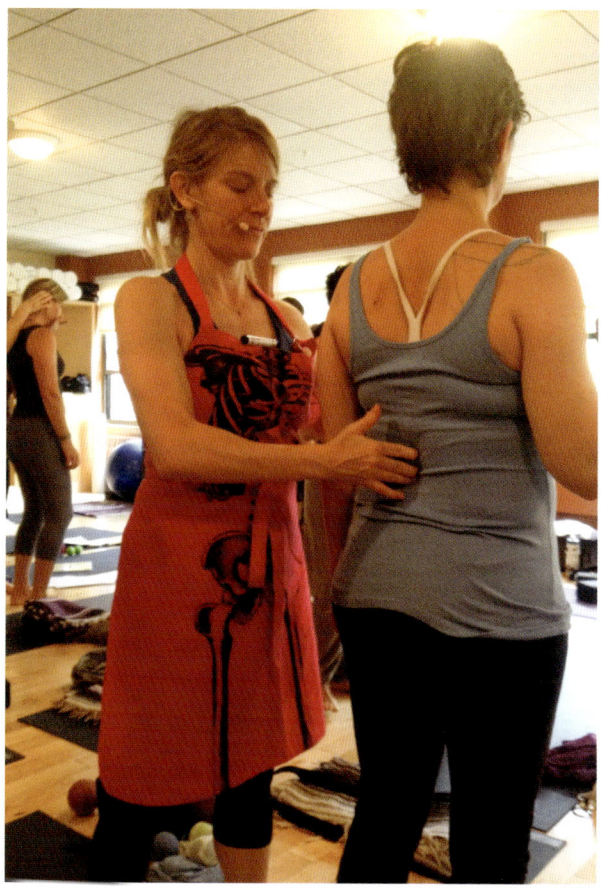

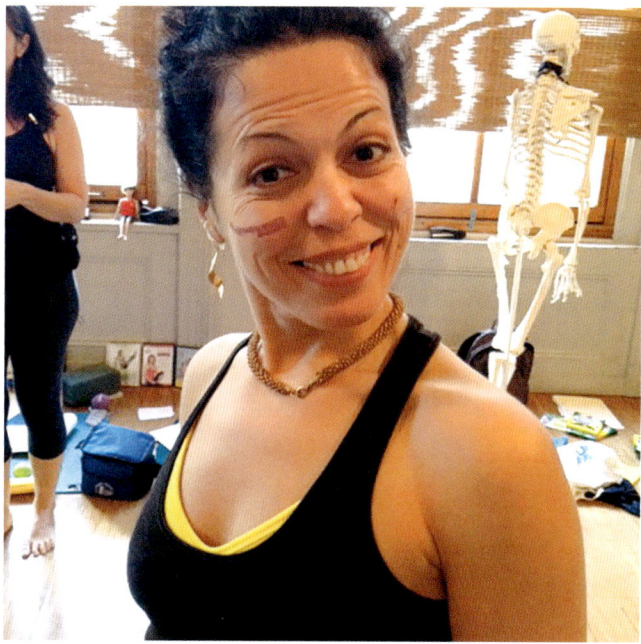

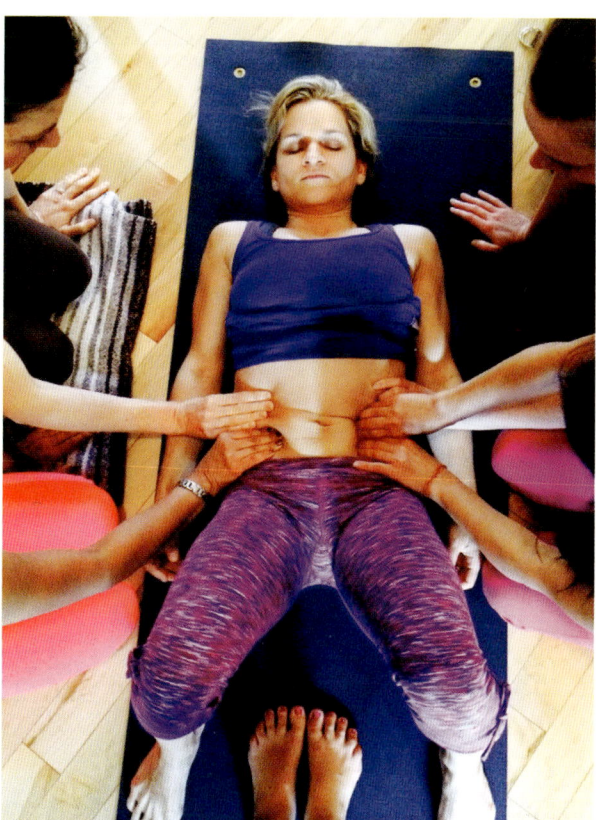

Die folgenden Anregungen verhelfen Ihnen zu einer ganzheitlichen Erfahrung, mit der Sie sich diese Knochenstrukturen bewusst machen.

1. **Erspüren Sie jeden Punkt.** Machen Sie eine Erkundungstour mit den *Roll Model*-Bällen. Nehmen Sie wahr, wo Sie leicht hinkommen, erforschen Sie umliegendes Gewebe und die individuellen Weichgewebe-Verbindungen.

2. **Werfen Sie einen Blick in ein Anatomiebuch, um sich diese Punkte am eigenen Körper zu merken.** Sprechen Sie die Bezeichnungen laut aus, und erforschen Sie diese Stellen dann bei Ihrem Partner, Familienmitgliedern und Freunden. Achten Sie auch bei anderen Menschen auf diese Punkte und wie sie sich unterscheiden. Entwickeln Sie überall, wo Sie sind, ein Auge für diese Strukturen.

3. **Lernen Sie die Namen der Muskeln, die an den jeweiligen Knochen ansetzen.** Damit verbessern Sie Ihre Kenntnis des menschlichen Körpers.

44 wichtige Muskeln

Im menschlichen Körper gibt es mehr als 700 benannte Muskeln (myofasziale Strukturen). Die *Roll Model*-Bälle werden alle davon direkt oder indirekt berühren. Zum Einstieg zeige ich Ihnen hier 44 Muskeln – lediglich sechs Prozent Ihrer myofaszialen Strukturen.
(M. = Musculus, Mm. = Musculi)

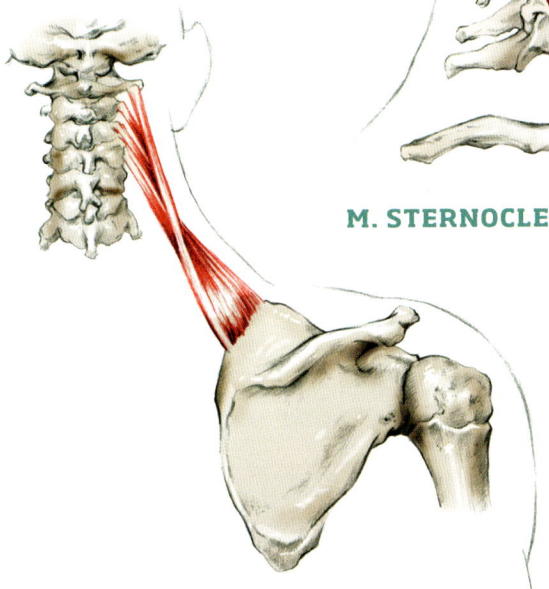

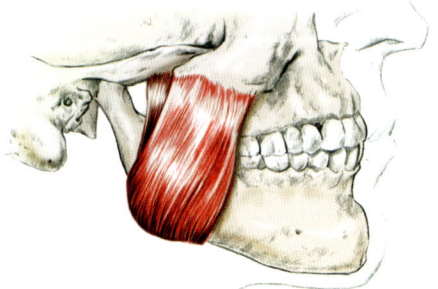

M. MASSETER

M. STERNOCLEIDOMASTOIDEUS

M. LEVATOR SCAPULAE

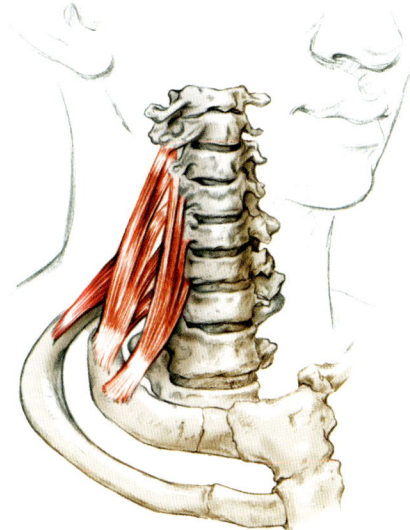

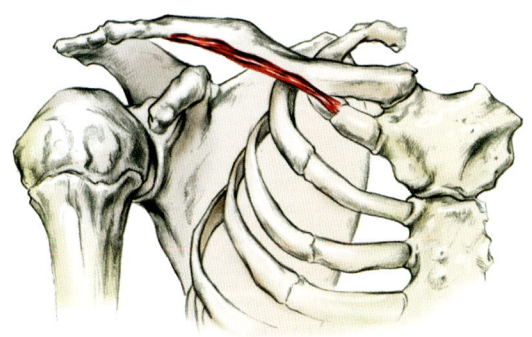

MM. SCALENI

M. SUBCLAVIUS

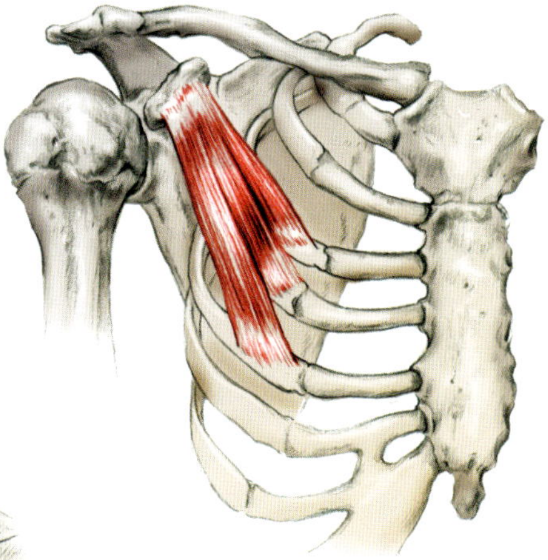

M. PECTORALIS MINOR

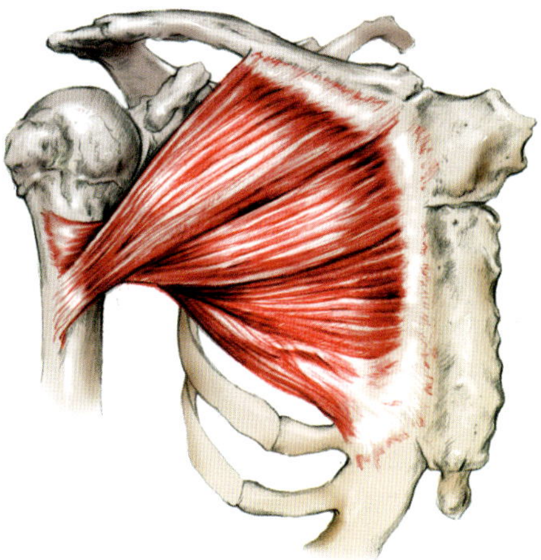

M. PECTORALIS MAJOR

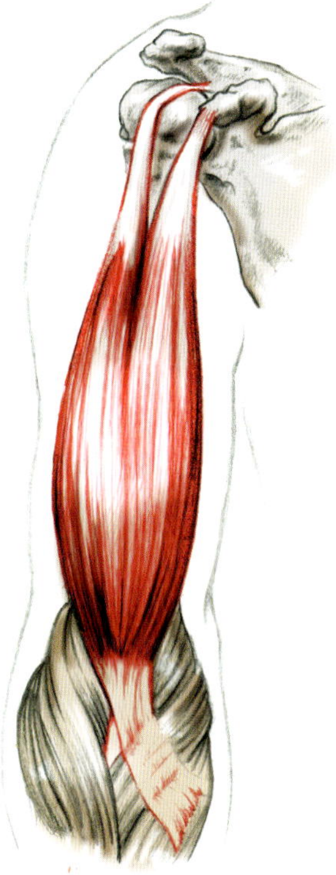

M. BICEPS BRACHII

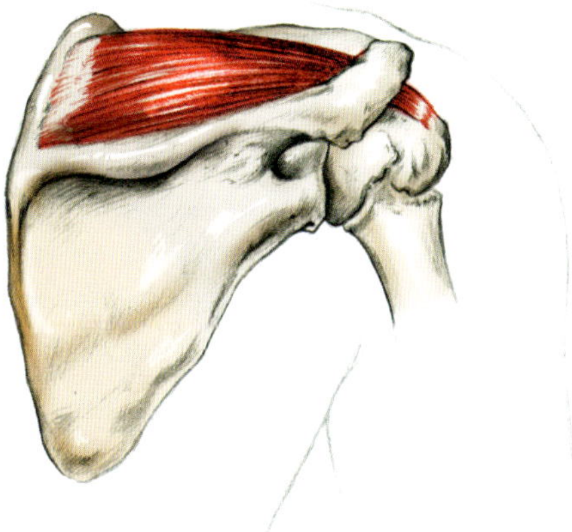

M. SUPRASPINATUS

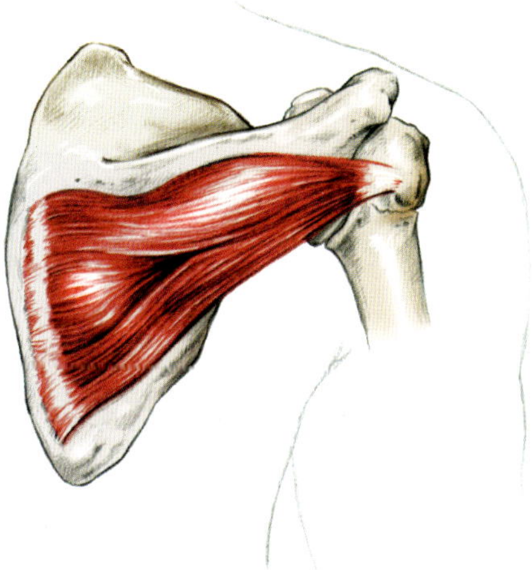

M. INFRASPINATUS

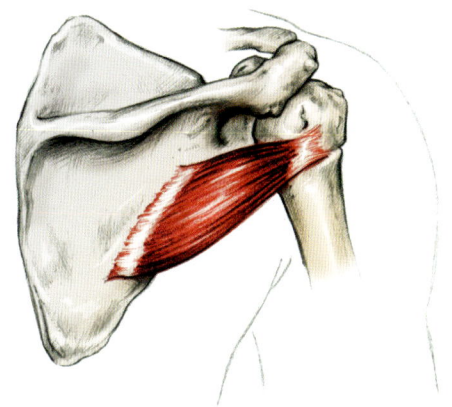

M. TERES MINOR

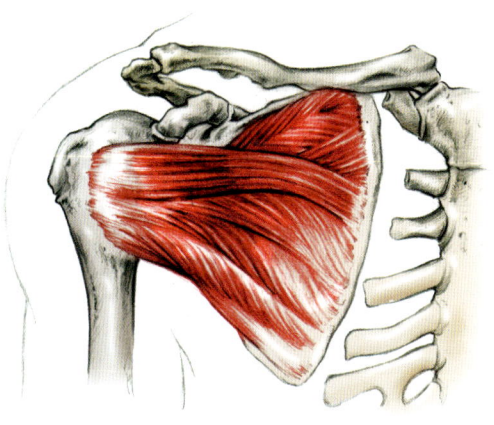

M. SUBSCAPULARIS

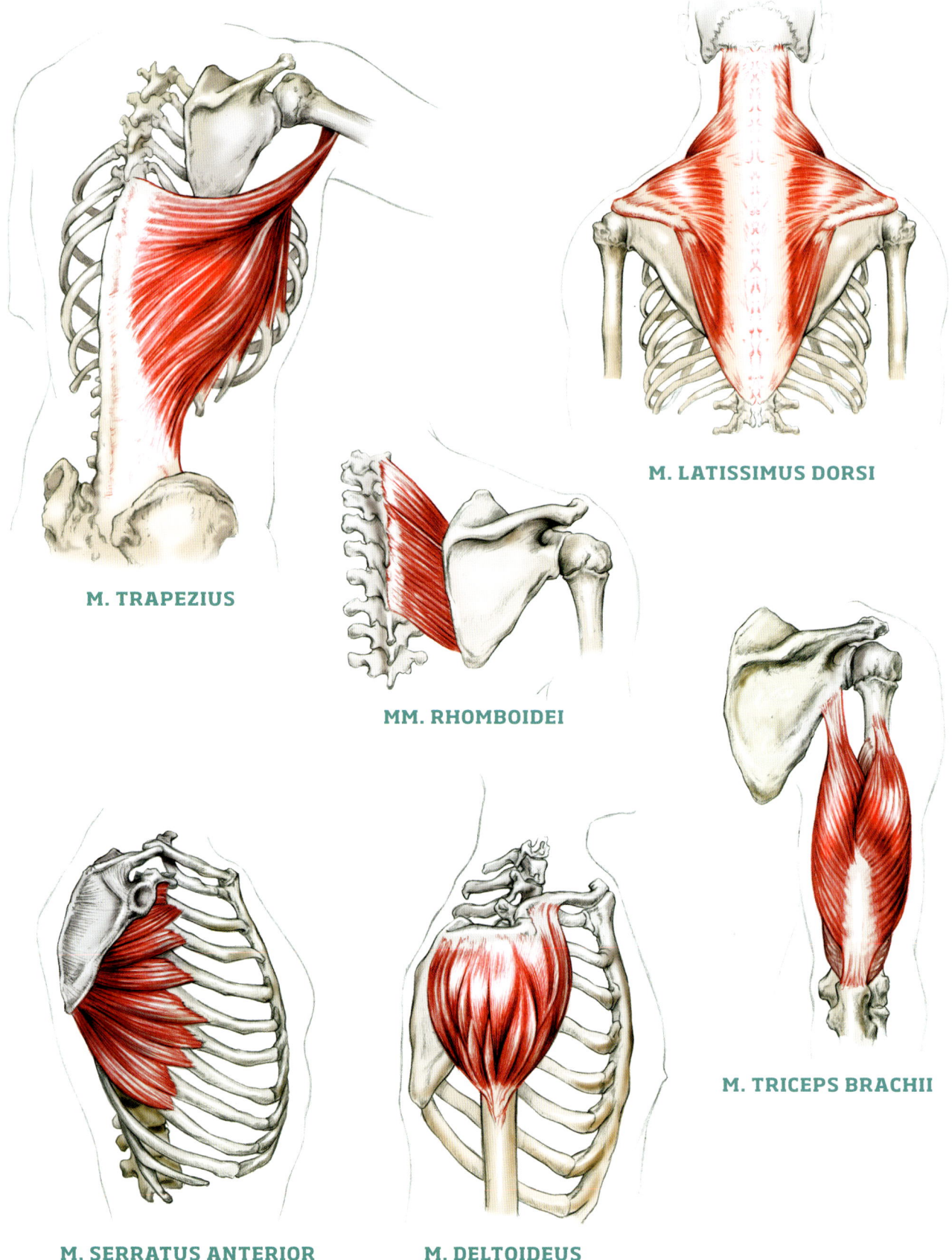

M. TRAPEZIUS

M. LATISSIMUS DORSI

MM. RHOMBOIDEI

M. TRICEPS BRACHII

M. SERRATUS ANTERIOR

M. DELTOIDEUS

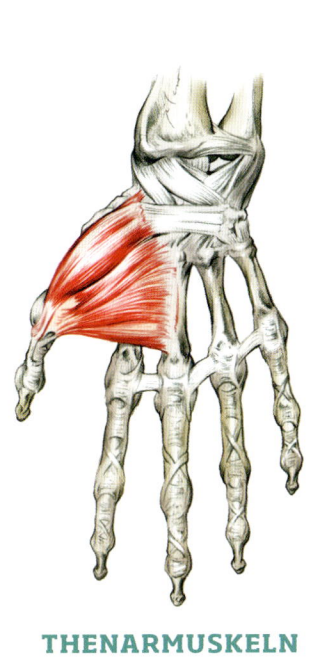

THENARMUSKELN

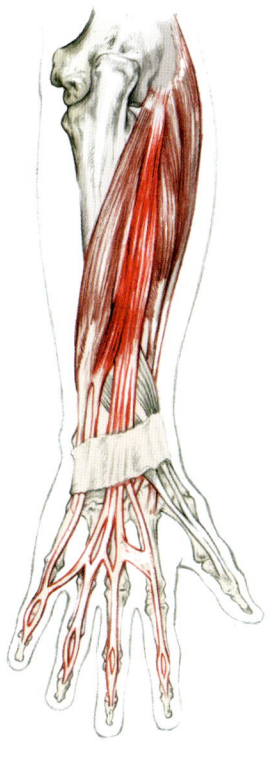

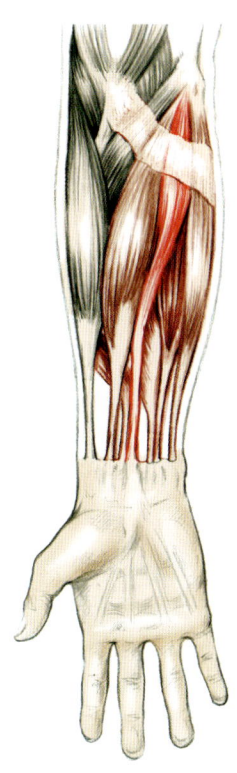

**M. EXTENSOR
DIGITORUM**

**M. FLEXOR DIGITORUM
SUPERFICIALIS**

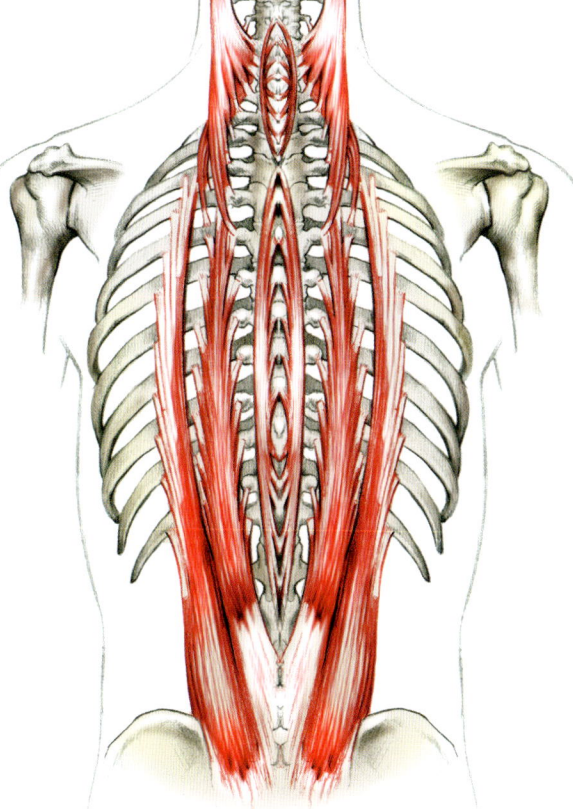

M. ERECTOR SPINAE

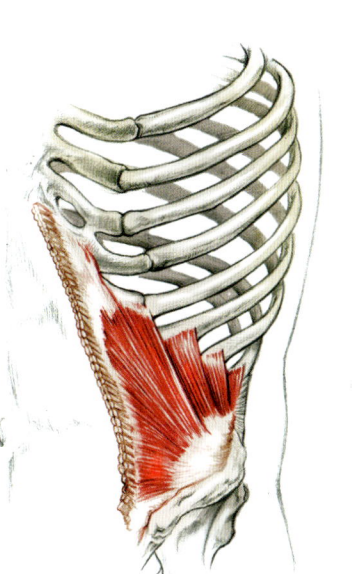

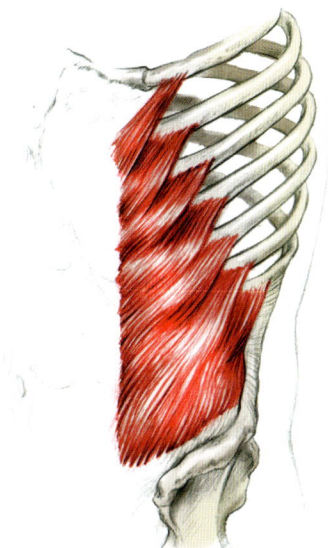

**M. OBLIQUUS EXTERNUS UND
M. INTERNUS ABDOMINIS**

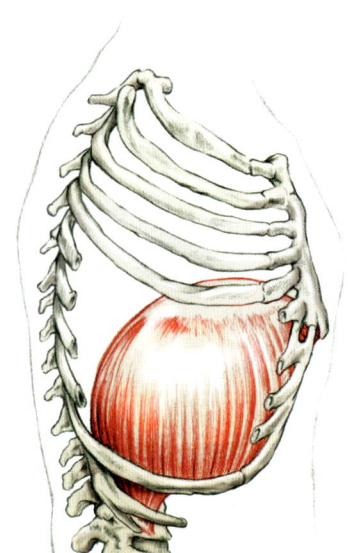

**ZWERCHFELL
(von der Seite)**

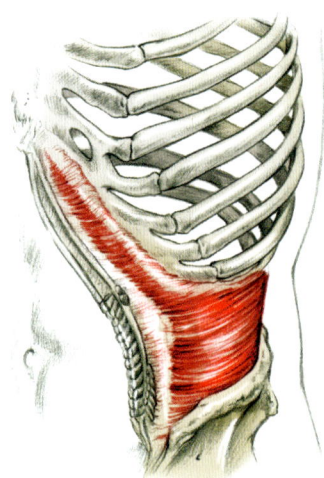

**M. TRANSVERSUS
ABDOMINIS**

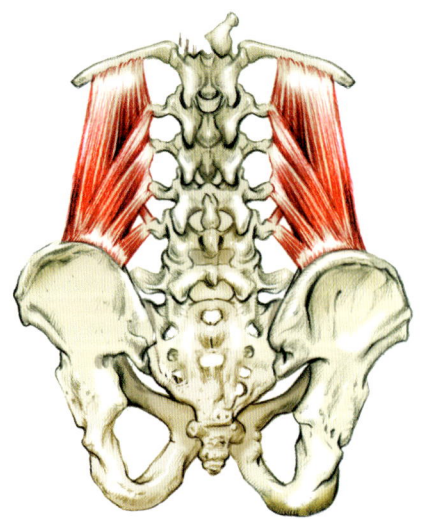

**M. QUADRATUS
LUMBORUM**

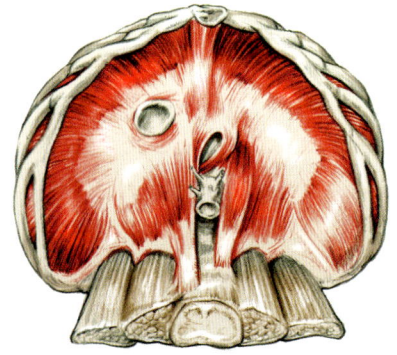

**ZWERCHFELL
(von unten)**

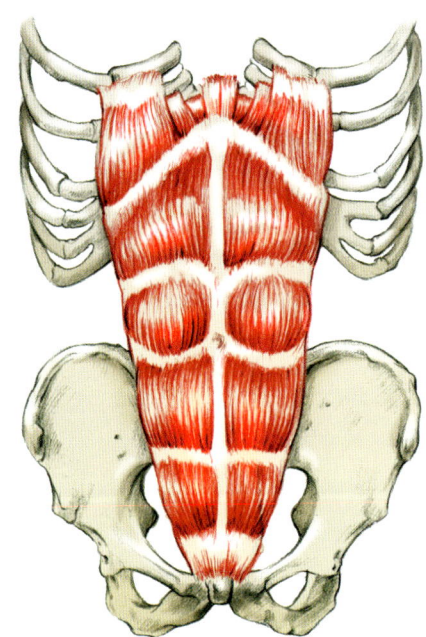

**M. RECTUS
ABDOMINIS**

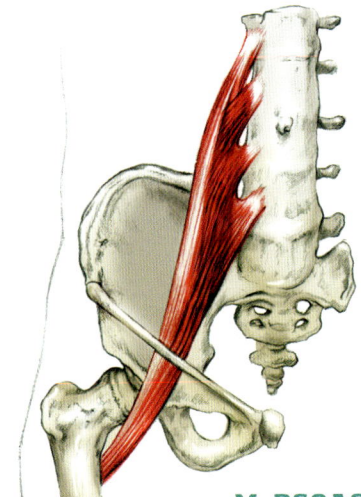

M. PSOAS MAJOR

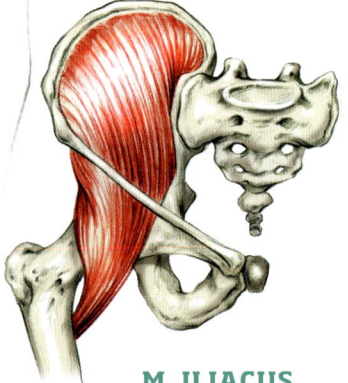

M. ILIACUS

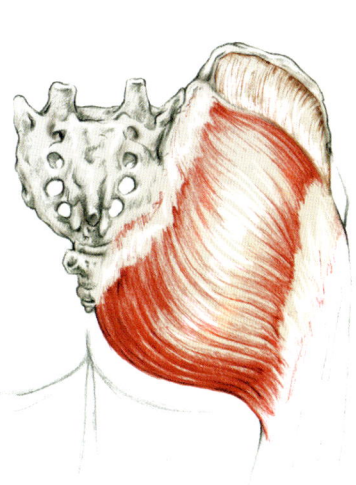

M. GLUTEUS MAXIMUS, MEDIUS UND MINIMUS

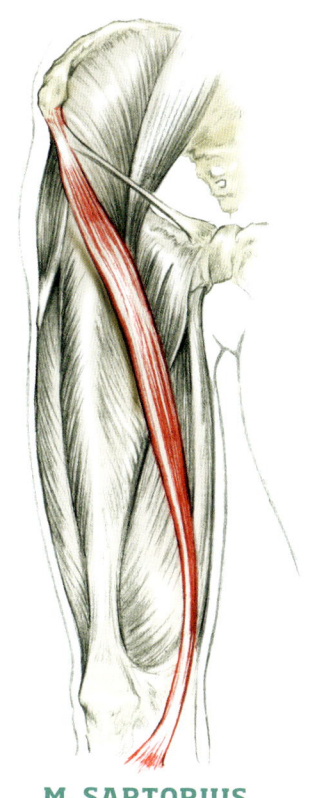

M. SARTORIUS

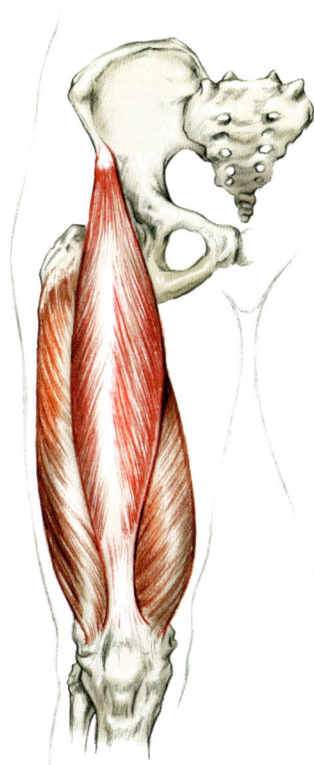

M. RECTUS FEMORIS

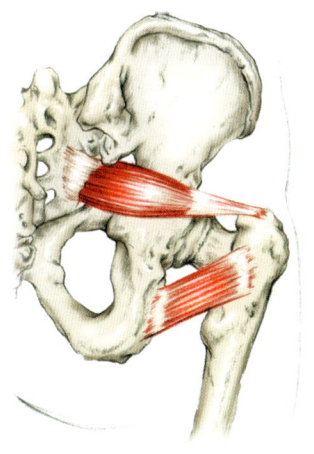

M. PIRIFORMIS UND M. QUADRATUS FEMORIS

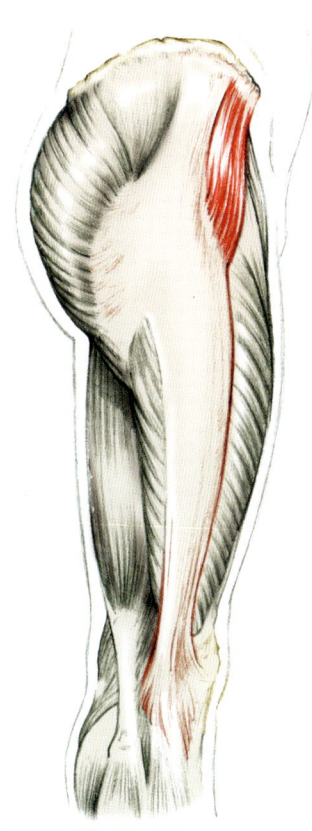

M. TENSOR FASCIAE LATAE

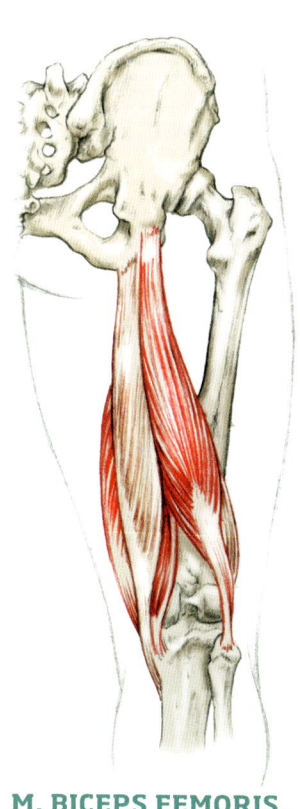

M. BICEPS FEMORIS, M. SEMIMEMBRANOSUS, M. SEMITENDINOSUS

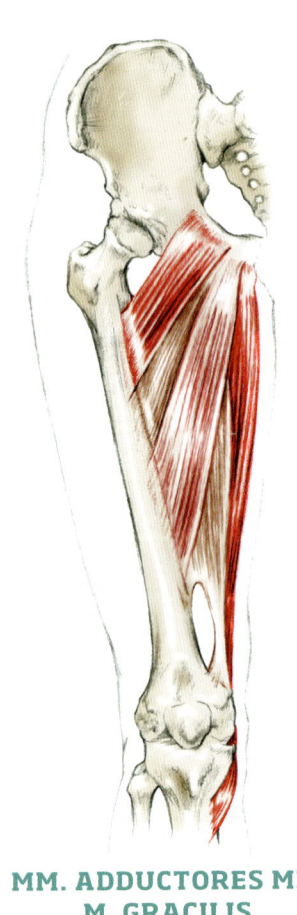

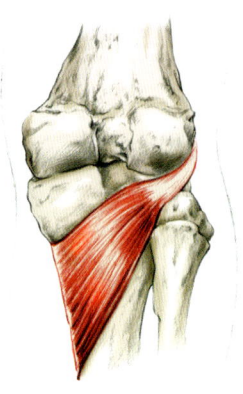

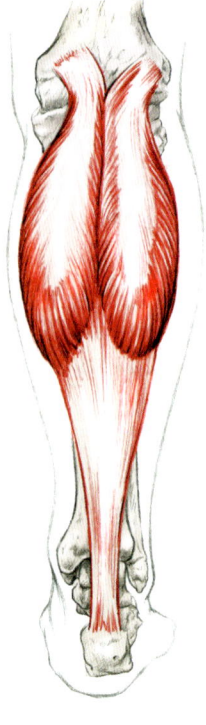

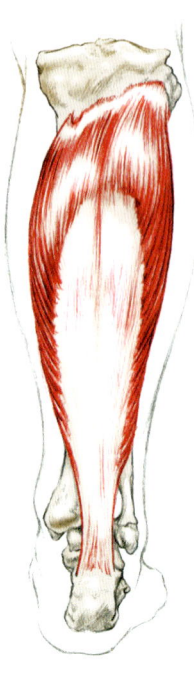

M. POPLITEUS

**M. GASTRO-
CNEMIUS**

M. SOLEUS

**MM. ADDUCTORES MIT
M. GRACILIS**

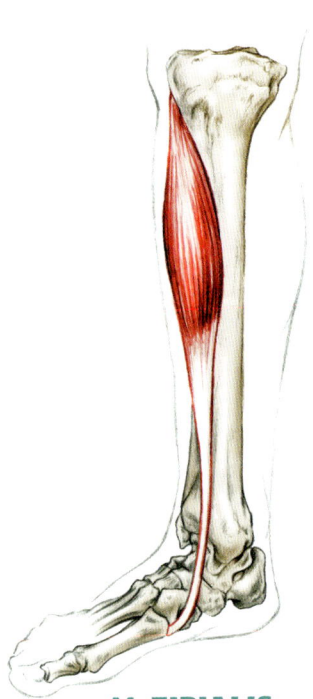

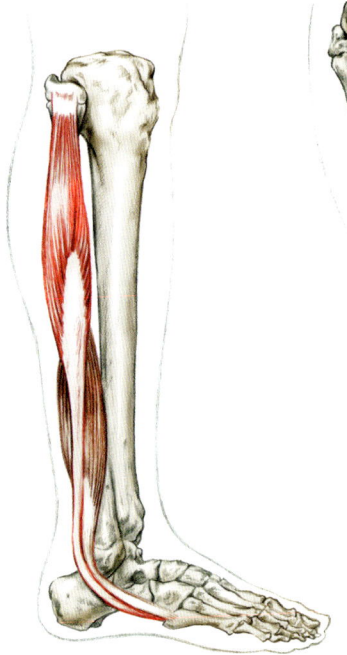

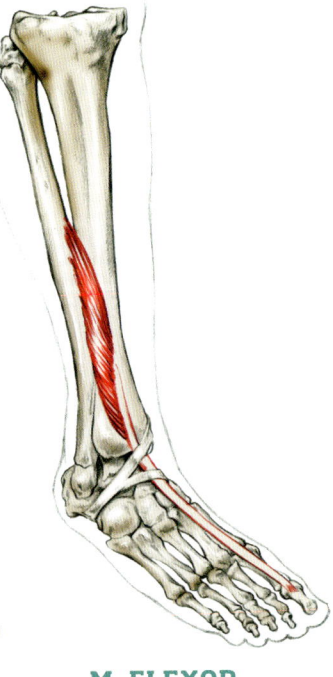

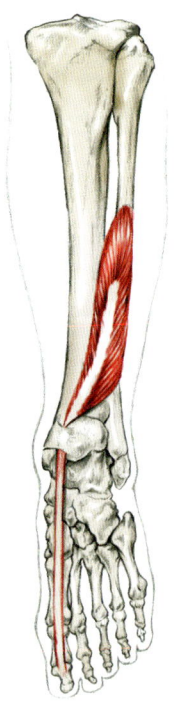

**M. FLEXOR
HALLUCIS
LONGUS**

**M. PERONEUS
LONGUS**

**M. TIBIALIS
ANTERIOR**

**M. EXTENSOR
HALLUCIS LONGUS**

Ihre Schmerzen liegen vielleicht nicht in einem der hier vorgestellten Muskeln, glücklicherweise sind diese jedoch über die Faszien mit fast allen anderen Körperstrukturen verbunden. Wenn Sie die oben gezeigten Muskeln alle kennen, haben Sie eine gute Orientierungshilfe beim Erforschen der sie umgebenden Gewebebereiche. Lernen Sie sie durch Ertasten kennen, durch Anatomiebücher oder Webseiten und die Arbeit mit den *Roll Model*-Bällen. So machen Sie sich das Raster Ihres Weichgewebes zugänglich und können es nutzen, um Gewebeprobleme anzugehen und nachhaltige Veränderungen herbeizuführen.

Achten Sie beim Kennenlernen dieser myofaszialen Strukturen besonders auf die eingezeichnete Richtung, in der die Fasern verlaufen. Sie gibt vor, in welche Richtung sie Zug auf benachbarte Strukturen, insbesondere Gelenke, ausüben. Wenn Sie die Zugrichtungen kennen, können Sie die Ball-Bewegungen entsprechend ausrichten. Die Rückenstreckergruppe verläuft

ZUGRICHTUNG: *Der Bewegungsvektor, der sich aus der Ausrichtung der Fasern und Faszien eines Muskels im Verhältnis zu deren Ursprung und Ansatz ergibt.*

MUSKELURSPRUNG: *Der Anteil des Muskels, der sich in der Kontraktion weniger bewegt (oft näher an der Körpermitte gelegen).*

MUSKELANSATZ: *Der Anteil des Muskels, der sich in der Kontraktion bewegt (oft von der Körpermitte entfernt gelegen).*

beispielsweise entlang des Rückgrats. Beim *Streifen* oder *Stripping* rollen Sie also die Bälle auf und ab, mit *CrossFiber*-Technik arbeiten Sie quer dazu, bei *Contract/Relax* beugen und strecken Sie die Rückenstrecker. (Ausführliche Informationen zu den Rolltechniken im Kapitel 6.)

Hilfreich ist auch, zu wissen, wo ein Muskel »beginnt« (sein *Ursprung*) und wo er »endet« (sein *Ansatz*). Damit lässt sich der Ball insbesondere beim Behandeln von Verletzungen punktgenau platzieren. Dazu wächst das Bewusstsein dafür, wie jede myofasziale Struktur mit dem benachbarten Gewebe zusammenhängt. Tatsächlich sind diese myofaszialen Gewebe zu 100 Prozent in jeder Schicht miteinander verbunden und »angehängt«. Jedes Gewebe steht in ständigem Kontakt mit den umliegenden Faszien. (Die traditionellen Ansätze und Ursprünge scheinen überholt, wenn man erkennt, dass Muskelgewebe nahtlos in die inter- und intramuskulären Faszien übergeht). Diese faszialen Strukturen sind Weichgewebe-Hüllen, welche die Position, Funktion und die physiologische Gesundheit der Myofaszie beeinflussen, die sie umgeben und vollständig durchdringen.

Da der Körper in Schichten aufgebaut ist, werden Sie beim Bearbeiten eines einzelnen Muskels mit den *Roll Model*-Bällen höchstwahrscheinlich auch die Myofaszien darüber und darunter behandeln.

Das Wissen um Ihre Muskeln wird Sie neugierig machen auf mehr. Forschen Sie, und experimentieren Sie. Lernen Sie, wie Sie sich mit Gummibällen selbst heilen, statt sich vorzeitig unters Messer zu legen.

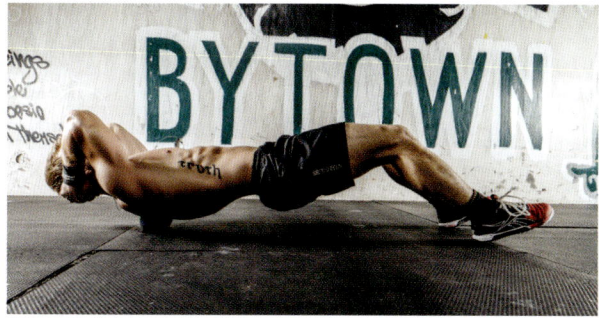

6 Die neun grundlegenden Roll Model-Ball-Techniken

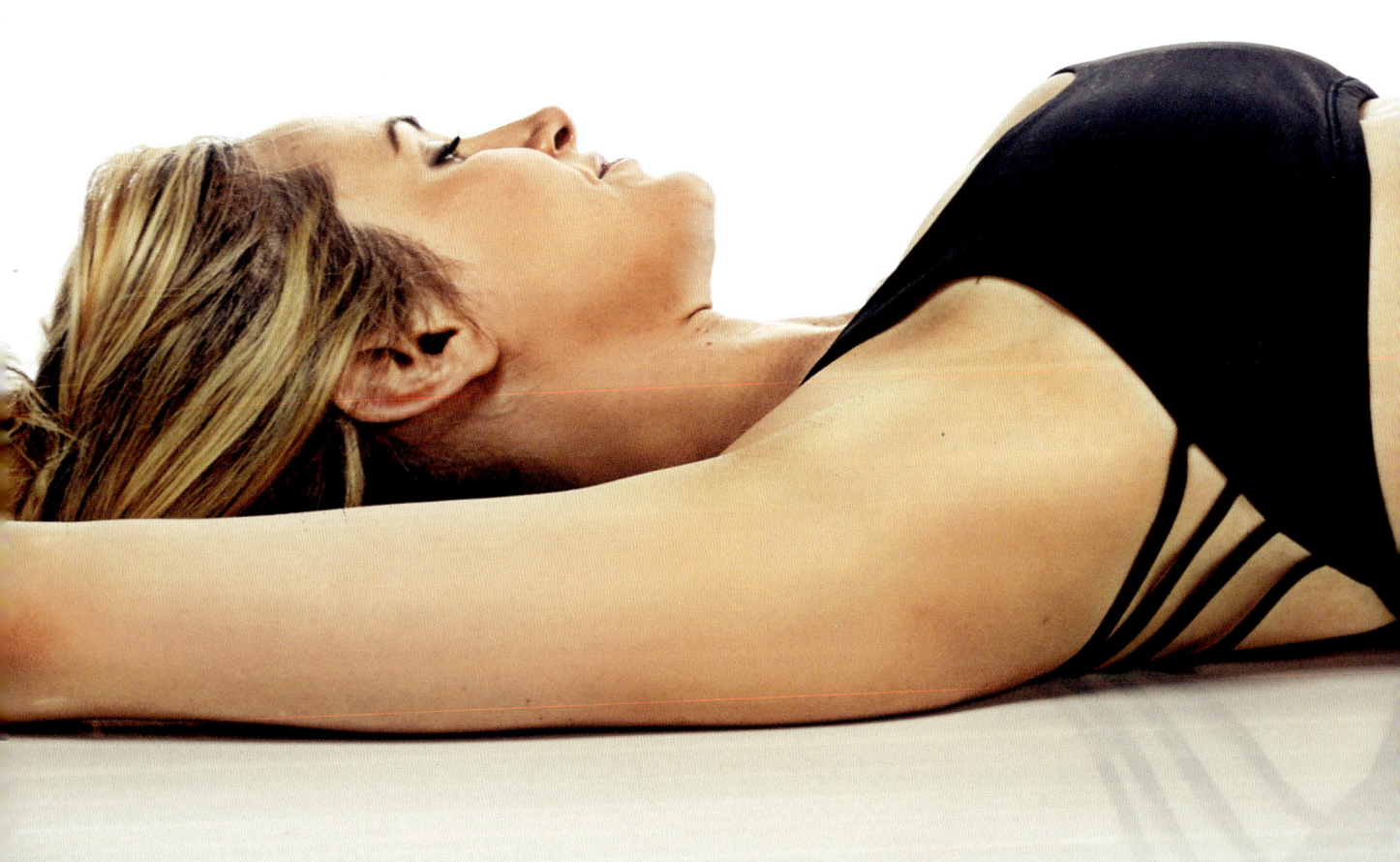

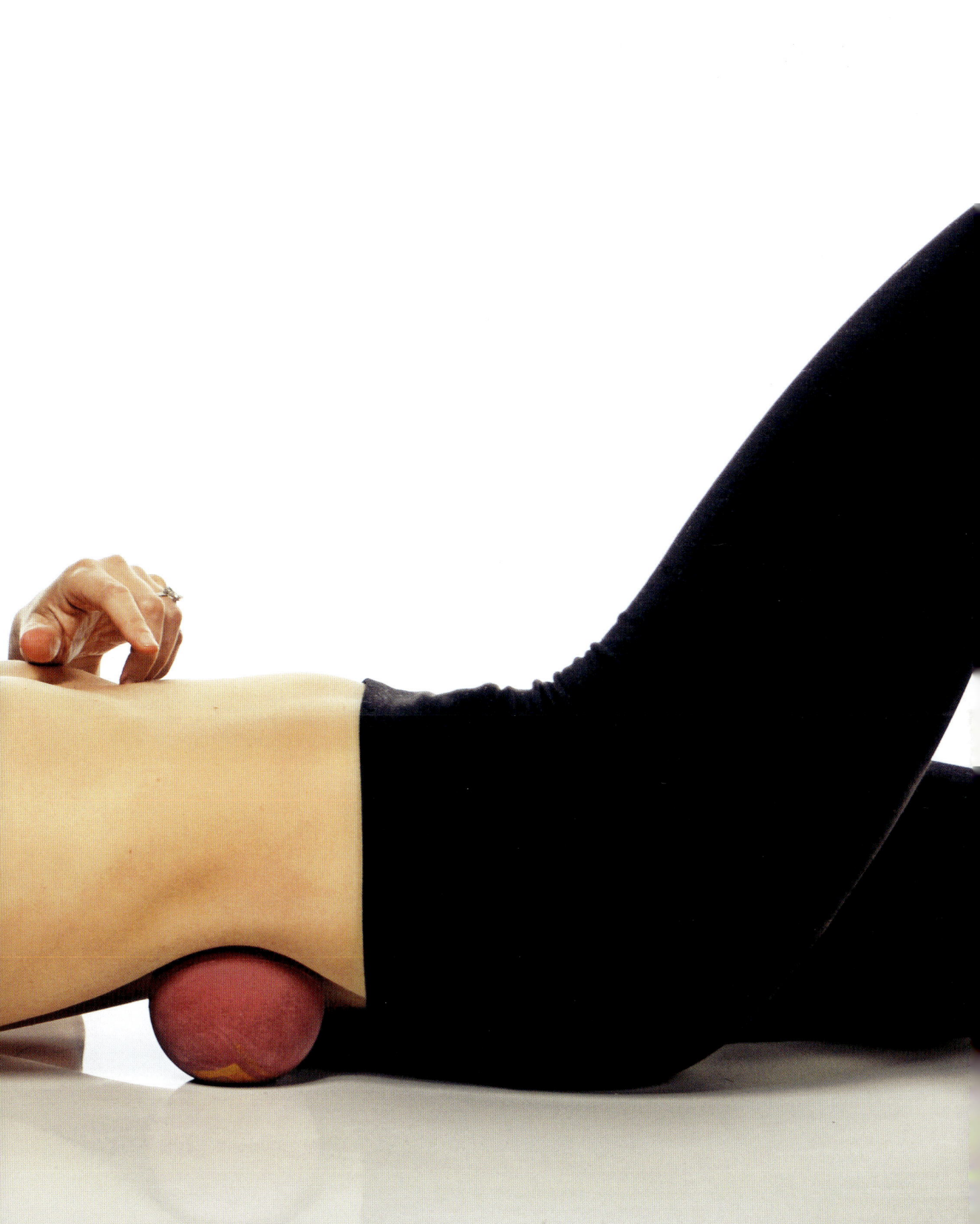

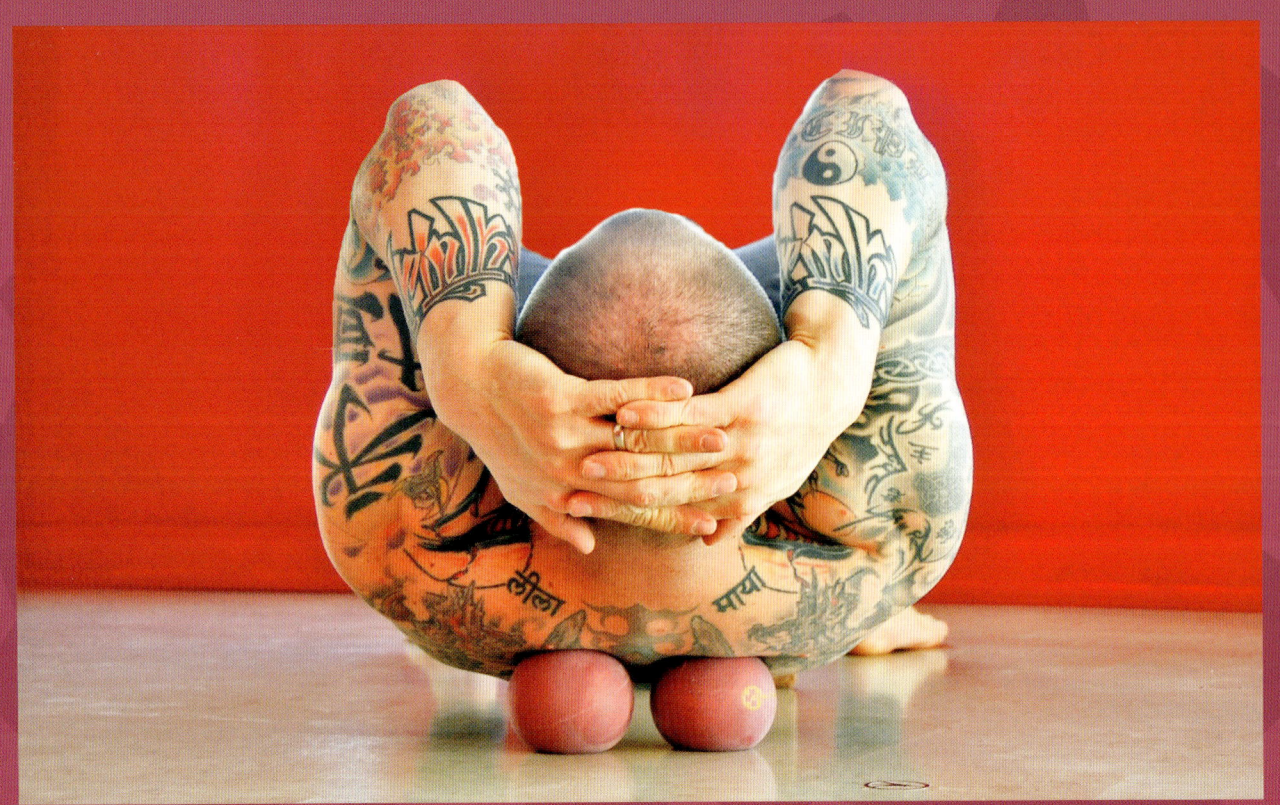

Es gibt viele Strategien und Techniken, um mit den *Roll Model*-Bällen Knoten aus dem Gewebe zu arbeiten. In diesem Kapitel zeige ich Ihnen die neun wichtigsten, mit denen Sie auf den verschiedenen Körperzonen experimentieren können. Sie selbst kennen Ihren Körper am besten, und die Techniken wirken bei jedem anders. Probieren Sie verschiedene Techniken und unterschiedlich große Bälle aus, um die für Sie passende Kombination zu finden.

Die vorgestellten Techniken helfen Ihnen, Ihre blinden Flecken, Spannungsbereiche und Ungleichgewichte aufzuspüren. Entdecken Sie, wie unterschiedlich die einzelnen Techniken wirken. Bleiben Sie geduldig und aufmerksam beim Experimentieren, bis Sie die Lösung für Ihre individuellen Beschwerden gefunden haben.

Die hier gezeigten Moves sind der Kern der *Roll Model*-Sequenzen in Kapitel 8. Nehmen Sie sich dieses Kapitel immer wieder vor, um jede Technik genau zu verstehen.* Sie können innerhalb der Sequenzen jederzeit die Techniken wechseln, um sich Linderung zu verschaffen. Dies ist Ihr Schlüssel zur Schmerzfreiheit.

* Video-Tutorials aller in den Sequenzen verwendeten *Roll Model*-Techniken gibt es auf www.tuneupfitness.com/roll-model-videos.

1. Sustained Compression – Dauerdruck

Sustained Compression lässt sich mit »anhaltendem Druck« beschreiben: Für diese Technik sucht man mit dem Ball das »Epizentrum« (häufig gibt es mehrere) einer Verklebung, eines Triggerpunkts oder einer flächigen Verhärtung und übt auf die Stelle anhaltenden Druck aus (die Druckrichtung hängt vom Ansatzwinkel ab). Der Ball dringt wie Treibsand 90 bis 120 Sekunden in den Körper ein und drückt das Weichgewebe ein.

Physiologisch passiert Folgendes: Gleichmäßiger, konstanter Druck, kombiniert mit tiefer Atmung, hilft den Muskelspindeln (den Dehnungssensoren/Proriozeptoren der Muskeln), die Botschaft zu übermitteln, ihre gewohnheitsmäßige Kontraktion loszulassen. Um dies zu erreichen, sollte der Druck so stark sein, dass er als »gerade noch erträglich« empfunden wird. Auch die umliegende Faszie dehnt sich in die Länge, um den Druck des Balls aufzunehmen.

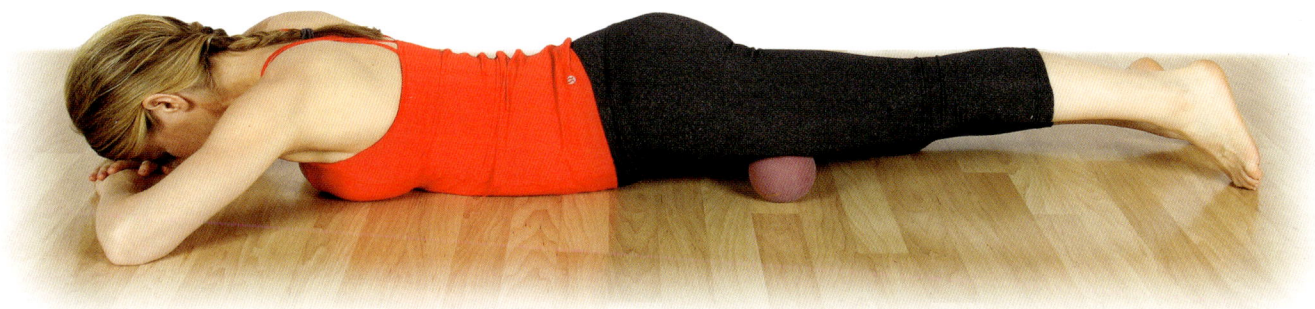

SO GEHT'S: Den Ball/die Bälle wie warmen Treibsand in das Gewebe einsinken lassen und so das Weichgewebe eindrücken.

2. Skin Rolling – Scheren

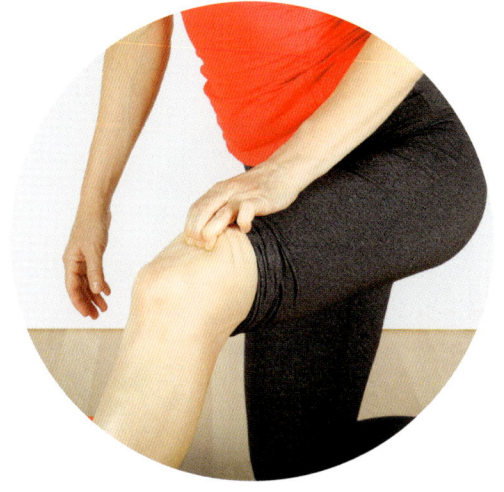
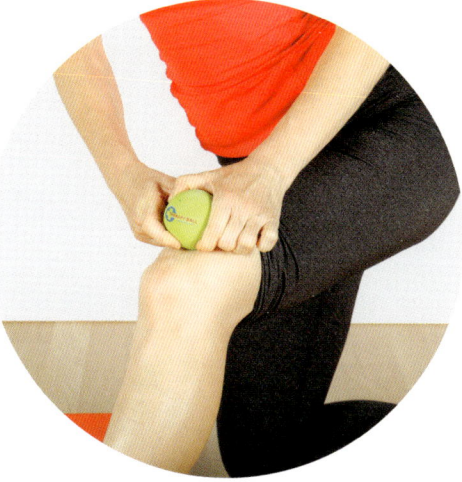

SO GEHT'S: Mit dem Ball/den Bällen die Haut und das darunterliegende Gewebe vom Körper wegziehen, drehen und verwinden.

Skin Rolling bzw. **Scheren** ist ein fasziales Dehnen. Man zwickt dabei die Haut und das darunterliegende Gewebe sanft mit dem Ball ein, während man sie gleichzeitig vom Körper wegzieht, dreht und verwindet. Ziel ist es, in der Haut und ihrer Fettschicht (der oberflächlichen Faszie) über der tiefen Faszie und der Myofaszie mit Bewegung Veränderung zu erzielen. Die Bälle wirken so auf die Haut und die Schicht darunter, dass diese viel schneller gewellt, gefaltet und übereinandergeschichtet wird als die tieferen darunterliegenden Faszienschichten. Einen ähnlichen Effekt haben Autoreifen beim Rutschen auf einem nassen Feldweg: Das Reifenprofil kratzt Schlamm von der festeren Erdschicht darunter ab. Auf das Gewebe hat das den Effekt, dass es wärmer und geschmeidiger wird und sich »flauschig« anfühlt, wie ein frisch aufgeschütteltes Kissen. Skin Rolling funktioniert am besten auf der bloßen Haut, doch greifen die Bälle auch noch durch eine Stoffschicht gut. Zu viele Bekleidungsschichten behindern allerdings die Scherkraft der Bälle.

Physiologisch passiert Folgendes: Die griffige Ball-Oberfläche hält Haut und Unterhaut fest. Dies erzeugt zusammen mit dem Schieben des Balls über die Haut Scherkraft, welche die oberflächliche Faszie gegenüber der tiefen Faszie mehrere Grad außerhalb der normalen »Ruhezone« bringt. Die Mobilisation der Unterhaut von der tiefen Faszie weg stimuliert die Produktion von Hyaluronan zur örtlichen Verbesserung der Gewebehydration. Sie stimuliert auch die Ruffini-

Körperchen (die Propriozeptoren in der oberflächlichen und tiefen Faszie), was wiederum zwei Haupteffekte hat:

1. Die Propriozeption im gerollten Bereich wird verbessert.

2. Die Erregung des sympathischen Nervensystems sinkt, die des parasympathischen steigt (mehr dazu auf Seite 363). **Scheren** wirkt sozusagen als globales Beruhigungsmittel.

> **HYALURONAN:** *Ein Fluid mit Schmierfunktion, das vom Fasziengewebe im ganzen Körper produziert wird. Es ermöglicht, dass die einzelnen Weichgewebe-Schichten übereinanderrutschen und verschiebbar sind.*

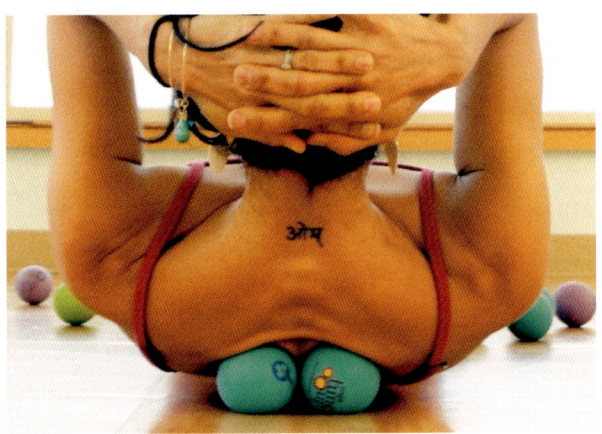

Der Schereffekt des fest haftenden Balls und seines Drucks rollt die Haut auf. Er verwindet die Haut und die oberflächliche Faszie.

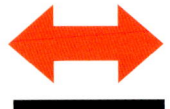

STRIP

3. Stripping – Streifen

SO GEHT'S: Den Ball/ die Bälle von einem Ende eines Muskels zum anderen rollen. Die Bälle wirken wie eine Gummiharke über der ganzen Länge der Myofaszie.

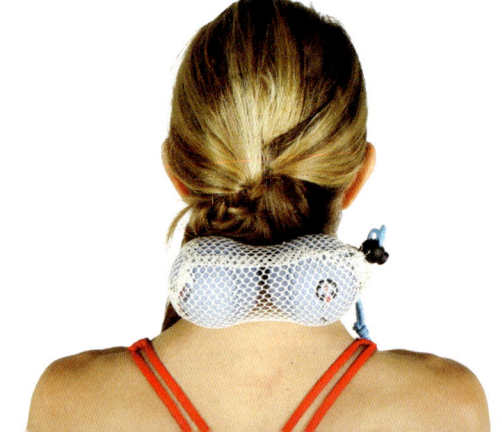

Beim **Stripping** – **Streifen** »streift« der Ball im Faserverlauf über den Muskel (alle Fasern bzw. Zellen eines Muskels liegen parallel, wie Spaghetti in ihrer Verpackung). Um einen Muskel mit Stripping zu bearbeiten, ist es wichtig, seinen Ursprung und Ansatz zu kennen, damit der Ball in Zugrichtung des Muskels geführt wird. Um beispielsweise die Rückenstrecker-Gruppe zu bearbeiten, rollt der Ball entlang der Wirbelsäule auf und ab. Beim vorderen Schienbeinmuskel rollt er das Schienbein hinauf und hinab. Auf den Seiten 132 – 138 finden Sie eine Übersicht über die wichtigsten Muskeln mit ihren Zugrichtungen.

Physiologisch passiert Folgendes: Der Ball rollt über die ganze Länge der Myofaszie, ähnlich wie beim Auskämmen feiner Knoten aus langen Haaren. Dies stellt die Ruhelänge des Muskels wieder her (siehe Kasten auf Seite 146).

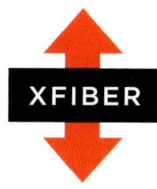

4. CrossFiber – Queren

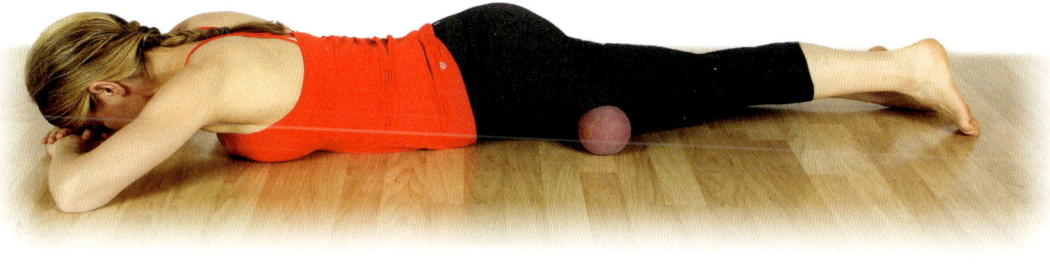

SO GEHT'S: Den Ball quer zu den Muskelfasern bewegen wie beim Auseinanderdrücken zusammengeklebter Spaghetti.

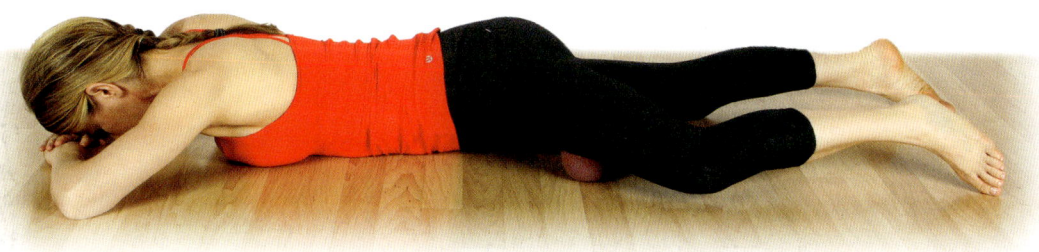

Bei der **CrossFiber-Technik**, auch **Queren**, wird ein *Roll Model*-Ball quer zur Muskelfaser, d.h. quer über den Muskel, bewegt, geschoben oder gezogen. Quer-Rollen kann auch aus verschiedenen schrägen Winkeln erfolgen, solange quer zur Zugrichtung des Muskels gearbeitet wird. Auch diese Technik benötigt Kenntnisse über die Ursprünge und Ansätze der Muskeln. Um beispielsweise die Quadrizeps-Gruppe quer zu rollen, zieht der Ball über die gesamte Breite des Oberschenkels. Im Fall des quadratischen Lendenmuskels zieht der Ball quer über den ganzen unteren Rücken. Die wichtigsten Muskeln mit ihren Zugrichtungen sind auf den Seiten 132 bis 138 dargestellt.

Physiologisch passiert Folgendes: Als eine der effektivsten Techniken gegen fasziale Verhärtungen zieht das Queren verfilzte oder dehydrierte Verklebungen auseinander. Die Fibroblasten werden in Rollrichtung zur Kollagenproduktion angeregt und stellen so die Kräuselform gesunden Fasziengewebes wieder her.

STREIFEN UND QUEREN: LANG- UND KURZVERSION

Viele Muskeln bereiten Schmerzen, weil sie in Überstreckung blockiert sind (lang blockiert). Die Hals/Nacken-Muskulatur kann beispielsweise voller Knoten und Triggerpunkte sein, da sie eine Dauerkontraktion aufrechterhält, um den schweren Kopf zu halten, der viel zu oft nach vorne über den Schreibtisch oder über einer Tastatur hängt. Triggerpunkte bilden sich in den langen Nackenmuskeln aus, wenn lokal überkontrahierte Muskelstreifen den Kopf daran hindern, nach vorne zu fallen. Für jede 2,5 Zentimeter mehr Vorneigung muss die kopftragende Muskulatur weitere 4,5 Kilo Belastung und Zug tragen.* Das Ergebnis sind ermüdete und schmerzende Hals/Nackenmuskeln.

Das Streifen dehnt Myofaszien in die Länge. Bei Muskeln, die in der maximalen Länge überstreckt (lang blockiert) sind, sollte man die Myofaszie mit der dem quer zur Faser arbeitenden CrossFiber-Technik verkürzen.

Im Gegensatz dazu verursachen viele Muskeln Schmerzen, weil sie aufgrund von Verletzungen, Überlastung oder schlechter Haltung in Kontraktion blockiert sind (kurz blockiert). In diesem Fall kann Stripping vom Muskelursprung bis zu seinem Ansatz die Geschmeidigkeit der Myofaszie wiederherstellen und den Muskel aus seinem eingeengten Zustand befreien. Dies kann auch den Bewegungsradius angrenzender Weichgewebe-Übergänge und Gelenke wieder erhöhen.

Das überwiegende Sitzen in unserem Alltag führt zu stark verspannten, kurz blockierten Hüftbeugern. Stripping mit den *Roll Model*-Bällen in Faserrichtung der kurzen, hypertonischen Myofaszien der Hüftbeuger kann diesen zu einem verbesserten Tonus verhelfen. Über diese adaptiv verkürzten Muskeln zu queren wird deren Verspannung nicht unbedingt lösen, kann aber der gegenüberliegenden, lang blockierten Gesäßmuskulatur helfen.**

Rollen Sie, auch wenn Sie nicht sicher sind, ob ein Muskel lang oder kurz blockiert ist. Das sind hilfreiche Hinweise, aber keine festgeschriebenen Gesetze. Da die meisten Myofaszien miteinander verbunden sind, wird die gewählte Technik, egal welche, vermutlich immer irgendeinem »unglücklichen« Gewebe in dieser Region etwas Gutes tun.

* http://erikdalton.com/forward-heads-funky-necks/
** Mehr dazu: Thomas W. Myers: *Anatomy Trains: Myofasziale Leitbahnen (für Manual- und Bewegungstherapeuten),* (Urban & Fischer Verlag/Elsevier, 2. Auflage 2010)

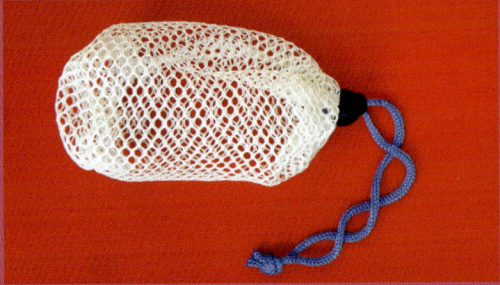

Dieser leere Ball-Beutel repräsentiert normale Myofaszie. Die Rautenform der »Zellen« ist gut zu erkennen.

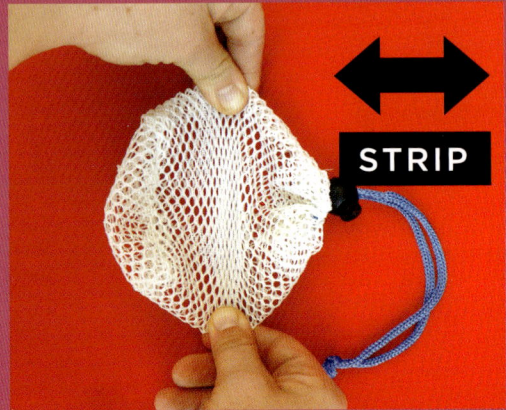

STRIP

Hier ist der Ball-Beutel im kurz blockierten Zustand versteift. Stripping baut in stark verkürzter Faszie Spannung ab und stellt die Rautenform wieder her.

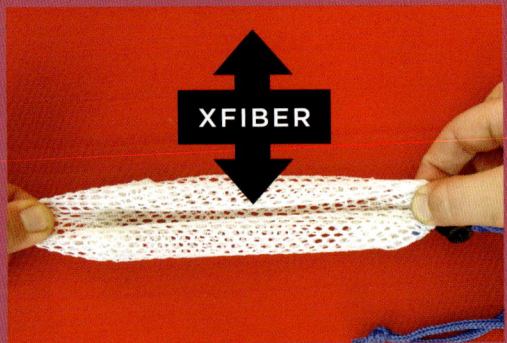

XFIBER

Hier ist der Beutel lang blockiert versteift. CrossFiber baut Spannung in überstreckter Faszie ab und führt sie in die ausbalancierte Rautenform zurück.

Zusammengefasst: Stripping (Streifen) für kurz blockierte Muskeln, CrossFiber (Queren) für lang blockierte Muskeln.

5. Pin & Stretch – Fixieren & Dehnen

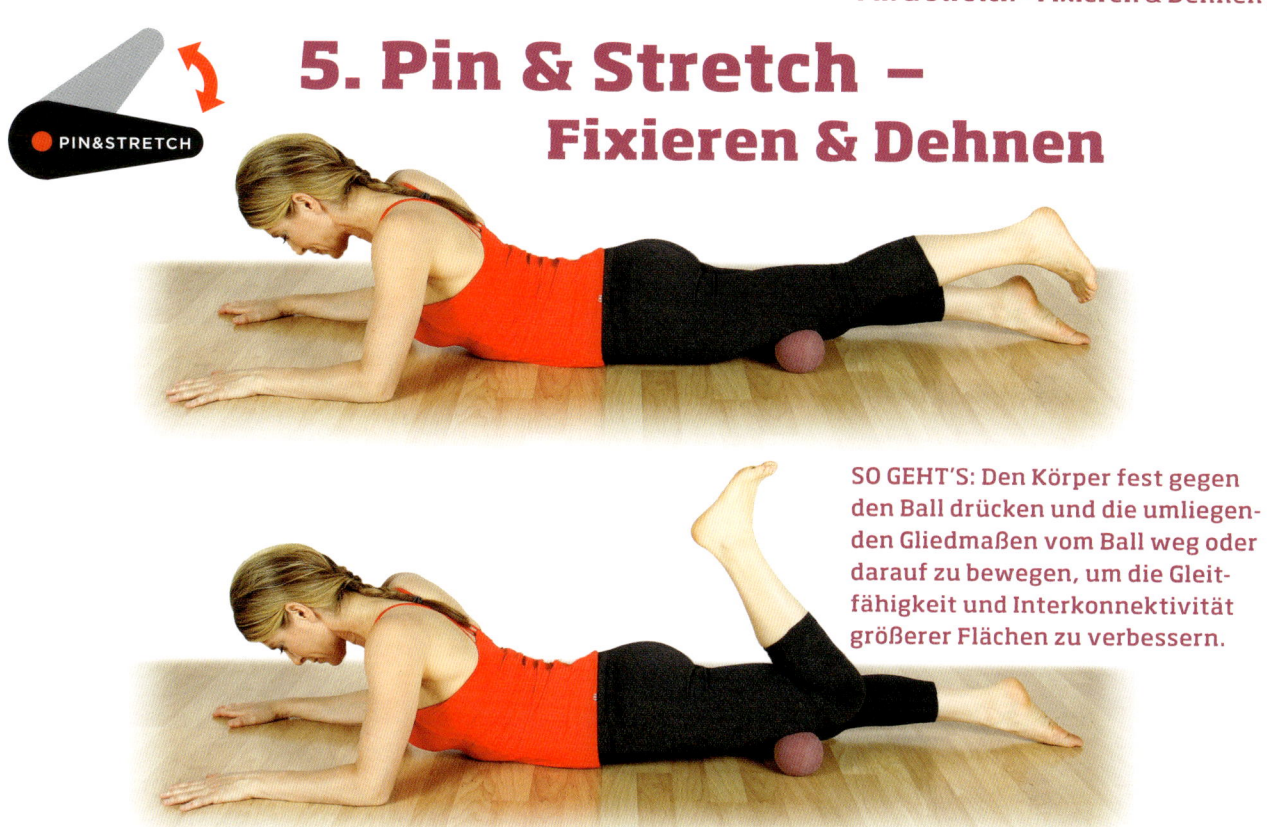

PIN&STRETCH

SO GEHT'S: Den Körper fest gegen den Ball drücken und die umliegenden Gliedmaßen vom Ball weg oder darauf zu bewegen, um die Gleitfähigkeit und Interkonnektivität größerer Flächen zu verbessern.

Pin & Stretch wenden Sie an einer Muskelstelle an, die verhärtet, empfindlich, knotig oder gespannt wie eine Gitarrensaite erscheint. Drücken Sie den Ball gegen diese Stelle. Mit Körperdruck auf die Oberfäche, auf der der Ball aufliegt, fixieren Sie ihn. Sie rollen lediglich mit dem nächstliegenden Körperglied in alle Richtungen, d.h., die Gelenke über und unter der fixierten, empfindlichen Stelle bewegen, während der Ball wie ein festes Scharnier liegen bleibt. Er hält das Gewebe fest, während die Gelenkbewegungen die myofaszialen Fasern unter dem Ball auseinanderziehen und lockern.

Physiologisch passiert Folgendes: Diese Technik wirkt sehr effektiv auf Triggerpunkte und beim Aufbau von Körperbewusstsein:

1. Der Druck auf die fixierte Stelle des Muskels, kombiniert mit der Dehnung über den restlichen Muskel, gibt der Faszie ihre Geschmeidigkeit zurück und stellt die volle Kontraktionsfähigkeit der Muskelfasern wieder her. Mit der Zeit lassen sich mit dieser Technik Triggerpunkte deaktivieren, und der Muskel kann seine optimale Länge und Funktionalität wiedererlangen.

2. Pin & Stretch verdeutlicht den direkten Zusammenhang zwischen einer knotigen Stelle (die unter dem Ball fixiert ist) und deren angrenzendem Gewebe (die bewegten und gedehnten Bereiche). Oft stellt man dabei auch Übertragungsempfindungen in entfernteren Stellen fest, an denen Faszien ansetzen.

Mit diesem Wissen können Sie den Unterschied zwischen bewegtem Körperteil und fixiertem Gewebe in seinem Bewegungsumfang erkennen. Sie werden sich bewusst, wie Bewegung bzw. Fixierung das Gewebe in diesen Zonen beeinflusst. Beim Bewegen strecken Sie Körperteile vom fixierten Punkt weg oder ziehen darauf zu. Das regt die faszialen Verbindungen und Muskelfasern an, geschmeidiger und hydrierter, »aufgeweckter« und gelöster zu werden.

Durch Pin & Stretch lernen Sie, verschiedene Fasern innerhalb der größeren Faszien zu identifizieren. Dies schult die Propriozeption und die Wahrnehmung des Körpers als vernetzten Organismus.

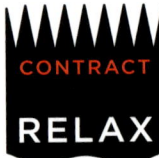

6. Contract/Relax
(Anspannen/Entspannen – propriozeptive neuromuskuläre Fazilitation, PNF)

Contract/Relax-Techniken (Anspannen/ Entspannen, auch propriozeptive neuromuskuläre Fazilitation, PNF): Spannen Sie das zu behandelnde Gewebe sieben bis 30 Sekunden aktiv an. Dabei ist der Ball entweder auf dieser Stelle fixiert oder wird über die betreffende Körperzone bewegt. Anschließend wieder entspannen.

SO GEHT'S: Den Ball auf eine feste Unterlage drücken und das über dem Ball liegende Gewebe anspannen, dann entspannen. Contract/Relax ist die schnellste Technik, um Muskelverspannungen zu lösen.

Physiologisch passiert Folgendes: Sowohl das Anspannen (Contract) wie das Entspannen (Relax) sprechen das Golgi-Sehnenorgan an (GTO) – die propriozeptiven Dehnungsrezeptoren in Sehnen und faszialen Schnittstellen (myotendinöse Verbindungen; für weitere Informationen zu Propriozeption siehe Seite 109). Beim Anspannen wird das GTO stimuliert und kommuniziert eine schnelle Reflexschleife in das Rückenmark. Beim Entspannen des Gewebes lassen der gesamte Muskel und das angrenzende Bindegewebe nach und entspannen. Der Muskel und seine internen/ externen Faszien werden dadurch geschmeidiger. Der Ball erfährt weniger Widerstand und kann immer tiefer eindringen, um Triggerpunkte zu lösen.

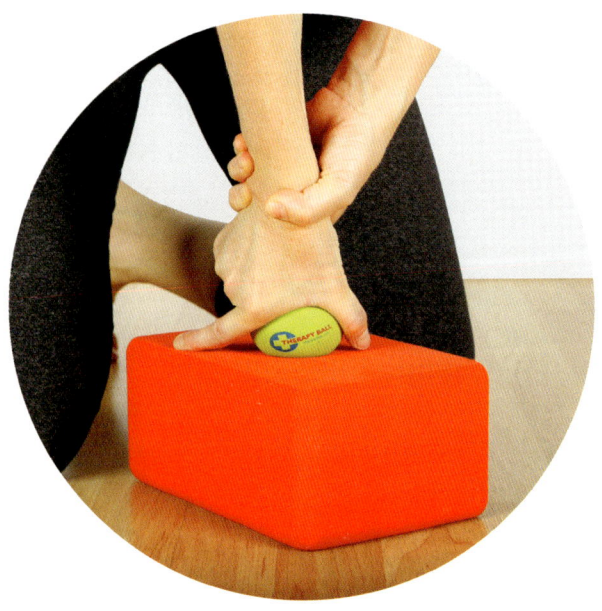

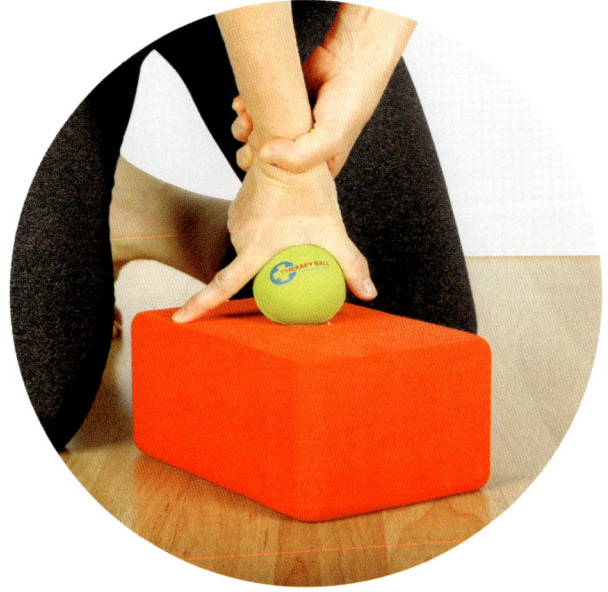

7. Pin/Spin & Mobilize –
Fixieren, Verwinden & Mobilisieren

PIN/SPIN MOBILIZE

Pin/Spin & Mobilize kombiniert verschiedene Techniken als beste schnelle Lösung dafür, möglichst große Gewebeflächen in Bewegung zu bringen. Dazu platziert man den Ball an dem zu behandelnden Gewebe und gibt das Körpergewicht darauf. Dann wird er mit der Hand tiefer in das Gewebe gedreht und ein benachbartes Gelenk in alle Richtungen bewegt. Dabei ist die Faszienvernetzung deutlich spürbar. Alternativ kann für den gleichen Effekt der Ball an einem Punkt fixiert und der Körper darüber gedreht werden, mit anschließender Mobilisation. Den größten Effekt hat es, so viel Gewebe wie möglich zu fixieren, dann in nur eine Richtung zu verwinden, zu mobilisieren, den Spin zu verstärken und nochmals zu mobilisieren. Nach 90 bis 120 Sekunden das Gewebe in die Gegenrichtung verwinden.

Physiologisch passiert Folgendes: Das Fixieren des Balls (Pin) und anschließendes Verwinden (Spin) in das Gewebe bringt einen erheblichen Schereffekt. Die Technik zielt auf die Verspannungen zwischen Weichgewebe-Bewegung und Gelenkbeweglichkeit ab. Wie bei Pin & Stretch offenbaren sich auch hier deutlich die Verbindungen der Faszien mit den benachbarten Bereichen. Ziel ist es, mit der Ball-Drehung möglichst viele Faszienschichten gleichzeitig zu drücken und aufeinanderzustapeln. Dies verbessert die Beweglichkeit der Faszien und ihre Verschiebbarkeit gegeneinander, stimuliert den Fluidfluss und erzeugt Wärme. Mehr als die anderen Techniken zeigt Pin/Spin & Mobilize auch den aktuellen Stand der Flüssigkeitsversorgung und schließt das Weichgewebe für die Aufnahme von Flüssigkeit auf.

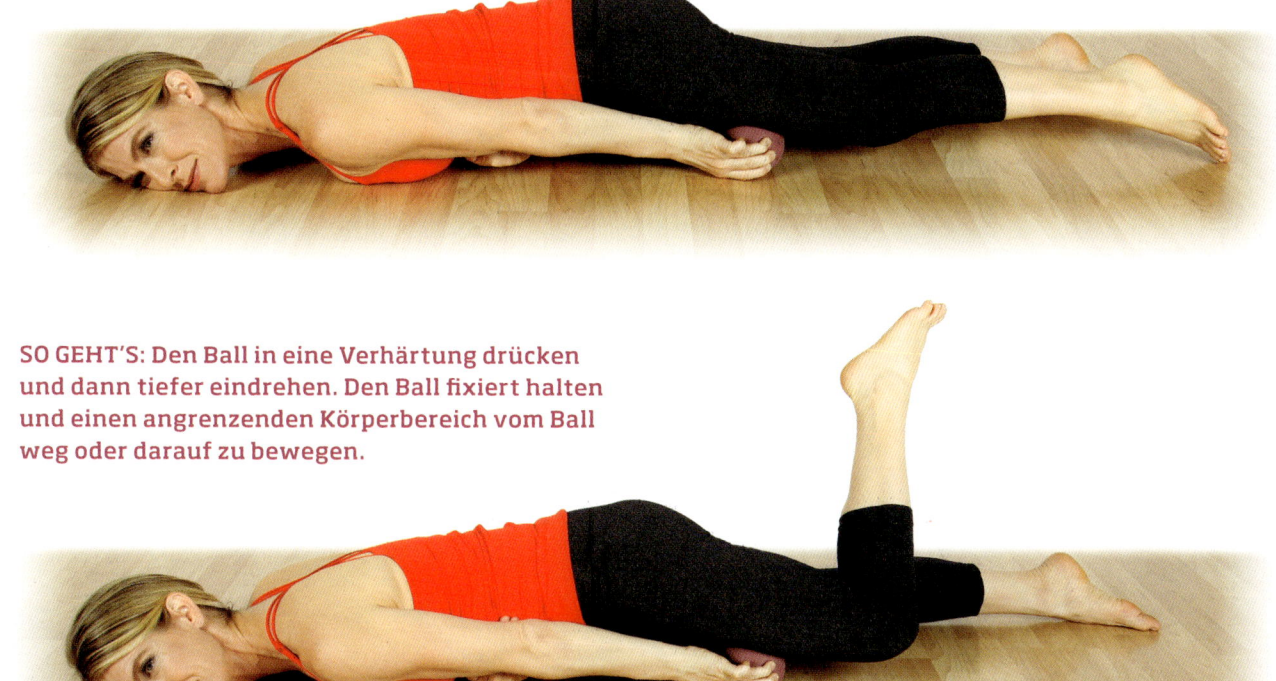

SO GEHT'S: Den Ball in eine Verhärtung drücken und dann tiefer eindrehen. Den Ball fixiert halten und einen angrenzenden Körperbereich vom Ball weg oder darauf zu bewegen.

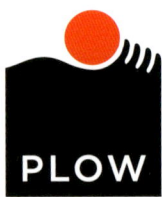

8. Ball Plow – Pflügen

Der **Ball Plow** nutzt die Schicht- und Netzstruktur des Körpers voll aus. Die Technik ist besonders geeignet, um die Gleitfähigkeit tief liegender Faszienschichten zu verbessern. Ebenso ist sie das Nonplusultra zum Mobilisieren und Bewegen großer Bereiche oberflächlicher Faszie über tiefer Faszie. Ein Ball oder mehrere dicht nebeneinander platzierte Bälle »durchpflügen« das Gewebe, um ganze Myofaszienschichten großflächig ins Gleiten und Rutschen zu bringen. Der Ball Plow zielt auf die Faszienübergänge zwischen den Muskeln ab. Der Ball arbeitet dabei wie ein Schneepflug in nur eine Richtung und bewirkt so massive Gewebeveränderungen und -verschiebungen.

Anders als beim Längsstreifen oder Queren (Stripping und CrossFiber), bei denen sich die Bälle bewegen und Gewebe teilweise »überrollen«, will Ball Plow so viel Weichgewebe wie möglich auf den Weg bringen und als Masse in eine Richtung bewegen. Am besten funktioniert es, in eine Richtung zu »pflügen«, die Bälle sanft zurück an den Start zu setzen und die Bewegung noch mehrmals zu wiederholen. Manchmal sollte man danach in einem anderen Bereich oder mit einer anderen Technik weiterarbeiten, manchmal wiederum ist es besser, mit dem Ball Plow fortzufahren, jedoch mit Richtungswechsel.

Die Technik funktioniert auf breiten Gewebeflächen am besten, wie dem Kapuzenmuskel, dem großen Rückenmuskel, dem großen Gesäßmuskel und der Quadrizeps-Gruppe. Anders als beim Skin Rolling, das vor allem auf flache, oberflächliche Schichten wirkt, ist Ball Plow eine Technik für die tiefe Faszie. Sie ergreift diese ganzheitlich mit ihren Vernetzungen und bringt sie in fließende Bewegung. Dabei nimmt sie auch alle darüberliegenden oberflächlichen Faszien und Gewebe mit.

Physiologisch passiert Folgendes: Das eindirektionale, tiefe Scheren verbessert die Bewegung der mobilisierten Gewebeebenen zueinander. Sie hydrieren schneller, was tiefe Wärme und Entspannung bringt. Der Ball Plow versorgt große Flächen optimal mit Flüssigkeit. Sie fühlen sich danach besonders geschmeidig an, fast kuschelweich.

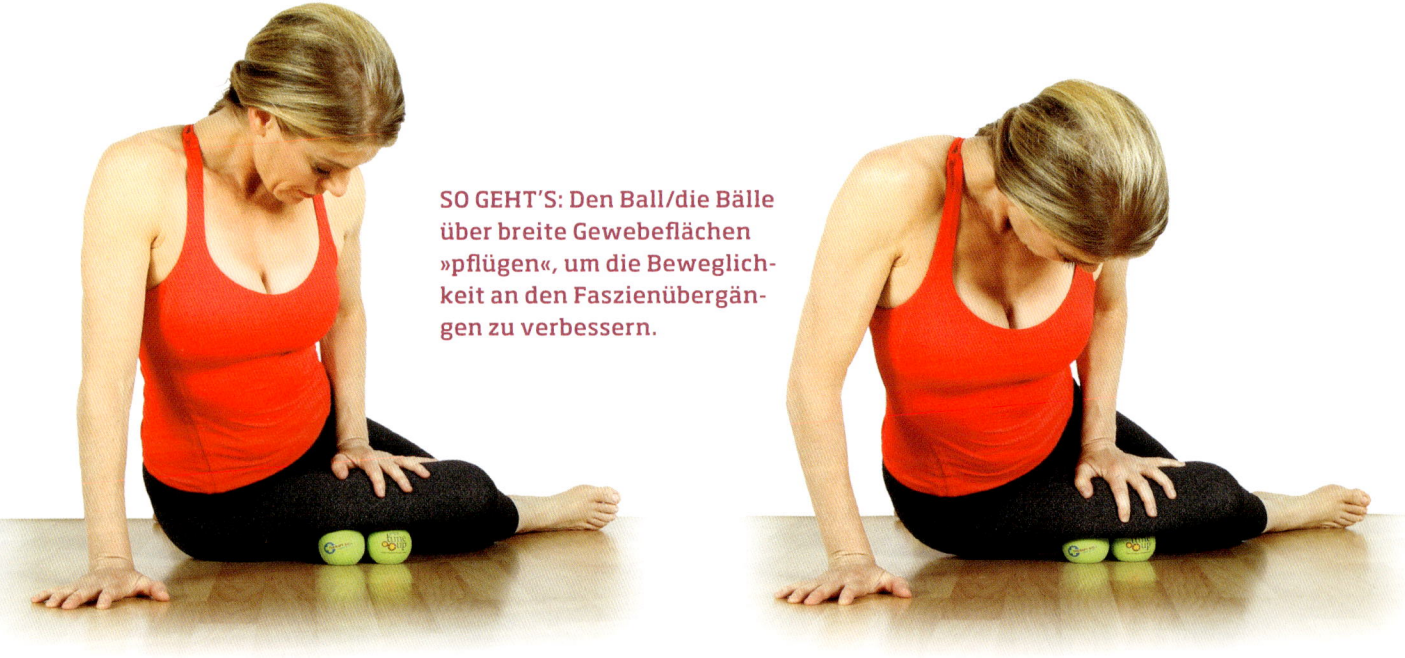

SO GEHT'S: Den Ball/die Bälle über breite Gewebeflächen »pflügen«, um die Beweglichkeit an den Faszienübergängen zu verbessern.

9. Ball Stack – Stapeln

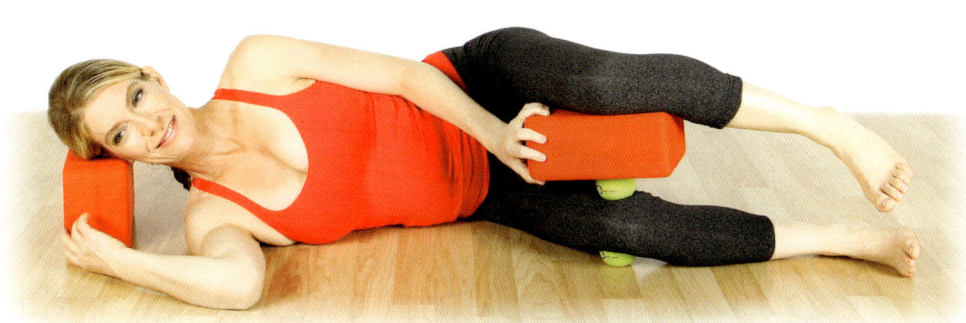

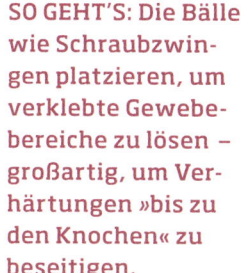

SO GEHT'S: Die Bälle wie Schraubzwingen platzieren, um verklebte Gewebebereiche zu lösen – großartig, um Verhärtungen »bis zu den Knochen« zu beseitigen.

Der **Ball Stack** soll das zu behandelnde Gewebe stark komprimieren und Druck ausüben. Er fühlt sich wie eine riesige Gummi-Schraubzwinge an, die große myofasziale Gewebeflächen umfasst, um sie zu dehnen, auseinanderzuziehen und vom Knochen wegzuziehen. Am besten wirkt der Ball Stack an den Gliedmaßen, aber auch am Schädel und im Gesicht. Den Ball bzw. die Bälle – oft auch in unterschiedlicher Größe – unter das betreffende Gewebe legen, einen oder mehrere Bälle gegenüber anlegen und auf beide Seiten des Stapels gleichzeitig Druck ausüben, um das dazwischenliegende Gewebe zu komprimieren. Manchmal müssen Hand, Arm, Bein oder ein Objekt wie ein Buch oder Yoga-Block nachhelfen, um optimalen Druck zu erzeugen.

Wenn Sie den Ball Stack beherrschen, können Sie ihn mit anderen Techniken, wie Pin & Stretch oder Contract/Relax, kombinieren. Mir bringt Ball Stack die größte Erleichterung auf den Muskel-schnittstellen der tiefen Faszie. Im oben gezeigten Quadrizeps-»Kebab« (Seite 221) arbeitet sich ein Ball in den äußeren Oberschenkel. Er liegt dazu zwischen dem äußeren breiten Quadrizepsmuskel des vorderen Oberschenkels und dem Schenkelbeuger des hinteren. Der Ball innen sitzt zwischen dem inneren Schenkelmuskel und dem Schlanken Muskel.

Physiologisch passiert Folgendes: Der Ball Stack verstärkt den Druck auf größere myofasziale Flächen und spricht Faszien an, die mit nur einem Ball vielleicht schlecht zu erreichen sind. Dieser »zweiseitige« Stapelansatz arbeitet mit Druck zielgerichtet und richtungsgenau in Faszienübergängen. Oft entsteht der Eindruck, die Myofaszie würde sich vom Knochen abheben oder abschälen. Ball Stack macht sich auch rasch in den anderen Gewebebereichen bemerkbar, die mit dem »Stapel« verbunden sind.

7 Reset für die Atmung

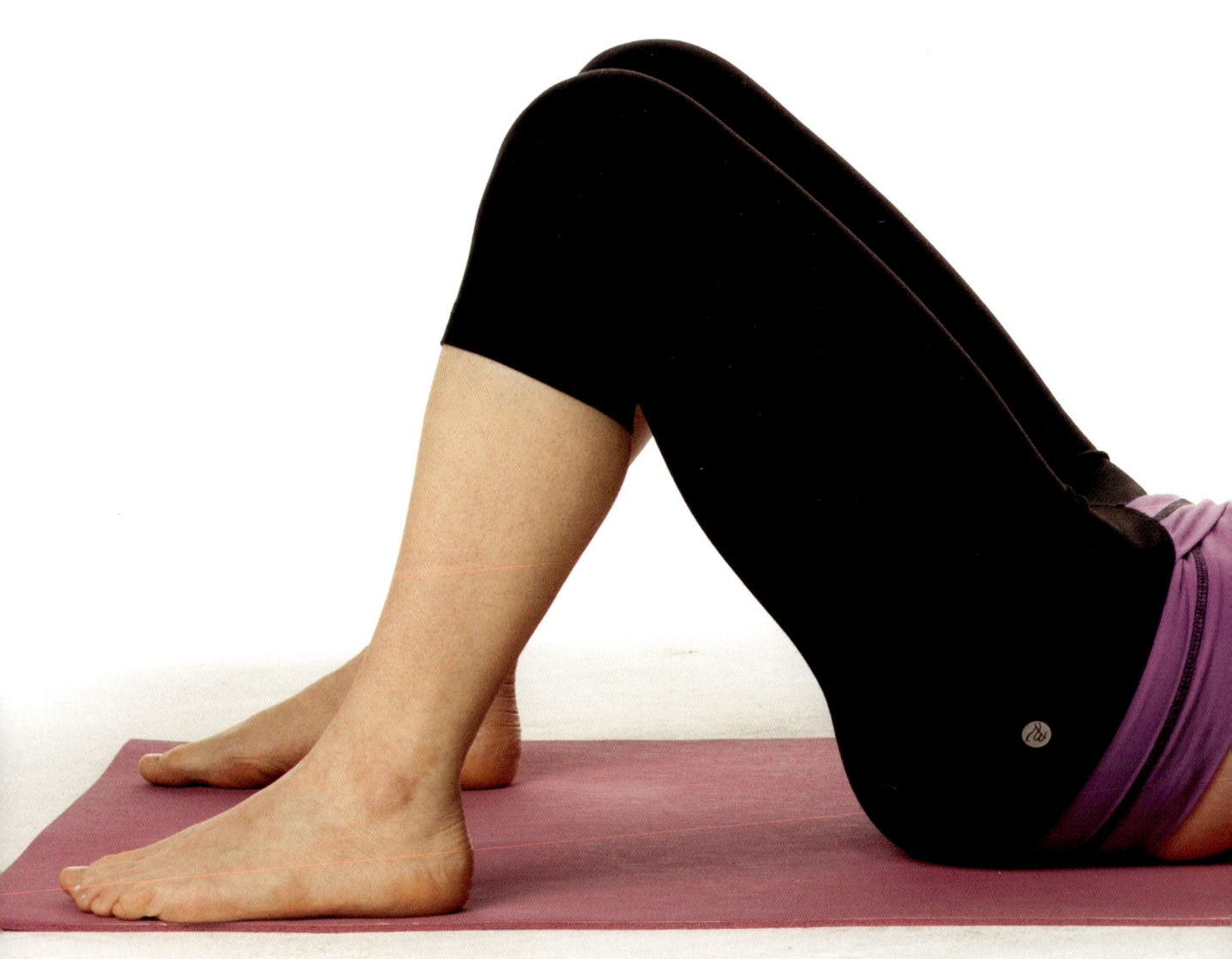

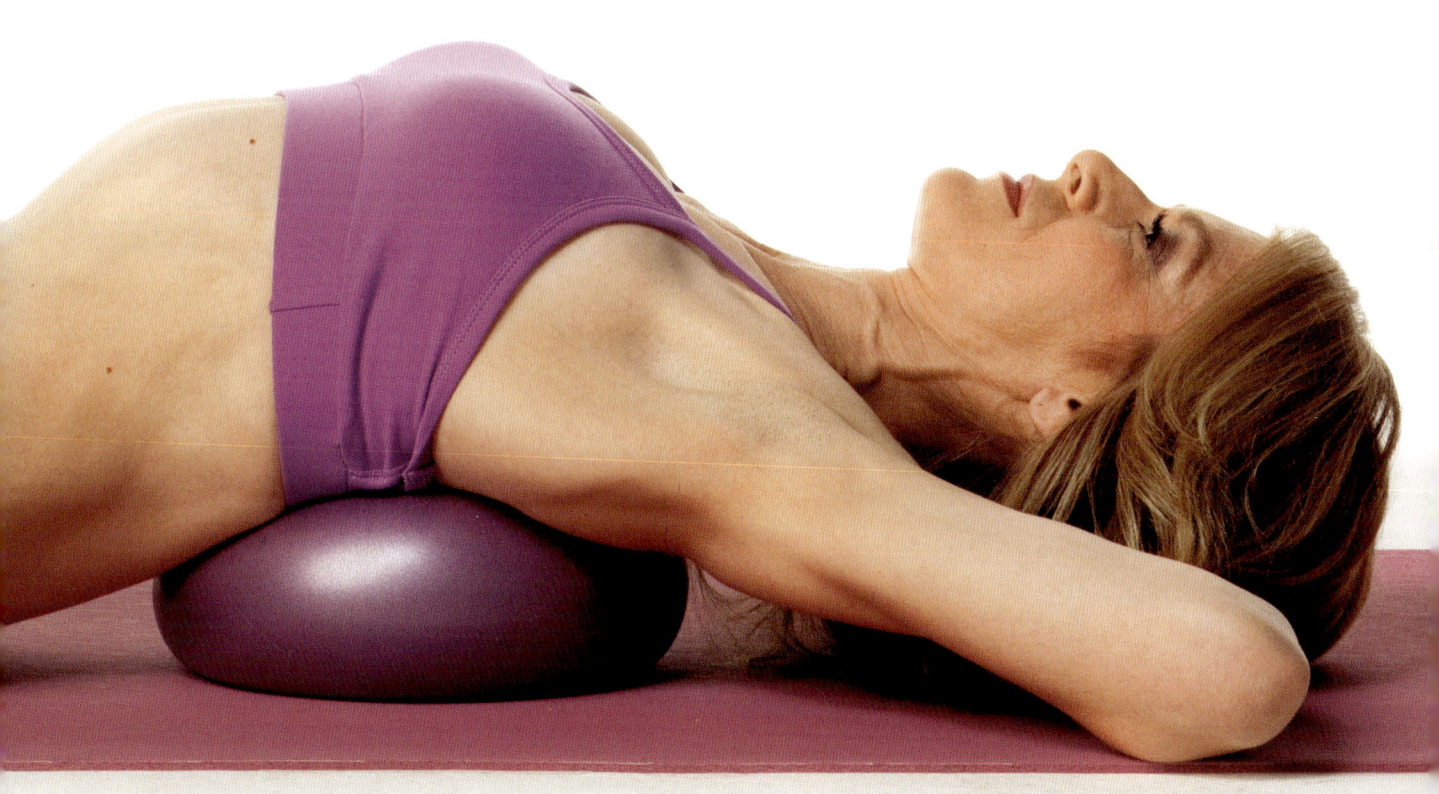

»Die meisten atmen gerade mal so viel, dass sie nicht sterben.«

– Esther Gokhale,
Autorin von *Nie wieder Rückenschmerzen*

Unsere Atmung ist ein grundlegender Lebensimpuls, ihr Rhythmus ist ein wichtiger Gradmesser für unser Befinden. Für eine bewusste und effiziente Atmung hilft ein Blick auf die damit zusammenhängenden Muskeln, Fasziengewebe, Knochen, Gelenke und Nerven. Dieses Kapitel geht der Atmung auf den Grund. Sie werden entdecken, wie zwingend notwendig tiefes, vollständiges Atmen ist, um das persönliche *Roll Model*-Programm zu optimieren.

Wir haben viele Atemmuskeln, insbesondere im Rumpf. Die tiefsten davon kleiden die Innenseiten des knochigen Brustkorbgewölbes, der Wirbelsäule und des Beckens aus. Eigentlich sind alle Rumpfmuskeln auch Atemmuskeln, da ihr Gewebe entweder durch Stabilisierung oder Bewegung die Atmung fördert. Wenn Ihre Muskeln von innen nach außen oder von außen nach innen verspannt und hart sind, bilden sie eine Art physische, emotionale und physiologische Rüstung, die belastet. Um diese Gewebe voneinander zu lösen und neu aufzubauen, »operieren« Sie unblutig mit den *Roll Model*-Bällen.

Stellen Sie sich die Atemmuskeln des Körpers als Futter eines Anzugs vor, das Sie ändern lassen können für einen besseren Sitz. Hier die Analogie: Kauft man einen Anzug von der Stange, sitzt oftmals das Futter nicht richtig. Die Nähte verlaufen willkürlich, und der Außenstoff verzieht sich. Ein maßgeschneiderter Anzug hingegen passt sich überall gut und mit Leichtigkeit an und sieht von Beginn an perfekt aus. Die meisten von uns laufen mit »nachgemachter« anstatt mit maßgeschneiderter Körpermitte durch die Welt. Jetzt haben Sie die Chance, Ihren Körper so zu modellieren, wie die Natur das vorsah!

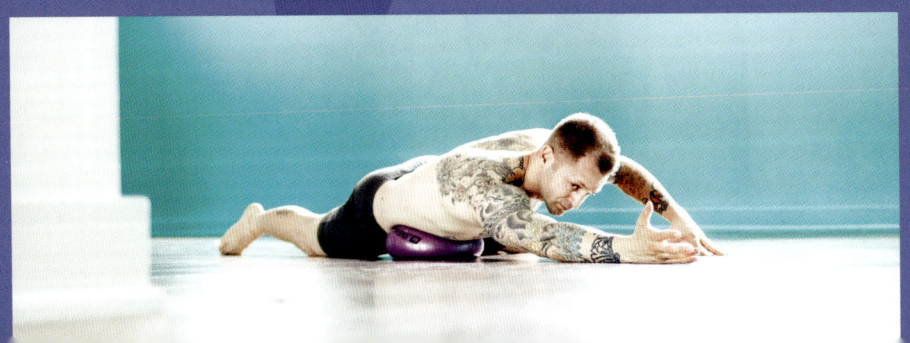

Das Zwerchfell

Das Zwerchfell ist das »Herz« des Atemsystems. Der Zwerchfellmuskel ist zwar weniger bekannt als die ihn umgebende Rumpfmuskulatur oder das darüber befindliche Herz, dennoch kann er wohl als wichtigster Muskel im Körper gelten. Wenn er nicht mehr funktioniert, sterben wir. Seine Kuppel trennt Lunge und Herz von den anderen Organen. Er setzt auf der Körperinnenseite an den unteren sechs Rippen und der Lendenwirbelsäule an. In der Kontraktion (beim Einatmen) bewegt er sich wie ein Kolben nach unten und saugt sauerstoffreiche Luft in die Lungen. Beim Entspannen (während des Ausatmens) zieht der »Kolben« rasant wieder nach oben, was CO_2-reiche Luft herausdrückt.

Die meisten Menschen nehmen ihr Zwerchfell erst wahr, wenn sie Schluckauf haben, also Krämpfe in diesem Muskel. Die Zwerchfellarbeit wahrzunehmen ist schwierig, da es so tief innen liegt und nur wenige Sinnesneuronen besitzt. Am einfachsten erkennt man seine Aktivität an der Bewegung der umliegenden Strukturen. Beim Einatmen zieht sich das Zwerchfell zusammen und senkt sich auf die Weichgewebe-Schichten und die sich darin befindenden Organe darunter. Diese Myofaszien um die Organe sind an ihren Nahtstellen mit dem Zwerchfell und damit untereinander verbunden. Ein gesunder Bauch schwillt dabei wie ein Ballon in alle Richtungen an. Beim Ausatmen entspannt sich das Zwerchfell nach oben, was dem »Bauch-Ballon« Druck nimmt. Er wird wieder weich. Diese Bewegung des Bauchs zeigt, dass die einzelnen Schichten vernetzt sind. Einfach gesagt: Der Bauch hebt sich beim Einatmen und senkt sich beim Ausatmen.

Das Zwerchfell ist ein ungewöhnlicher Muskel, da es sowohl von somatischen wie auch von autonomen Nerven gesteuert wird – bewusst und unbewusst. Das Zwerchfell ist sozusagen ein Portal für jeden Geist, der sein Verhalten ändern möchte. Im Yoga und in vielen anderen fernöstlichen Praktiken, wie beispielsweise Qigong, gibt es Strategien, mit Atemtechniken zu experimentieren, um Zugang zum Nervensystem zu bekommen und Geisteszustände zu steuern. Diese Atemübungen konditionieren das Zwerchfell mit allen dazugehörigen Atemmuskeln sehr stark. Darunter fallen alle Muskeln der »Körpermitte« (schräge, querer und gerader Bauchmuskel), die Rückenmuskeln (u. a. großer Rückenmuskel, Rückenstreckergruppe, Multifidi-Gruppe, quadratischer Lendenmuskel), die Zwischenrippenmuskeln, der Brustmuskel, die Rautenmuskeln, die Kapuzenmuskeln – und alle Rumpfgewebe! Die bewusste Mobilisation des Zwerchfells durch wiederholte Kontraktion und Entspannung wirkt auf die darinliegenden Muskelspindeln und das Golgi-Sehnenorgan (somatische Propriozeptoren, siehe Kapitel 4), da dies seine Beweglichkeit und Beschaffenheit verändert. Die anhaltende, kontrollierte Aktivität ändert unweigerlich Ihr Bewusstsein und wird Einfluss auf Ihre Wachsamkeit oder Entspannung haben. Tiefes Atmen verbessert zudem die Lungenkapazität und die Blutzusammensetzung. Alle diese Elemente fließen in die willentliche Modulation Ihres Nervensystems ein.

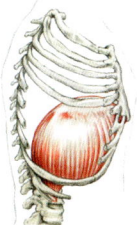

Zwerchfell (von der Seite)

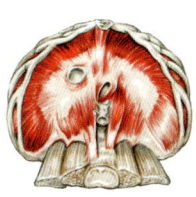

Zwerchfell (von unten)

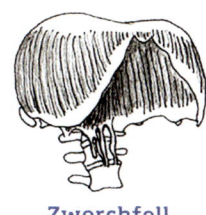

Zwerchfell (im Brustkorb)

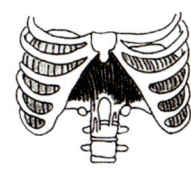

an Rippen und Lendenwirbelsäule

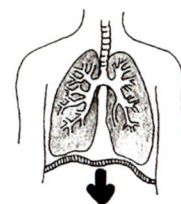

Abwärtsbewegung beim Einatmen

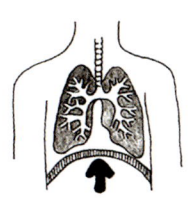

Aufwärtsbewegung beim Ausatmen

Illustrationen von Harijot Khalsa und Ismael Pinteño

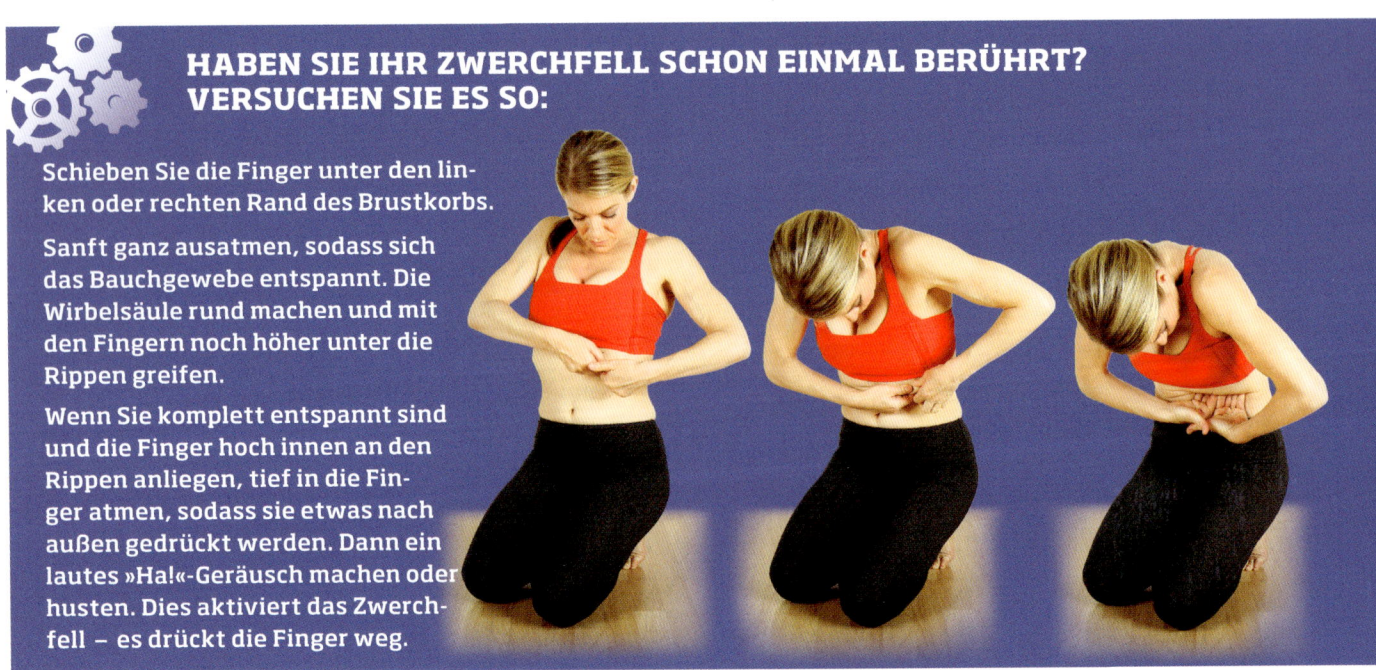

HABEN SIE IHR ZWERCHFELL SCHON EINMAL BERÜHRT? VERSUCHEN SIE ES SO:

Schieben Sie die Finger unter den linken oder rechten Rand des Brustkorbs.

Sanft ganz ausatmen, sodass sich das Bauchgewebe entspannt. Die Wirbelsäule rund machen und mit den Fingern noch höher unter die Rippen greifen.

Wenn Sie komplett entspannt sind und die Finger hoch innen an den Rippen anliegen, tief in die Finger atmen, sodass sie etwas nach außen gedrückt werden. Dann ein lautes »Ha!«-Geräusch machen oder husten. Dies aktiviert das Zwerchfell – es drückt die Finger weg.

Die Stressantwort

Wenn Rumpf und Atem-Myofaszie steif, unbeweglich und eher verspannt sind, ist es nicht möglich, so tief zu atmen, dass sich das Nervensystem beruhigt und entspannt. Dieser Körperpanzer versetzt Sie in einen Zustand sympathischer Dominanz bzw. ständiger Kampf-oder-Flucht-Bereitschaft. *Das Ziel der Ball-Arbeit auf den Atemmuskeln ist es, dem Gewebe wieder zu korrekter Funktion zu verhelfen.* Das Atemgewebe zu entwirren und neu einzustellen, damit es sich normalisiert, baut Stress ab und dient als natürliches Entspannungsmittel. Körper und Geist kommen in einen Zustand von Ruhe und Entspannung, der vom parasympathischen Anteil des Nervensystems beherrscht ist. Das ist vergleichbar mit der Einnahme eines Sedativums, allerdings ohne Nebenwirkungen (siehe Kapitel 9 zur »Rolle« von Entspannung).

Je länger Angst, Trauma, Erschöpfung und Überlastung anhalten, desto schwächer wird der Körper und desto mehr nimmt die Leistungsfähigkeit in allen Bereichen ab. Flaches, schnelles Atmen ist eine Reaktion auf Angst und erhöhte Cortisol-Pegel. Die meisten Krankheiten lassen sich auf ein durch Belastung geschwächtes Immunsystem zurückführen. Die Lösung liegt in mehr Erholung und Entspannung, was tiefe Bauchatmung ermöglicht. In diesen Phasen schüttet der Körper Wachstumshormone aus, die in verletztem Gewebe Reparaturarbeit leisten und ihn ins Gleichgewicht bringen. Tiefenatmung ist ein uraltes Geheimnis für beruhigende parasympathische Dominanz im Körper.

SYMPATHISCH: *Der Anteil des autonomen Nervensystems, der den Körper in Alarm-, Aktions- und Verteidigungsbereitschaft setzt. Er zehrt katabolisch aus, da er Körperenergie als Treibstoff benötigt. Der Sympathikus wird durch flache Klavikularatmung aktiviert.*

PARASYMPATHISCH: *Der Anteil des autonomen Nervensystems, der über Ruhe, Verdauung und Regeneration wacht. Er baut den Körper anabolisch auf und repariert ihn. Er wird durch tiefe Bauchatmung aktiviert.*

Die drei Atemräume

Neben dem Zwerchfell gibt es viele andere Muskeln, die zur Atmung beitragen. Diese sekundären Atemmuskeln gruppieren sich in drei Bereichen des Körpers. Jede Art zu atmen beeinflusst das Nervensystem und damit den Ruhetonus der Muskeln auf unterschiedliche Weise.

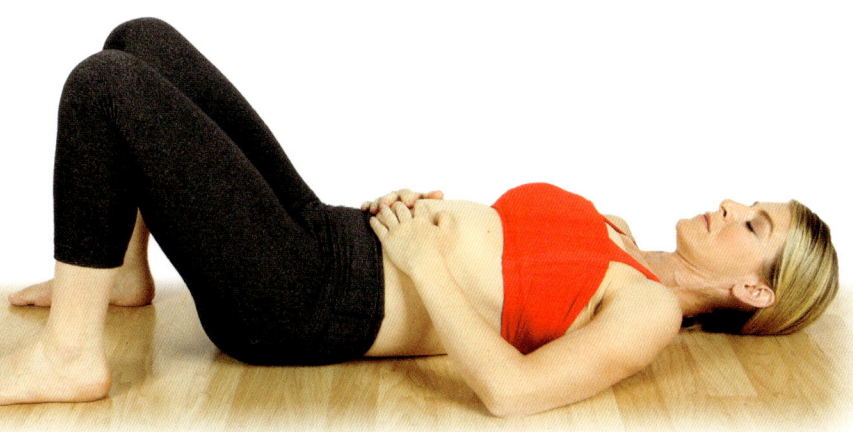

1. **Bauchatmen** verwendet das Zwerchfell und den queren Bauchmuskel, einen Muskel, der sich wie ein »Kummerbund« horizontal von vorne nach hinten um die Taille legt. Er entspringt mit einem breiten Bindegewebsband, der thorakolumbalen Faszie (TKF) an den unteren Wirbeln des Rückgrats und verläuft am Bauch in eine ähnliche Bindegewebsplatte, die Rektusscheide (einer tiefen, mehrschichtigen Faszie, die den geraden Bauchmuskel umhüllt). Diese Atemtechnik beruhigt am meisten und löst parasympathische Dominanz aus – man denke nur an den Bauch eines Babys, der sich beim Schlafen hebt und senkt. Sie ist für den Großteil der *Roll Model*-Arbeit ideal, da sie dem parasympathischen Nervensystem hilft, in den von den Bällen bearbeiteten Myofaszien Entspannung herbeizuführen.

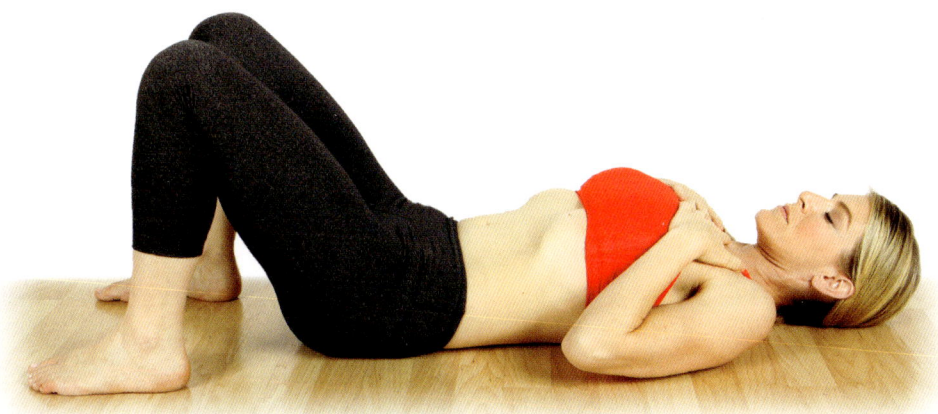

2. **Brustatmen** benötigt Zwerchfell, Zwischenrippenmuskeln, den großen und kleinen Brustmuskel und die Rautenmuskeln. Es ist wichtig, um die Sauerstoffsättigung der Lungenbläschen und die Gesamtlungenkapazität zu verbessern. Beim Brustatmen ist der quere Bauchmuskel daueraktiviert, um die Knochen des unteren Rückens zu stabilisieren und die Abwärtsbewegung des Zwerchfells zu begrenzen. Brustatmen steht in dem Ruf, nicht so entspannend wie Bauchatmen zu sein, ist jedoch lebenswichtig und sollte voll ausgebaut sein, damit die Dutzende von Gelenken, mit denen die Rippen an der Brustwirbelsäule

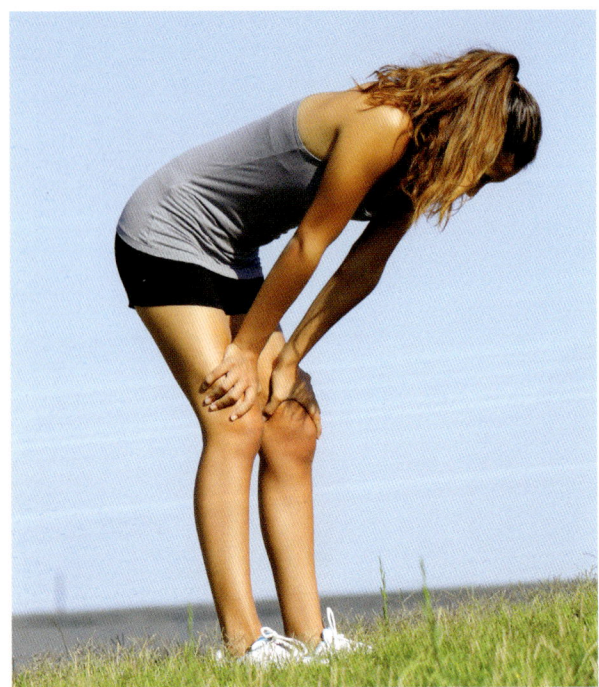

hängen, nicht wegen Untätigkeit versteifen. Brustatmen kann negativ werden, wenn es zu viel oder ausschließlich geschieht, da es die Kampf-oder-Flucht-Reaktion im Körper initiiert.

» *Gewohnheitsmäßiges Brustatmen ist nicht nur ein Zeichen von physischen und geistigen Problemen, sondern verursacht sie auch. Sie regt das sympathische Nervensystem sanft, aber stetig zu sehr an, was Puls und Blutdruck zu hoch hält, Verdauungs- und Ausscheidungsprobleme begünstigt und zu kalten, klammen Händen und Füßen führt.* «

– David Coulter,
Anatomie des Hatha Yoga

3. **Klavikular-** oder **Stressatmen** umgeht praktisch das Zwerchfell und funktioniert über die tiefer liegenden Muskeln: den kleinen Brustmuskel, oberen Kapuzenmuskel, Schulterblattheber, den Kopfwender, die Rippenhalter- und die Unterschlüsselbeinmuskeln. Das ist die Panikatmung des Körpers in Notsituationen. Beim Erschrecken beispielsweise wegen eines Schusses fliegen die Schultern hoch zu den Ohren, und Luft fließt schnell in die obersten Regionen der Lunge. Ein anderes Beispiel sind Läufer nach dem Wettkampf: nach vorne gebeugt, die Schultern an den Ohren, die Hände auf die Oberschenkel gestützt, während der Kopf nach vorne fällt und nach Luft schnappt.

Asthmatikern ist diese Atemtechnik sehr vertraut; oft sind sie deswegen in Nacken und den Schultern verspannt. Doch viele von uns haben teflonharte Verspannungen und Ungleichgewichte in diesen Muskeln, weil wir vor Computern & Co. eine schlechte Körperhaltung einnehmen. Mit diesem Spannungsaufbau generiert der Körper künstlich das größte Stressarrangement für die Atemmuskeln. Entspannen Sie diese Stressmuskeln der Atmung, indem Sie öfter am Tag mit den *Roll Model-*Bällen arbeiten. Ich garantiere Ihnen, dass Sie dadurch fokussierter und produktiver werden, als ob Sie Ihren inneren »Reset«-Schalter umgelegt hätten (falls das hier Geschilderte auf Sie zutrifft, sollten Sie die Sequenzen 14, *Nackenentspannung,* und 10, *Den Brustkorb frei machen,* zu Ihrer Tagesroutine machen!).

Jeder profitiert davon, wenn er seine Bauchatmung verbessert und lernt, auch das Brustatmen klug einzusetzen. Bauch-Brust-Atmung fördert einen wunderbaren Zustand entspannter Wachsamkeit beim Ball-Rollen. Um diese ausgleichende Atmung ausführen zu können, muss jedoch erst das Gewebe »entwirrt« werden, welches Zwerchfell und Zwischenrippenmuskeln in ihrer Bewegungsfreiheit behindert.

Einführung in Bauch- und Brustatmung

Probieren Sie diese Techniken aus, um Ihre Atmung kennenzulernen. Dann können Sie mit den kleinen, festeren Bällen tiefer gehen.

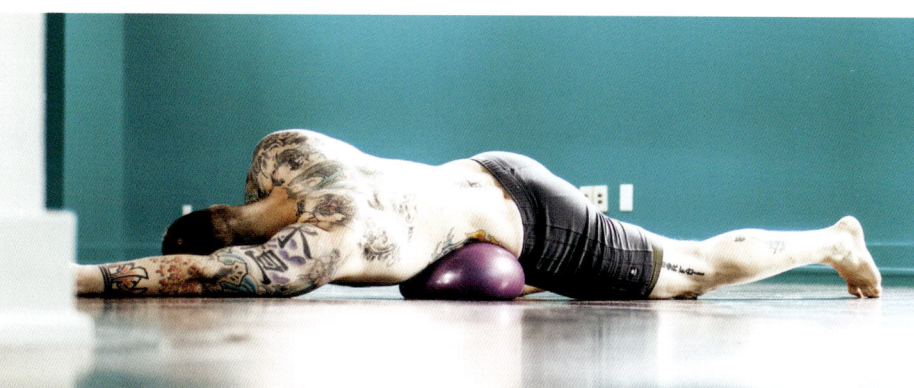

1. **Bauchatmen mit Händen auf dem Bauch:**
   Die entspannten Hände nahe dem Nabel auf den Bauch legen. Einatmen und versuchen, den Unterbauch so aufzublähen, dass der ganze Bauch und die Hände sich heben. Beim Ausatmen die Hände in den Bauch nach unten sinken lassen. 10 Atemzüge lang wiederholen, ohne zu stark nach oben oder unten zu pressen. Dann mit Schritt 2 weitermachen.

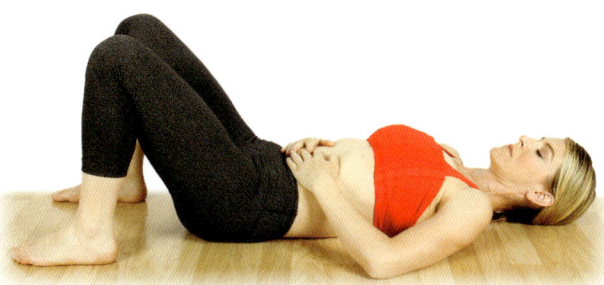

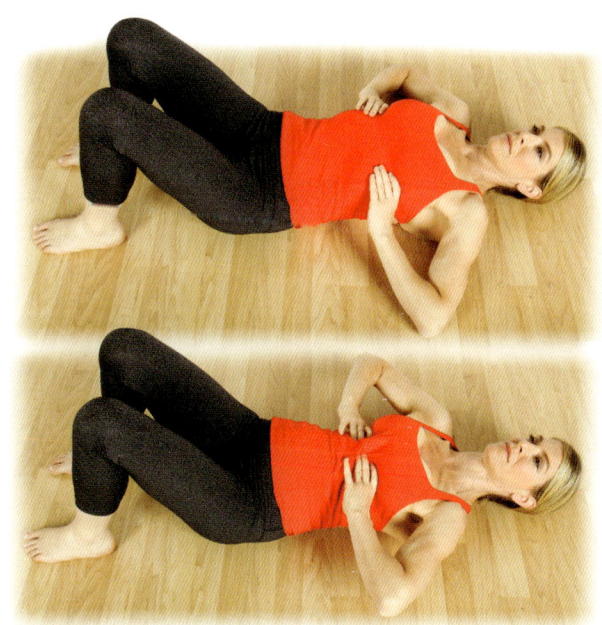

2. **Bauchatmen mit dem Coregeous-Ball:**
   Den Ball in Bauchlage direkt unter den Nabel legen und 3 Minuten darauf liegen bleiben, dabei in den Bauch atmen. Beim Einatmen wölbt sich der Bauch gegen den Ball. Beim Ausatmen sinkt der Bauchraum passiv nach innen ein, da der Ball in den Bauch drückt.

3. **Brustatmen mit Händen an den Rippen:**
   In Rückenlage, im Sitzen oder im Stand die Hände links und rechts auf den Brustkorb legen. Die Daumen zeigen nach hinten, die Finger sind weit gespreizt. Diese wie einen Käfig mit festem Griff um die Rippen legen. Ohne die Spannung in den Händen aufzugeben, 8-mal in die Rippen atmen. Dabei die Aktivität der Zwischenrippenmuskeln fühlen, welche die Rippen (und Finger) nach außen drücken wollen.

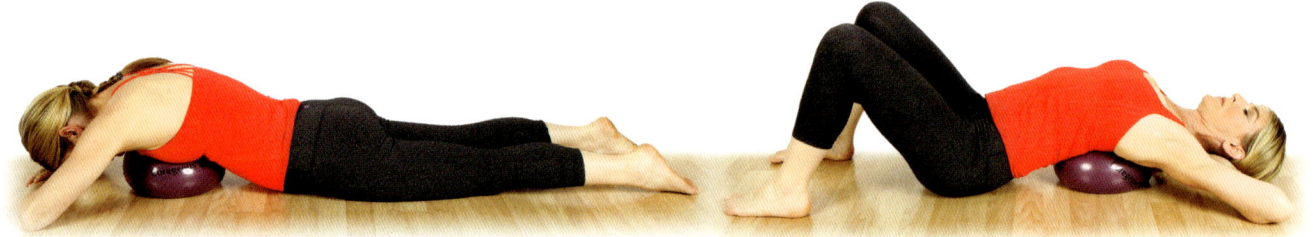

4. Brustatmen mit dem Coregeous-Ball:
In Bauchlage den Ball unter dem Brustbein platzieren und 3 Minuten darauf liegen bleiben. Dabei in die Brust atmen. Beim Einatmen wölbt sich der Brustkorb in den Ball. Beim Ausatmen wird der Brustkorb scheinbar flacher und breiter.

Diese einfachen Übungen machen die Atemmuster bewusst und helfen, verschiedene Atemstrategien für die Ball-Arbeit zu entdecken.

5. Brustatmen vom Rücken aus, mit dem Coregeous-Ball: Den Ball unter die Brustwirbel legen und den Rumpf darüber entspannen. Falls der Kopf nicht auf dem Boden aufliegt, kann man ihn mit einem Kissen, den Händen oder einem Buch abstützen, sodass die Stellung entspannt eingenommen werden kann. Einatmen, um den Brustkorb in alle Richtungen zu dehnen. Beobachten Sie, wie Brustkorb und Rücken sich bei jeder Einatmung gleichzeitig weiten und beim Ausatmen wieder verengen. Diese Atmung 3 Minuten ausführen.

IMMUNANTWORT UND BAUCHMASSAGE

Im Liegen in den Coregeous-Ball zu atmen scheint als Maßnahme gegen Erkältungen seltsam, doch kann der große elastische Ball, richtig platziert, oft besser helfen als Omas Hühnersuppe.

Im Bauch fließt der Großteil der Körperlymphe. Das Lymphsystem speichert die meisten Abwehrzellen. Die Lymphbahnen sind eine merkwürdige Einbahn-Autobahn: Durch Bewegung, Körperhaltung, Palpation oder muskuläre Kontraktion werden sie gedrückt, wodurch ihre Flüssigkeit weitertransportiert wird. Bewegung rund um die Lymphbahnen hilft, abwehrstarke Lymphzellen in die Blutbahn zu befördern, wo sie Infekte bekämpfen können.

Die Lymphe des Bauchs ist übervoll mit immunstärkenden Zellen. Die darin enthaltenen weißen Blutkörperchen sind durch das Bakterienklima im Bauchraum hochsensibilisiert und gelten damit als »Superhelden« des Lymphsystems. Die Bauchlymphe nach oben, in die größeren Blutgefäße zu bewegen ist keine leichte Aufgabe. Es hilft, eine Umkehrhaltung einzunehmen oder die Bauchmuskulatur intensiv zu kontrahieren oder zu mobilisieren. Alternativ verwenden Sie den Coregeous-Ball für die Selbstmassage.

Dr. Lisa Hodge berichtete auf dem ersten International Fascia Research Congress 2012 von ihren bahnbrechenden Versuchen an Ratten.[*] Sie infizierte dazu Ratten mit Lungenkrebs und entwickelte einen siebentägigen Behandlungsplan aus je vier Minuten rhythmischer Bauchmassage, mit Pausen zwischen den Massagen. Die massierten Ratten hatten ihrer Beobachtung zufolge kleinere Tumoren und weniger Lungenentzündungen.

Tiefes, bewusstes Bauchatmen in Bauchlage auf dem Coregeous-Ball in Kombination mit Bewegung ähnelt dem Konzept von Dr. Hodges Bauchmassage an Ratten. Dr. Hodge behauptet, dass myofasziales Lösen, oder Zugbelastung und Entspannung auf den Zwerchfellmuskel, hilft, eingeschränkte Lymphgefäße freizumachen. Die Mobilisation der weißen Blutkörperchen geschah durch bewusste Bewegung und zeigte deutliche Ergebnisse.

Das Lymphsystem erstreckt sich durch den ganzen Körper, und die immunstärkende Lymphe ist mit den Bällen leicht zu stimulieren. Wenn Sie das nächste Mal angeschlagen sind, geben Sie Ihrem Bauch ruhig mal eine »Abreibung«!

[*] Dr. Lisa M. Hodge, »Osteopathic lymphatic pump techniques to enhance immunity and treat pneumonia«, in: *International Journal of Osteopathic Medicine* 15, Nr. 1/2012, Seite 13 – 21

Atemstrategien mit den Bällen

Bei allen *Roll Model*-Sequenzen finden Sie Anleitungen für eine der folgenden Atmungen. Sobald Sie mit den Sequenzen vertraut sind, können Sie die Atemtechniken austauschen, um die unterschiedlichen Effekte zu erfahren.

1. **Bauchatmung:** Den Bauch beim Einatmen wie einen Ballon aufblasen und beim Ausatmen zusammenfallen lassen. Dies ist die am besten entspannende Atemtechnik und schafft die Grundlage für Tiefenentspannung.

2. **Brustatmung:** Den Brustkorb beim Einatmen wie einen knochigen Ballon aufblasen und beim Ausatmen wieder zusammensinken lassen. Brustatmen ist nicht so entspannend wie Bauchatmen, da es das Zwerchfell in seinem vollen Bewegungsumfang limitiert. Jedoch rüttelt es die Zwischenrippenmuskulatur wach und mobilisiert die Rippen.

3. **Bauch-Brust-Atmung:** Beim Einatmen zunächst den Bauch anschwellen lassen, dann die Schwellung in den Brustkorb übertragen. Beim Ausatmen beide Bereiche entspannen und einsinken lassen. Das bringt die maximale Aktivierung aller Atemmuskeln und vergrößert zunehmend das Lungenvolumen.

Um Bauch-Brust-Atmung zu üben, eine Hand auf den Bauch und die andere auf die Brust legen. Zunächst fühlen, wie der Bauch sich weitet, als riesiger Weichgewebe-Ballon, dann der Brustkorb, wie ein Ballon mit Knochengerüst. Beim Ausatmen leeren sich beide Bereiche wieder. Die Hände heben und senken sich bei jeder Ein- und Ausatmung.

4. **Contract/Relax-Atmung:** Diese Technik kann mit jeder der drei vorgenannten Techniken kombiniert werden. Dazu tief in Bauch, Brustkorb oder beide einatmen und dann den Atem 5 bis 10 Sekunden anhalten. Währenddessen die Atemmuskulatur anspannen. Dann ausatmen und alle Atemmuskeln entspannen. Sobald man sich wieder »normal« fühlt, eine weitere Runde anhängen. Die Contract/Relax-Atmung sollte ohne große Anstrengung erfolgen; nur so viel Spannung aufwenden, dass die angehaltene Luft nicht entweicht. Diese Atemtechnik hilft, die Atemmuskeln in kurzer Zeit relativ geschmeidig zu machen.

Egal, welche Strategie Sie wählen*: Seien Sie sich Ihrer Atmung immer bewusst. Je bewusster Sie atmen, desto mehr entspannen die *Roll Model*-Bälle. Die Atmung ist das Codewort. Wenn es Ihnen nicht gelingt, beim Auffinden eines massiven blinden Flecks im Körper mit dem Atem verbunden zu bleiben, müssen Sie modifizieren. Atemtraining ist mentales Training. Die Biologie stellt uns dieses Werkzeug zur Verfügung, um mit scheinbar unüberwindbaren emotionalen und körperlichen Belastungen umzugehen. Tiefenatmung steht immer zur Verfügung. Wir müssen uns bloß davon *inspirieren* lassen.

* Videos aller Atemtechniken in den Sequenzen finden Sie auf www.tuneupfitness.com/roll-model-videos.

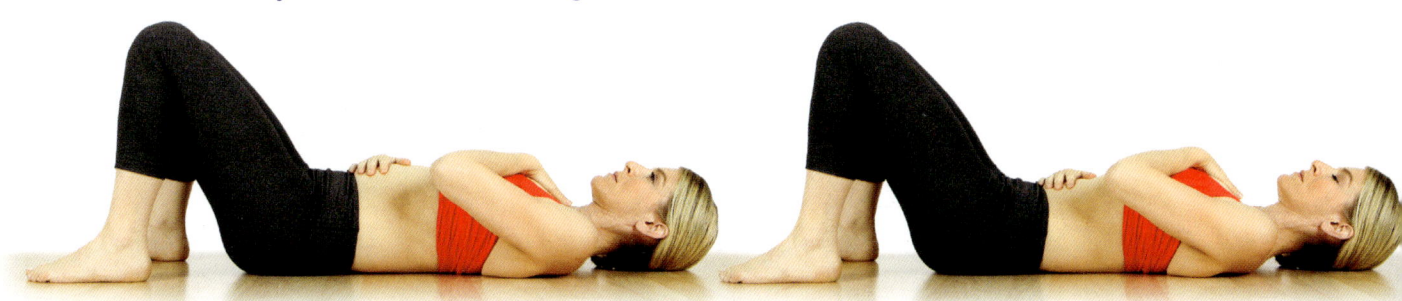

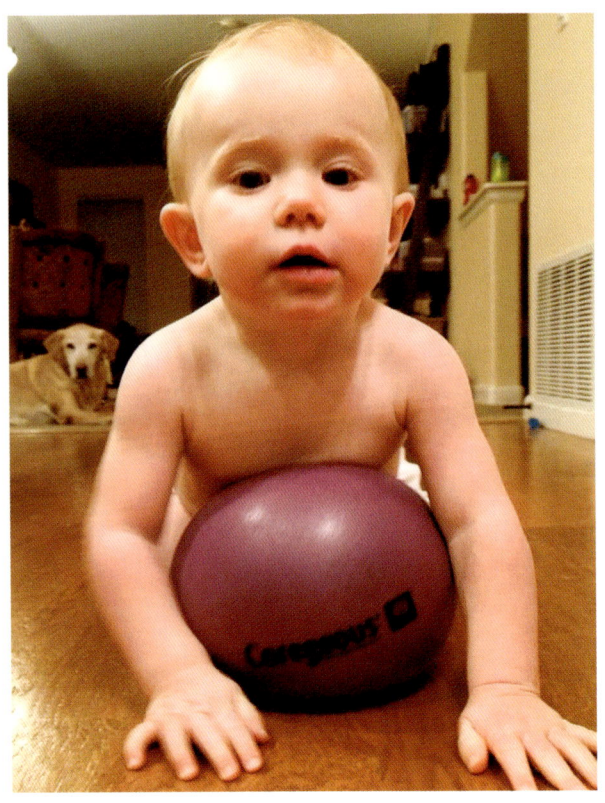

Baby-Atmung: Babys haben noch keinen Stress und falsche Angewohnheiten angehäuft. Sie atmen leicht und natürlich, passend zum Körper. Je älter wir werden, desto mehr stehen wir uns tendenziell beim Atmen selbst »im Weg«. Dieses Baby kletterte auf den Coregeous-Ball seiner Mutter, nachdem es sah, wie diese ihn für den Atem-Reset verwendet hatte.

Luft anhalten: Atemzug um Atemzug gegen Asthma

Kelly Starrett, DPT, 40
Promovierter Physiotherapeut und Spezialist für Körperfunktion
San Francisco

Kelly Starrett ist ein Megastar in der Welt des Kraft- und Konditionstrainings, des professionellen Sports und des CrossFit. Auf seinem beliebten YouTube-Kanal laufen Hunderte seiner MobilityWOD-(Workout Of the Day-)Videos, die Menschen zeigen, wie sie sich selbst »reparieren« können. Bei der letzten Zählung hatten sie mehr als 18 Millionen Viewer. Kelly ist ein Spitzensportler und siegte mehrmals erfolgreich als Wildwasser-Kanute in der US-Nationalmannschaft. Sein erstes Buch, »Werde ein geschmeidiger Leopard«, ist ein Bestseller in der New York Times *und im* Wall Street Journal *und ein Verkaufsschlager bei Amazon. Kelly ist ein großzügiger, herausfordernder Mensch, dessen Gegenwart inspiriert, und dazu einer der humorvollsten Menschen, die ich kenne.*

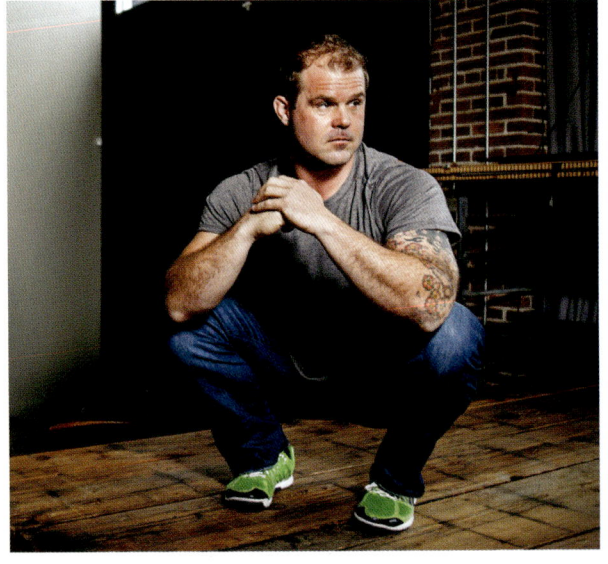

Ich traf Kelly zum ersten Mal vor ein paar Jahren persönlich, in seinem Praxiszimmer in einem kleinen, abgetrennten Abteil seiner CrossFit-Box in San Francisco (CrossFit-Studios heißen »Boxen«) in der Nähe der Golden Gate Bridge. Unser gemeinsamer Freund Keith Wittenstein hatte uns 2011 per E-Mail bekannt gemacht. Nachdem ich einige Dutzend seiner MobilityWOD-Videos gesehen hatte, emailten Kelly und ich und erkannten bald, dass wir bezüglich selbstverantwortlicher Gesundheitsfürsorge gleiche Ansichten hatten. Anlässlich eines Ausbildertrainings in seiner Nähe fuhr ich zu ihm, um ihm Selbstfürsorge-Strategien für bessere Atmung zu zeigen. Dieser Aspekt fehlte meiner Meinung nach noch in seiner hervorragenden Videoreihe.

Wir hatten uns kaum 15 Minuten gesehen und ein paar meiner Ideen besprochen, da drehten wir auch schon drei MobilityWOD-Videos zu einigen Aspekten meines Ansatzes: Zwerchfellmechanismus, Psoas-Muskel und das Zusammenspiel von Nervensystem, Atmung und Leistung. Dabei verriet mir Kelly ein über Jahre gehütetes Geheimnis: Er war lange schwerer Asthmatiker gewesen.

In den USA haben 22 Millionen Menschen Asthma*, eine Erkrankung, die den Transport von Atemluft in die Lungen und wieder hinaus beeinträchtigt. Bei einem Asthmaanfall verengen sich die Luftwege auf drei unterschiedliche Arten:

1. muskuläre Verengung rund um das gesamte Weichgewebe-Tubensystem der Lunge

2. innenseitiges Anschwellen der Luftwege

3. vermehrte Schleimproduktion

All diese Erscheinungen verkleinern die Lungenoberfläche, sodass keine sauerstoffreiche Luft in den Blutkreislauf gelangt und kein Kohlendioxid ausgeschieden wird. Bei einem Asthmaanfall fühlen sich die Patienten, als ob sie gleichzeitig erstickten, gewürgt würden und ertränken.

Als Kind erlebte ich die täglichen Asthmaanfälle meiner Mutter, ausgelöst durch Allergene, emotionalen Stress und körperliche Belastung. Dies waren erschreckende Erfahrungen, da Außenstehende bei Anfällen nur sehr wenig helfen können. Asthmatiker ziehen bei einem Anfall oftmals die Schultern bis zu den Ohren hoch und schnappen nach Luft, als ob sie um ihr Leben gerannt wären.

Der Terror im Körper ist echt: Ersticken ist für das Nervensystem lebensbedrohlich. Die Muskeln von oberem Rücken, Schultern, Hals/Nacken und Brust sind überaktiviert, im Versuch, Luft einzuziehen und CO_2 auszustoßen. Diese Über- und Kompensationsbeanspruchung führt bei vielen Asthmatikern zu typischen Muskelschmerzen. Die meisten von ihnen nehmen gegen die Anfälle Medikamente oder inhalieren (am »effektivsten« sind Steroide, mit langfristigen Nebenwirkungen). Asthma verursacht jährlich in den USA 500 000 Klinikeinweisungen und ist einer der fünf größten Kostenverursacher im Gesundheitswesen.**

In unserem ersten Fünf-Minuten-Video, »Jill Miller Fixes Your T-spine and Breathing« (Jill Miller bringt Ihre Brustwirbelsäule und Atmung in Ordnung) erklären Kelly und ich einige der Verbindungen des Zwerchfells mit anderen Körpergeweben. Dazu zeige ich den Rippenschaukel-Move mit den Roll Model-Bällen (ab Seite 290). In unserem zweiten Video, »Jill Miller Smashes Your Guts!« (Jill Miller knetet durch Ihren Bauch!), zeige ich Kelly, wie man mit dem Coregeous-Ball globale Scherkraft erzeugt und die Gleitfähigkeit aller Bauchschichten wiederherstellt. Sein trockener Kommentar in die Kamera: »Ich habe das gerade

* www.aafa.org/display.cfm?ID=5&Sub=105&Cont=725

** www.healthcaresouth.com/pages/asthmadef.htm

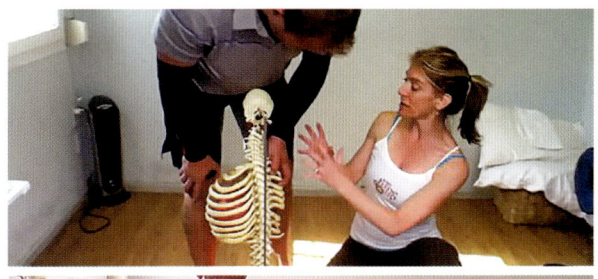

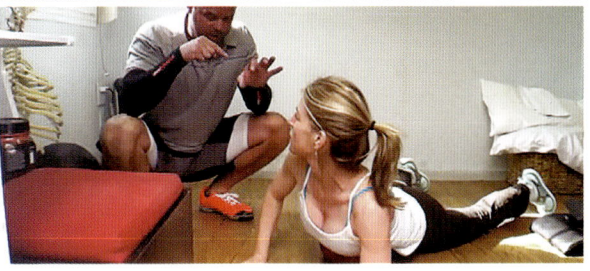

Bei unseren ersten MobilityWOD-Kooperationen.

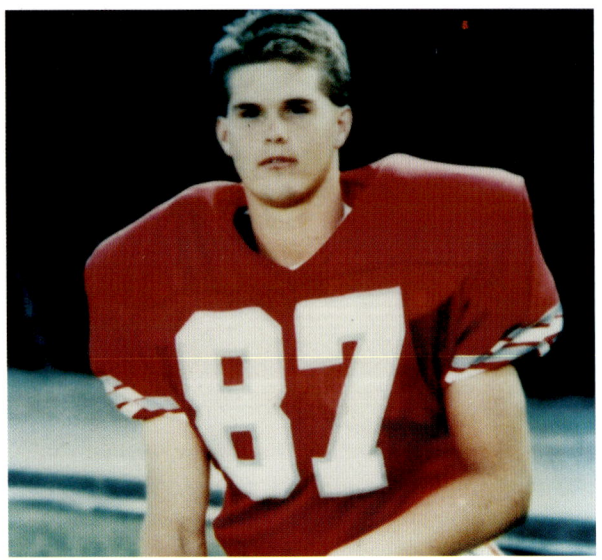

Asthmasportler Kelly Starrett mit 16.

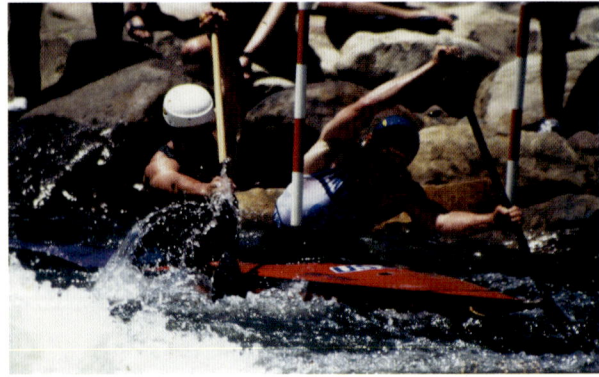

Auf dem Höhepunkt seiner Kanuten-Karriere.

gemacht. Es ist scheußlich, widerlich, und mir wurde speiübel.« Dann erzählt er seinen Viewern das erste Mal: »Meine Zwerchfell-Zone fühlte sich immer eingeschränkt an. Als Kind war ich ein schlechter Atmer, ich hatte Asthma.«

1989, während der Highschool, erkannte Kelly, dass mit seiner Atmung etwas nicht stimmte. Sein Vater, ein Arzt, diagnostizierte Belastungsasthma. Später erkannte Kelly, dass auch Allergene und Umweltbelastungen Anfälle auslösten. Bald brauchte er 16 bis 20 Hübe seines Inhalators, um im Training und in Wettkämpfen durchzuhalten. Trotz der Gefahr, ohnmächtig zu werden (oder Schlimmeres), strebte er weiter nach sportlicher Höchstleistung.

Kelly war »Asthmasportler«. Damit erhielt er ein Stipendium für die University of Colorado Boulder. Als Eignungstest musste er auf dem Laufband einen Anfall herbeiführen und dann seine Lungenkapazität messen. Sie betrug nur 40 Prozent. Die Labortechniker waren schockiert, dass er nach dem Test noch lebte und mit solch einem Lungenergebnis »so gut« abschnitt. In den folgenden Jahren entwickelte Kelly sein eigenes System, um mit dem Asthma zurechtzukommen. Er erinnert sich daran, wie zerschlagen er sich im Akutfall fühlte. »Ich hatte überall Inhalatoren und immer einen dabei«, sagt er. Auch beim Nationalen Olympischen Komitee ließ er den Inhalator registrieren, als er sich 1998 für das Slalom-Kanuteam qualifizierte. Mit einem Anfall war bei jedem Training zu rechnen, aber er hielt durch.

Die schlimmsten Anfälle hatte er bei seinem Lieblingssport, Skifahren. Die kalte Luft war stark reizend, und Kelly durfte den Inhalator auf der Piste nicht vergessen. Er entdeckte, dass Kaffee eine ähnliche Wirkung hatte, und »benutzte« bald starken Kaffee, um seiner Lunge zu helfen. Er war nie im Krankenhaus und konnte die stärksten Anfälle mit seinen Inhalatoren, literweise Kaffee und gelegentlichen Dosen eines rezeptfreien Asthmamedikaments im Griff behalten. Fachärzte verschrieben ihm sieben verschiedene Mittel, doch Kelly gibt zu, dass er dem Verschreibungsplan absichtlich nicht folgte. Er verließ sich weiter auf das Inhalieren und brauchte es manchmal halbstündlich, um zu überleben und im Wettbewerb zu siegen. Und das gelang ihm: Er wurde Landesmeister im Kanuslalom- und Wildwasser-Kajakfahren und ging für die USA bei den World Whitewater Championships 2000 an den Start. Hier traf er seine spätere Frau Juliet, die ebenfalls zweimalige Wildwasser-Weltmeisterin ist.

Zur gleichen Zeit endete seine Paddel-Karriere wegen starker Nervenschmerzen im Handgelenk, durch die seine Hand taub wurde. Handgelenksbehandlungen halfen nicht, um ihn wieder wettbewerbsfähig zu machen. Kelly brauchte Jahre, um zu erkennen, dass sein Asthma-Atemmuster im Zusammenhang mit den Schmerzen stand. Die überbeanspruchte Halsmuskulatur hatte die Nerven bis hinunter zu seinem Daumen buchstäblich vernäht. Dieses Problem konnte er nicht ändern, ohne sein Atemverhalten zu ändern. »Ich bin überzeugt, dass ein Teil davon mein Asthma-Atemmuster war, ein passiv-akzessorisches Muster. Es kommt nicht von ungefähr, dass meine Halsmuskeln und die Rippenhaltermuskeln wirklich Druck auf einige meiner Nerven ausübten«, sagt er. Heute erkennt er, dass sein bisheriges Training für Körper, Geist und Nervensystem eine Belastung war, mit dem kein Spitzensportler fertigwerden konnte:

1. Er fuhr über Jahre Kajak, trainierte 300 Tage im Jahr zweimal täglich: eine kalte und nasse Trainingsumgebung, der der Oberkörper extrem ausgesetzt war.

2. Er erhielt kein offizielles Kraft-, Konditions- oder Mobilisations-Coaching, um seine muskuloskeletalen Ungleichgewichte auszugleichen.

3. Seine asthmatische Stressatmung verstärkte diese Asymmetrien noch weiter.

Mit jedem Training fügte er seiner Leistungsfähigkeit mehr Schaden zu.

Die Nervenschmerzen zwangen Kelly zu einem gänzlich anderen Leben. Er heiratete Juliet, zog nach San Francisco und entdeckte 2003 CrossFit. Er stürzte sich in den kreativen Nährboden dieses Human Performance Cross-Training Systems, das kurz vor der Gründung stand, und stellte seine Ernährung um. Seine Asthmasymptome nahmen umso mehr ab, je mehr er »clean« aß, Blutzuckerspitzen vermied, weniger Allergene zu sich nahm und an der aeroben Schwelle trainierte (maximale Körperbelastung, ohne Milchsäure zu produzieren). Er und Juliet eröffneten das San Francisco CrossFit. Seine Coaching-und-Lehr-Mission, mit der er Beweglichkeit für alle ermöglicht, nahm Gestalt an.

Mit diesem neuen Ziel vor Augen begann Kelly eine Ausbildung zum Physiotherapeuten an der Samuel Merritt School und promovierte dort 2007. Er weiß noch, dass Asthma dort kurz erwähnt wurde, jedoch ohne praktische Maßnahmen für Patienten. Auf seine unkonventionelle Art durchdachte Kelly seine eigenen Asthma- und Handgelenksprobleme erneut und erkannte, dass alle Körpersysteme miteinander vernetzt sind, wie auch den Zusammenhang zwischen seinen Nervenschmerzen und dem steifen Hals: Seine Asthmaatmung trug zu den Handschmerzen bei. Also programmierte er seine Atmung um.

Als ich Kelly 2012 kennenlernte, hatte er bereits mehr als 300 Videos gedreht. Seine Asthmasymptome waren verschwunden, doch er hatte noch ein paar blinde Flecken in seinem Selbstfürsorge-

Ansatz. Meine Jahrzehnte der Yoga-Praxis, Meditation, Bauchmassage und Entspannungstraining waren das Yin zu seinem Yang. Was Kelly noch nicht gelöst hatte, waren die über Jahrzehnte verhärteten Weichgewebe zwischen Nackenmuskulatur, Zwischenrippenmuskeln, Zwerchfell und den Lendenmuskeln: sein »funktionsgestörtes, verklebtes Gewebe«, wie er sagt. Im Rumpf und darum herum gab es Zonen ohne jegliche Gleitfähigkeit, und die griffigen, geschmeidigen Roll Model-Bälle konnten zusammen mit meinen Techniken dafür endlich die Spannungen lösen, die sich durch die jahrelange schlechte Atemtechnik aufgebaut hatten. Zurück im Training, sagt er: »Ich hatte keine Zwerchfell-, sondern eine passiv-akzessorische Hilfsatmung. Und eines der Schlüsselkonzepte, um dies zu heilen, ist es, das parasympathische Nervensystem über das Zwerchfell anzusprechen. Der Coregeous-Ball gibt sofortige Rückmeldung darüber, ob man richtig oder falsch atmet.«

Kelly begann, regelmäßig mit dem Coregeous-Ball am Bauch zu arbeiten, und zeigte das auch seinen Sportlern und Trainern für deren verhärtete Bauchmuskeln. Er nahm dazu zehn- bis vierzehntägig die Selbstmassage aller Lendenmuskeln und des Zwerchfells in sein Unterrichtsprogramm und in seine Daily RX-Videos auf. Er empfahl diese Techniken nach Bandscheiben-OPs, zur Rehabilitation nach Geburten, Kaiserschnitten und bei Beckenboden-Fehlfunktionen, für alle Arten von Atemproblemen usw. Eine der Botschaften, die er seinen Kursteilnehmern und Trainern mit auf den Weg gibt, ist, dass selbst der beste Sportler nicht immun gegen die Auswirkungen ist, die emotionaler Stress auf diese empfindlichen Gewebe hat.

Monate später besuchte ich Kelly wieder und drehte diesmal mit ihm die »Nackenentspannung«

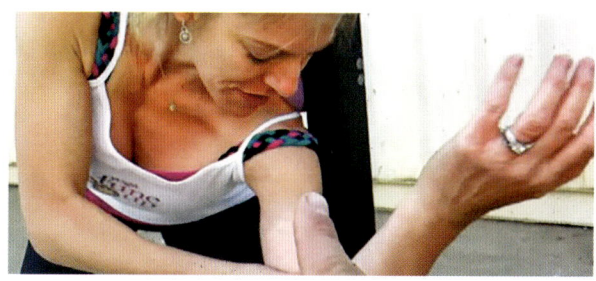

Im November 2012: *Jill Miller and Your Dys-Supple Neck* (Jill Miller und Ihr verspannter Nacken).

(siehe Seite 327). Bei dieser Behandlung massiert ein Yoga Tune Up-Ball die Rippenhaltermuskeln und andere passiv-akzessorische »Stressmuskeln« der Atmung, während gleichzeitig die erste Rippe mobilisiert wird. Kelly hatte diesen Bereich als den »Todesgriff« identifiziert, der all seine Armnerven eingeklemmt hatte. Obwohl ich unsere ursprüngliche Zusammenarbeit auf diese Stressatmung und all ihre körperlichen Folgen abgestellt hatte, erhielten Kelly und ich von mehreren Hundert Menschen Feedback. Sie nutzten die Videos für die Behandlung ihrer anderen chronischen Schmerzsyndrome, die nicht direkt mit der Atmung zusammenhingen. Wie Kelly sagt: »Der Körper ist ein System aus Systemen«, und ein Problem in einer spezifischen Zone zu beseitigen hat einen positiven Welleneffekt auf viele andere Bereiche.

Kelly liebt es, dass das Liegen auf dem Coregeous-Ball ein exaktes und spürbares Feedback dazu gibt, wie und wohin er atmen muss. »In den Ball zu atmen kann dazu inspirieren, richtig zu atmen; sonst ist das wirklich schwer festzustellen. Alle Eltern, die das lesen und ein Kind mit Asthma haben, sollten sich den Coregeous besorgen und dem Kind als Teil seiner Behandlung zeigen, wie es in den Bauch atmet.« Die Selbstmassage am Bauch empfiehlt er auch gegen Rückenschmerzen. »Es ist gut, dass man damit Zugang zum Zwerchfell und zur Atemmechanik bekommt. Das verbessert auch die Wirbelsäulenstellung, während es Muskelversteifungen von Asthma oder anderen negativen Atemmustern eliminiert.«

Die Zwerchfell-Arbeit ist eine natürliche Autobahn in das parasympathische Nervensystem:

in Entspannung, Erholung und Herunterregulieren. Keine dieser Systemreaktionen ist mit verspannter Atemmuskulatur möglich. Im Juni 2012 erweiterten wir diese Konzepte auf ein 26-minütiges Video mit dem Titel »Down Regulation, Heart Rate Variability, Adaptation, Stress, and Turning Off« (etwa: Runterkommen, Veränderlichkeit der Herzfrequenz, Adaption, Stress und Abschalten).

Über Asthma sagt Kelly: »Wenn man die Neuromechanik von Asthma betrachtet, ist man dabei in einem ausgeflippten ›Adrenalin-High‹-Zustand – eine überzogene sympathische Reaktion, die zum Standard wird, da man darauf trainiert ist, unter extremer Belastung nicht richtig zu atmen. Was kann man körperlich dagegen tun? Das Atemmuster korrigieren, die Gewebe-Fehlfunktionen ansprechen und alle anderen ungenügenden Muster, die daraus resultieren. Fünf Minuten täglich auf dem Coregeous-Ball reichen, oder die kleineren Bälle für die Nackenentspannung. Das Weichgewebe sind die anderen 50 Prozent von Asthma. Wenn Sie hier überholen und vorne dranbleiben, geht es Ihnen gut. Fallen Sie zurück, ist es schwer loszuwerden.«

Kelly Starrett ist aus vielen Gründen ein Vorbild für die Roll Model-Technik: Er ist einer der größten Katalysatoren für mein eigenes Denken, meine Gesundheit und meine Programme. Er beweist, dass

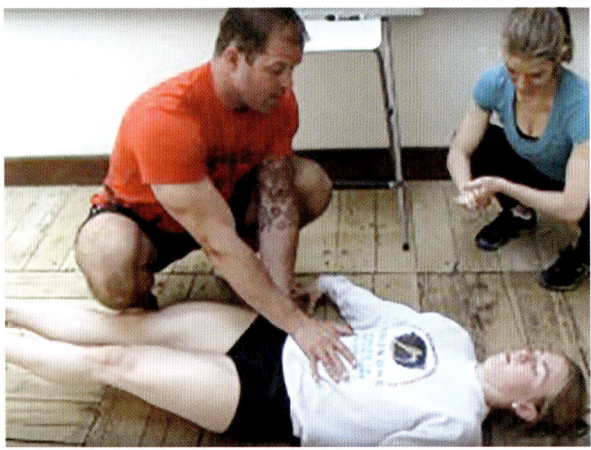

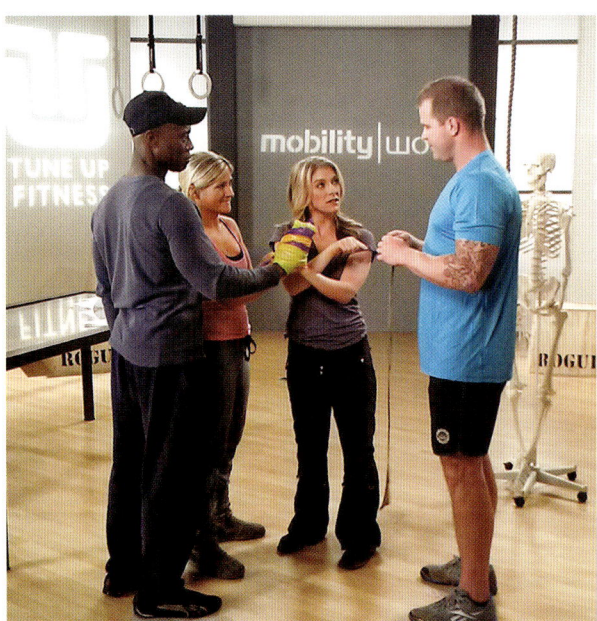

Kelly und ich am Set von *Treat While You Train* (Behandeln beim Trainieren), mit *Roll Model* Greg Reid und Titelmodel Sarah Kusch.

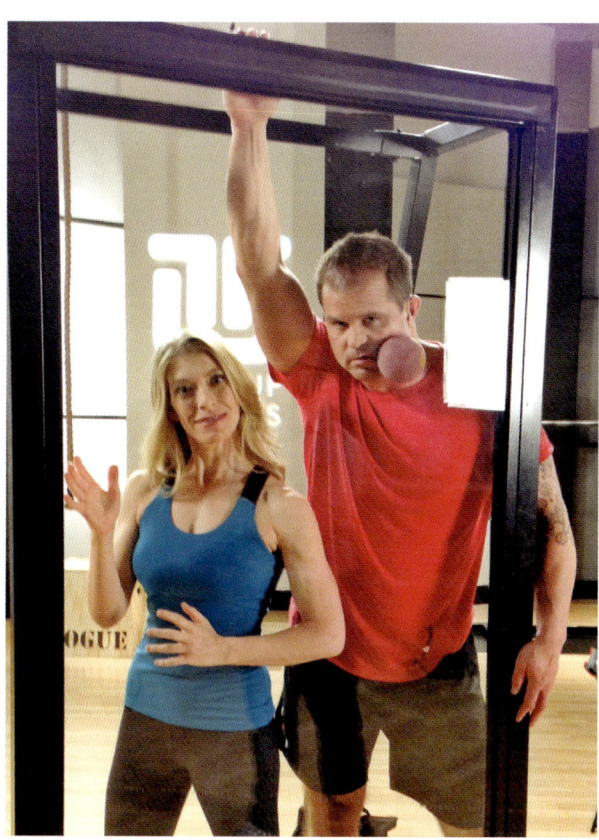

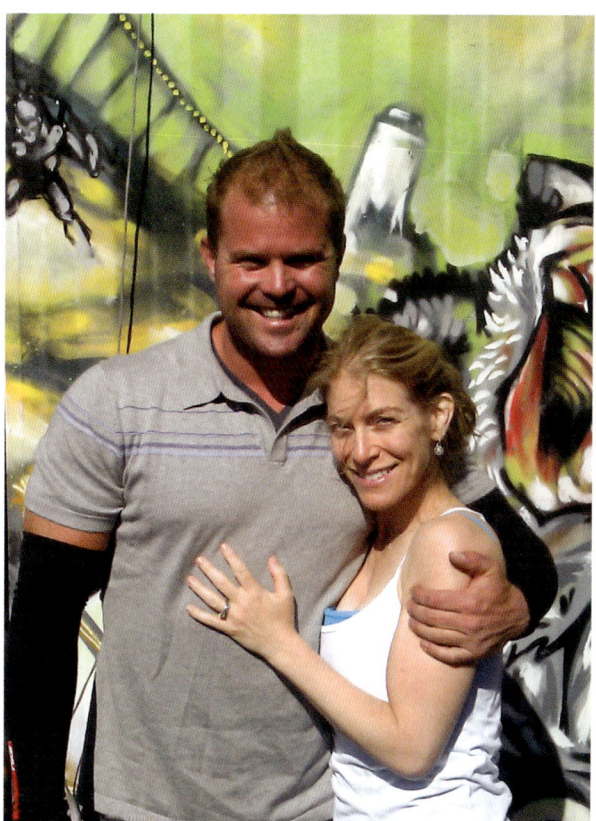

man mit einem 100 Prozent gesunden Lebensstil
und Weichgewebe-Selbstfürsorge das Fortschreiten von Asthma verhindern und es ganz aus dem
eigenen Leben verbannen kann. Wir haben einen
gemeinsamen Wunsch: Wir bitten jeden Asthmatiker, dass er täglich ein paar Minuten in diese Techniken investiert, um langfristig gesund zu bleiben.
Kelly sagt:

>> Jeder will instinktiv von seinen Medika-
menten loskommen. Bei mir geschah das
organisch. Haben Sie keine Angst davor,
aufmerksam zu sein, stellen Sie fest, was
Sie fühlen, und schauen Sie, was Sie brauchen, bevor Sie den Inhalator benutzen.
In einer Atem-Notsituation werden diese
Muskeln immer verspannt sein, also kümmern Sie sich um sie. Asthma ist etwas,
was ich habe, aber ich kann es kontrollieren. Es gibt keinen Grund, sich davon
fertigmachen zu lassen. <<

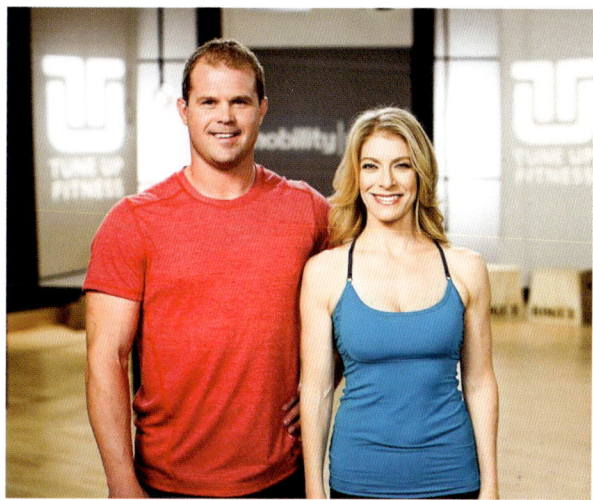

Freidenker und Freunde.

Lassen Sie sich von Asthma nicht das Leben
nehmen. Übernehmen Sie mit den Roll Model-
Therapiebällen die Kontrolle.

8 Die Sequenzen für Ihren Körper-Reset

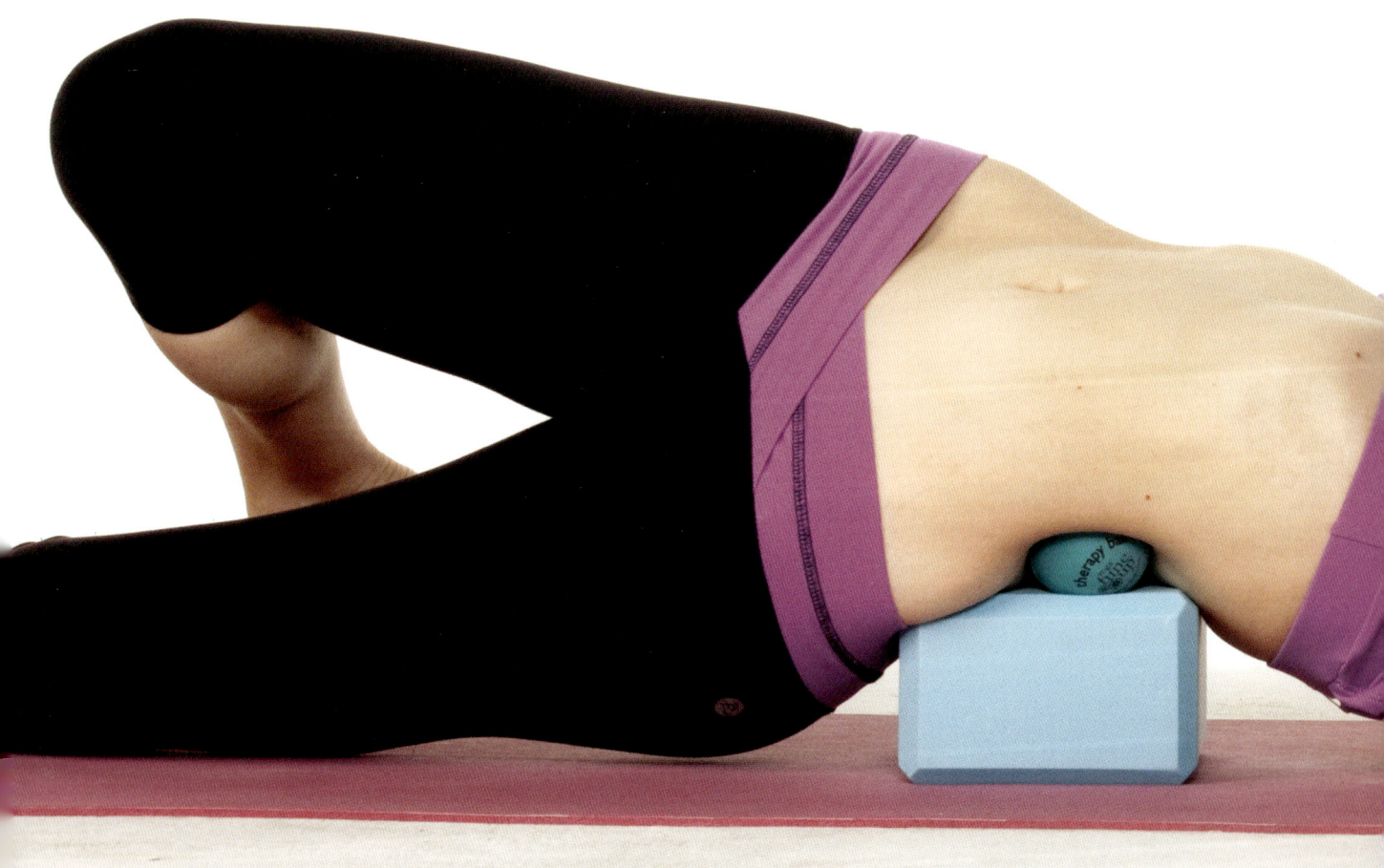

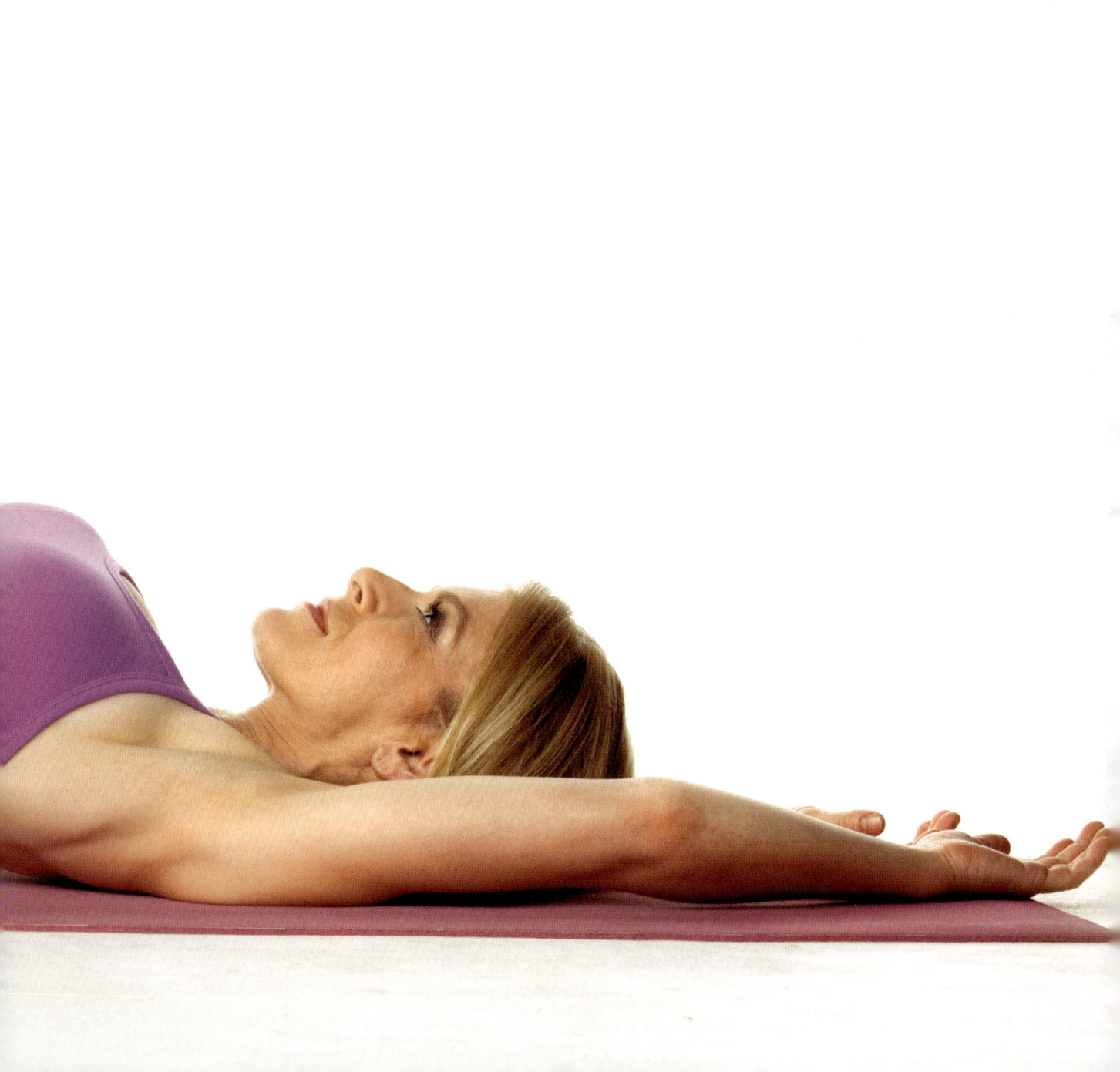

Sie sind beim Herzstück dieses Buches angekommen: bei den praktischen Übungen, die bereits vielen geholfen haben, ihr Leben »bei den Bällen zu packen«, um Medikamente oder Operationen zu vermeiden, Schmerzen zu beseitigen, ihr Bewegungspotenzial zu maximieren und bessere Leistung denn je zu erbringen.

Bohren Sie in die Körperbereiche, die Beschwerden bereiten, doch beachten Sie auch andere Bereiche. Die Ergebnisse können überraschend sein! Da die Zugbahnen der Faszie miteinander vernetzt sind (siehe Kapitel 4), können Ungleichgewichte auch ganz woanders spürbar werden. Bei Rückenschmerzen werden die Rücken-Sequenzen nicht unbedingt die ganze Bandbreite des Problems abdecken. Sie sollten dabei auch immer den Bauch und die Hüfte miteinbeziehen, da hier oft die Ursache verborgen ist; zumindest leiden diese Bereiche mit Sicherheit mit an der Weichgewebe-Verspannung, die von Rückenschmerzen ausgeht.

Willkommen in Ihrem innersten Heiligtum. Hier sind die Schlüssel dafür. Es ist Zeit, dem Körper zu zeigen, wie vernetzt er innerlich ist.

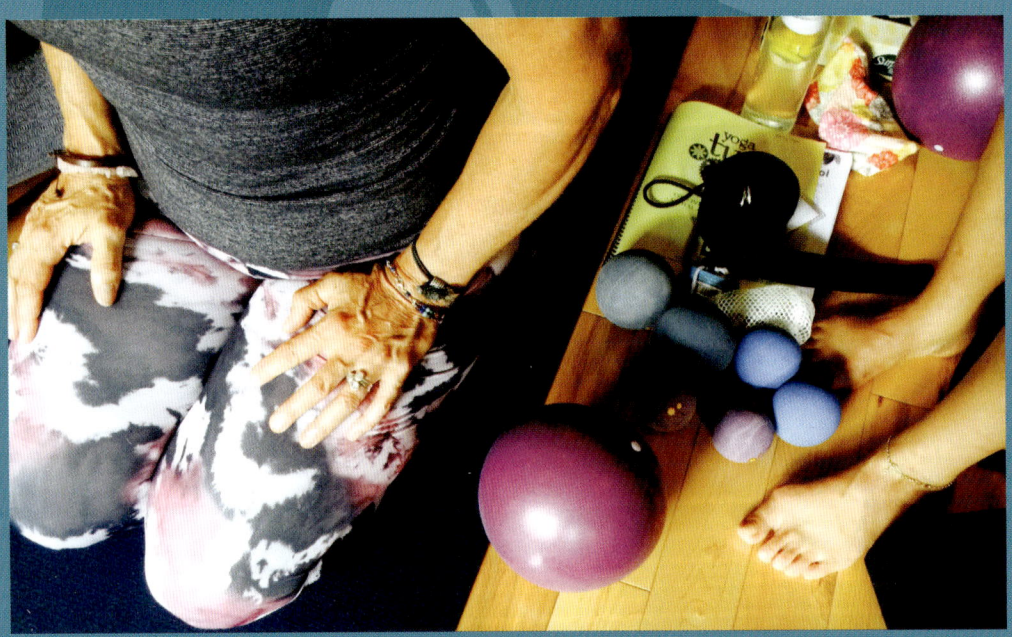

Ihr neuer Medizinschrank: voll gepackt mit »Gummipillen«.

Was sind die *Roll Model*-Ball-Sequenzen, und wie werden sie eingesetzt?

Die *Roll Model*-Ball-Sequenzen sind sorgfältig konzipierte Selbstmassage-Übungen für das Tiefengewebe in verschiedenen Körperbereichen. Jede Sequenz spricht bestimmte Muskeln, Bindegewebe und Gelenke an und versucht, Kompression, Reibung, Penetration, Bewegung, Fluidzirkulation, Entspannung und Länge in alle Muskeln und Faszien zu bringen. Mit überraschenden und neuen Techniken imitieren Sie die manuellen Griffe erfahrener Physiotherapeuten.

Die Sequenzen wurden an Hunderttausenden von Kursteilnehmern weltweit in der Praxis getestet. Sie decken bei Weitem nicht alle Möglichkeiten für die genannten Körperbereiche ab. Mit diesem Buch erhalten Sie jedoch eine große Bandbreite an Übungen, die dem Körper Gutes tun, ihn zum Schwingen bringen und bessere Bewegung denn je ermöglichen. Sobald Sie mit den Sequenzen vertraut sind, sollten Sie anfangen, die neun Haupttechniken für die *Roll Model*-Ball-Arbeit aus Kapitel 6 einzubauen. Variieren Sie, und finden Sie die Moves, die Ihnen guttun. Kenntnisse der Muskeln und Knochen (siehe Kapitel 5) werden Sie dabei unterstützen, mit der Selbstfürsorge immer bessere Ergebnisse zu erzielen.

Zu Beginn jeder Sequenz sollten Sie den vorgeschlagenen »Check In«, die Analyse des Ist-Zustands, machen. Nach der Sequenz folgt eine erneute Bewegungsüberprüfung, der »ReCheck«. Diese Tests zeigen, ob die Sequenz zu einer Veränderung geführt hat. Sie werden über die sofortigen Ergebnisse erstaunt sein! (Mehr zu Check In und ReCheck ab Seite 175.)

Die Sequenzen sind Ihr neuer Medizinschrank voller »Gummipillen« mit ausschließlich positiven Nebenwirkungen. Verwenden Sie die verschieden großen Bälle abwechselnd, um Druck, Griff oder Eindringtiefe abzustimmen, je nachdem, wo Sie rollen und wie Sie sich fühlen. Rollen Sie täglich zur Vorsorge, oder rollen Sie auch mal länger, um gegen spezielle Schmerzen anzugehen.

» *Ich habe ein Rückenleiden und schlechte Knie. Normalerweise mache ich sofort Ball-Arbeit, wenn ich den ersten Schmerz im unteren Rücken spüre. Kürzlich schob ich mit meiner Familie das Auto in die Auffahrt und fühlte, wie der scharfe Schmerz einschoss. Als wir fertig waren, nahm ich sofort die Therapiebälle und begann, die Schmerzen fortzureiben. Es fühlte sich buchstäblich an, als ob ich den Schmerz langsam wegschieben würde, die Wirbelsäule entlang nach unten. Am nächsten Tag spürte ich keinen Schmerz mehr im Rücken. Die* Roll Model*-Bälle sind mein Schmerzmittel, und ich bin froh, dass ich sie entdeckt habe.* «

– Jeslene Moore, Vallejo, Kalifornien

Jede Roll-Sequenz dauert zwischen zehn und zwanzig Minuten. Wenn Sie Zeit haben, sollten Sie die komplette Sequenz machen. Bei weniger Zeit suchen Sie sich nur ein paar Punkte daraus aus oder kombinieren Moves aus verschiedenen Sequenzen. Die tägliche Zeit auf den Bällen wird sich summieren, und die *Roll Model*-Methode wird Schmerzen aufdecken und beseitigen, die zunächst nicht offensichtlich waren. Darüber hinaus werden Sie Ihren Körper in eine geschmeidige, für Schmerzen undurchdringbare Festung verwandeln.

Hier auf einen Blick alle Körperbereiche, über die Sie rollen werden:

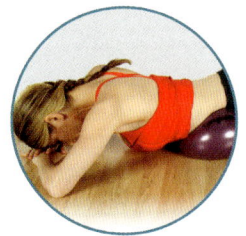

**GLOBALE SCHER-
TECHNIKEN FÜR
KÖRPERMITTE &
RUMPF**

Sequenz 1:
Warm-up für groß-
flächiges Scheren

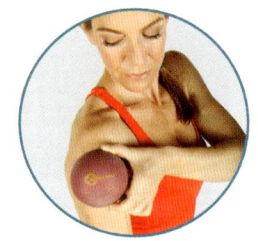

**SEQUENZEN FÜR
SCHULTER BIS
FINGER**

Sequenz 11: Schulter bis
Rotatorenmanschette

**SEQUENZEN FÜR DEN UNTEREN KÖRPER-
BEREICH**

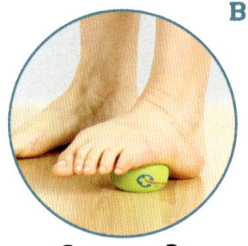

Sequenz 2:
Fußsohlen-SOS

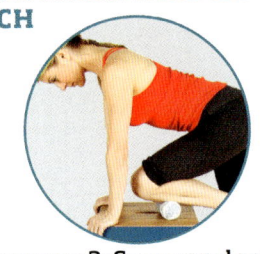

Sequenz 3: Sprunggelenk-
& Unterschenkel-Freude

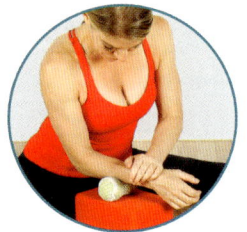

Sequenz 12: Schulter
bis Ellbogen

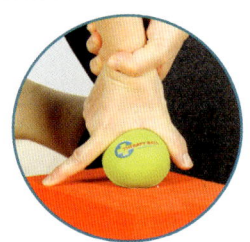

Sequenz 13:
Unterarme, Finger,
Hände & Handgelenke

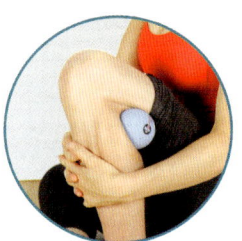

KNIE & NACHBARN

Sequenz 4:
Knie-Kneten

Sequenz 5:
Geschmeidige Ober-
schenkel

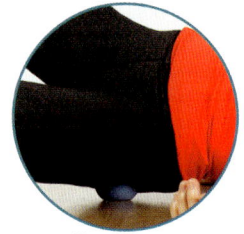

HÜFTE & PO

Sequenz 6: Gesunde
Hüften & fluffiger Po

Sequenz 7:
Beckentrichter

BONUS: Beckenboden

**SEQUENZEN FÜR HALS/
NACKEN & KOPF**

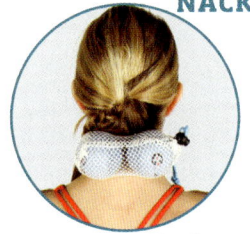

Sequenz 14: Nacken-
entspannung

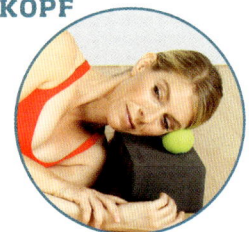

Sequenz 15: Kopf,
Gesicht & Kiefer

**SEQUENZEN FÜR DIE
WIRBELSÄULE**

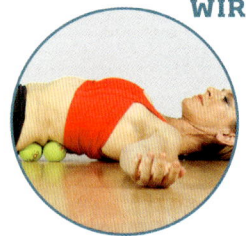

Sequenz 8:
Unterer Rücken

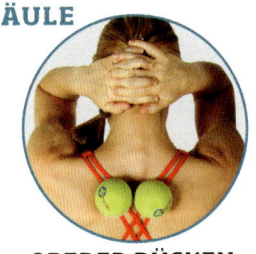

OBERER RÜCKEN

Sequenz 9: Entspan-
nung oberer Rücken

Sequenz 10: Den Brust-
korb frei machen

**FREIE
SEQUENZEN**

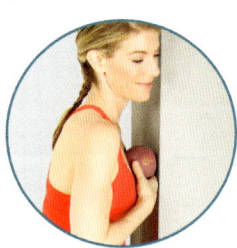

Sequenz 16:
Frontallinie

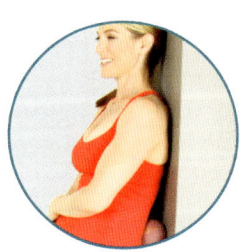

Sequenz 17:
Rückenlinie

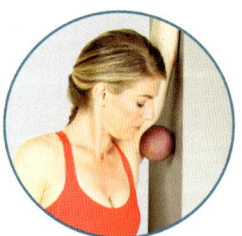

Sequenz 18:
Laterallinien

Bewegungs-Medizinschrank: Werkzeuge für die Sequenzen

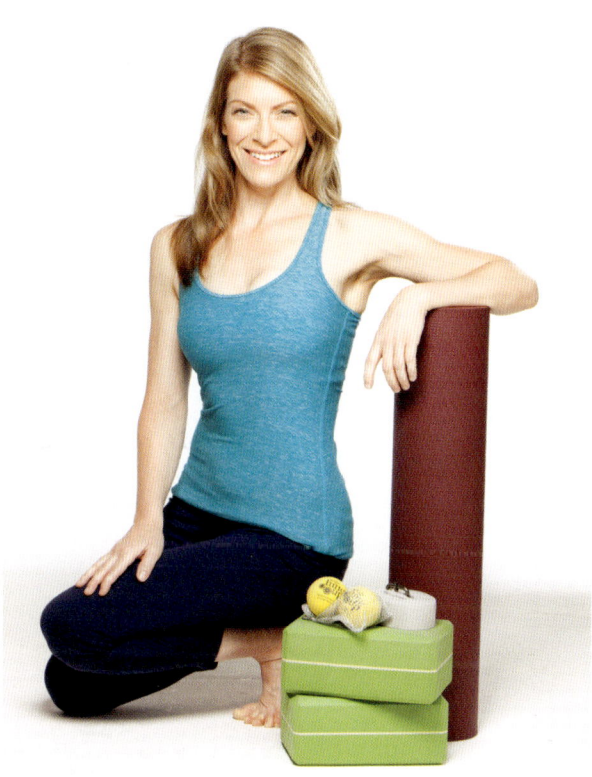

Ein vollständiges Set der *Roll Model*-Bälle und ein paar wenige zusätzliche Dinge ist alles, was Sie für die Sequenzen brauchen. Falls Sie nicht alles zur Hand haben, können Sie auch mit Ersatzgegenständen arbeiten – Vorschläge finden Sie unten. Die meisten Dinge gibt es im Sportfachgeschäft oder online. Die *Roll Model*-Bälle und das elastische Band können Sie auch auf www.roll-model.de bestellen.

Die *Roll Model*-Bälle

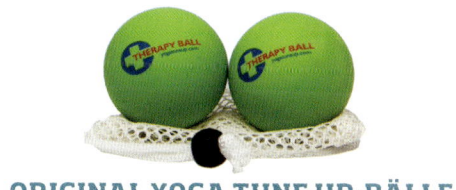

ORIGINAL YOGA TUNE UP-BÄLLE

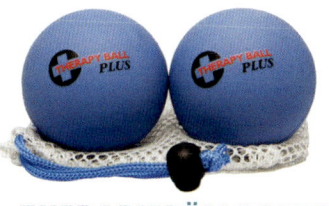

THERAPIEBÄLLE PLUS

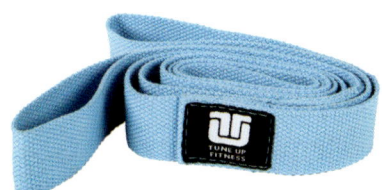

ELASTISCHES TRAININGSBAND ERSATZWEISE: LANGER GURT ODER SCHAL

Anstelle der *Roll Model*-Bälle können Sie auch Tennisbälle oder Racquetbälle verwenden. Den Coregeous-Ball können Sie durch eine aufgerollte, weiche Decke oder einen extra-weichen Kinderball ersetzen.

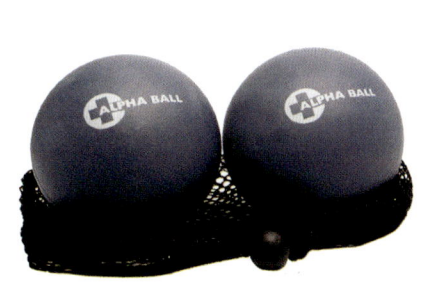
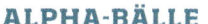

ALPHA-BÄLLE

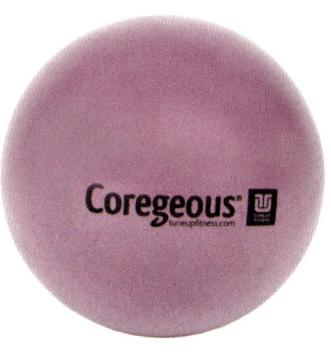

COREGEOUS-BALL

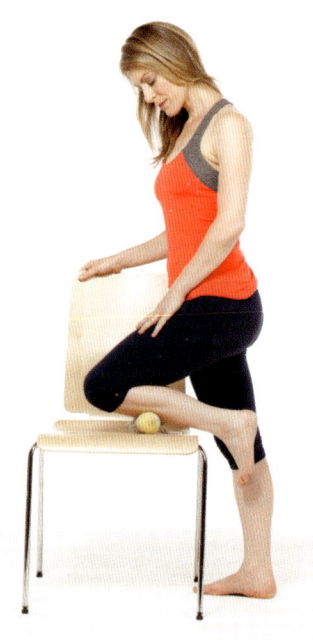

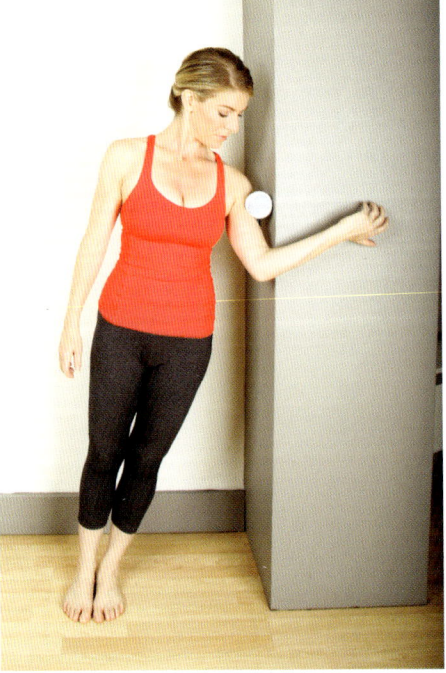

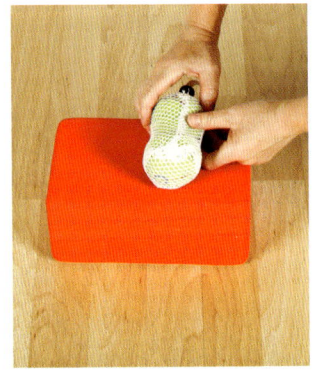

NIEDRIGER HOCKER ODER STUHL   **MAUERECKE ODER TÜRSTOCK**   **EIN ODER ZWEI YOGA-BLÖCKE ERSATZWEISE: GROSSE BÜCHER ODER DICKE, FESTE KISSEN**

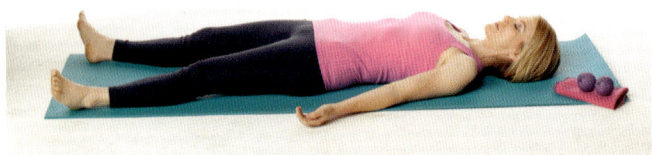

MATTE

Beim Einüben der Sequenzen werden Sie schnell herausfinden, welches Setup für Sie am besten und zweckmäßigsten ist. Genauso, wie Sie für Ihre individuellen Schmerzen unweigerlich neue Methoden erfinden und entdecken werden. Vielleicht stoßen Sie auch noch auf andere Hilfsmittel oder verzichten gänzlich auf einige der oben vorgeschlagenen.

SCHNELLE WIEDERHOLUNG: Was tun, wenn der Druck nicht auszuhalten ist?

1. Die Bälle an der Wand anlegen (oder Sofa oder Bett).

2. Einen größeren Ball oder zwei Bälle statt einem für diesen Bereich verwenden.

3. Die Bälle nach oben, unten oder quer (nach links oder rechts) versetzen.

4. Mit Skin Rolling an der Oberfläche bleiben.

5. Contract/Relax anwenden, bis eine Veränderung eintritt oder nichts mehr passiert.

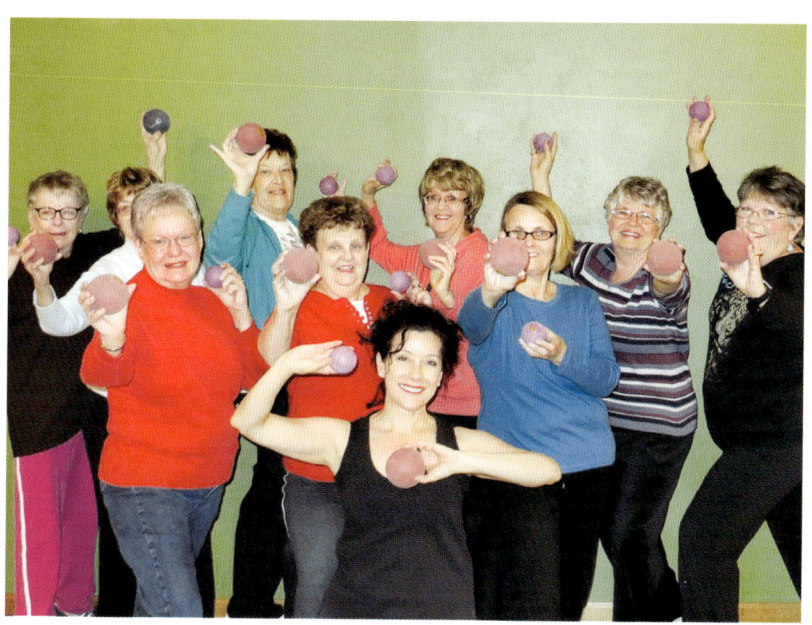

» Das Foto zeigt unseren Senioren-Yoga-Kurs – möglicherweise die größten Roll Model-Ball-Fans überhaupt. Jede dieser Damen hat einen oder mehrere eigene Ball-Sätze, und ich sehe ständig, wie gut die Yoga Tune Up-Posen und die Therapieball-Arbeit ihre Schmerzen lindern und es ihnen erlauben, die Dinge, die sie machen wollen, mit mehr Energie und Freude zu tun! Sie zeigen die Bälle ihren Ärzten, ihren Chiropraktikern, Freunden, dem Gartenbauverein und, und, und … Sie sind total begeistert! «

– Cathy Favelle
Wautoma, Wisconsin

Check In / ReCheck

Nach Abschluss jeder in diesem Kapitel beschriebenen Sequenz werden Sie sich wahrscheinlich etwas anders fühlen. Egal, welches Ziel Sie vor dem Rollen hatten, ob es Schmerzlinderung, bessere Bewegungen, Entspannung oder Bewusstheit war: Das Rollen wird irgendeine Art der Veränderung herbeiführen. Im medizinischen Bereich stellt man diesen Vorher-/Nachher-Unterschied im Test-Retest-Verfahren fest. Ich verwende dafür die Check In/ReCheck-Methode. Im Wesentlichen umfasst sie folgende Schritte:

1. Lenken Sie Ihre Aufmerksamkeit *vor* dem Rollen auf das zu behandelnde Gewebe, und achten Sie auf die folgenden Punkte **(Check In)**:
   - Schmerz
   - Bewegungsumfang
   - Stresspegel
   - Atmung
   - Aufmerksamkeit
2. Im **ReCheck**, *nach* dem Rollen, überprüfen Sie diese Punkte noch mal. Manchmal nehmen Sie nur eines davon wahr, manchmal mehrere.

Für alle Sequenzen dieses Kapitels gibt es einen einfachen Check In-Move.* Wenn Sie anfangen zu experimentieren, können Sie jederzeit eigene Dehnungen oder Moves dafür erfinden. Im ReCheck überprüfen Sie dann, ob die selbst entwickelte Übung zielführend war.

* Alle Check In-/ReCheck-Moves für die Sequenzen finden Sie auch auf www.tuneupfitness.com/roll-model-videos.

Für die Sequenz Hals/Nacken & Kiefer können Sie zum Beispiel mit jeder natürlichen Bewegung Ihres Halses »einchecken«:

1. Seitbeugen
2. Nach vorne beugen (Flexion; ohne Abb.)

3. Nach hinten strecken (ohne Abb.)
4. Rotation
5. Rotation mit Vorbeugen (Flexion)

Führen Sie diese Sequenz durch, und überprüfen Sie anschließend einen oder alle dieser Bewegungsumfänge mit einem ReCheck.

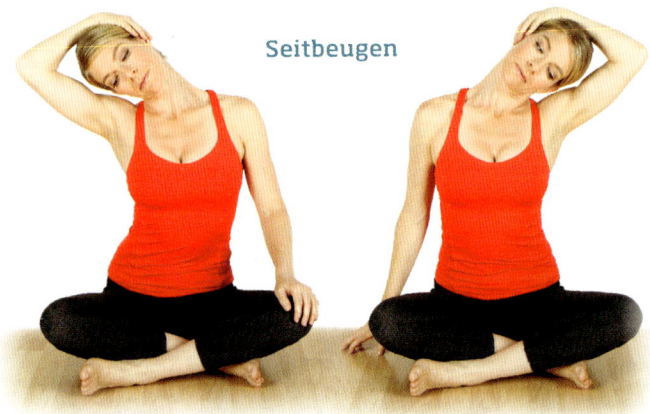

Seitbeugen

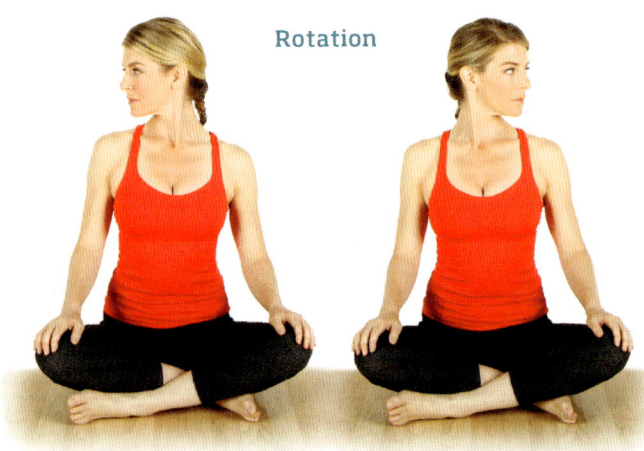

Rotation

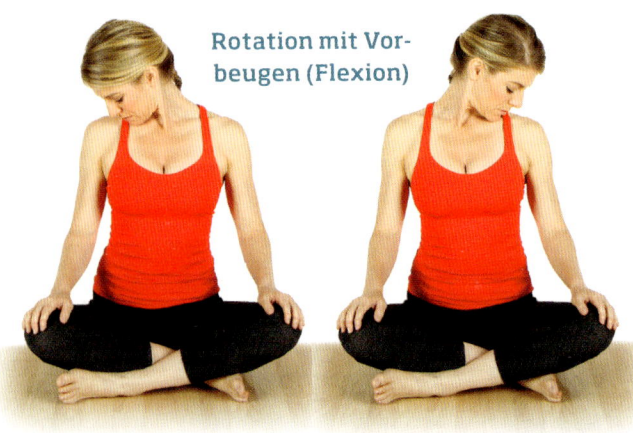

Rotation mit Vorbeugen (Flexion)

Das Ziel von Check In/ReCheck ist es, Veränderung und Verbesserung für Sie wahrnehmbar zu machen. Wenn Sie erst alle Bewegungsrichtungen Ihrer Gelenke kennengelernt haben, werden Sie sehr methodische Check In-Moves entwickeln. Im Internet oder mit einem Buch zu dem Thema erfahren Sie mehr zum Bewegungsumfang der Gelenke und verbessern Ihre »Forschungsarbeit«.* Alle Hauptbewegungen beziehen das umliegende Gewebe mit ein. Manchmal werden sich die Moves sehr gut anfühlen, ein anderes Mal werden Sie damit direkt an die Quelle von Schmerz und Unwohlsein geführt. Den Körper in »unangenehme« Richtungen zu führen verschlechtert manchmal den Zustand, kann aber auch der körperliche Hinweis darauf sein, welche Gewebestrukturen entzündet und funktionsgestört sind. Wenn Sie Ihre Probleme mit dem Ansatz dieses Buches nicht lösen können, holen Sie sich professionelle Hilfe.

2006 riss einer der Muskeln meiner Schulter-Rotatorenmanschette, der Untergrätenmuskel. Bei manchen Bewegungen meiner Schulter hatte ich starke Schmerzen, in andere Richtungen nicht. Während der Rehabilitation erfuhr ich die Gründe für meine Verletzung und auch, welche Bewegungen und Weichgewebe deshalb limitiert waren. Mein Physiotherapeut und ich überprüften regelmäßig jeden Bewegungsradius. Die Kombination aus seiner Behandlung, meiner Eigenbehandlung und Training für meine Schwachstellen heilte den Riss komplett aus.

* Meine Buchempfehlung für Sie: Joseph E. Muscolino, *Kinesiology: The Skeletal System and Muscle Function* (2. Auflage Elsevier, 2010)

Hier sind einige der vielen Check In/ReCheck-Moves für die Schulterbewegung aus meinem ersten Trainer-Handbuch:

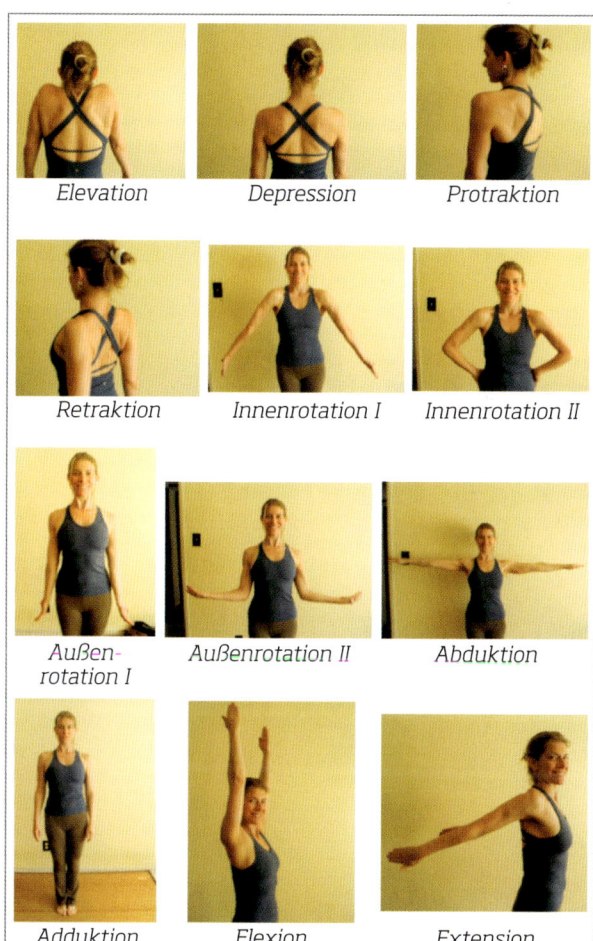

Diese Liste der Schulterbewegungen ist nicht vollständig, vermittelt aber die Idee. Nehmen Sie einen oder mehrere der Moves als Check In vor dem Rollen der Schulter und als ReCheck danach.

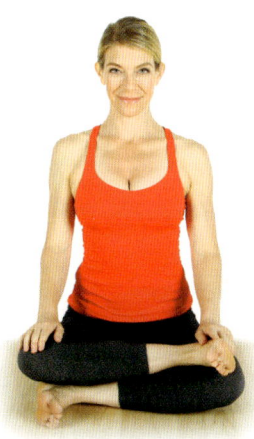

Die Doppelte Taube ist der Check In/ReCheck-Move für die Sequenz Gesunde Hüften & fluffiger Po.

Optionen für Check In/ReCheck

Erarbeiten Sie sich mit dieser Liste eigene, kreative Check In/ReCheck-Routinen:

1. Das Gelenk, das direkt am zu rollenden Gewebe liegt, dynamisch bewegen. Den Bewegungsumfang aus jeder Richtung einchecken, dann nach dem Rollen mit ReCheck überprüfen. Als Check In vor der Hals/Nacken & Kiefer-Sequenz den Kiefer öffnen und schließen, wieder öffnen und den Unterkiefer seitlich verschieben, dann kreisen.

2. Das Gelenk, das direkt am zu rollenden Gewebe liegt, statisch dehnen. Verschiedene Dehnungsrichtungen ausprobieren und jeweils 5–10 Atemzüge halten (pro Sitzung eine Richtung auswählen und im ReCheck wiederholen). Für den Check In der Hüfte-&-Po-Sequenz eignet sich zum Beispiel die Doppelte Taube (siehe Seite 239). Bei dieser großen Dehnung der Gesäßregion fühlen Sie vor und nach dem Rollen ganz sicher einen Unterschied.

3. Die Myofaszien, die Sie rollen wollen, erst vor und dann auch nach der Behandlung kontrahieren. Im Beispiel der Hüfte-&-Po-Sequenz werden Sie feststellen, dass Sie bei der zweiten Kontraktion mehr Kraft erzeugen können, oder spüren, dass ein größerer Teil der Gesäß-Myofaszie beteiligt ist.

4. Die Atmung vor und nach dem Rollen überprüfen.

5. Die Stimmung vor und nach dem Rollen überprüfen.

6. Wärmegefühle vor und nach dem Rollen wahrnehmen.

7. Schmerzen bzw. Schmerzfreiheit vor und nach dem Rollen überprüfen.

Ich gebe Ihnen hier allgemeine Richtlinien, die Sie beachten und ausprobieren können, womit aber nicht jedes Schmerzbild abgedeckt werden kann. Wenn Ihr Vorher/Nachher-Vergleich sich mit der Zeit nicht verbessert, sollten Sie sich professionelle Hilfe holen.

Globale Schertechniken für Körpermitte & Rumpf

Großflächige Ball-Arbeit an Körpermitte und Rumpf ist die vielleicht beste Methode, um die größtmögliche Anzahl der hier befindlichen Propriozeptoren zu aktivieren: Diese Technik wärmt schnell auf und macht das Gewebe bereits geschmeidig für die nachfolgende Arbeit mit kleineren Bällen.

Dabei verwenden Sie den Coregeous-Ball als Hauptwerkzeug. Auf Zonen wie dem Rücken oder Teilbereichen der Körperseite wird oft auch der ALPHA-Ball als angenehm empfunden. Die besten Ergebnisse erzielen Sie mit einem Mix aus den hier vorgestellten vier Ball-Techniken (Details dazu in Kapitel 6). Diese Techniken entwickeln sich auf natürliche Weise aus Ihrer Atmung und helfen, die Atemmuskeln neu einzustellen. Sie lösen die verschiedenen Schichten des Rumpfgewebes, welche für eine gut funktionierende Atmung sorgen.

1. SKIN ROLLING

SKIN ROLL

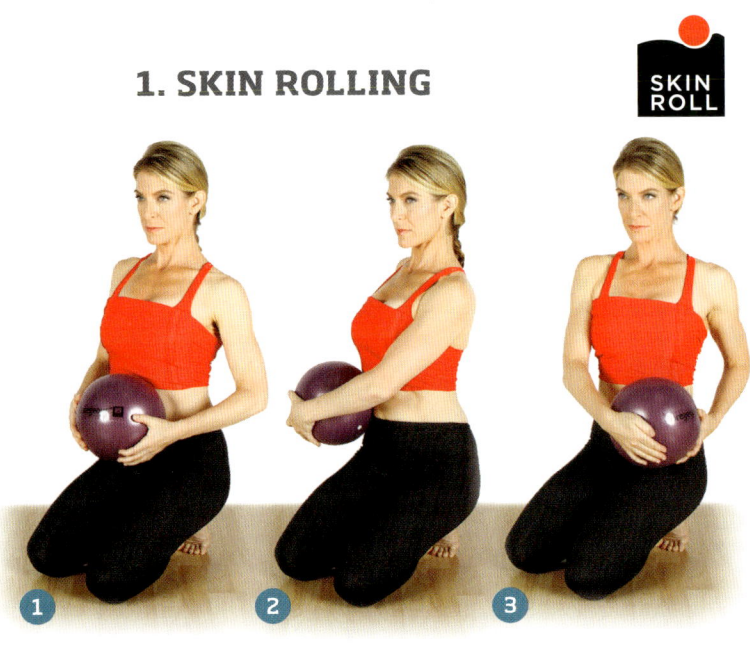

2. CONTRACT/RELAX

CONTRACT RELAX

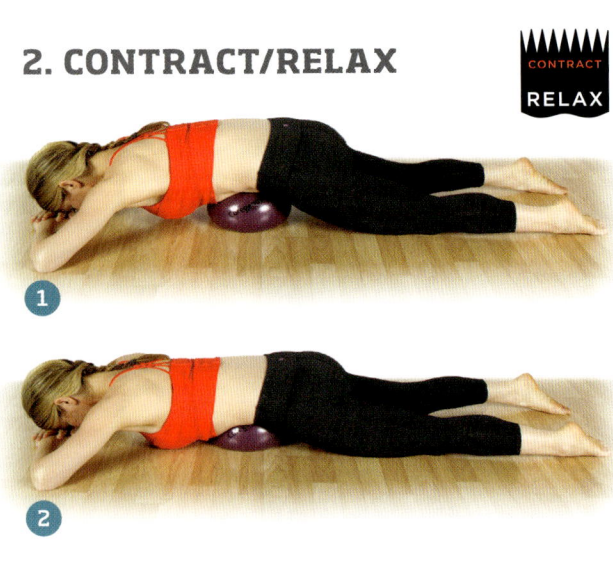

3. BALL PLOW

PLOW

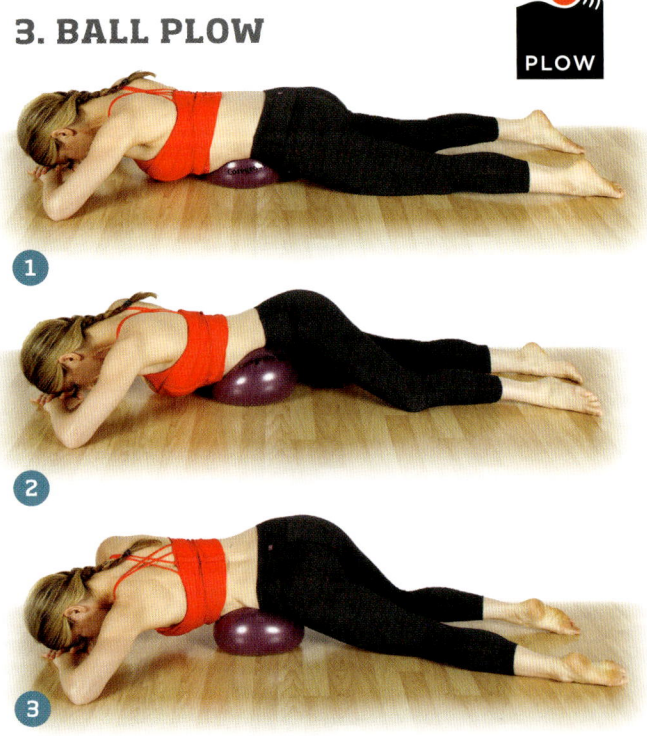

4. PIN/SPIN & MOBILIZE

PIN/SPIN MOBILIZE

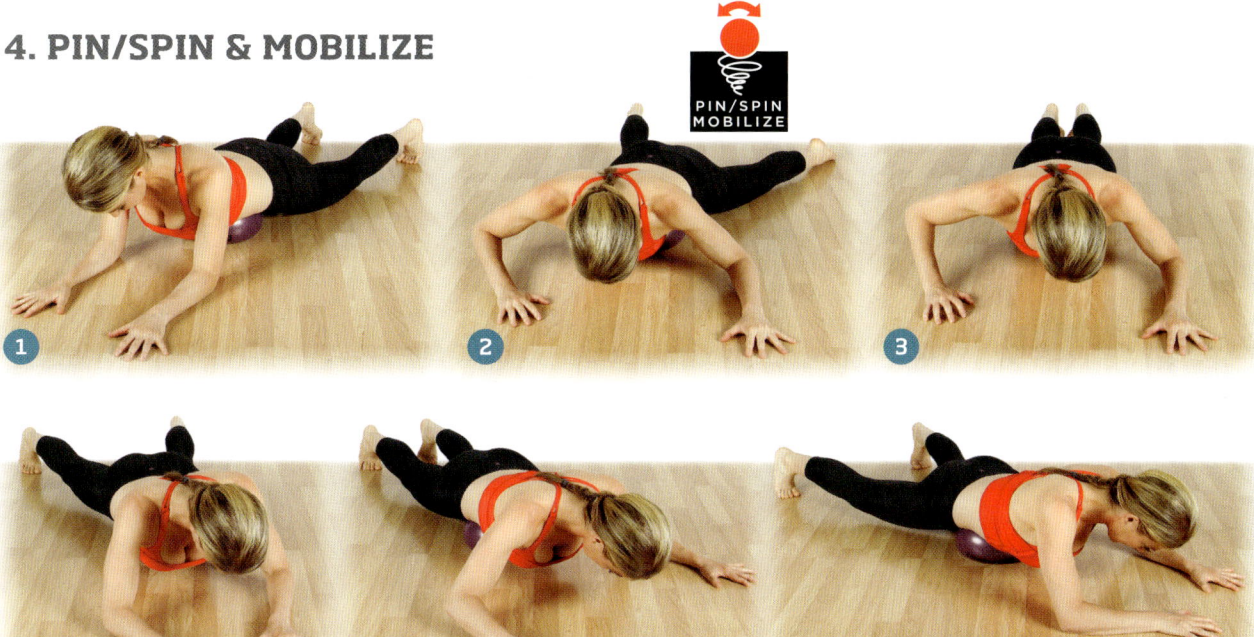

Jede dieser Techniken verwendet den griffigen Coregeous-Ball. Mit ihm lässt sich die elastische Deckschicht aus Haut und oberflächlicher Faszie so vielfältig bewegen, dass sie maximal gleitfähig gegenüber der tiefen Faszie wird. Für eine optimale Scherwirkung sollte die Ball-Oberfläche regelrecht auf der Haut kleben (nackte Haut ist am besten). Der Ball passt sich der Figur an; Körper und Knochen können einsinken. Beim Zwicken, Drehen, Auswringen und Neuformieren der oberen über den inneren Schichten werden große Mengen Wärme und Bauchflüssigkeit freigesetzt. Man durchdringt Bereiche, die sich anfühlen, als wären sie durch Verspannung, Zeit, Wunden, Verklebungen und Vernachlässigung aneinandergetackert und -genäht. Manchmal trifft man auf Klumpen verklebten oder steifen Gewebes oder auf Narbenreste. Oder man spürt tiefe fasziale Nähte: die Scheidewand zwischen einer myofaszialen Struktur und der nächsten. Sie sind dicker und steifer als Myofaszie, da sie die Verbindung zwischen einzelnen Strukturen gewährleisten, sollten aber dennoch elastisch sein.

Der Coregeous-Ball bewegt die größten Gewebeschichten übereinander. Sein Umfang und sein Material ermöglichen massive Bewegung, ohne empfindliche Verbindungen zu gefährden.

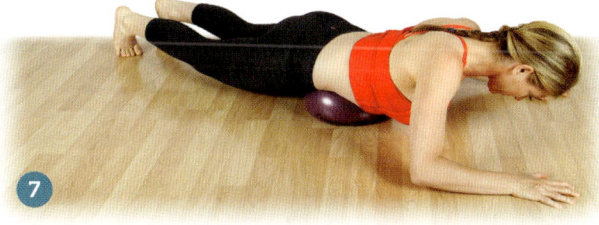

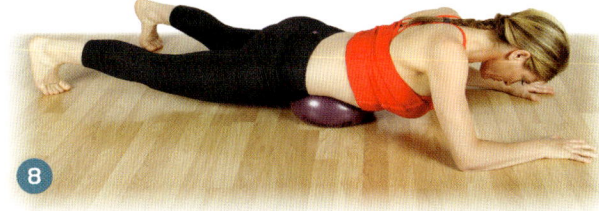

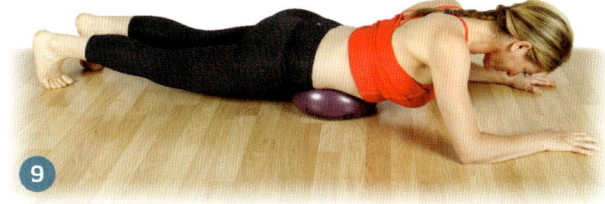

Verwenden Sie den Coregeous-Ball für globale Scherwirkung und zum Erwärmen des Rumpfgewebes. Dann bearbeiten Sie mit den kleineren Bällen gezielt das Weichgewebe.

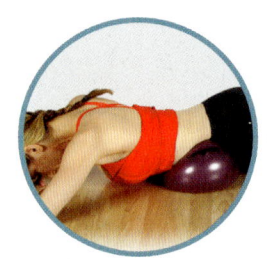

Sequenz 1:
Warm-up für großflächiges Scheren

EmbodyMap

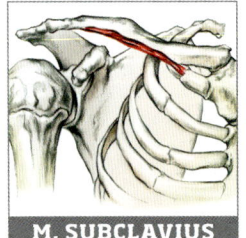
M. SUBCLAVIUS

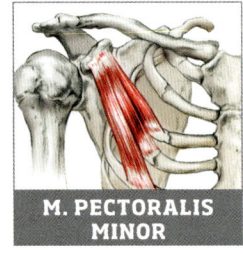
M. PECTORALIS MINOR

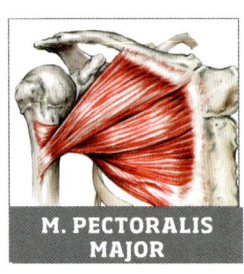
M. PECTORALIS MAJOR

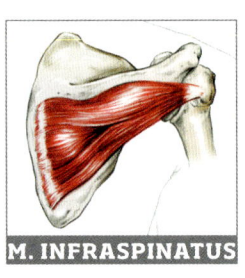
M. INFRASPINATUS

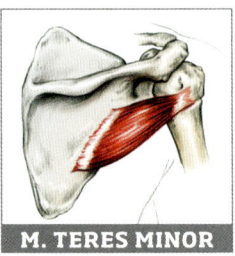
M. TERES MINOR

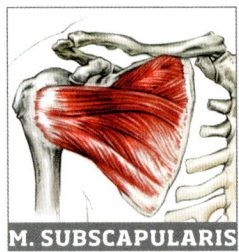
M. SUBSCAPULARIS

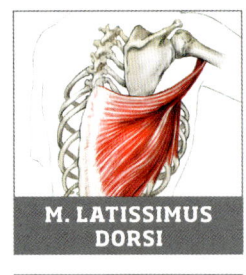
M. LATISSIMUS DORSI

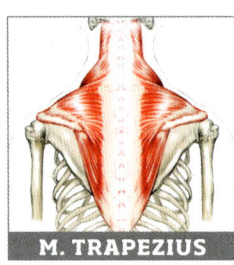
M. TRAPEZIUS

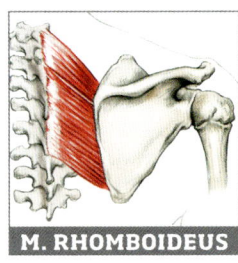
M. RHOMBOIDEUS

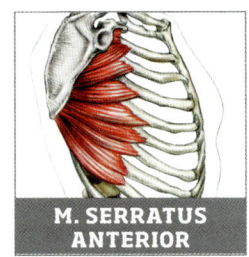
M. SERRATUS ANTERIOR

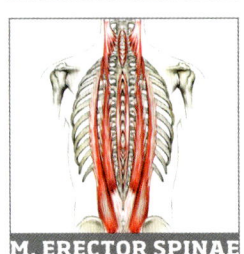
M. ERECTOR SPINAE

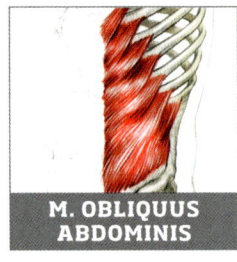
M. OBLIQUUS ABDOMINIS

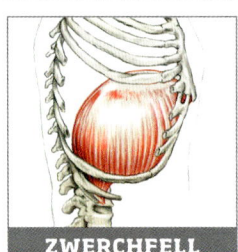
ZWERCHFELL

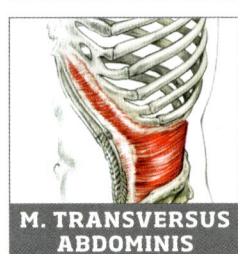
M. TRANSVERSUS ABDOMINIS

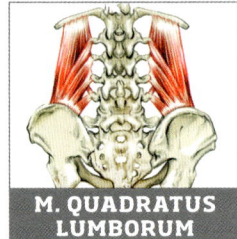
M. QUADRATUS LUMBORUM

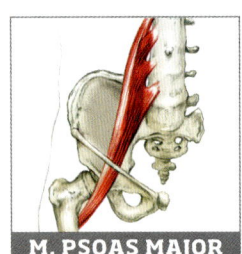
M. PSOAS MAJOR

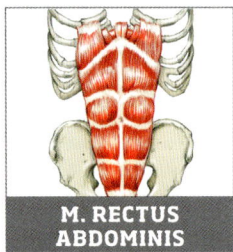
M. RECTUS ABDOMINIS

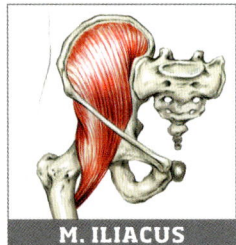
M. ILIACUS

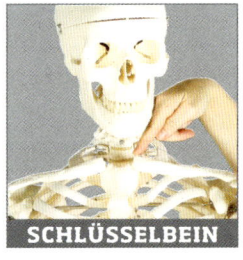
SCHLÜSSELBEIN

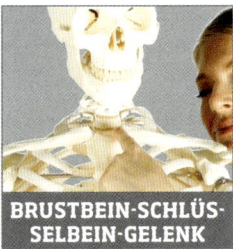
BRUSTBEIN-SCHLÜS-SELBEIN-GELENK

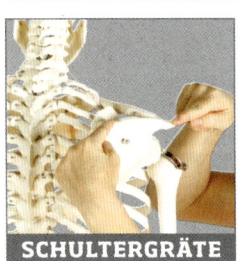
SCHULTERGRÄTE

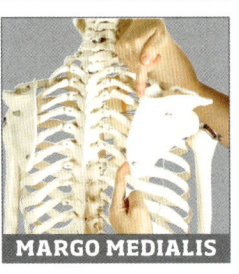
MARGO MEDIALIS

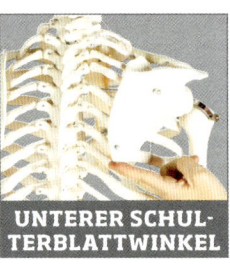
UNTERER SCHUL-TERBLATTWINKEL

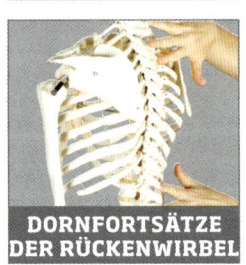
DORNFORTSÄTZE DER RÜCKENWIRBEL

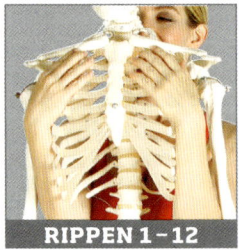
RIPPEN 1 – 12

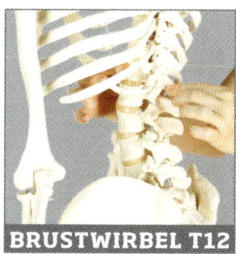
BRUSTWIRBEL T12

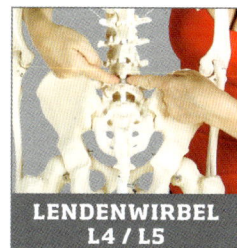
LENDENWIRBEL L4 / L5

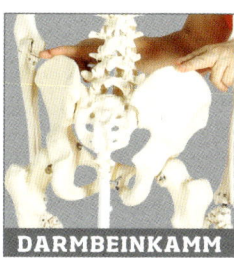
DARMBEINKAMM

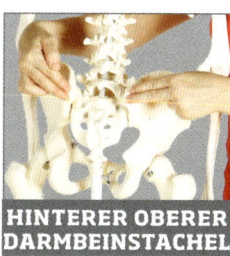
HINTERER OBERER DARMBEINSTACHEL

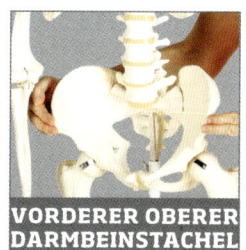
VORDERER OBERER DARMBEINSTACHEL

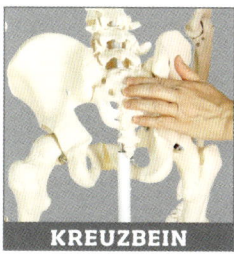
KREUZBEIN

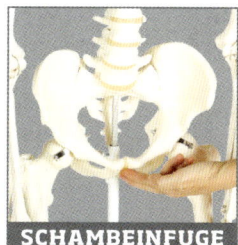
SCHAMBEINFUGE

Basis-Ball-Stopps

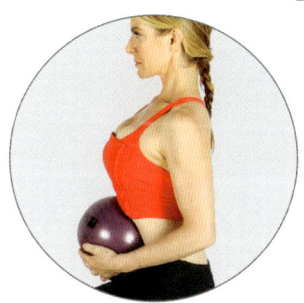
Bauch

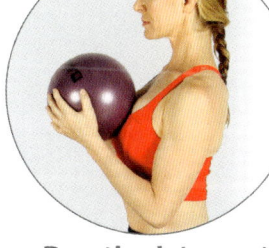
Brustkorb (vorne)

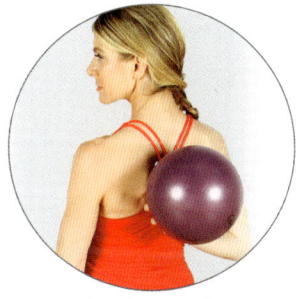
Brustkorb (Rückseite)

Check In: Bauch-Brust-Atmen

- Bauch-Brust-Atmen: Eine Hand auf den Bauch, die andere auf die Brust legen. Sobald Sie spüren, wie sich diese Bereiche beim Atmen bewegen, brauchen Sie dafür die Hände nicht mehr einzusetzen. Sie liegen dann entspannt neben dem Körper.

- **(1)** Einatmen und zuerst die Bauchweitung, **(2)** dann die Brustdehnung spüren, wie bei einem großen Weichgewebe-Ballon, der vom unteren Ende des Rumpfs nach oben aufsteigt. Beim Ausatmen leeren sich beide Bereiche wieder. Die Hände heben und senken sich mit jedem Ein- und Ausatmen.

- Machen Sie 5–10 vollständige Atemzüge.

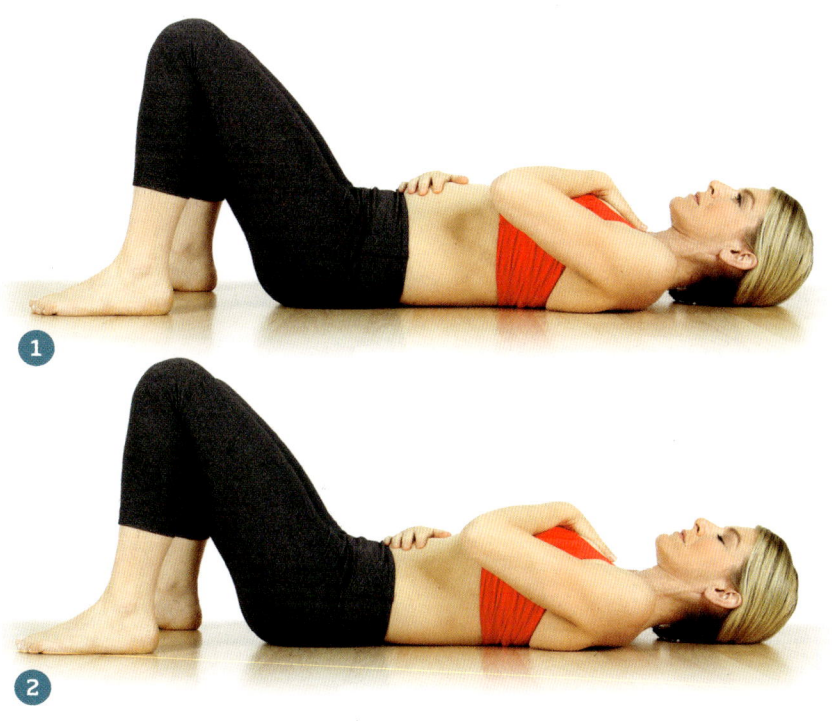

Roll-Sequenz
BAUCH-PEELING

Übung 1: Dauerdruck mit Bauchatmung (Sustained Compression)

- In Bauchlage den Core-geous-Ball unter dem Nabel platzieren. 5–10-mal tief in den Bauch atmen.

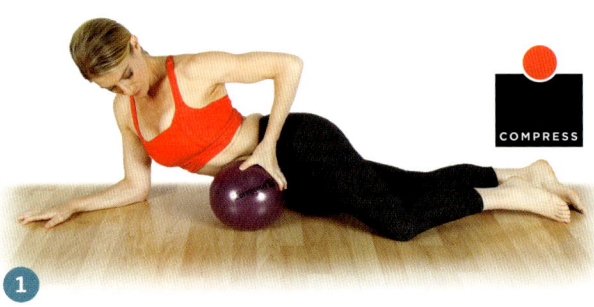

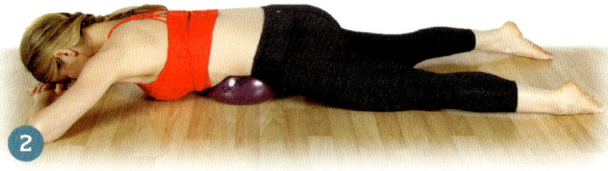

Übung 2: Bauchatmung mit Anspannen/Entspannen (Contract/Relax)

- (1) Über dem Ball einatmen, den Atem 5–10 Sekunden halten und den Bauch dabei anspannen. (2) Ausatmen, entspannen und den Ball einsinken lassen.
- 5–10 Atemzüge wiederholen.

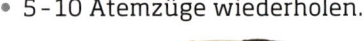
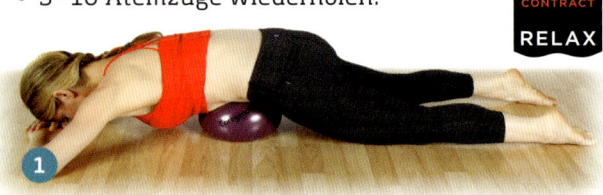

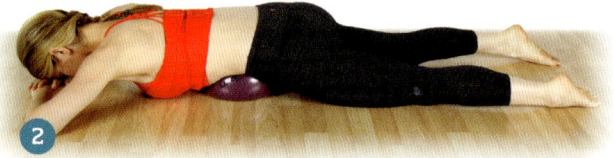

Übung 3: Queren über den geraden Bauchmuskel (CrossFiber)

- Den Körper von links nach rechts schieben und den Ball dabei quer über den Bauch bewegen. Weiter in den Bauch atmen und über besonders verhärteten Stellen anspannen/entspannen.
- Den Ball unter den Nabel schieben. Quer über die untersten Bauchmuskeln und das Becken rollen.
- 10–20-mal queren; abwechselnd langsam und schnell arbeiten.

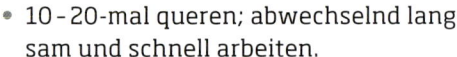
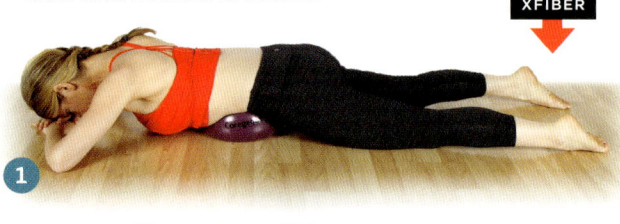

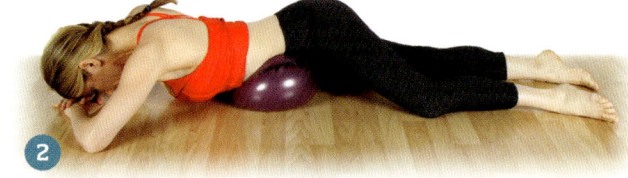

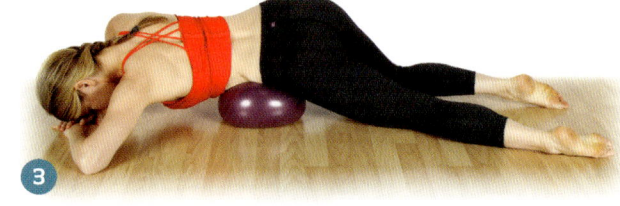

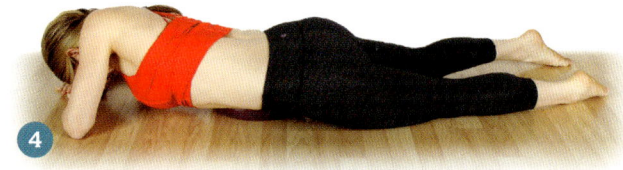

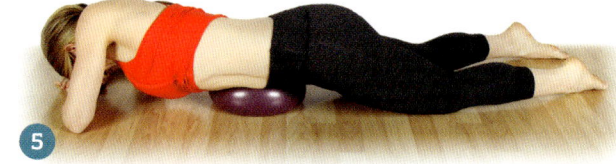

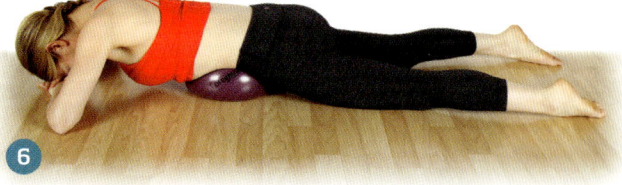

Übung 4: Den geraden Bauchmuskel längs massieren (Stripping)

- Den Ball in einer langen vertikalen Streifbewegung von der Schambeinfuge bis unter das Brustbein rollen. Dabei weiter in den Bauch atmen und über besonders verhärteten Stellen anspannen/entspannen.

- 8–10-mal auf- und abstreifen.

STRIP

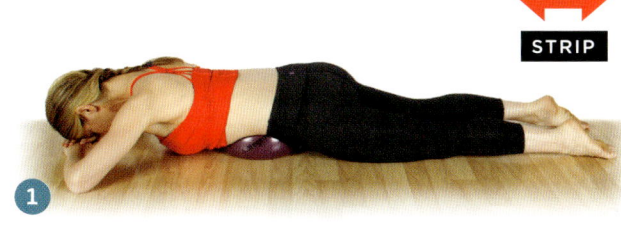

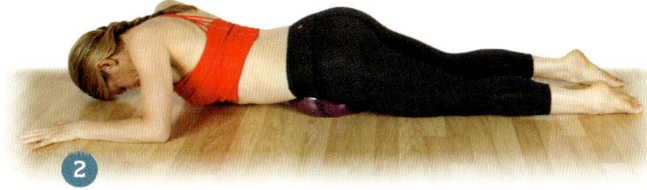

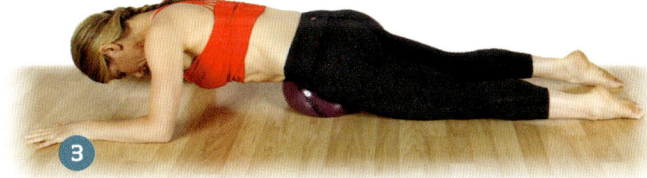

Übung 5: Körpermitte-Krabbeln

- **(1)** Den Ball auf dem Unterbauch platzieren und **(2–3)** abwechselnd die Knie zur Hüfte hochziehen, wie ein krabbelndes Baby. Abwechselnd langsam und schnell arbeiten.

- 5–10-mal pro Seite ausführen.

PIN&STRETCH

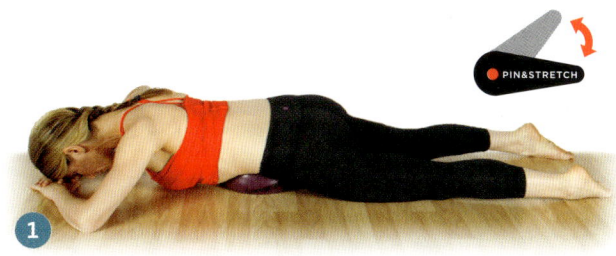

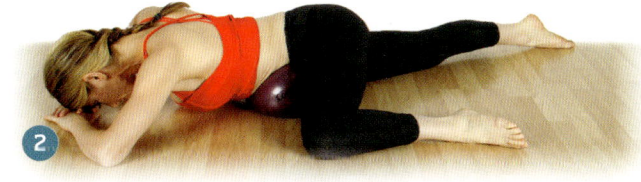

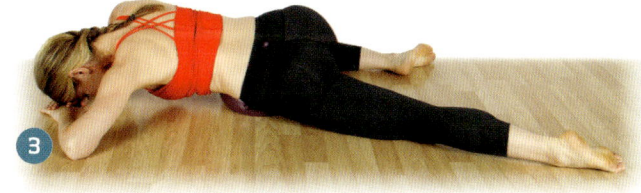

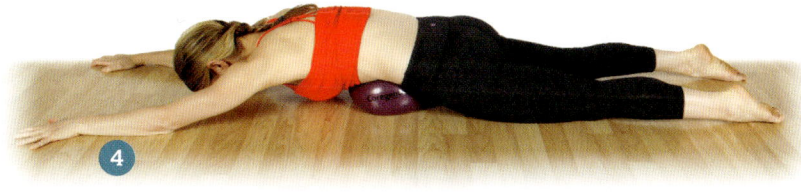

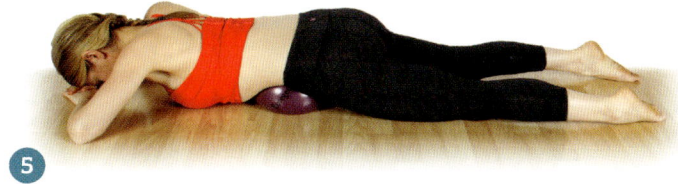

Übung 6: Pin/Spin & Moblize

- **(1)** Den Coregeous-Ball unter der Bauchmitte platzieren. Er sollte »festkleben«, möglichst auf der nackten Haut.

- **(2–4)** Den Körper im Kreis möglichst weit nach rechts (oder links) drehen. Die Ball-Haftung beibehalten.

- **(5–7)** Den Körper langsam um den Ball herumdrehen. Der Ball muss dabei statisch bleiben, um die Haut möglichst stark zu verwinden und hohe Scherkraft auszuüben.

- **(8–9)** Den Körper langsam im Kreis drehen und weiter tief in den Bauch atmen. Sie spüren Wärme und ein angenehmes Zwicken.

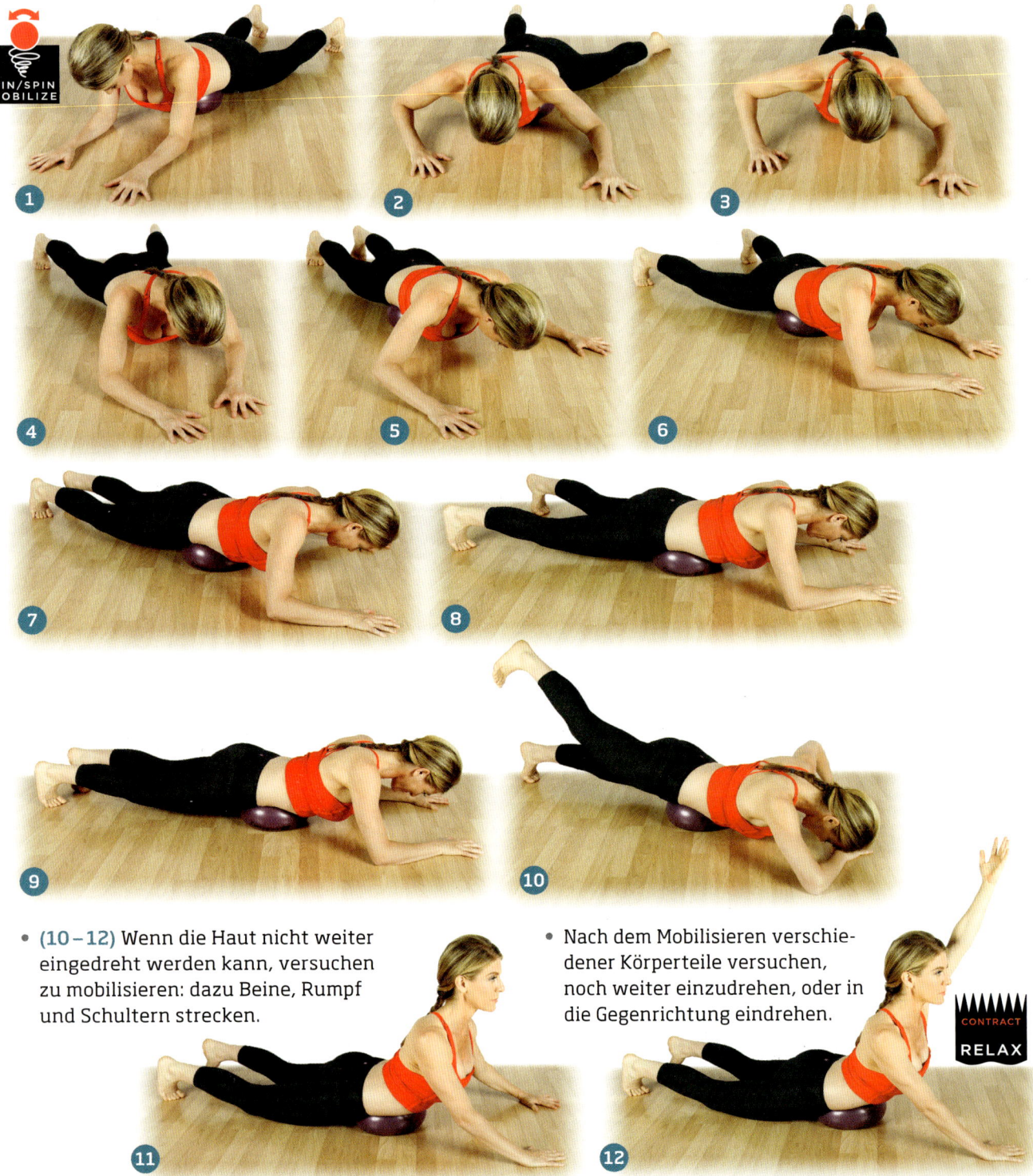

- **(10–12)** Wenn die Haut nicht weiter eingedreht werden kann, versuchen zu mobilisieren: dazu Beine, Rumpf und Schultern strecken.

- Nach dem Mobilisieren verschiedener Körperteile versuchen, noch weiter einzudrehen, oder in die Gegenrichtung eindrehen.

BRUSTKORB-REHA*

Übung 1: Brustatmen mit Anspannen/ Entspannen

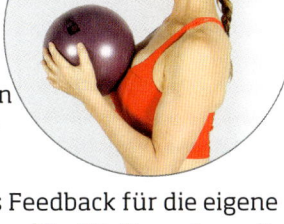

- **(1–2)** In Bauchlage den Ball unter dem Brustbein platzieren. 5–10-mal in den Brustkorb atmen.

- **(3–4)** Den Ball-Druck als Feedback für die eigene Atemkapazität nehmen und 5–10 Atemzüge mit Anspannen/Entspannen atmen: In die Rippen einatmen, den Atem 5–10 Sekunden halten, dann ausatmen und spüren, wie der Brustkorb über dem Ball nachgibt.

* Weitere Informationen zur Brustmassage bei »To revert breast cancer cells, give them the squeeze«: www.sciencedaily.com/releases/2012/12/121217140544.htm

Übung 2: Über den Brustmuskel queren

- Den Rumpf langsam von links nach rechts und zurückschieben. Der Ball soll sich quer über das Brustbein und die Brust bis zum linken und rechten seitlichen Brustkorb bewegen.

- Durchgängig in die Brust atmen. Bei starken Verhärtungen pausieren und mit Anspannen/Entspannen atmen.

XFIBER

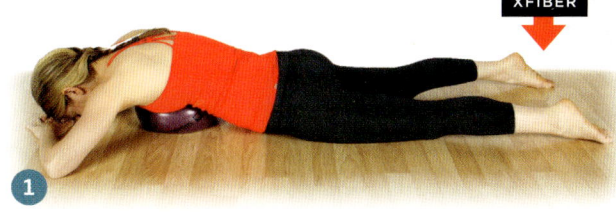

1

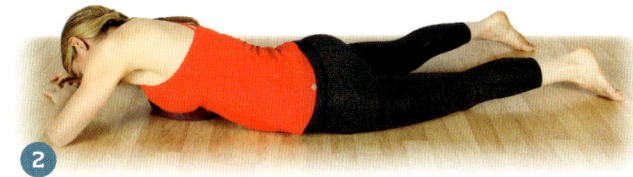

2

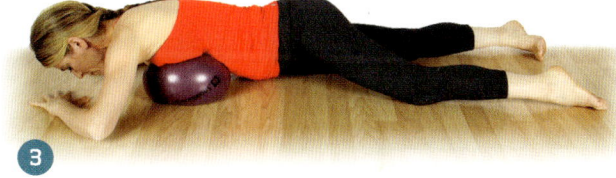

3

COMPRESS CONTRACT RELAX

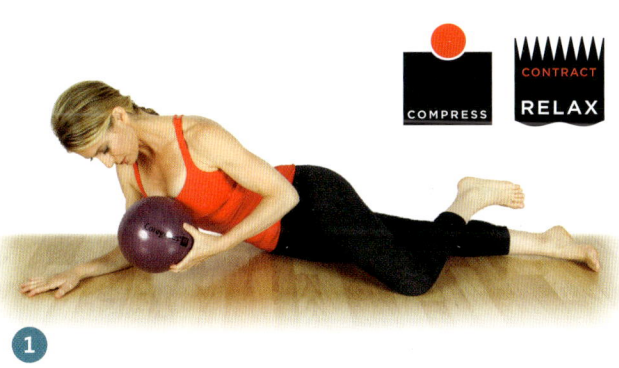

1

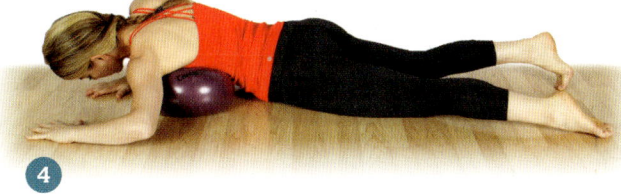

4

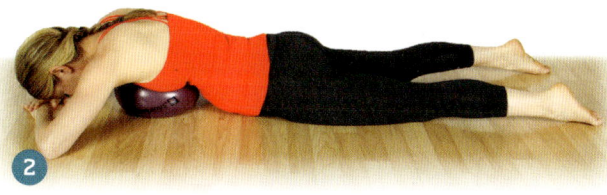

2

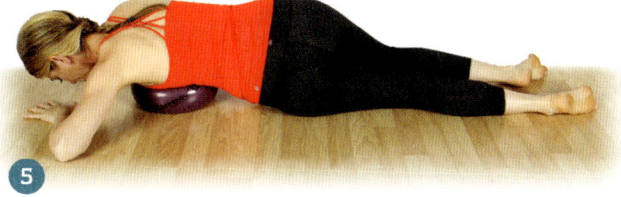

5

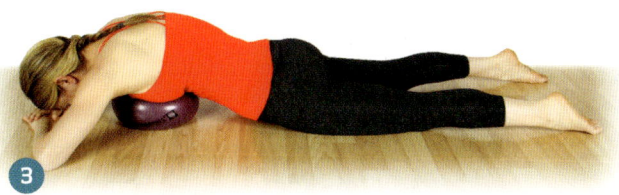

3

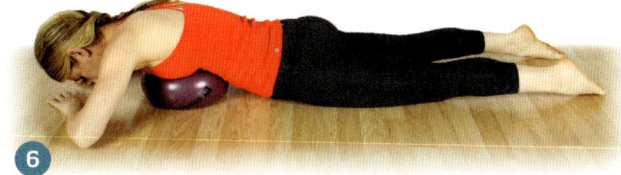

6

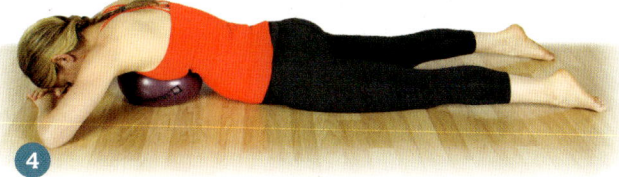

4

Übung 3: Den Brustmuskel längs massieren

- Den Ball über das Brustbein und seitlich neben der Brust nach oben und wieder hinunterschieben, soweit es die Druckempfindlichkeit zulässt.

- Weiter in den Brustkorb atmen und über besonders verhärteten Stellen mit Anspannen/Entspannen atmen.

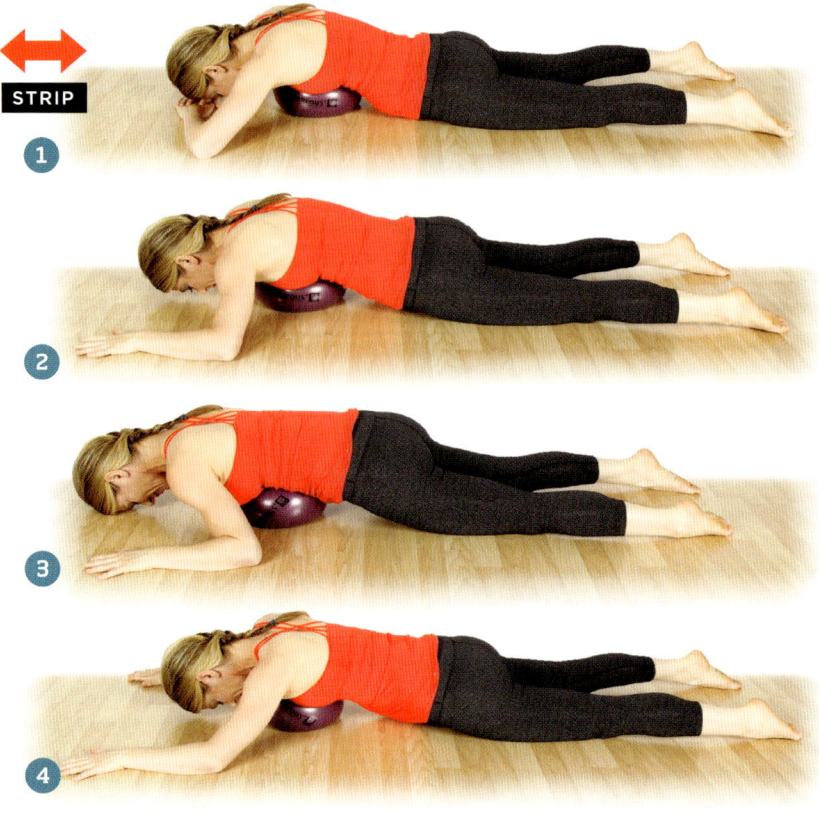

Übung 4: Brust-Reset mit Pin/Spin & Mobilize

- (1) Den Coregeous-Ball unter dem Brustbein platzieren. Er sollte von der nackten Haut fixiert werden (falls möglich).

- (2 – 3) Den Körper so weit wie möglich nach rechts (oder links) kreisen. Der Ball bleibt dabei weiter fixiert.

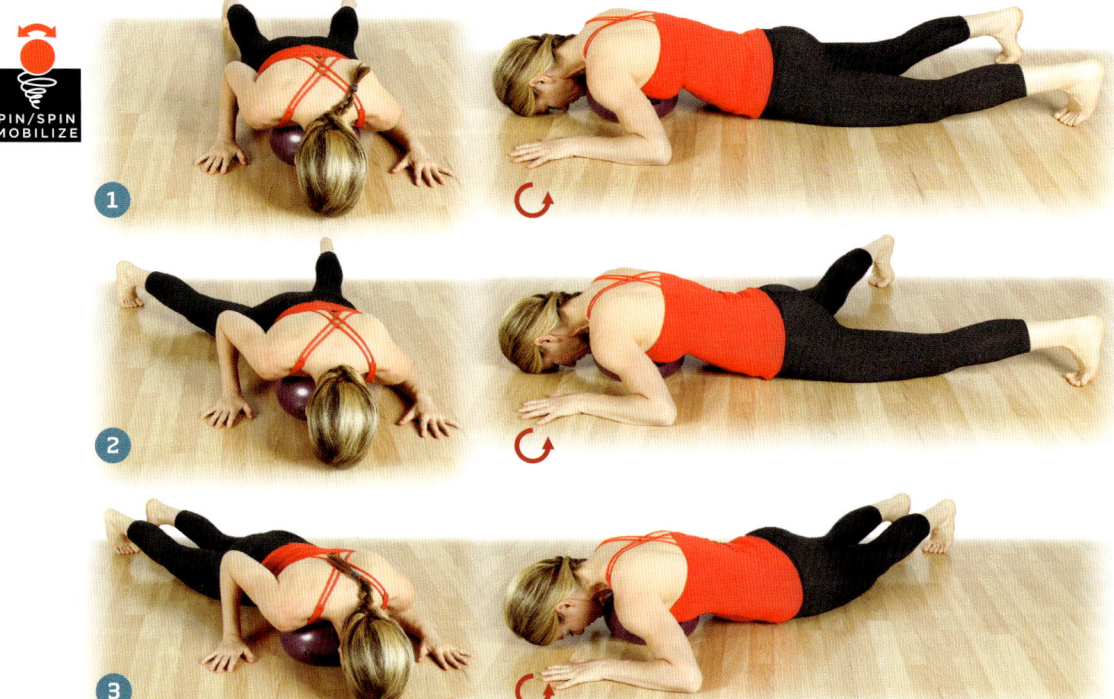

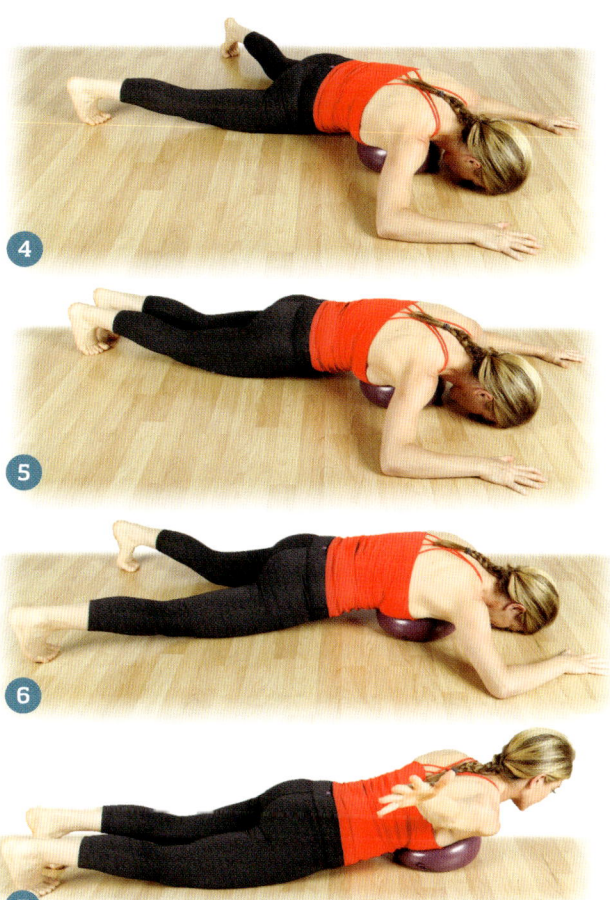

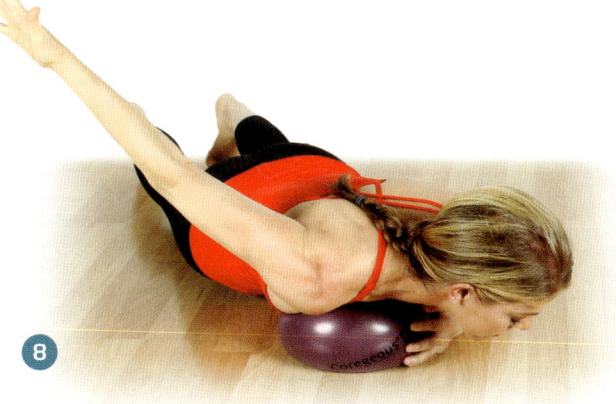

OBEREN RÜCKEN AUFWÄRMEN

Übung 1: Großflächiges Rollen

- **(1–2)** Den Coregeous-Ball in Rückenlage unter den oberen Rücken legen. Kopf und Nacken mit verschränkten Händen stützen. 5–10-mal brustatmen.

- **(3–4)** Weiter brustatmen und dabei den Rücken über dem Ball nach oben und wieder hinunterschieben. Rückenmitte und seitliche Rückenbereiche so aufwärmen.

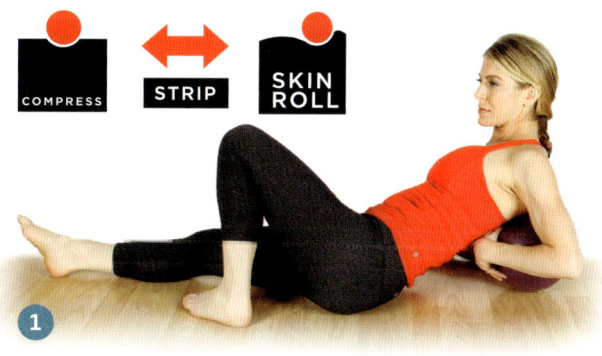

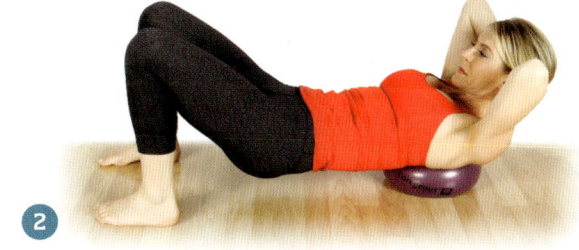

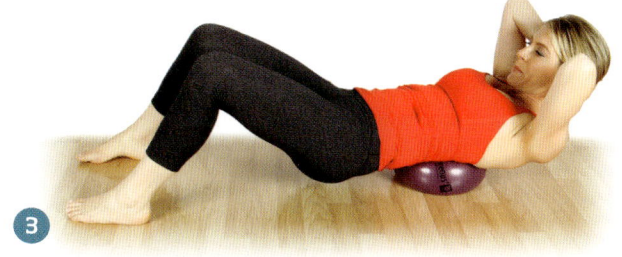

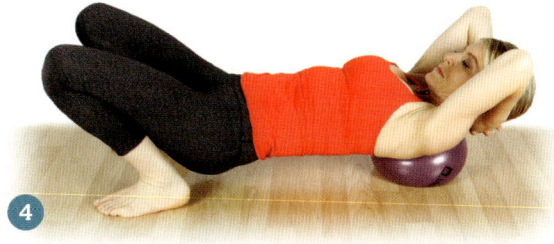

- **(4)** Den Körper langsam um den Ball drehen. Der Ball bleibt fixiert, um eine möglichst starke Hautverwindung und Scherkraft zu erzeugen.

- **(5–6)** Den Körper langsam im Kreis drehen, dabei weiter tief in die Brust atmen. Wärme wird freigesetzt; das gefühlte Zwicken ist angenehm.

- **(7–8)** Wenn die Haut nicht weiter verdreht werden kann, versuchen zu mobilisieren: Schultern, oberen Rücken und Hals/Nacken strecken.

- Nach dem Mobilisieren verschiedener Körperteile versuchen, noch weiter einzudrehen, oder in die Gegenrichtung eindrehen.

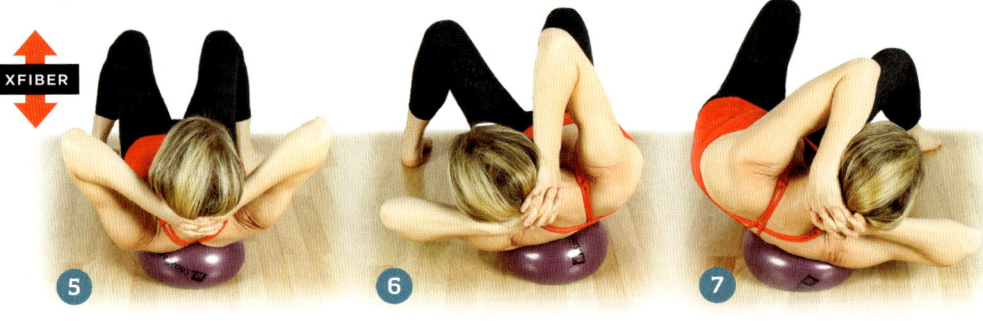

- **(5–7)** Weiter brustatmen und den Ball quer über den oberen Rücken von Schulter zu Schulter rollen. Dabei alle Zonen des oberen Rückens erforschen.

Übung 2: Wirbelsäulen-Streckung

- **(1–3)** Mit dem Coregeous-Ball als Unterstützung unter dem Rücken tief in die Brust einatmen und mit der Ausatmung Becken und Hinterkopf langsam auf den Boden absenken.

- In der Streckung verweilen und 5–10-mal bauchatmen, brustatmen oder Bauch-Brust-Atemzüge machen.

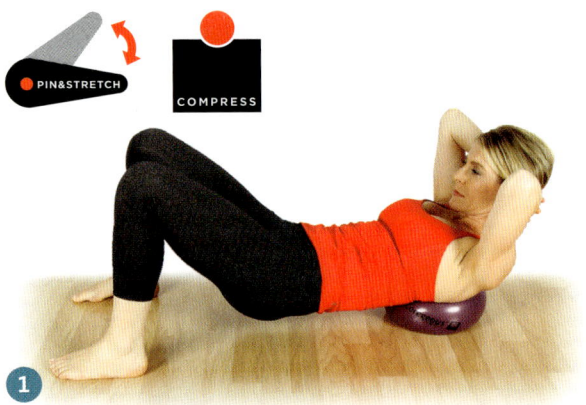

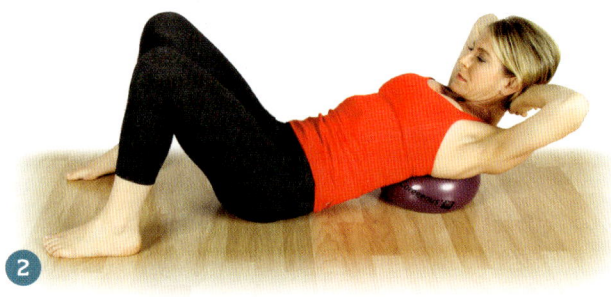

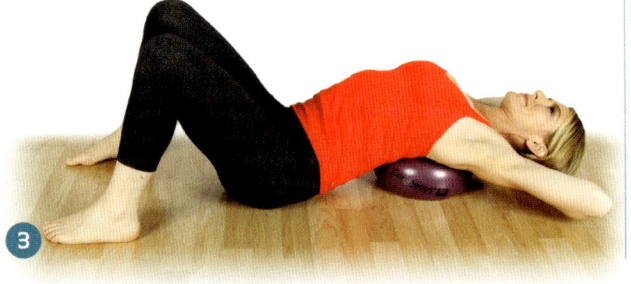

Übung 3: Pin/Spin & Mobilize

- **(1)** Den Ball unter dem oberen Rücken fixieren, am besten auf der nackten Haut. Den Kopf mit den verschränkten Händen unterstützen. Bauch- und Gesäßmuskeln aktivieren, um den Druck des oberen Rückens auf den Ball zu maximieren.

- **(2–13)** Mit den Füßen langsam nach links laufen, um die Haut/Faszie/Myofaszie des oberen Rückens fest in den Ball zu »schrauben«.

- **(14–15)** Wenn das Gewebe fest verdreht ist, durch Bewegung von Armen, Schultern und Rücken in verschiedene Richtungen mobilisieren. Dabei tief atmen.

- Falls nötig, erneut eindrehen. Dann in die Gegenrichtung kreisen.

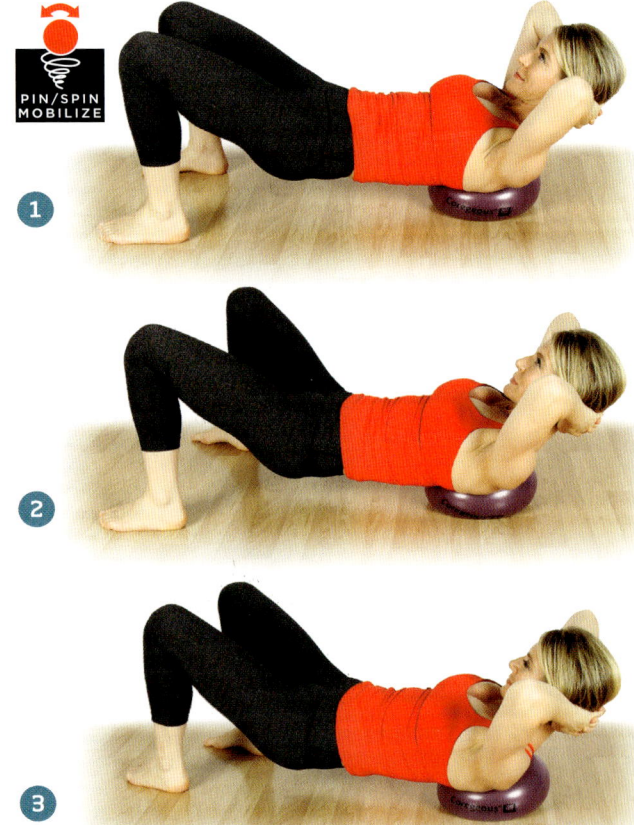

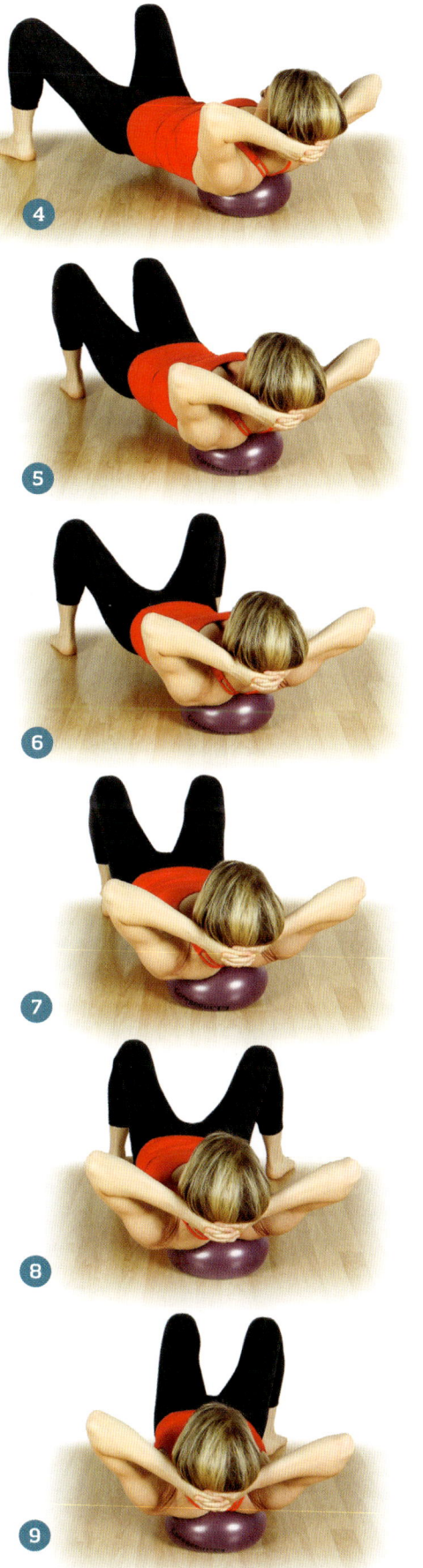

ReCheck:
Bauch-Brust-Atmen

- Bauch-Brust-Atmung anwenden und dabei eine Hand auf den Bauch, die andere auf die Brust legen.

- (1) Zuerst die Bauchdehnung spüren, (2) dann die Brustdehnung, wie bei einem großen Weichgewebe-Ballon, der vom unteren Ende des Rumpfs nach oben aufsteigt. Beim Ausatmen leeren sich beide Bereiche wieder.

- Die Hände heben und senken sich bei jedem Ein- und Ausatmen.

- 5–10 vollständige Atemzüge machen.

Nachspüren

1. Ist die Atmung nun tiefer?

2. Hat jetzt ein größerer Teil des Rückens Bodenkontakt?

3. Vervollständigen Sie diese Aussage: Ich fühle (mich) _____.

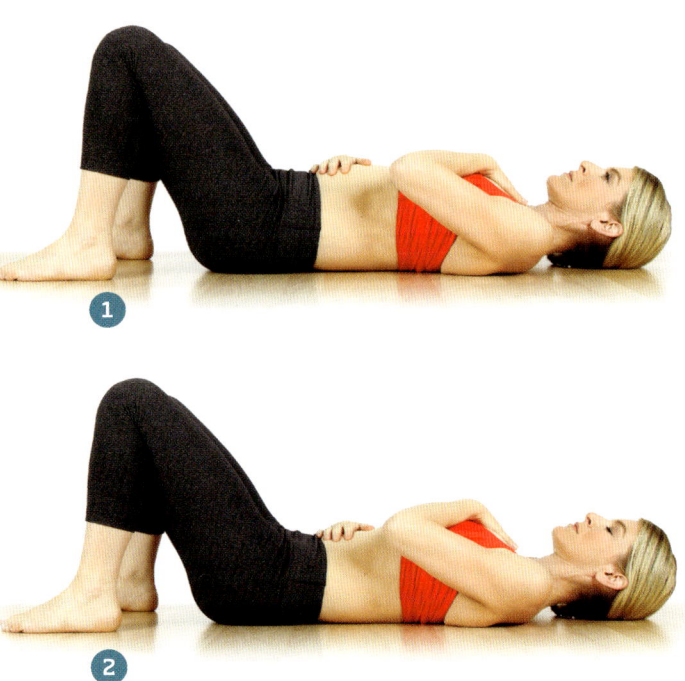

WIE LANGE SOLLTE EIN MOVE DAUERN?

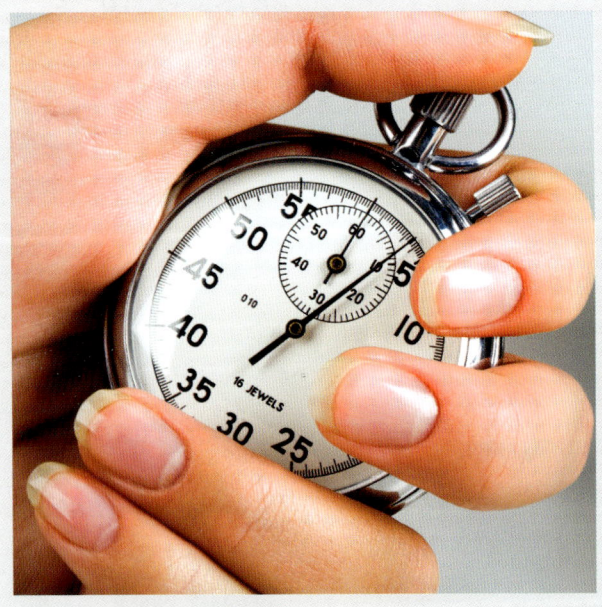

Bei manchen Bewegungsfolgen, oder Moves, geben ich eine Zeitdauer oder Wiederholungszahl an: »5–10 Atemzüge« oder »5–10-mal vor- und zurückrollen«. Es gibt hier keine Zeitformel, die allen gerecht wird, und letztendlich ist die auf dem Ball verbrachte Zeit immer individuell unterschiedlich, je nachdem, warum man rollt, wie lange Schmerzen schon bestehen und wie der eigene Zeitrahmen es erlaubt. Sie werden spüren, dass manche Punkte und Moves in kurzer Zeit erledigt sind. Andere wiederum brauchen Wochen intensiven Rollens. Meine »Lieblingsformel« kommt von Kelly Starrett:

»Rollen Sie so lange, bis Sie Veränderungen erzielen oder bis keine Veränderungen mehr passieren.«

Mit anderen Worten: Letztendlich entscheiden Sie selbst, wie lange Sie rollen.

Zorniges Narbengewebe: Eine Organspenderin näht sich wieder zusammen

Helen McAvoy, 56
Inhaberin von
»Balance in Motion«
North Windham, Connecticut

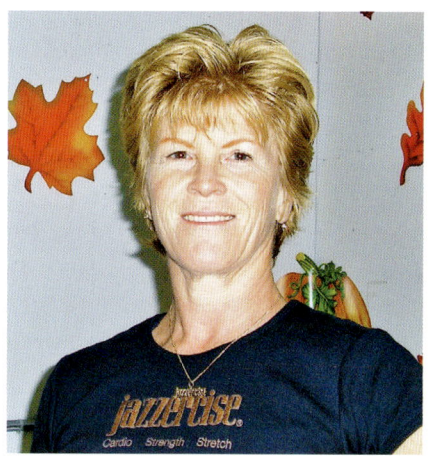

Helen vor ihrer Teil-leberspende.

Helen McAvoy ist eine 56-jährige Mutter zweier erwachsener Söhne, Inhaberin von »Balance in Motion« und seit 24 Jahren nachgefragte Jazzer-cise-Lehrerin. Vor Kurzem qualifizierte sie sich zur Yoga Tune Up-Kursleiterin. Sie unterrichtet im North Windham Jazzercise Center im US-Bundes-staat Connecticut. Helen ist ein regelrechtes Ener-giebündel. Sie strotzt vor Lebenskraft, und ihre positive Ausstrahlung inspiriert ihre Schüler, sich gesund zu halten und zu bewegen. Ich hatte das Glück, dass sie vor über einem Jahr meine Schülerin wurde. Sie wollte ihre Schmerzen angehen, die anfingen, ihr das Leben schwerzumachen.

Helen ist eine Menschenfreundin. Sie stellt das Glück anderer über ihr eigenes und folgt ihrem Herzen. Vor zwölf Jahren spendete sie für eine der Mitarbeiterinnen ihres Studios ein Organ.

»Cindy hatte seit Jahren Morbus Crohn. Dazu kam noch eine primär sklerosierende Cholangitis (PSC), die ihre Gallenwege angriff und sie stän-dig schwächte. Als ehemalige Krankenschwester erkannte sie die Abwärtsspirale, in der sie sich gesundheitsmäßig befand, und sie begann, nach einem Lebendspender für eine neue Leber zu suchen. Während Cindys monatelanger Nachfor-schungen und diesbezüglichen Reisen überlegte ich hin und her. Warum konnte ich nicht spenden? Ich war gesund, und ich spürte, dass dies etwas

war, was ich zu diesem Zeitpunkt meines Lebens tun sollte. Ich zweifelte keine Minute und würde auch heute wieder so entscheiden.

Cindy war besorgt, als ich ihr mein Angebot unterbreitete. Sie wusste, dass ich alleinerziehend war und ein eigenes Unternehmen führte. Sie sagte: ›Auf keinen Fall‹, und ich: ›Auf jeden Fall!‹ Es war also geklärt. Auch meine Blutgruppe passte. Im Frühjahr 2002 begannen wir und fuhren alle paar Wochen an die Universität von New York. Ich wurde vollständig durchgecheckt, um jegliche Krankheiten auszuschließen. Ein langer Termin drehte sich um die Vorgehensweise, inklusive der Gallenblasenentfernung sowie Details zu möglichen Komplikationen durch die lange Narkose. Auch eine ausführliche psychologische Untersuchung war dabei mit Fragen wie ›Wurden sie dazu gezwun-gen?‹, ›Wissen Sie, dass Sie sterben können?‹ etc.

Ich war alleinerziehend, ein Sohn war an der Highschool und der andere bereits außer Haus. Ich sprach mit beiden und mit meinem Exmann, der heute noch ein Freund ist. Ich redete auch mit meiner Familie; meine Schwestern waren wütend und dachten, ich könnte genauso gut von einer Brücke springen, doch mein Vater war wunderbar.

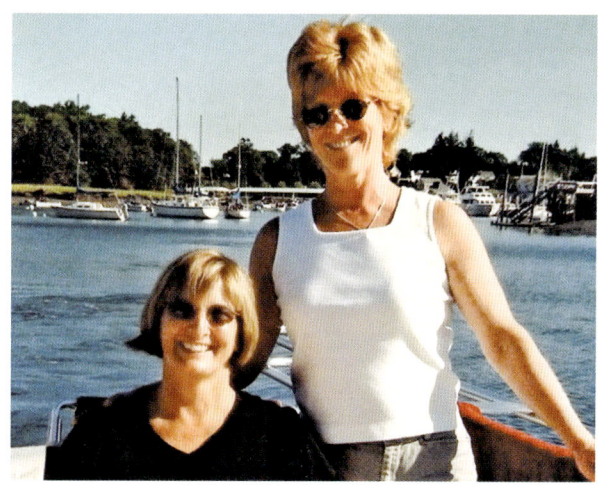

Lebenslang verbunden: Diese beiden *Roll Models* teilen sich eine Leber.

Freunde unterstützten mich, und meine ›Jazzercise-Familie‹ war komplett mit an Bord. Ich machte auch ein Testament ›für den Fall der Fälle‹. Doch eigentlich wusste ich, dass mir nichts passieren würde. Während dieser Zeit hielt ich weiterhin Kurse, führte das Unternehmen und kümmerte mich um meinen halbwüchsigen Sohn.

Die OP fand im September 2002 statt. Es ging alles gut, knapp unter zehn Stunden. Ich war zuerst dran, ein paar Stunden später folgte Cindy. Bei Cindy gab es ca. acht Stunden nach der OP Komplikationen, beinahe wäre sie gestorben, doch Gott sei Dank schaffte sie es!

Beim ersten Aufwachen war ich intubiert und musste nach ein paar Tagen mit einem Spirometer das Atmen üben, um meine Lungenfunktion wiederzuerlangen. Zuerst gelang das nicht, was mir fürchterlich Angst machte. Mein erster Gedanke war: Werde ich je wieder Jazzercise unterrichten können? Ich konnte nicht tief einatmen. Bauchschmerzen sind mir nicht fremd, allein wegen der ›Old School‹-Kaiserschnitte. Die 47 Klammern vom Brustbein bis zur rechten Hüfte waren allerdings eine neue Erfahrung. Nach zehn Tagen Krankenhaus kam ich heim, mit der Kanüle am unteren Ende des Schnittes. Einige Wochen später wurden die Klammern entfernt.

Weiter mit meiner Genesung: Ich wünschte, ich hätte damals schon die Erfahrung mit Yoga Tune Up gehabt! Aber ich bin sehr dankbar für das Wissen, das ich hatte, und ein sehr guter Freund, der Masseur war, half mir, die ›Gewebegeschichte‹ zu verstehen. Bewegung ist Medizin! Und natürlich Jazzercise! Es hielt mich in Bewegung, beim Twis-

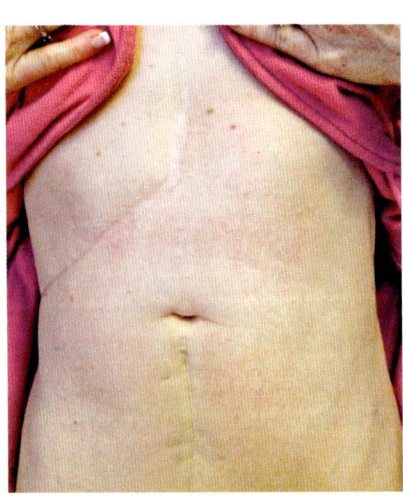

Helen hat eine ca. 29 cm lange Narbe von der Leberspende und eine zehn Zentimeter lange von zwei Kaiserschnitten.

ten, beim Tanzen … wenn auch minimal, am Anfang. Die Leber wächst nach, was ungefähr sechs Wochen dauert. Sie hatten etwa 60 Prozent des rechten Lappens entnommen, also wuchs der linke und füllte bald den ganzen Platz auf. Ich hatte eine Riesennarbe, fast 28 Zentimeter lang. Ich massierte den Schnitt selbst mit den Händen und Vitamin-E-Öl. Bis Thanksgiving war ich langsam wieder einsatzfähig: Ich gab eine Benefizstunde für die American Liver Foundation, noch im Schongang!

Wie hat das meinen Körper beeinflusst? Jill, allein dadurch, dass ich das schreibe, erkenne ich, dass ich meinem Körper in all den Jahren nie die Chance gab, sich neu zu synchronisieren. Nach der OP bin ich gleich wieder aufs Pferd gesprungen und half jedem um mich herum, unterrichtete und war Mutter. Jazzercise ist gut, wegen der Kameradschaft, und auch ein Segen, weil es mich in Bewegung hielt. Doch die emotionalen Dinge, die sich in mir angehäuft und verknüpft hatten, habe ich nie bearbeitet. Jetzt geht es also los. Ich stelle fest, dass ich, wenn ich nur sitze und mich nicht bewege, Probleme habe, durch verklebtes Narbengewebe. Das, was ich jetzt weiß, sagt mir, die verdammte Faszie steckt fest! Doch dank dir kann ich das ausrollen und lösen. Auch die Ausscheidung klappt nicht, wenn ich meinen Körper nicht bewege. Vor ein paar Jahren hatte ich bei Cindys Gastroenterologen meine erste Darmspiegelung. Er kam nicht ganz durch, wahrscheinlich wegen des verklebten Narbengewebes, vermutete er.

Meine Körperausrichtung ist definitiv aus der Balance geraten. Durch deine Arbeit konzentriere ich mich mehr darauf, da ich denke, dass die OP mich dazu brachte, unbewusst im ganzen Körper zu kompensieren. Skin Rolling links und rechts der Narbe hilft mir, das Gewebe zu durchwärmen und das Verspannungsgefühl zu lösen. Die Bälle entspannen auch die angrenzenden Körperbereiche darüber und darunter, die durch die Narbe verspannt sind. Das fühlt sich super an.

Die Narben beeinflussen unzweifelhaft meinen Körper. Ich habe ein Gefühl massiven Widerstands und mangelnder Körpersynchronisation, weil so viele Schichten meines Körpers durchschnitten und wieder zusammengenäht wurden. Manchmal fühle ich auch, dass meine Körpermitte ziemlich vom Rest meines Körpers gelöst ist, da sie sich durch all die OPs ›verirrt‹ hat. Es gibt auch viel ›emotionales‹ Narbengewebe, das sich auf mein Innerstes auswirkt. Ich besitze den festen Willen, mich davon zu erholen und wieder ›ganz‹ zu werden. Es klingt vielleicht etwas pathetisch … doch es kommt mir fast so vor, dass ich, obwohl ich aufgeschnitten wurde, um ein anderes Leben zu retten, dadurch selbst eine unglaubliche Chance erhielt, mein Leben wieder neu ›zusammenzuflicken‹. Und es fängt, fast wörtlich, damit an, dass ich mein eigenes Körpergewebe ›neu stricke‹. Es geht ziemlich tief, den eigenen Heilungsprozess und die darauffolgenden Kapitel komplett selbst zu steuern. Die Roll Model-Bälle geben mir das Werkzeug dazu.

Den Coregeous-Ball verwende ich fast täglich. Ich liege mit dem Bauch darauf und fange am Brustbein mit dem Querrollen an. Anschließend liege ich still und atme ruhig. Als Nächstes bewege ich den Ball nach unten, bis zum Lendenmuskelbereich. Dann rolle ich den Coregeous von Seite zu Seite. Im Zentrum der Bauchmuskeln bewege ich den Körper nicht und mache Bauchatmung, mit lang gehaltener Einatmung und anschließender Ausatmung. Ich schiebe den Coregeous auch in die schrägen Bauchmuskeln, wo der Großteil der verdammten Narbe liegt. Wenn ich mit dem Ball überall war, atme ich automatisch tiefer und gähne viel. Im Gähnen kommt ein weiteres Einatmen, als ob mein Körper darüber jubiliert, dass er sich weiter ausbreiten kann. Ich fühle eine unglaubliche Dehnung in den Rippen und Zwischenrippenmuskeln. Ich erkenne langsam, dass ich über all die Jahre nie mehr meine richtig tiefe Atmung wiedererlangt habe.

Während meiner letzten Jahresuntersuchung bei der Ärztin, die meine ganze Anamnese und die chronischen Beschwerden durch das Narbengewebe kennt, erzählte ich von Yoga Tune Up und wie es mir hilft, die Probleme zu lindern. Sie sagte: ›Fantastisch, ich sehe das Resultat. Machen Sie weiter, das bewahrt Sie definitiv vor Problemen mit verklebtem Narbengewebe.‹

Ich bin heute weitaus besser in der Lage, mich um meinen Körper zu kümmern, wenn ich auch noch viel zu lernen habe. Das letzte Jahr war für mich in vielerlei Hinsicht eine Zeit des Erwachens. Yoga Tune Up ist wunderbar; es gibt mir die Möglichkeit, an meinem Körper zu arbeiten, meine

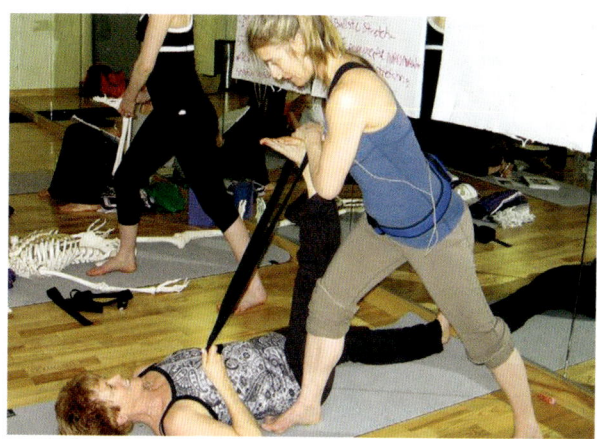

Helen erhält von mir eine Dehnung des tiefen Hüftgewebes bei einer Yoga Tune Up-Ausbildung.

Anatomie kennenzulernen und dieses Wissen an meine Kursteilnehmer weiterzugeben.«

Helen tat das Größtmögliche für ihre Freundin: Sie opferte aus freien Stücken ihren gesunden, lebenden Körper und ihr Innerstes für jemanden, den sie kennt und liebt. Dadurch fand sie heraus, wer sie wirklich ist, und lernte das Potenzial ihres Körpers kennen, auf eine ganz neue Weise wieder zu wachsen und zu heilen. Sie ist ein echtes Roll-Model-Vorbild.

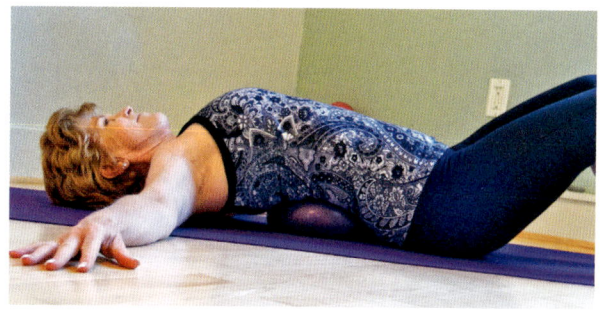

» **Während meiner letzten Jahresuntersuchung bei der Ärztin, die meine ganze Anamnese und die chronischen Beschwerden durch das Narbengewebe kennt, erzählte ich von Yoga Tune Up und wie es mir hilft, die Probleme zu lindern. Sie sagte: ›Fantastisch, ich sehe das Resultat. Machen Sie weiter, das bewahrt Sie definitiv vor Problemen mit verklebtem Narbengewebe.‹ «**

– Helen McAvoy

Sequenzen für den unteren Körperbereich

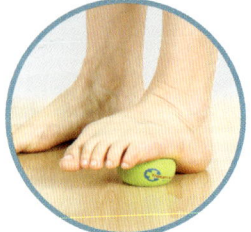

Sequenz 2: Fußsohlen-SOS

Übungs-Setup

Roll Model-Bälle:
Original YTU oder PLUS
Stuhl oder Wand

EmbodyMap

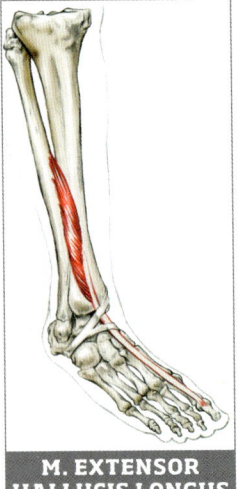

M. EXTENSOR HALLUCIS LONGUS

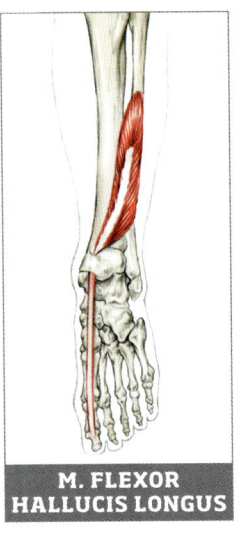

M. FLEXOR HALLUCIS LONGUS

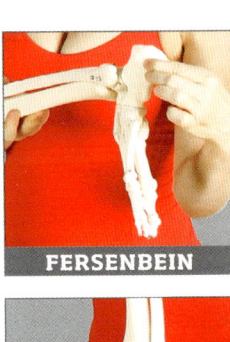

FERSENBEIN

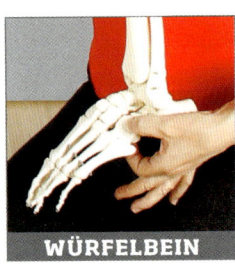

WÜRFELBEIN

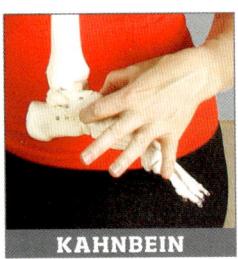

KAHNBEIN

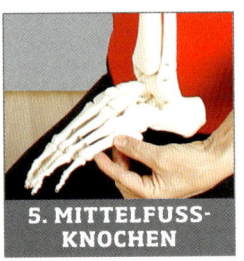

5. MITTELFUSS-KNOCHEN

1. MITTELFUSS-KNOCHEN

Basis-Ball-Stopps

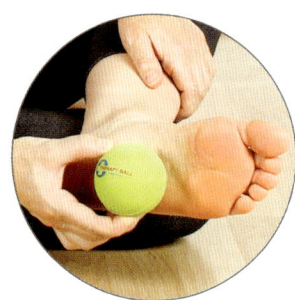

Fußgewölbe

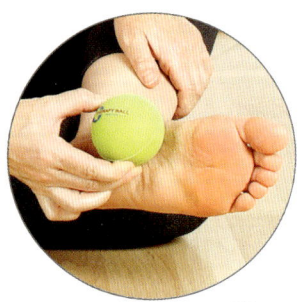

Inneres Fußgewölbe

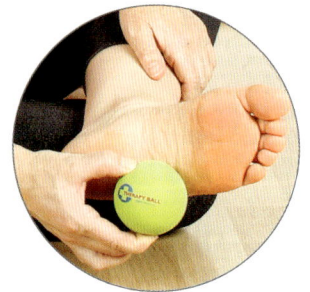

Äußeres Fußgewölbe

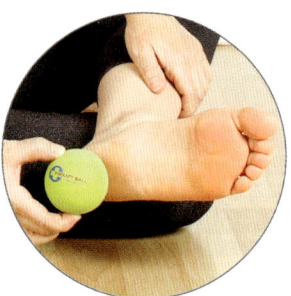

Ferse

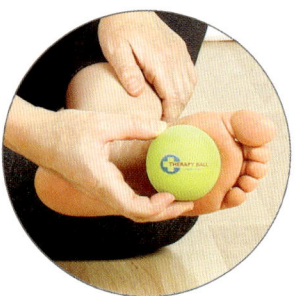

Fußballen

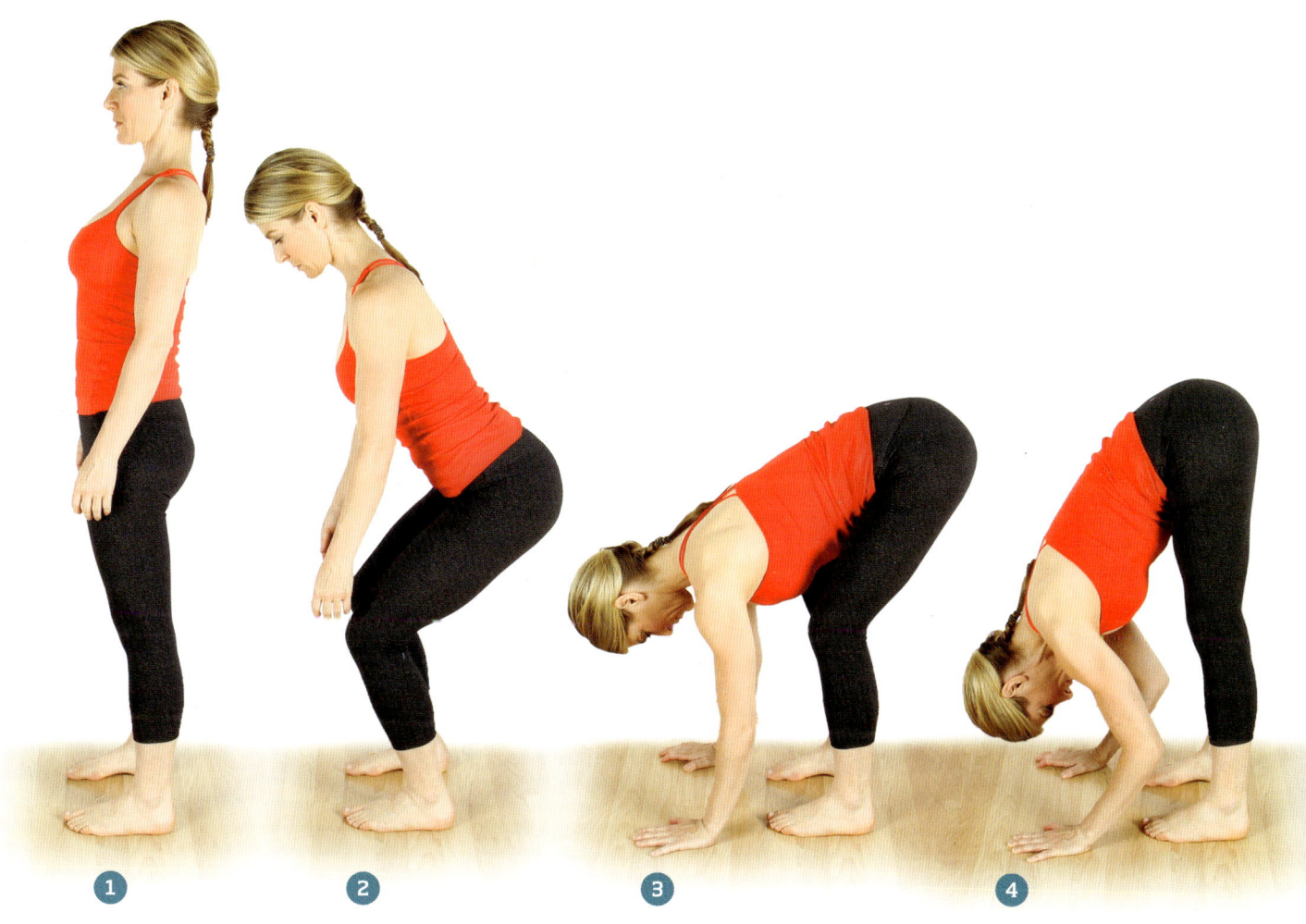

1 2 3 4

Check-In: Vorwärtsbeuge

- **(1)** In korrekter Haltung aufrecht hinstellen (siehe Seite 84).

- **(2)** Die Körpermitte anspannen, um die Wirbelsäulenbewegung einzugrenzen. Aus dem Becken nach vorne beugen; über die Oberschenkelknochen abrollen.

- **(3)** Je nach Dehnbarkeit der hinteren Oberschenkelmuskeln die Handflächen auf dem Boden, einem Stuhl oder an der Wand auflegen. Dabei sollte die Wirbelsäule gerade bleiben. (Meine

Wirbelsäule ist hier zu rund. Ich hätte die Hände auf einem Stuhl ablegen sollen!)

- **(4)** Jetzt kurz die Beine durchstrecken, um die Dehnung auf der Rückseite von Oberschenkeln, Knien oder Waden zu spüren.

- 2–3 Bauch-Brust-Atemzüge machen. Wahrnehmen, ob sich ein Oberschenkel hinten verspannter anfühlt als der andere. Dann mit geradem Rücken aufrichten.

Roll-Sequenz

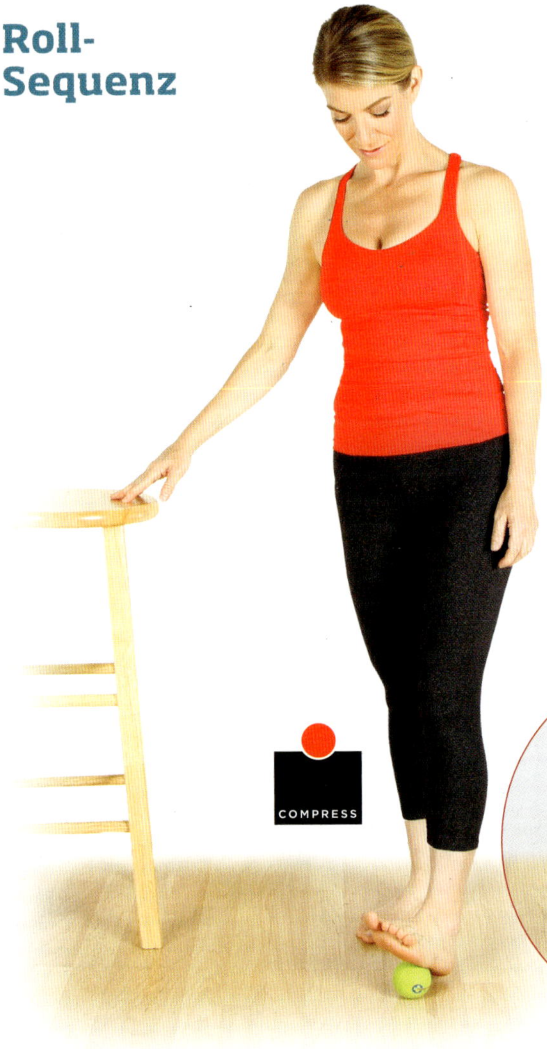

FUSSGEWÖLBE QUEREN

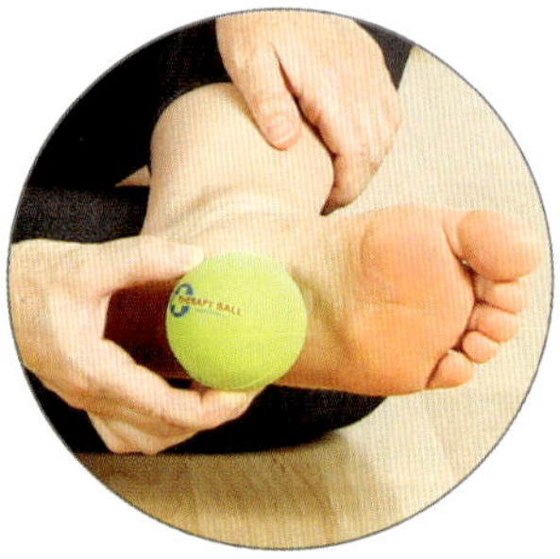

Übung 1:

- **(1)** Neben einen Stuhl, Hocker oder die Wand stellen und mit einer Hand daran abstützen. **(2)** Mit dem linken Fußgewölbe auf den Ball treten, sodass er sich in der Mitte der Sohle einschmiegt. Die Ferse bleibt dabei am Boden.

- 5–10-mal bauchatmen und den Fuß in den Ball einsinken lassen.

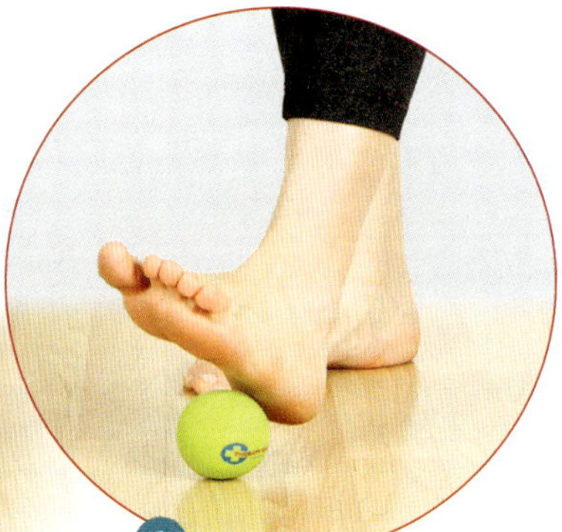

COMPRESS

1

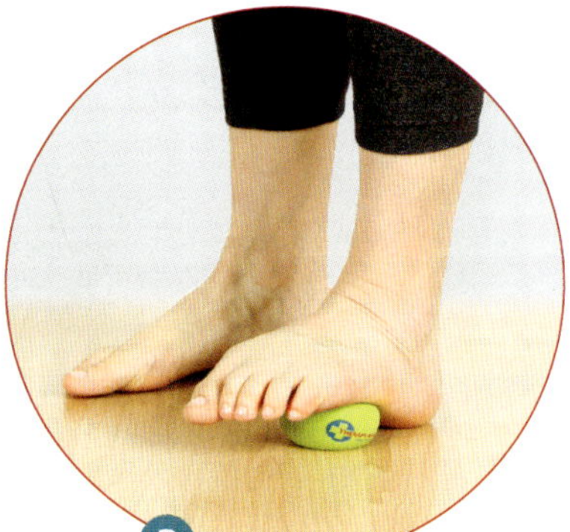

2

Übung 2:

Fußgewölbe und Plantarfaszie quer bearbeiten: Das Sprunggelenk 10-mal quer über den Ball bewegen (nach außen und innen) kippen und in der Bewegung den Ball zusammendrücken.

XFIBER

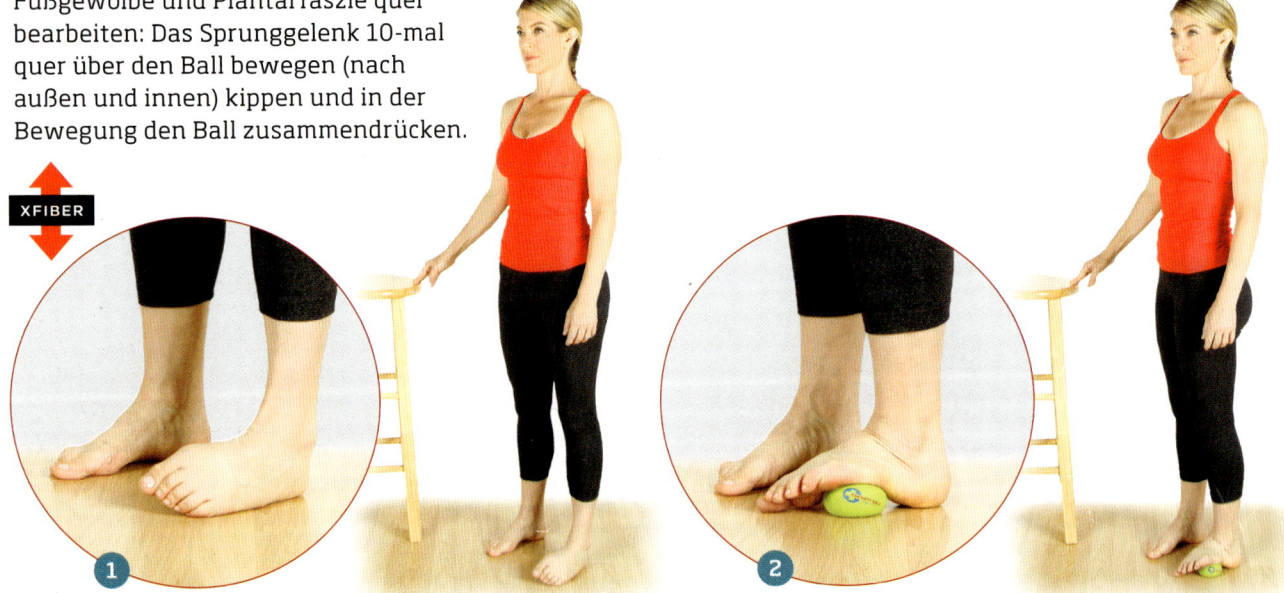

1

2

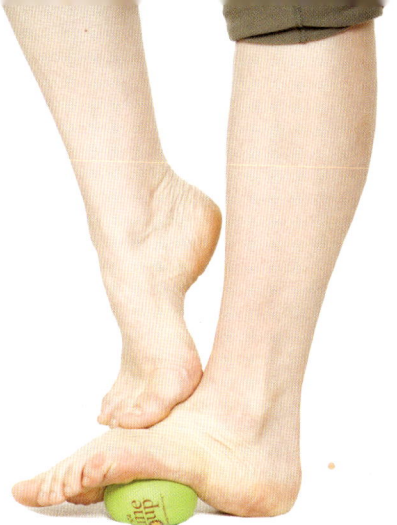

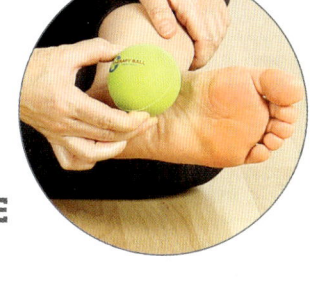

INNENGEWÖLBE STÜTZEN

- **(1)** Den Ball neben der Fußinnenkante unter dem höchsten Punkt des Fußgewölbes platzieren. Hier trifft der erste Mittelfußknochen auf das Kahnbein.

- **(2)** Den Ball mit verstärkter Kompression zusammendrücken und **(3)** den Ball dabei nach links schieben, sodass er die Haut mitzieht und kräftig über das innere Fußgewölbe schert.

- Den Ball zurücksetzen und die Übung 2-5-mal wiederholen.

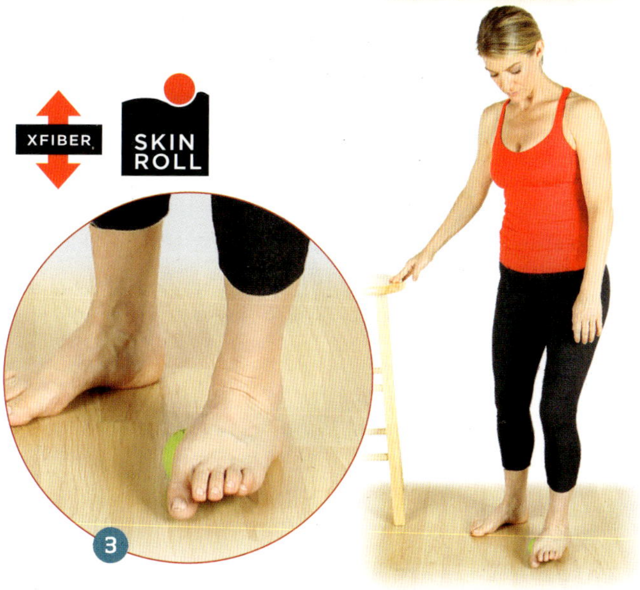

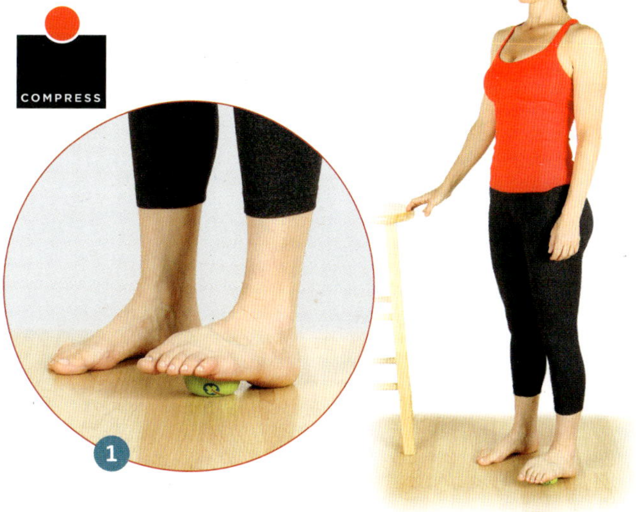

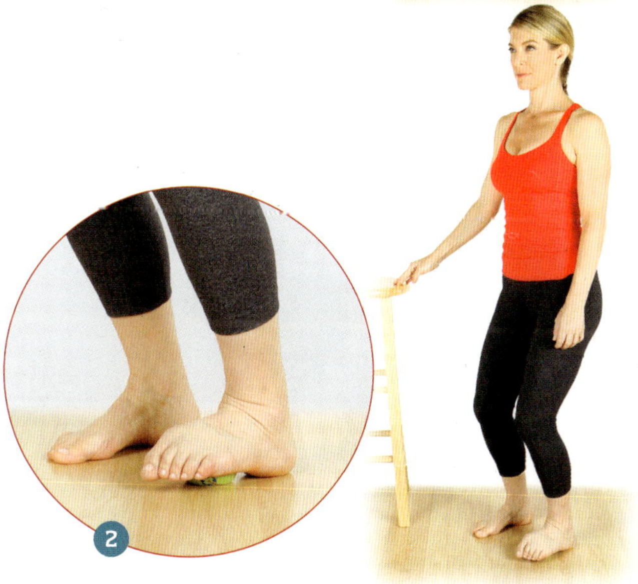

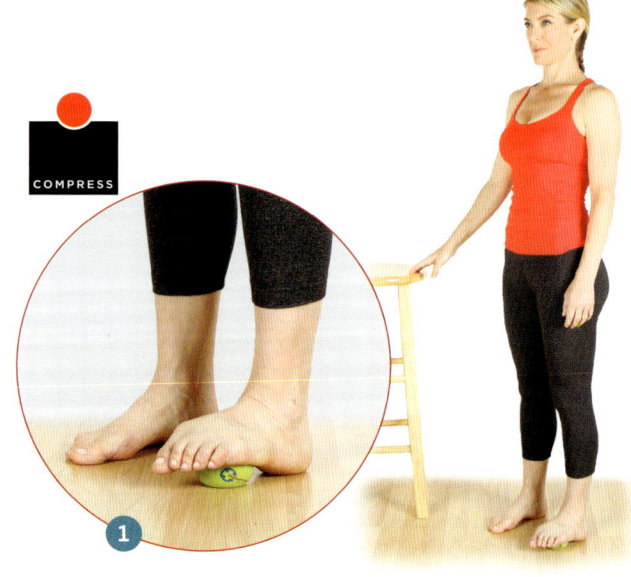

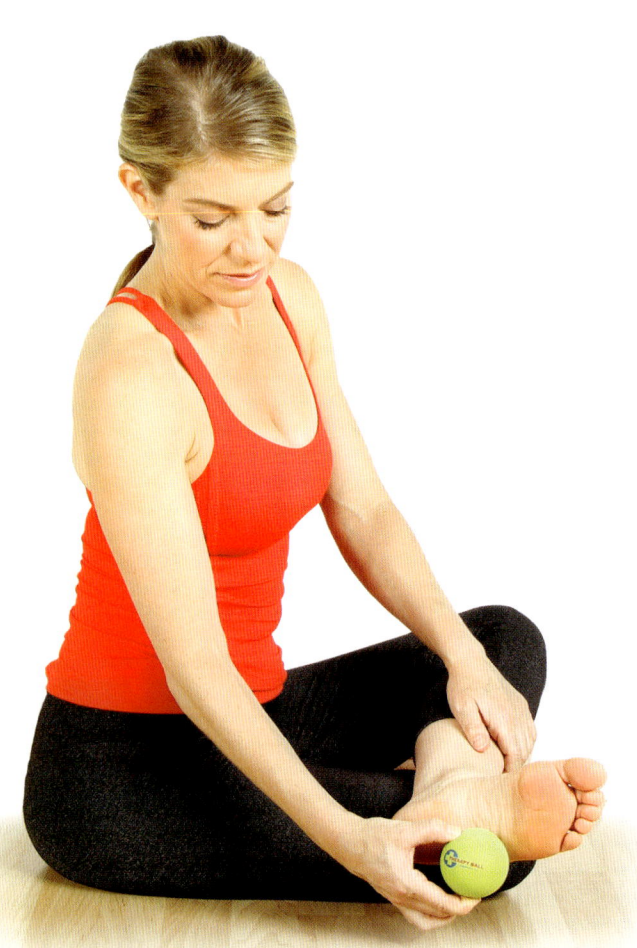

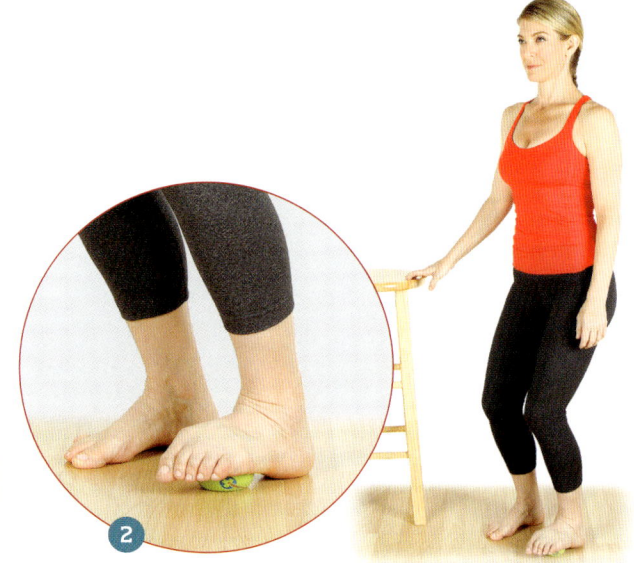

AUSSENGEWÖLBE STÜTZEN

- **(1)** Den Ball unter der Fußaußenkante platzieren und fixieren. Die Übung zielt auf den fünften Mittelfußknochen und das Würfelbein.

- **(2)** Den Ball mit verstärktem Druck zusammenpressen und **(3)** den Ball dabei nach rechts schieben, sodass er die Haut mitzieht und kräftig über das äußere Fußgewölbe schert.

- Den Ball zurücksetzen und die Übung 2–5-mal wiederholen.

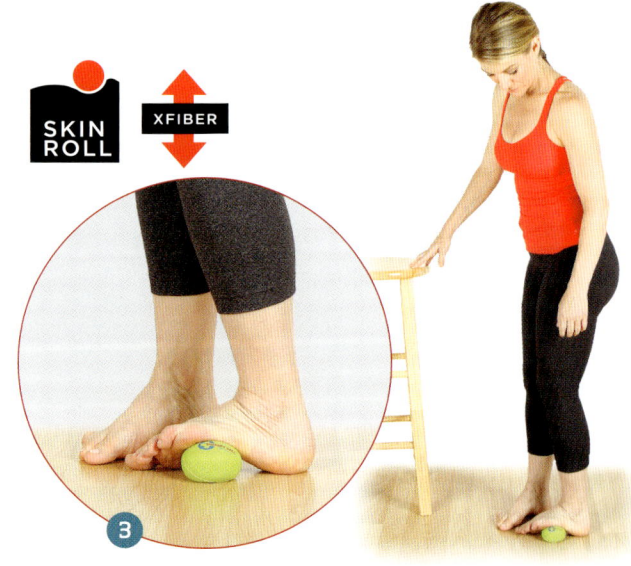

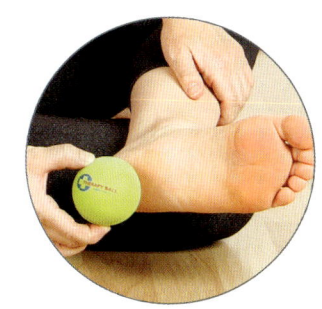

FERSEN-
MASSAGE

Den Ball zurück auf das Fersenbein rollen und die Zehen fest auf den Boden drücken. Das Körpergewicht auf den Ball verlagern und mit der Ferse rasch seitlich über den Ball queren, als ob er Haut von der Fußsohle abschaben sollte. 30 Sekunden lang ausführen.

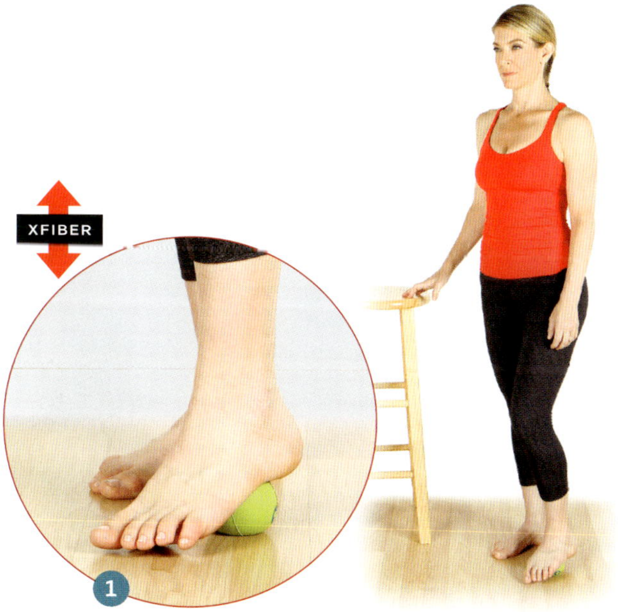

XFIBER

1

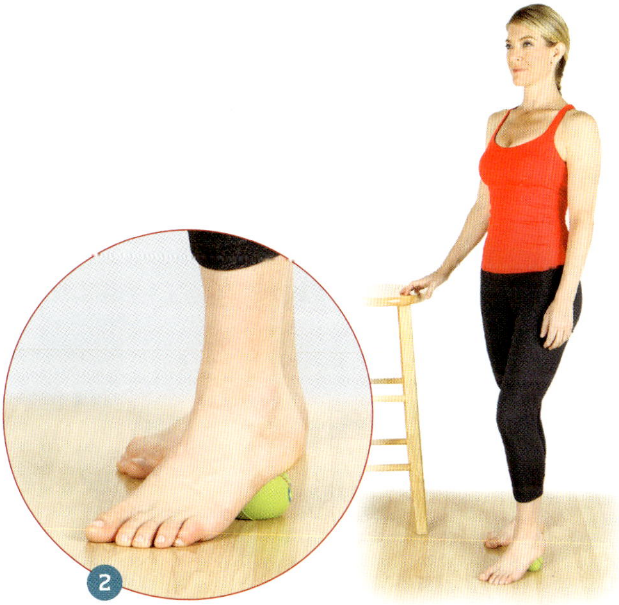

2

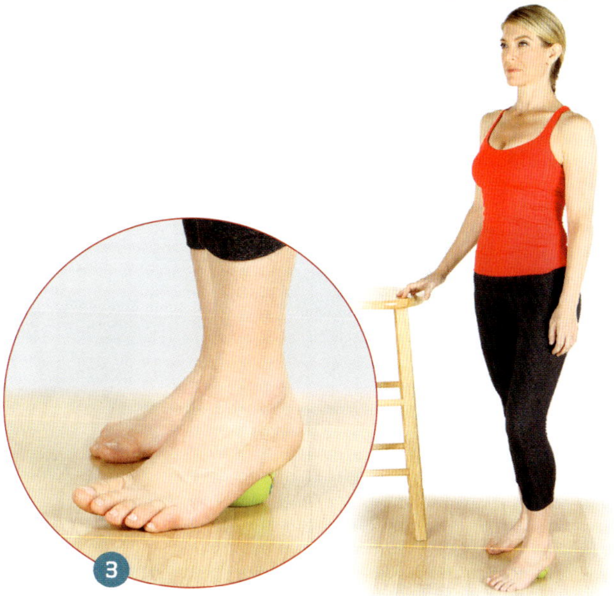

3

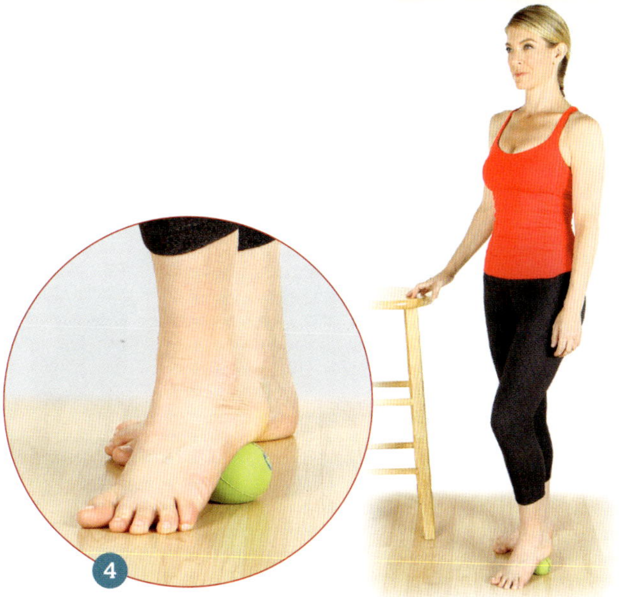

4

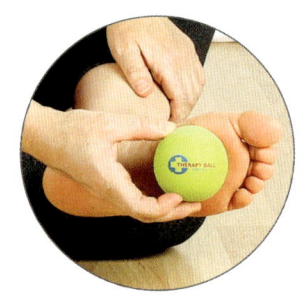

ZEHBEWEGUNG

Übung 1:

(1) Den Ball in den Fußballen drücken – das ist das Quergewölbe des Fußes. Den Ball 10-mal über den Fußballen queren. Das kippt das Fußgelenk nach innen und außen (2–3) und hilft den langen Knochen im Fuß, sich auseinander-zuspreizen.

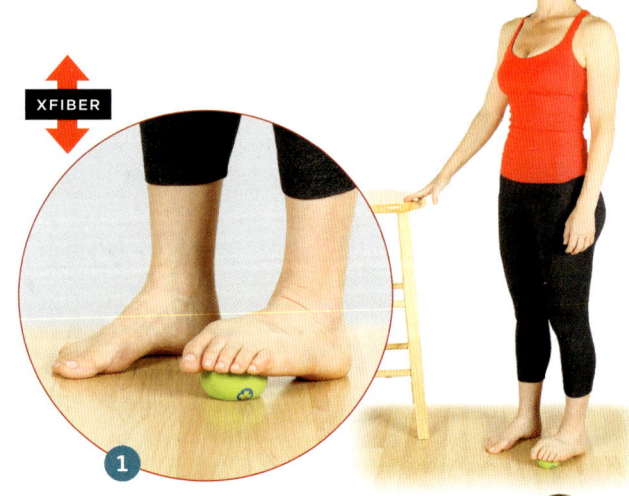

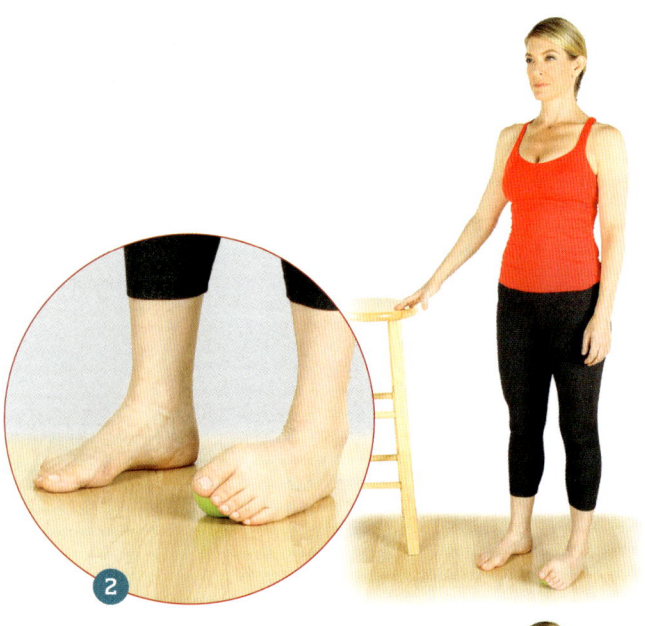

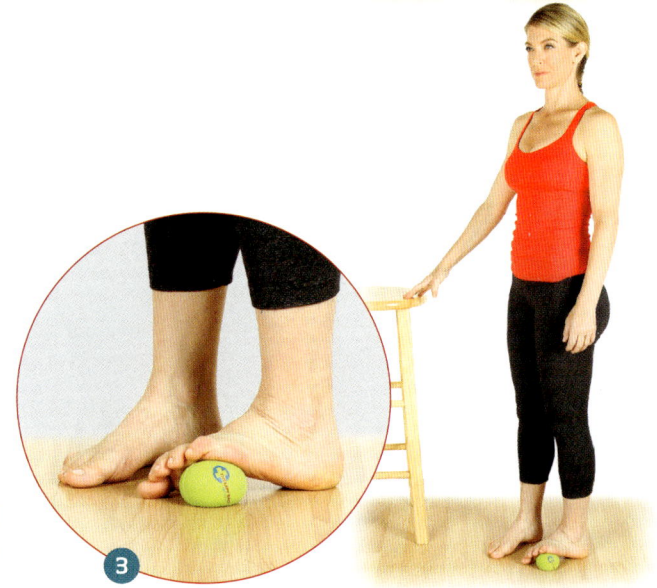

Übung 2:

- (1–2) Die Zehen in den Ball drücken, dabei eine »Fußfaust« machen. Dann (3) den Vorfuß spreizen und die Zehen vom Ball heben. 5-mal wiederholen.

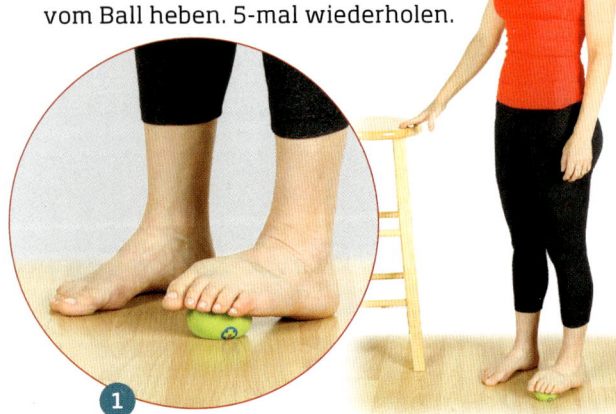

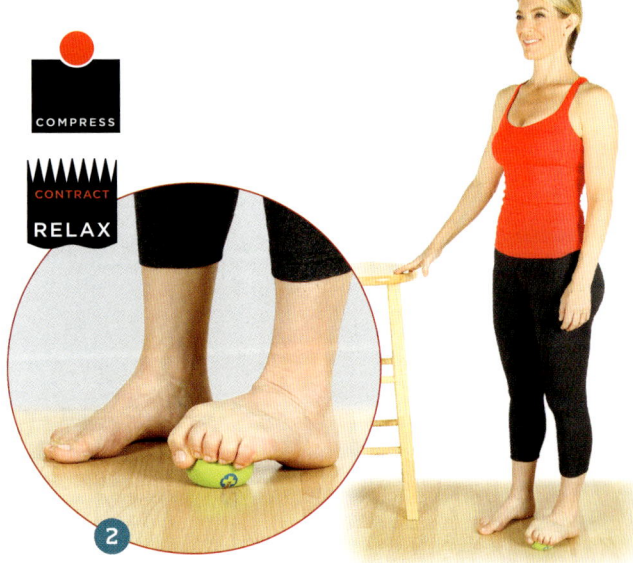

- **(4)** Alle Zehen in den Ball drücken, dann versuchen, nur den großen Zeh zu bewegen: Den Zeh beugen und strecken, ohne die anderen Zehen zu bewegen. 5–10-mal wiederholen.

PIN&STRETCH

3

4

COMPRESS

SKIN ROLL

1

2

Übung 3:

(1) Mit dem linken Vorfuß den Ball fest umschließen und **(2)** den rechten Fuß daraufstellen. **(3)** Die rechte Sohle fest in den linken Fuß einmassieren und dabei die Haut stark verwinden und scheren, als ob man einen Strumpf abstreift. So lange ausführen, bis auf dem ganzen linken Fußrücken eine angenehme Wärme zu spüren ist.

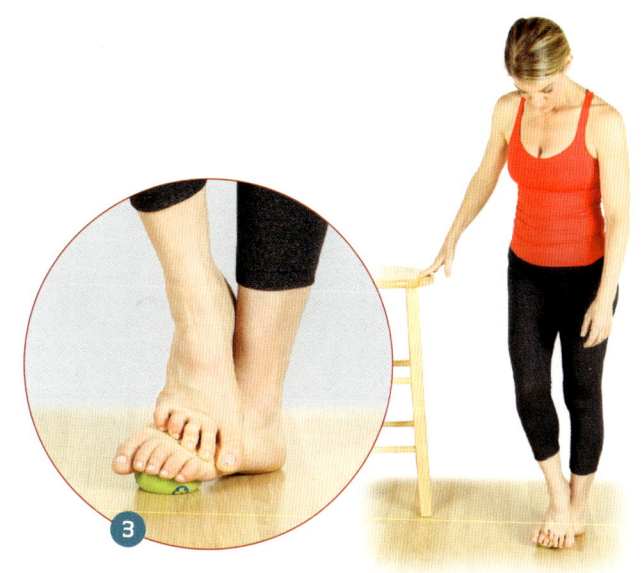

3

Übung 4:

Den Ball in die Mitte des Fußes zurückschieben
und ein paarmal längs über die Fußsohle streifen.

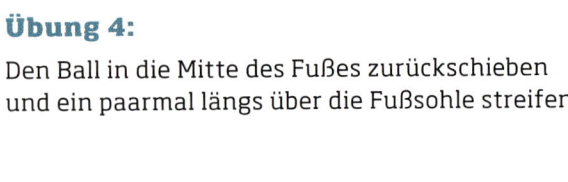

STRIP

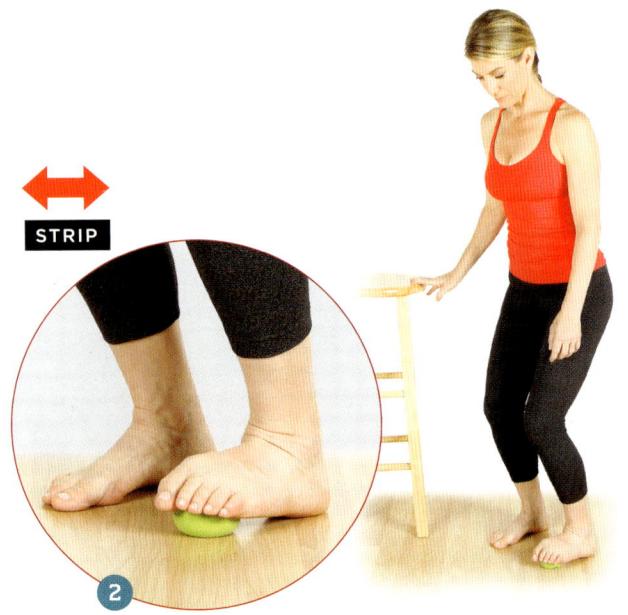

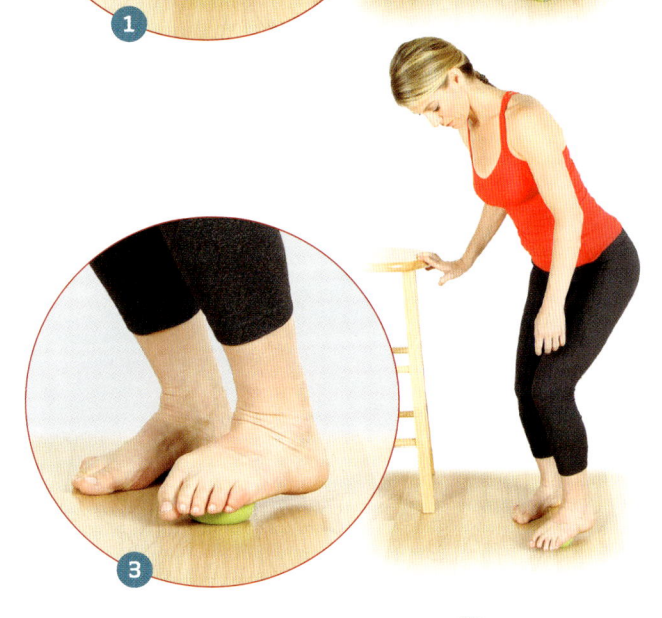

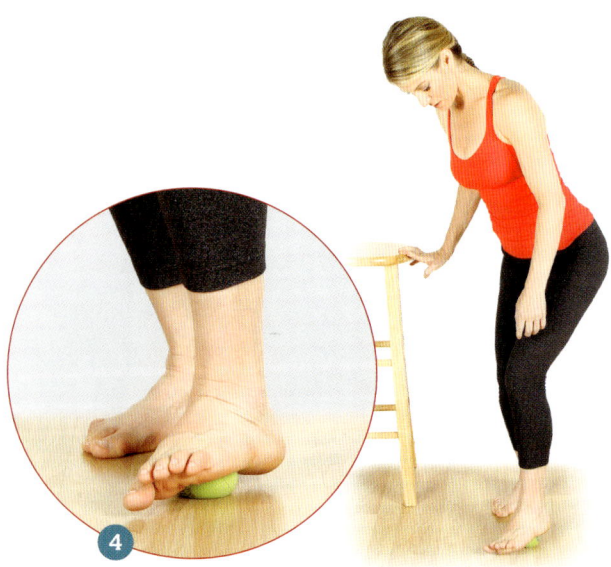

Wenn die Sequenz mit einem Fuß beendet ist, den ReCheck machen.

ReCheck: Vorwärtsbeuge

- **(1)** In korrekter Haltung aufrecht hinstellen (siehe Seite 84).
- **(2)** Die Körpermitte anspannen, um die Wirbelsäulenbewegung zu begrenzen. Vom Becken aus nach vorne beugen; über die Oberschenkelknochen abrollen.

- **(3)** Je nach Dehnfähigkeit der hinteren Oberschenkelmuskeln die Handflächen auf dem Boden, einem Stuhl oder an der Wand auflegen. Dabei versuchen, die Wirbelsäule gerade zu lassen. (Meine Wirbelsäule ist hier leider zu rund; Ich hätte die Hände auf einem Stuhl ablegen sollen!) **(4)** Jetzt kurz die Beine durchstrecken, um die Dehnung auf der Rückseite von Oberschenkel, Knie oder Waden zu spüren.
- 2 – 3 Bauch-Brust-Atemzüge machen. Wahrnehmen, ob sich die gerollte Seite weniger eingeschränkt anfühlt als die andere.
- Mit geradem Rücken aufrichten.
- Die Sequenz mit dem anderen Fuß wiederholen.

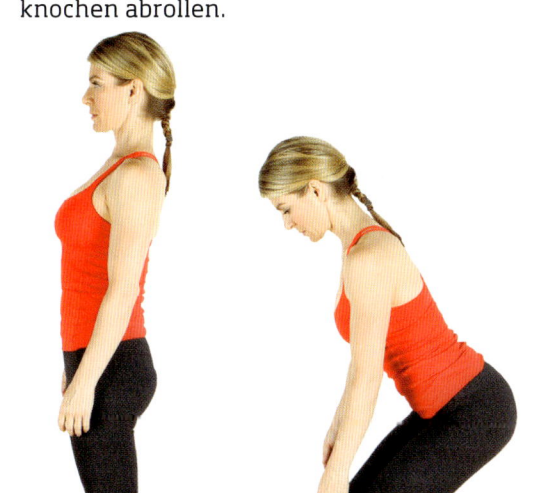
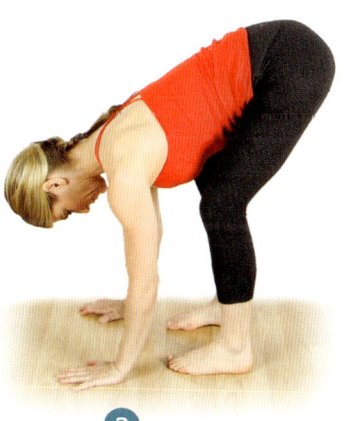
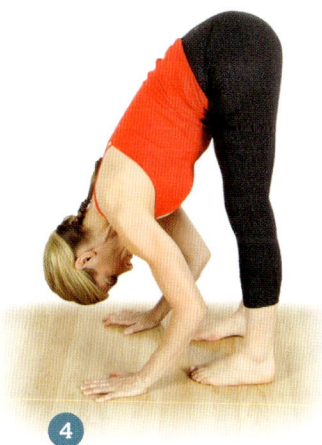

① ② ③ ④

Wiederholen Sie den ReCheck, nachdem Sie die Sequenz mit dem anderen Fuß ausgeführt haben. Fühlen sich jetzt beide Beinrückseiten geschmeidiger an? Dieser ReCheck hilft dem Körper, das Prinzip der Vernetztheit aller Faszien zu verstehen. Die Muskeln von Waden, Oberschenkelrückseiten, Gesäß und Rücken bilden mit den Faszien der Fußsohlen ein zusammenhängendes Ganzes. Sie teilen sich im Grunde die gleiche »Naht« oder Faszienzuglinie des Rückens. Von dem örtlich begrenzten Ausrollen des Fußbereichs profitieren auch alle Gewebe darüber.

Nachspüren

1. Fühlen sich die Füße breiter, flacher oder gewölbter an?
2. Fühlt sich die Körperhaltung jetzt anders an?
3. Vervollständigen Sie diese Aussage: Ich fühle (mich) _____.

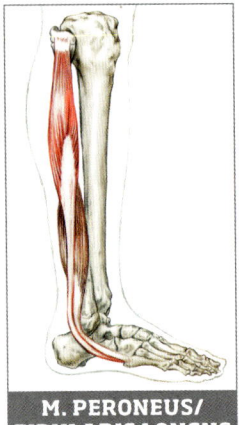

Sequenz 3: Sprunggelenk- & Unterschenkel-Freude

EmbodyMap

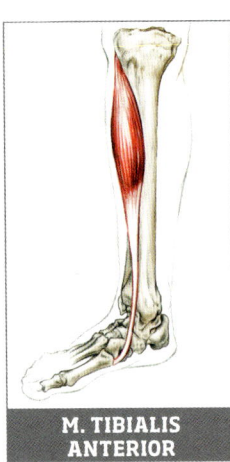

M. PERONEUS/ FIBULARIS LONGUS

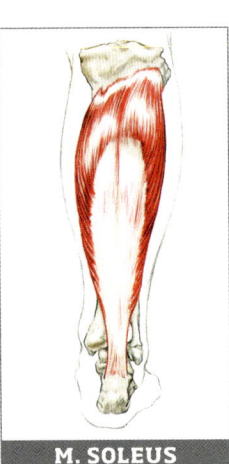

M. TIBIALIS ANTERIOR

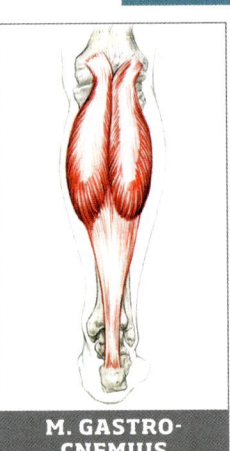

M. SOLEUS

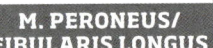

M. GASTRO-CNEMIUS

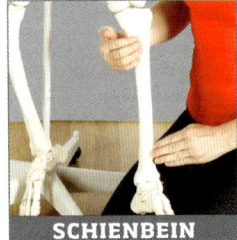

SCHIENBEIN

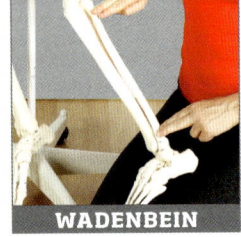

WADENBEIN

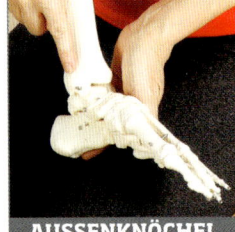

AUSSENKNÖCHEL

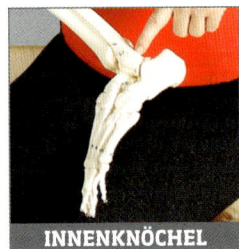

INNENKNÖCHEL

Basis-Ball-Stopps

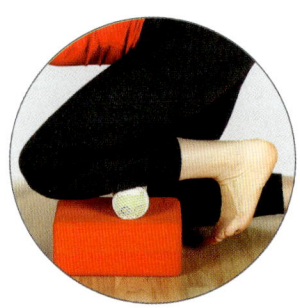

Schienbein

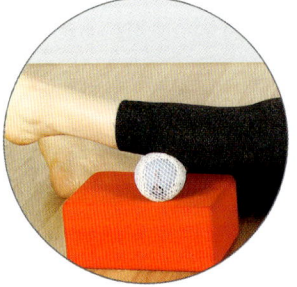

Wade

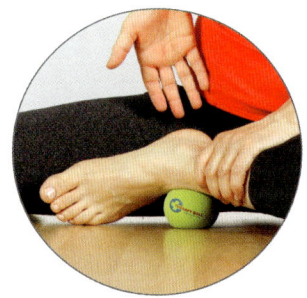

Innen- und Außenknöchel des Sprunggelenks

Check In:
Fersensitz mit Elastikband

- **(1)** Ein Elastikband oder einen Elastikgurt um die Sprunggelenke wickeln und **(2)** wie eine Elastikbinde stramm ziehen (nicht zuknoten oder zuschnallen). **(3 – 4)** Die Unterschenkel unter dem Körper abwinkeln und die Füße in Dorsalflexion aufstellen. Auf die Fersen setzen. Das Band so eng wie möglich zuziehen. Falls der Druck auf Füße und Sprunggelenke nicht auszuhalten ist, nach vorne lehnen und die Hände auf dem Boden ablegen, um den Druck zu mindern. Bei schmerzenden Ballenzehen (Halux valgus) ein weiches Handtuch zwischen die Füße klemmen. Falls die Knie zu sehr belastet sind, ein Handtuch- oder eine Deckenrolle unterschieben.

- **(5)** 5 – 10 Bauch-Brust-Atemzüge machen.

- **(6 – 7)** Die Füße mit Fußrücken und Sprunggelenk strecken (Plantarflexion). Das Elastikband wieder festziehen, falls die Innenknöchel auseinandergerutscht sind.

- 5 – 10 Bauch-Brust-Atemzüge machen.

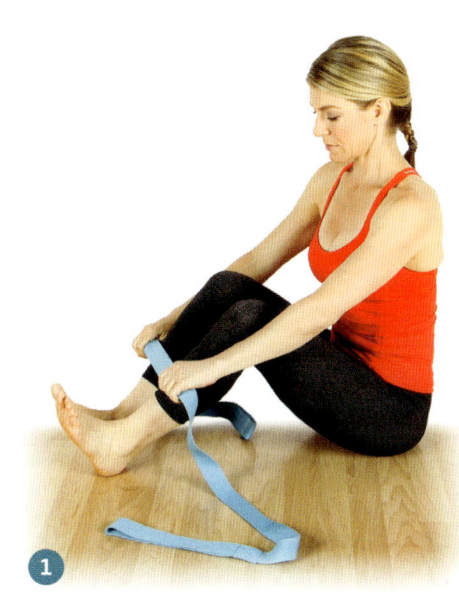

1

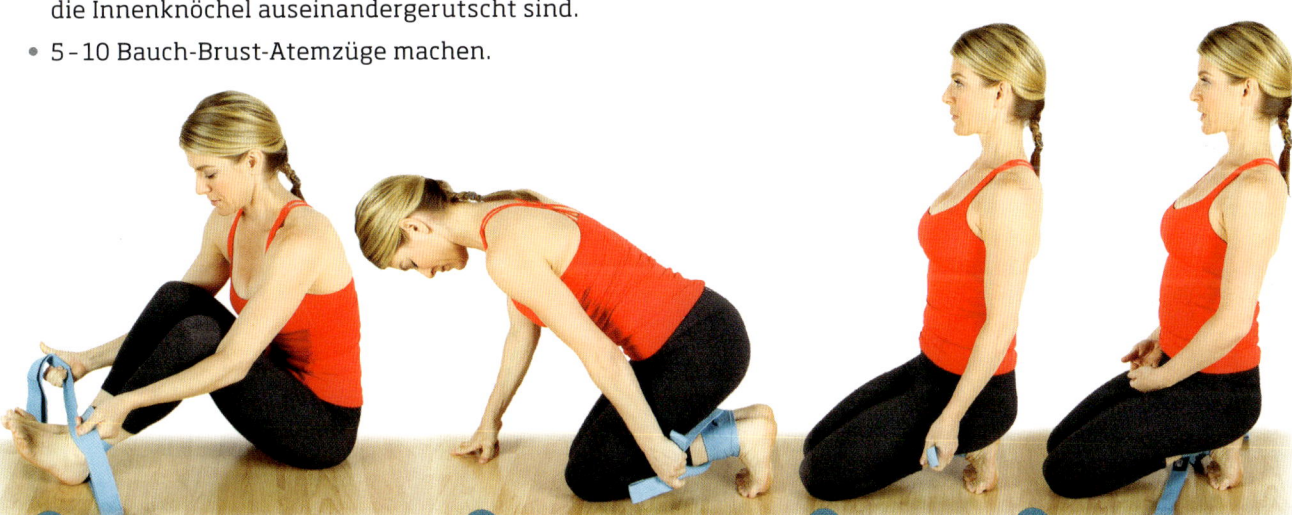

2   **3**   **4**   **5**

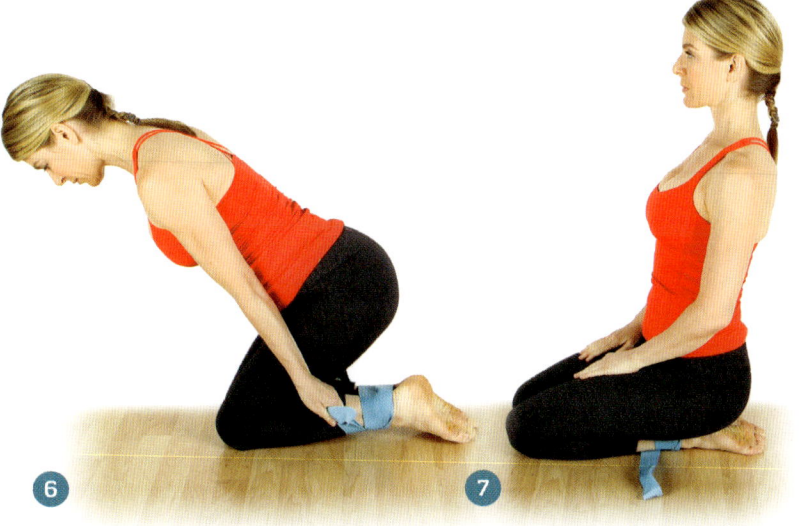

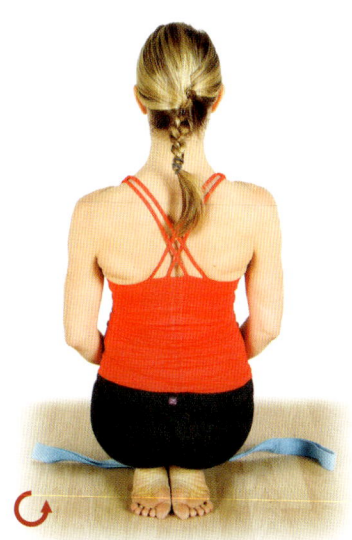

6   **7**

Roll-Sequenz

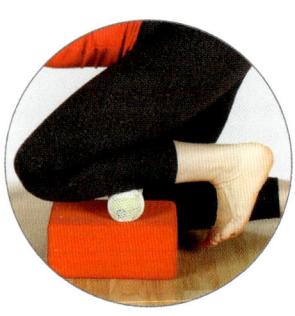

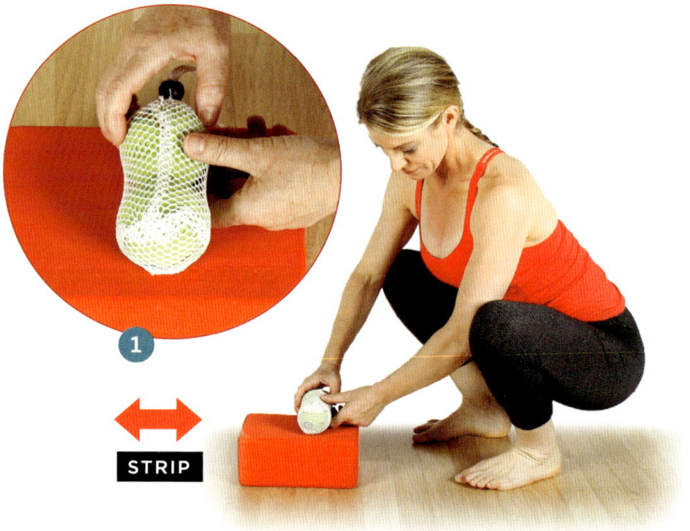

SCHIENBEIN-ROLLEN

Übung 1:

(1) Zwei Bälle im Beutel auf einen Yoga-Block, auf eine Matte oder eine andere rutschfeste Unterlage legen. (2) Das linke Schienbein zwischen den Bällen platzieren. (3 – 4) Ab dem Knie bis kurz über das Sprunggelenk zwischen den Bällen vor- und zurückrollen, um die Schienbeinvorderkante und den Wadenbeinmuskel längs zu massieren.

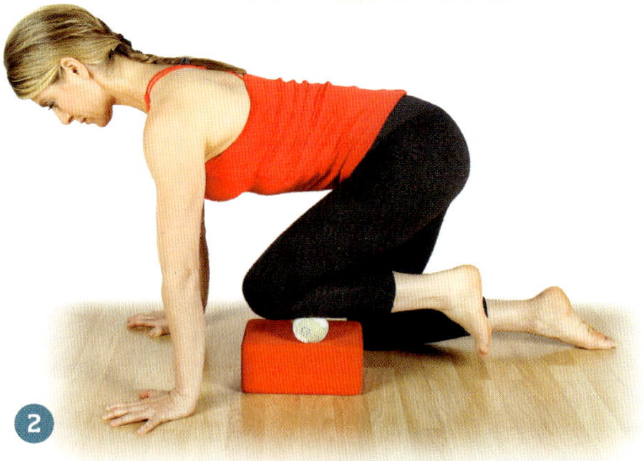

STRIP

1

2

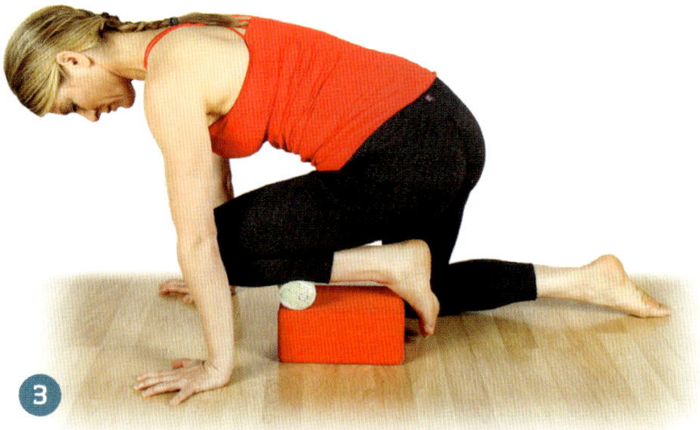

3

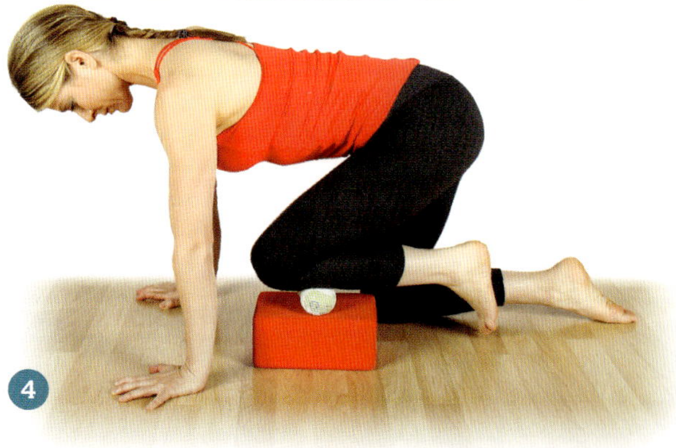

4

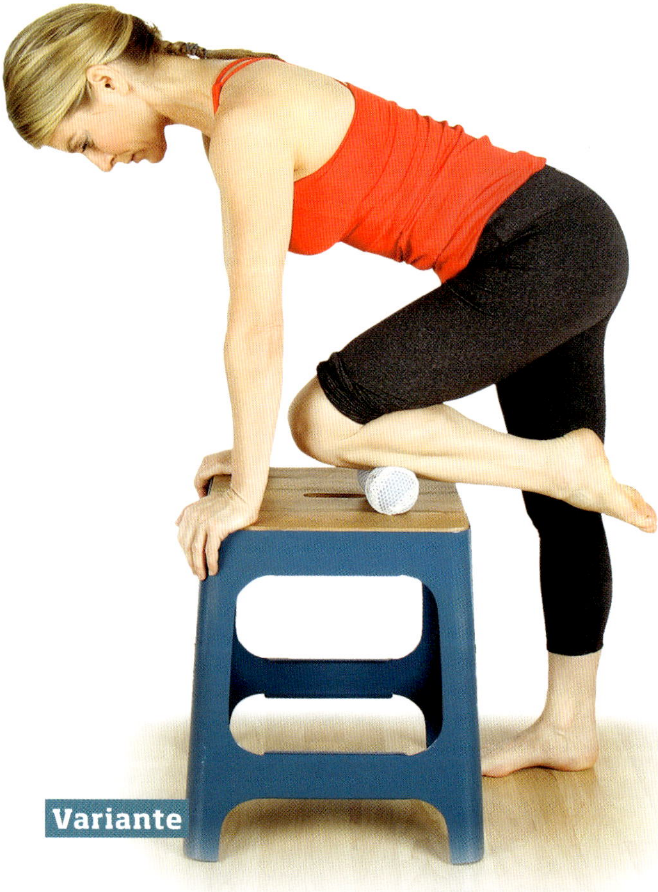

Variante

Übungen 2–3:

- (1) Das Schienbein im oberen Bereich fest zwischen den Bällen verankern. (2–3) Den Fuß strecken und beugen (Plantar- und Dorsalflexion). (4–6) Das Sprunggelenk kreisen.

- Die Bälle in die untere Schienbeinhälfte rollen und wiederholen.

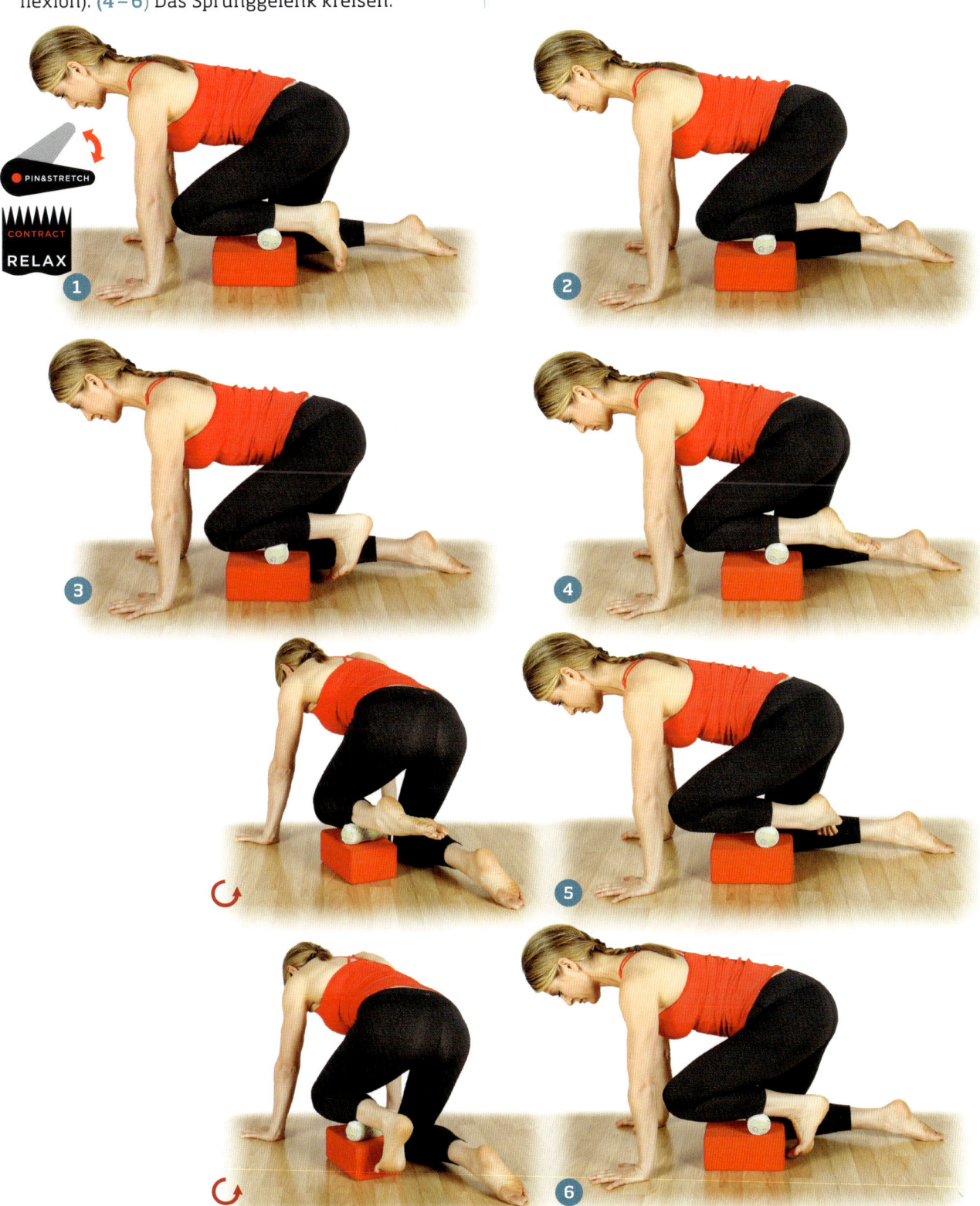

Übung 4: Ball-Schraube

(1) Einen Punkt am Schienbein wählen, der gerade ein Verwinden benötigt. **(2)** Das Körpergewicht darauf verlagern und das rechte Schienbein zusätzlich über die linke Wade legen. **(3 – 6)** Den unteren Körperbereich drehen, um das Ball-Paar tief in das Weichgewebe zu arbeiten. Von Zeit zu Zeit pausieren und das linke Sprunggelenk mobilisieren. Eine andere Stelle wählen und wiederholen.

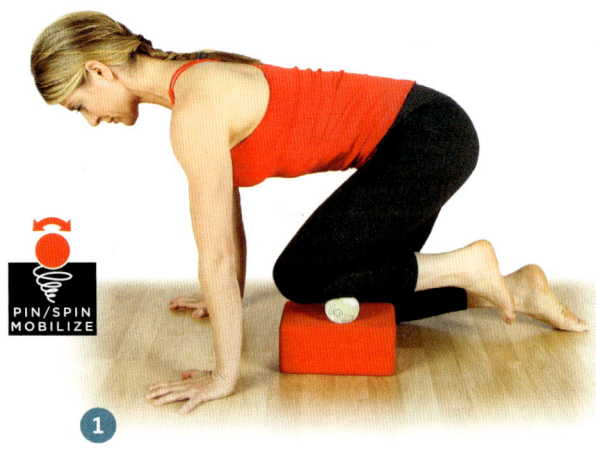

PIN/SPIN
MOBILIZE

1

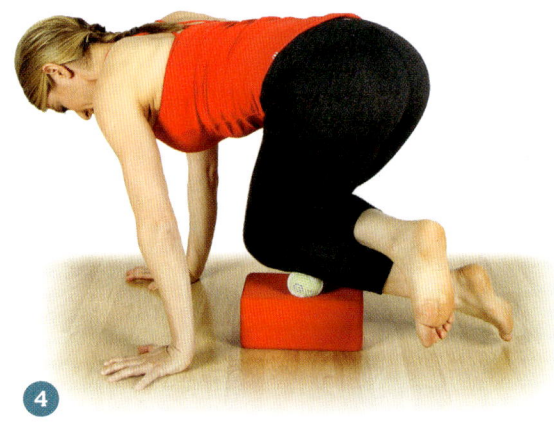

4

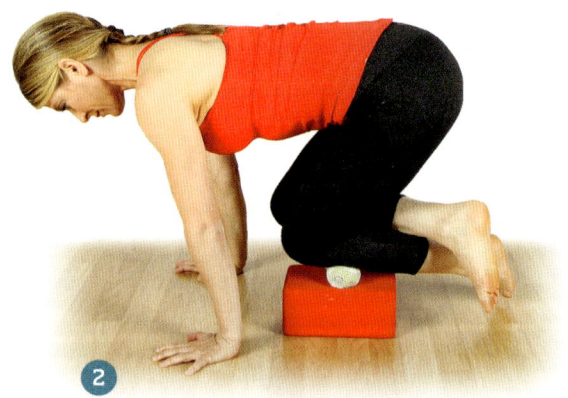

2

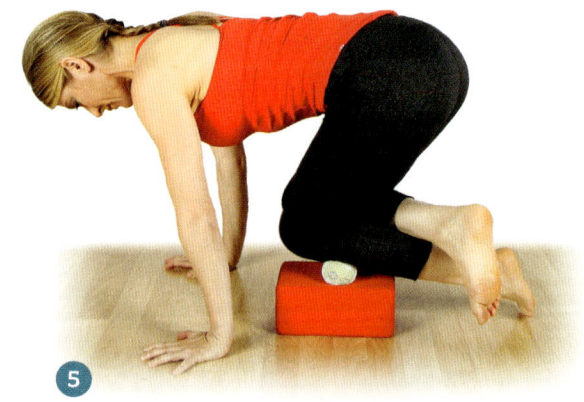

5

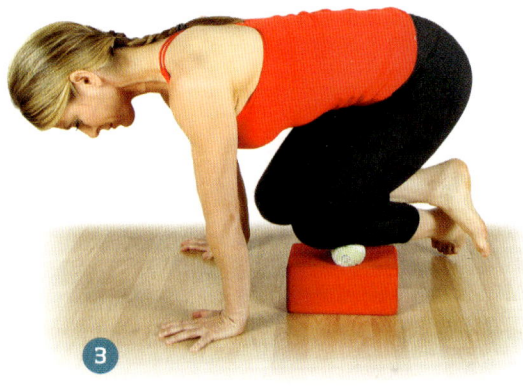

3

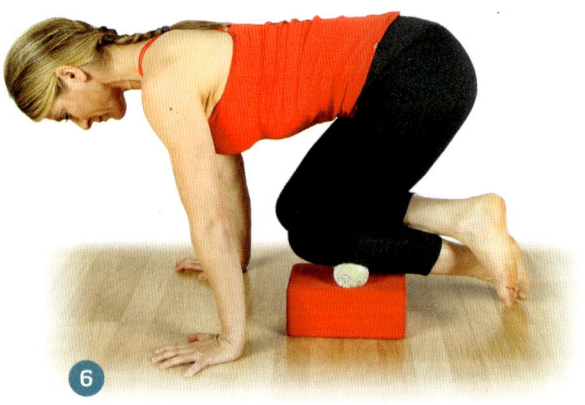

6

Übung 5: Ball-Pflug

(1) Die Bälle im Beutel lassen. Einen Ball am oberen Sprunggelenk (Talokruralgelenk) platzieren, wo der Unterschenkel auf den Fuß trifft. **(2)** Den Ball in das Gelenk einbetten und das Körpergewicht nach links verlagern. Der Ball verschiebt das Gewebe zum Außenknöchel. **(3)** Die weichen und harten Gewebe unter Spannung halten; den Fuß beugen und strecken.

Beine wechseln und Übungen 1–5 wiederholen.

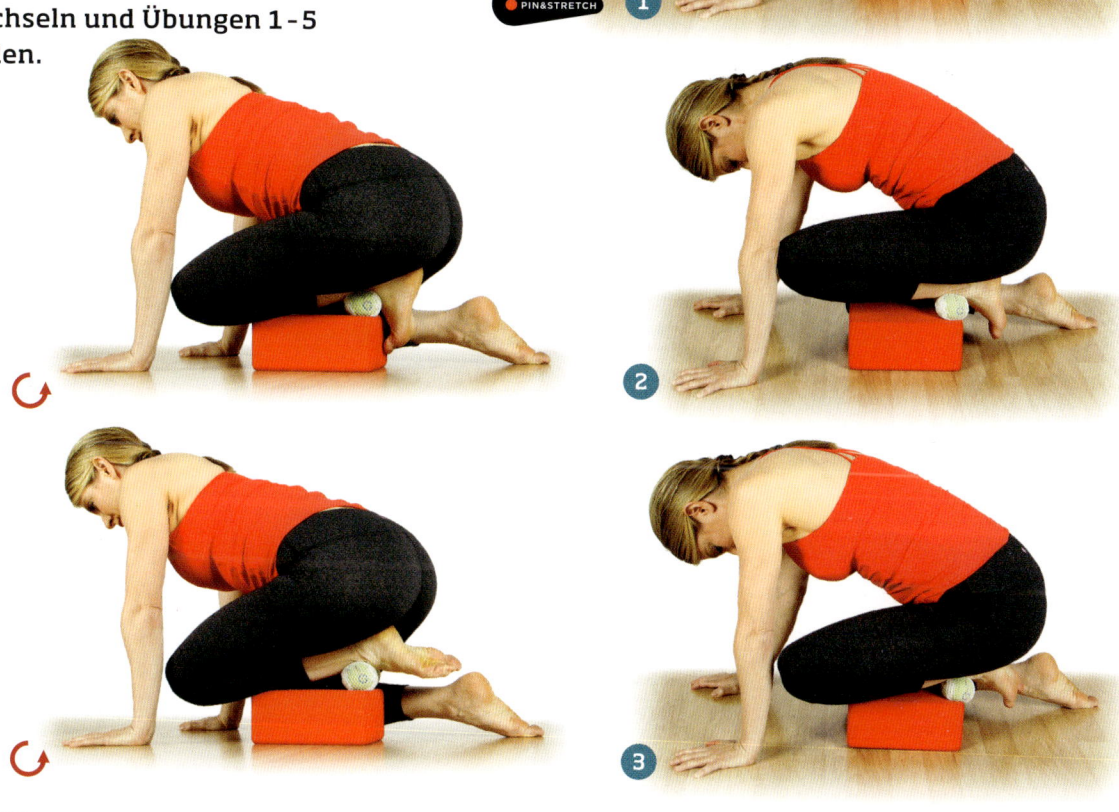

WADEN-MUS

Übung 1:

(1) Die Bälle im Beutel auf einen Yoga-Block legen und in Rückenlage hinlegen. Die Wade des linken Fußes mit ihrer dicksten Stelle über den Bällen platzieren, **(2)** die rechte Wade über das linke Schienbein legen. 5–10 Bauch-Brust-Atemzüge machen.

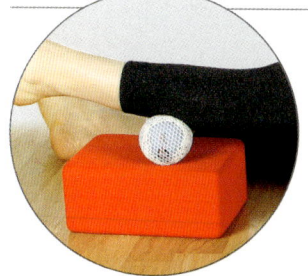

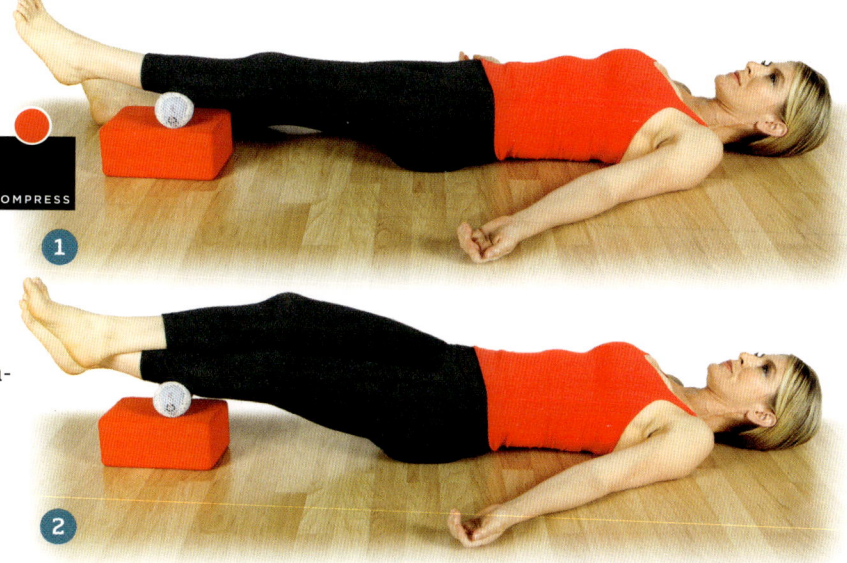

Übung 2:

Die Waden nach links und rechts schaukeln, um die dicken Gewebeschichten quer zu massieren. Dann, falls möglich, den Druck erhöhen und durch Anheben des Beckens (2,5 – 5 cm) mehr Gewicht auf die Bälle bringen. Die Waden dabei weiter drehen.

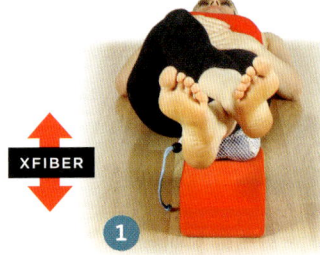

XFIBER

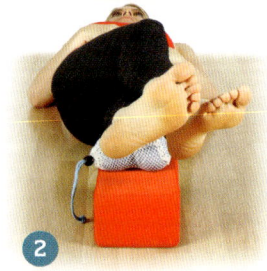

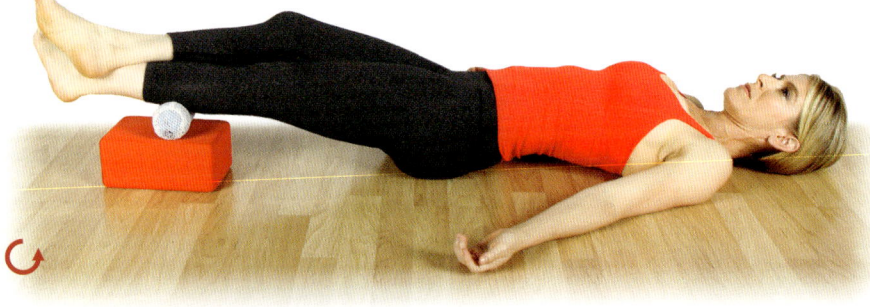

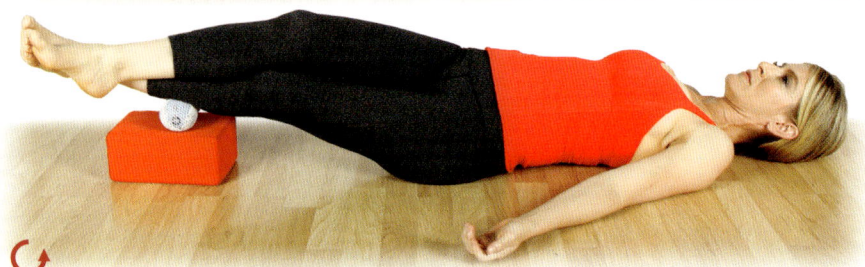

STRIP

Übung 3:

Durch Kniebeugen und -strecken die Bälle rollen, über die Länge der Wade streifen, vom Wadenende bis kurz unter das Knie.

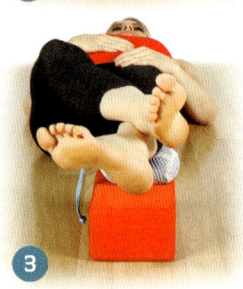

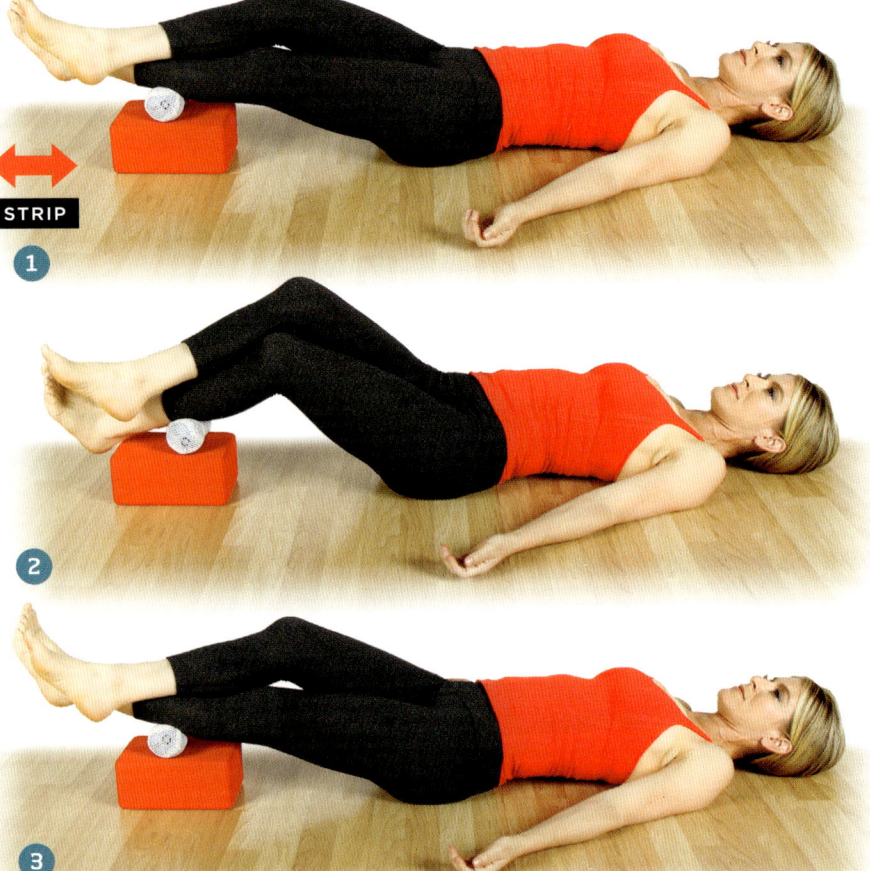

Übung 4:

(1 – 2) Die Bälle an einem beliebigen Punkt der Wade fixieren. Den Fuß beugen und strecken. **(3 – 5)** Beim Beugen und Strecken das Sprunggelenk in verschiedenen Winkeln drehen oder kreisen, falls möglich.

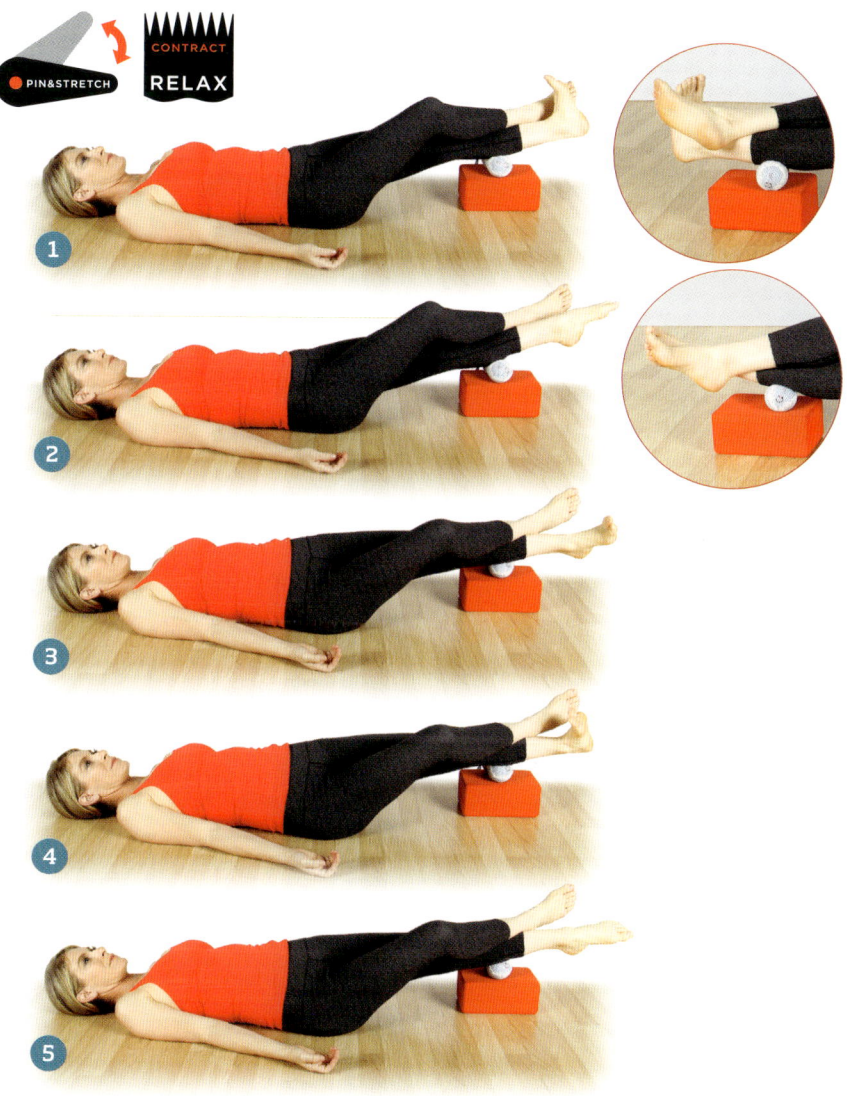

Bonustechnik: Waden-Stapeln

Je einen Ball beliebiger Größe auf jeder Seite der Wade platzieren, um diese Zone gleitfähiger zu machen. Den Fuß strecken, beugen und kreisen, dann die Bälle auf der Wade nach oben oder unten verrutschen.

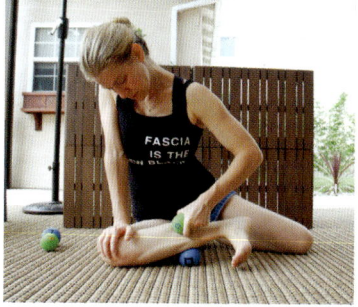
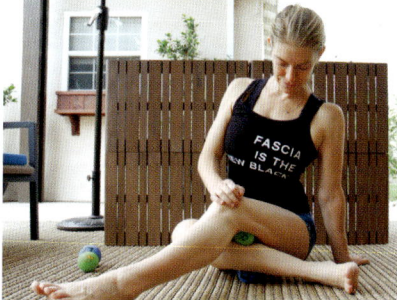
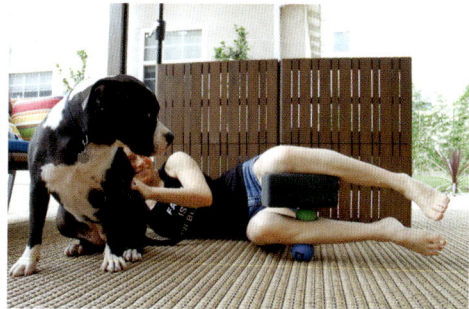

BÄNDER-RESET

Übung 1:

(1) Am linken Fuß einen Ball vor den Außenknöchel legen (der knochige Vorsprung seitlich außen am Sprunggelenk) und (2) den Unterschenkel/Fuß so anwinkeln, dass der Ball das Wadenbein erfasst und zur Achillessehne zieht. (3) Den Druck mit den Händen unterstützen.

Übung 2:

(1) Wie in Übung 1 weiter mit den Händen drücken, dabei den Fuß strecken (2) und beugen (3). Dann mit der rechten Hand das Fersenbein Richtung Boden drücken, um das untere Sprunggelenk (Subtalargelenk) zu mobilisieren.

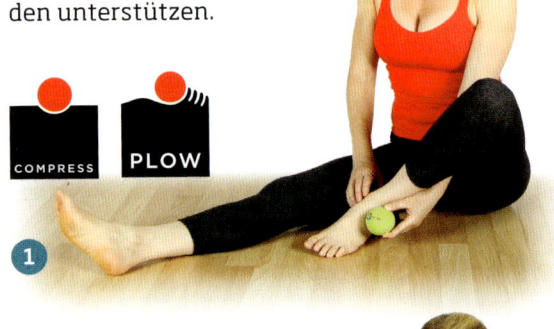

COMPRESS   PLOW

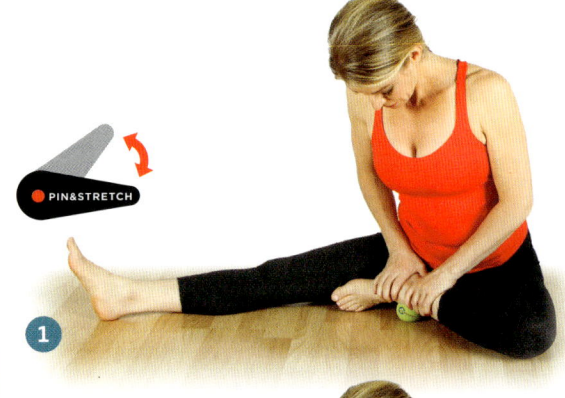

PIN&STRETCH

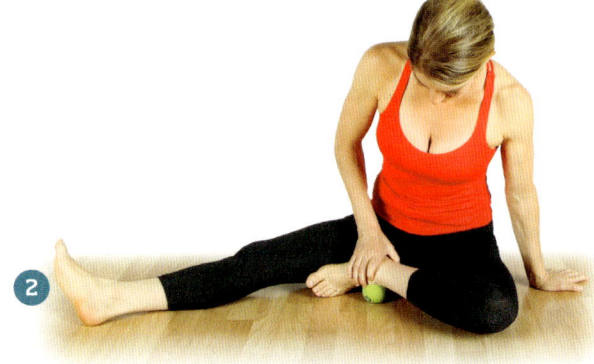

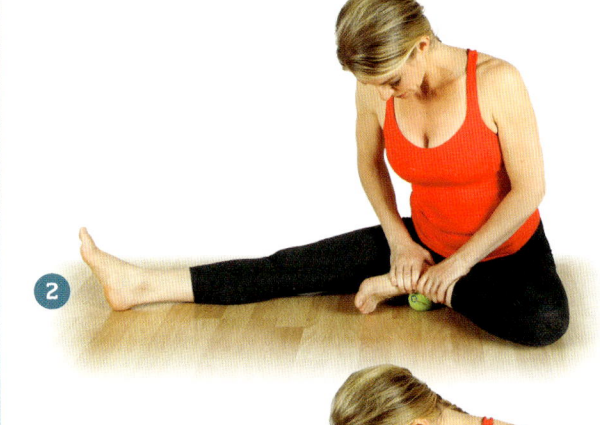

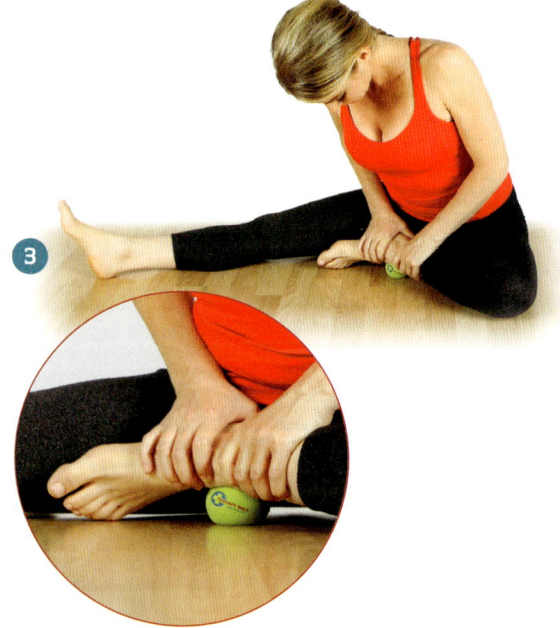

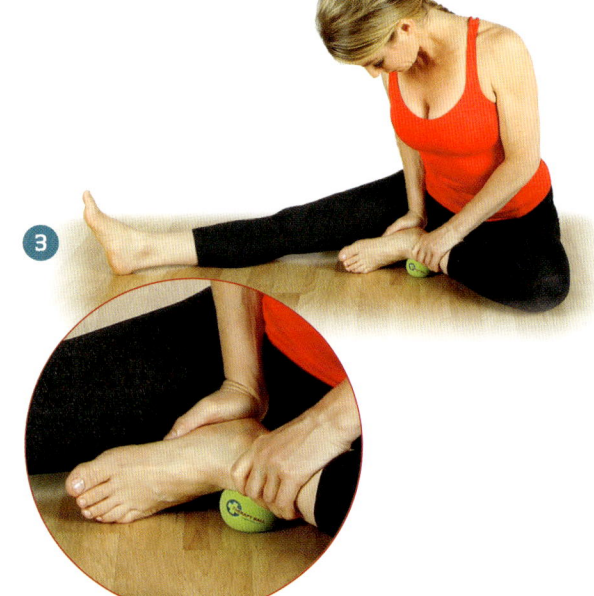

Übung 3:

(1 – 3) In der gleichen Position mit der rechten Hand den Ball fest in das Gewebe drehen. Weiterhin von oben mit der linken Hand und dem linken Arm Druck auf das Sprunggelenk und auf den Ball geben.
(4 – 5) Das Fersenbein durch Drehen und Kreisen in alle Richtungen mit der rechten Hand bewegen und mobilisieren. Dann den Ball in die Gegenrichtung drehen.

PIN/SPIN
MOBILIZE

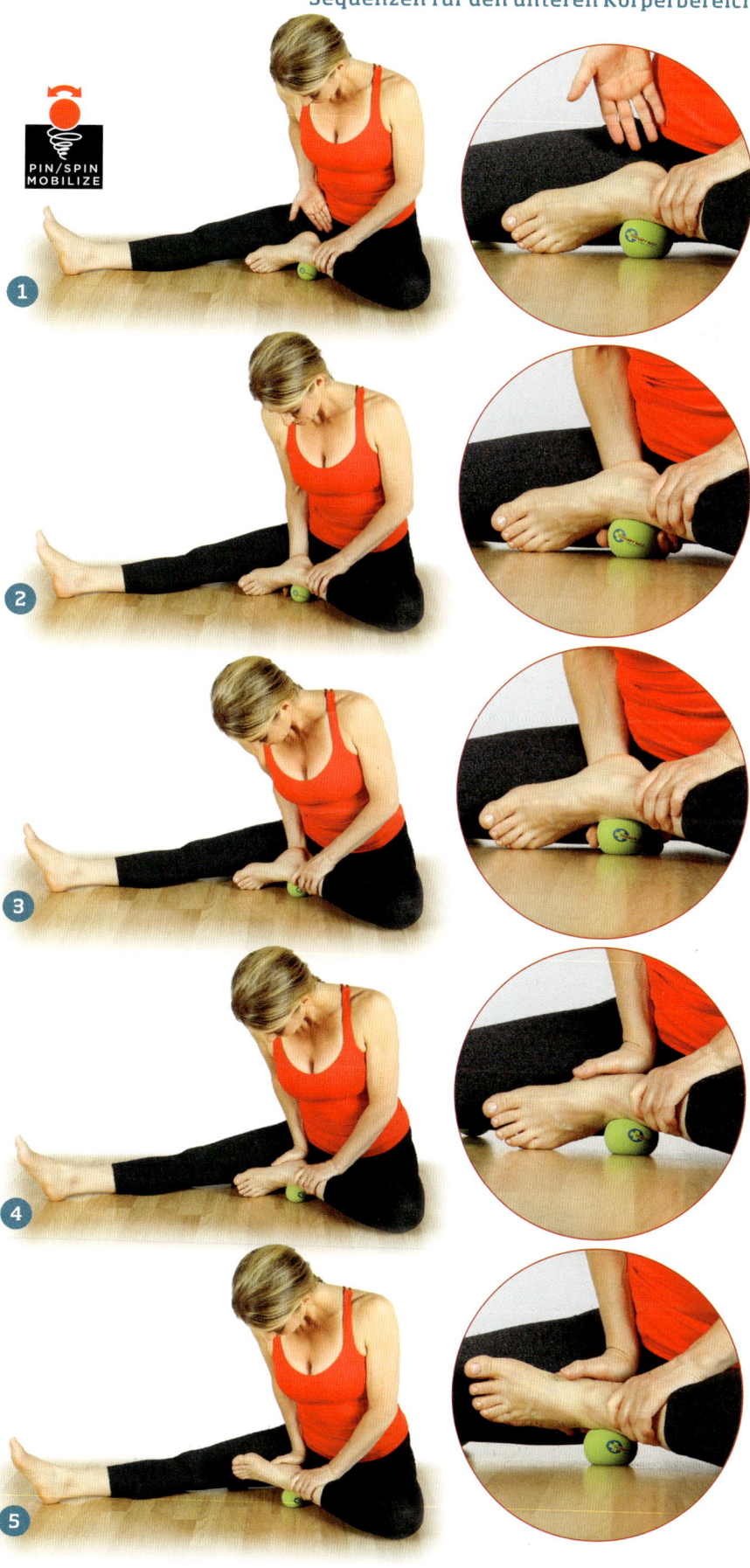

Übung 4:

Über dem äußeren und unter dem inneren Knöchel jeweils einen Ball platzieren und von beiden Seiten Druck auf das Gelenk geben. Verschiedene Bewegungen ausprobieren.

**Beine wechseln und
Übungen 1 – 4 wiederholen.**

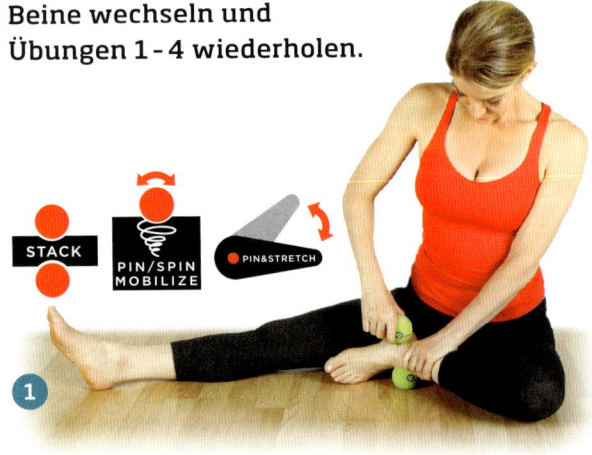

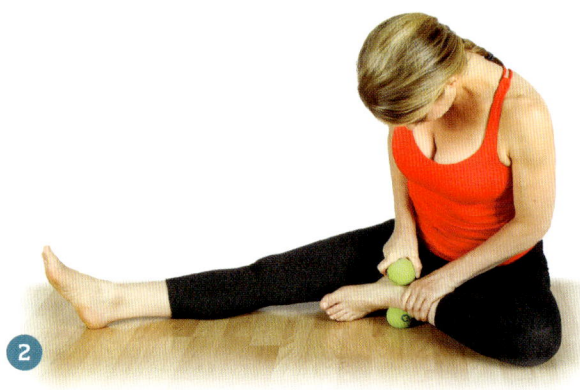

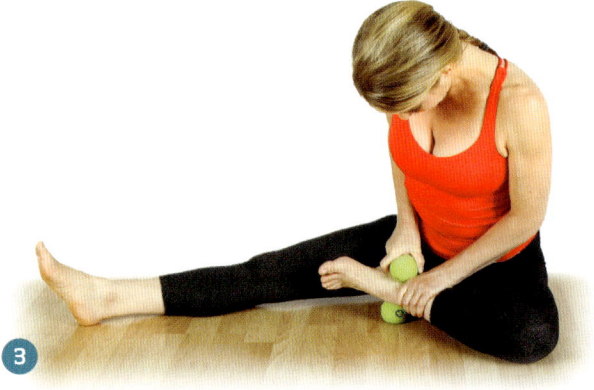

ReCheck:
Fersensitz mit Elastikband

Das Elastikband um die Sprunggelenke fixieren und in Dorsalflexion (aufgestellte Füße) sowie in Plantarflexion (gestreckte Füße) je 2 Bauch-Brust-Atemzüge machen. Veränderungen in der Sprunggelenksbeweglichkeit und im Wohlfühl-Level wahrnehmen.

Nachspüren

1. Wie fühlt sich jetzt das Laufen an?

2. Versuchen, auf Zehenspitzen zu laufen, und wahrnehmen, wie sich das anfühlt.

3. Vervollständigen Sie diese Aussage: Ich fühle (mich) _____.

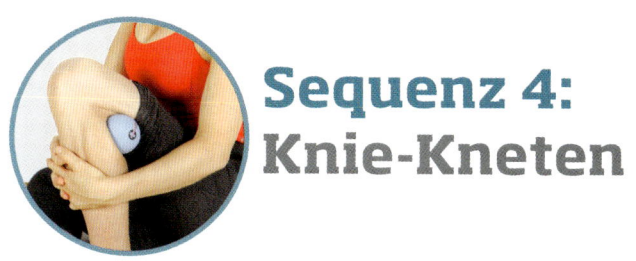

Sequenz 4: Knie-Kneten

Übungs-Setup

Roll Model-Bälle: Original YTU, PLUS oder ALPHA

Matte

2 Yoga-Blöcke oder Hocker

EmbodyMap

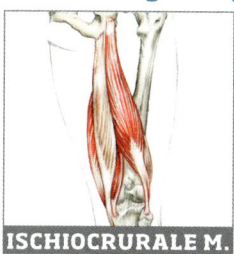

ISCHIOCRURALE M.

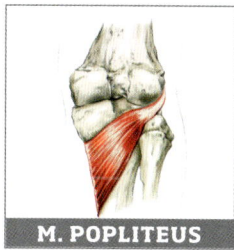

M. POPLITEUS

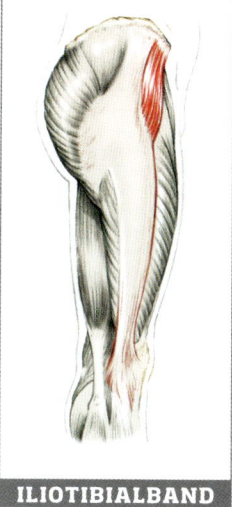

ILIOTIBIALBAND

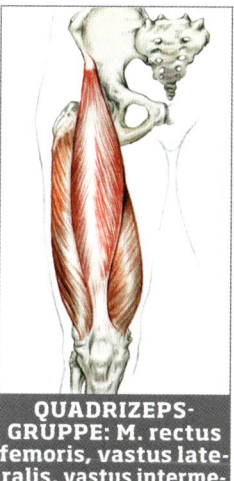

QUADRIZEPS-GRUPPE: M. rectus femoris, vastus lateralis, vastus intermedius, vastus medialis

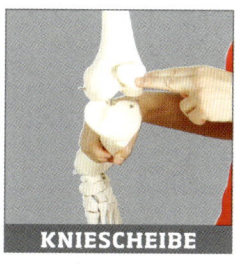

KNIESCHEIBE

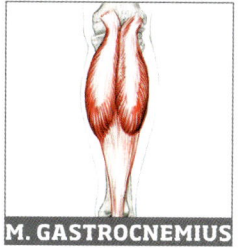

M. GASTROCNEMIUS

Basis-Ball-Stopps

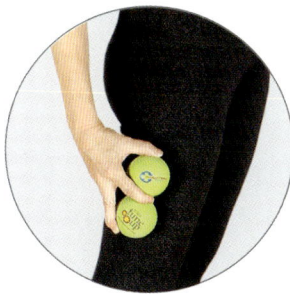

Iliotibialband und M. vastus lateralis

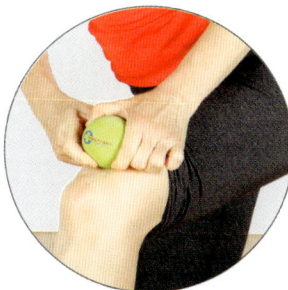

Schleimbeutel im Kniegelenk

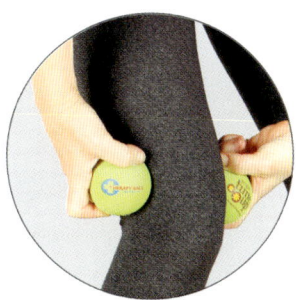

M. vastus intermedius und M. vastus medialis

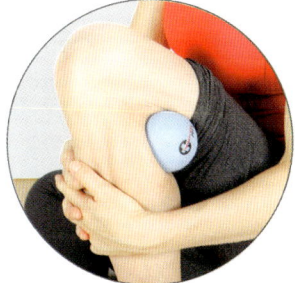

Sehnen der ischiocruralen Muskulatur

Check In: Haltung des Kindes

- Auf den Boden knien und den Oberkörper vorne, mit gestreckten Armen, auf dem Boden ablegen. Die Handflächen zeigen nach oben. Die Stirn berührt den Boden. Das Gesäß zieht zu den Fersen. Es muss die Fersen nicht berühren; die Dehnung dient nur dazu, den Bewegungsumfang im Kniegelenk zu überprüfen.
- 5–10 Bauch-Brust-Atemzüge machen.

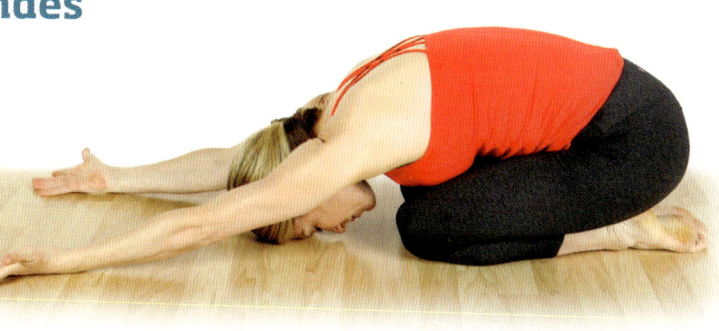

Roll-Sequenz

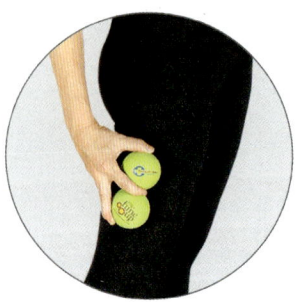

IT-BAND-MOBILISATION

Übung 1:

- **(1)** In Seitlage den Kopf auf dem Yoga-Block oder auf ein Kissen stützen. Zwei Bälle ohne Beutel unter den rechten Oberschenkel schieben. Das linke Bein leicht nach hinten abwinkeln, um den Druck auf die Bälle anfangs klein zu halten. Tief einatmen und den Oberschenkel an die Bälle gewöhnen. Die Sequenz ist auch im Stehen möglich. Dazu gegen eine Wand lehnen, mit den Bällen im Beutel.

- **(2 – 4)** Langsam den rechten Oberschenkel vor- und wieder zurückschieben, um die Bälle über das IT-Band und den äußeren Oberschenkelmuskel zu queren.

- **(5 – 6)** Mehr Druck daraufgeben, falls möglich. Dazu den linken Oberschenkel auf den rechten legen und weiter über die Bälle queren.

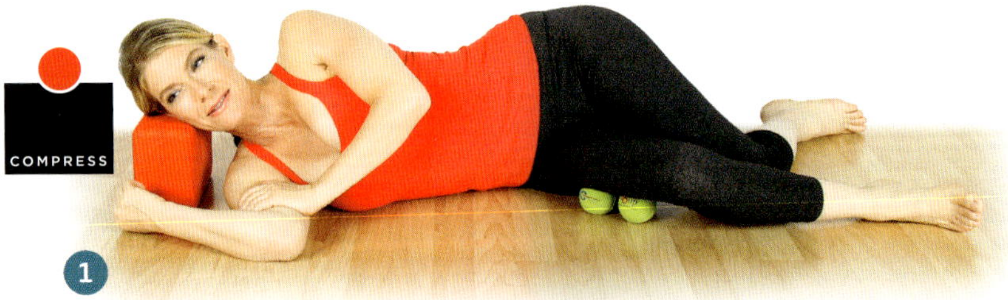

COMPRESS

XFIBER

1

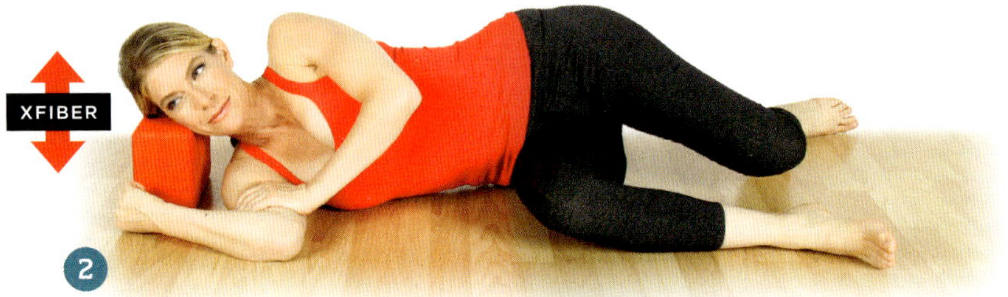

2

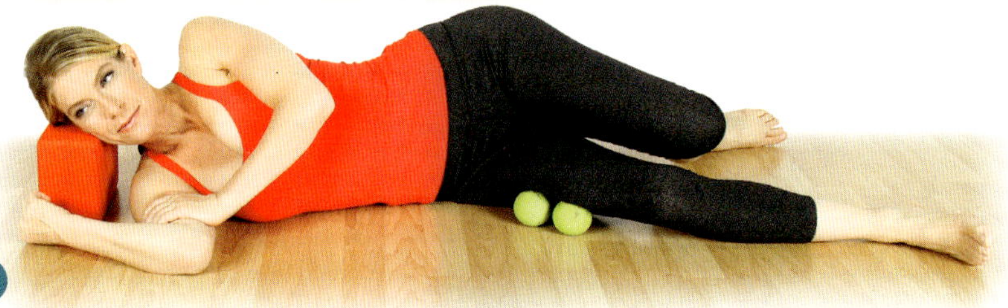

3

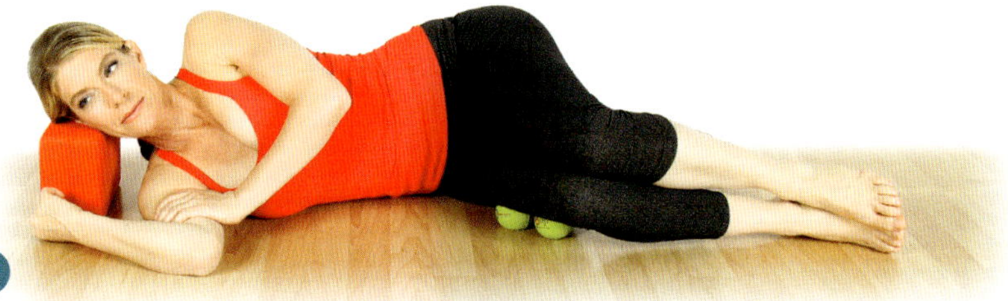

4

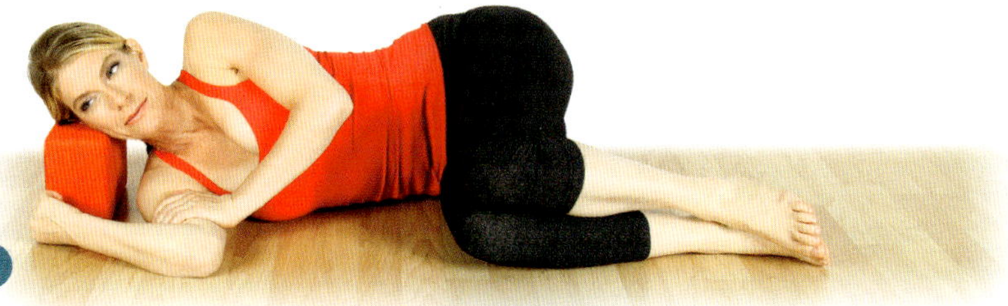

5

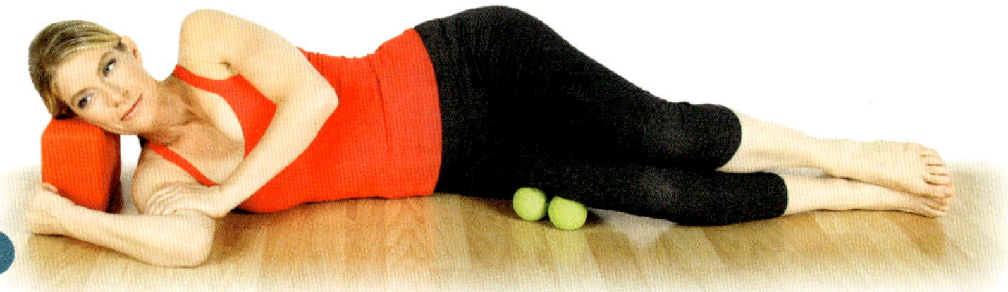

6

PIN&STRETCH

CONTRACT RELAX

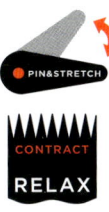

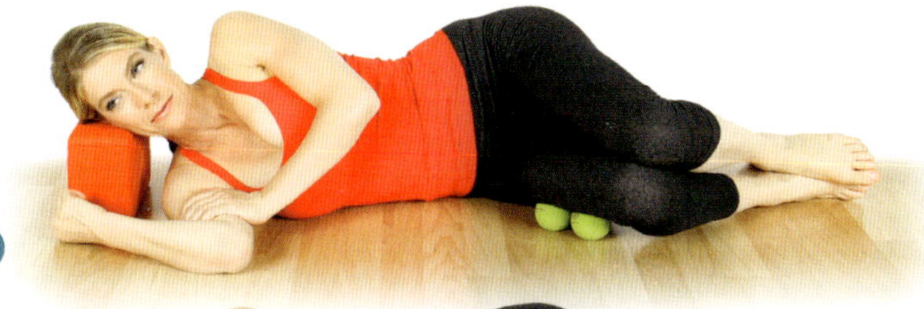

1

2

3

4

5

6

7

Übung 2:

(1 – 3) In derselben Körperhaltung das Knie ein paarmal anwinkeln und strecken. (4 – 7) Die Bälle auf dem Oberschenkel höher oder tiefer schieben und mit dem Pin & Stretch weitermachen.

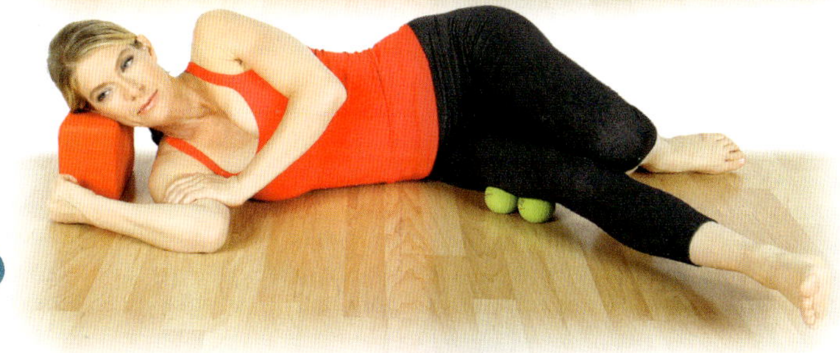

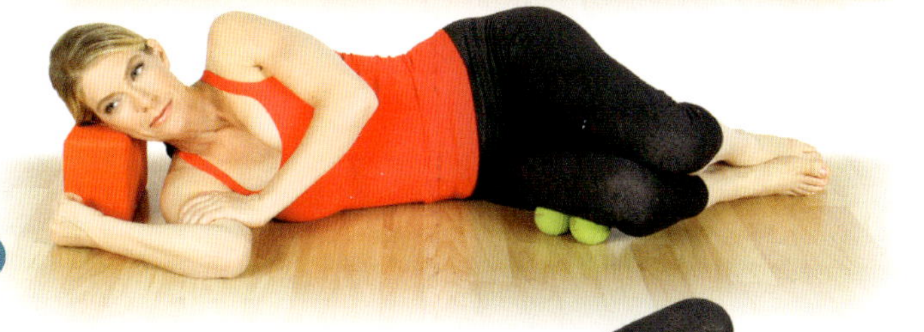

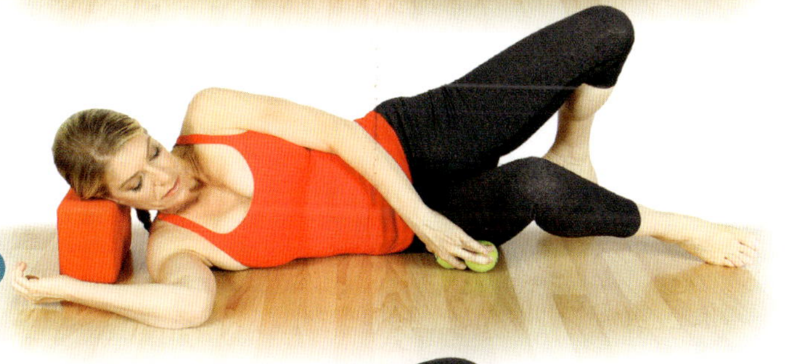

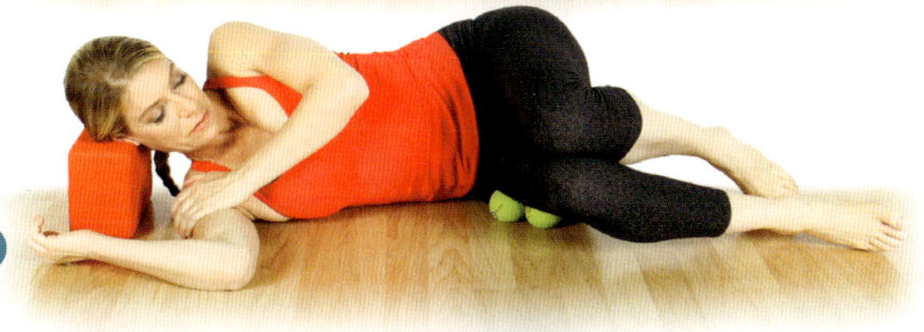

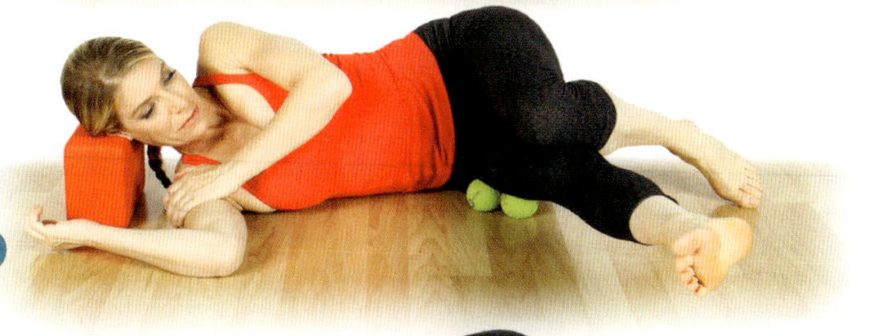

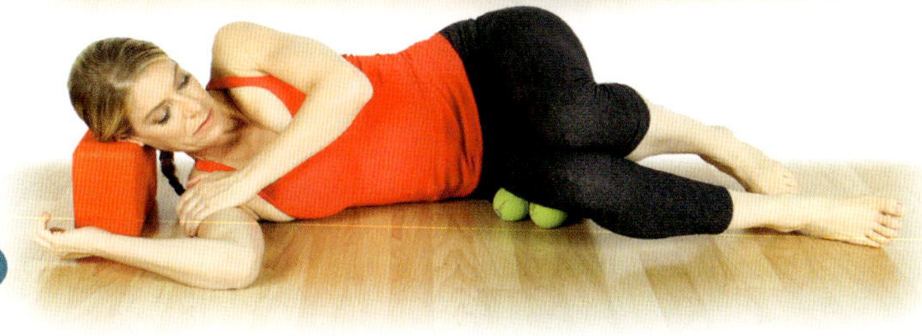

(1 – 2, unten) Als Variante einen Ball wegnehmen oder aufsetzen, um mehr Gewicht auf den Ball/die Bälle zu bringen. 2 – 3 Stellen auf der Oberschenkelaußenseite mit Pin & Stretch bearbeiten.

1 **Variante**

2

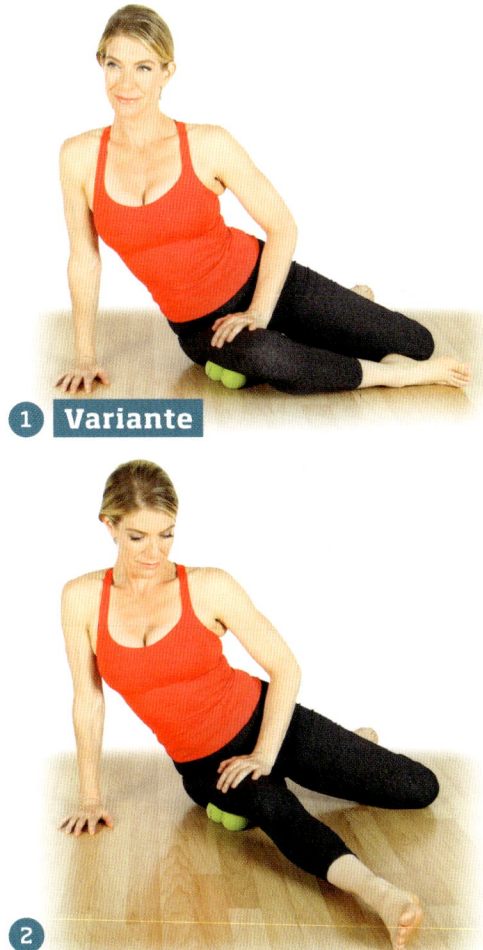

Übung 3:

Den Oberkörper aufrichten und so mehr Gewicht auf die Bälle geben. Die Bälle fest unter dem Oberschenkel fixieren und die Quadrizeps-Gruppe mit der breiten, flachen Hand im Ganzen schieben, während die Bälle langsam in Richtung hintere Oberschenkelmuskeln rutschen. Es fühlt sich an, als ob der Großteil der myofaszialen Masse aller Muskeln um den Oberschenkelknochen herumgeschoben und vom Knochen weggezogen würde.

Beine wechseln und Übungen 1–3 wiederholen.

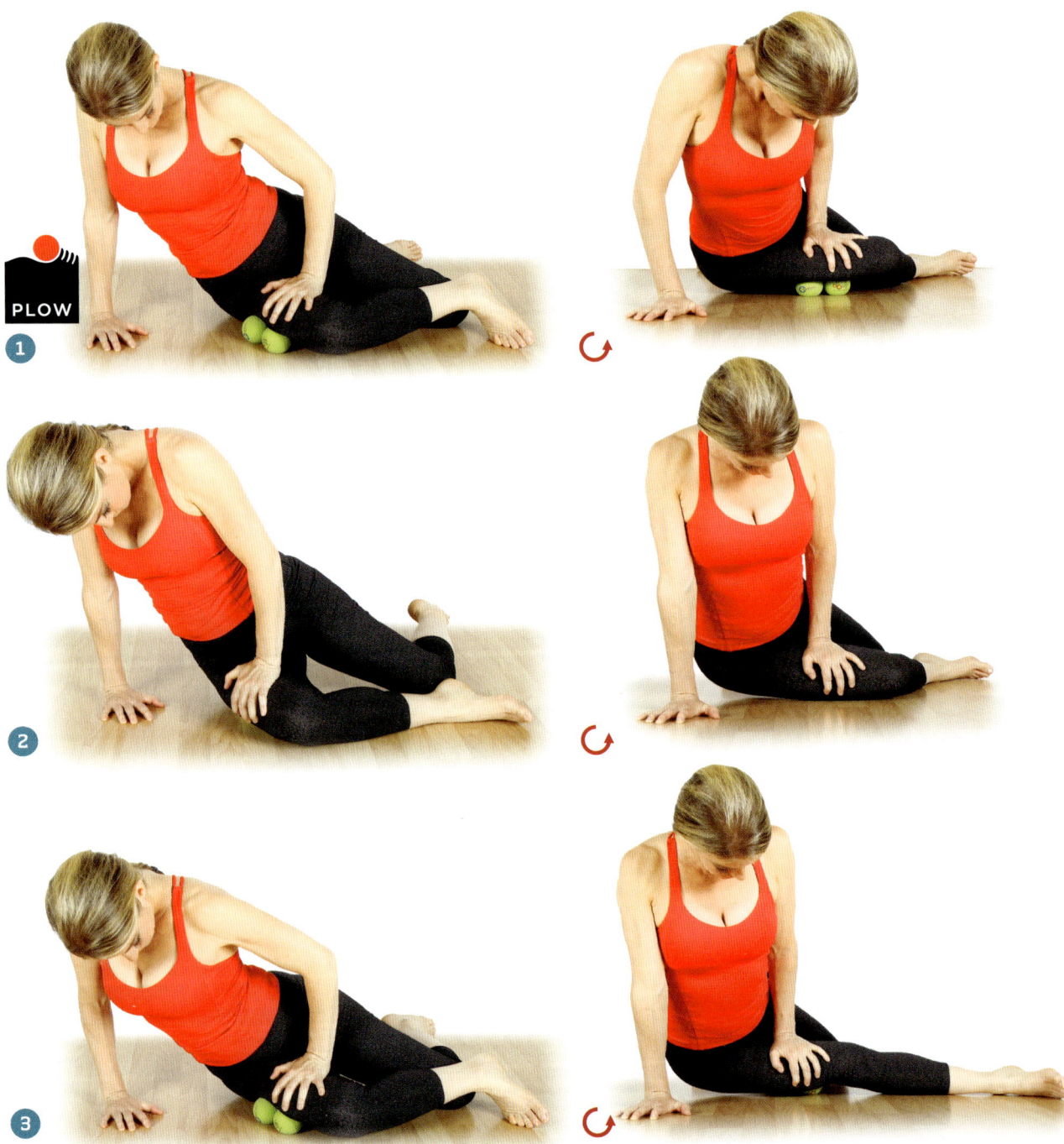

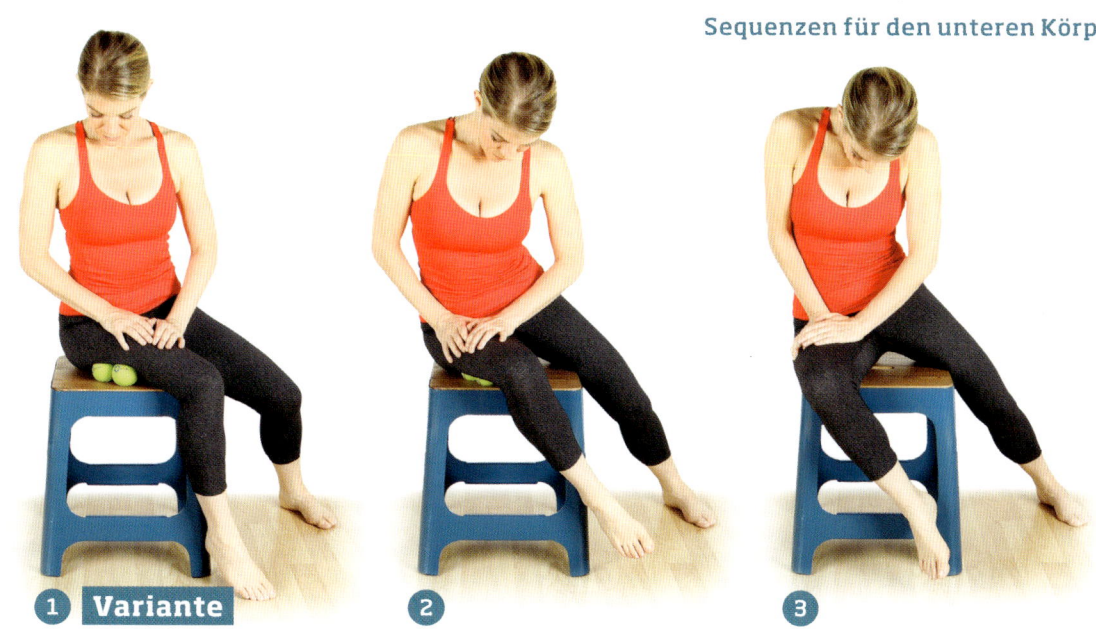

1 Variante **2** **3**

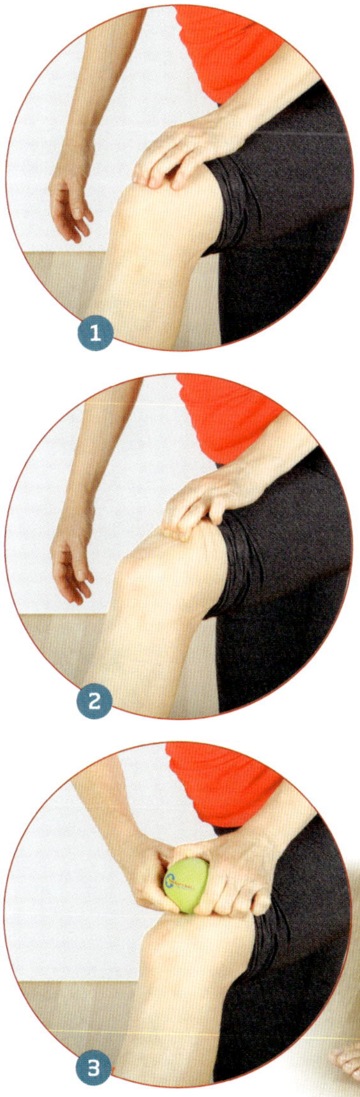

SKIN
ROLL

COMPRESS

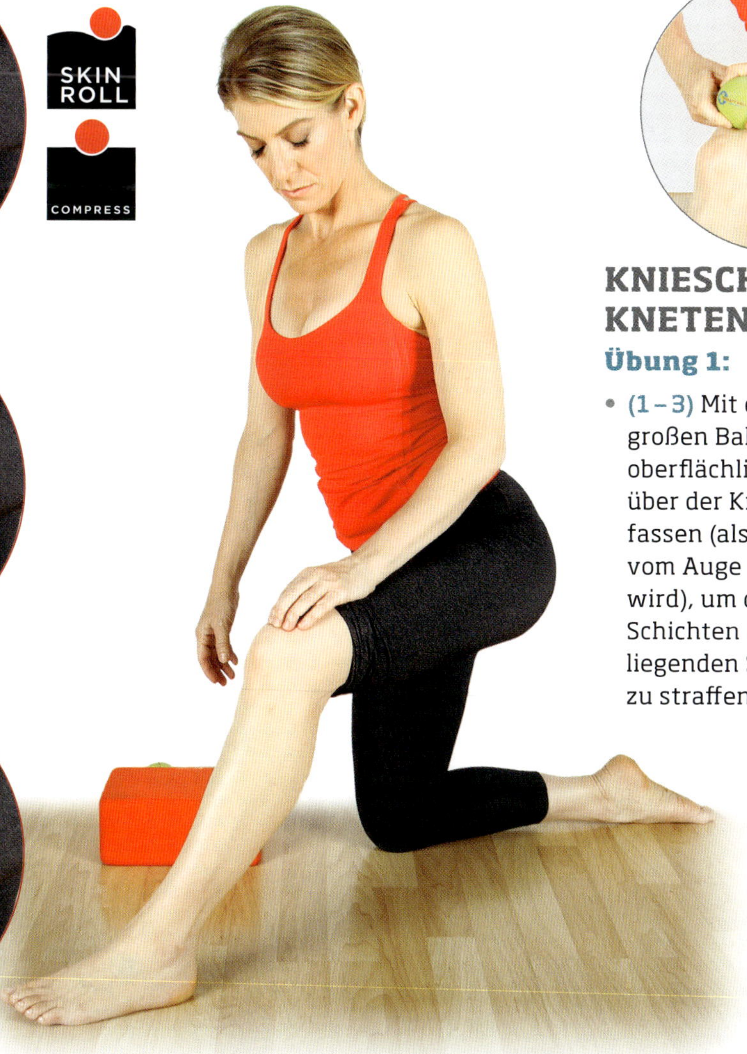

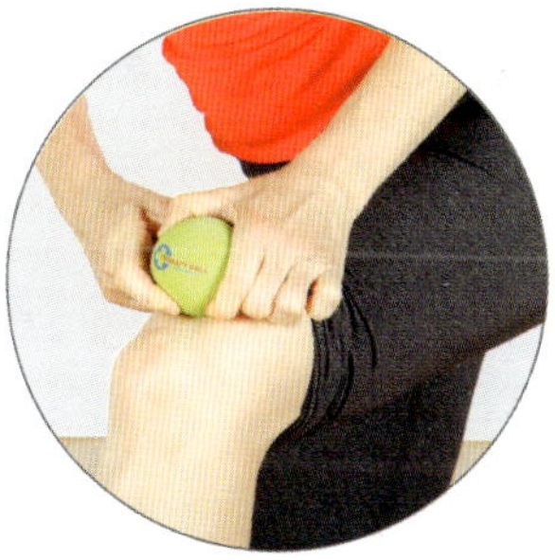

KNIESCHEIBEN-KNETEN

Übung 1:

- **(1–3)** Mit einem beliebig großen Ball die Haut und oberflächliche Faszie über der Kniescheibe fassen (als ob das Lid vom Auge weggezogen wird), um die tieferen Schichten des darunterliegenden Schleimbeutels zu straffen.

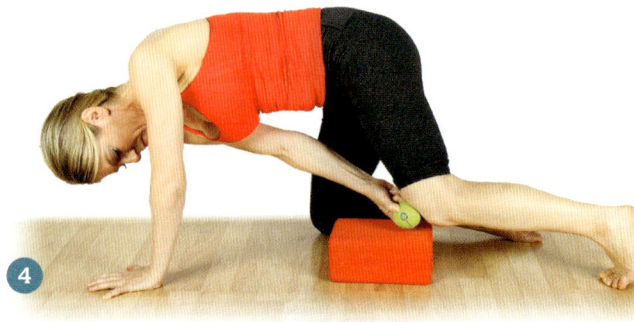

- **(4 – 5)** Das Knie unter dem Ball auf einem Yoga-Block oder Hocker aufsetzen.
- **(6 – 8)** Den Unterschenkel langsam von Seite zu Seite bewegen, um die Sehnen, die über dem Knie zusammenlaufen, quer zu massieren.

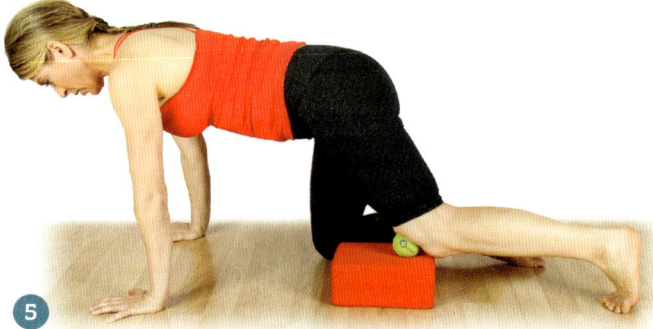

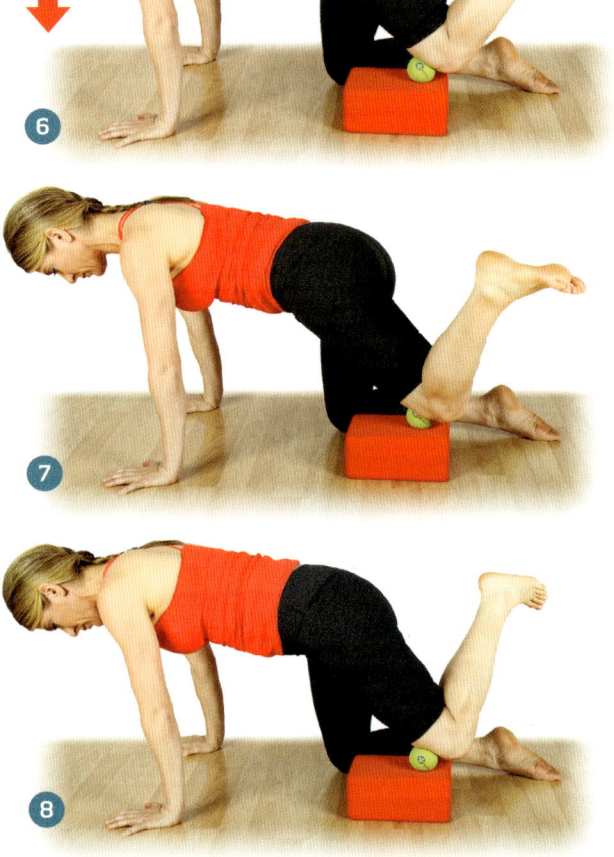

Übung 2:

Die Kniestellung beibehalten. **(1)** Durch Öffnen des Knies langsam den Quadrizeps kontrahieren. Dann die gleiche Zone **(2)** durch Anwinkeln des Knies strecken.

Beine wechseln und Übungen 1 und 2 wiederholen.

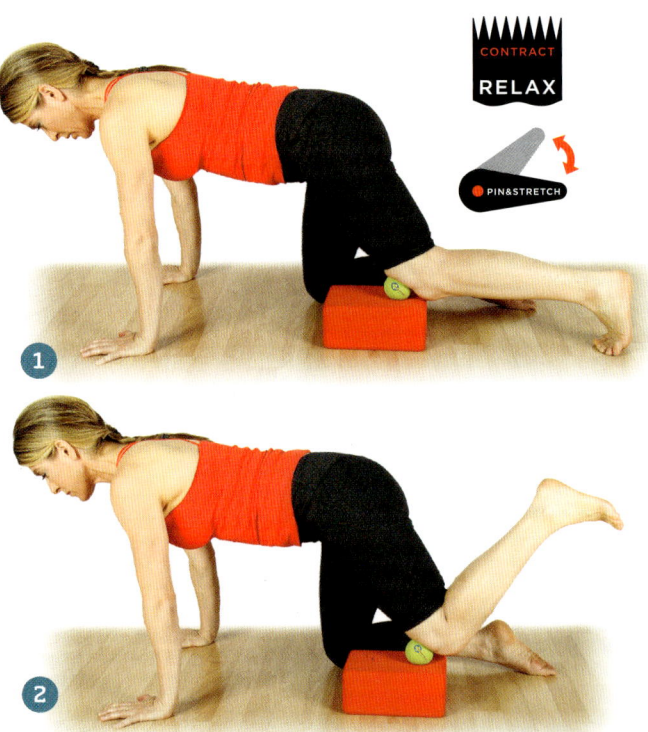

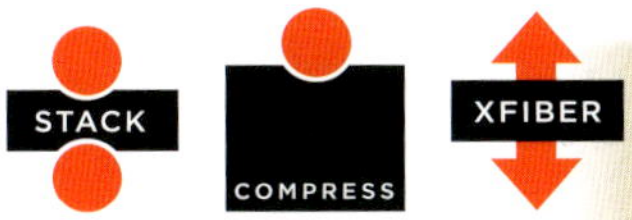

STACK

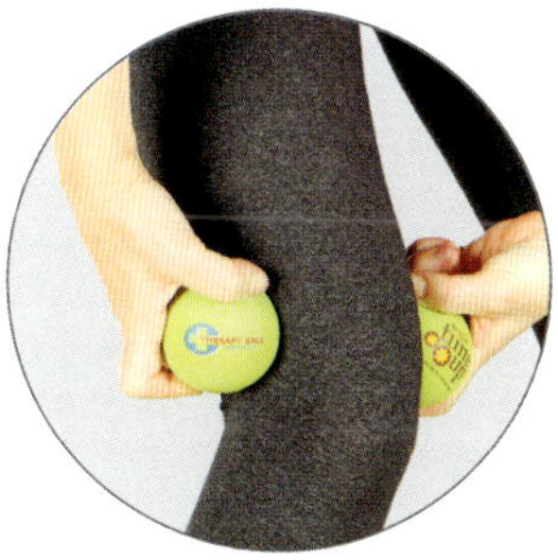

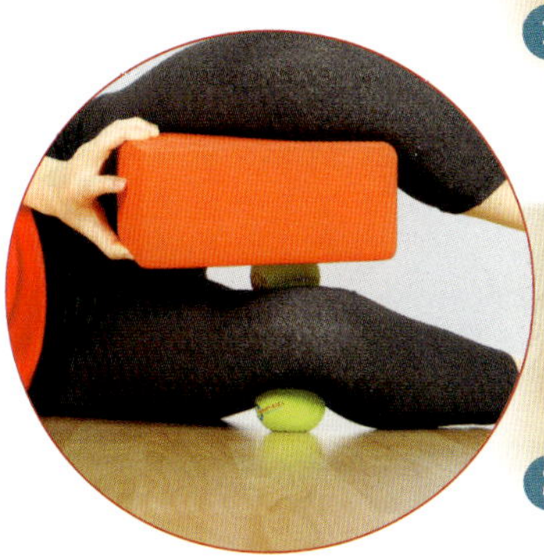

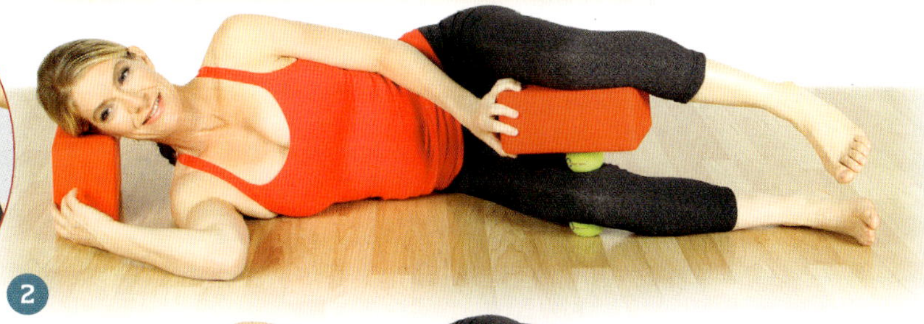

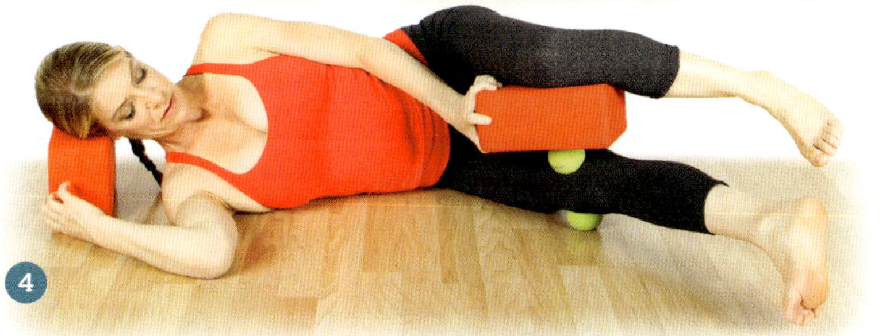

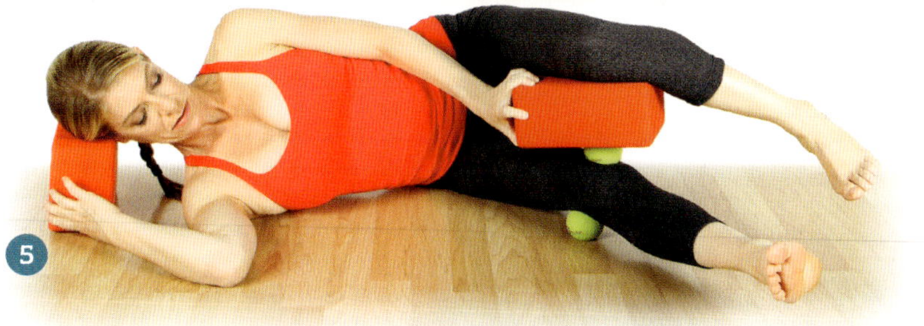

COMPRESS

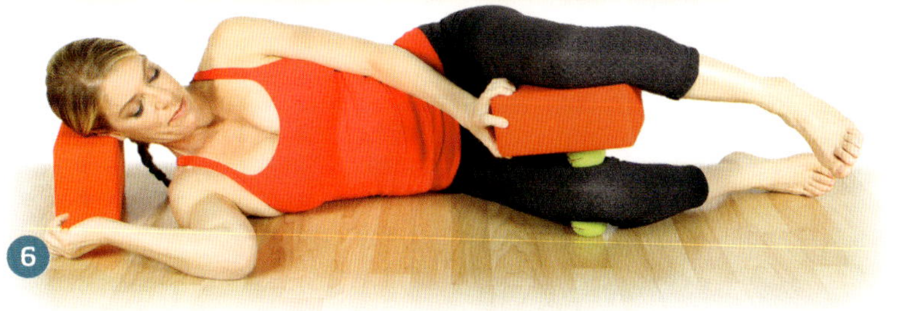

XFIBER

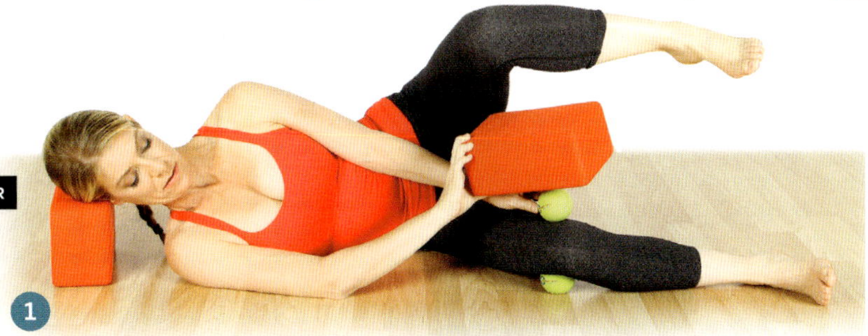

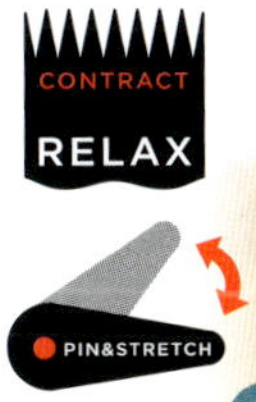

CONTRACT
RELAX

PIN&STRETCH

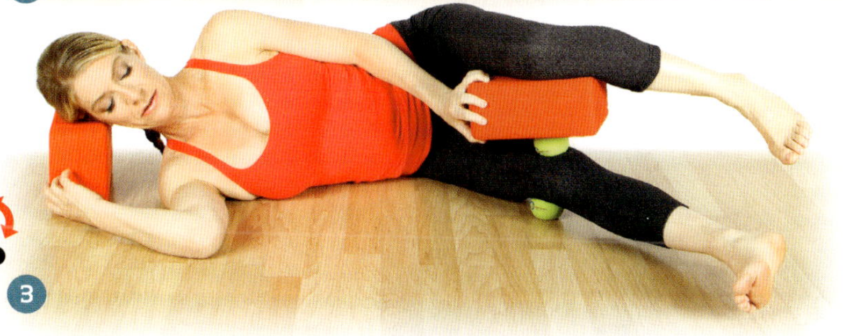

QUADRIZEPS-KEBAB

- **(1–2)** Die Bälle links und rechts vom rechten Oberschenkel, knapp über dem Knie, je einen Ball platzieren. Die Bälle möglichst tief ins Gewebe drücken, sodass sie mit dem äußeren und inneren Schenkelmuskel Kontakt haben. Mit einem Yoga-Block den inneren Ball einklemmen und stabilisieren. Ein paar tiefe Atemzüge den Oberschenkel an die Bälle gewöhnen lassen. Die Bälle versuchen, die tief liegenden faszialen Scheidewände zwischen den Muskeln zu finden.

- **(3)** Verschiedene Bewegungen ausprobieren, inklusive Beinbeugen und Strecken, **(4–5)** den unteren Oberschenkel ein- und ausdrehen und **(6)** den rechten Oberschenkel über den Boden vor- und zurückschieben.

Seite wechseln und wiederholen.

KNIE-KAUEN

Übung 1:

- **(1–2)** Einen Ball auf der Beinaußenseite hinter das angewinkelte Knie klemmen. Mit den Händen so viel Druck, wie auzuhalten ist, erzeugen. Nach ein paar Atemzügen fortfahren wie folgt:

- **(3–6)** Fuß und Sprunggelenk von links nach rechts und zurückschieben.

- **(7)** Den Fuß strecken und beugen.

- **(8)** Wadenmuskeln und hintere Oberschenkelmuskeln anspannen und entspannen, indem der Ball zusammengedrückt und wieder entlastet wird.

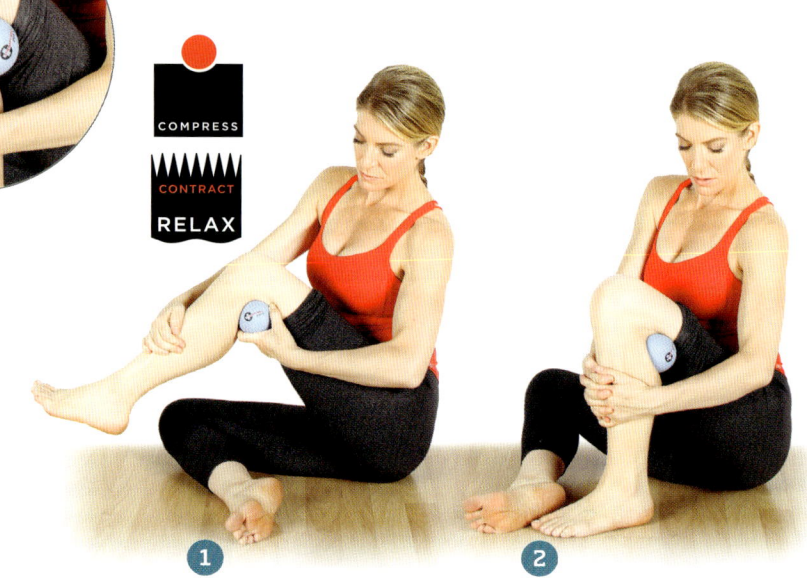

COMPRESS

CONTRACT

RELAX

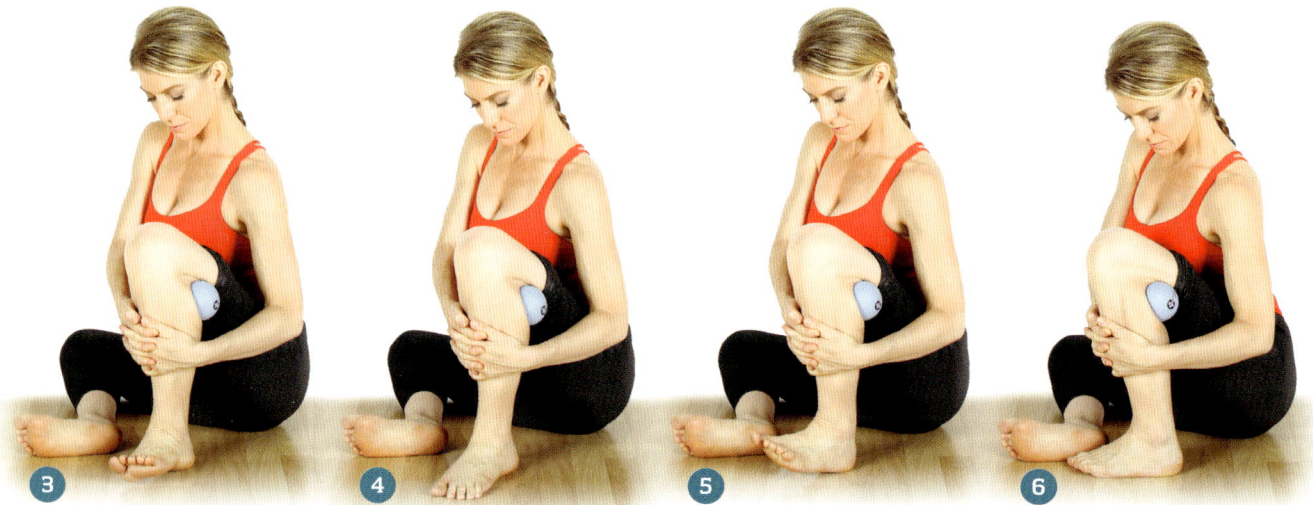

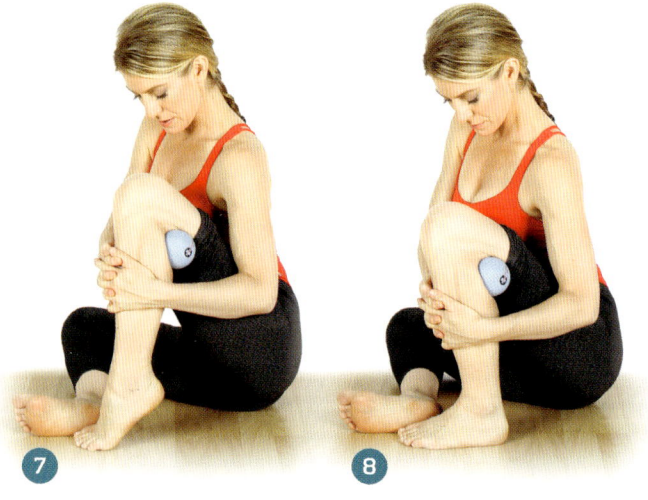

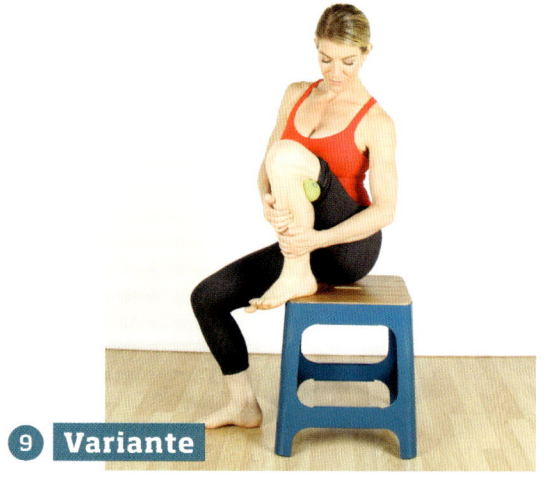

9 **Variante**

Übung 2:

- **(1 – 2)** Den Ball mit den Händen tief ins Gewebe drehen. Dabei so viel lockere Haut und Bindegewebe wie möglich erfassen. Dann Sprunggelenk und Fuß in alle Richtungen mobilisieren.

- **(3 – 5)** Den Ball auf der Knie-Innenseite eindrehen und die Übungen 1 und 2 wiederholen.

Beine wechseln und Übungen 1 und 2 wiederholen.

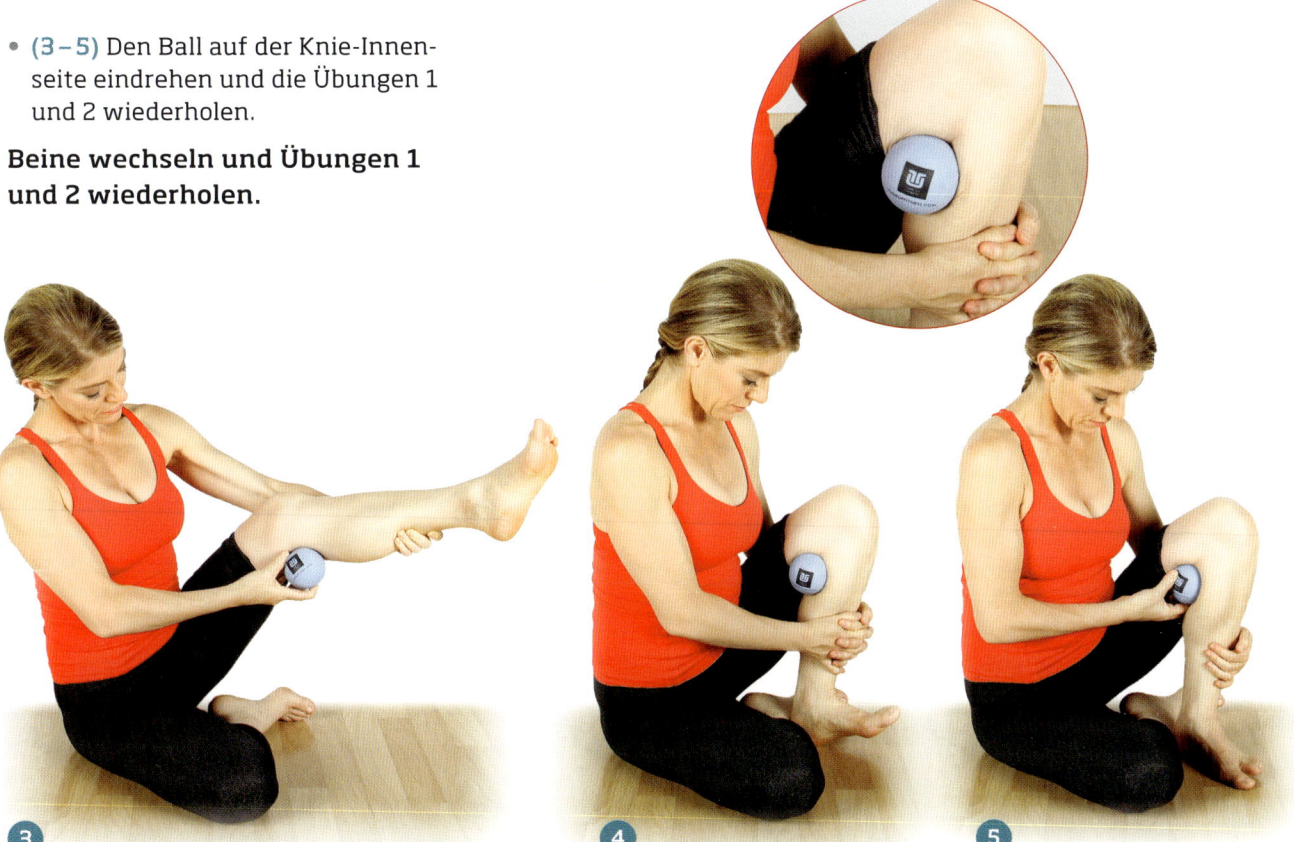

HALTUNG DES KINDES AUF BÄLLEN

(1) Falls die Knie es zulassen, je einen Ball auf die Hinterseite des Knies legen und etwa 2,5 Zentimeter Richtung Waden nach unten rollen. **(2)** Den Po auf die Fersen absenken, sodass die Bälle in die Waden »beißen«. Die Bälle sind zwischen Waden und hinteren Oberschenkelmuskeln eingeklemmt. **(3–4)** Tief atmen, dann durch seitliche Gewichtsverlagerung über die Bälle queren.

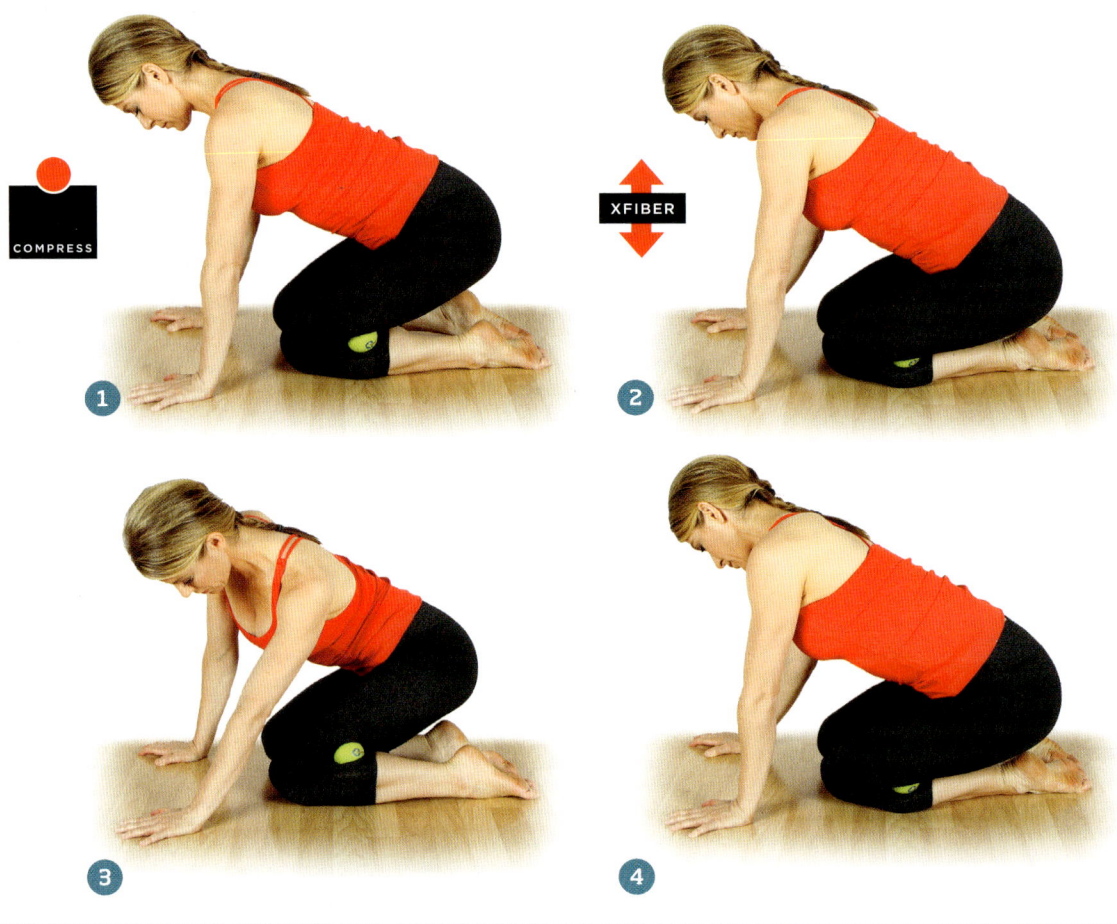

ReCheck: Haltung des Kindes

- Auf den Boden knien und den Oberkörper vorne, mit gestreckten Armen, auf dem Boden ablegen. Die Handflächen zeigen nach oben. Die Stirn berührt den Boden. Das Gesäß zieht Richtung Fersen. Es ist in Ordnung, wenn es die Fersen nicht berührt; die Dehnung dient nur dazu, den Bewegungsumfang im Kniegelenk zu überprüfen.
- 5–10 Bauch-Brust-Atemzüge machen.

Nachspüren

1. Die Quadrizeps-Gruppe anspannen. Haben die Muskeln mehr Kraft?
2. Eine Kniebeuge versuchen und wahrnehmen, wie sich das anfühlt.
3. Vervollständigen Sie diese Aussage: Ich fühle (mich) _____.

Das Kreuzband, das nicht heilen wollte: Wenn OP und Reha das Problem nicht lösen

Tiffany Cresswell-Yeager, 37

Leiterin Studentenwerk und Einschreibung, Penn State Lehigh Valley University Orwigsburg, Pennsylvania

Tiff Cresswell-Yeager war immer eine Sportlerin. In der Highschool spielte sie Basketball und Golf und war Mitglied des Laufteams. Derzeit überwacht sie alle außercurricularen studentischen Aktivitäten an der Penn State Lehigh Valley University, inklusive Freizeitaktivitäten, Beratung, Gesundheit etc. Aufgrund der wachsenden Verantwortung und Belastung im Job kam sie jedoch immer weniger dazu, Sport zu treiben, und vermisste diesen Teil ihrer Identität. 2012 promovierte sie in Soziologie, nachdem sie sieben Jahre an ihrer Arbeit über College-Studenten der ersten Generation geforscht hatte. Einen Monat vor der abschließenden Prüfung begann sie mit CrossFit, um Stress abzubauen.

Gleich beim ersten WOD (Workout of the Day – Training des Tages) verliebte sich Tiff in CrossFit. Schon zuvor hatte sie »jeden neuen Workout-Hype« mitgemacht, wie Zumba, Step Aerobics und Kickboxen, was sie jedoch immer schnell gelangweilt und nie richtig gefordert hatte. CrossFit »fühlte sich an, als sei es für mich erfunden«, sagt sie, und überredete sogar ihren Bruder und die 60-jährige Mutter, mit ihr in die Workouts zu gehen. Sie dachte, dass ihre sportlichen Tage mit 36 bereits vorbei waren. Jetzt gefiel es ihr

ungemein, sich wieder stark und jung zu fühlen, und sie setzte sich immer neue Ziele. Im Januar 2013 schrieb sie in einer Zielerreichungs-Übung, wie sie im CrossFit üblich ist, auf die Tafel: »Ich möchte einen Klimmzug schaffen und 1 Meile laufen« sowie – am wichtigsten: »Ich wünsche mir mentale Stärke«, um Übungen durchzuführen wie »Thrusters« (Squats mit Überkopf-Drücken einer Hantelstange), die ihr immer noch Angst machten. Sie ahnte nicht, dass ihre mentale Stärke bald auf ganz andere, schmerzhaftere Weise gefordert werden würde.

Etwa einen Monat danach fuhr Tiff in ihre Cross-Fit Box und freute sich auf ihren Workout. Der Tag war extrem stressig gewesen – sie muss in ihrem Uni-Job oft brenzlige Situationen retten –, und beim Betreten der Box dachte sie noch: »Den Workout zieh' ich durch.« Der WOD hieß »Fight Gone Bad« (In die Hose gegangener Kampf), nachdem ein Profiboxer beschrieben hatte, dass die Ausführung des WOD für ihn wie ein »schlechter Kampf« gewesen sei. Nomen est omen: Für Tiff ging der Kampf wirklich in die Hose.

Tiff hatte in der Schule Weitsprung und Dreisprung trainiert und war Leichtathletik-Coach gewesen. Als sie zum »Kastenspringen auf Zeit« kam (man springt auf Metallstufen), hatte sie daher keine Bedenken. Als der Trainer ihr bei acht Sekunden Restzeit zurief: »Noch einen!«, gab sie »Noch zwei!« zurück. Beim zweiten Sprung landete Tiffany mit einem total überstreckten Knie. Sie hörte ein »Plopp«, hatte aber keine großen Schmerzen und dachte an eine Muskelzerrung oder ein »altersbedingtes Wehwehchen«. Während der nächsten 14 Tage war sie öfter beim Chiropraktiker, der auch nicht von einem Riss ausging. Wegen ihrer kräftigen Oberschenkelmuskeln konnte Tiff nach wie vor trainieren, doch das Knie wurde nicht besser. Schließlich überzeugte der Sportfachschaftsleiter sie, einen Orthopäden aufzusuchen.

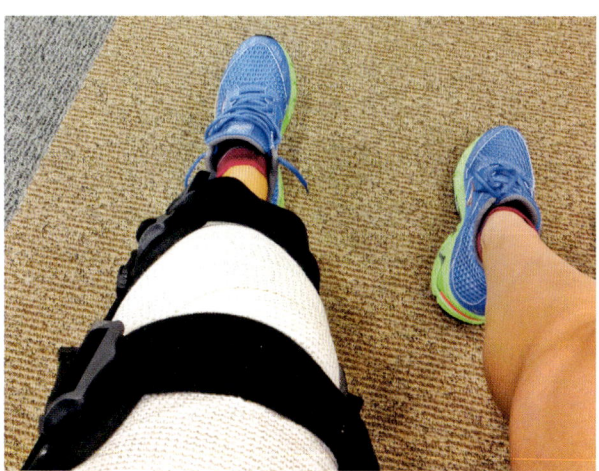

Tiffanys linkes Knie am ersten Reha-Tag.

Der warf einen Blick auf ihr Knie und diagnostizierte einen Riss des vorderen Kreuzbands.

Tiffs Antwort? »Das ist nicht wahr!« Sie konnte es nicht glauben, da sie sich bereits über Knieverletzungen informiert hatte. Viele der Patienten, die sich das vordere Kreuzband gerissen hatten, konnten nicht einmal mehr laufen. Der Kernspin bestätigte sowohl den Kreuzbandriss wie eine 20-prozentige Ruptur des Innenmeniskus. Tiff regte sich über die Diagnose so auf, dass sie sich während des restlichen Arzttermins hinlegen musste. Sie wusste, was ein Kreuzbandriss bedeutete. Sie hatte sich zwar auf einige Tage ohne Workouts eingestellt, konnte sich jedoch die dadurch bedingte monatelange Pause nicht vorstellen.

Sie stimmte einer Kreuzband-OP jedoch schon eine Woche später zu, weil sie wieder laufen und trainieren können wollte. Während der Nachsorge war sie noch zuversichtlich, was ihre Genesung anging, doch nachdem die Wirkung der Medikamente abgeklungen waren und sie erkannte, wie schwach und schmerzempfindlich ihr Knie war, holte die Realität sie ein. In der Physio zwang man sie, das Knie zu strecken, was ihr die Tränen in die Augen trieb, aber nicht half. Sie konnte das Bein nicht kontrollieren, und ihr vormals kräftiger Quadrizeps fühlte sich schwach und nutzlos an. Ganz durchstrecken funktionierte nicht, was Treppensteigen und sogar Duschen umständlich und schwierig machte. Auch Sitzen konnte sie nicht über einen längeren Zeitraum und musste zudem das Bein dabei hochlegen. Sie trug über der Hose einen Knie-Immobilizer. »Zunächst, weil ich ihn brauchte, doch dann aus Angst, dass mich jemand anrempeln könnte.«

Für eine körperlich aktive Person wie Tiff war das eine riesige mentale Belastung. Nach mehreren Wochen ohne Verbesserung begann die Situation sie runterzuziehen, doch ihr Vater sagte zu ihr: »Hör zu. Bis zum 25. April, meinem Geburtstag, wird es dir wieder gut gehen.« Tiff entschied sich, bis dahin durchzuhalten, überzeugt, dass sie auf magische Weise geheilt würde. Als das nicht eintrat, wurde sie sehr depressiv. »Ich hatte so viel in meine sportliche Leistung investiert und in den Stressabbau, den CrossFit mir ermöglichte, dass ich nun um meine Identität fürchtete – sogar an meinem Arbeitsplatz. Ich hatte sehr stark damit zu kämpfen«, sagt sie. Das i-Tüpfelchen war eine Rechnung über

2000 US-Dollar (rund 1850 Euro) ihres Physiotherapeuten. Es stellte sich heraus, dass die anfänglichen chiropraktischen Behandlungen bereits zu den von der Krankenkasse genehmigten 24 Reha-Terminen zählten. Der Therapeut verlangte den vollen Preis für alle weiteren Sitzungen.

Tiff war völlig frustriert, dass sie keine Fortschritte machte, und sauer darauf, dass sie sich je für die OP entschieden hatte. Sie fing an zu glauben, dass ihr Knie nie wieder funktionieren würde. Im Inneren des Knies hatte sie ständige Schmerzen. Es fühlte sich an, als ob sie Messerstiche hinten in das Knie und die verhärtete Wade bekam. Sie weinte jeden Tag.

Als CrossFitterin folgte Tiff Kelly Starretts MobilityWOD täglich auf Twitter. Mitte Mai 2013 erinnerte sie sich, dass er mich und Yoga Tune Up erwähnt hatte. Sie twitterte mir: »Ich habe das Kreuzband gerissen. Wo fange ich an?« Ich antwortete mit ein paar Vorschlägen, einschließlich der »KneeHab«-DVD auf der Yoga Tune Up-Website. Tiff hatte bereits mit Lacrosse-Bällen für die Selbstmassage gearbeitet (eine beliebte Technik in der CrossFit-Gemeinde), daher verstand sie, was

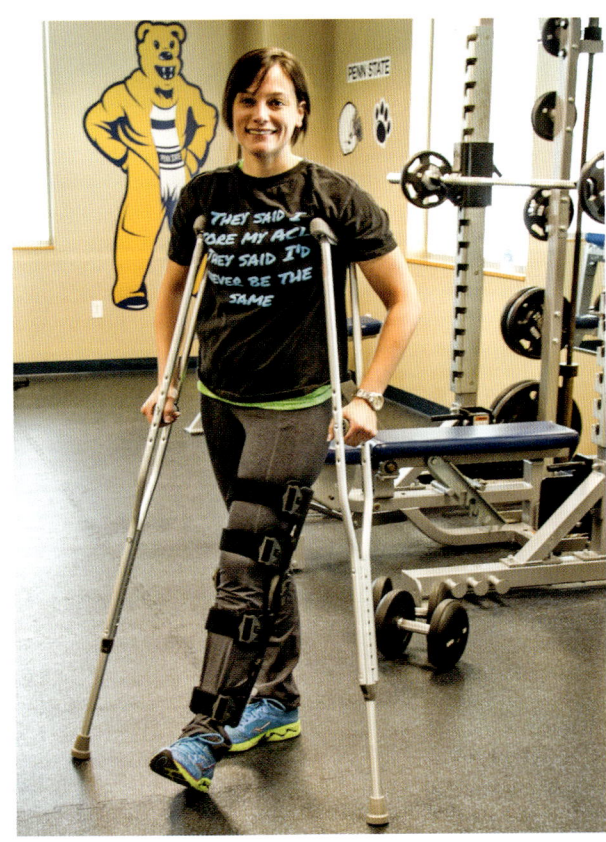

myofasziale Release in ihrem Fall bewirken könnte. Doch es erschien ihr wie ein letzter verzweifelter Versuch: Inzwischen hatte sie fast allen Glauben daran verloren, dass irgendetwas helfen konnte.

Zunächst hatte Tiff Scheu vor dem Rollen, wegen der schwelenden Entzündung in der Wade und aus Angst, das Transplantat zu verletzen. Ich konnte ihre Bedenken zerstreuen, indem ich ihr erklärte, dass ich die Knie-Reha-DVD schrittweise aufgebaut hatte, als Wegweiser durch die verschiedenen Schmerzphasen und den Genesungsprozess. Ich ermutigte sie, in ihrem eigenen Tempo vorzugehen und keinen der Abschnitte zu schnell zu machen.

Tiff vertraute meiner Expertise und stürzte sich hinein. Ihr gefielen die eindeutigen Erklärungen. Sie machte die ersten Übungen, einschließlich die Einführungen in die Roll Model-Techniken, und fühlte sofortige Erleichterung, »besser als durch die ganze Physiotherapie«. Ihre Schmerzen ließen so stark nach, dass sie keine Schmerzmittel mehr nahm und die beste Kniebeweglichkeit seit der Verletzung hatte, nach nur einer Sitzung. Durch diese Erfahrung schöpfte sie wieder Hoffnung. Danach rollte sie täglich das Schienbein, das verhärtete IT-Band und die Hüfte aus, lernte, den Schmerz einzuordnen, und bemühte sich jeden Tag um etwas mehr Beweglichkeit und Kniestreckung.

Tiff rollte den ganzen Sommer dieses Jahres und arbeitete mit den Übungen des KneeHab-Programms. Ihre Quadrizeps wurden wieder stark und beweglich. Am wichtigsten war, dass ihr Optimismus zurückgekehrt war und sie im Herbst wieder das geliebte CrossFit-Training aufnehmen konnte. Seither hat sie alle ihre persönlichen Bestleistungen übertroffen, ist im Laufen 20 Sekunden pro Meile schneller geworden und hat die sieben Kilo wieder los, die sie nach der OP zugenommen hatte (mithilfe einer »Clean Eating«-Paläo-Diät, die Entzündungen vorbeugen soll). Tiff hat ihre Therapiebälle überall dabei (»Ich habe sechs Paare Original YTU-Bälle im ganzen Haus verteilt«) und bereits ihre ganze Familie und alle Arbeitskollegen dafür begeistert, mit ihr zu rollen. Sie verwendet die Bälle auch zur Entlastung von Schultern, Hals/Nacken und oberem Rücken, die von zweimal täglichem stundenlangem Pendeln verspannt sind. Vor Kurzem kauften sie und ihr Mann sich Rennräder und machten eine 16-Kilometer-Tour.

Tiff ist eine Anhängerin der Roll Model-Methode und nahm auch an einem Roll Model-Therapieball-Training in New York teil, um die Wissenschaft »hinter ihrer Faszie« besser zu verstehen. »Es kommt mir so vor, als ob diese Verletzungs-Rehabilitation eigentlich eine Präventionsmaßnahme ist. Therapiebälle helfen mir, geschmeidig und elastisch zu bleiben, damit ich so etwas nicht noch einmal durchleben muss, weil ich nicht glaube, dass ich das schaffen würde. Die Therapiebälle haben mir wirklich die Hoffnung zurückgegeben, und das ist so wichtig für jeden, der mit Schmerz und Genesung zu tun hat. Ihre Erfahrung und Expertise haben mich von einem dunklen Ort gerettet. Ich fühle mich wieder wie ich selbst.«

Tiffs Bruder und seine Frau bekamen vor Kurzem noch einen Sohn, und sie kann es kaum erwarten, mit ihm zu laufen, zu springen und zu spielen. Sie fühlt sich wieder jung: »Ich fühle mich keinen Tag älter als 25«, sagt sie – und hat jetzt die Werkzeuge dafür, in jedem Alter gesund zu bleiben.

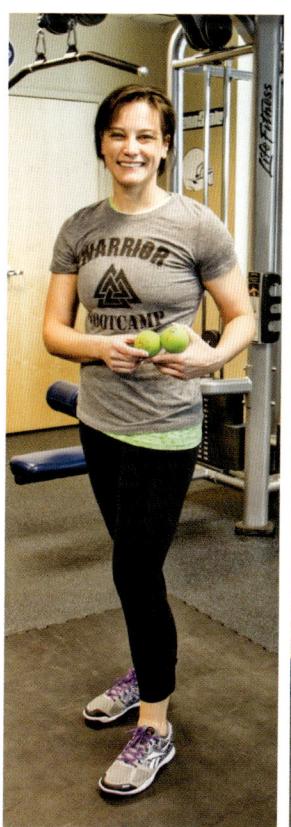
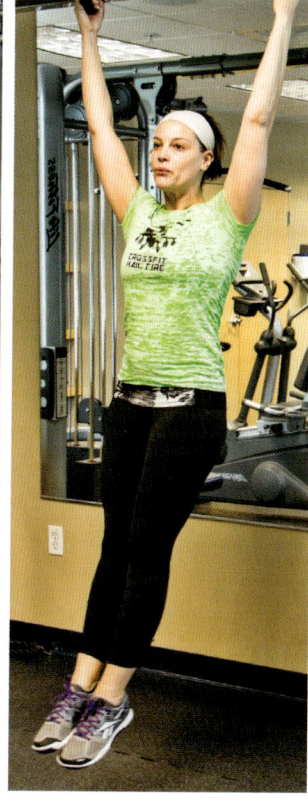

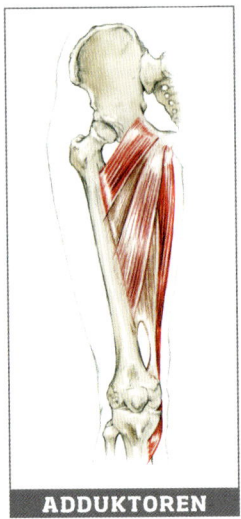

Sequenz 5: Geschmeidige Oberschenkel

Übungs-Setup

Roll Model-Bälle:
Original YTU, PLUS oder
2 x ALPHA im Beutel

Matte

Yoga-Block

Hocker oder Stuhl

EmbodyMap

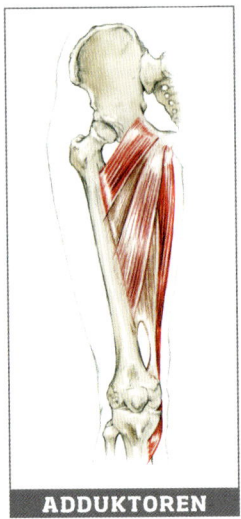

ADDUKTOREN

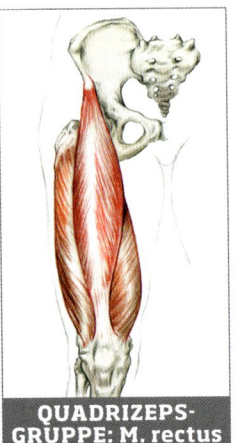

QUADRIZEPS-GRUPPE: M. rectus femoris, vastus lateralis, vastus intermedius, vastus medialis

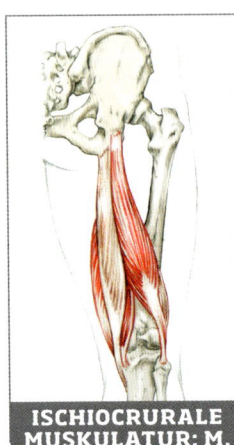

ISCHIOCRURALE MUSKULATUR: M. biceps femoris, M. semitendinosus, M. semimembranosus

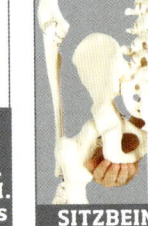

GROSSER ROLLHÜGEL

SITZBEINHÖCKER

Basis-Ball-Stopps

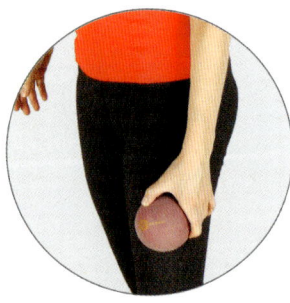

Quadrizeps-Gruppe

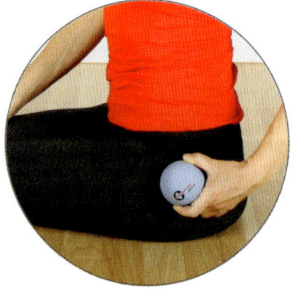

Großer Rollhügel

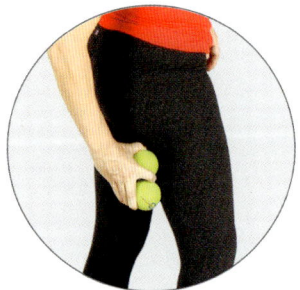

Hintere Oberschenkelmuskeln

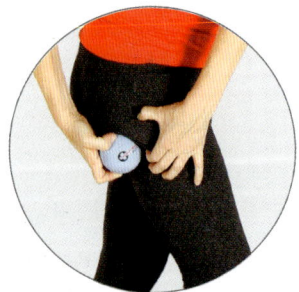

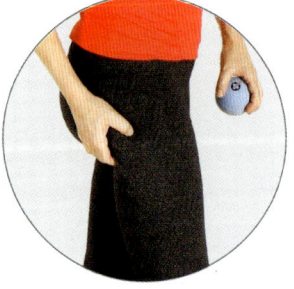

Kreuzungspunkt großer Gesäßmuskel/IT-Band

Check In: Twister mit Yoga-Block oder Hocker

- **(1–2)** Die Füße ca. 60–90 cm breit nebeneinanderstellen. Mit gerader, neutraler Wirbelsäule nach vorne beugen. Die Hände auf dem Yoga-Block oder dem Hocker aufstützen, je nach Beweglichkeit.

- **(3)** Yoga-Block oder Hocker nach rechts schieben, um den Fuß nach links setzen zu können. **(4)** Die Bewegung stoppen, sobald Oberschenkel und Hüften blockieren. Der rechte Fuß kreuzt vor dem linken.

- 5–10 Bauch-Brust-Atemzüge machen.

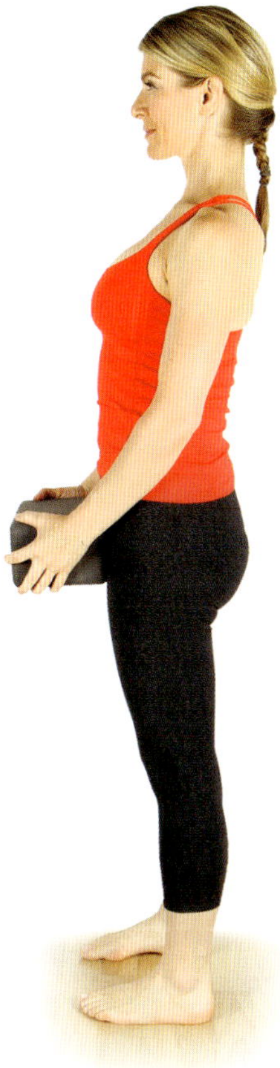

1

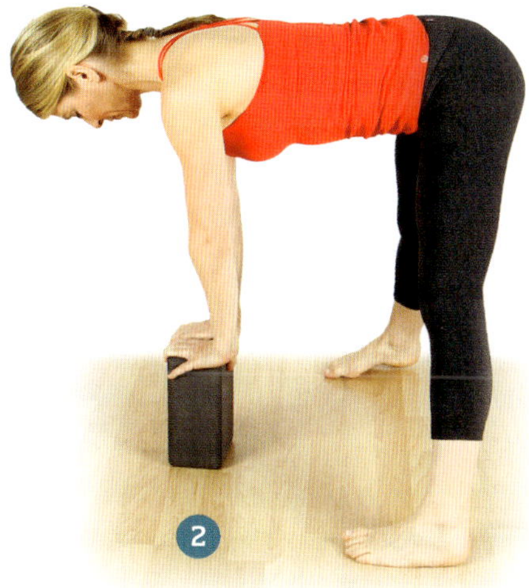

2

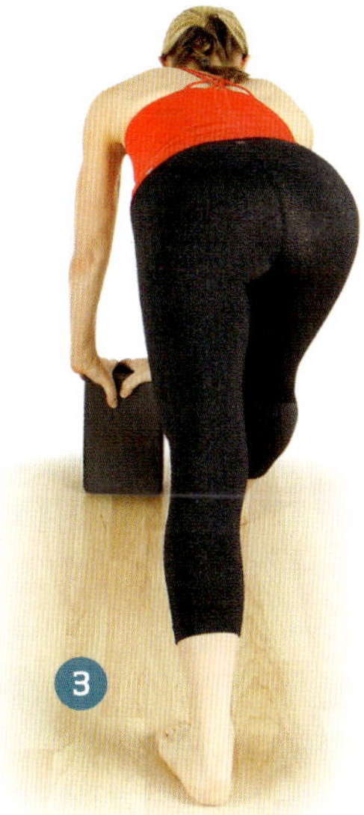

3

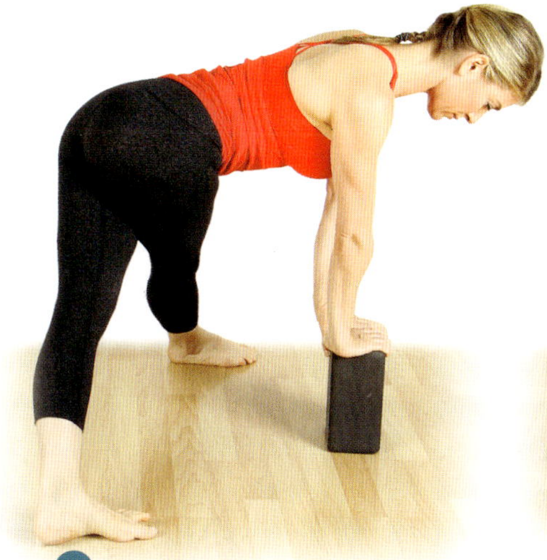

4

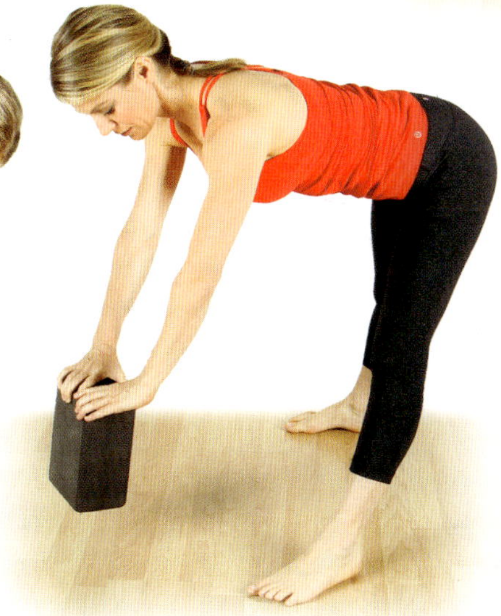

5

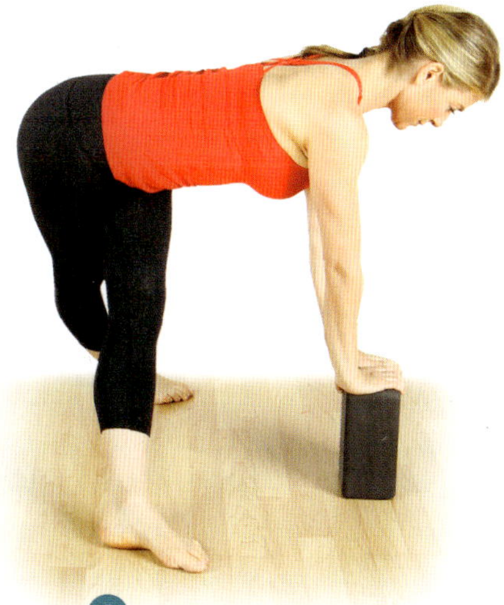

6

- **(5–6)** Zurück in die Ausgangsposition kommen und in die andere Richtung eindrehen.

Roll-Sequenz

LOCKERUNG DER HINTEREN OBERSCHENKEL

Übung 1:

(1 – 2) Auf einen Stuhl oder Hocker setzen. Einen Ball unter den linken Sitzbeinhöcker schieben und tief in die hinteren Oberschenkelmuskeln einsinken lassen. Mit mehreren tiefen Atemzügen an den Druck gewöhnen. (3 – 4) Das linke Knie von links nach rechts und zurückbewegen und den Ball über die Muskeln queren.

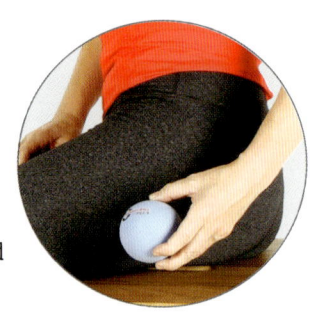

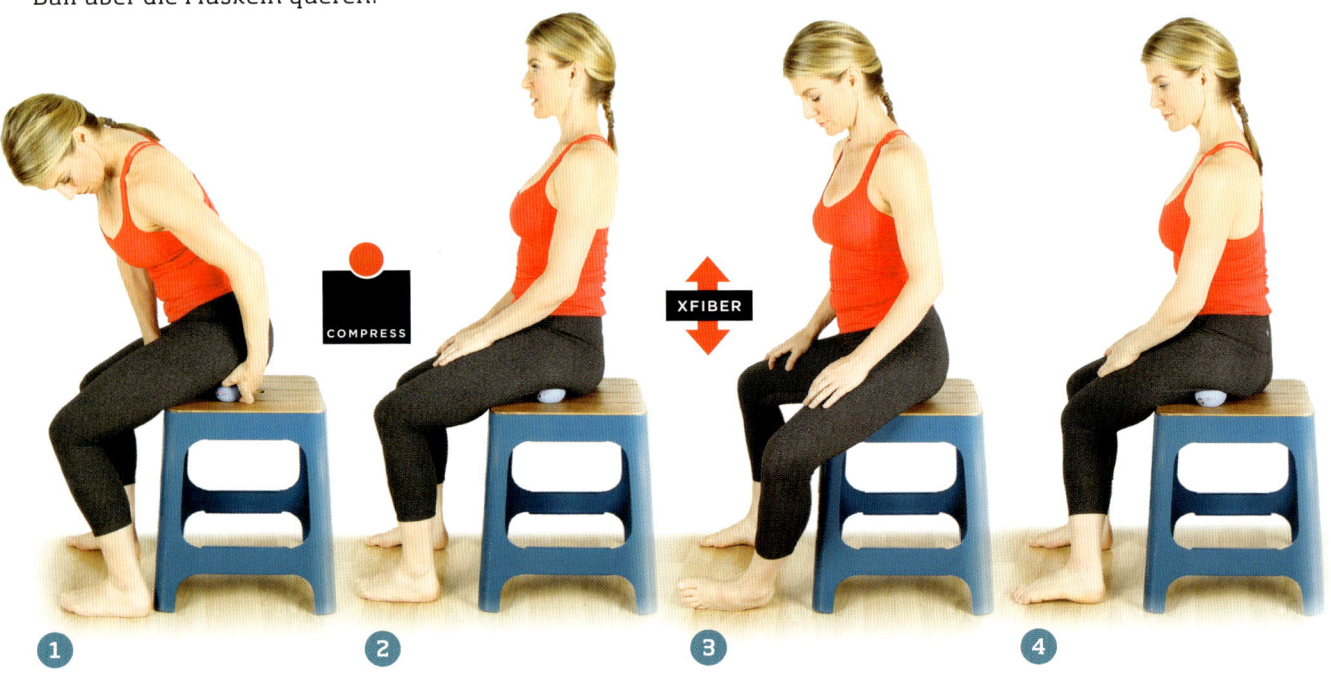

COMPRESS

XFIBER

① ② ③ ④

Übung 2:

Mit Contract/Relax arbeiten: Das Knie über die Hüfte aktiv ein- und ausdrehen, um die inneren Oberschenkel- und die äußeren Gesäßmuskeln anzuspannen. Der Fuß am Boden ändert dabei seine Stellung. Den Oberschenkel in den neuen Positionen halten und die Muskelkontraktion und -entspannung verstärken, während der Ball gegen die inneren/äußeren Oberschenkelmuskeln schiebt.

CONTRACT RELAX

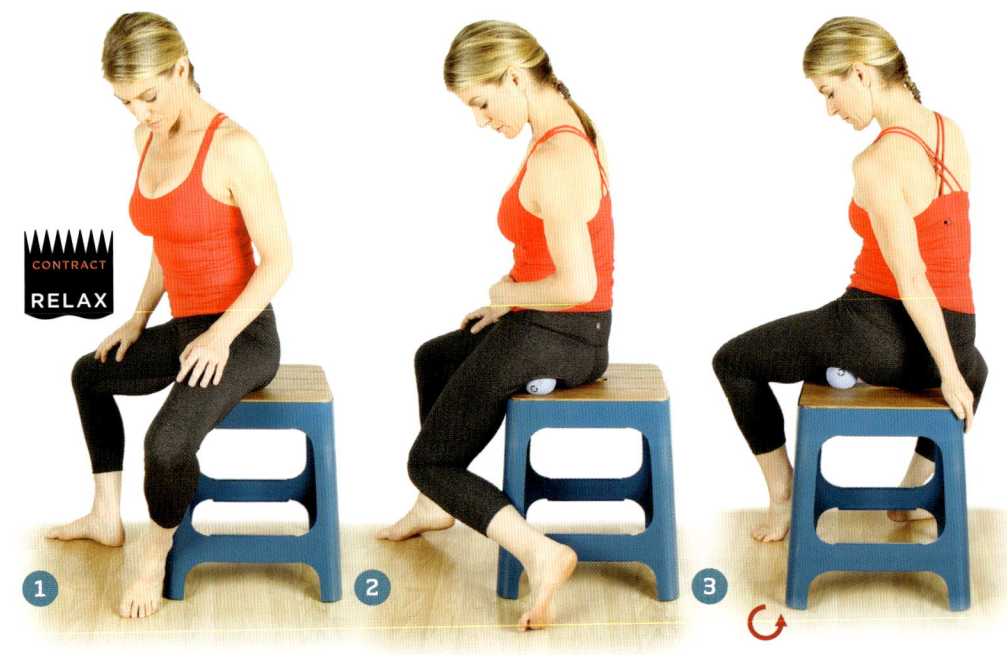

① ② ③

Übung 3:

(1 – 2) Das linke Sprunggelenk über den rechten Oberschenkel legen und **(3 – 6)** versuchen, den Ball in die Muskelscheiden zwischen großem Gesäßmuskel, IT-Band und hinteren Oberschenkelmuskeln zu schieben.

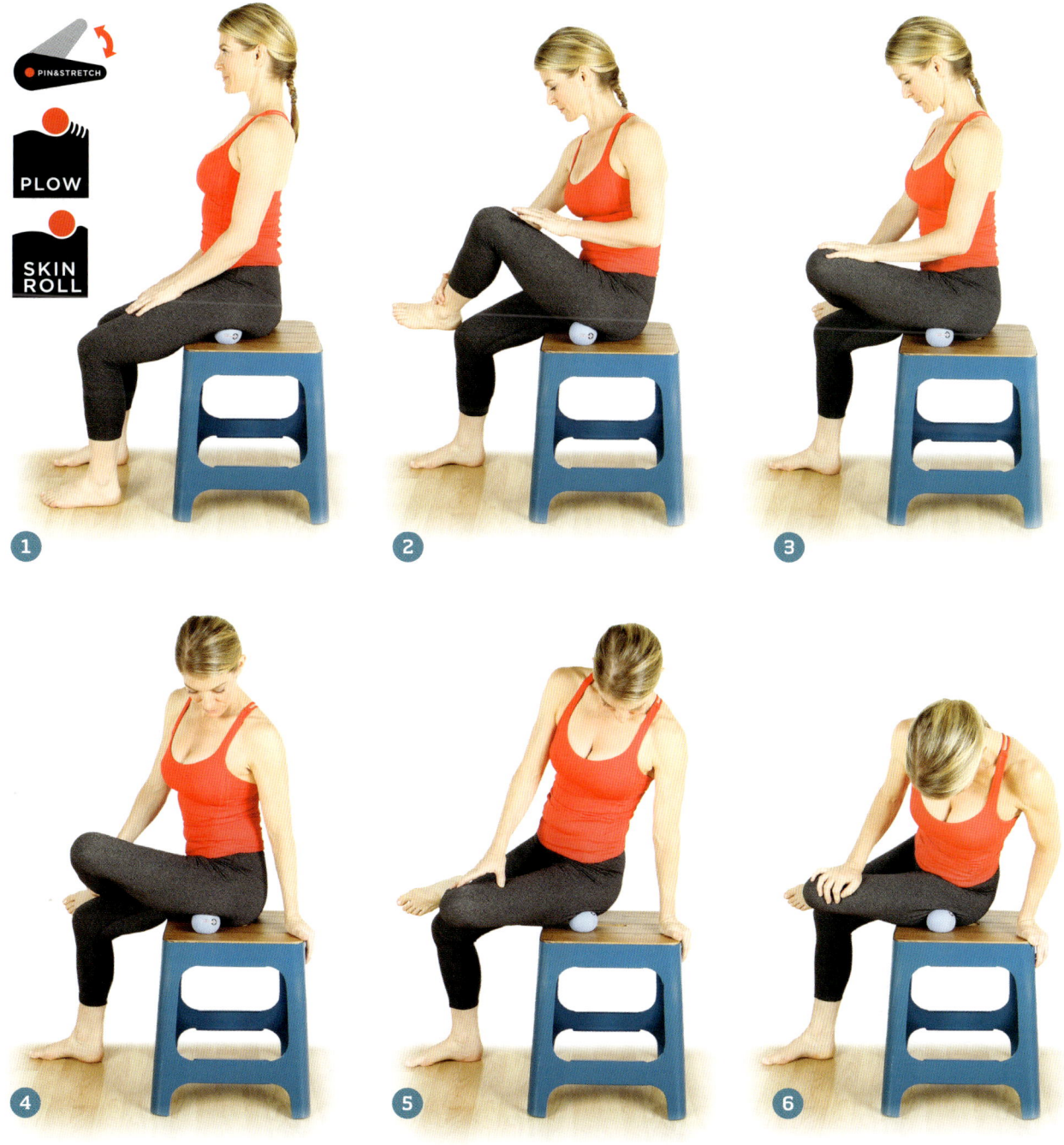

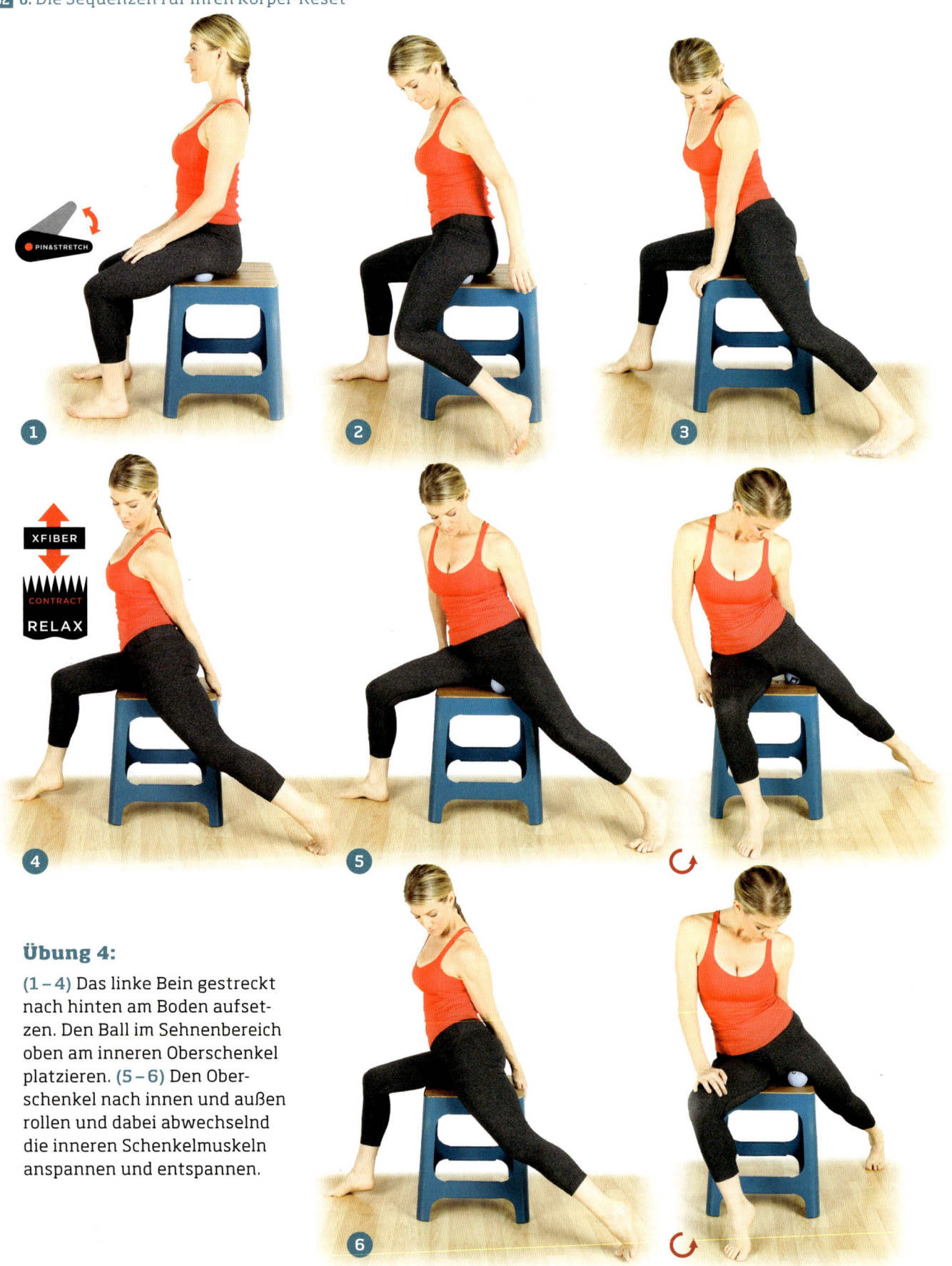

XFIBER

CONTRACT

RELAX

① ② ③ ④ ⑤ ⑥

Übung 4:

(1–4) Das linke Bein gestreckt nach hinten am Boden aufsetzen. Den Ball im Sehnenbereich oben am inneren Oberschenkel platzieren. **(5–6)** Den Oberschenkel nach innen und außen rollen und dabei abwechselnd die inneren Schenkelmuskeln anspannen und entspannen.

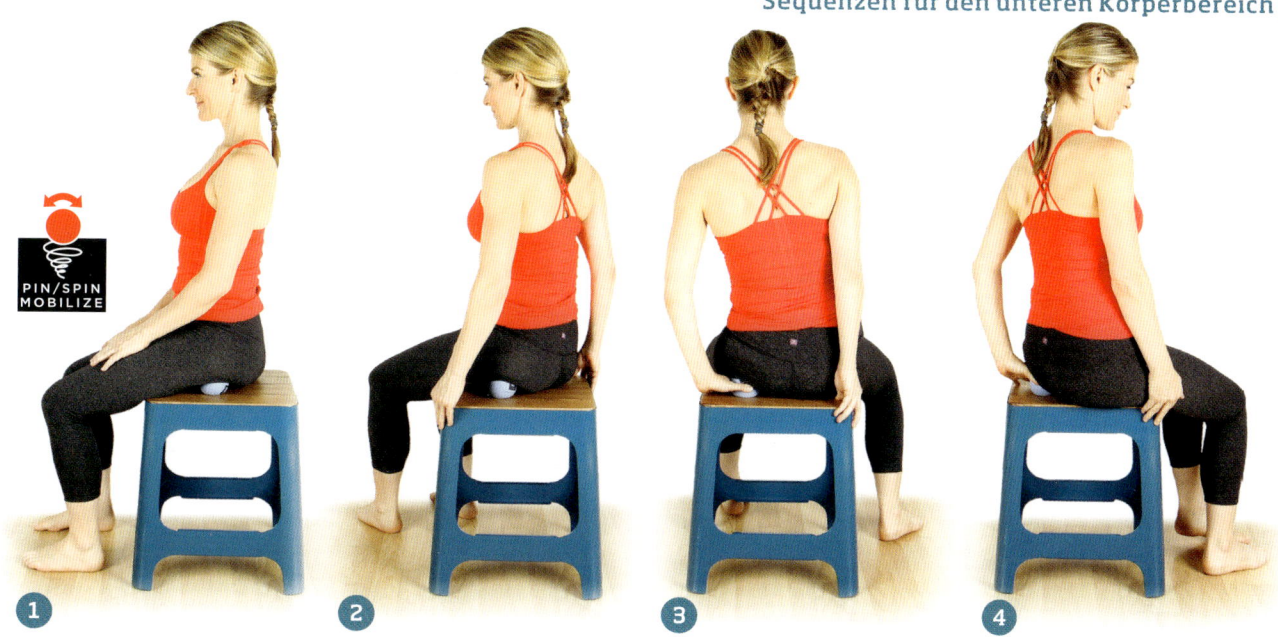

1 **2** **3** **4**

Übung 5:

(1 – 2) Den Ball auf den hinteren linken Oberschenkelmuskeln platzieren. **(3)** Mit der linken Hand fixieren. Mit Körper und Gesäß über dem Ball drehen, um das Gewebe maximal zu verwinden. Wenn das nicht mehr weiter geht, **(4)** den linken Oberschenkel in möglichst viele Richtungen mobilisieren. Das Gewebe noch etwas weiter »eindrehen«, erneut mobilisieren und in die Gegenrichtung ausdrehen.

**Seite wechseln und
Übungen 1 – 5 wiederholen.**

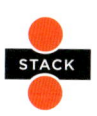 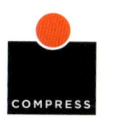 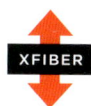 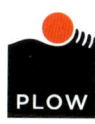

STACK COMPRESS XFIBER PLOW

ADDUKTOREN-KEBAB

(1) Auf die rechte Seite legen und den Kopf mit einem Yoga-Block oder Kissen stützen. **(2)** Einen ALPHA-Ball unter den rechten Oberschenkel schieben, zwei PLUS-Bälle zwischen die Schenkel klemmen (stapeln). **(3 – 4)** Pausieren und 1 – 2 Minuten tiefe Bauch-Brust-Atemzüge machen.

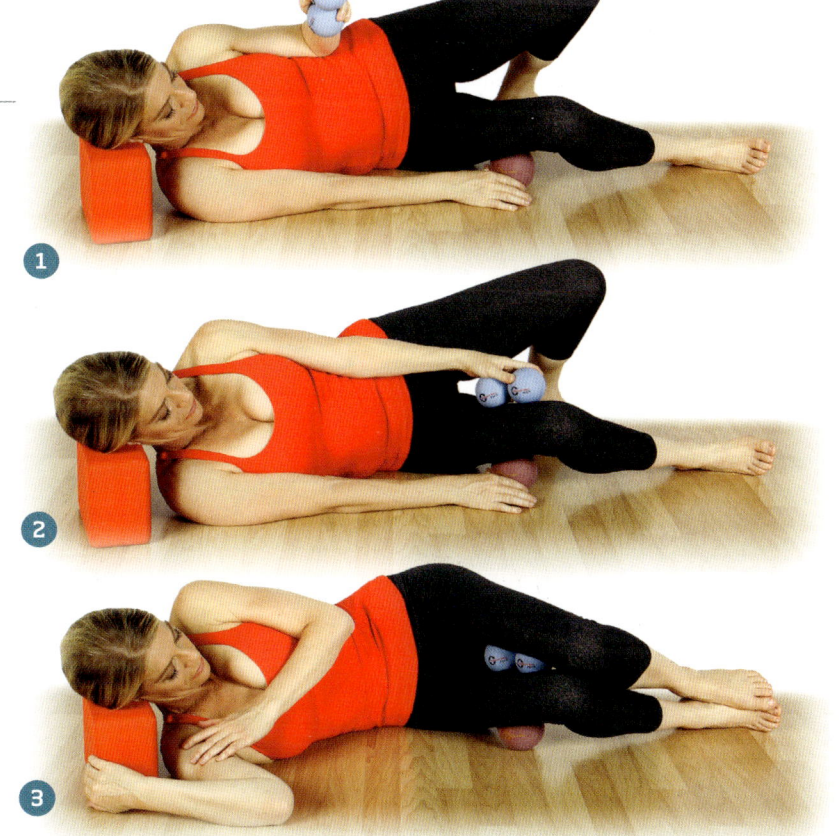

1

2

3

CONTRACT RELAX

PIN&STRETCH

4

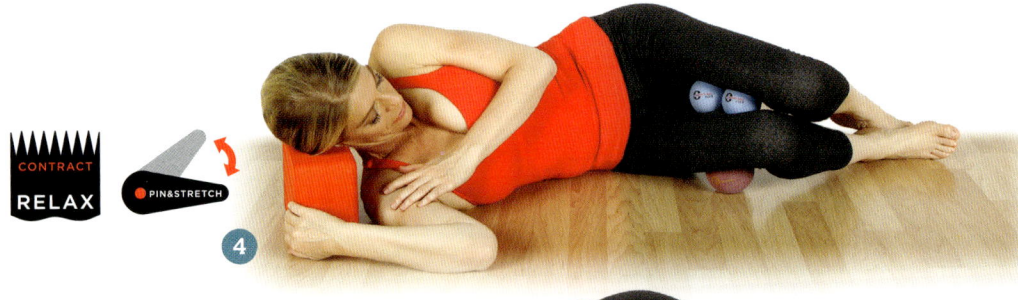

Wenn das Gewebe schon vorbereitet ist:

- (5) Das unten liegende Bein strecken und beugen.
- (6) Alle Gewebe, die Kontakt mit den Bällen haben, anspannen und entspannen.
- (7 – 8) Die Oberschenkel gegeneinander verschieben.
- (9) Das rechte Bein heben und senken.
- Die Bälle einige Zentimeter höher oder tiefer am Oberschenkel platzieren und Schritt 1 – 9 wiederholen.

Seite wechseln und wiederholen.

5

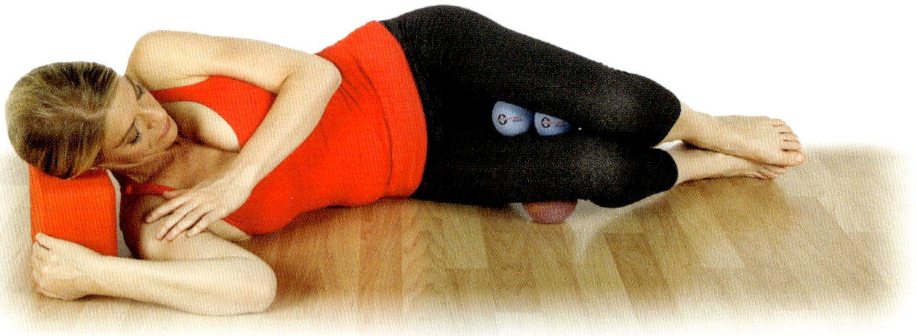

6

7

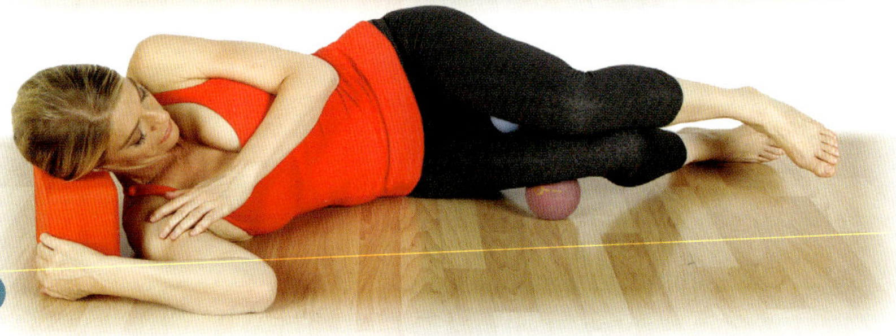

8

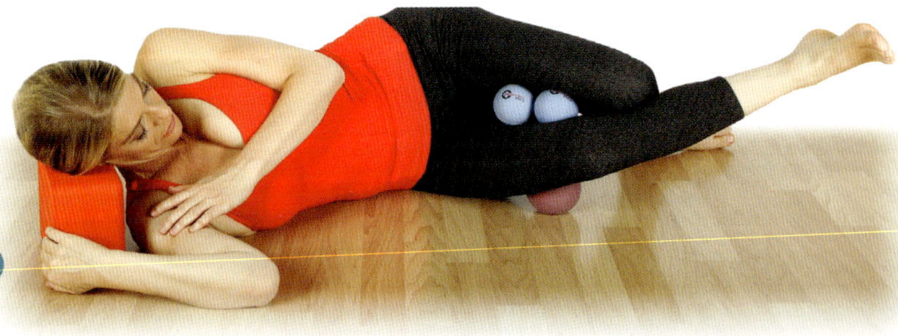

9

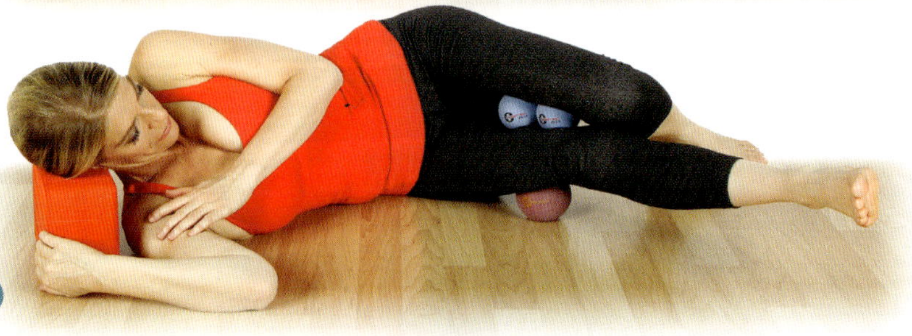

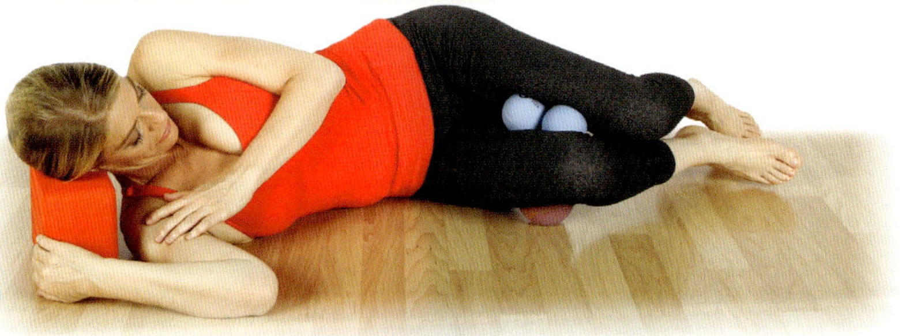

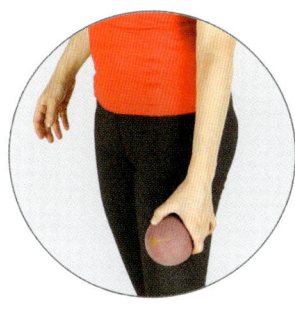

QUADRIZEPS-WIRBEL

Übung 1:

- (1–2) In Bauchlage einen beliebigen Ball zwischen Boden und der linken Quadrizeps-Gruppe einklemmen. 1 Minute bauchatmen.

- (3) Den Quadrizeps abwechselnd anspannen und entspannen. 2–3 verschiedene Stellen so massieren. Wenn das Gewebe geschmeidiger ist, (4–6) mit dem linken Oberschenkel extrem langsam über den Ball queren.

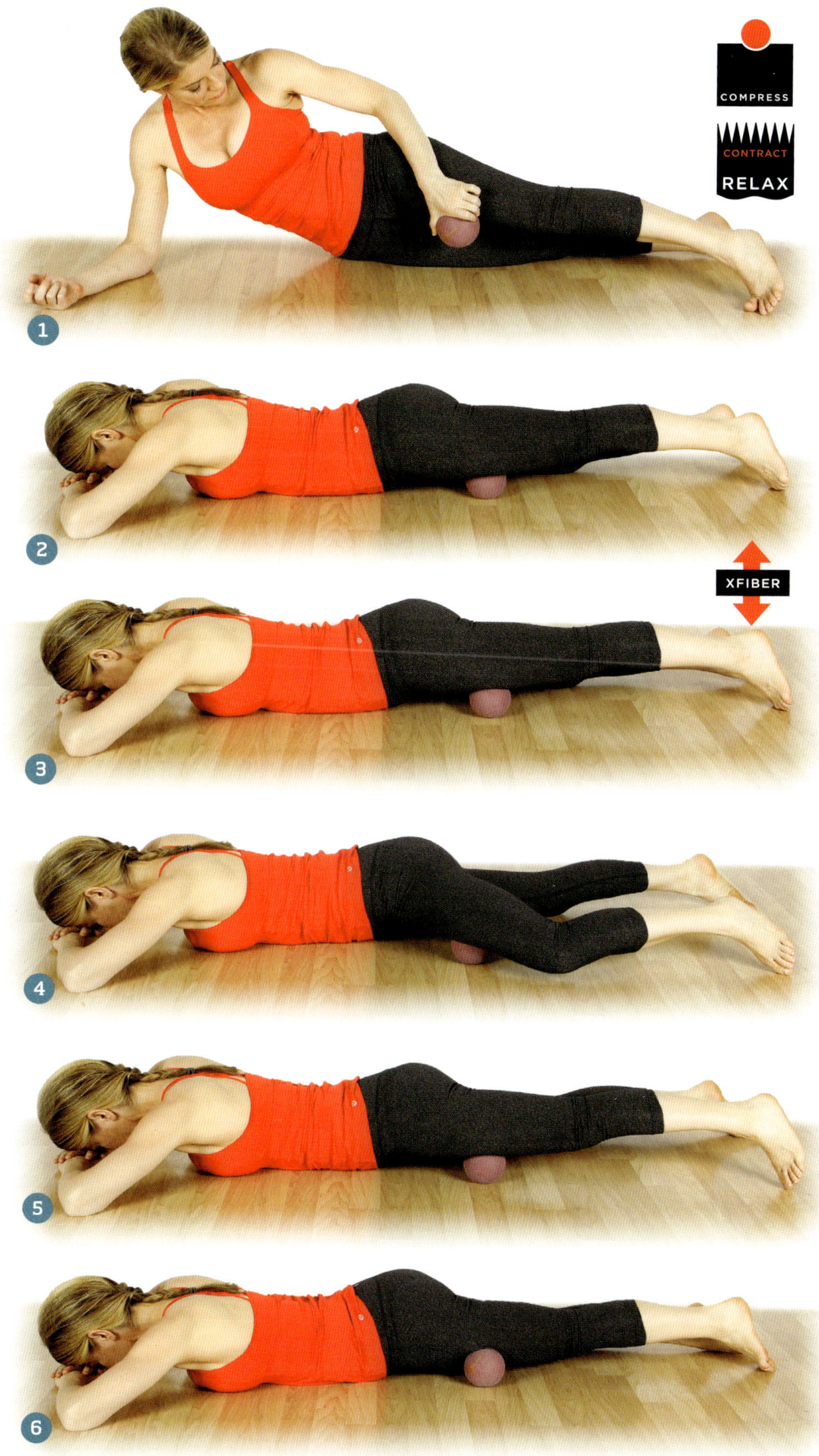

COMPRESS
CONTRACT
RELAX

XFIBER

Übung 2:

Langsam den Körper nach vorne ziehen, der Ball quert dabei über den Oberschenkel. Die Kombination aus Streifen und Queren ergibt eine Schlangenlinie auf der Oberschenkel-Vorderseite, welche die Verbindung zwischen geradem und mittlerem Schenkelmuskel aktiviert. Kurz über dem Knie die Richtung wechseln und den Ball wieder nach oben bewegen.

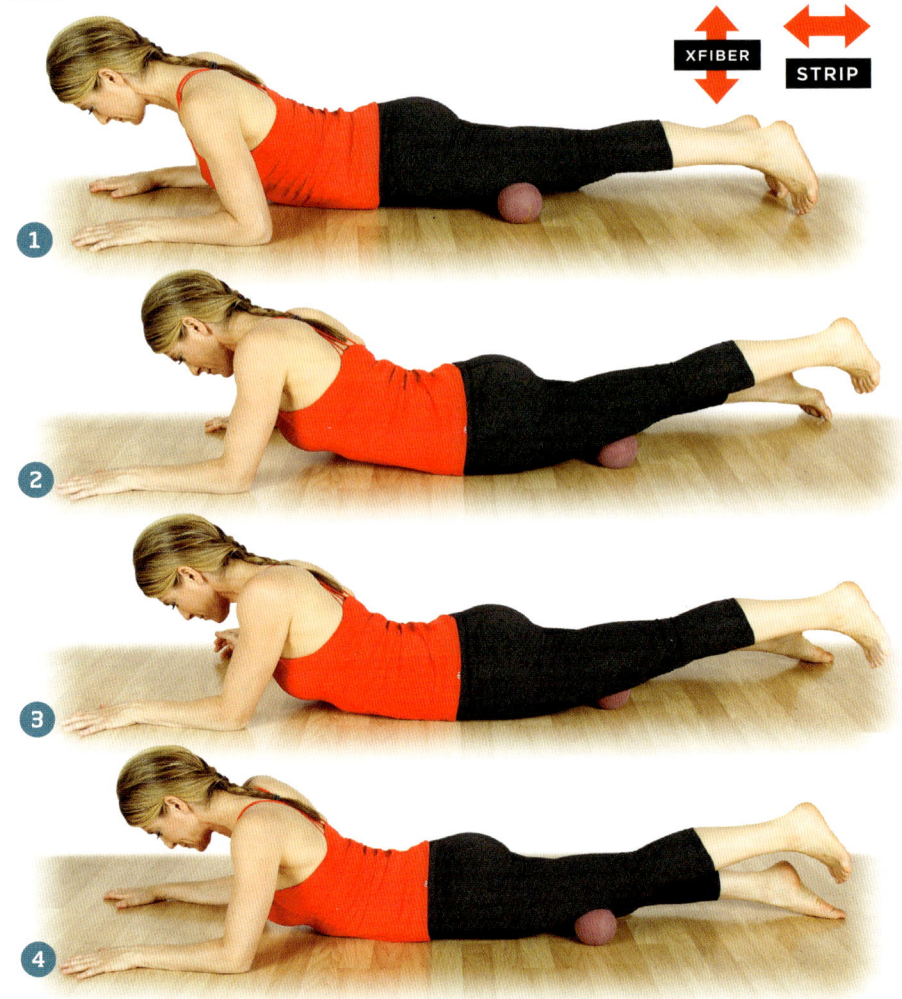

Übung 3:

(1 – 2) Weiter queren und (3) durch Beugen und Strecken des Knies mit dem fixierten Ball das Gewebe dehnen. Den Oberschenkel aktiv von links nach rechts und zurück rollen, gleichzeitig den Unterschenkel wie einen Scheibenwischer bewegen.

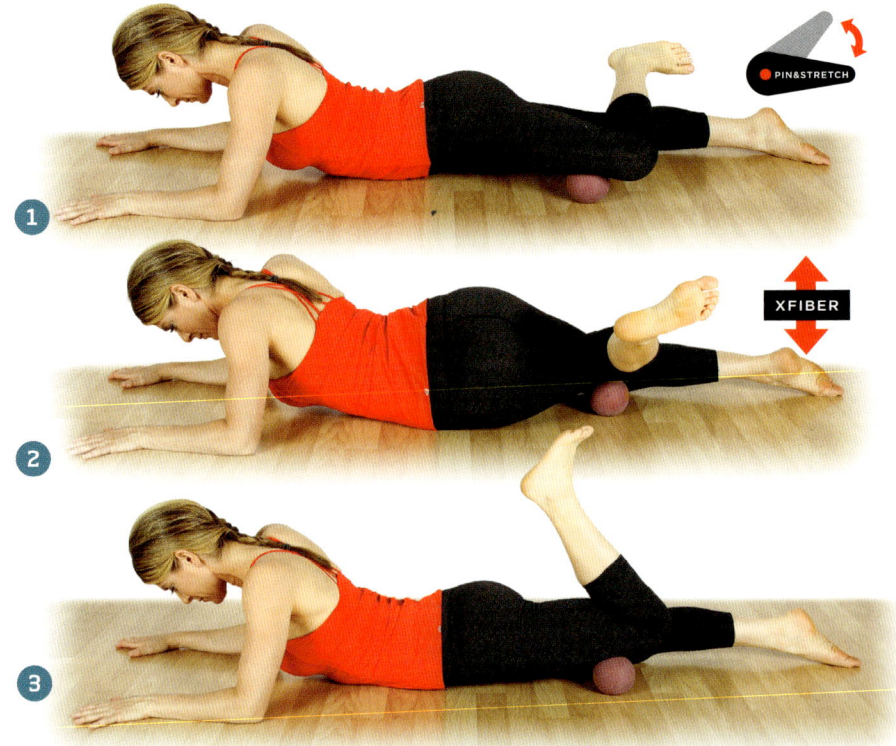

Übung 4:

(1) Mit der Hand den Ball tief in den Oberschenkel drehen (auf nackter Haut probieren).

(2 – 3) Dann Hüfte oder Knie mobilisieren, um die Gleitfähigkeit des Quadrizeps-Gewebes zu verbessern. An 2 – 3 unterschiedlichen Stellen ausprobieren.

Seite wechseln und Übungen 1 – 4 wiederholen.

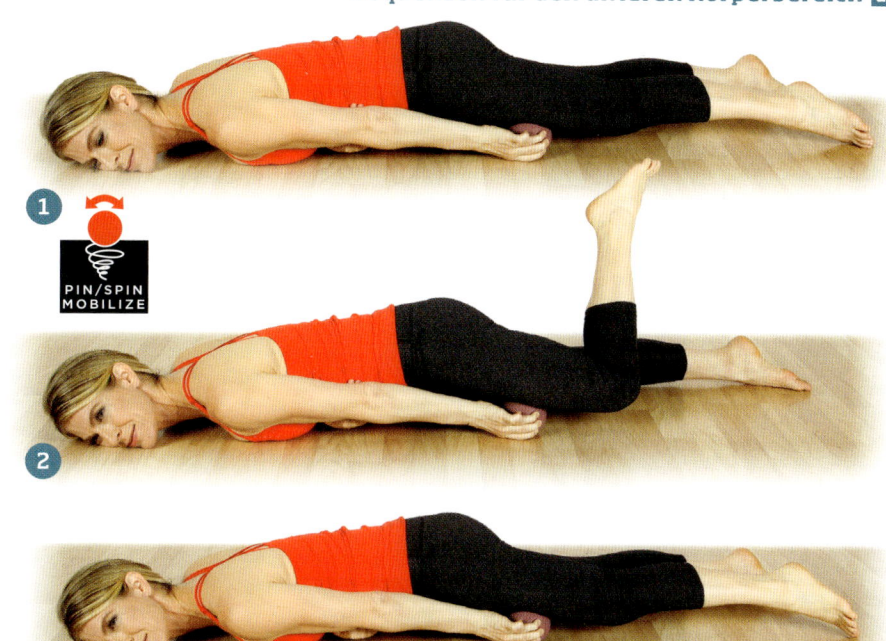

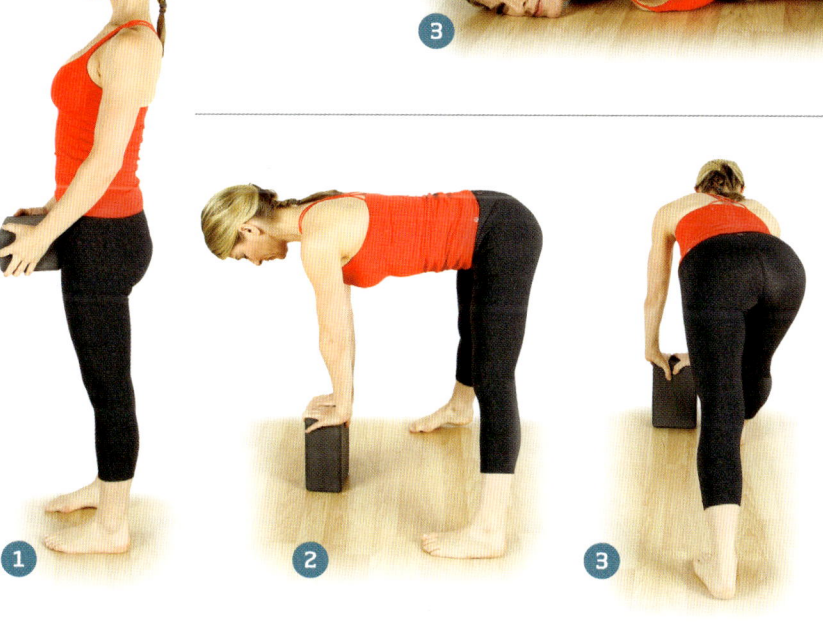

ReCheck: Twister mit Yoga-Block oder Hocker

- **(1 – 3)** Die Dehnung wiederholen und spüren, ob sich das Bein etwas weiter drehen lässt und weniger schnell blockiert.

- **(4 – 5)** Jede Seite 5 – 10 Atemzüge lang bewusst wahrnehmen.

Nachspüren

1. Die ReCheck-Dehnung betrachten: Fühlen sich die Eindrehbewegungen unterschiedlich an?

2. Hat sich die Haltung geändert?

3. Vervollständigen Sie diese Aussage: Ich fühle (mich)
   _____.

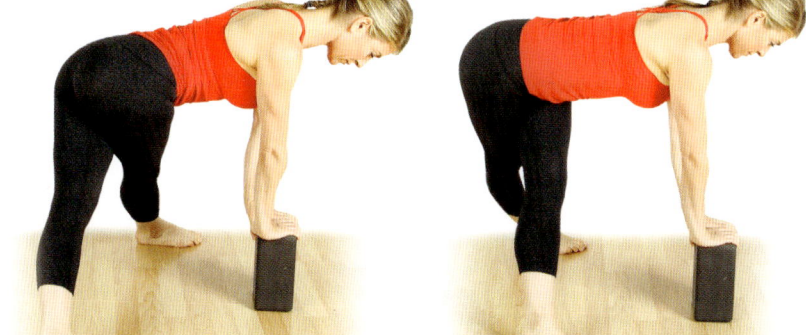

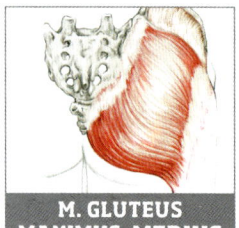

Sequenz 6:
Gesunde Hüften & fluffiger Po

Übungs-Setup
Roll Model-Bälle:
Original YTU, PLUS oder ALPHA

Matte

Yoga-Block oder Kissen

EmbodyMap

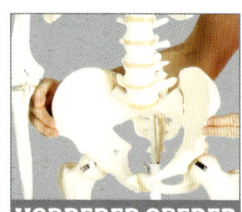

M. GLUTEUS MAXIMUS, MEDIUS

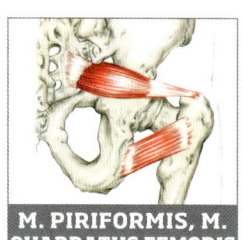

M. GLUTEUS MINIMUS

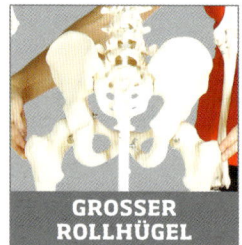

M. PIRIFORMIS, M. QUADRATUS FEMORIS

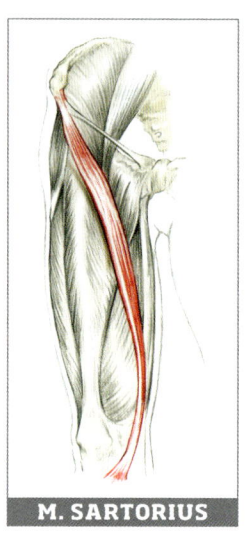

M. SARTORIUS

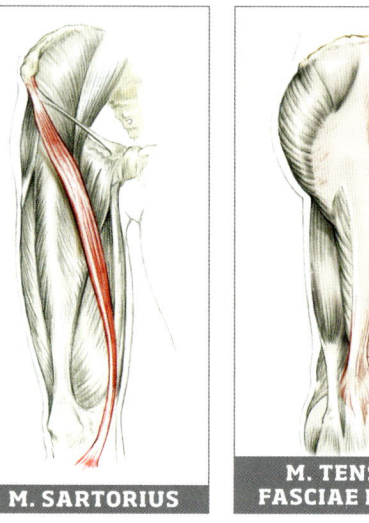

M. TENSOR FASCIAE LATAE

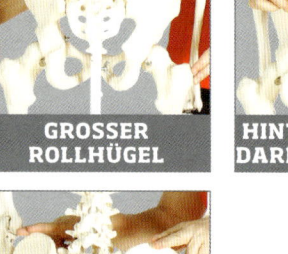

VORDERER OBERER DARMBEINSTACHEL

GROSSER ROLLHÜGEL

HINTERER OBERER DARMBEINSTACHEL

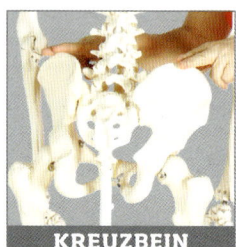

DARMBEINKAMM

KREUZBEIN

Basis-Ball-Stopps

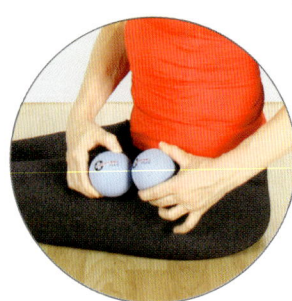

M. tensor fasciae latae

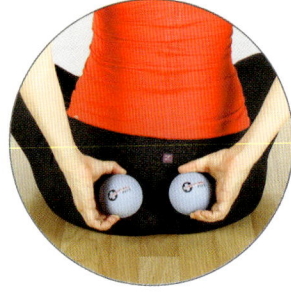

Gesäßmuskeln

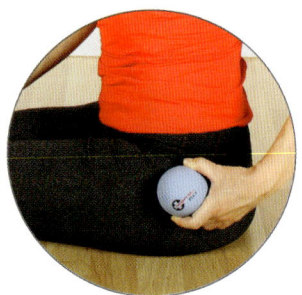

Großer Rollhügel

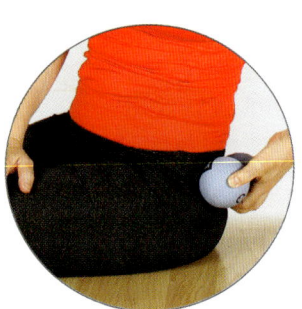

M. gluteus medius

Check In: Doppelte Taube

- Auf den Boden setzen und die Unterschenkel übereinanderlegen. Versuchen, das rechte Sprunggelenk auf das linke Knie und das rechte Knie auf das linke Sprunggelenk zu legen. Die Fußspitzen Richtung Schienbein strecken – die Sprunggelenke nicht hängen lassen.

- Falls die Wirbelsäule dabei aus der Neutralstellung kommt, das Gesäß mit einem Yoga-Block oder Hocker erhöhen. Alternativ erst die eine Hüfte, dann die andere »einchecken«.

- 5–10 Bauch-Brust-Atemzüge machen, dann die Beine wechseln.

ANMERKUNG: *Da ich in der Hüfte sehr beweglich bin, fällt mir diese Haltung leicht.* **Erzwingen Sie bitte nicht die gleiche Haltung, wie hier oder auf anderen Abbildungen zu sehen.** *Nehmen Sie Ihre eigene Beweglichkeit wahr, wie sie vor und nach dem Rollen ist.*

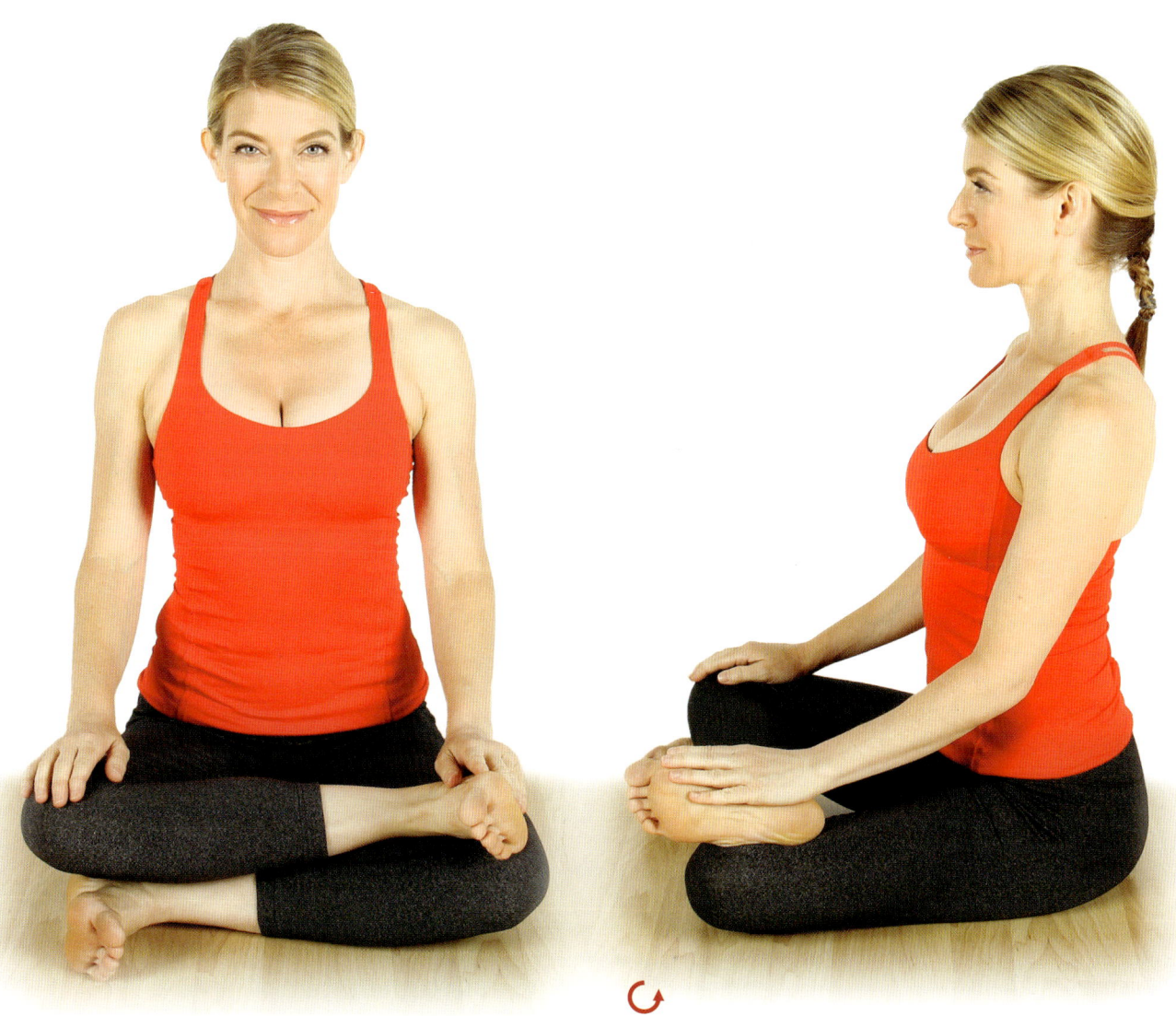

Roll-Sequenz
PIRIFORMIS-SPIEL

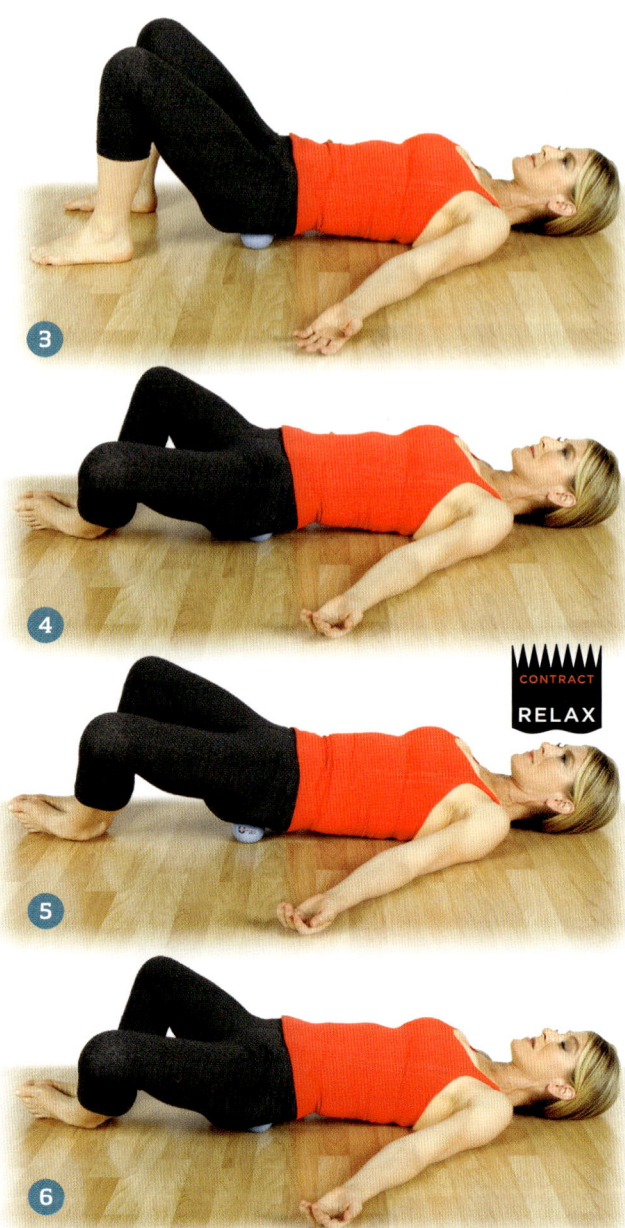

Übung 1:

- **(1–3)** In Rückenlage unter jede Gesäßhälfte einen Ball legen, unter dem oberen Darmbeinstachel. Der Ball arbeitet sich in die tiefen Gesäßmuskeln ein und bringt Druck auf den Ansatz des birnenförmigen Muskels (M. piriformis). **(4)** Die Fußsohlen aneinanderlegen und die Knie nach außen fallen lassen. Mit ein paar Bauch-Brust-Atemzügen an die Bälle gewöhnen.

- **(5–6)** Die Gesäßmuskeln einige Minuten anspannen/entspannen. 5–8-mal wiederholen.

COMPRESS

CONTRACT RELAX

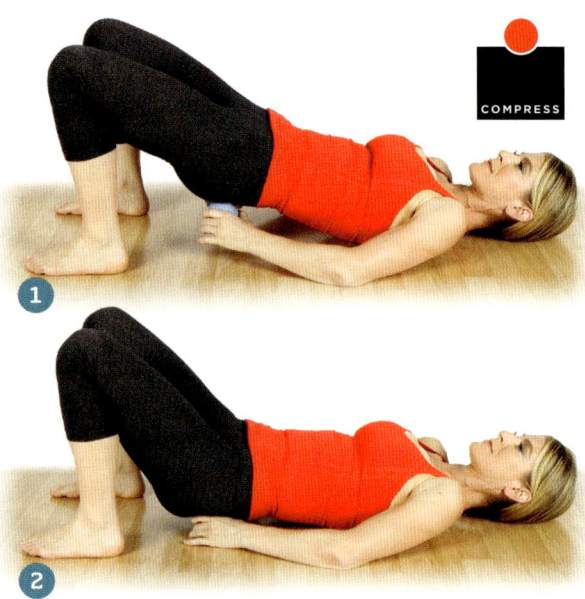

Übung 2:

Den rechten Ball wegnehmen, die rechte Fußsohle aufsetzen. Mit der linken Gesäßhälfte auf den Ball legen und den Ball über den birnenförmigen Muskel queren. Dabei seine Zugrichtung vom Kreuzbein zum großen Rollhügel beachten – eine Linie quer über die Gesäßhälfte. Die Bewegung massiert auch alle darüberliegenden Muskeln mit.

STRIP **XFIBER**

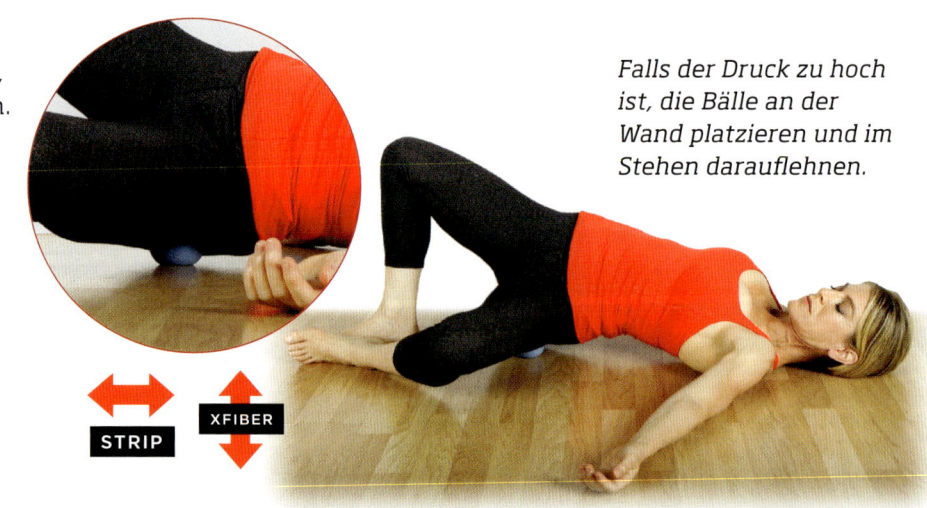

Falls der Druck zu hoch ist, die Bälle an der Wand platzieren und im Stehen daraufehnen.

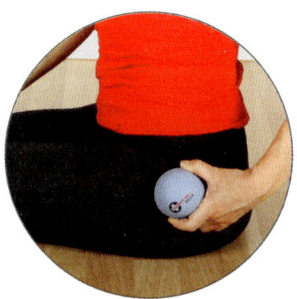

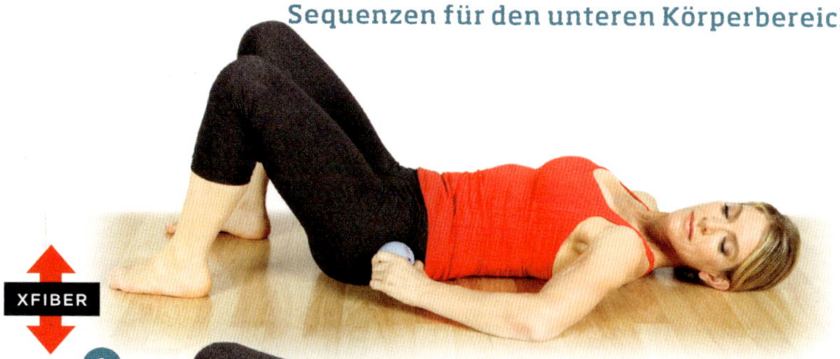

Übung 3:

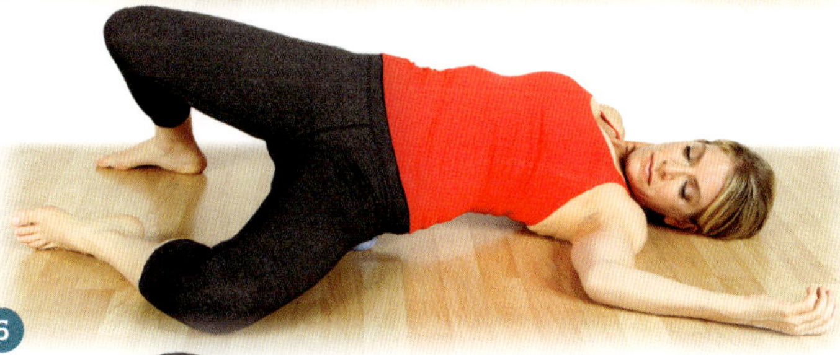

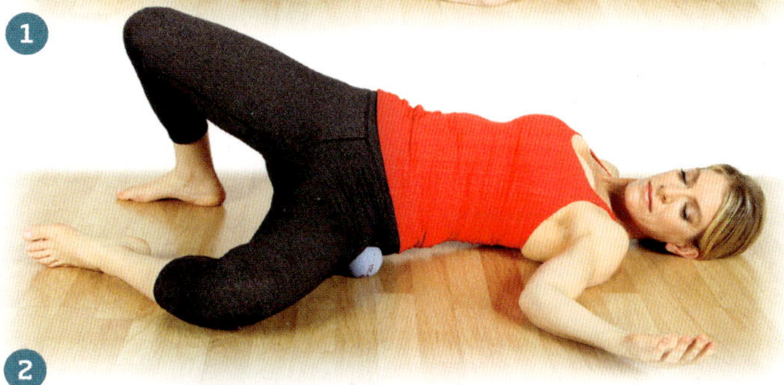

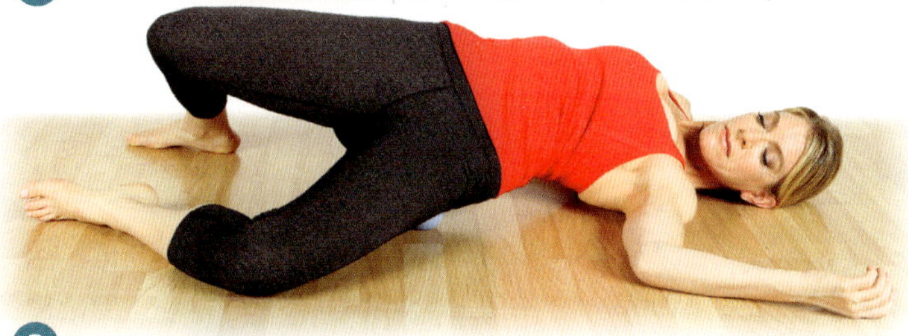

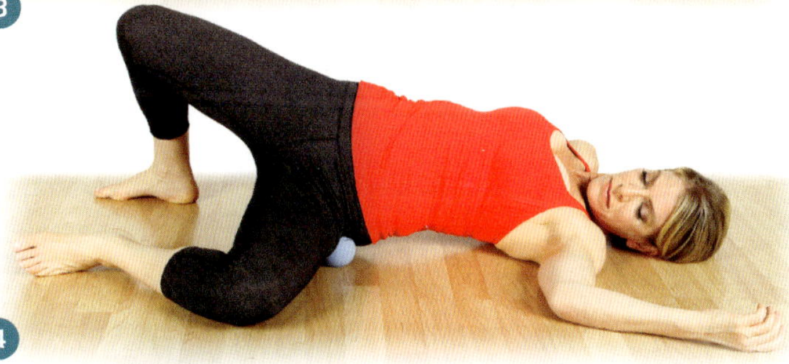

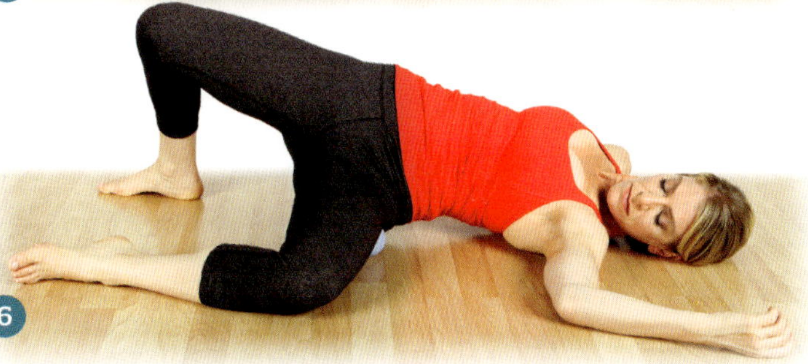

(1–2) Mit dem Ball den großen Rollhügel erspüren (der Knochenvorsprung seitlich über dem Oberschenkel). **(3–6)** Becken und Hüften so bewegen, dass der Ball einen Kreis darum beschreibt und über die damit verbundenen Sehnen und anderen Weichgewebe rollt. Erst in eine Richtung rollen, dann die Richtung wechseln.

Seite wechseln und Übungen 1–3 wiederholen.

XFIBER

1

2

3

4

5

6

MOM JEANS-TASCHE

Übung 1:

- **(1 – 3)** Zwei Bälle nebeneinander am oberen Rand des mittleren Gesäßmuskels platzieren. Den Kopf mit der linken Seite auf einem Yoga-Block oder Kissen aufstützen. Die Bälle mehrere Atemzüge lang einsinken lassen.

COMPRESS **CONTRACT RELAX** **STRIP**

- **(4 – 5)** Den linken Fuß in den Boden stemmen und damit den mittleren Gesäßmuskel seitlich im Po aktivieren. Anspannen, dann entspannen. 2-mal wiederholen.

- Den Muskel längs massieren. Dazu die Zehenspitzen anziehen und strecken, um die Bälle in eine Auf-und-Ab-Bewegung zu bringen (ohne Abb.).

Übung 2:

- Das Becken nach vorne und hinten kippen und so über den Muskel queren.

- Einen Ball oder beide tiefer in den oberen Gesäßbereich eindrehen, um die Intensität zu steigern (ohne Abb.).

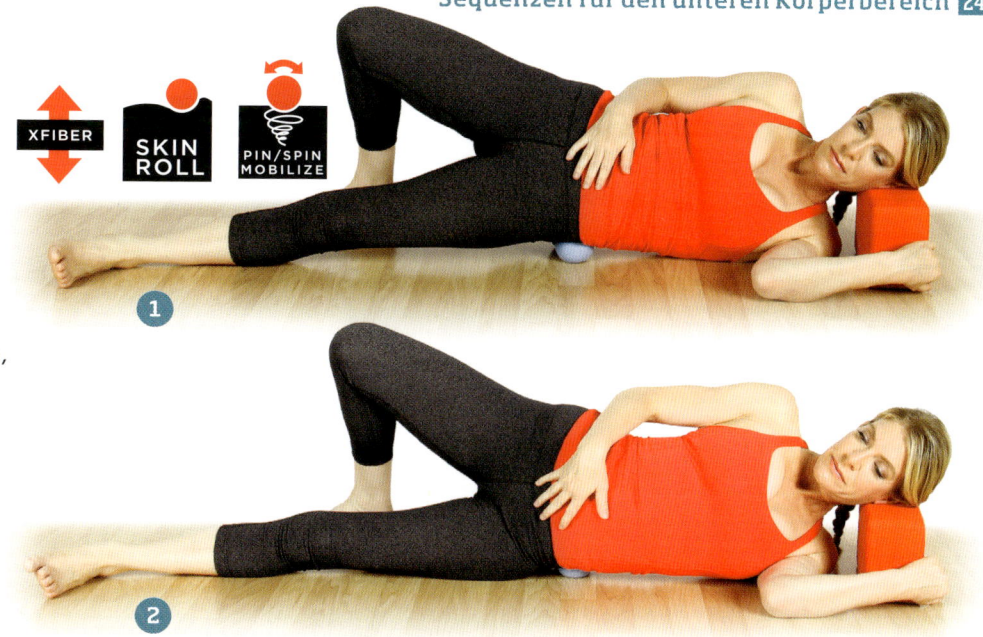

Übung 3:

- **(1 – 3)** Das linke Bein ein paarmal Richtung Decke und zurück zum Boden führen. Das Gewebe ist mit dem Ball fixiert und wird gedehnt (Pin & Stretch).

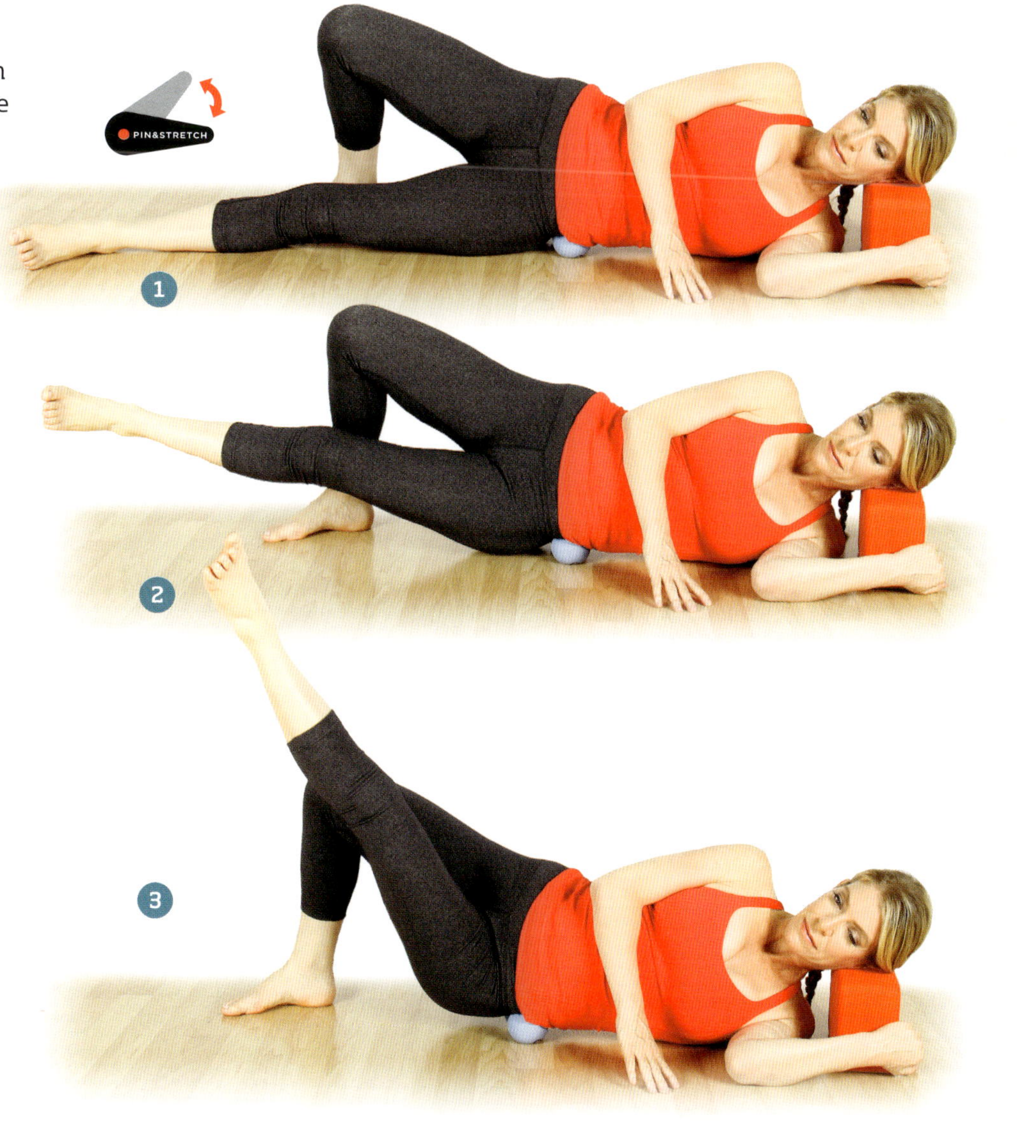

- **(4 – 8)** Anschließend mit dem linken Bein »Rad fahren«: Das Bein ca. 20 cm über dem Boden halten, ein paarmal in eine Richtung »radeln«, dann die Richtung wechseln.

Seite wechseln und Übungen 1 – 3 wiederholen.

SKIN ROLL

CONTRACT RELAX

4

5

6

7

8

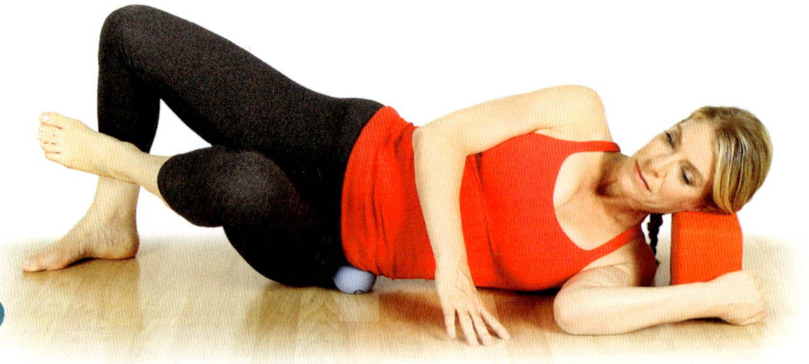

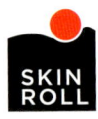

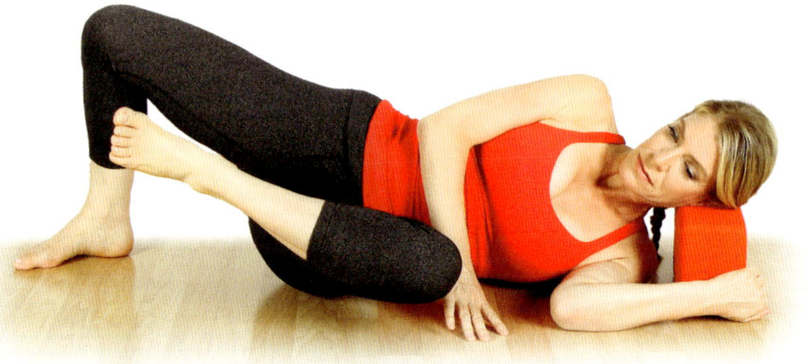

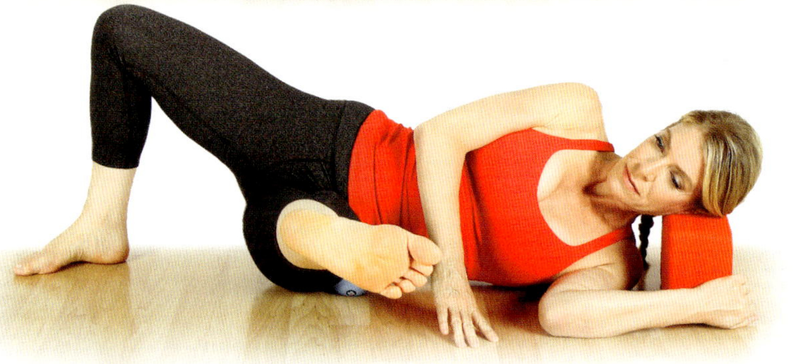

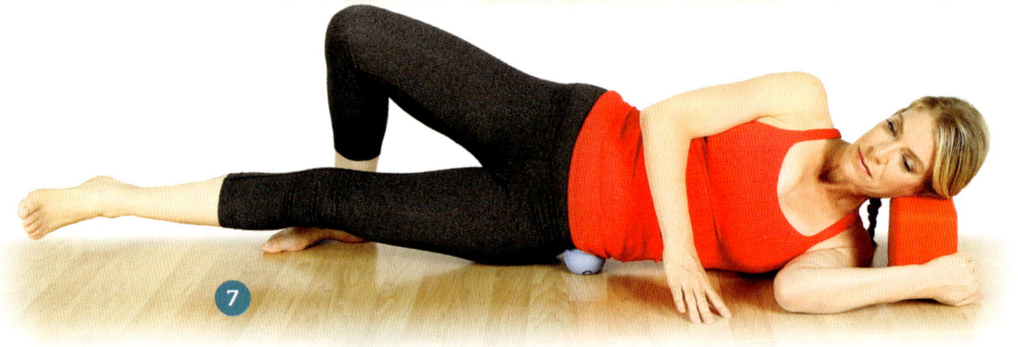

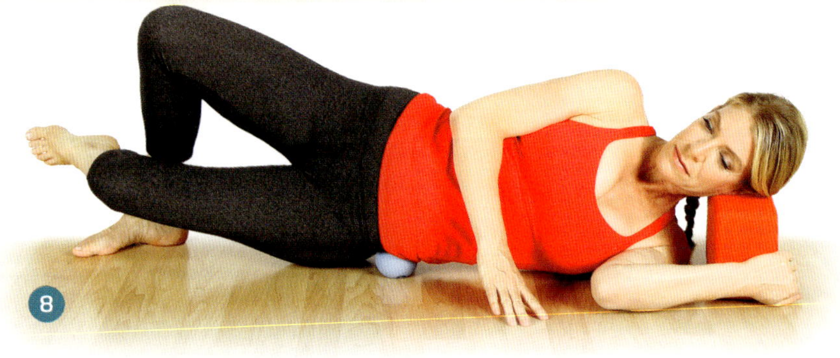

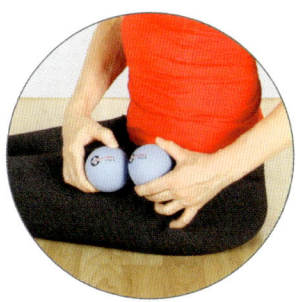

TENSOR-FASCIAE-FILET

Übung 1:

- **(1)** Zwei Bälle untereinander auf dem M. tensor fasciae latae platzieren. Er verläuft auf dem äußeren Oberschenkel, im Bereich der vorderen Hosentasche, kurz unter und seitlich vom vorderen oberen Darmbeinhöcker.

- **(2–3)** Den rechten Fuß vor den linken Oberschenkel stellen, um die Bälle zu fixieren. Ein paarmal tief ein- und ausatmen, damit sie sich ins Gewebe eindrücken.

- **(4–5)** Den linken Fuß strecken und anziehen und so die Bälle längs über den darüberliegenden Muskel streifen (Stripping). Die Bewegung ist sehr klein.

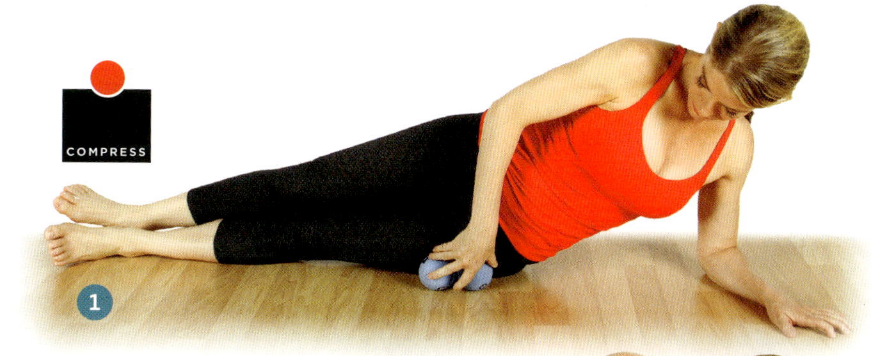

COMPRESS

1

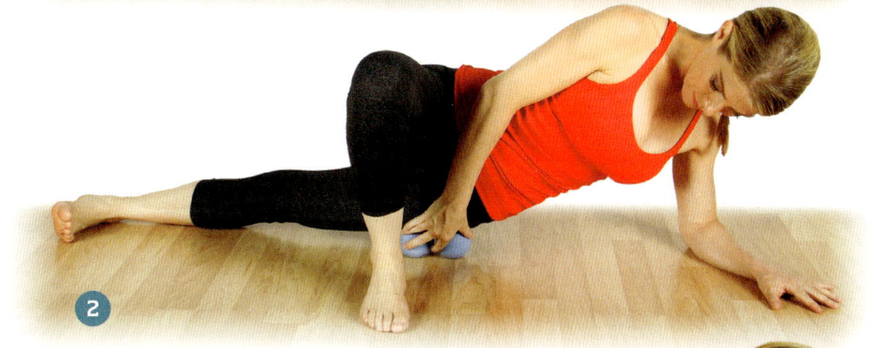

2

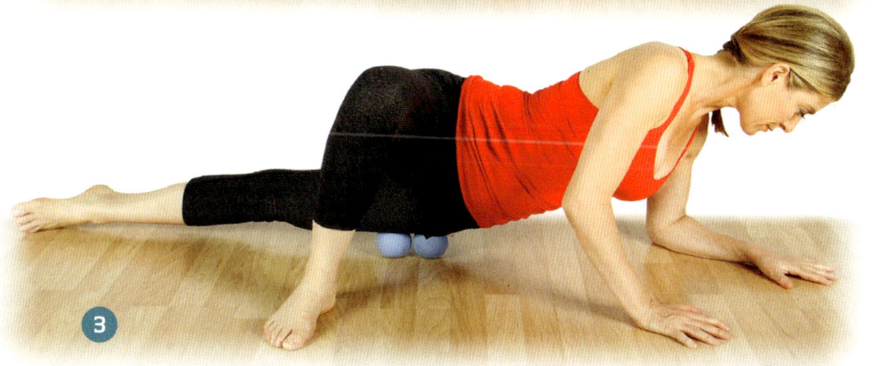

3

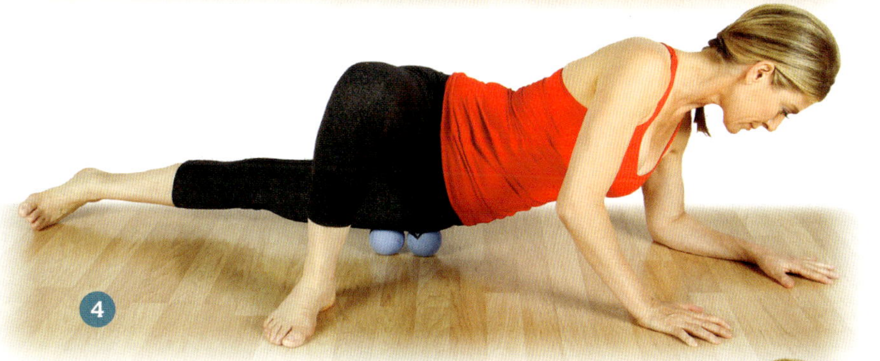

4

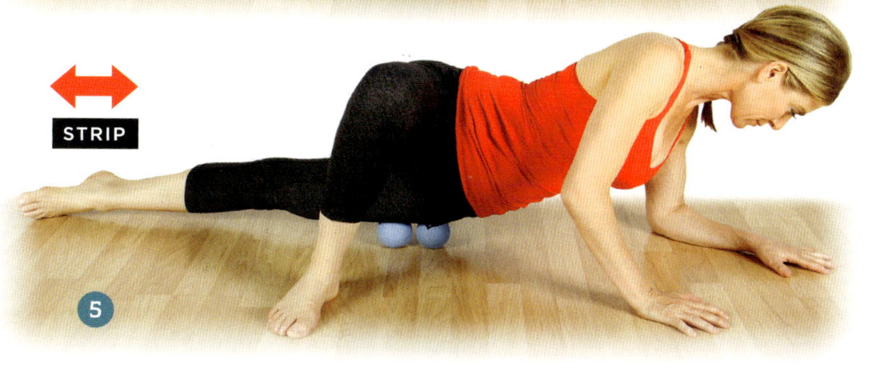

STRIP

5

Übung 2:

Körper und Oberschenkel über den Bällen drehen, um quer über dieses kleine myofasziale Gewebe zu reiben. 5–8-mal wiederholen.

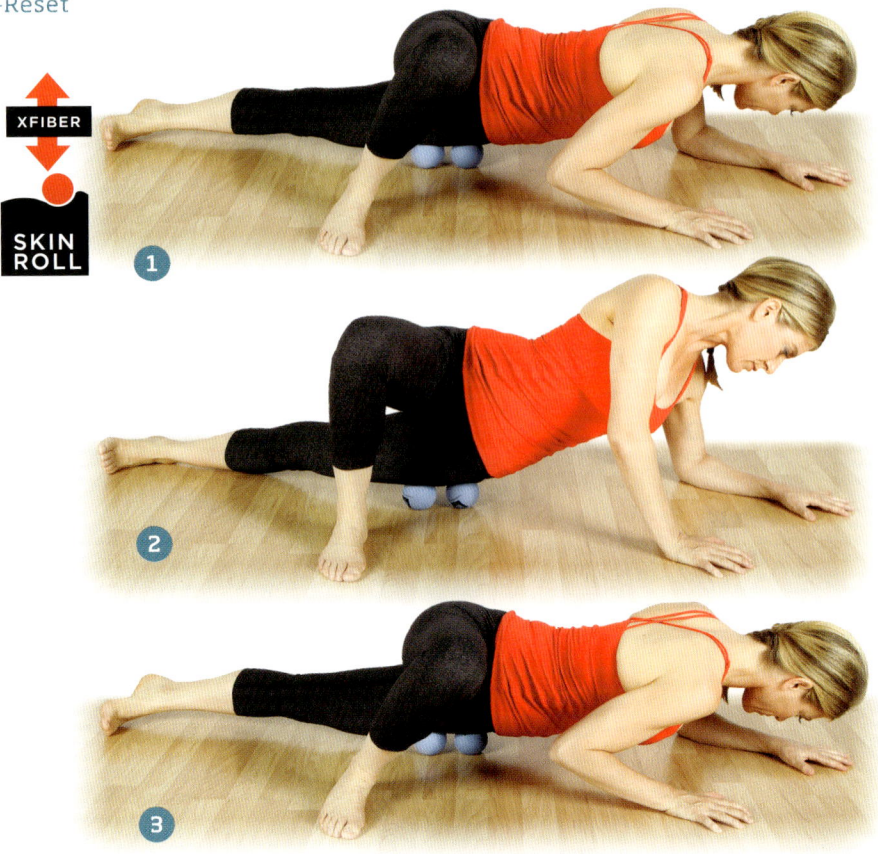

Übung 3:

Pin & Stretch für den M. tensor fasciae latae: Das Knie beugen und strecken.

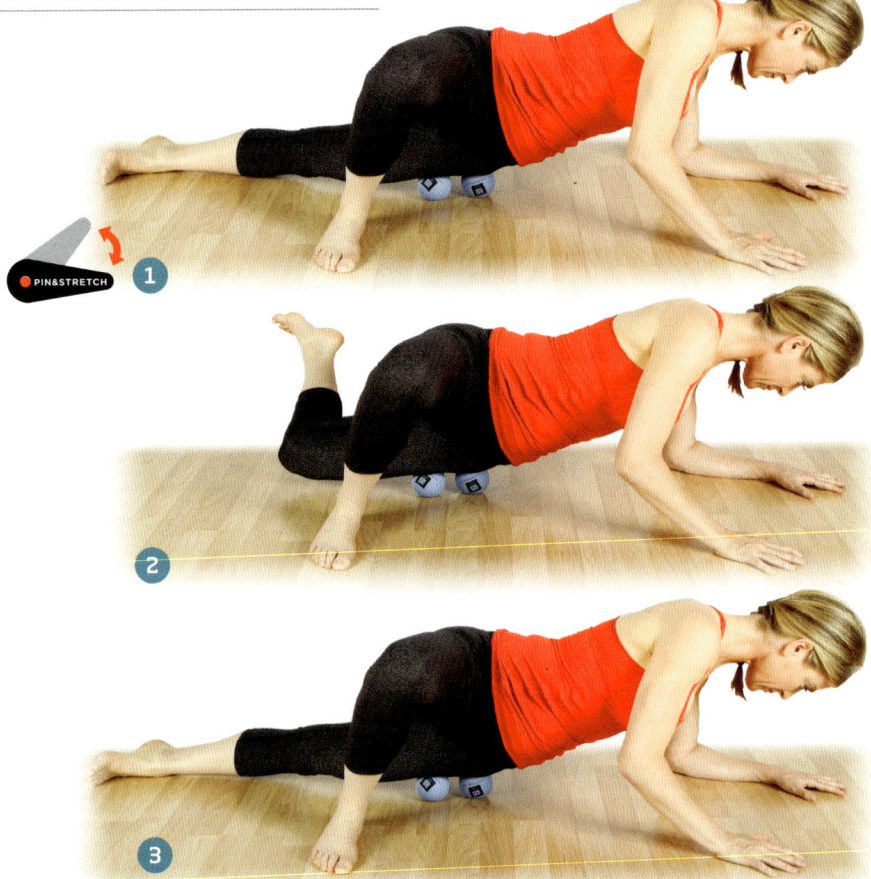

Übung 4:

(1–3) Den Ball/die Bälle auf dem Iliotibialband längs nach unten in die Mitte des linken Oberschenkels schieben. Die Knie sind gebeugt. Rechten Oberschenkel auf den linken legen. Wenn der Druck nicht auszuhalten ist, das rechte Bein gestreckt hinter dem linken ablegen. (4–5) Linken Oberschenkel vor- und zurückschieben. Die Bälle bewegen sich quer zum IT-Band und dem äußeren Schenkelmuskel.

Seite wechseln und Übungen 1–4 wiederholen.

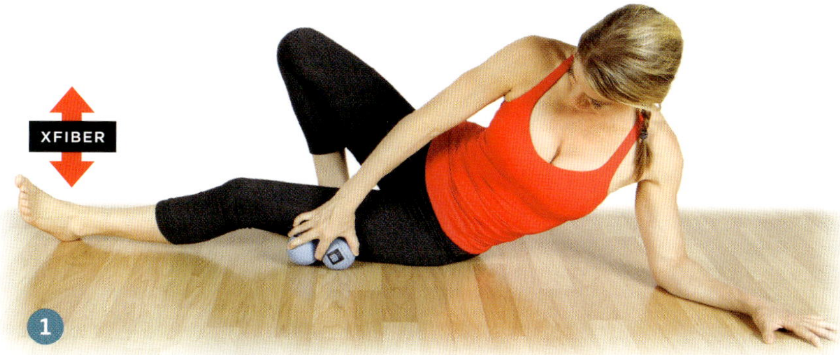

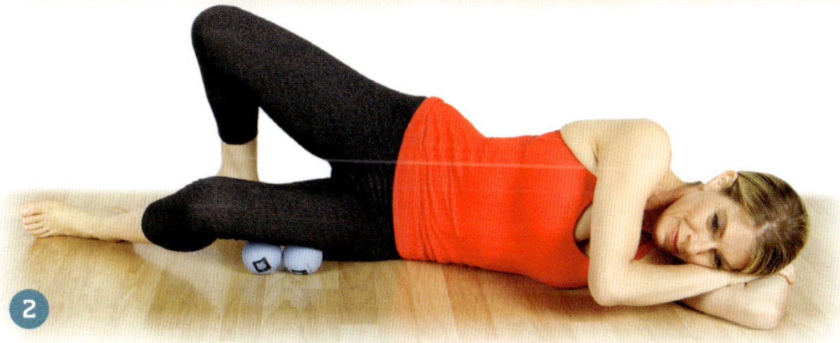

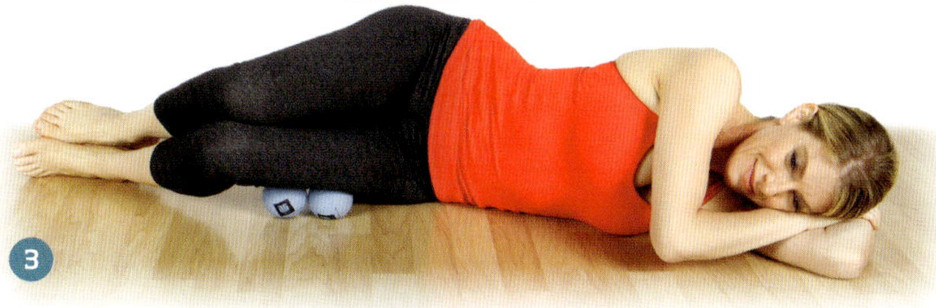

ReCheck: Doppelte Taube

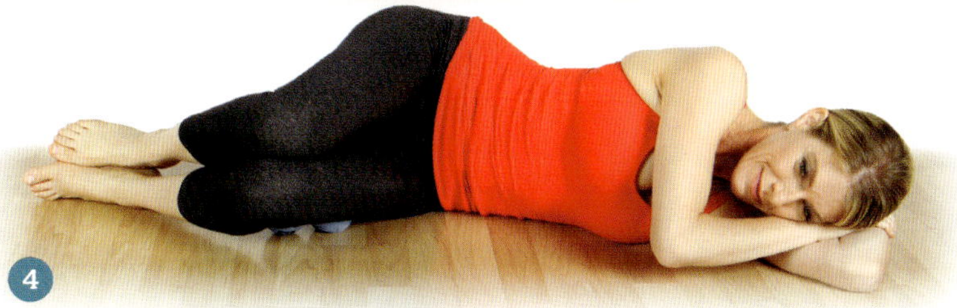

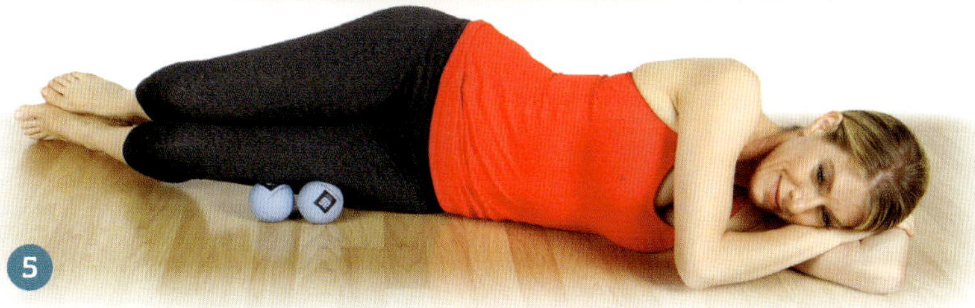

Erneut die »Doppelte Taube« ausführen. Überprüfen, ob die Hüftbeweglichkeit jetzt besser ist und ob es leichter fällt, die Wirbelsäule neutral zu halten.

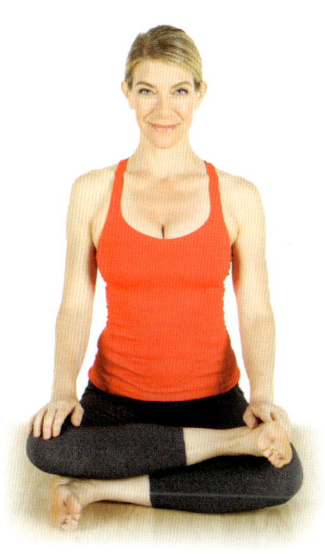

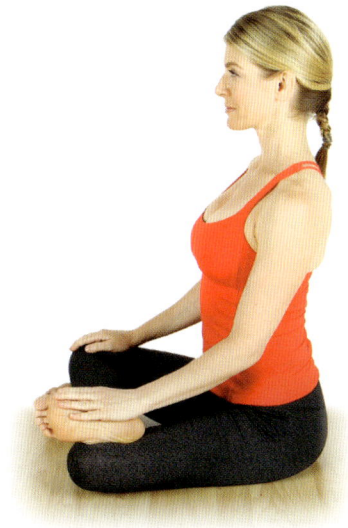

Nachspüren

1. War eine der Gesäßhälften mehr oder weniger verspannt?

2. Eine Runde gehen und spüren, ob die Gesäßmuskeln aktiv mitarbeiten.

3. Vervollständigen Sie diese Aussage: Ich fühle (mich) _____.

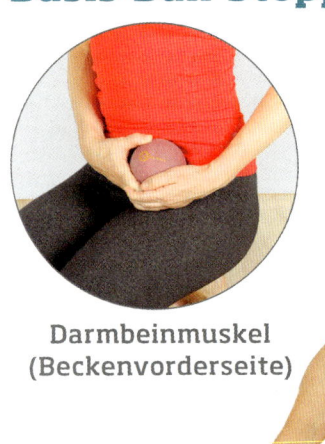

Sequenz 7: Beckentrichter

Übungs-Setup
Roll Model-Bälle:
ALPHA oder Coregeous

Matte

EmbodyMap

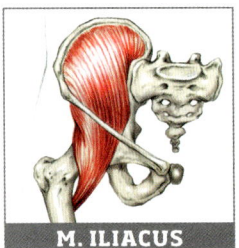

M. ILIACUS

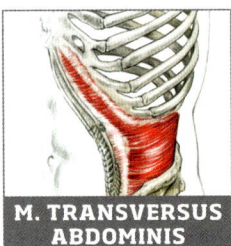

M. TRANSVERSUS ABDOMINIS

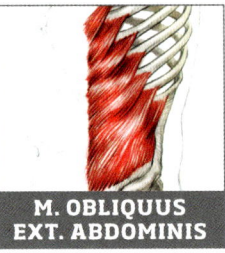

M. OBLIQUUS EXT. ABDOMINIS

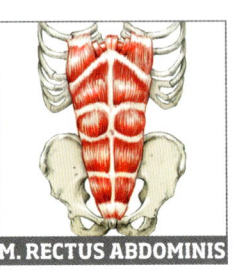

M. RECTUS ABDOMINIS

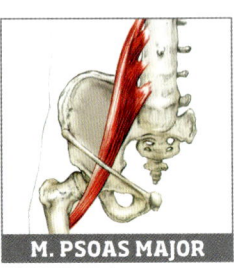

M. PSOAS MAJOR

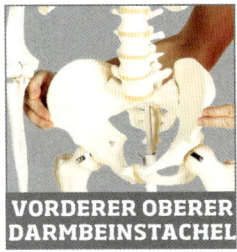

VORDERER OBERER DARMBEINSTACHEL

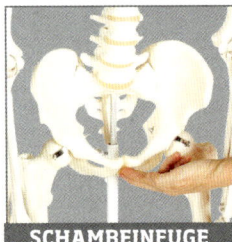

SCHAMBEINFUGE

Basis-Ball-Stopps

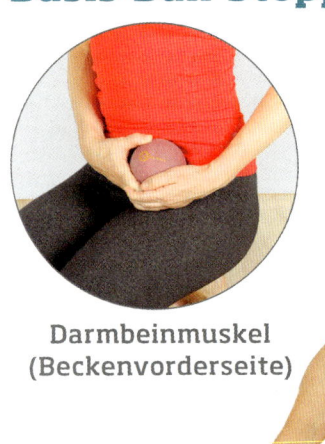

Darmbeinmuskel
(Beckenvorderseite)

Check In: Halber Frosch / Halbe Kobra

- In Bauchlage Bauch- und Gesäßmuskeln aktiv anspannen.
- Das linke Bein wie beim Krabbeln angewinkelt nach außen schieben. Den rechten Fuß aufstellen (siehe Abb.).
- Mit aktivierten Bauch- und Gesäßmuskeln die Wirbelsäule langsam nach vorne und oben ziehen, um die Vorderseite der rechten Hüfte zu dehnen und zu verlängern.
- 5 – 10 Bauch-Brust-Atemzüge machen. Dabei den Darmbeinmuskel und den Lendenmuskel auf der rechten Beckenvorderseite bewusst spüren.

Seite wechseln und wiederholen.

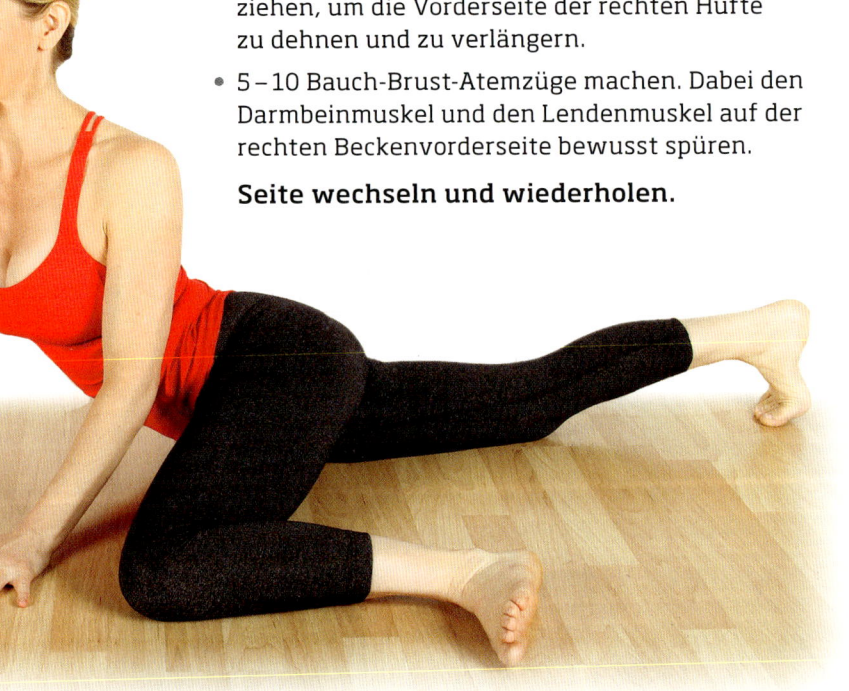

Roll-Sequenz

Übung 1:

- **(1–3)** Einen ALPHA- oder Coregeous-Ball auf der linken Beckenvorderseite platzieren und den Körper langsam darauf absenken (siehe Warnhinweis rechts). Falls der Druck zu intensiv ist, das Gewicht auf die rechte Seite verlagern. 2–3 Minuten halten, dabei tief bauchatmen und den Ball ins Gewebe einsinken lassen.

- **(4)** Mit Anspannen/ Entspannen arbeiten: Ohne die Bewegung wirklich auszuführen, die Beinmuskeln anspannen, als ob das linke Bein direkt zur Brust gezogen würde. Dann entspannen. Von außen ist keine Gelenkbewegung wahrnehmbar, nur ein Anspannen des Gewebes und anschließendes Entspannen und Absinken.

WARNHINWEIS: Diese Sequenz nicht bei Leistenbruch oder Schwangerschaft ausführen! Bei kurz zurückliegenden Eingriffen am Bauch vorher den Arzt befragen. Vor der Übung die Bauchregion großflächig massieren, um sie aufzuwärmen. Anfangs nicht mit dem Druck des ganzen Körpergewichts oder zu schnell arbeiten. Erst allmählich so viel Druck zugeben, wie es angenehm ist.

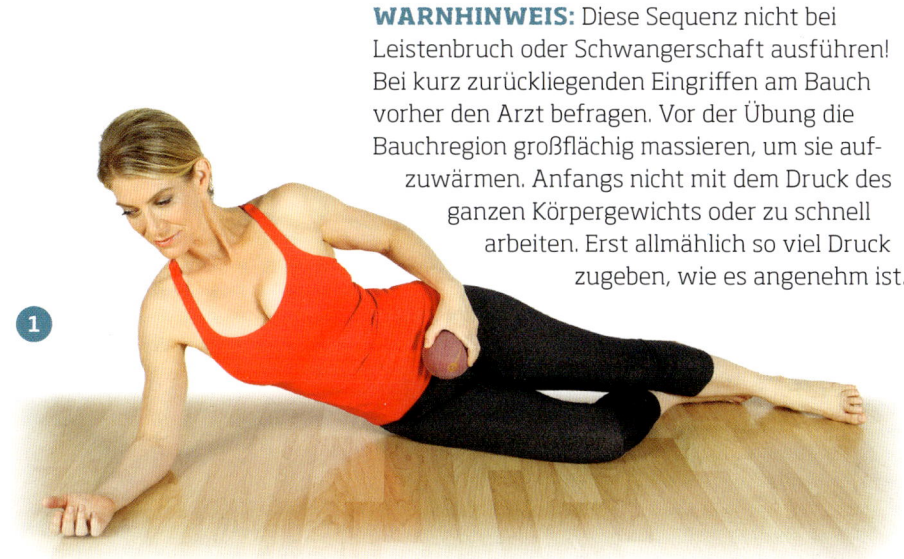

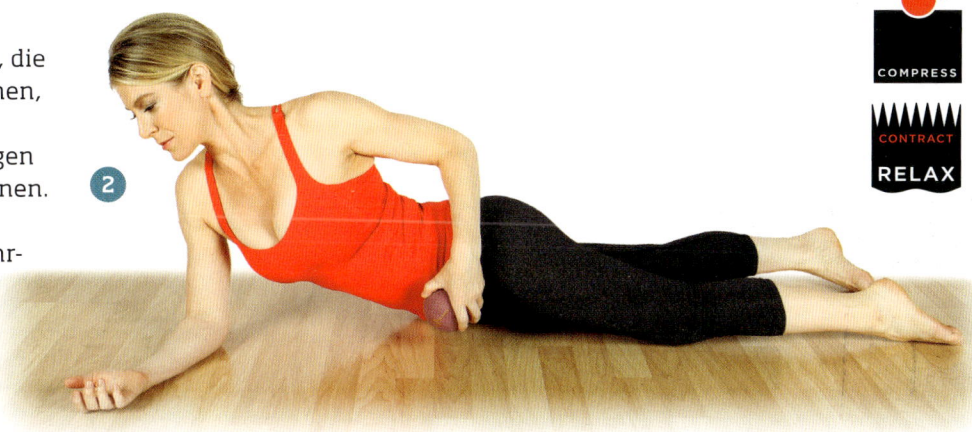

COMPRESS

CONTRACT

RELAX

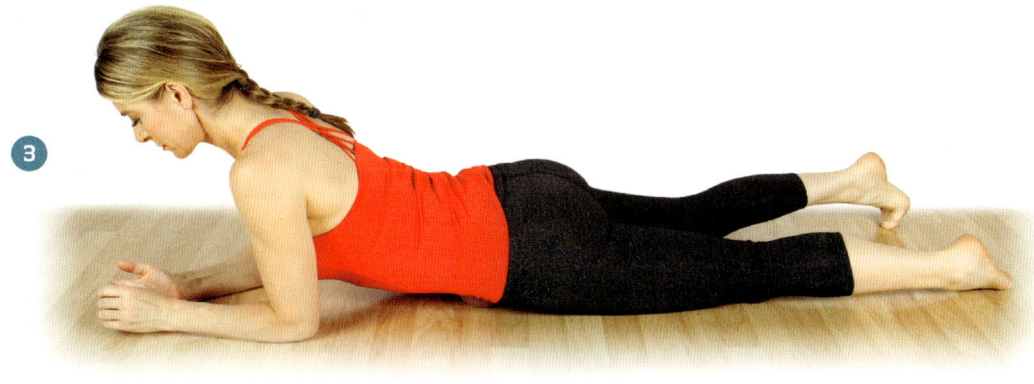

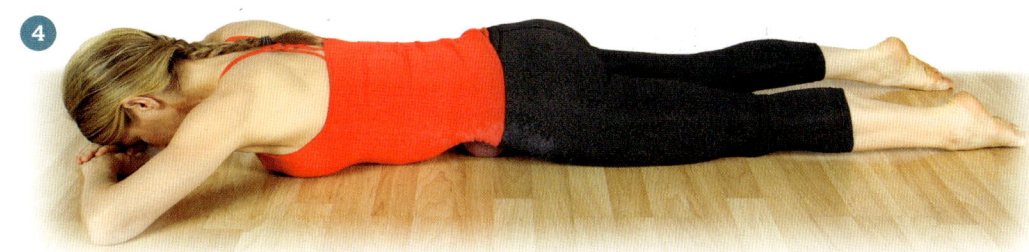

Übung 2:

- **(1–3)** Pin & Stretch: Das linke Knie anwinkeln und wiederstrecken.

- **(4–5)** Das linke Bein gerade strecken und den linken Oberschenkel ein paarmal vom Boden abheben und wieder senken.

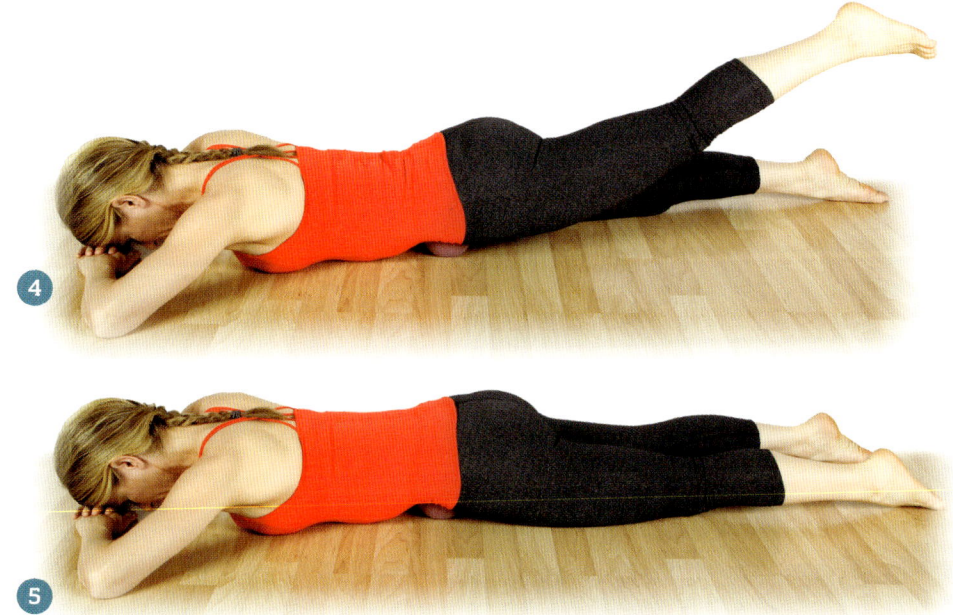

- **(6 – 8)** Das linke Knie abwinkeln und den linken Unterschenkel von links nach rechts und zurückbewegen. Der Ball rollt über den Hüftgelenkssockel und quert über den Darmbeinmuskel.

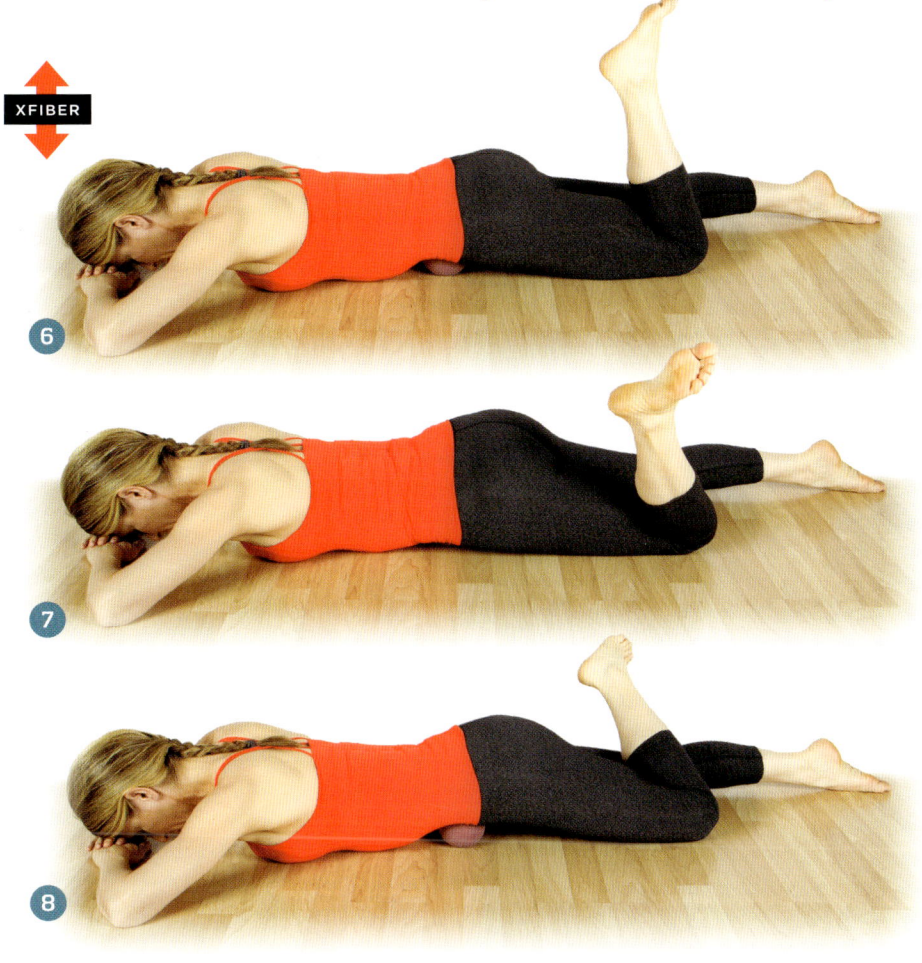

Übung 3:

- **(1 – 2)** Das linke Knie abwinkeln und am Boden aufliegend in Richtung Schulter hochziehen. **(3)** Wieder zurückrutschen. Diese »Frosch«-Bewegung ein paarmal wiederholen.

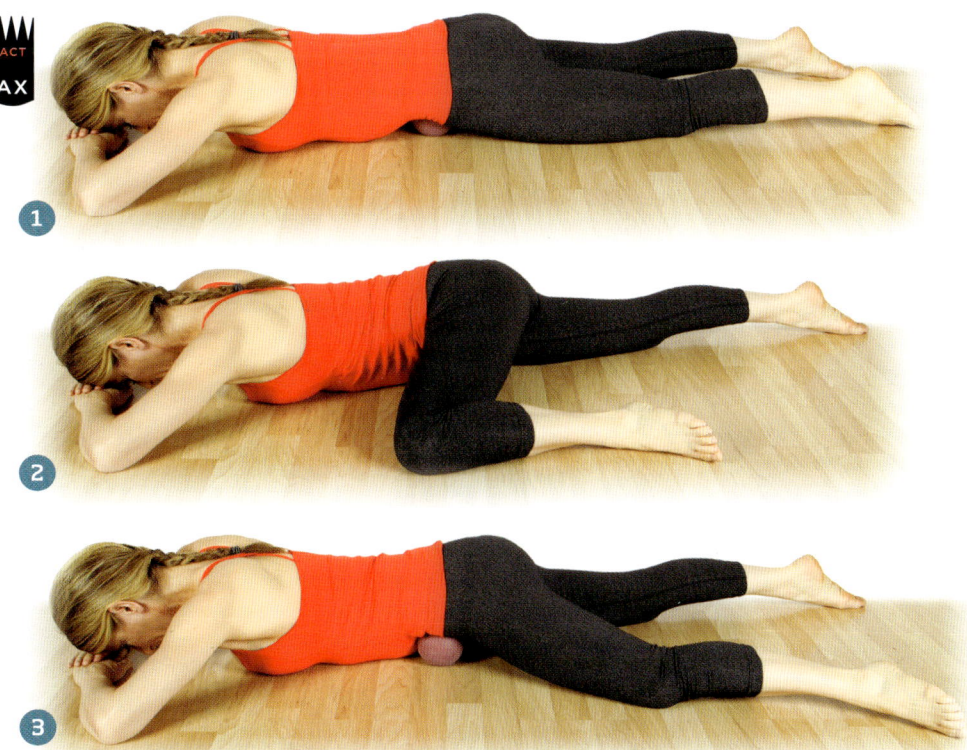

- **(4 – 5)** Für einen stärkeren Druck auf die Ellbogen stützen. Dadurch liegt mehr Körpergewicht auf dem Ball und dem Darmbeinmuskel. In dieser Stellung ein paarmal **(6 – 8)** das Bein nach oben und zurückrutschen.

Seite wechseln und Übungen 1 – 3 wiederholen.

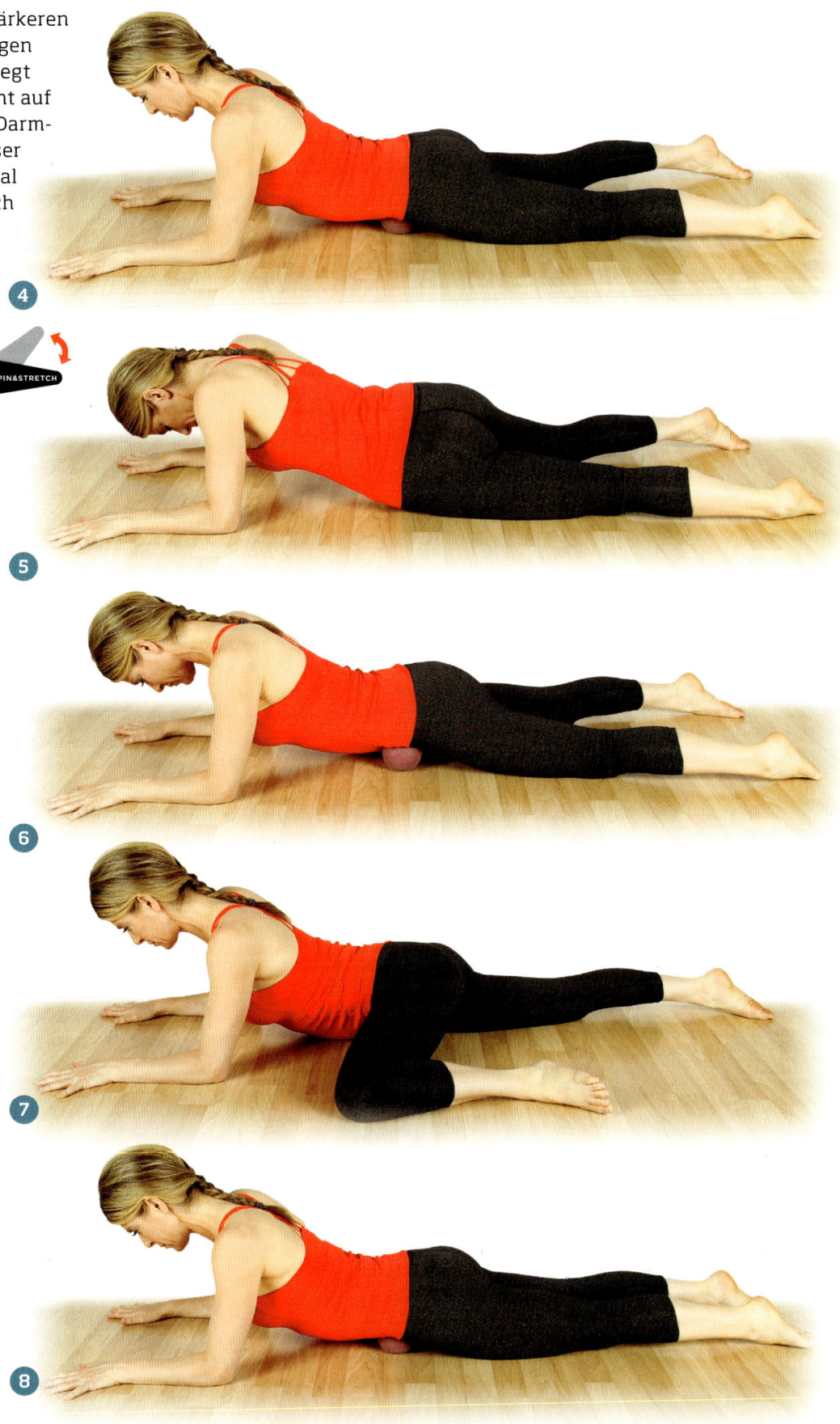

ReCheck:
Halber Frosch / Halbe Kobra

- Wieder in die Dehnhaltung gehen und überprüfen, ob das Gewebe der Beckenvorderseite weniger limitiert ist.

- Wahrnehmen, ob sich die Atmung verändert hat.

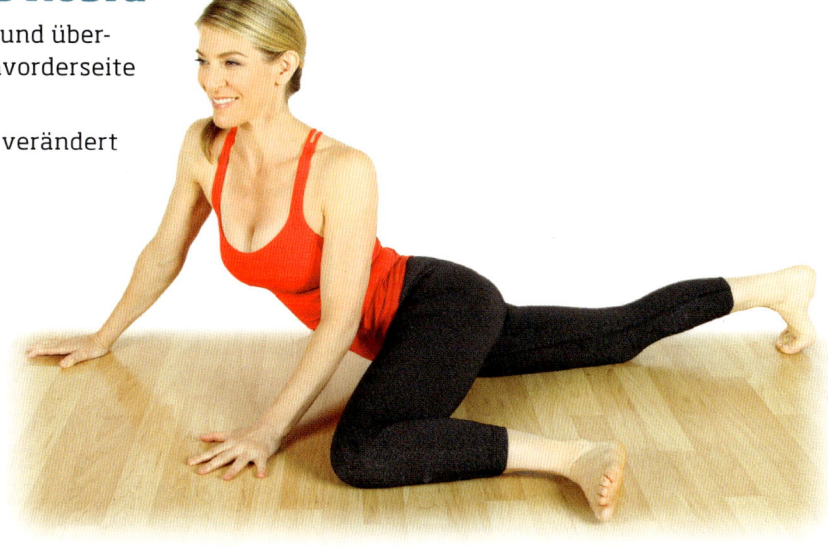

Nachspüren

1. Was war die erste Reaktion, als der Ball auf der Beckenvorderseite zu liegen kam?

2. Hat sich an einem oder mehreren Punkten der Sequenz die Atmung verändert?

3. Vervollständigen Sie diese Aussage: Ich fühle (mich) _____.

SPEZIALTHEMA: BECKENBODEN-MASSAGE

Fast jeder Körperteil kann mit den Bällen »berollt« werden, und meist passt eine Ball-Größe besonders gut. Es gibt aber auch Bereiche, die man in der Öffentlichkeit besser nicht behandeln sollte. Während meiner letzten Schwangerschaft habe ich einen dieser »geheimen Roll-Plätze« mit der Welt geteilt: den Beckenboden. Inspiriert dazu hat mich die Arbeit meiner Freundin Katy Bowman, die eine Göttin der Beckenboden-Biomechanik ist. Ich begann, mit dem Ball meinen Damm (Perineum, das myofasziale Gewebe zwischen Anus und Genitalien) zu massieren (bekleidet). Dies half mir, meine Gesäßmuskeln besser zu kontrahieren, machte mir die Hüften bewusster und ließ mich besser aufrichten. Ich zeigte diese Techniken zuerst in einem Schwangerschafts-Webinar auf CreativeLive.com.* Noch heute verweise ich gerne Personen dorthin (nicht nur schwangere Frauen), u.a. bei Rückenschmerzen, Beckenbodenproblemen oder Beschwerden im Iliosakralgelenk.

Ich ermutige alle meine Yoga Tune Up-Lehrer dazu, selbst innovative Wege zu gehen, und den Beckenboden nahmen sich mehrere gleichzeitig vor. Todd Lavictoire, einer der YTU-Haupttrainer in Ottawa, hatte mit den Beckenbodentechniken experimentiert, nachdem er selbst öfter unter Beschwerden im unteren Rücken gelitten hatte, die ein Physiotherapeut auf Probleme im Iliosakralgelenk zurückführte. Sie hatten auch seinen Beckenboden verändert, sodass er mit Triggerpunkten übersät war. Todd rollte die Bälle in dieser Zone, was ihm bald Erleichterung brachte. Dann begann er, diese bis dato seltenen Techniken ohne Scheu in Gruppenstunden in Fitness-, Yoga- und CrossFit-Studios zu zeigen. Nur ein paar Wochen, nachdem er sie das erste Mal unterrichtet hatte, teilte mir eine seiner Kursteilnehmerinnen ihre bemerkenswerte Genesungsgeschichte mit, nach Beckenboden-OPs, Verdauungsproblemen und chronischer Darmerkrankung. Sie war 22, als sie mir den folgenden Brief schrieb.

* »Healthy Pregnancy, Healthy Baby: Dispelling Myths of Prenatal Exercise, Diet and Self-Care with Jill Miller«, www.creativelive.com/courses/healthy-pregnancy-healthy-baby-jill-miller

Beckenboden-Selbstmassage gegen Stigma, Scham und Schmerzen »da unten«: einfach weggerollt

Rebecca Moss, 23

Personal Trainer, Yoga- und Zumba-Lehrerin, zugelassene Beraterin für ganzheitliche Ernährung
Ottawa, Ontario, Kanada

Liebe Jill,

ich erinnere mich, dass ich schon mit zwölf Jahren nach dem Essen mit Verdauungsschmerzen am Boden lag und krampfartige Koliken, Blähungen und Verstopfung hatte. Mit 18 wurde bei mir Morbus Crohn diagnostiziert (eine chronische Entzündung des Verdauungstrakts). Weitere Tests ergaben Zöliakie, Osteoporose, Anämie (Blutarmut) und Gebärmutterhalskrebs. Mit der Zeit kam auch eine vermehrte Darmtätigkeit dazu, bis zu 20-mal am Tag, über vier Jahre. Dann verlor ich die Kontrolle über meine Blase. Lachen, Schnäuzen, Husten oder Niederbücken reichten aus, damit das passierte.

Während meiner College-Jahre, und auch danach, konnte ich nicht arbeiten. Ich schlief 18 Stunden am Tag; wo immer ich war, suchte ich die Toilette auf. Es war ungemein peinlich, wenn ich die Darm- und Blasenkontrolle verlor und mich umziehen musste. Ein normales Leben wie andere in meinem Alter, Essen gehen, abends ausgehen und Energie für alles Mögliche, konnte ich nicht führen.

Eine Zeit lang gab ich mir die Schuld für meine Probleme: falsches Essen, schlechter Umgang mit Stress usw. Der Balanceakt zwischen Ernährung und Schulabschluss war anstrengend. Dankenswerterweise zeigten meine Lehrer Verständnis für die vielen Fehlzeiten wegen der Krankenhausaufenthalte. Das größte Problem war meine Leidenschaft für Leichtathletik. In der Highschool war ich Crossläuferin gewesen, doch mein Körper baute ab. Mit 15 wog ich noch 54 Kilo, mit 22 waren knapp 40 Kilo mein niedrigstes Gewicht. Als reichte nicht schon die Inkontinenz als Problem, hatte ich auch noch drei LEEP-Konisationen wegen des Gebärmutterhalskrebses*. Sowohl die Blase wie auch der Darm wurden dadurch noch aktiver, bis zu den Eingriffen und auch danach.

> ANMERKUNG: Rebecca las sich in Anatomie ein und versuchte, alle Perspektiven ihres Krankheitsbilds zu verstehen. Sie gab sich nicht damit zufrieden, dass ihre Ernährung oder die Erkrankung die einzigen Ursachen sein sollten. Sie wollte wissen, wie und warum sie die Kontrolle über die Muskeln und Sphinkter (Muskel-Schließringe) des Beckenbodens verlor, und erkannte, dass sie durch die mehrfachen Eingriffe und Prozeduren stark in Mitleidenschaft gezogen waren.

Da ich wegen der Darmbewegungen ständig den Schließmuskel anspannte, vermute ich, dass ich Ungleichgewichte im Beckenboden hatte und die Dinge nicht ordnungsgemäß funktionieren. Mit 22 war das sehr erschreckend für mich. Ich war bereits zwei Monate bei

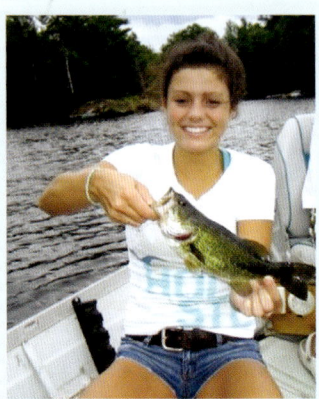

Rebecca, vor der Diagnose mit gesunden 54 Kilogramm Gewicht.

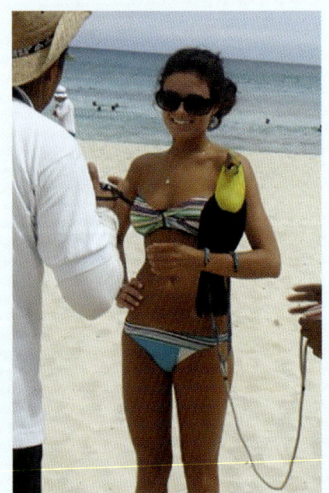

Ihr Lächeln überspielt einen unaufhaltbaren Gewichtsverlust von 15 Kilogramm, während der schlimmsten Phase ihres Morbus Crohn. Sie wog nicht einmal mehr 40 Kilogramm.

einer Physiotherapeutin in Behandlung, als Todd in einer Yoga Tune Up-Stunde die Beckenboden-Selbstmassage vorstellte. Der Therapieplan war allerdings nichts Besonderes; er arbeitete mit Kegel-Übungen und Entspannungstechniken und meinte, dass mein Problem wahrscheinlich bleiben würde, da ich Morbus Crohn hatte.

In Todds Kurs hatten wir bereits früher mit Beckenboden-Übungen gearbeitet, und ich begeistere mich sehr für innovative Körperarbeit. Als wir das erste Mal auf dem Roll Model-Ball saßen, war das zuerst unerträglich, aber hinterher fühlte es sich großartig an. Nachdem Todd mir plausibel gemacht hatte, dass die Kegel-Übungen einen ohnehin schon verspannten Beckenboden noch fester machen würden, hörte ich damit auf. Das leuchtete mir ein. Ich kaufte mir ein paar Roll Model-Bälle, ging nicht mehr zur Therapie, aber machte mit dem Kurs weiter.

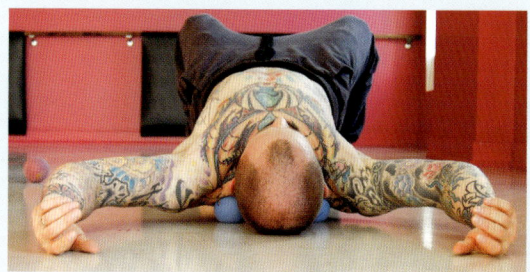

Jeden zweiten Morgen beim Frühstück saß ich auf einem Therapieball. Am Anfang war das sehr schmerzhaft. Ich hätte die ganze Zeit schreien können und hielt es anfangs nur eine Minute aus. Doch je mehr ich entspannte, desto länger konnte ich sitzen. Heute schaffe ich 10 bis 15 Minuten. Ich bewege den Körper in Kreisen von links nach rechts. Ich kontrahiere die Beckenmuskeln über dem Ball und entspanne sie wieder. Gleichzeitig atme ich tief, um noch besser zu entspannen. Je mehr ich auf dem Ball saß, desto mehr entspannten sich die Dinge. Spontan merkte ich nichts, aber letzte Woche gab es ein paar atemberaubende Verbesserungen: Ich konnte lachen, husten und niesen, ohne dadurch inkontinent zu werden. Die Darmtätigkeit ist kein Problem mehr, da der Morbus Crohn nach einer partiellen Darmentfernung in Remission ist, aber ich bin noch nie so beeindruckt gewesen.

ANMERKUNG: Ich erhielt Rebeccas Brief, sieben Wochen nachdem sie mit der Ball-Arbeit am Beckenboden begonnen hatte. In weniger als zwei Monaten konnte sie fünf Jahre Inkontinenz zum Besseren wenden. Rebecca verwendet die Bälle auch für einige ihrer anderen Probleme und hat über die Maßen davon profitiert.

Rebecca mit ihrem innovativen Lehrer, Todd Lavictoire.

Ich habe einen ALPHA, zwei der kleinsten Bälle und den Coregeous. Ich verwende ihn auf meinem Magen für die Narben und für das tiefe Narbengewebe am Bauch, wo der Darm entfernt wurde und wo es oft Entzündungen gibt. Die kleinen Bälle und den ALPHA verwende ich an Sprunggelenken, Knien, IT-Band, Adduktoren, dem birnenförmigen Muskel, den Gesäßmuskeln und Hüftbeugern. Den Coregeous verwende ich auch an der Brust, die kleineren Bälle für Schultern, Unterarme und die ganze Wirbelsäule. Der Gewinn dadurch ist erstaunlich, und man kann ihn unmöglich übersehen: Meine Haltung hat sich unglaublich verbessert.

Ich fühle mich erleichtert und bin glücklich darüber, dass dies keine Sache ist, die mir ewig bleibt.

---

*Bei der LEEP-Konisation wird erkranktes Gewebe mit einer dünnen elektrischen Schlinge vom Gebärmutterhals entfernt.

Vorher war das ganz schön hart; zu wissen, dass dies der Rest meines Lebens sein würde. Ganz ehrlich: Wahrscheinlich war ich deshalb so empfänglich für Todds Arbeit und machte zu Hause weiter, weil ich meinen Körper kannte und wollte, dass er optimal funktioniert. Ich denke, wenn die Gesundheit so weit weg ist, tut man alles, was man kann, um das Leben zu verbessern, und ein »Nein« habe ich noch nie akzeptiert.

Ich weiß, dass wir mehr Literatur über solche spezifischen Probleme wie meines benötigen, unter dem viele Menschen leiden. Roll Model ist eine Methode, die wirklich hilft, aber nicht viele Menschen wissen, dass man hier manuelle Eigentherapie anwenden kann. Ich würde sehr gerne an Ihrem Kurs teilnehmen und das Wissen an diejenigen weitergeben, die so leiden, wie ich damals.

Diese Arbeit hat mein Leben sehr beeinflusst. Etwas, das so peinlich und frustrierend für mich war und mich wütend machte, wurde mit etwas in Ordnung gebracht, das scheinbar so klein und doch erstaunlich ist! Ich kann Ihnen und Todd nicht genug dafür danken, dass Sie diesen Weg verfolgt haben. Ich hoffe, dass viele weitere Frauen und Männer mit Problemen des Beckenbodens diese Arbeit ausprobieren, weil sie wirklich und wahrhaftig funktioniert.

Inkontinenz muss das Leben nicht kontrollieren. Für manuelle Eigentherapie und dafür, dass man innerhalb des eigenen Budgets, Zeitkontingents und ohne Spezialisten selbst auf optimale Gesundheit hinarbeiten kann, spricht viel. Wir alle können Spezialisten für unsere persönlichen Beschwerden werden und darauf vertrauen, dass wir zu optimaler Gesundheit zurückfinden. Für Menschen mit Inkontinenz heißt das, Blase und Darm wieder kontrollieren zu können. Trauen Sie Ihrem Körper und Ihrem Geist!

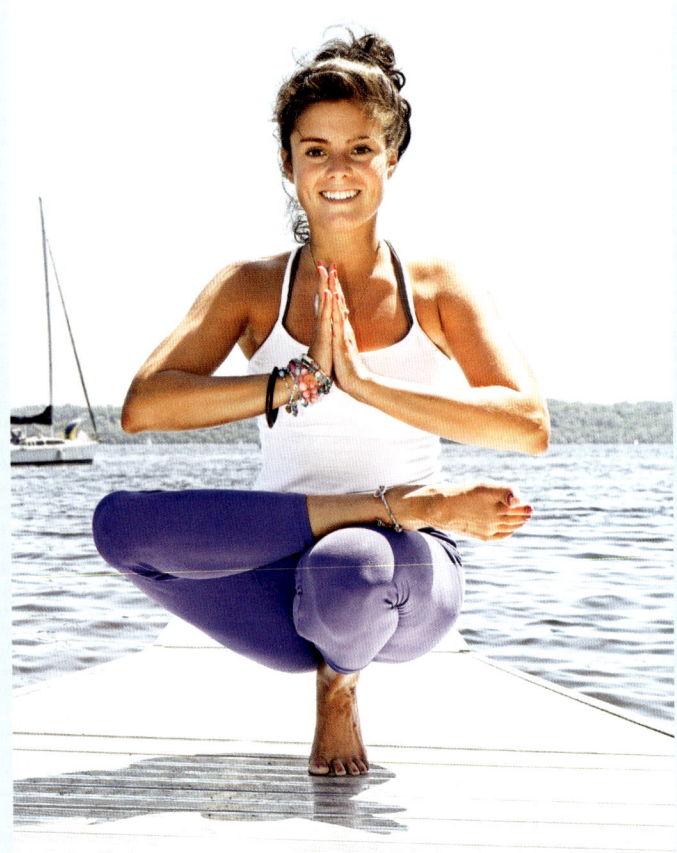

Ein PS von Lehrer zu Lehrer

Todd Lavictoire, 40

*Bewegungslehrer,
Yoga Tune Up-Ausbilder, Yoga-Ausbilder
Orleans, Ontario, Kanada*

Liebe Jill,

nicht viele Menschen stellen die Verbindung ihrer Schmerzen im unteren Rücken oder in der Hüfte mit Fehlfunktionen von Beckenboden und Iliosakralgelenk her.

Ich glaube, meine Rückenprobleme wurden dadurch verschärft, dass meine Frau und ich uns Sorgen um die Gesundheit meines zwölfjährigen Sohnes machten, bei dem im Alter von acht Jahren unspezifische Hirnläsionen diagnostiziert wurden.

Ich stelle die Coregeous-Ball- und Beckenboden-Arbeit im Kurs immer mit großer Achtsamkeit vor. Für viele Menschen, insbesondere mit einer diagnostizierten Verdauungsstörung, kann die Arbeit mit dem Coregeous zu fordern sein und emotional zu tief gehen. Rebecca konnte durch ihr Vorab-Wissen jedoch nachvollziehen, wie sie damit die Darmentzündung verringern, Verspannungen der Muskulatur der Körpermitte lösen, das Zwerchfell freier und beweglicher machen, ihr Zentral-nervensystem herunterregeln und den parasympathischen Heilprozess in Gang setzen könnte.

Meine ursprünglichen Therapieball-Sequenzen für den Beckenboden hatte ich mit meinem Physiotherapeuten Shane Maley für mich selbst entwickelt und dann weitergegeben. Danach war es leicht, sie für den Gruppenunterricht anzupassen. Es war mir bewusst, dass ein Selbstmassage-Konzept für so einen persönlichen Körperteil im Gruppenumfeld als »seltsam« angesehen werden könnte. Doch meine Jahre mit den Roll Model-Kursen haben mich gelehrt, dass hier unkonventionelles Denken und erstaunliche Ergebnisse geradezu erwartet werden.

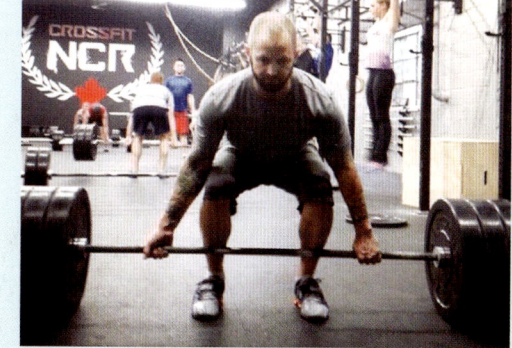

Spannungen im Beckenbodenbereich zu lösen kann auch die Hüfte lösen. Einer meiner Patienten war CrossFitter, dessen Kniebeugen auf einer bestimm-ten Höhe blockierten. Er schob das auf seine Sprung-gelenke. Nach der Beckenbodenarbeit überprüfte er seine Kniebeuge. Als er dabei seine Blockade problem-los überwand, war er völlig überrascht, wie schnell diese Veränderung eingetreten war.

Beim Beckenboden-Rollen ist weniger oft mehr. Anders ausgedrückt: Bei Schmerzen ist weniger Druck besser. Tiefenatmung ist ein »Muss«, um dem Beckenboden entspannen zu helfen. Bei chronisch verspanntem oder verhärtetem Beckenboden ist sie meist ebenfalls limitiert. Gleichzeitige Anwendung von Contract/Relax-Techniken mit dem Ball, einschließlich Kegel-Übungen, kann das Lösen von Spannungen beschleunigen. Seit ich mit dieser Arbeit begann, ist mein Beckenboden viel freier und reagiert viel besser auf meine Atmung.

Ich hoffe, dass meine Anregungen und die Ergebnisse meiner Kursteilnehmer die Leser dazu animieren, »auf den Ball zu steigen«!

*Mit freundlichem Gruß
Todd*

Bonus: Fokus auf den Beckenboden

Dieses Thema verdient eigentlich ein eigenes Buch. Hier nenne ich Ihnen nur ein paar Gründe, warum Sie »da unten« rollen sollten. Für viele ist der Beckenboden eine absolute Tabuzone, weswegen sie seine Muskeln, Knochen und Öffnungen nie kennenlernen. Der Arzt oder Sexualpartner mag hier Zutritt haben – doch wie sieht es mit der Becken-Selbstfürsorge aus? Es gibt keinen Grund, den Schutz dieses Bereichs anderen zu überlassen. Lernen Sie seine Spannungszentren kennen; vielleicht gelingt es Ihnen damit, Schmerzen zu lösen, die Sie unbewusst dort eingeschlossen haben.

Mehr als ein Drittel aller US-amerikanischen Frauen hat Probleme im Beckenbodenbereich.

Senkungen im Beckenbereich, Schmerzen und Harn-Inkontinenz sind nicht ausschließlich Frauenprobleme, und sie werden in den nächsten Jahrzehnten noch weiter zunehmen.* Myofasziale Verspannungen beeinträchtigen die Organe im Becken wie auch in Darm, Blase und Sexualorganen. Sie treten nicht isoliert auf, sondern pflanzen sich fort und können eine Ursache für oder das Ergebnis von Fehlfunktionen in Hüfte, Rücken und Bauchmuskulatur sein. Jahrzehnte des Sitzens oder Stehens mit schlechter Beckenhaltung (siehe Kapitel 3) machen das Becken dafür anfällig.

* www.nichd.nih.gov/health/topics/pelvicfloor/conditioninfo/pages/risk.aspx

BECKENBODEN-ROLLEN: EINE KURZE EINFÜHRUNG

Wie eine Zeltplane sind die Muskeln des Beckenbodens an vier knochigen Landmarken aufgespannt, die Sie bereits in Kapitel 5 kennenlernten:

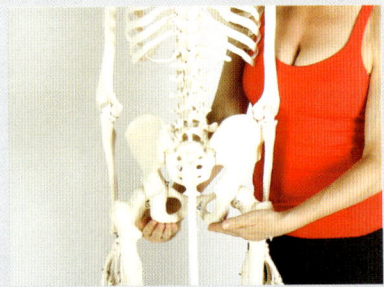
Sitzbeinhöcker

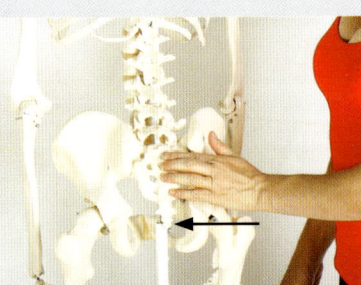
Steißbein

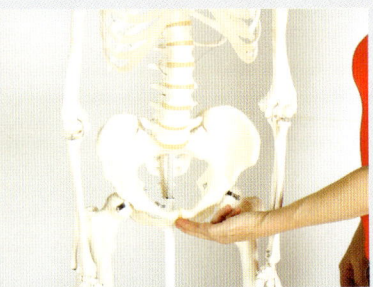
Schambeinfuge

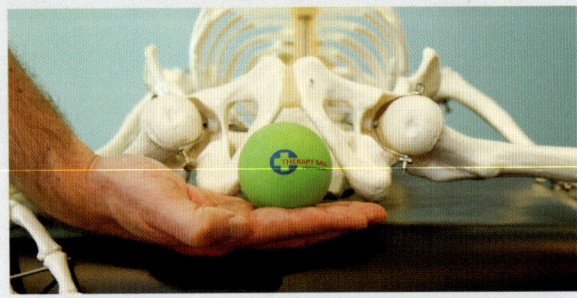
Verwenden Sie für den Beckenboden einen besonders geschmeidigen *Roll Model*-Ball.

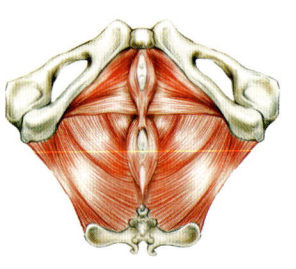

1. So bereiten Sie das Erkunden des Beckenbodens optimal vor: Massage von Bauch- und Lendenmuskeln durch 3–5 Minuten großflächiges Massieren mit dem Coregeous-Ball (siehe Seite 144). Anschließend 3–5 Minuten Gesäßmuskel lockern mit Sequenz 6 (Seite 238). Dies hilft, alle mit dem Beckenboden verbundenen Myofaszien zu entspannen.

2. Auf einem Stuhl, Hocker oder dem Boden sitzend, mit dem Coregeous-Ball über den gesamten Bereich kreisen, um alle Landmarken durch die Kleidung zu erfühlen.

3. Dann mit einem gebrauchten, weichen und griffigen Original Yoga Tune Up-Ball das Weichgewebe um die Sitzbeinhöcker erforschen.

4. Den Ball mit Druck und Tiefenatmung in der Beckenmitte platzieren. Der Ball sollte dabei auf dem Damm (Perineum) liegen, der widerstandsfähigsten Sehne, die über den Großteil aller Beckenboden-muskeln verläuft. Er liegt bei Frauen zwischen Vaginalöffnung und Afterschließmuskel, bei Männern zwischen Hoden und Afterschließmuskel.

5. Den Beckenboden über dem Ball und darum herum mit der Contract/Relax-Technik aktivieren. Beim Anspannen drückt das Beckengewebe den Ball zusammen, beim Entspannen lässt es ihn wieder los (ähnlich der Aktivierung durch Vaginalkonen).

6. Sobald Sie ein Gefühl für den Ball-Druck haben, von links nach rechts und zurück rollen. Auf diese Weise 3–10 Minuten den kleinen Gewebestreifen am Becken erkunden, oder solange es angenehm ist.

7. Die Massage mit den geschmeidigen Bällen (durch die Kleidung) bindet diese Muskeln besser in die Körperwahrnehmung ein.

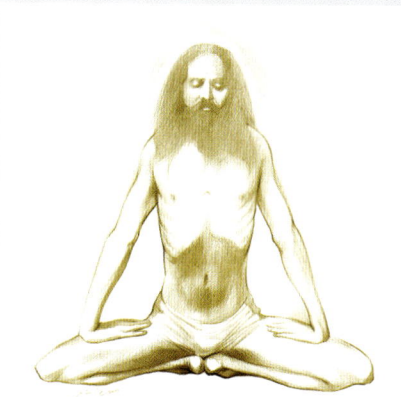
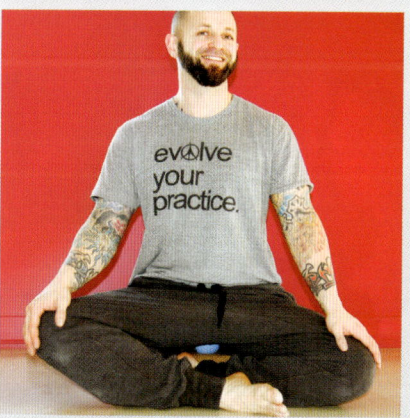

Eine Steintafel aus dem Jahr 2500 v. Chr. zeigt einen Yogi mit nach hinten eingedrehten Füßen, dessen Fersen in den Damm drücken. Die Position ist nicht zu empfehlen, da sie für die Sprunggelenke sehr belastend ist: Ein kleiner Gummiball ist hierfür jedoch das Richtige!

WARNHINWEISE FÜR DIE BECKENBODEN-SELBSTFÜRSORGE

- Wie auch bei jeder anderen Technik in diesem Buch sollten Sie bei Unsicherheiten über die genaue Ball-Platzierung und -Technik einen Profi um Hilfe bitten. Die Strukturen des Beckenbodens sind empfindlich. Gehen Sie deshalb in dieser Zone **immer behutsam und mit Vorsicht vor.**

- Den Ball nicht direkt auf diesen Zonen platzieren:

  1. Steißbein

  2. Hoden

  3. äußere Anal-, Vaginal- oder Blasenschließmuskeln

Sequenzen für die Wirbelsäule

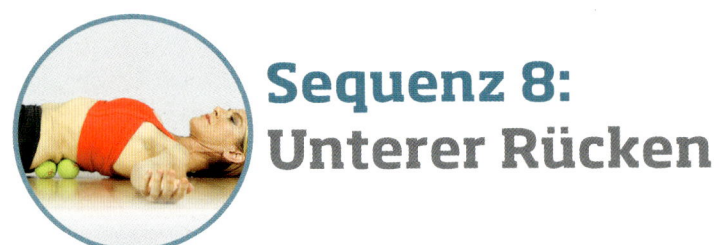

Sequenz 8:
Unterer Rücken

Übungs-Setup
Roll Model-Bälle: Original YTU, PLUS, ALPHA
Matte
Elastikband
Yoga-Block oder Wand

EmbodyMap

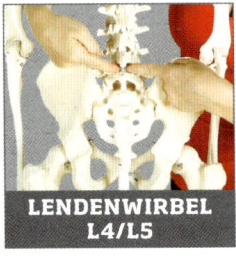
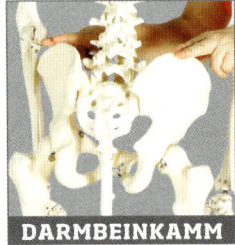
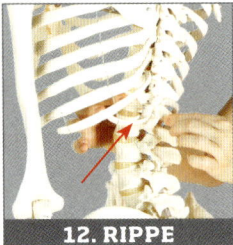
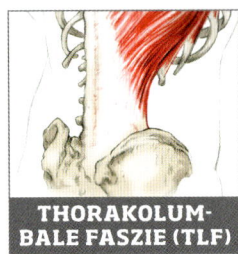
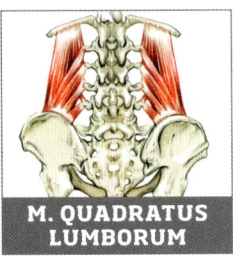

LENDENWIRBEL L4/L5 · DARMBEINKAMM · 12. RIPPE · THORAKOLUMBALE FASZIE (TLF) · M. QUADRATUS LUMBORUM

Basis-Ball-Stopps

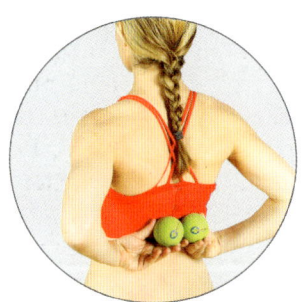
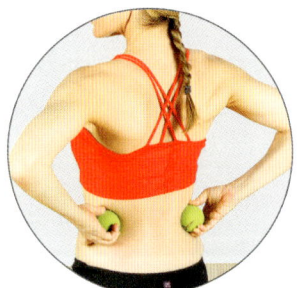
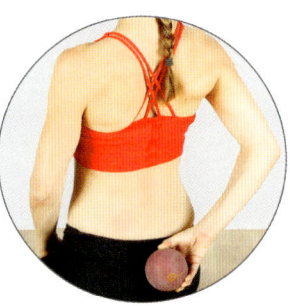

12. Wirbel · M. quadratus lumborum · Kreuzbein

Check In:
Beindehnung Nr. 3 mit Elastikband

- **(1)** In Rückenlage ein Elastikband über die Fußsohlenmitte des rechten Fußes legen.

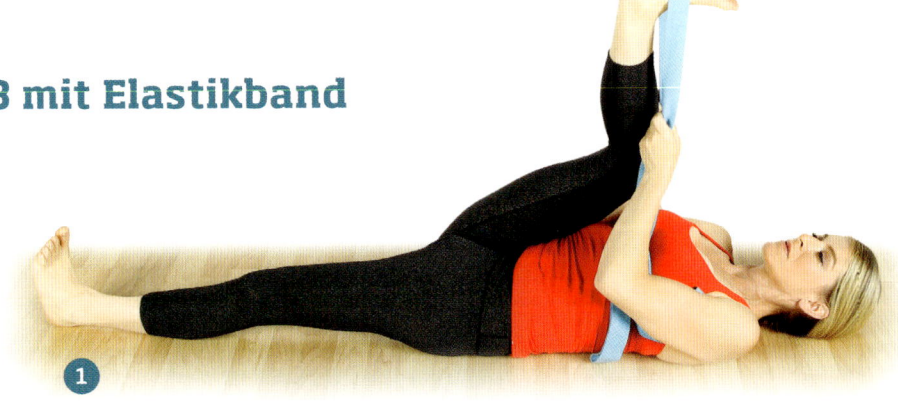

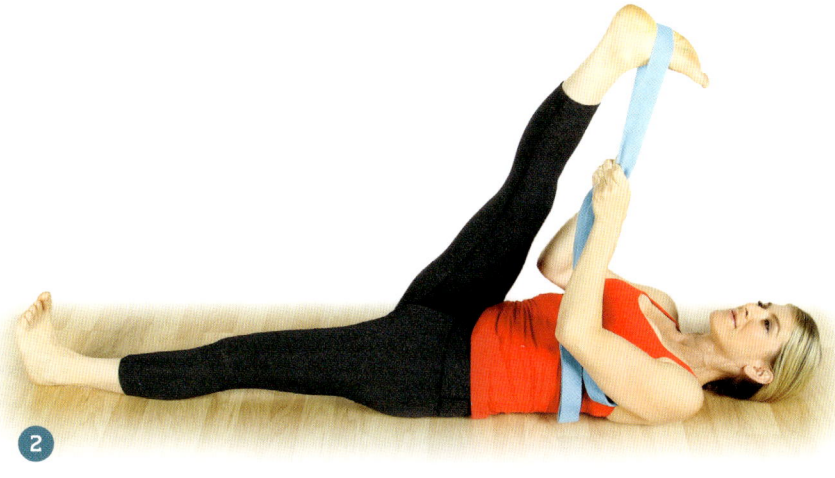

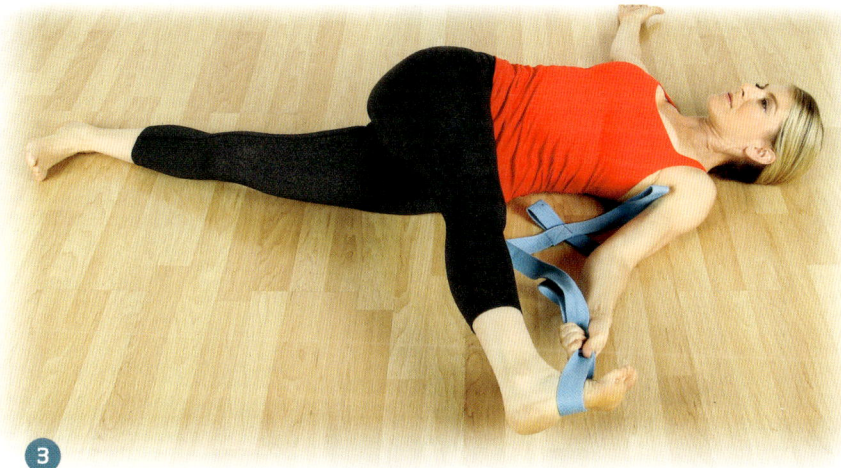

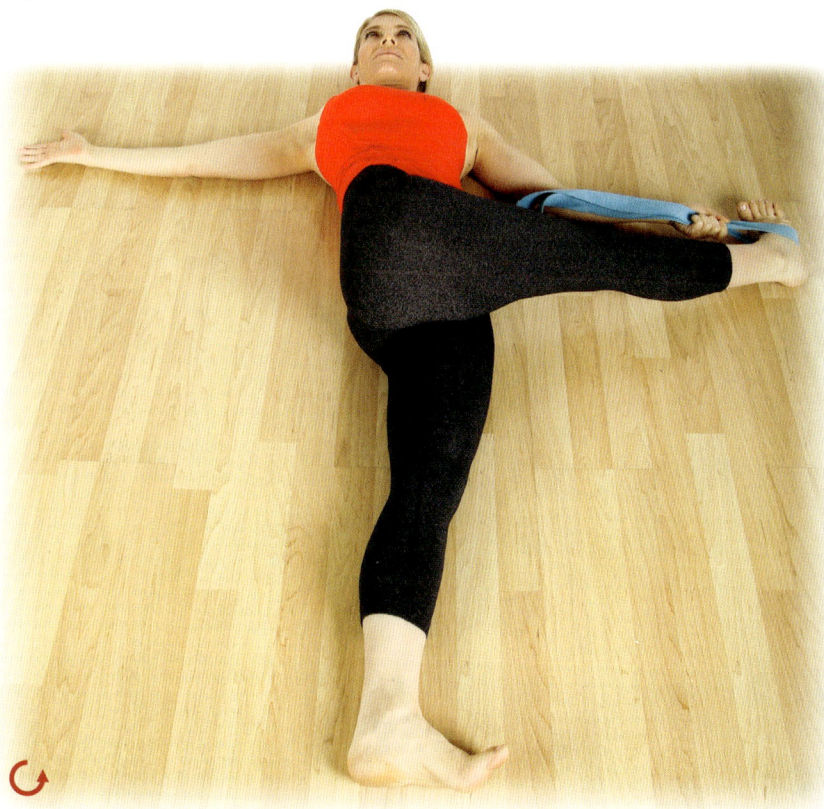

- **(2)** Versuchen, das Bein gerade nach oben zu strecken. Zur Stabilisierung den ganzen Körper etwas anspannen.

- **(3)** Das rechte Bein über den Körper legen und den unteren Rücken so drehen, dass der rechte Fuß auf der linken Körperseite zu liegen kommt (wer sehr beweglich ist, kann anstelle des Bands den Fuß mit der Hand halten). Die Zehen des linken Fußes zeigen nach links. Sicherstellen, dass die Wirbelsäule gerade ausgerichtet ist. Falls nötig, das Band lockern, damit die Wirbelsäule entlastet wird.

- Wenn die maximale Streckung erreicht ist, die rechte Hüfte und Gesäßhälfte absenken, damit beide genau über der linken Hüfte und Gesäßhälfte stehen. Oft ist eine starke Dehnung in der rechten Hüftseite, den hinteren Oberschenkelmuskeln und im unteren Rücken zu spüren.

- Die Wirbelsäule zurück auf den Boden drehen und versuchen, die rechte Schulter auf den Boden zu bringen.

- 5 – 10 Bauch-Brust-Atemzüge halten.

Seite wechseln und wiederholen.

Roll-Sequenz

WÄRMFLASCHE
Übung 1:

- **(1–2)** Auf den Rücken legen und zwei *Roll Model*-Bälle mit oder ohne Beutel quer über die Wirbelsäule am unteren Rücken legen (ein Ball links, ein Ball rechts davon). Die Beine anwinkeln, die Füße aufstellen. Die Unterarme so abstützen, dass die Wirbelsäule ein »C« formt.

- **(3–5)** Die Bälle wie ein Nudelholz auf dem unteren Rücken auf- und abrollen, dabei die thoracolumbale Faszie ausrollen. Wenn die Bälle auseinanderrollen, wieder zusammenschieben. 2 Minuten auf- und abrollen.

SKIN ROLL

STRIP

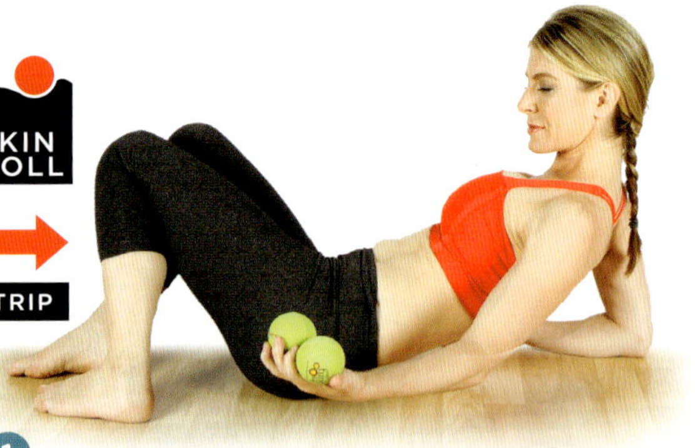

❶

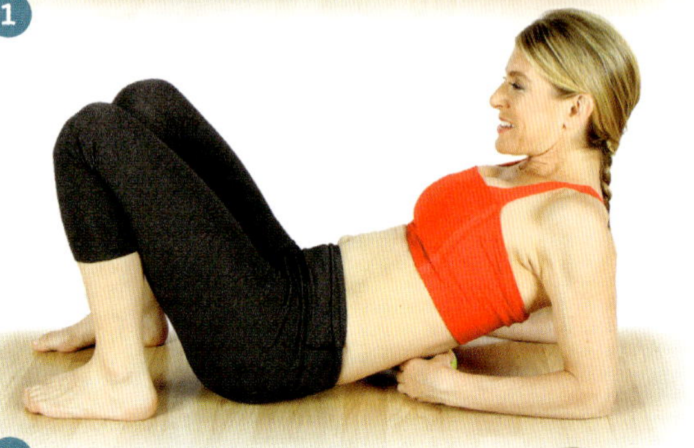

❷

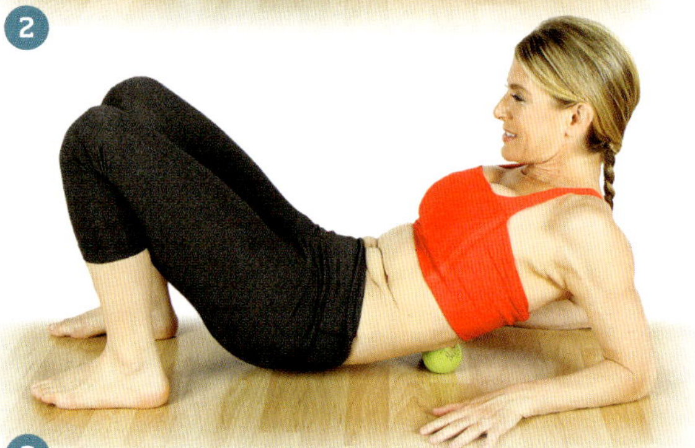

Bälle im Beutel

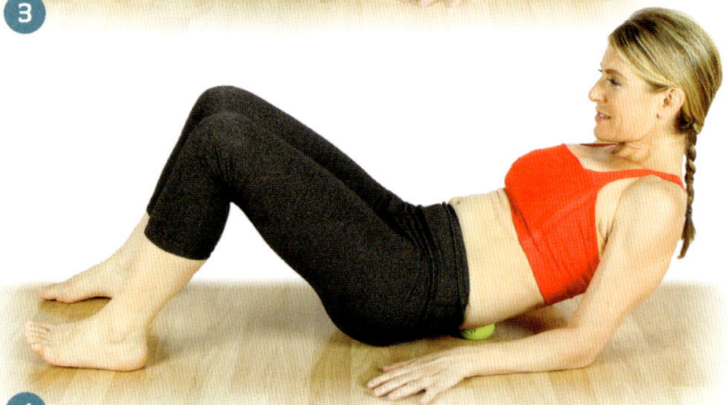

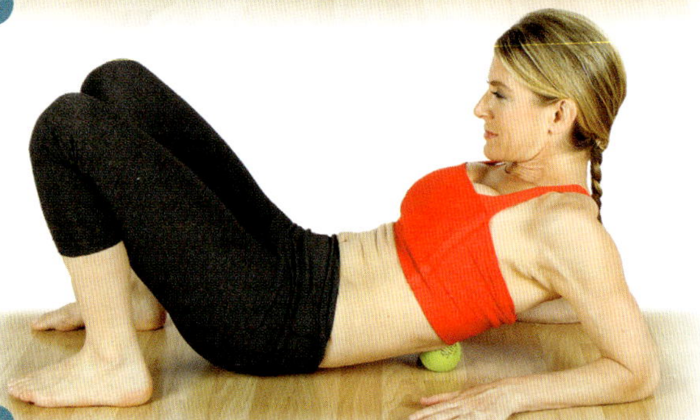

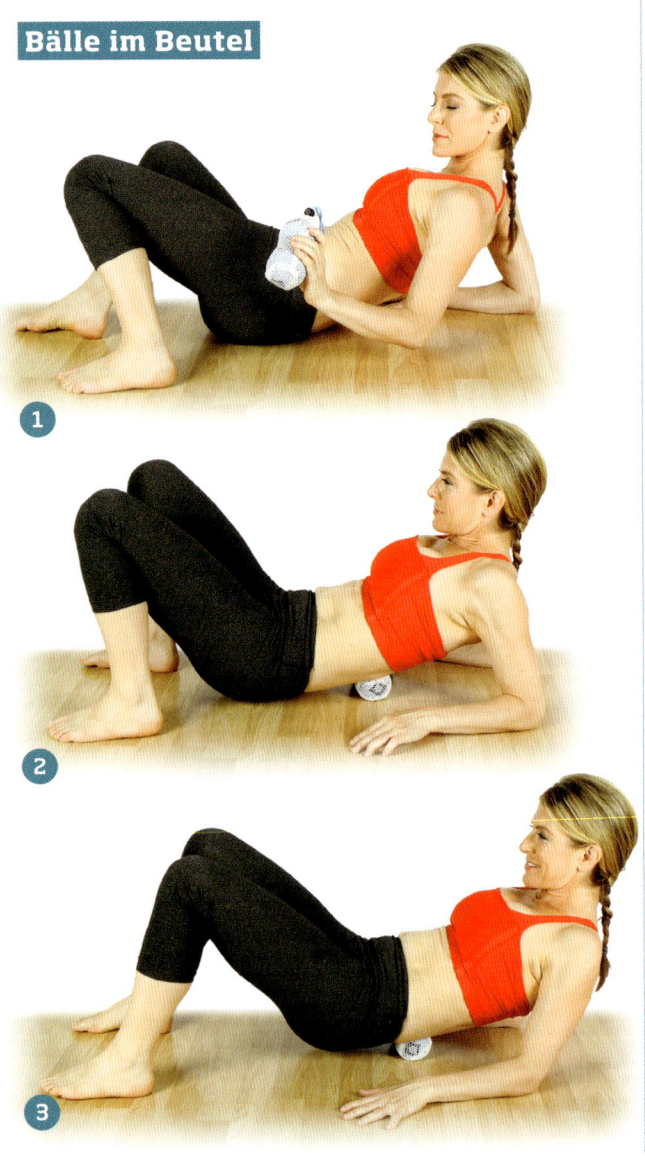

❶

❷

❸

❸

❹

❺

Übung 2:

(1) Die Bälle an einer beliebigen Stelle am unteren Rücken ansetzen, dann **(2 – 3)** das Becken kippen und so die fixierten Myofaszien über die Bälle rollend nach vorne und hinten dehnen (Pin & Stretch).

Übung 3:

(1) In Rückenlage die Bälle senkrecht übereinander am unteren Rücken platzieren. **(2)** An einer Taillenseite beginnen und **(3 – 5)** den unteren Rücken quer über die Bälle schieben, um den quadratischen Lendenmuskel zu massieren.

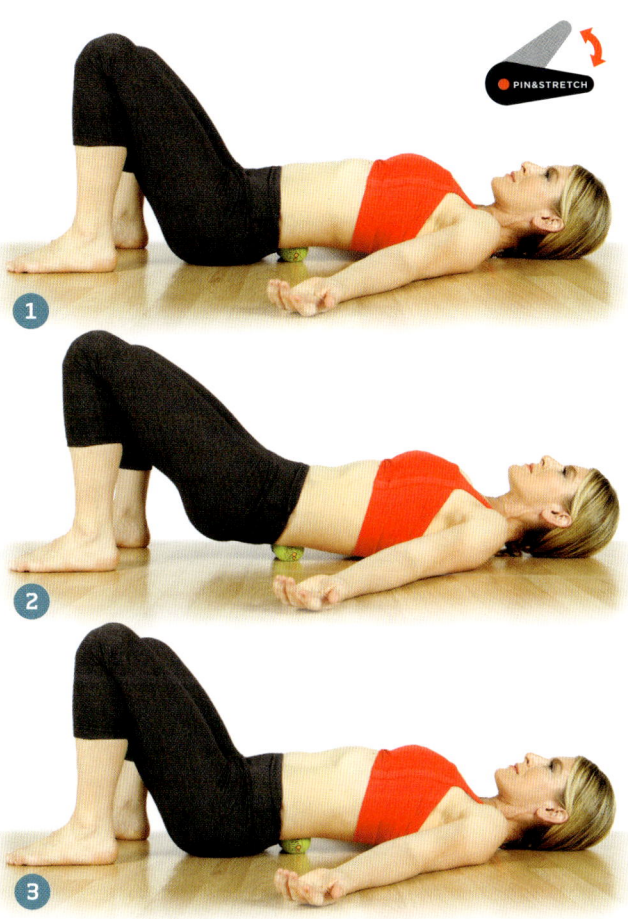

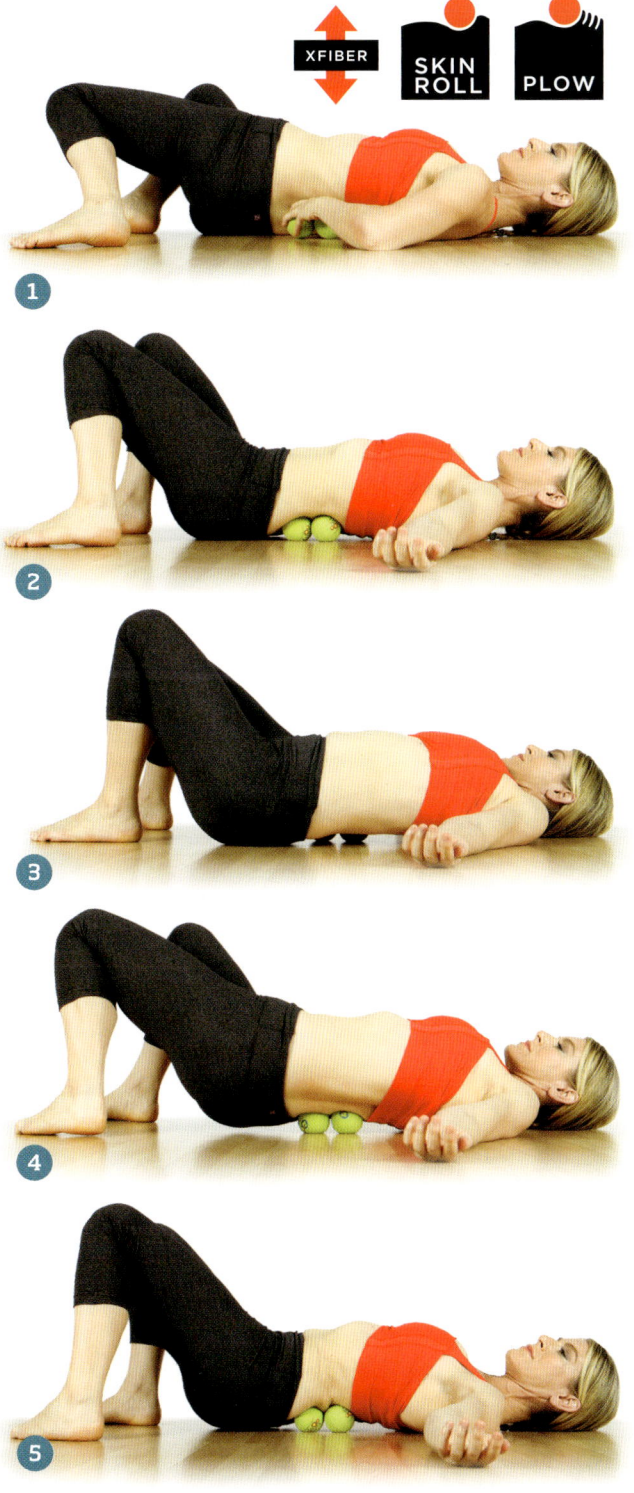

Übung 4:

- **(1)** Einen Ball auf das Kreuzbein legen und **(2–3)** seitlich über den Ball rutschen, um das Ende der thoracolumbalen Faszie quer zu massieren (1–2 Minuten).

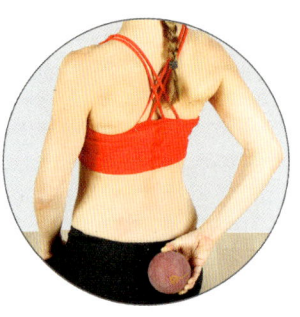

- Den Ball entfernen und 5–10 Bauch-Brust-Atemzüge lang pausieren. Die Wärme spüren, die vom Bindegewebe freigesetzt wurde.

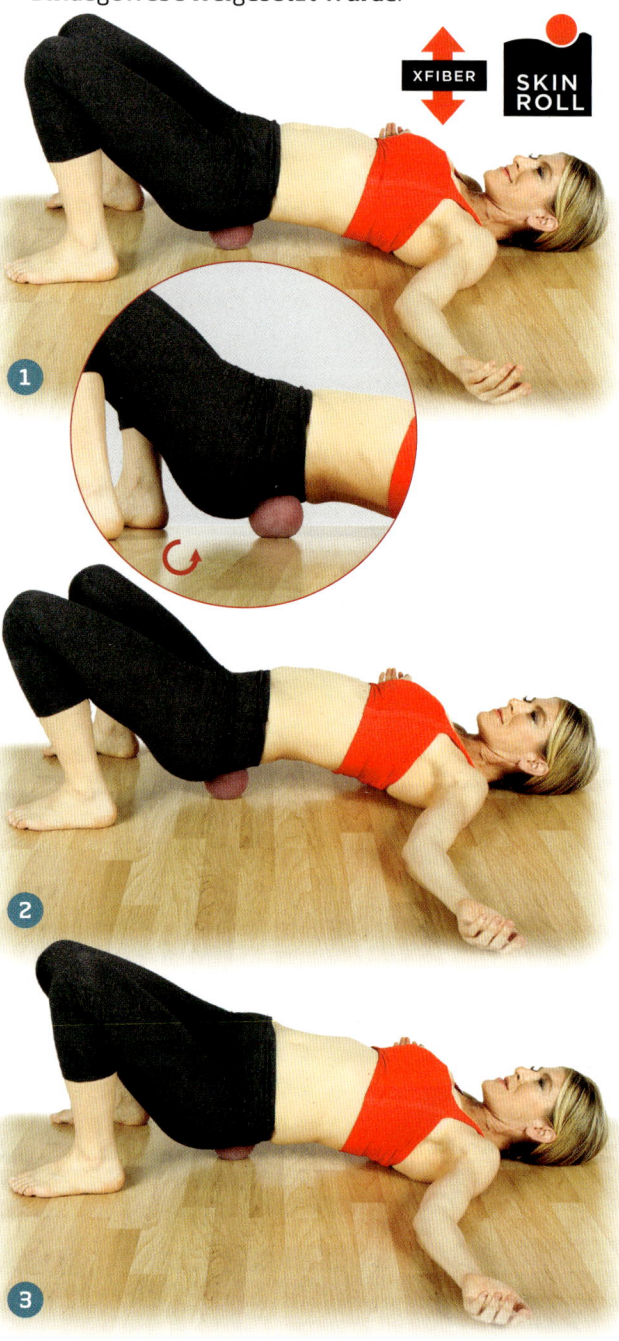

QL-MASSAGE

Übung 1:

- Einen Ball je nach Variante (S. 268) wählen und eine dieser Positionen einnehmen:
    1. In Rückenlage flach hinlegen.
    2. In Rückenlage Becken/unteren Rücken auf einen Yoga-Block stützen.
    3. Gegen eine Wand lehnen.

- **(1–3)** Einen Ball knapp über dem linken Darmbeinkamm fixieren und **(4)** die Knie nach links fallen lassen. Das Becken dreht zum Ball; der Ball drückt in den Sehnenansatz des quadratischen Lendenmuskels.

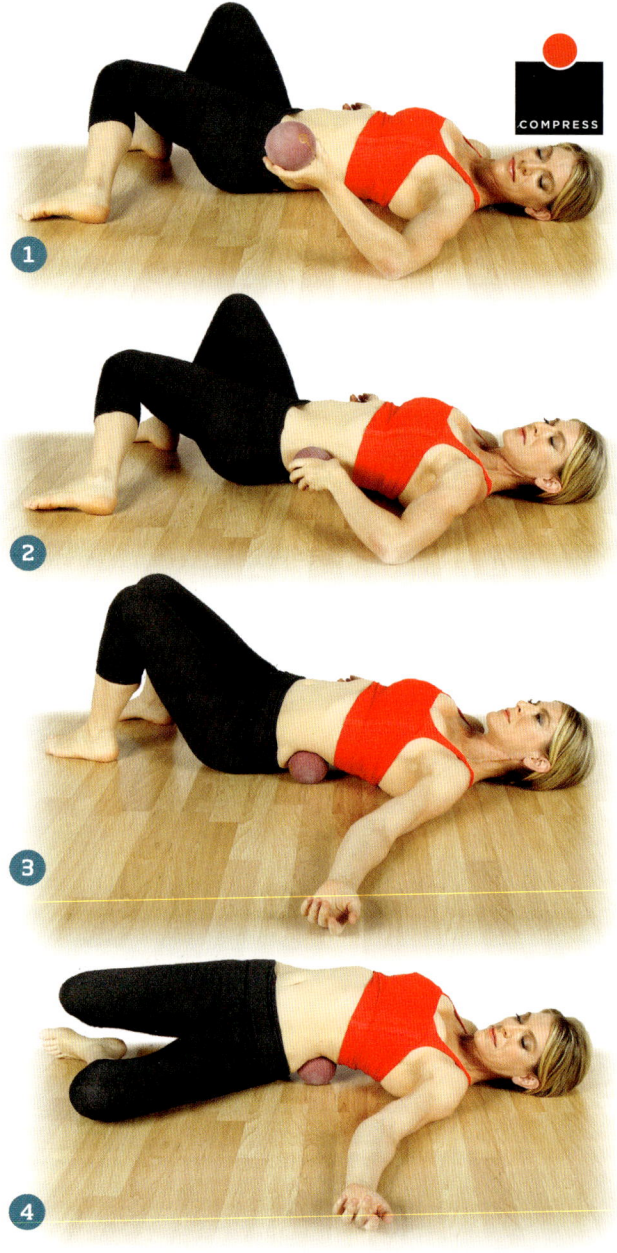

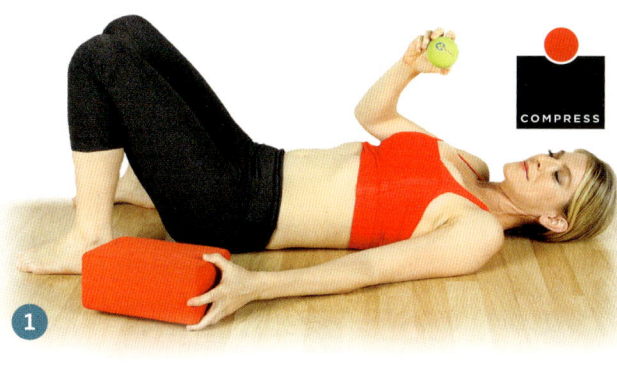

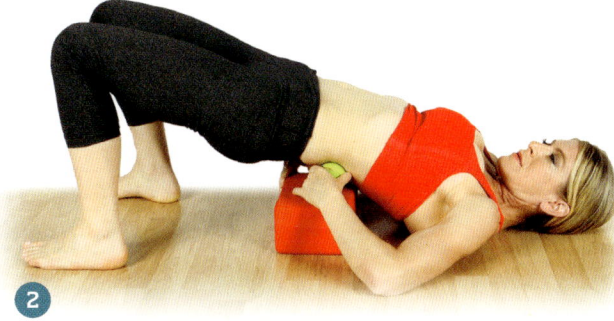

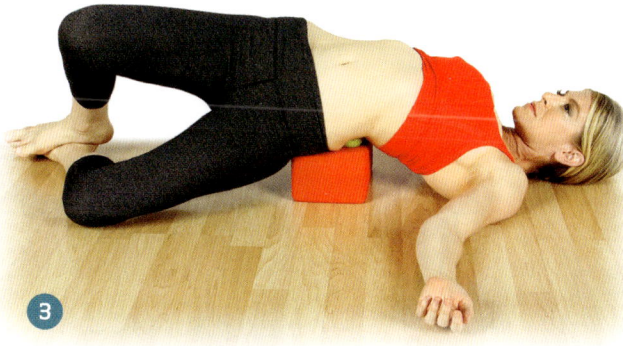

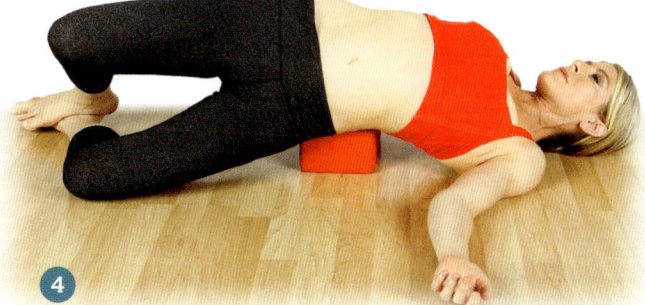

Übung 2:

- **(1 – 2)** Sanft von links nach rechts über den Ball schaukeln (queren). Der Ball zupft an der Sehne des quadratischen Lendenmuskels. Dabei tief in den Bauch atmen.
- **(3 – 4)** Für Pin & Stretch das Becken nach vorne und hinten kippen.

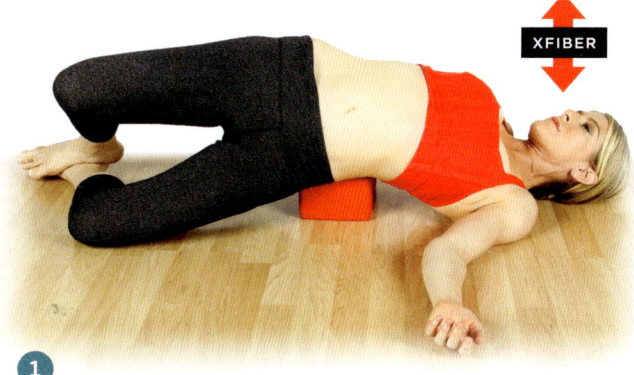

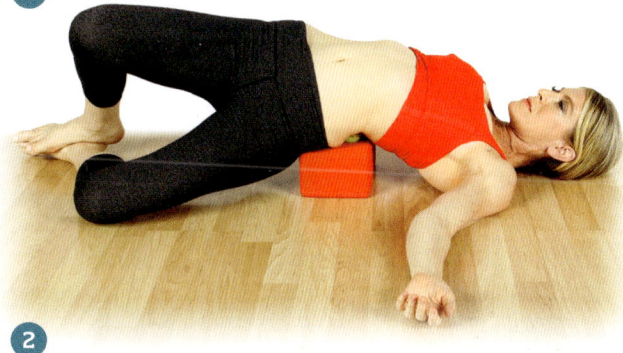

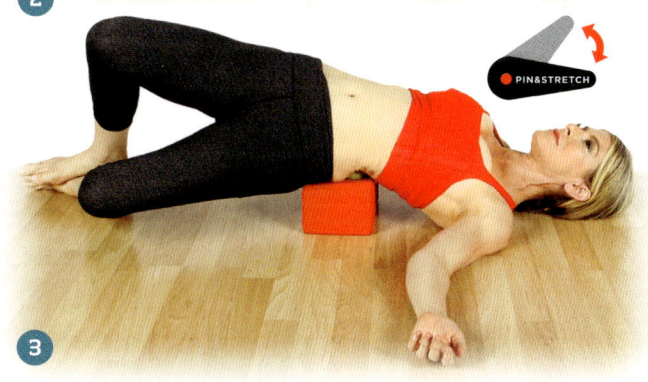

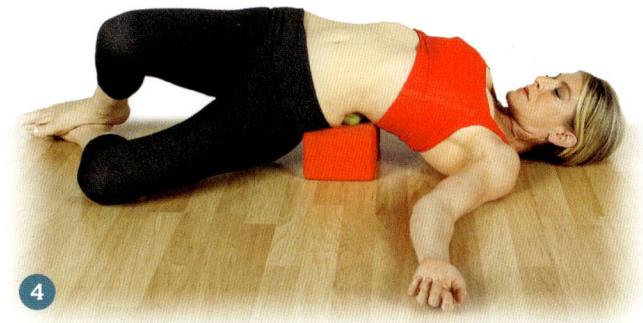

Übung 3:

Für Contract/Relax die Taille in den Ball und wieder wegdrücken, als ob sie ein Stück Ball »abbeißt«.

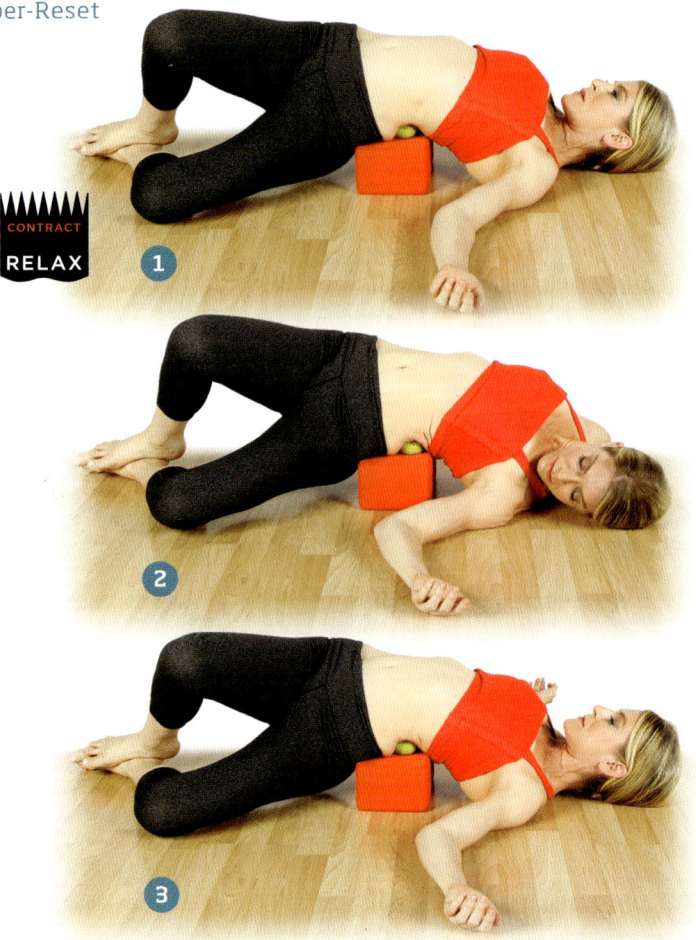

Übung 4:

(1–2) Linkes Bein, linke Schulter und den linken Arm so weit wie möglich vom Rumpf wegstrecken. Tief in den Körper atmen und (3) mit Schaukelbewegungen sanft über den Ball queren.

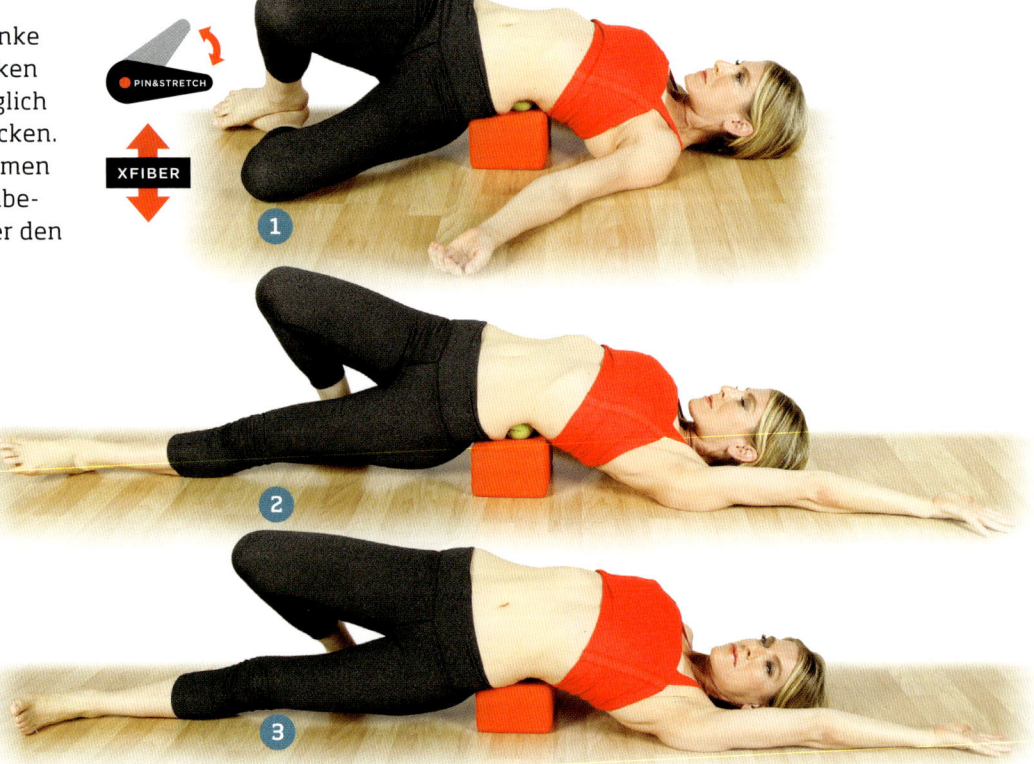

Übung 5:

Den Ball mit der linken Hand in das Gewebe des unteren Rückens eindrehen. Wenn das Gewebe maximal verwunden ist, das Becken nach vorne und hinten kippen und den unteren Rücken über dem Ball schaukeln, beugen und bewegen. Das Gewebe noch weiter eindrehen und nochmals mobilisieren. Den Ball in die Gegenrichtung eindrehen und wie zuvor bewegen.

Seite wechseln und Übungen 1–5 wiederholen.

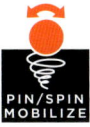

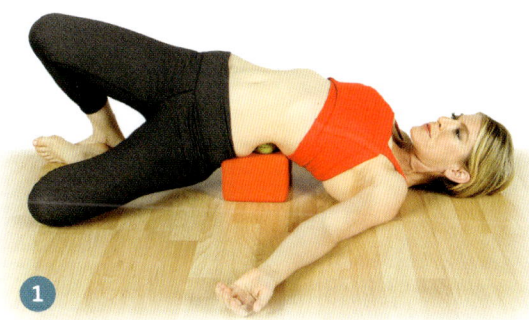

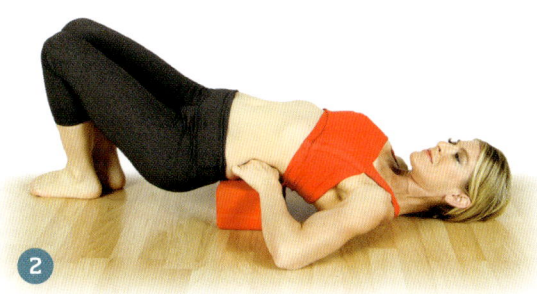

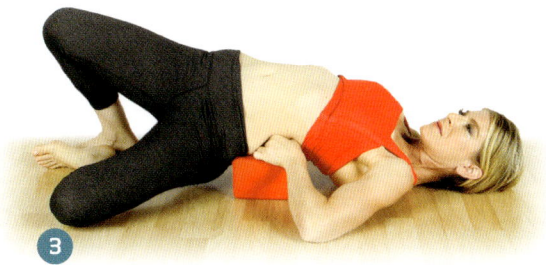

ReCheck: Beindehnung Nr. 3 mit Elastikband

Beine und Hüften wie beim Check In dehnen. Für 3–5 Bauch-Brust-Atemzüge pro Seite halten und spüren, ob Atem, unterer Rücken und Hüften und hintere Oberschenkelmuskeln verändert sind.

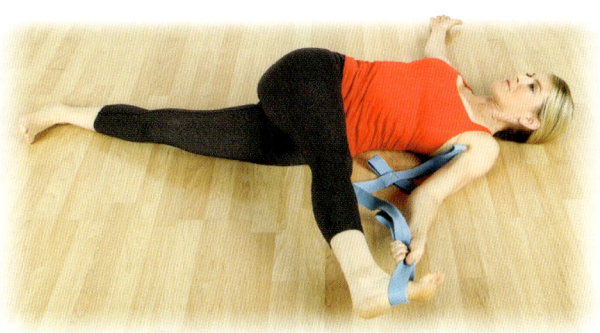

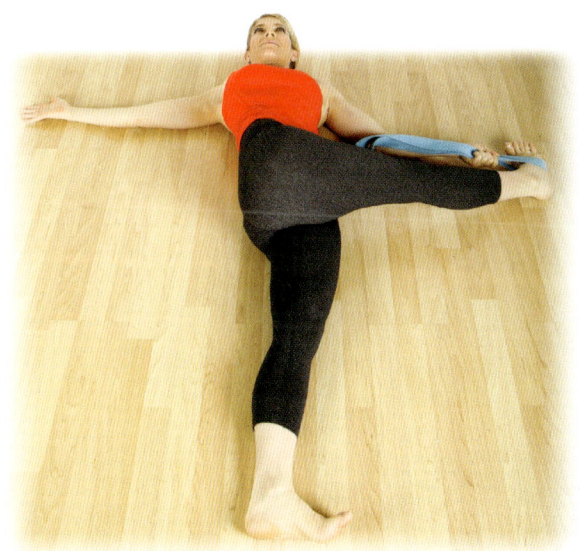

Nachspüren

1. Hinstellen und fühlen, wie sich der Körper im Stehen anfühlt.

2. Zur Seite beugen und in diese Seite des Darms atmen. Wie tief und weit geht der Atem hier?

3. Vervollständigen Sie diese Aussage: Ich fühle (mich) _____.

Variante unterer Rücken

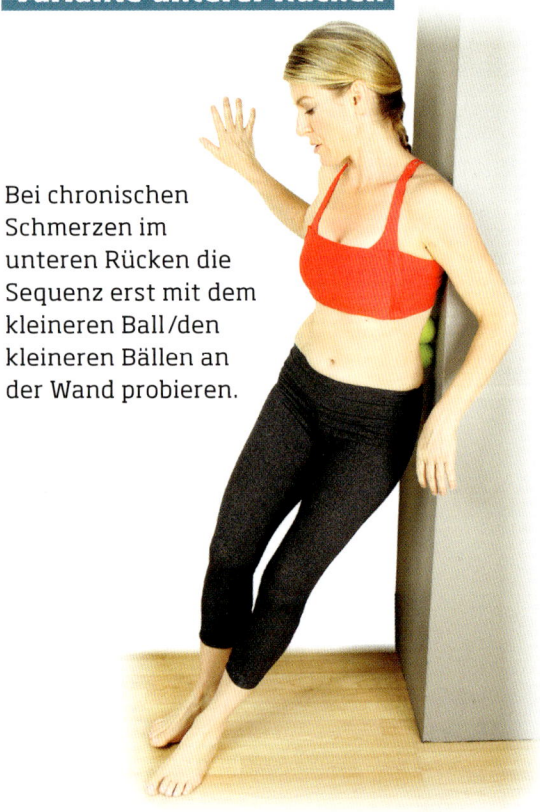

Bei chronischen Schmerzen im unteren Rücken die Sequenz erst mit dem kleineren Ball/den kleineren Bällen an der Wand probieren.

Mit den größeren ALPHA-Bällen experimentieren, wenn der Druck auszuhalten ist.

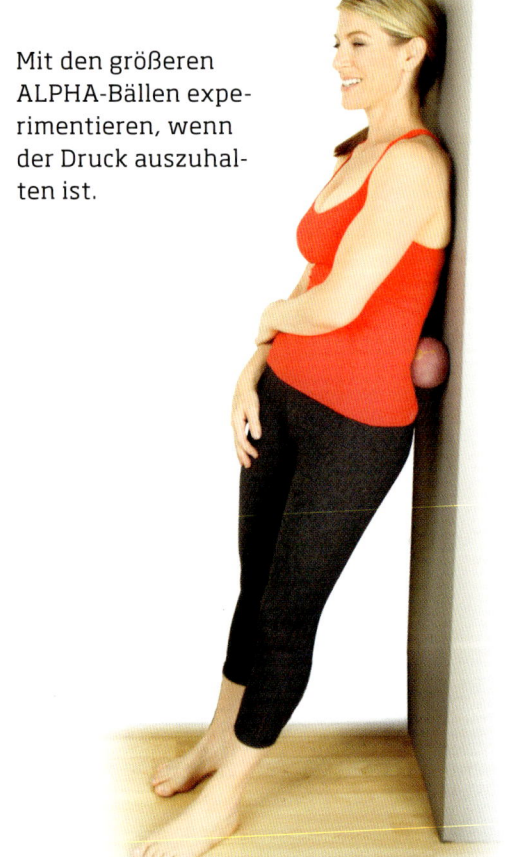

Variante unterer Rücken

Es ist auch möglich, den PLUS- oder ALPHA-Ball in Rückenlage ohne Yoga-Block zu verwenden.

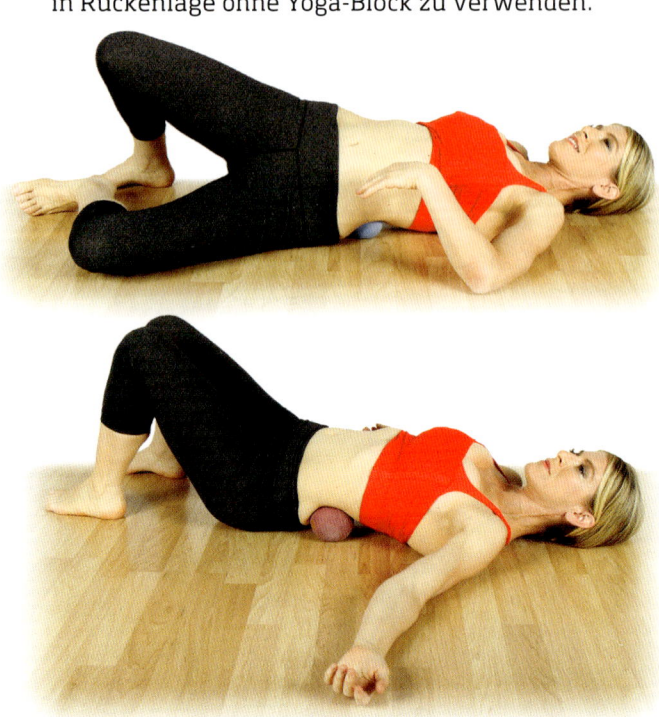

Am intensivsten wird die Übung mit dem kleinsten Ball auf dem Yoga-Block in Rückenlage.

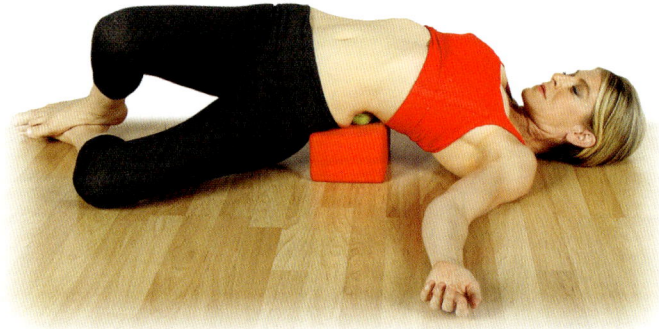

Die Übungsabfolge bleibt immer gleich, egal welchen Ball Sie verwenden oder in welcher Stellung (Rückenlage, Boden, aufgestützt) Sie arbeiten.

Von der Niederlage zum Sieg

Carlton Bennett, 45
Veteran der US-Streitkräfte
Hampton, Virginia

Als junger Mann erklomm Carlton Bennett fünf Jahre lang die Karriereleiter der US National Guard. 1993 trat er schließlich, im Rang eines Spezialisten, der Armee bei. Nach der Geburt seines ersten Sohnes erhoffte er sich dort bessere Möglichkeiten, seine wachsende Familie zu versorgen. Auf die körperliche Belastung des aktiven Diensts war er allerdings nicht vorbereitet. »Wir trugen Stiefel und schleppten 45-Kilo-Rucksäcke, manchmal 40 Kilometer am Stück. Wir schliefen nicht richtig, aßen nicht richtig und waren dehydriert – es gab unglaublich viele Verletzungen. Es schien, als ginge jeden Tag ein Knie oder ein Rücken kaputt. Drei Kameraden mussten operiert werden.«

Nach vier Jahren spürte Carlton ein Kribbeln in seinen Zehen, das sich bald zu einem Taubheitsgefühl und Schmerzen in den Beinen entwickelte. Wann genau das begann, kann er nicht mehr sagen. Höchstwahrscheinlich wurde es ausgelöst durch eine Anhäufung ungesunder Belastungen in seinem Körper. Der Militär-Physiotherapeut vermutete als Ursache einen eingeklemmten Nerv im unteren Rücken und behandelte ihn mit Ultraschall und Epiduralanästhesie. Doch die Behandlung schlug nicht an, und die Symptome verstärkten sich. Letztendlich suchte Carlton einen Neurochirurgen des Air Force-Stützpunkts in Dayton, Ohio, auf. Dieser empfahl eine Laminektomie (teilweise Wirbelentfernung) sowie eine Disektomie (teilweise Bandscheibenentnahme) im unteren Rücken, zwischen L5 und S1. Der Chirurg teilte ihm salopp mit, dass die 45-minütige OP den Druck auf den Nerv und sämtliche Schmerzen beseitigen würde. Carlton konnte nicht ganz glauben, dass eine Rücken-OP so locker ablaufen würde, doch der Chirurg schien zuversichtlich. Also ließ er 1995 beide OPs durchführen. »Mit dem Wissen von heute«, sagt er reumütig, »hätte ich das mit einem Therapieball lösen können.«

Leider waren die Operationen erst der Anfang von Carltons Problem. Nachdem er die Armee verlassen hatte, wechselte er in die Software-Entwicklung. Das bedeutete stundenlanges Sitzen auf harten, ungemütlichen Stühlen. Noch bevor er das unternehmensinterne Training beginnen konnte, hatte er Krämpfe und massive Entzündungen im unteren Rücken. »Ich sah entstellt aus«, erinnert er sich. Die Ärzte der Veteranenverwaltung empfahlen, die Sache nicht zu ernst zu nehmen und Dehnübungen zu machen. Dann würde es ihm bald besser gehen. Carlton befolgte ihren Rat, und die Krämpfe ließen zunächst nach. Es dauerte allerdings nicht lange, bevor sie dauerhaft zurückkehrten.

Dieses Muster bestimmte nun die folgenden 20 Jahre in Carltons Leben. Einfache Dinge wie Aufstehen vom Tisch lösten Krämpfe aus. Er erhielt muskelentspannende Medikamente und Schmerzmittel und wurde von Arzt zu Arzt geschickt. Die Krämpfe nahmen etwas ab, allerdings nur, um bald danach umso heftiger zurückzukehren. Diese schwächenden Phasen hielten manchmal tage- und wochenlang an, er war wie gelähmt und gebeutelt von Schmerzen. Carlton blieb dennoch zuversichtlich, dass dieser Schmerzmarathon irgendwann ein Ende haben würde. Aber jede Episode bedeutete einen psychischen Angriff, der ihn körperlich ausgemergelte und mit Zukunftsangst zurückließ.

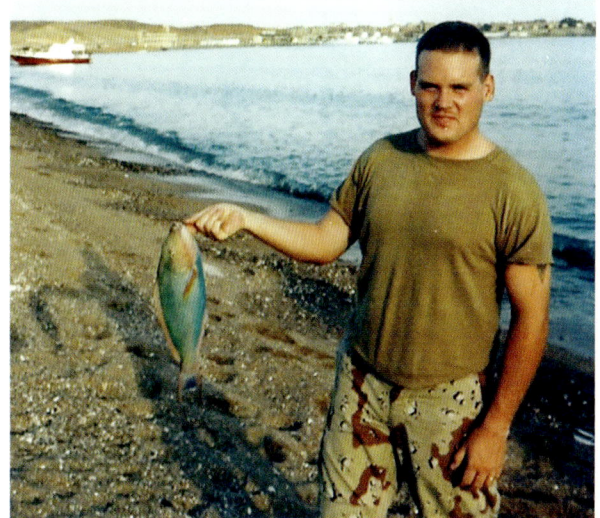

Carlton im Militärdienst in Ägypten, bevor seine Wirbelsäule sich verschlimmerte.

»Ich hatte das Gefühl, als ob eine dunkle Gestalt mit einem Elektroschocker hinter mir stünde. Immer wenn ich einen Muskelkrampf hatte, stellte ich mir vor, der Mann traf mich mit seiner Waffe«, sagt Carlton. Er lebte in ständiger Furcht, dass eine falsche Bewegung seine Rückenmuskulatur in Krämpfe versetzen und ihn für Tage schachmatt setzen würde. »Das Schlimmste war, dass ich mich nicht mehr bewegen konnte, wenn es passierte. Ich lag dann auf der Couch und hatte Zeit, über die ganze Situation nachzudenken. Ich machte mir Vorwürfe und war total sauer auf mich, dass ich zum Militär gegangen war.«

Vor den beiden Rücken-OPs hatte Carlton sich vorbeugen und einfache Bewegungen ausführen können, auch wenn seine Beine taub waren. Er war sich sicher, dass die OPs für sein Krankheitsbild verantwortlich waren. »In den Kursen für psychische Gesundheit, die ich bei der Veteranenverwaltung besuchte, schlug man vor, ich solle mir ein Hobby suchen, um auf positive Gedanken zu kommen. Doch alles, woran ich denken konnte, war, welche Belastung ich für meine Frau und Familie war.«

Es belastete ihn, dass er nicht am Leben seiner Söhne teilnehmen konnte. Wenn er versuchte, mit ihnen essen zu gehen, konnte er nur eine knappe Viertelstunde mit am Tisch sitzen, da die meisten Restaurantstühle Rückenkrämpfe verursachten, wenn er zu lange darauf saß. Er konnte auch nicht mit der Familie in Urlaub fahren: Die engen Flugzeugsitze machten Fliegen unmöglich, und die acht Stunden Autofahrt, um die Familie seiner Frau zu besuchen, schaffte er auch nicht mehr.

Carlton versuchte es mit noch mehr Physiotherapie und schmerzstillenden Spritzen, konnte aber nur noch mit Gehstock laufen und nicht mehr gerade stehen. Schlussendlich verlor er seinen Job, da er nicht mehr als wenige Tage am Stück arbeiten konnte. Es blieb ihm nichts anderes, als eine dauernde Berufsunfähigkeit zu beantragen.

Bevor seine Veteranenrente endlich genehmigt wurde, dauerte es neun frustrierende Jahre. Nach so langer Zeit körperlicher und emotionaler Auszehrung forderte die Tatsache, dass er mit der Regierung streiten musste, um zu beweisen, dass er tatsächlich behindert war und ihm eine Vergütung zustand, weiteren Tribut an seiner Gesundheit: Er wurde depressiv.

Seine Familie unterstützte ihn nach wie vor, doch viele von Carltons Freunden zogen sich zurück. Carlton ging weiterhin zur Physiotherapie und nahm Medikamente, von Methadon über Morphin bis zu Antidepressiva. Seinen Ärzten gelang damit allerdings nichts weiter, als der Versuch eines Schmerzmanagements. Er wurde immer schwächer, ein Schatten seiner selbst.

2007 empfahl ein Neurochirurg Laminektomie und Disektomie an der Bandscheibe und dem Wirbel, direkt über der vorherigen Stelle. Als Carlton Bedenken bezüglich der Effizienz der OPs äußerte, unterstellte der Chirurg, dass er nicht an einer Heilung interessiert sei. Wie viele arbeitsunfähig geschriebene Menschen sei er mit seiner Rente zufrieden und wolle nicht mehr zum Gesellschaftswohl beitragen. Carlton war erzürnt, doch eine solche Meinung hörte er nicht zum ersten Mal.

2010, nach 15 Jahren körperlichen Traumas, wurde Carlton mit akuten, starken Bauchschmerzen in die Notaufnahme gebracht. Im CT stellten sich eine Schädigung der Gallenblase sowie ein Nabelbruch heraus, woraufhin es zu einer Not-Bauchoperation kam. Diese weitere Beeinträchtigung seiner ohnehin bereits schwachen Bauchmuskeln erhöhten Carltons Schmerzen und seine Unbeweglichkeit noch weiter. Mit seiner Angst vor Rückenkrämpfen kam er an den Punkt, an dem er sich fast nicht mehr traute, sich zu bewegen.

Während all der Jahre, in denen Carlton gegen Frustration, Ärger und Hoffnungslosigkeit kämpfte, probierte er immer wieder neue Therapien. 2012 erreichte seine Verzweiflung den Höhepunkt. Sechs Nerven seiner Facettengelenke im unteren Rücken wurden thermisch denerviert (Rhizotomie), um jegliches Gefühl in dieser Zone zu unterbinden. Der ausführende Arzt empfahl Carlton Physiotherapie, um seine schwache Rückenmuskulatur zu stärken. Trotz der vorhergehenden, wenig erfolgreichen Versuche wollte Carlton es erneut versuchen. Im September 2012 nahm er die Physio wieder auf. Entkräftet nach zwei Jahren ohne Bewegung, zerrte er sich in der ersten Sitzung beide Daumen bei Übungen mit Gewichten. An Thanksgiving desselben Jahres hatte er beim Aufstehen vom Tisch erneut Rückenkrämpfe. »Das war der absolute Tiefpunkt. Ich konnte nicht nur nicht laufen, sondern auch meine Hände nicht bewegen. Alles passierte in Zeitlupe: Morgens aufstehen dauerte 15 Minuten. Anziehen, duschen, alles brauchte ewig.«

Schließlich schlug Paul Alkoby, Carltons bester Freund aus Militärzeiten ihm vor, Kelly Starrett aufzusuchen, einen bekannten Physiotherapeuten in San Francisco. Carlton skypte mit Kelly und hob sein T-Shirt, um Kelly zu zeigen, wie seine Bauchmuskeln sich nach vorne auswölbten. Kelly sagte ihm, dass die Muskeln zu schwach und »auseinandergezogen« seien. Carlton sollte sich das »Gut Smash«-Video ansehen, das Kelly und ich gemeinsam produziert hatten. Pflichtbewusst übte Carlton das Rollen, auf einem Prototyp des Coregeous-Ball. Innerhalb einer Woche war die Bauchbeule verschwunden.

Dadurch ermutigt, kontaktierte mich Carlton und ich schlug vor, dass er mit weiteren Ball-Roll-Videos trainieren und am Rücken mit den Roll Model-Bällen arbeiten sollte.

»Bei der ersten Beschäftigung mit den Bällen, die ich endlich gekauft hatte, dachte ich: ›Das klappt doch nie, dass dieses Bällchen meinen verdrehten und mit verhärteten Muskeln hilft.‹ Ich legte den Ball in die Nähe einer der größeren Verhärtungen im unteren Rücken und war sehr nervös, da ich Angst hatte, er würde wieder Rückenkrämpfe auslösen. Nach etwa 30 Sekunden entspannte ich und fühlte, wie der Ball anfing, in diesen Muskel einzudringen. Meine erste Reaktion war, mich ein wenig zu verspannen, da dieses neue Gefühl mir Angst machte. Aber der Muskel entspannte sich weiter, und es war eines der besten Gefühle seit 19 Jahren. Ich suchte weitere Stellen im Rücken und arbeitete eine gute Viertelstunde an ihnen. Sie waren größtenteils verschwunden, und ich ahnte, dass dies der Schlüssel zu einem besseren Leben war.«

Eifrig stürzte Carlton sich in die Arbeit. Er war nicht nur motiviert angesichts der Möglichkeit, die Schichten verhärteten Rückengewebes zu lockern, die mit Anspannung und Schmerz gefüllt waren. Endlich war er in der Lage, seine Gesundheit in die eigenen Hände zu nehmen. Carlton verliebte sich regelrecht in die weichen Roll Model-Therapiebälle und wurde schnell zum überzeugten Roller. »Ich fing an, mit ihnen den unteren Rücken zu massieren, um die Muskeln zu lockern. Da gab es so viele Verhärtungen, und je mehr ich mit den Bällen arbeitete, desto mehr entspannte sich mein Rücken.« Das Beste: Danach konnte Carlton zum ersten Mal nach 20 Jahren wieder gerade stehen.

Kelly empfahl Carlton auch, sich jemanden zu suchen, der ihm zeigen konnte, wie er die Körpermitte in Neutralstellung aktivieren könnte. Carlton fand ihn in Dr. Stuart McGill, der feststellte, dass er den Rücken nicht beugen konnte. Immer wenn Carlton sich nach vorne beugte, drückten die Bandscheiben gegen die Spinalnerven und lösten die Krämpfe aus. Schließlich war klar, warum Bewegungen im Sitzen und Stehen die Ursache des Problems waren. Dr. McGill brachte Carlton bei, wie er Bewegungen so ausführen konnte, dass er Krämpfe vermied, und bestärkte ihn darin, auch weiterhin mit den Therapiebällen zu rollen.

Die Kombination aus Training, korrekter Bewegung und Ball-Therapie hat Carlton buchstäblich sein Leben zurückgegeben. »Ich wusste, dass der Großteil meiner Probleme bewegungsbasiert war. Die Zusammenarbeit mit Kelly, Dr. McGill, Jill und mir eröffnete mir die Sicht auf eine ganz neue Welt. Früher lag ich nach starken Rückenkrämpfen im Bett und fragte mich, ob sich mein Leben je wieder

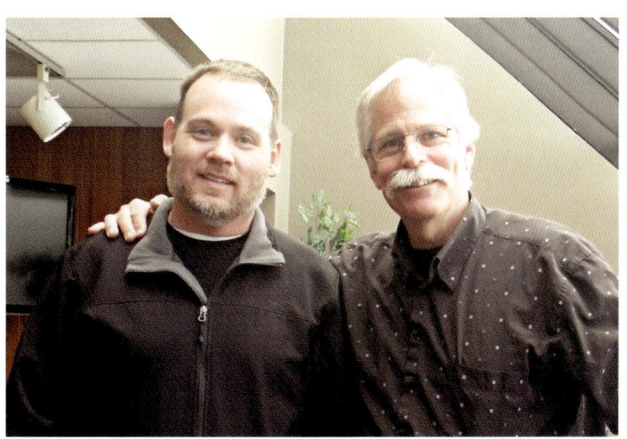
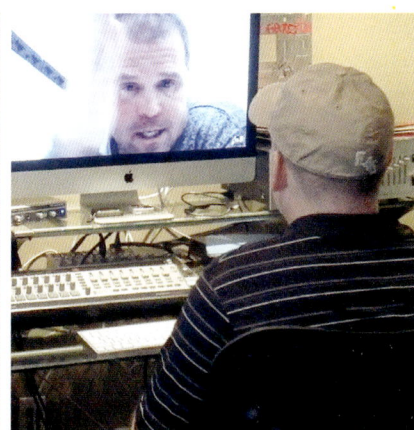

Carlton nahm seine Heilung selbst in die Hand, nachdem er mit Dr. Stuart McGill (links), Dr. Kelly Starrett (rechts) und den *Roll Model*-Therapiebällen gearbeitet hatte.

zum Guten wenden würde. Jetzt fühle ich mich stärker, da ich das Wissen und die Werkzeuge für die Eigenbehandlung habe, auf die ich zugreifen kann, sodass ich nicht zu Pillen greifen muss.«

Carlton kann jetzt mit seiner Familie Ausflüge machen und mit den Söhnen einkaufen gehen. Sogar eine ganze Mahlzeit im Restaurant schaffte er, ohne Angst, sich zu blamieren, wenn er in der Öffentlichkeit bewegungsunfähig würde. Er genießt es, wieder aufrecht und stolz dazustehen, als Familienoberhaupt. Wenn er aufwacht und etwas verspannt ist, rollte er gegen die Wohnzimmerwand. Meist konzentriert er sich dabei auf Hals/Nacken, unteren Rücken und die Hüften, um danach ins normale Tagesgeschäft einzusteigen. Er liebt es, kleine Botengänge zu machen, die für die meisten von uns selbstverständlich sind.

Die Therapiebälle hat er heute stets bei sich. Auf langen Autofahrten, wenn er spürt, dass sein Rücken anfängt, sich zu verspannen, fährt er an die Seite und rollt mit ihnen gegen die Rückwand seines Vans – er hat sogar eine Mulde im Armaturenbrett, in die der Ball perfekt reinpasst. »Einmal holte ich meinen Sohn von der Schule ab und musste warten. Also stieg ich aus und rollte meinen Rücken am Auto. Jemand fragte mich, ob ich singen würde, da ich mich vor- und zurückwiegte!« Dem Physiotherapeuten der Veteranenverwaltung zeigte er die Bälle. Dieser war so beeindruckt von seiner Genesung, dass er sie für seine Patienten besorgte.

Carlton gelang es, all seine Schmerzen und Medikamente loszuwerden. Er nimmt lediglich weiter ein Mittel für seine Verdauung nach der Gallenblasenentfernung. Und er verwendet keinen Gehstock mehr – nach fast zehn Jahren.

Es war eine lange und anstrengende Reise für Carlton, und er beschreibt es als Wunder, dass es ihm gelungen ist, sich von der ständigen Angst zu befreien und wieder am Leben teilnehmen zu können. Dynamischere Übungen macht er noch nicht, und er ist sich auch nicht sicher, ob seine Langzeitschäden ihm das je erlauben werden. Er ist jedoch dankbar für das Team, das seine Genesung »ins Rollen« brachte. »Jill, Kelly und Dr. McGill: Das sind die besten Menschen bei dieser Sache.« 20 Jahre lang lebte Carlton mit Schmerzen, Behinderung, Psycho-Dämonen und großer Zukunftsangst.

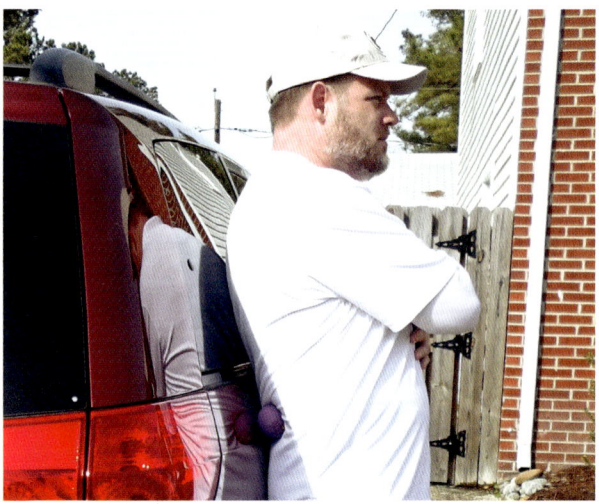

Carlton, Pionier seiner persönlichen »Van«-Roll-Techniken.

In nur acht Monaten errang er einen Sieg, den keine Bandage, Pille oder OP vorher hatte bringen können.

Carlton weiß, dass er sich immer noch vorsichtig bewegen muss: »Der Typ mit dem Elektroschocker geht nie ganz weg«, sagt er. Doch die dunklen Gedanken sind längst nicht mehr so schlimm wie früher, und bei den kleinsten Krampfanzeichen kann er sich sofort mit den Therapiebällen behelfen. Mithilfe seines neuen Werkzeugkoffers fühlt Carlton sich wieder wie er selbst, gestärkt durch das Wissen darüber, wie er sich selbst helfen kann, nach Jahrzehnten, die er passiven, reaktionären und ineffektiven Therapien ausgeliefert war.

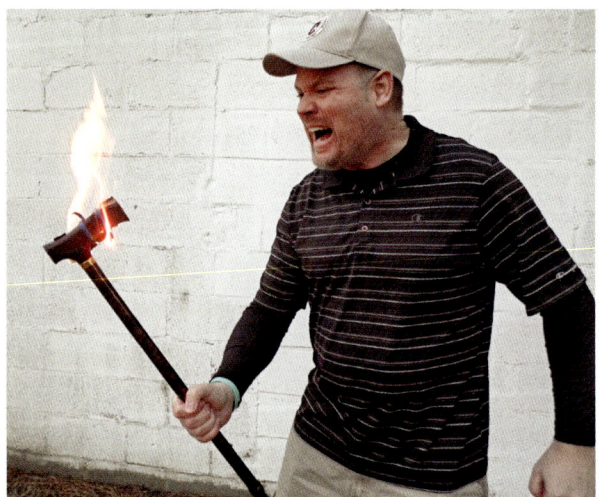

Am 8. Januar 2014 verbrennt Carlton den Gehstock, weniger als zehn Monate, nachdem er anfing, täglich mit den Bällen zu arbeiten.

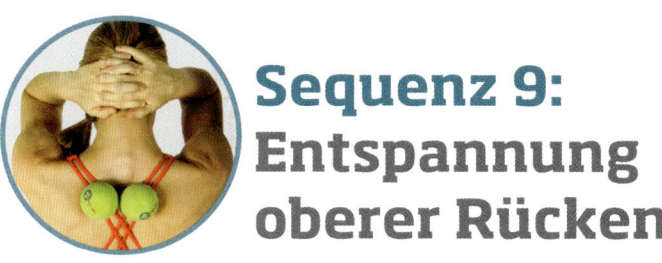

Sequenz 9: Entspannung oberer Rücken

Übungs-Setup

Roll Model-Bälle:
Original YTU, PLUS

Matte

EmbodyMap

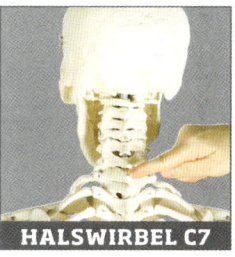
HALSWIRBEL C7

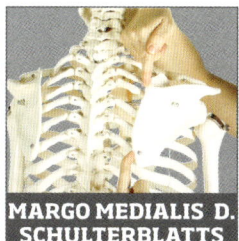
MARGO MEDIALIS D. SCHULTERBLATTS

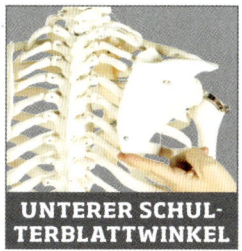
UNTERER SCHULTERBLATTWINKEL

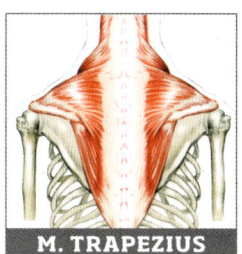
M. TRAPEZIUS

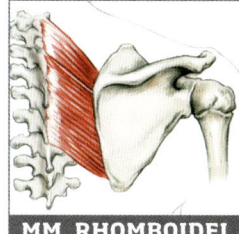
MM. RHOMBOIDEI

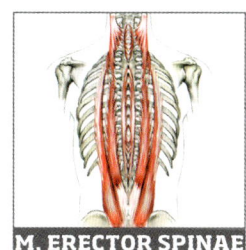
M. ERECTOR SPINAE

Basis-Ball-Stopps

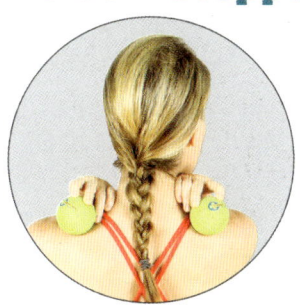
Oberer M. trapezius

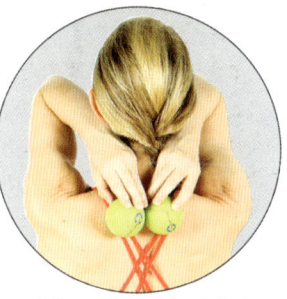
Mm. rhomboidei

Check In: Nadel einfädeln

- **(1)** Im Vierfüßlerstand auf Hände und Knie stützen. **(2)** Den linken Arm unter dem Rumpf nach rechts strecken, so weit, wie es der Rücken erlaubt.

- **(3)** Kopf und linken Arm am Boden ablegen, falls möglich. 5-mal tief in die Hinterseite des Brustkorbs atmen.

Seite wechseln und wiederholen.

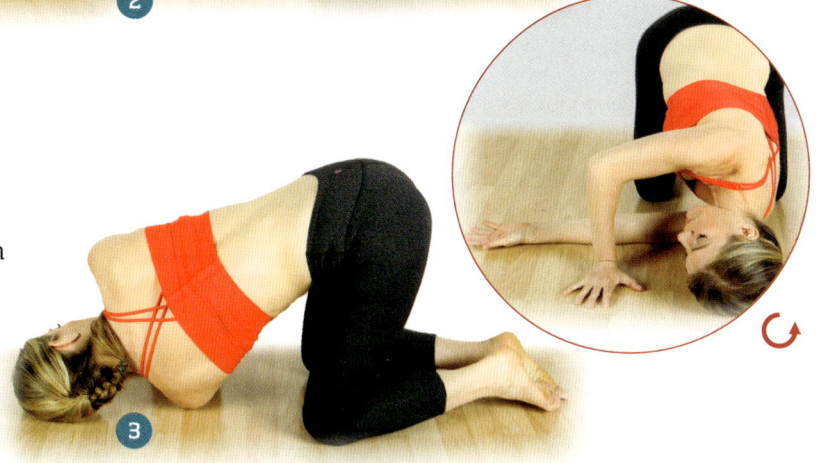

Roll-Sequenz

DIE SCHLINGE LOCKERN
Übung 1:

- **(1–2)** In Rückenlage zwei Bälle beidseitig auf dem oberen Kapuzenmuskel platzieren: am oberen inneren Rand der Schulterblätter, über dem Margo medialis. **(3)** Das Becken vom Boden abheben (falls nötig, mit einem Yoga-Block stützen) und den Druck 5–10 Bauch-Brust-Atemzüge halten.

- **(4–5)** Über den Kapuzenmuskel queren: Die Füße schieben und ziehen und setzen so den ganzen Körper in Bewegung. Der obere Schulterrand schiebt über die Bälle; der Kopf »nickt« in dieser Bewegung.

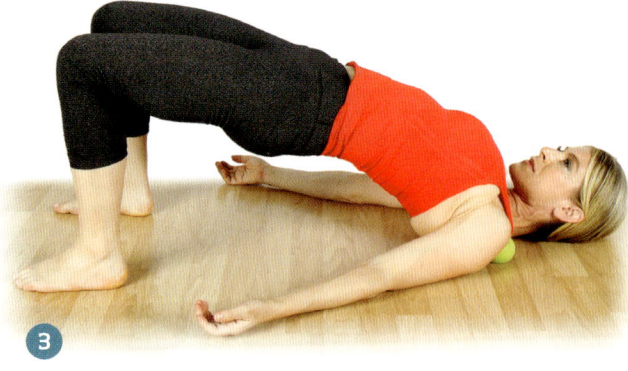

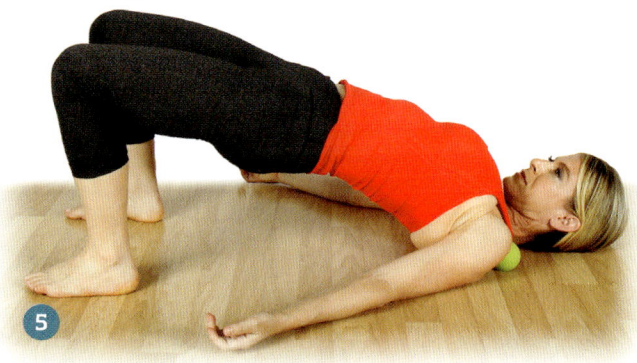

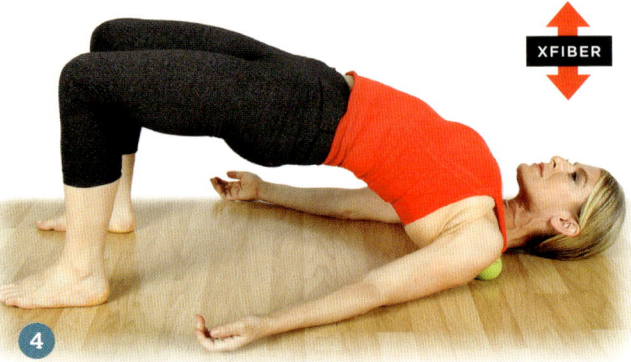

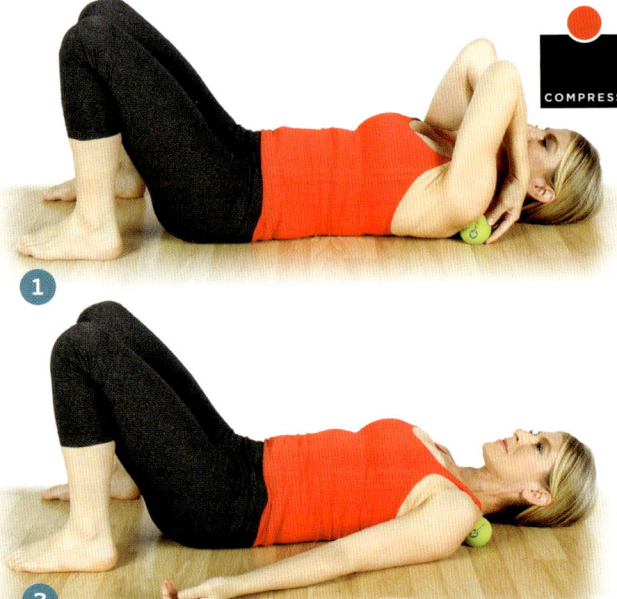

COMPRESS

XFIBER

Übung 2:

Das Gewicht des Oberkörpers weiter auf die Bälle abgeben und die Hände zur Decke strecken. Die Hände sind entspannt und locker. Den oberen Kapuzenmuskel anspannen, die Schultern beim Hochziehen in die Bälle drücken, dann entspannen. 3-mal wiederholen.

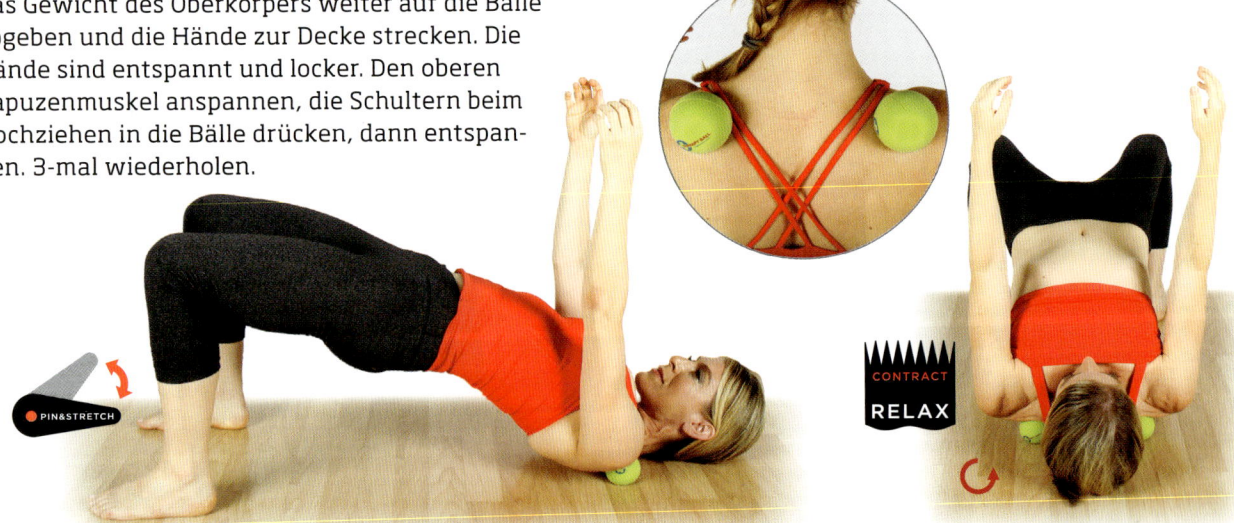

PIN&STRETCH

CONTRACT
RELAX

Übung 3:

- Pin & Stretch: Zuerst über den Ball streifen. Dazu die Arme von links nach rechts schwingen und die Bälle tief in das Schultergewebe einarbeiten. Die Arme sollten sich mühelos bewegen, wie treibendes Seegras unter Wasser. Mit dem Brustkorb nachhelfen, um die Bälle über einen möglichst großen Bereich der Schulter zu bewegen.

- Falls der Druck zu hoch ist, mit den Bällen an der Wand arbeiten.

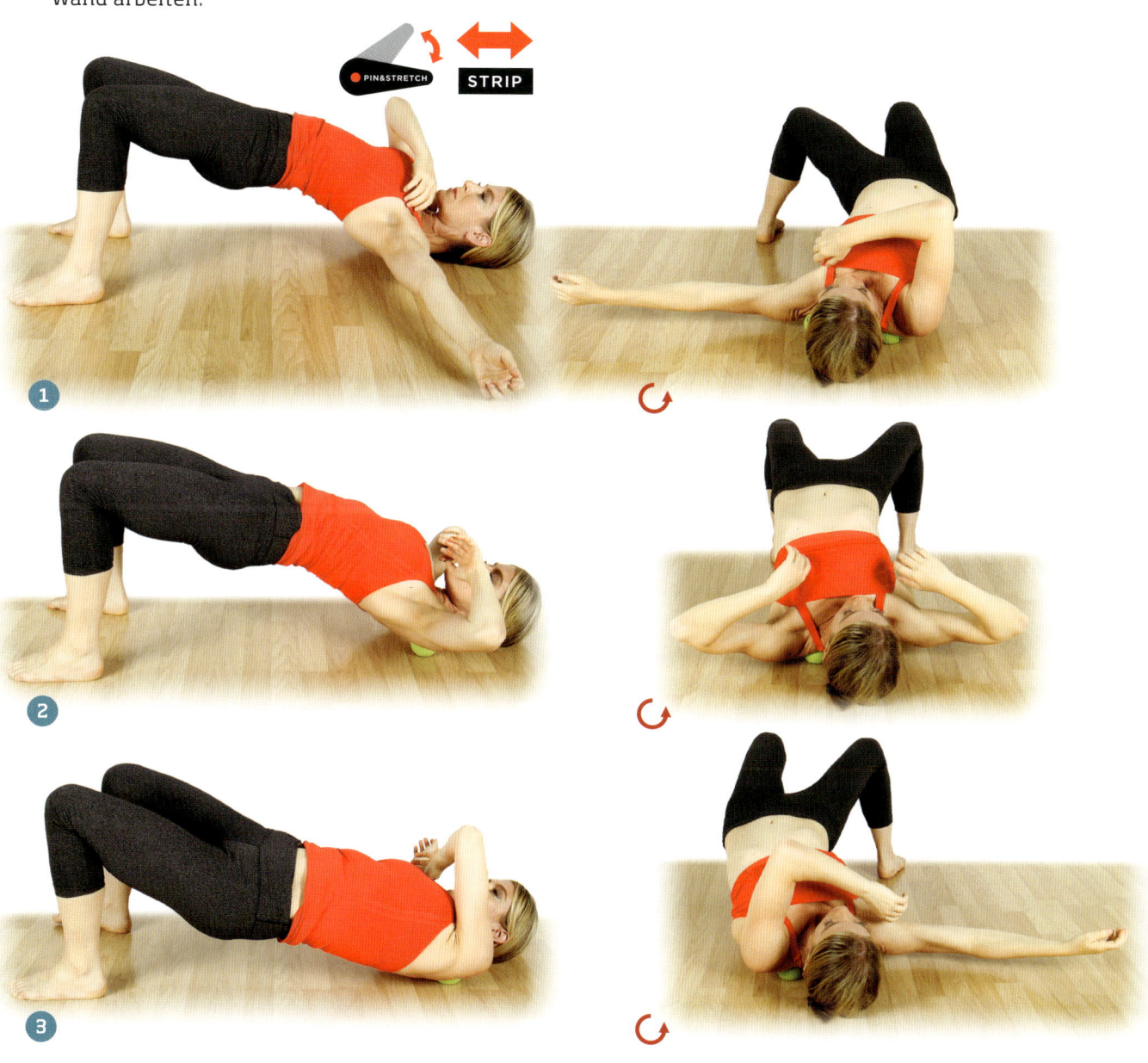

WIRBELSÄULEN-REISSVER-SCHLUSS

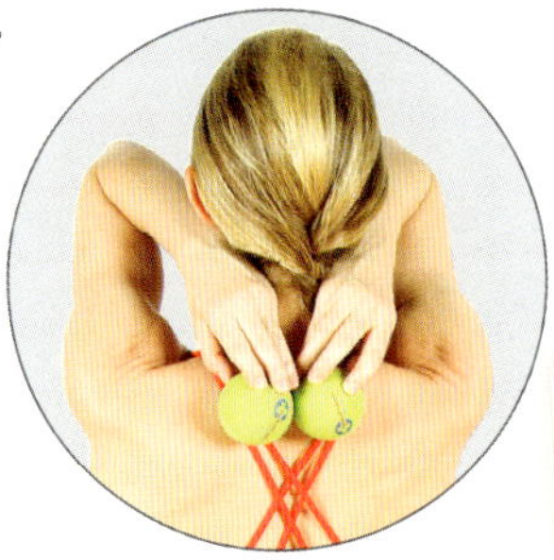

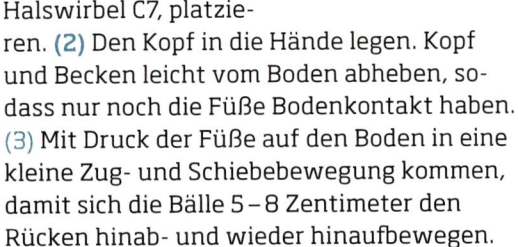

- **(1)** Den Körper absenken und die Original YTU- oder PLUS-Bälle beidseitig der Wirbelsäule, kurz unter dem Halswirbel C7, platzieren. **(2)** Den Kopf in die Hände legen. Kopf und Becken leicht vom Boden abheben, sodass nur noch die Füße Bodenkontakt haben. **(3)** Mit Druck der Füße auf den Boden in eine kleine Zug- und Schiebebewegung kommen, damit sich die Bälle 5–8 Zentimeter den Rücken hinab- und wieder hinaufbewegen.

- **(4–5)** Beim Längsstreifen den Körper erst nach links neigen, dann nach rechts. Die Unterschiede in den Muskeln wahrnehmen.

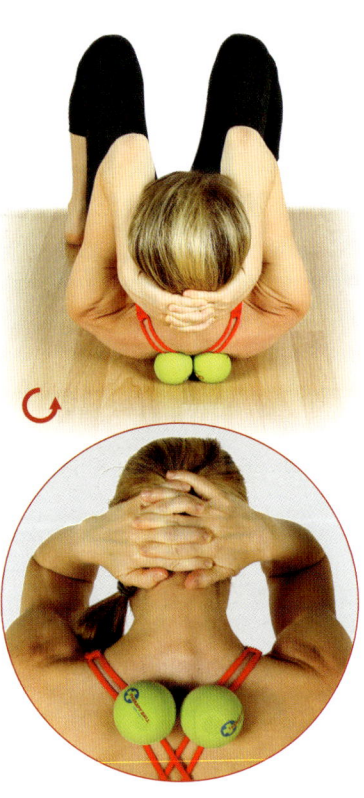

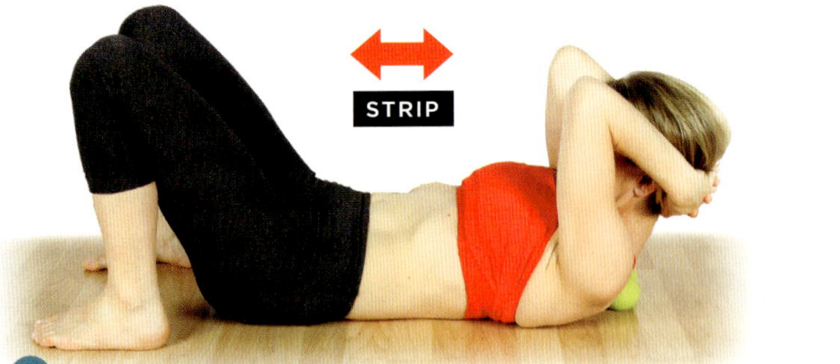

STRIP

1

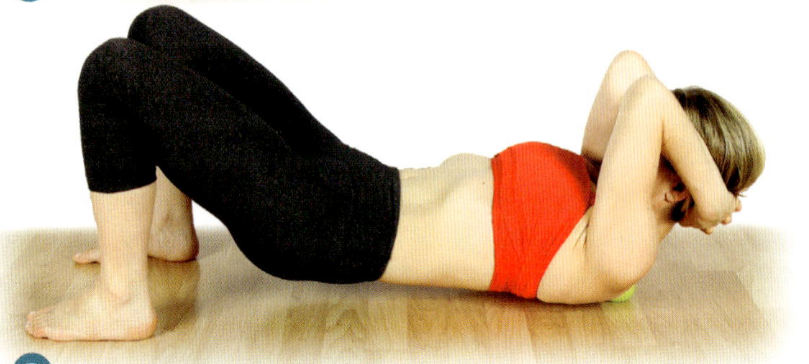

2

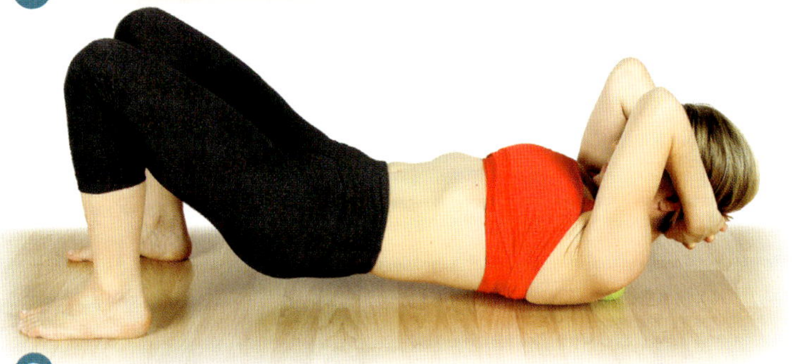

3

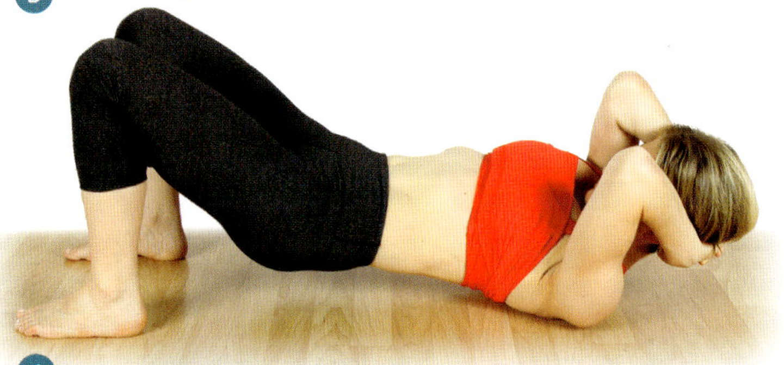

4

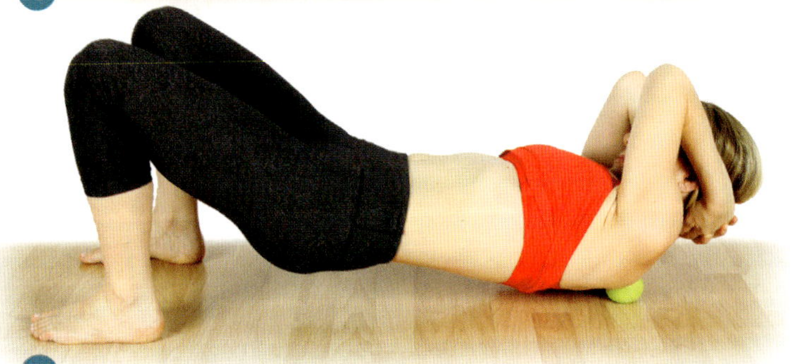

5

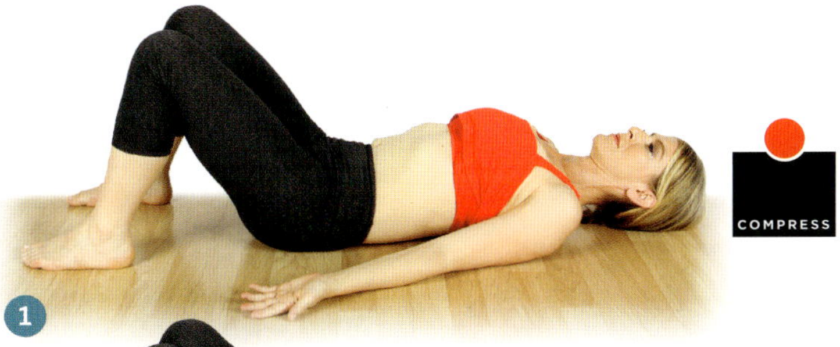

COMPRESS

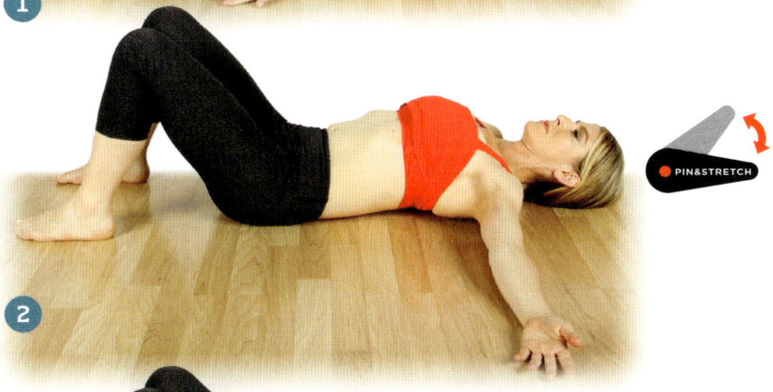

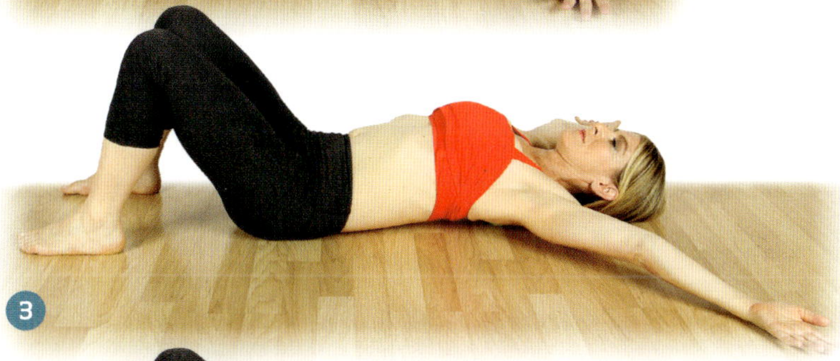

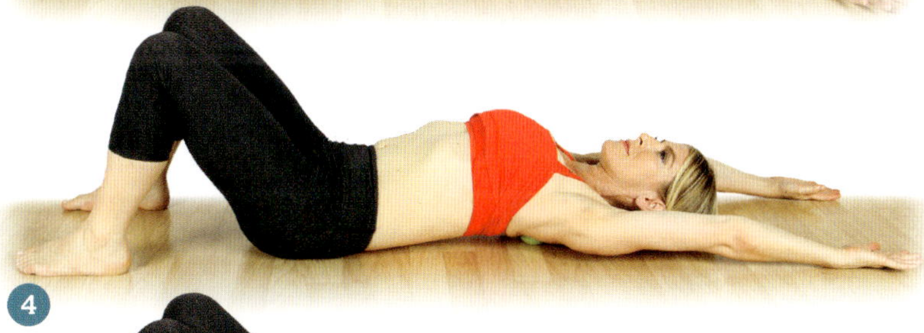

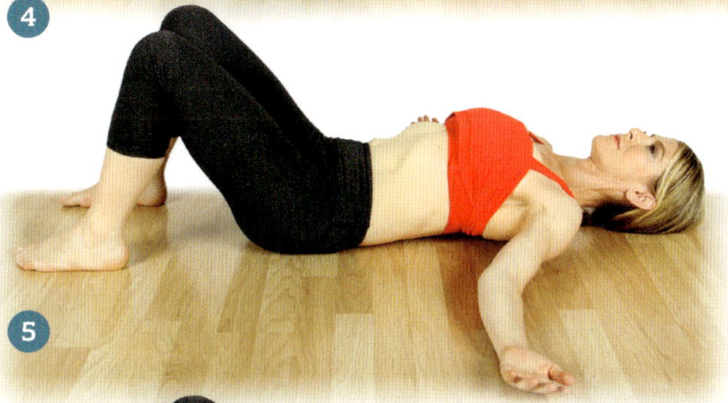

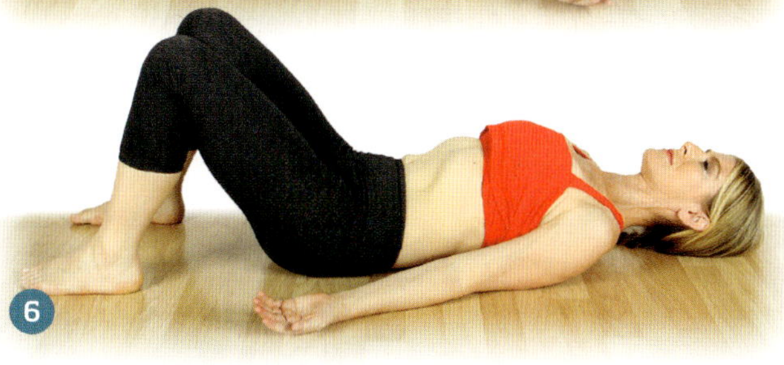

PIN&STRETCH

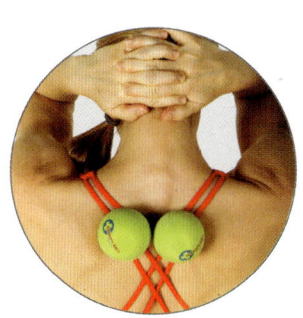

SCHNEEENGEL-ARME

- **(1)** Die Bälle neben der Wirbelsäule etwas weiter nach unten schieben, sodass sie am oberen Rand des Margo medialis der beiden Schulterblätter zu liegen kommen (zwischen den Brustwirbeln T3/T4). Kopf und Becken am Boden ablegen. (Falls die Streckung im oberen Rücken limitiert ist, ein Kissen oder gefaltetes Handtuch unter den Kopf legen, um Hals/Nacken zu entlasten). 5 tiefe Brustatemzüge lang in der Stellung bleiben.

- **(2–6)** Für Pin & Stretch die Arme in einer großzügigen Bewegung seitlich über den Boden bis über den Kopf schieben, wie beim Schneeengel.

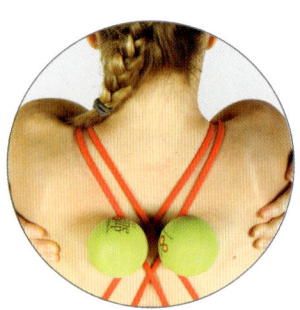

MARIONETTENARME + KUSCHELROLLE

Übung 1:

Die Bälle 2,5 Zentimeter weiter nach unten verschieben. Sie liegen jetzt im Bereich T5/T6 neben der Wirbelsäule. Durch Brustatmen das Körpergewicht weiter in den Ball sinken lassen. **(1)** Die Hände Richtung Decke strecken und die Schulterblätter mit einer tiefen Einatmung auseinanderziehen. **(2)** Beim Ausatmen die Schulterblätter gegen die Bälle drücken und fest zusammenziehen. **(3)** Einatmen und die Arme wieder nach oben strecken, dann **(4)** ausatmen und zusammenziehen. 8-mal wiederholen.

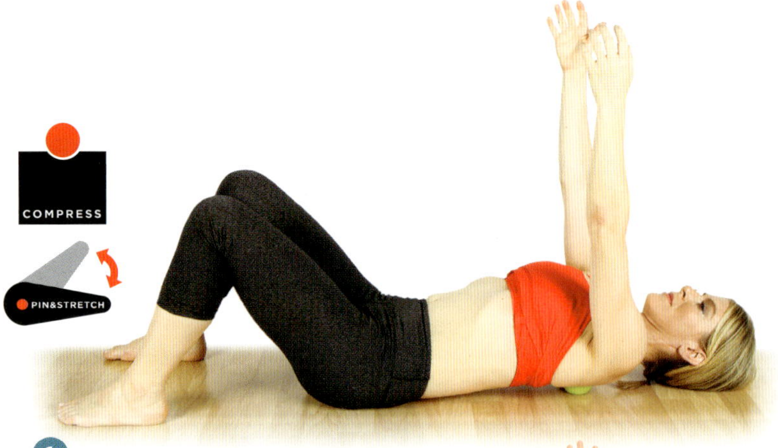

COMPRESS

PIN&STRETCH

1

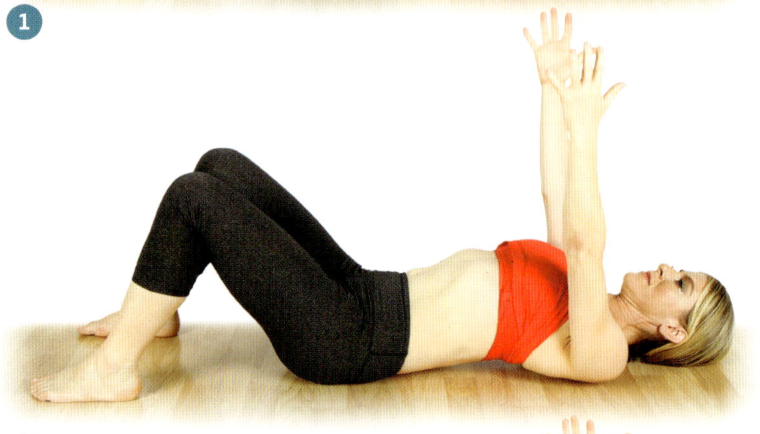

2

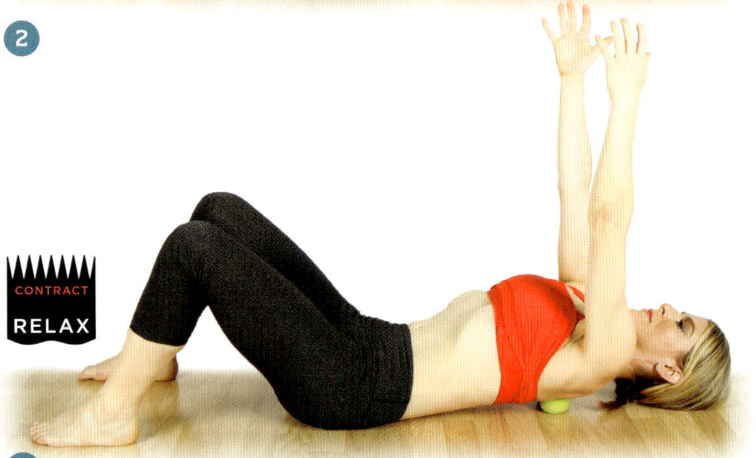

CONTRACT
RELAX

3

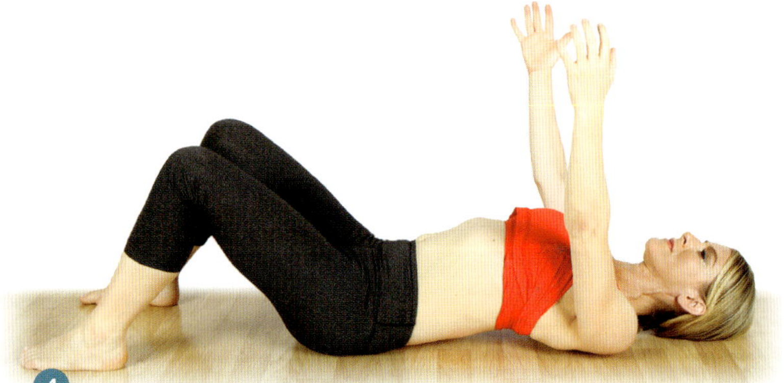

4

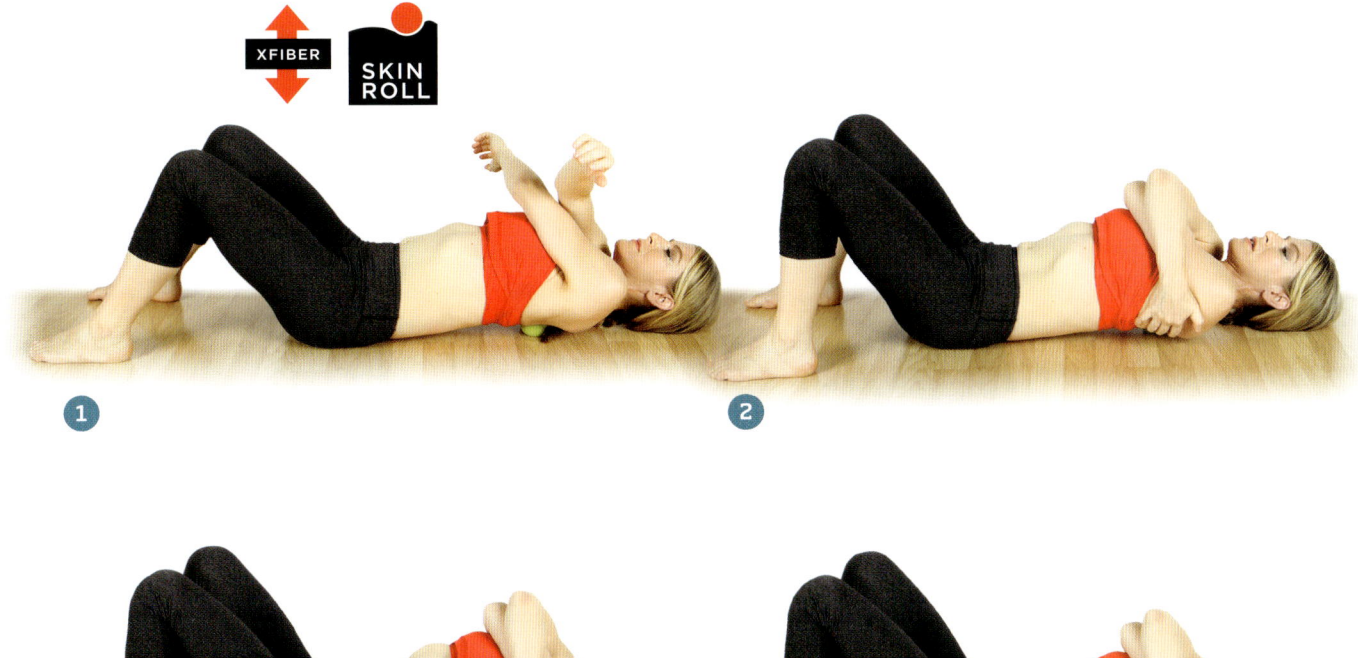

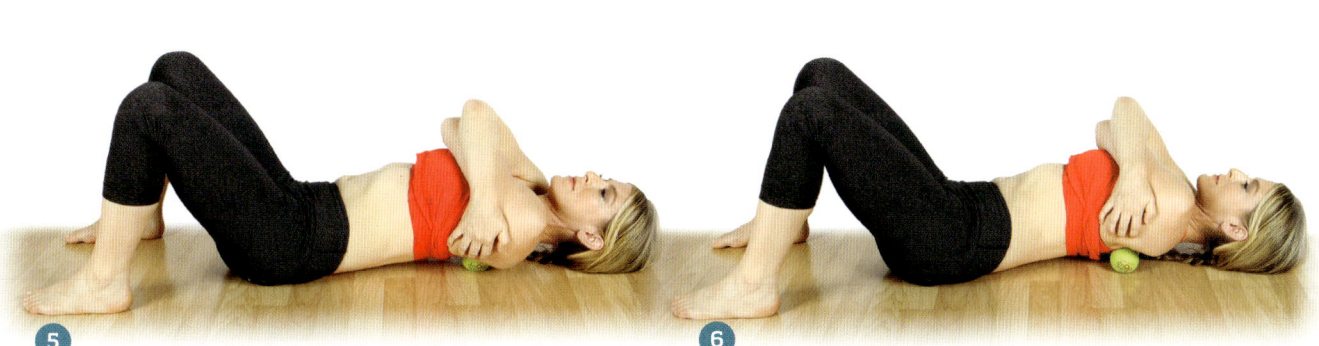

Übung 2:

(1) Die Arme um den Brustkorb legen und sich selbst umarmen. (2) Falls möglich, den inneren Rand der Schulterblätter umfassen. (3) Die Brust-atemzüge vergrößern, als ob die Bälle mit der über-triebenen Atmung zerstoßen werden sollen. (4–7) In der Umarmung weiteratmen und von links nach rechts und zurückwiegen. Dabei die Haut rollen und quer über das Gewebe des oberen Rückens arbeiten. Hierbei rollen die Bälle von Schulterblatt zu Schulterblatt.

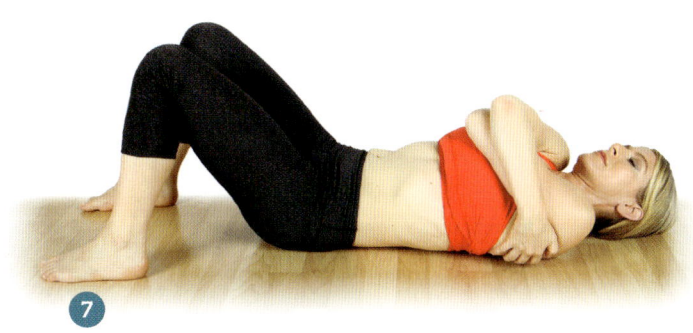

WIEDER-BELEBUNGS-ATMUNG

- **(1)** Die Bälle nach unten streifen, bis sie links und rechts neben der Wirbelsäule unter dem Schulterblatt, im Brustwirbelbereich T8/T9, ankommen. Sie liegen am unteren Brustkorbrand. In dieser Position wird nicht gerollt, nur intensiv nach innen geatmet.

- **(2)** Deutlich in den Brustkorb atmen.

- **(3)** Ausatmen und durch Zusammenziehen der Rippen die Restluft aus dem Körper drücken. Das Bauchgewebe komprimiert, die Bälle werden am Rücken zusammengedrückt, das Schambein zieht Richtung Brustkorb.

- Entspannen und im normalen Atemrhythmus einatmen.

- Die nächste Ausatmung auch im normalen Atemrhythmus durchführen.

- Alle Atemstufen 4-mal wiederholen. Jeder Durchgang umfasst zwei unterschiedliche Atemzyklen: Der erste ist aktives Ein- und extremes, aktives Ausatmen, der zweite passives Ein- und passives Ausatmen.

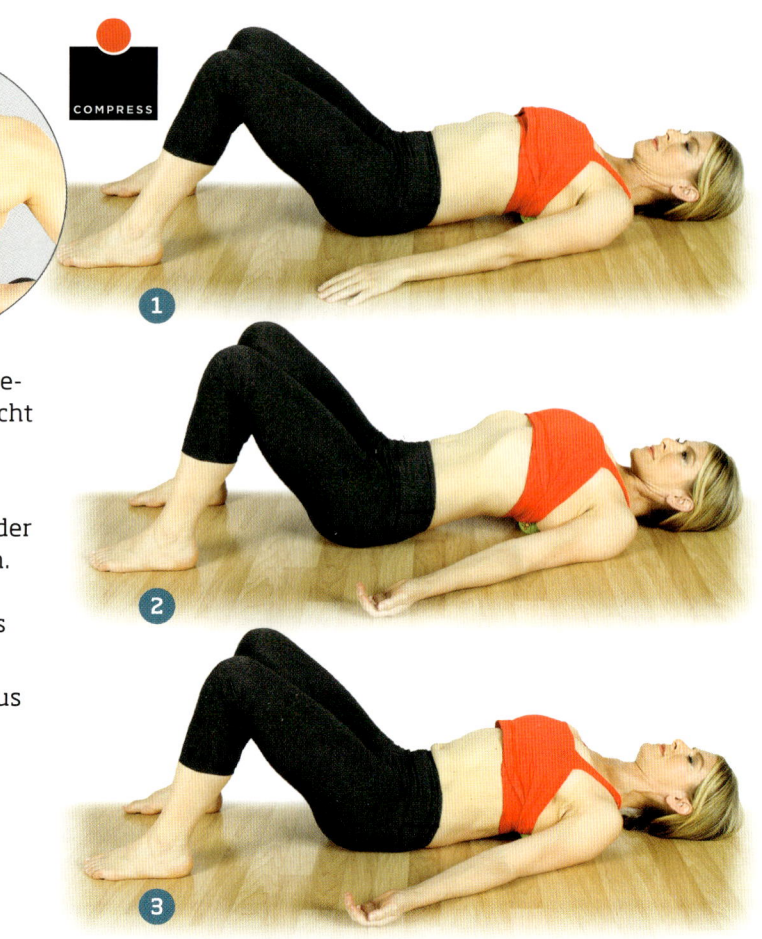

KNIE ZUR BRUST

- **(1)** Beide Beine strecken und die Bälle nochmals 2,5 Zentimeter nach unten rollen, neben die Brustwirbel T10/T11. **(2)** Das rechte Knie zur Brust ziehen, mit den Händen halten und mit dem Oberschenkel langsam federn. Zug und Entlastung sind sanft und bewirken ein Auf und Ab über den Bällen. Etwa 1 Minute mit Bauch-Brust-Atmung federn, dann **(3)** Seitenwechsel.

- Die Bälle entfernen und vor dem ReCheck einige Bauch-Brust-Atemzüge lang pausieren.

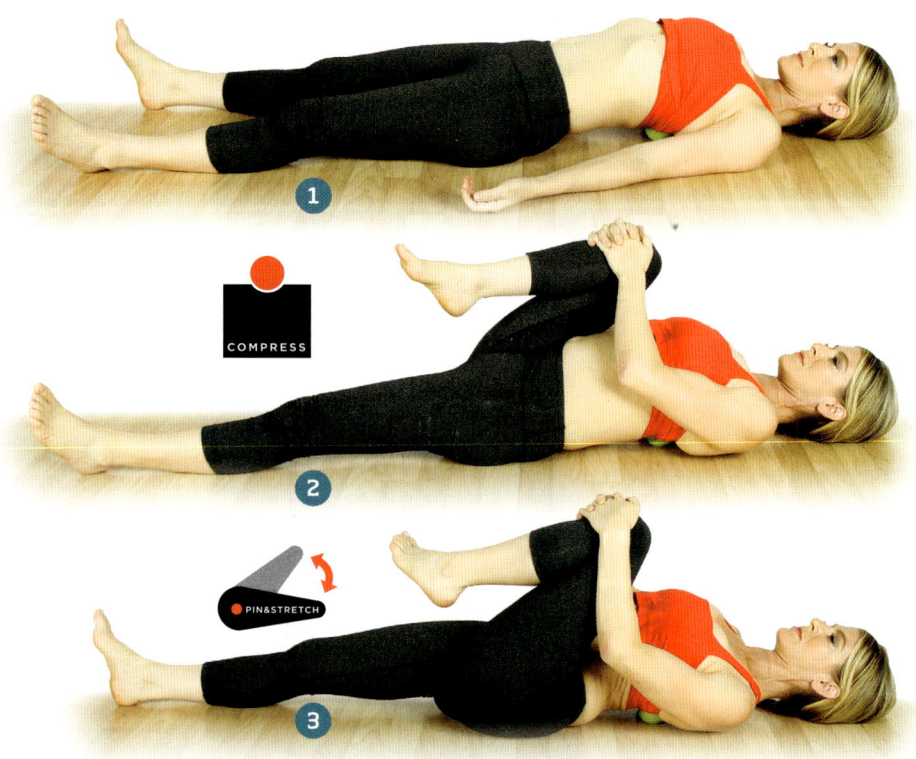

ReCheck:
Nadel einfädeln

In der Dehnhaltung beobachten, ob Atmung und Oberkörperdrehung leichter fallen. Auch wahrnehmen, wie tief die Entspannung ist.

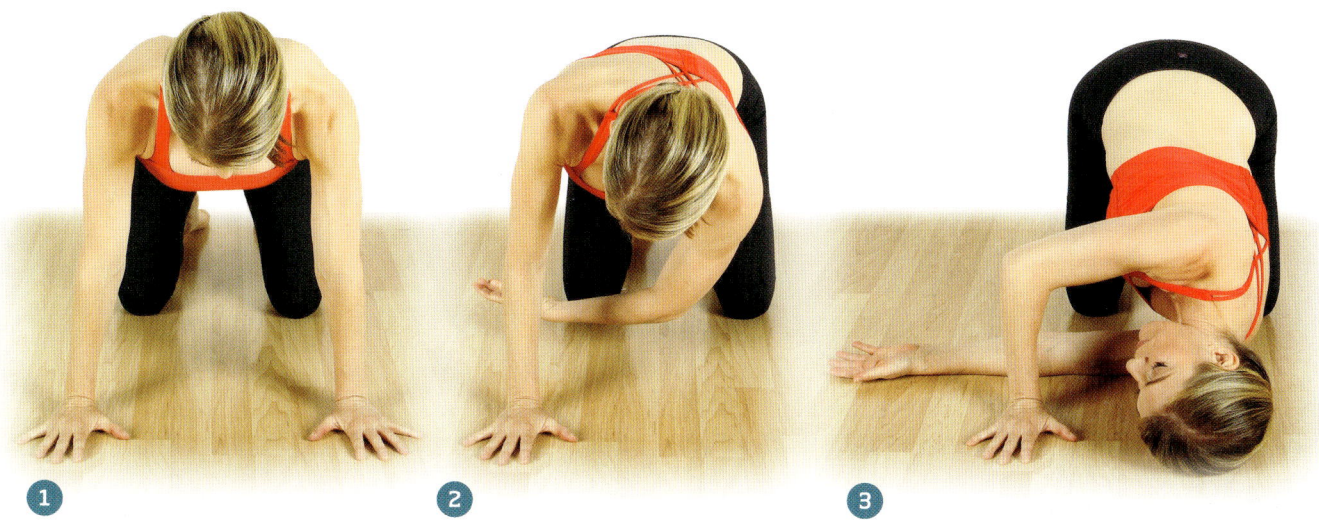

Nachspüren

1. Überprüfen, wie weit der Oberkörper Bodenkontakt hat – hat sich etwas verändert?

2. Wie fühlt sich das Aufstehen an? Fällt der aufrechte Stand leichter, oder fühlt er sich seltsam an?

3. Vervollständigen Sie diese Aussage:
   Ich fühle (mich) _____.

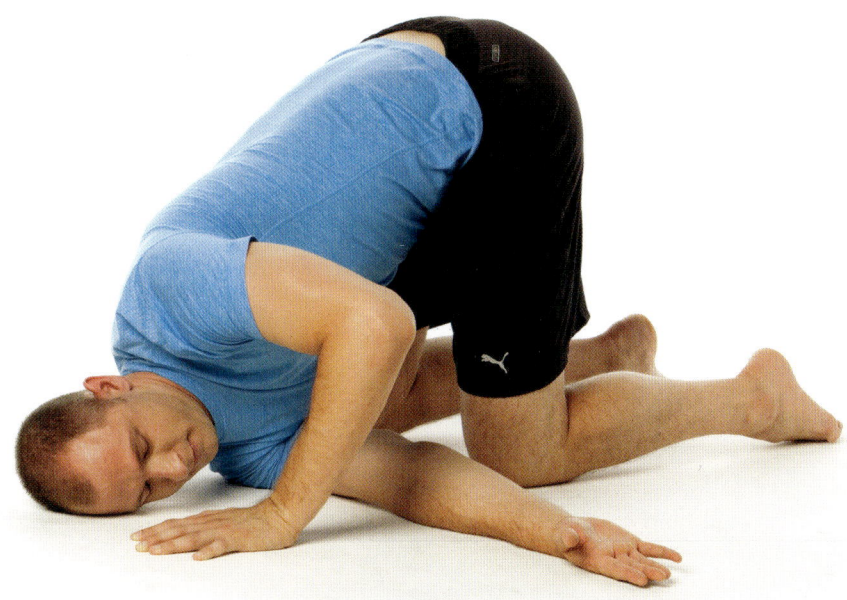

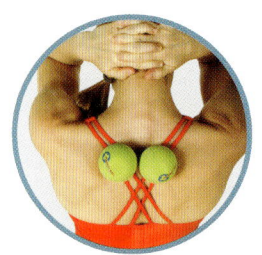

Sequenz 10: Den Brustkorb frei machen

Übungs-Setup

Roll Model-Bälle:
Original YTU, PLUS

Mauerecke

EmbodyMap

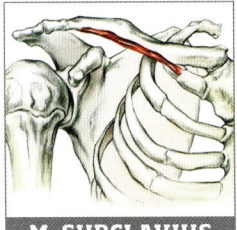
M. SUBCLAVIUS

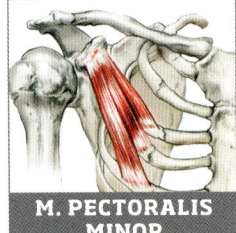
M. PECTORALIS MINOR

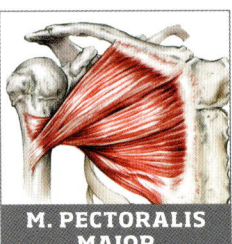
M. PECTORALIS MAJOR

M. SCALENUS ANTERIOR

M. LEVATOR SCAPULAE

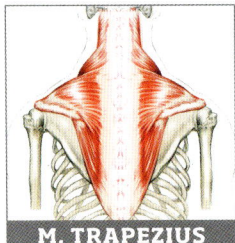
M. TRAPEZIUS

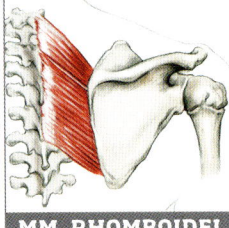
MM. RHOMBOIDEI

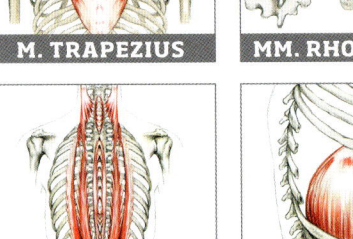
M. ERECTOR SPINAE

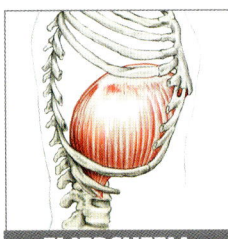
ZWERCHFELL

MARGO MEDIALIS D. SCHULTERBLATTS

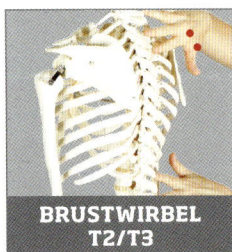
BRUSTWIRBEL T2/T3

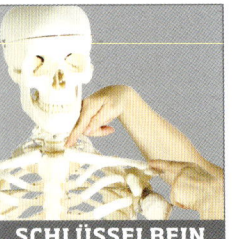
SCHLÜSSELBEIN

1. RIPPE

Basis-Ball-Stopps

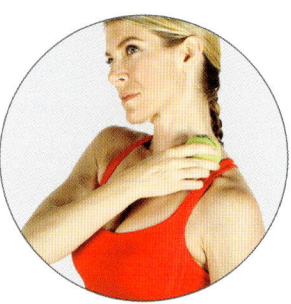
Zone über dem Schlüsselbein

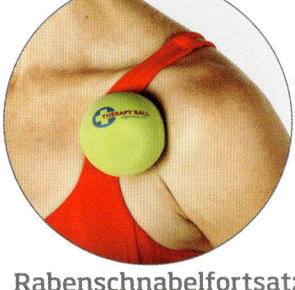
Rabenschnabelfortsatz/ M. pectoralis minor

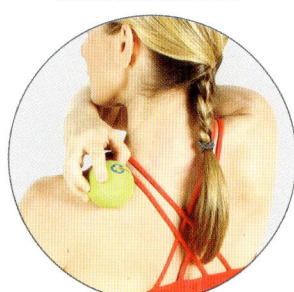
Schulterblattansatz

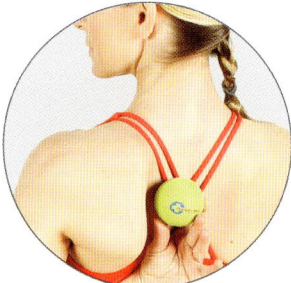
Muskelscheide Kapuzen-/Rautenmuskel

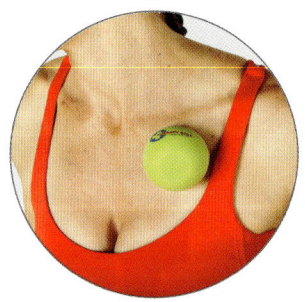
M. subclavius

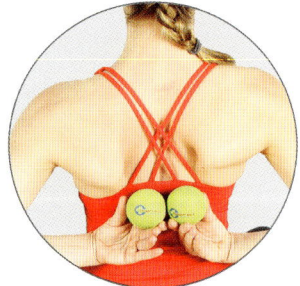
»BH-Träger-Zone«

Check In: Bauch-Brust-Atmung

- **(1)** Bauch-Brust-Atmung anwenden: Eine Hand auf den Bauch und die andere auf die Brust legen. Sobald Sie spüren, wie sich diese Körperbereiche beim Atmen bewegen, brauchen Sie die Hände dafür nicht mehr einzusetzen. Sie liegen dann entspannt neben dem Körper.

- **(2)** Zuerst die Weite im Bauch, dann die Brustdehnung fühlen, wie bei einem Riesen-Weichgewebe-Ballon. Anschließend Bereiche leeren. Die Hände heben und senken sich bei jedem Ein- und Ausatmen. 5–10-mal wiederholen.

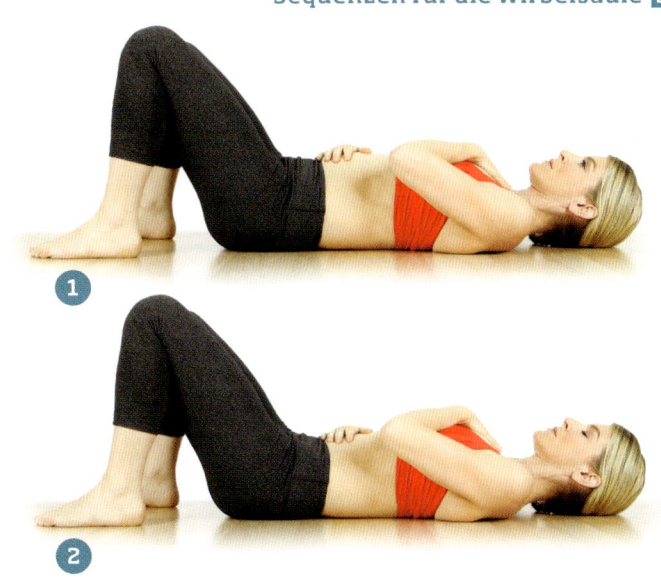

Roll-Sequenz

UNTERE SCHLÜSSELBEINZONE ENTSPANNEN

Übung 1:

- **(1)** Einen beliebig großen Ball zwischen Türstock und der Stelle links unterhalb des Schlüsselbeins festklemmen. **(2)** Den Rumpf von links nach rechts und zurückbewegen. Die Zone neben der Achsel, mit Unterschlüsselbeinmuskel und kleinem Brustmuskel, quert über den Ball.

- **(3–4)** Die Hand über dem Kopf ablegen. Knie beugen und strecken; so den Ball neben der Achsel längs über den kleinen Brustmuskel streifen.

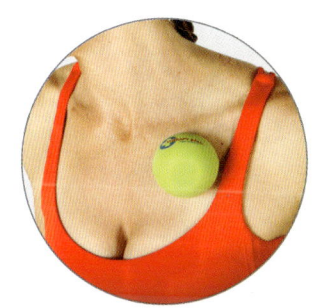

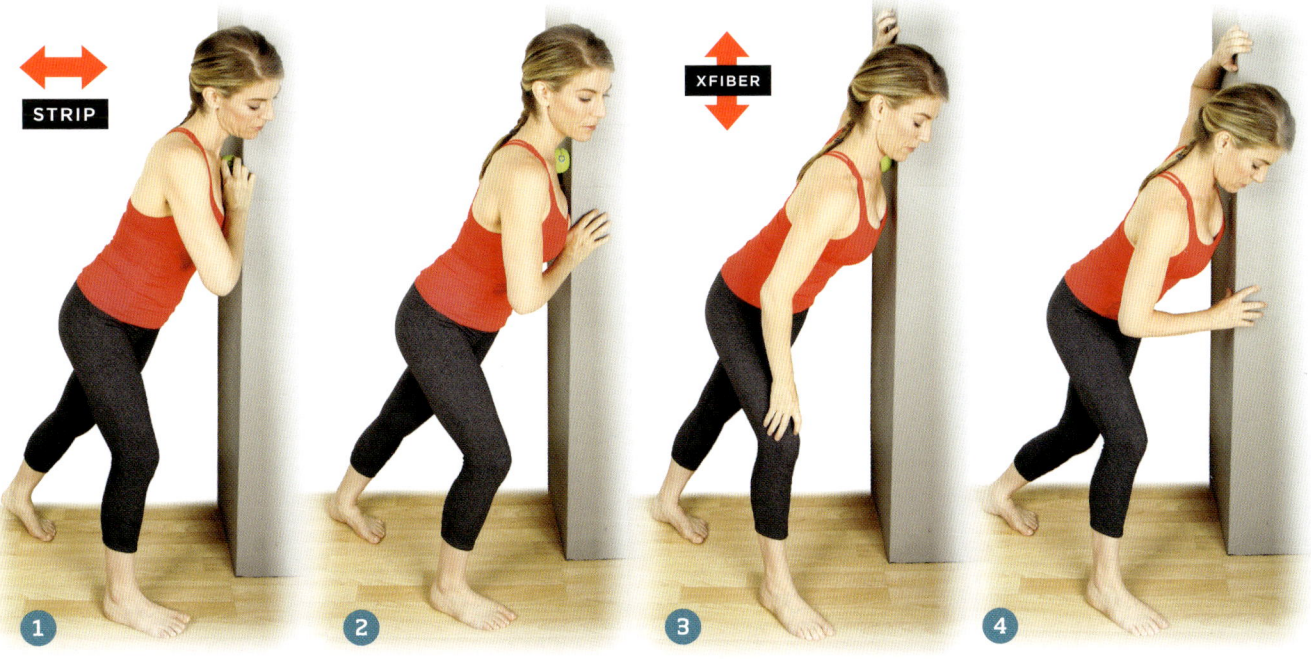

Übung 2:

(1–3) Den Ball mit der rechten Hand in das gerollte Gewebe eindrehen und den Bereich tief verwinden. (4–5) Hals und Nacken mobilisieren: Den Kopf nach rechts drehen und anschließend in alle Richtungen bewegen. Den Ball weiter eindrehen, um noch mehr lockeres Gewebe aufzunehmen.

Seite wechseln und Übungen 1 und 2 wiederholen.

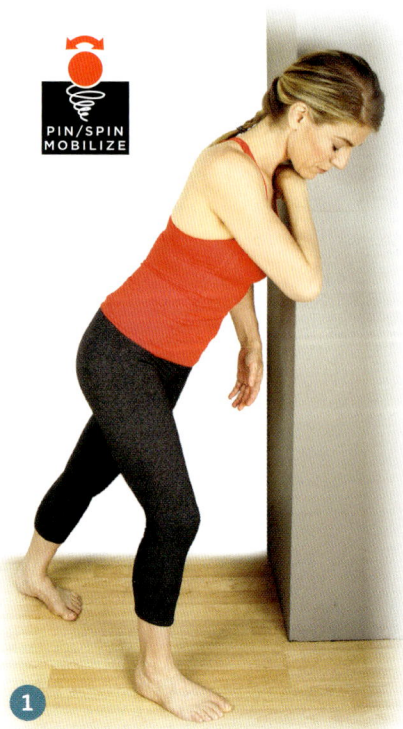

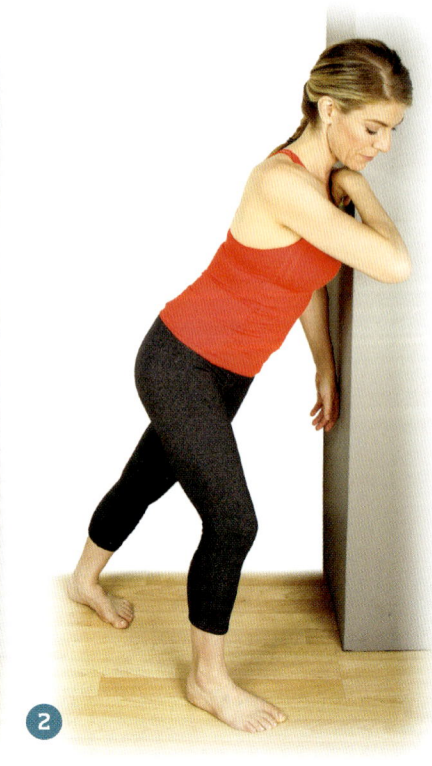

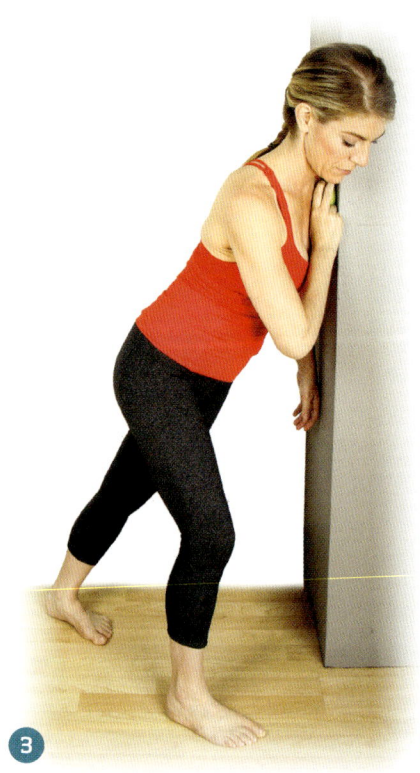

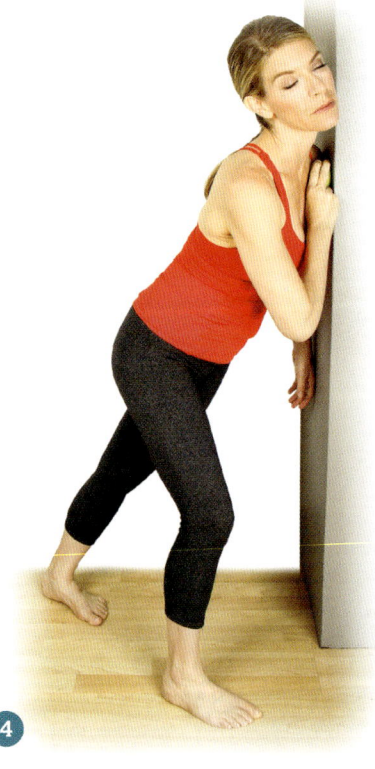

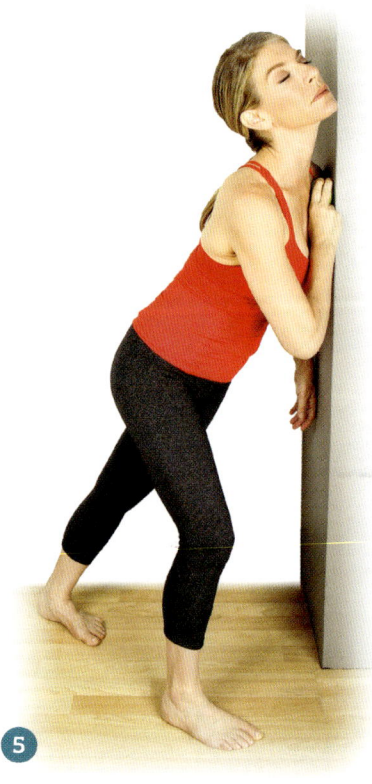

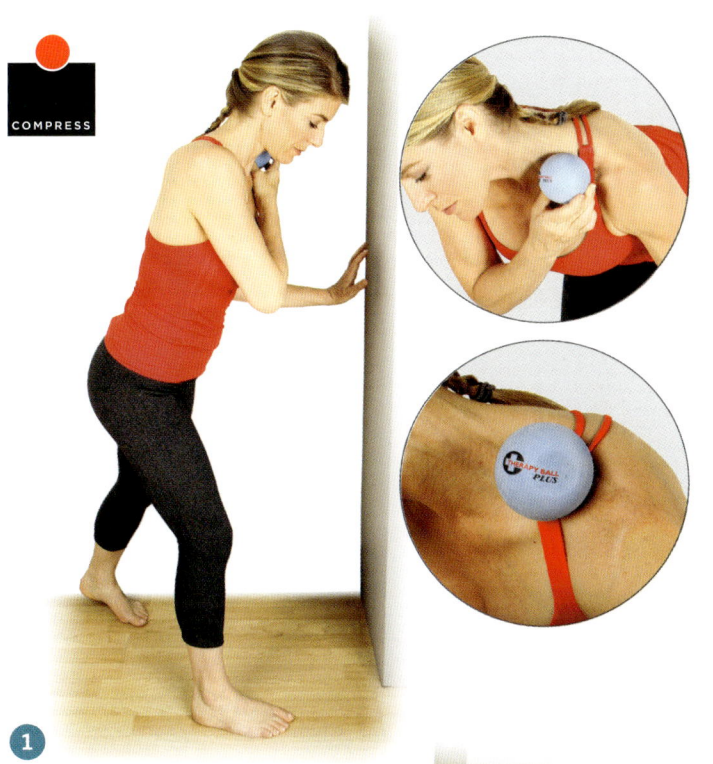

COMPRESS

OBERE SCHLÜSSELBEIN-ZONE DEHNEN

Übung 1:

(1–2) Den Ball direkt auf das Weichgewebe-Dreieck über dem Schlüsselbein setzen. **(2)** Aus der Hüfte nach vorne beugen, um den Ball an der Wand zu fixieren. Der Kopf berührt die Wand nicht. **(3–7)** Ein paarmal tief brustatmen, dann mit Pin & Stretch arbeiten: Den linken Arm mit der Schulter hinter den Rücken und um die Mauerecke/den Türstock herumführen. **(8)** Die Armbewegung stoppen, den Ball weiter fixieren und mit Beugen und Heben des Kopfs den Hals/Nackenbereich dehnen.

PIN&STRETCH

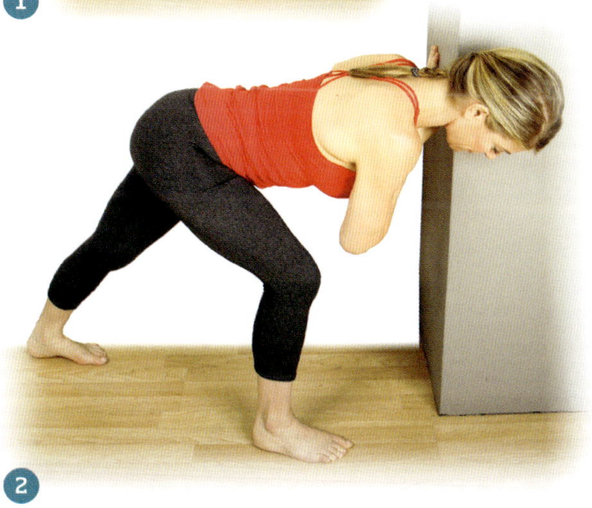

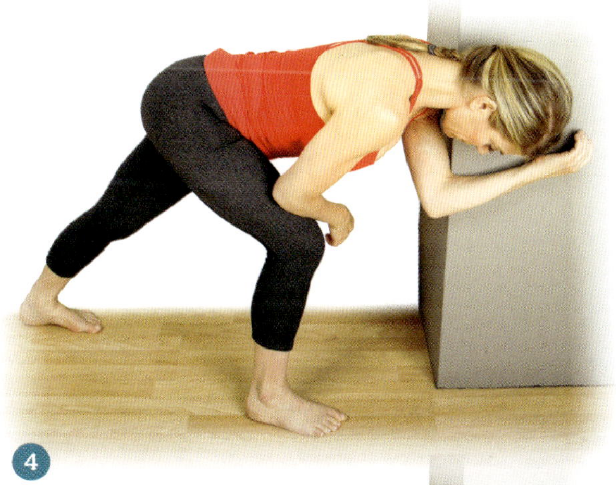

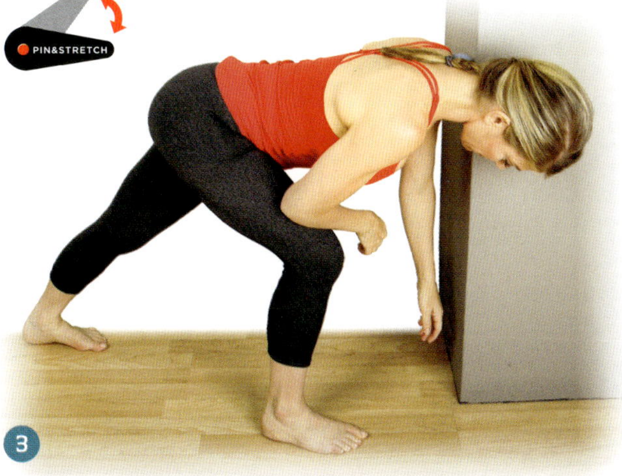

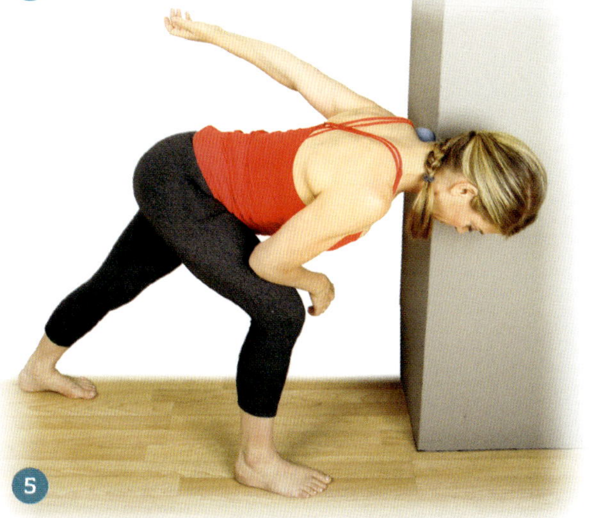

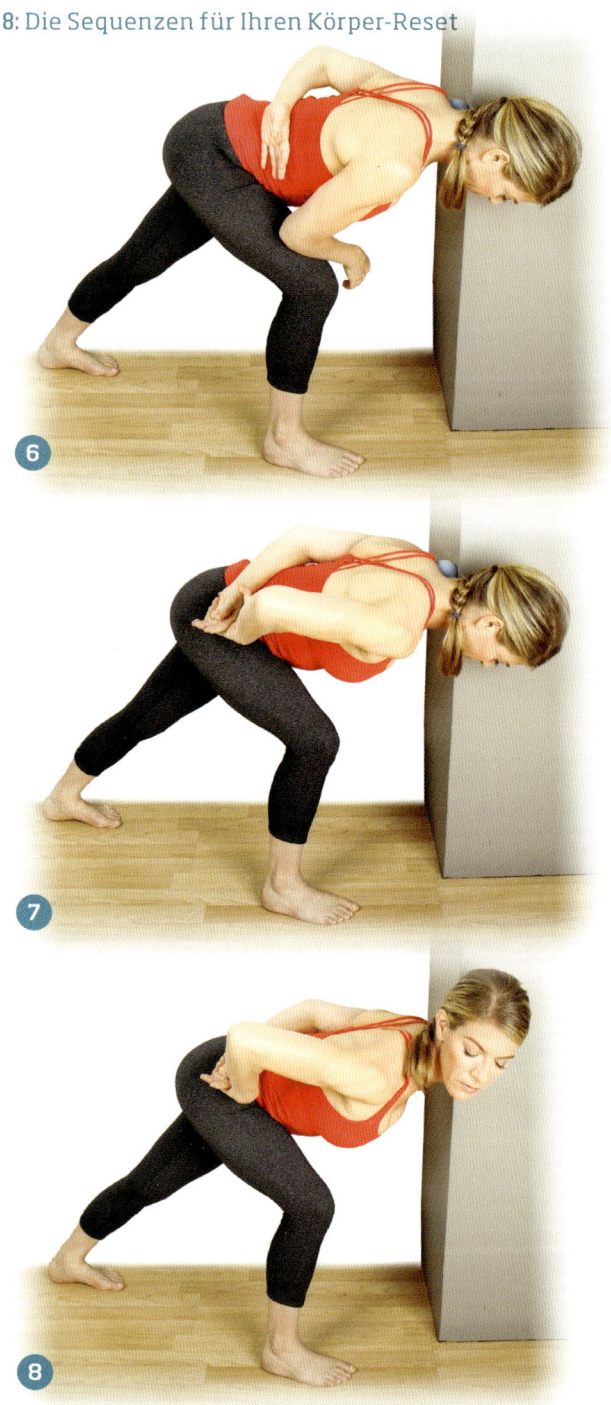

6

7

8

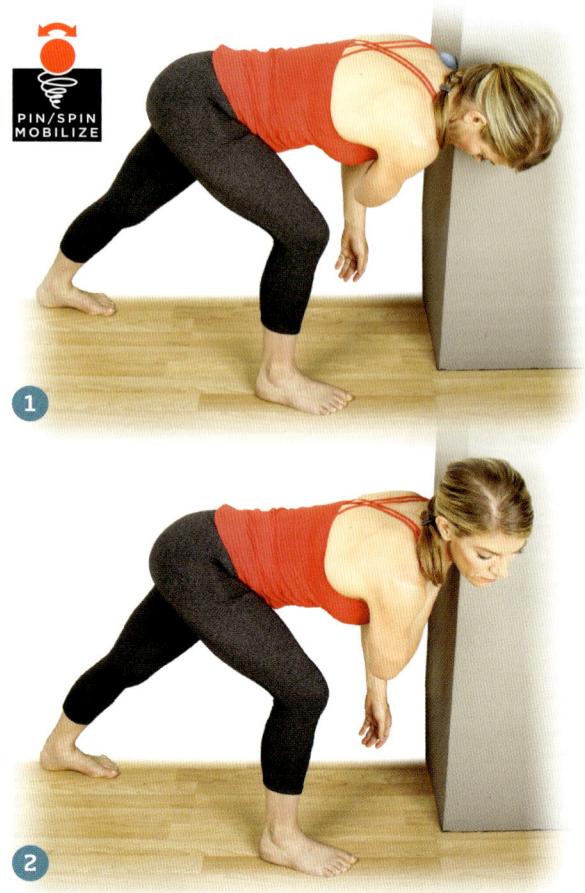

PIN/SPIN
MOBILIZE

1

2

Übung 2:

Den Ball mit der rechten Hand fixieren und eindrehen. Gleichzeitig die linke Schulter, Hals/Nacken und erste Rippe mobilisieren. Den Ball an wechselnden Stellen oberhalb des Schlüsselbeins eindrehen, um alle Verspannungen aufzudecken. Dann in die Gegenrichtung verwinden.

Seite wechseln und Übungen 1 und 2 wiederholen.

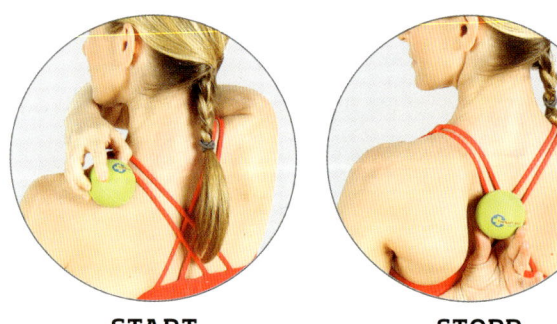

START   **STOPP**

KAPUZENMUSKEL-BÄNDIGER

Hier bewegt sich der Ball quer über die Fasern von Kapuzen- und Rautenmuskeln. Er rollt entlang der Sehne des Schulterblatthebers von der oberen inneren Ecke des Schulterblatts (oberer Rand des Margo medialis) schräg bis zum dritten/vierten Brustwirbel, ohne die Wirbelsäule zu überqueren. (Auf dem Bild fährt er entlang der Träger meines Tanktops.)

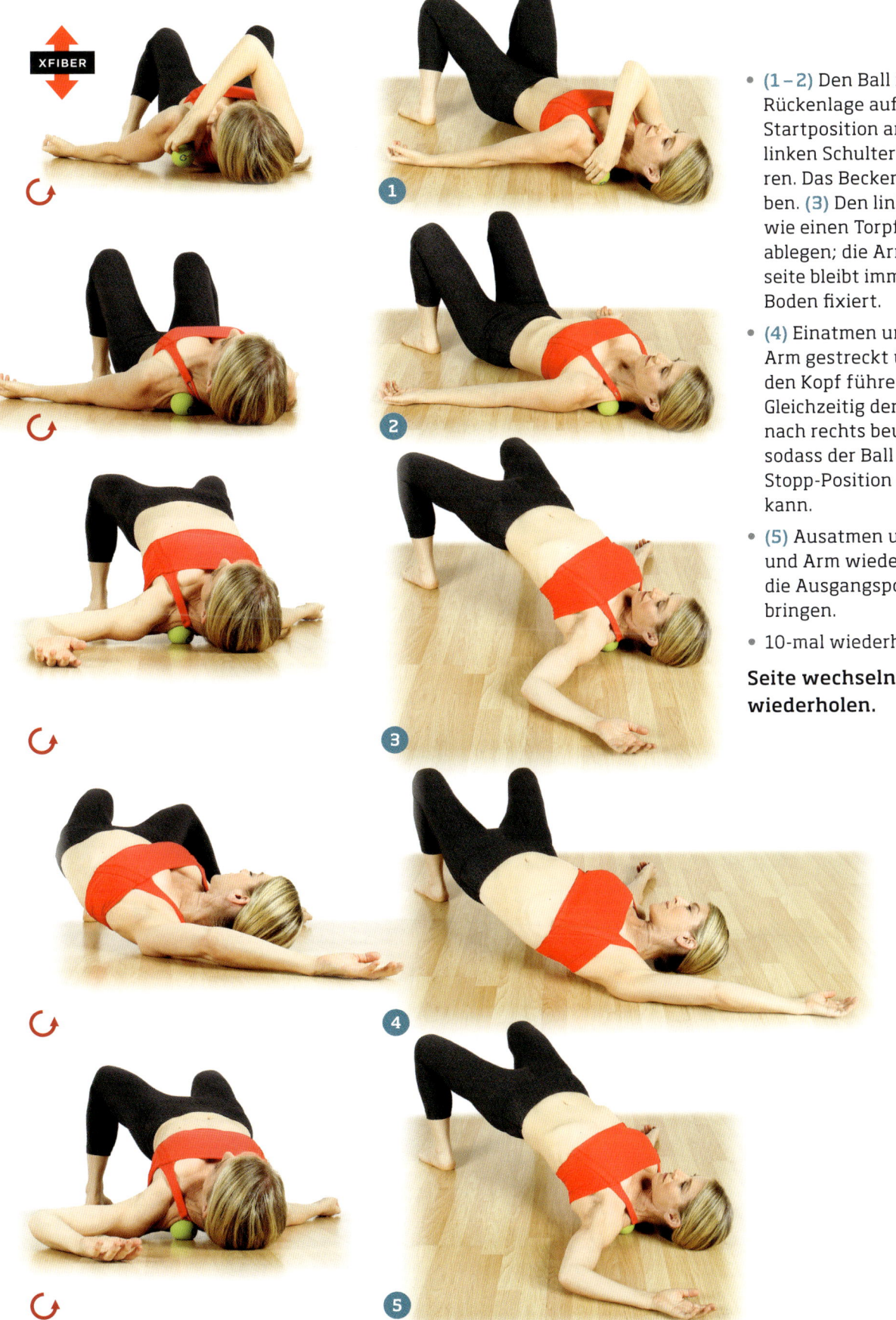

- **(1–2)** Den Ball in Rückenlage auf der Startposition an der linken Schulter fixieren. Das Becken anheben. **(3)** Den linken Arm wie einen Torpfosten ablegen; die Armrückseite bleibt immer am Boden fixiert.

- **(4)** Einatmen und den Arm gestreckt über den Kopf führen. Gleichzeitig den Körper nach rechts beugen, sodass der Ball in die Stopp-Position rollen kann.

- **(5)** Ausatmen und Ball und Arm wieder in die Ausgangsposition bringen.

- 10-mal wiederholen.

Seite wechseln und wiederholen.

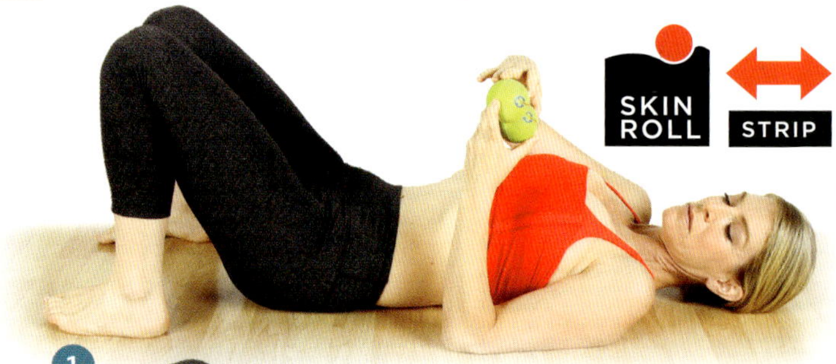

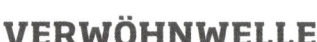

VERWÖHNWELLE

- **(1 – 3)** In Rückenlage den Kopf in die Hände legen. Becken und Kopf vom Boden abheben, damit der obere Rücken auf den Bällen balancieren kann. Beliebig große Bälle rechts und links neben der Wirbelsäule, ungefähr bei Brustwirbel T2, platzieren und **(4 – 5)** langsam auf den Rückenstreckern bis zum Unterbrustbereich (T8) rollen. Die Bewegung geschieht in Zeitlupe: eine lange, genießerische, tiefe Verwöhnwelle. **(6)** Dann zurück nach T2 rollen. Die langsame Welle 3 – 4-mal wiederholen.

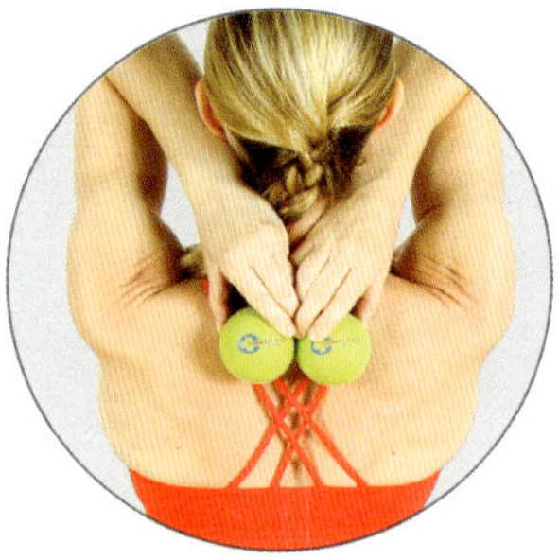

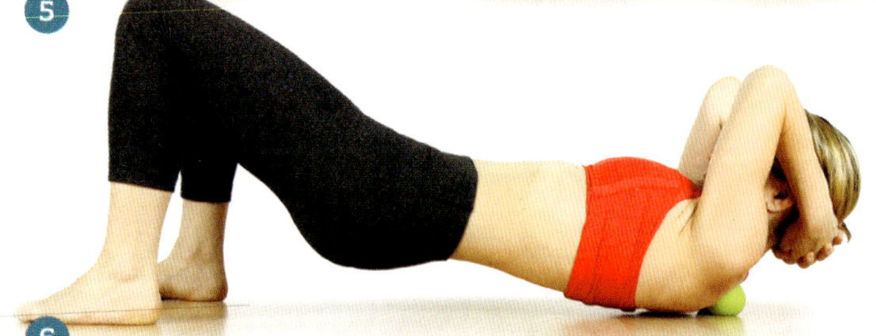

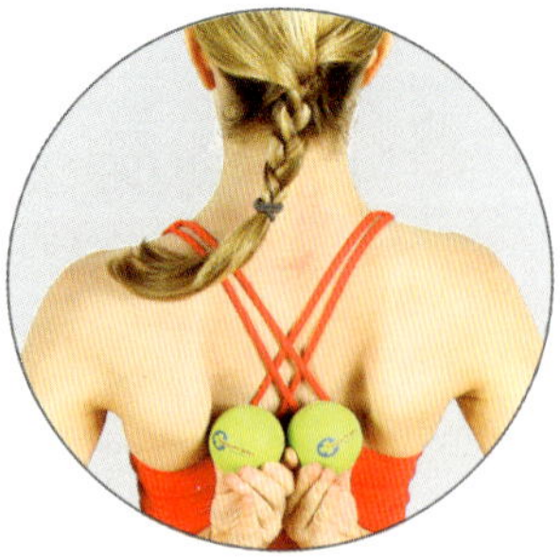

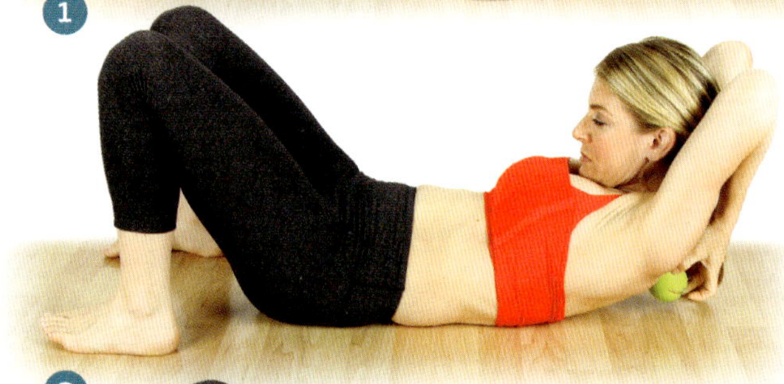

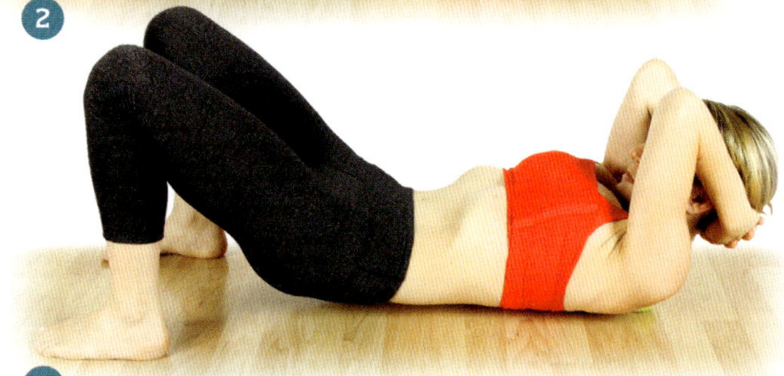

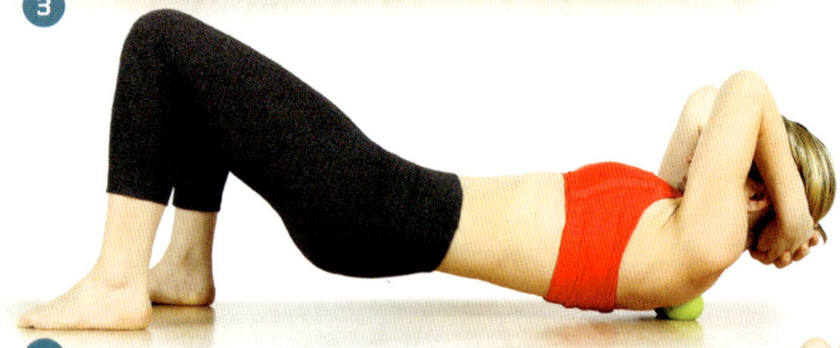

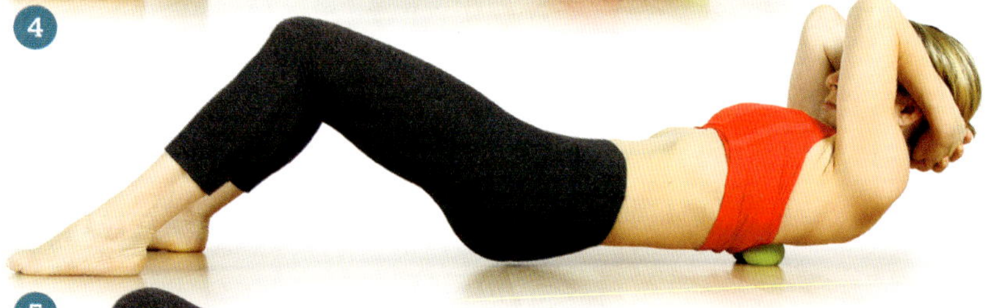

- Falls die Bälle nicht richtig ins Rollen kommen, den Brustkorb nach links und rechts schlängeln oder mit den Füßen Richtung Körper laufen, um die Bälle nach unten zu bewegen, und wieder zurück, um sie neben der Wirbelsäule wieder nach oben zu schieben. Alternativ die Übung an der Wand oder mit zwei Bällen im Beutel ausführen.

VARIANTE MIT BÄLLEN IM BEUTEL

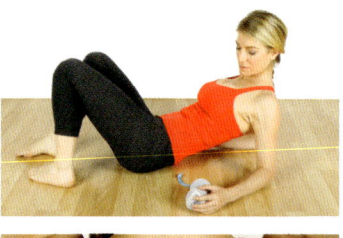

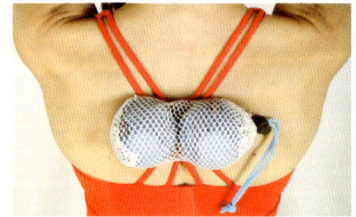

RAUTENMUSKELN-AUFWECKER

- **(1)** Die beiden Bälle zwischen die Schulterblätter legen. Kopf in die Hände legen und Becken vom Boden abheben. **(2 – 3)** Aktives Skin Rolling mit Fixieren, Verwinden & Mobilisieren kombinieren, durch Seitbeugen von Brustkorb und Wirbelsäule.

- Die Scherwirkung vergrößern. Dazu die Bälle fest am Rücken fixieren und versuchen, mit den Füßen so weit wie möglich nach links und rechts zu laufen. Der Ball bleibt fest im Gewebe verankert. Zum Mobilisieren tief in die Rippen atmen, dann den Ball in die andere Richtung eindrehen. Die Übung wirkt tief durch alle myofaszialen Schichten des oberen Rückens (ohne Abb.).

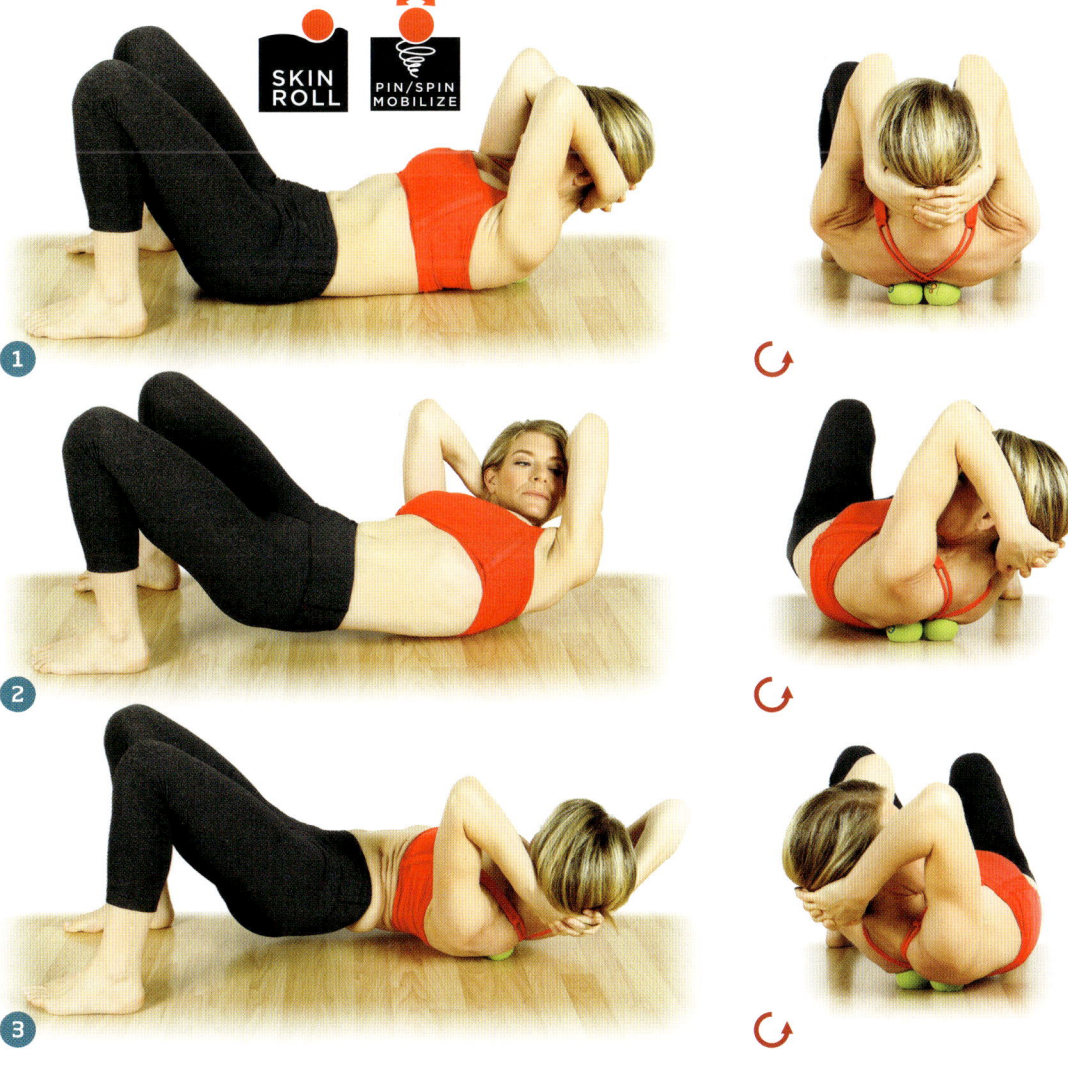

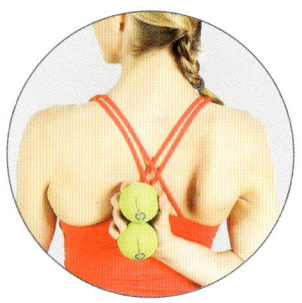

RIPPENSCHAUKEL

(1 – 2) Zwei Bälle übereinanderlegen und links neben der Wirbelsäule im oberen Rückenbereich platzieren. (3 – 4) Mit dem linken Arm den Brustkorb umfassen, dann (5) den rechten Arm nach links darüberlegen. (6) Tief in die Rippen atmen und gleichzeitig den Brustkorb nach links ziehen. Die Bälle sind der Drehpunkt, über den die Bälle sich tiefer in die Rippen arbeiten. Ausatmen und zur Mitte zurückkehren. 8 – 10-mal langsam wiederholen.

PIN&STRETCH

1

2

3

4

5

6

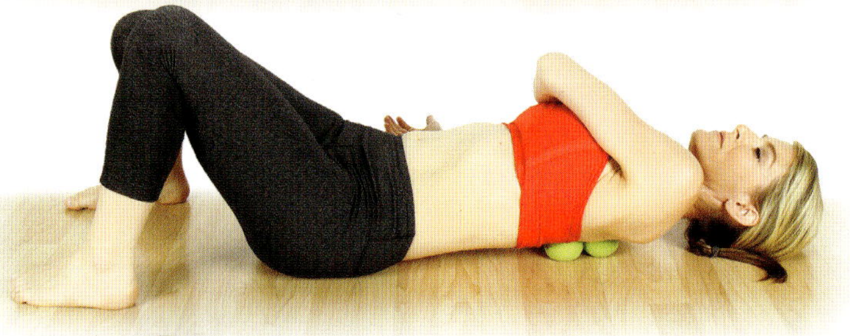

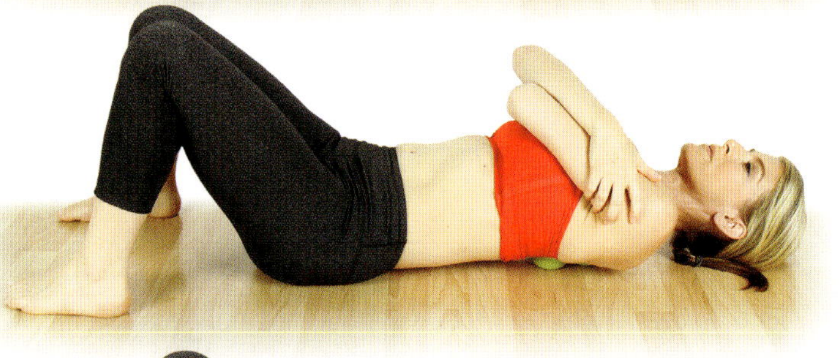

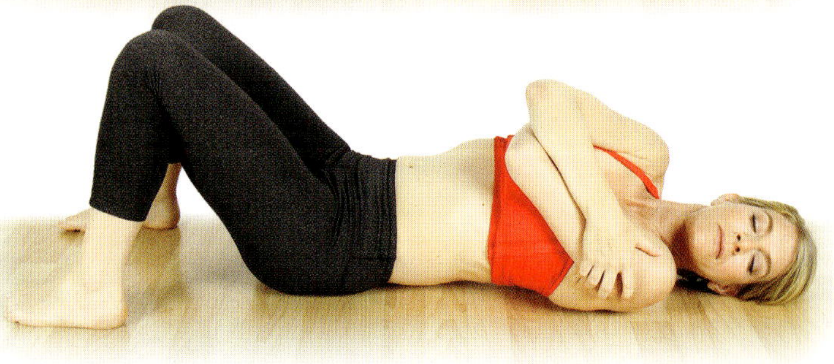

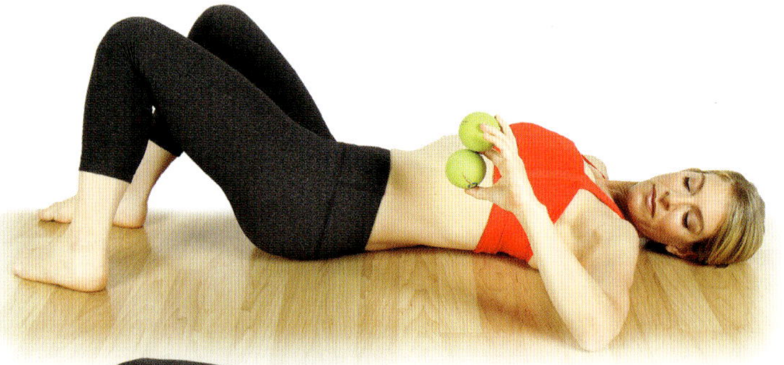

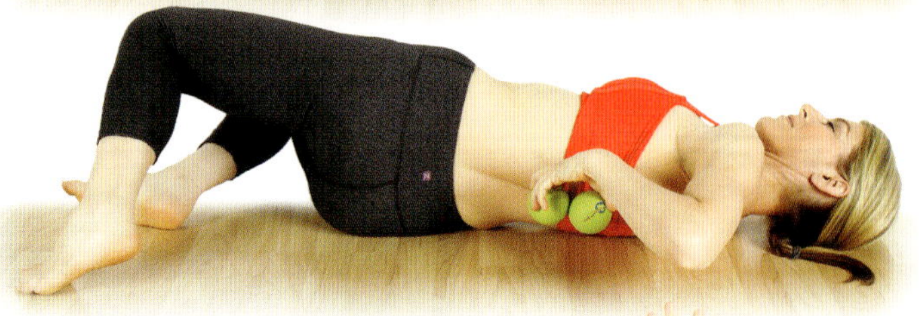

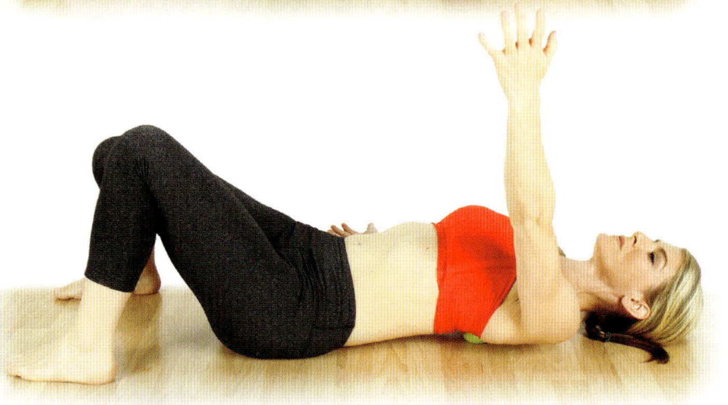

WIEDERBELEBUNGSATMUNG

- **(1)** Die Bälle bis zum Unterbrustbereich nach unten führen, bis sie neben der Wirbelsäule (T8/T9) liegen. Sie werden nicht gerollt, sonder nur mittels Atemtechnik bewegt:

  (2) Tief in den Brustkorb einatmen.

  (3) Ausatmen und die ganze Atemluft aus dem Körper herauslassen: Dazu die Rippen zusammenpressen und das gesamte Bauchgewebe komprimieren, die Bälle am Rücken platt drücken und das Schambein Richtung Rippen ziehen.

  Entspannen und im natürliche Atemrhythmus einatmen, wie eine »Wiederbelebung«.

  Das nächste Ausatmen geschieht passiv.

  Die Atemsequenz 5-mal wiederholen.

- Die Bälle wegnehmen, ruhig liegen, anschließend den ReCheck durchführen.

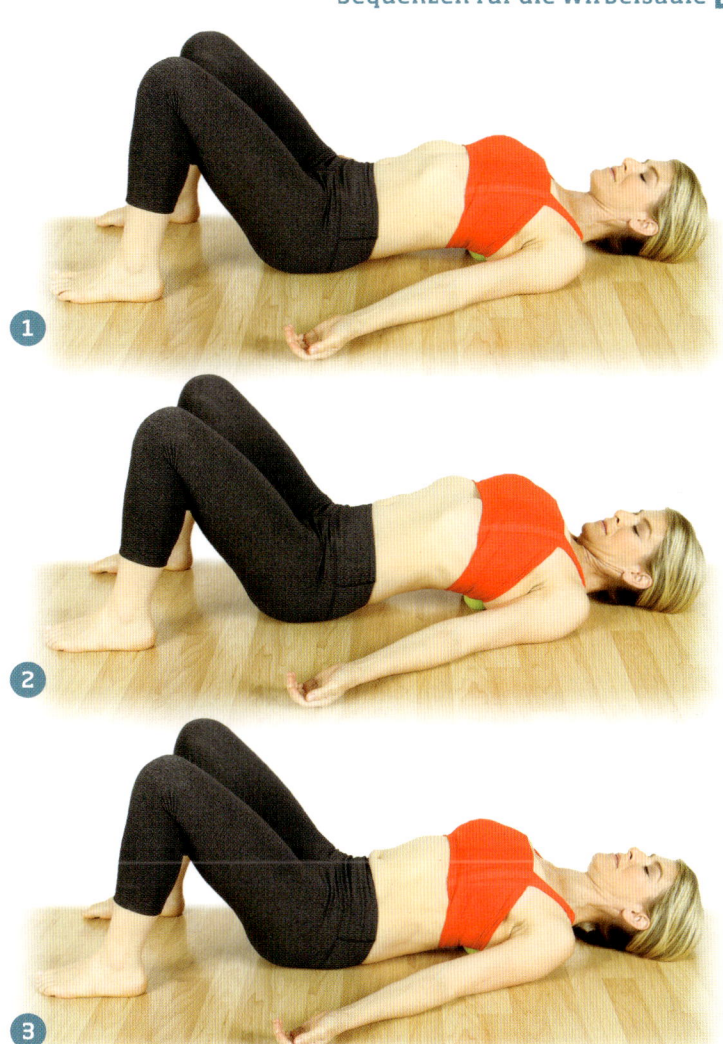

ReCheck: Bauch-Brust-Atmung

Die Bauch-Brust-Atmung wiederholen. Beobachten, wie sich Bauch und Brust jetzt weiten. Wahrnehmen, wie weit der Atem zur Wirbelsäule vordringt, wie das Brustbein sich hebt und senkt und wie entspannt der Körper ist.

Nachspüren

1. Die Qualität der Atmung bewerten.

2. Die Wirbelsäule in alle Richtungen krümmen und wahrnehmen, wie es sich anfühlt, wenn die Wirbelsäule im oberen Rücken beweglicher ist.

3. Vervollständigen Sie diese Aussage:
   Ich fühle (mich) _____.

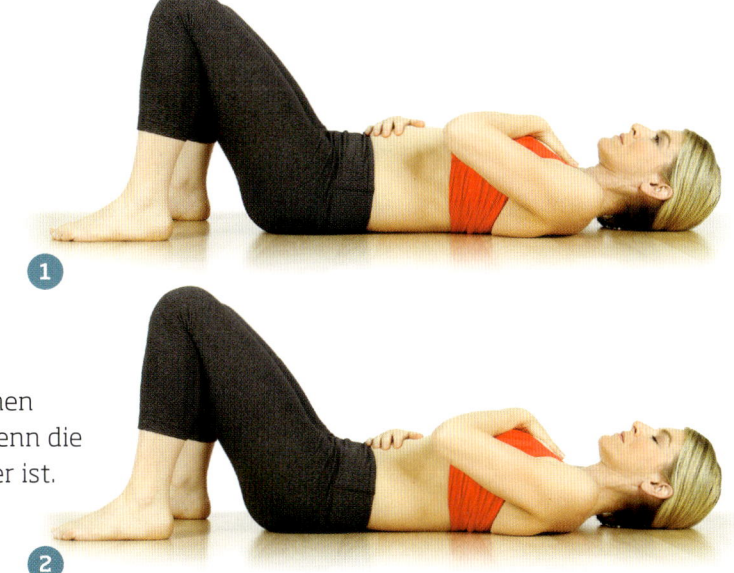

Sequenzen für Schulter bis Finger

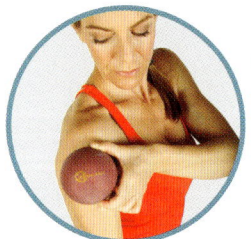

Sequenz 11:
Schulter bis Rotatorenmanschette

EmbodyMap

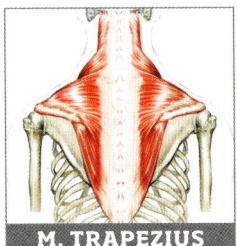

M. TRAPEZIUS

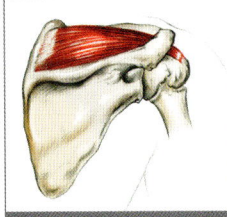

M. SUPRASPINATUS

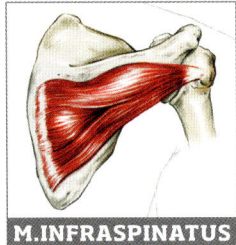

M. INFRASPINATUS

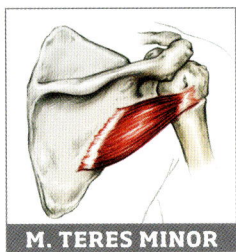

M. TERES MINOR

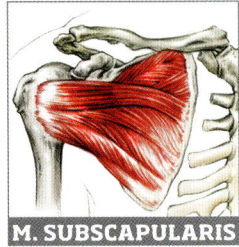

M. SUBSCAPULARIS

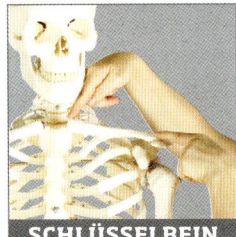

SCHLÜSSELBEIN

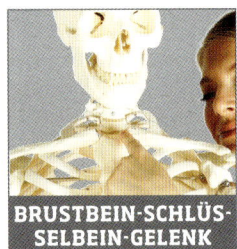

BRUSTBEIN-SCHLÜS-SELBEIN-GELENK

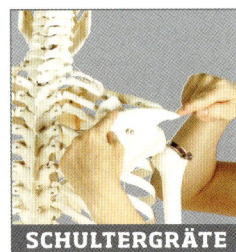

SCHULTERGRÄTE

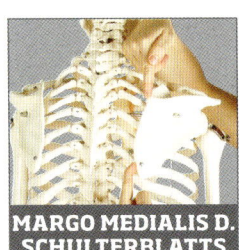

MARGO MEDIALIS D. SCHULTERBLATTS

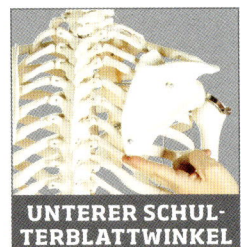

UNTERER SCHUL-TERBLATTWINKEL

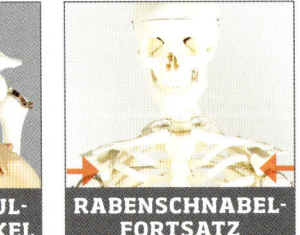

RABENSCHNABEL-FORTSATZ

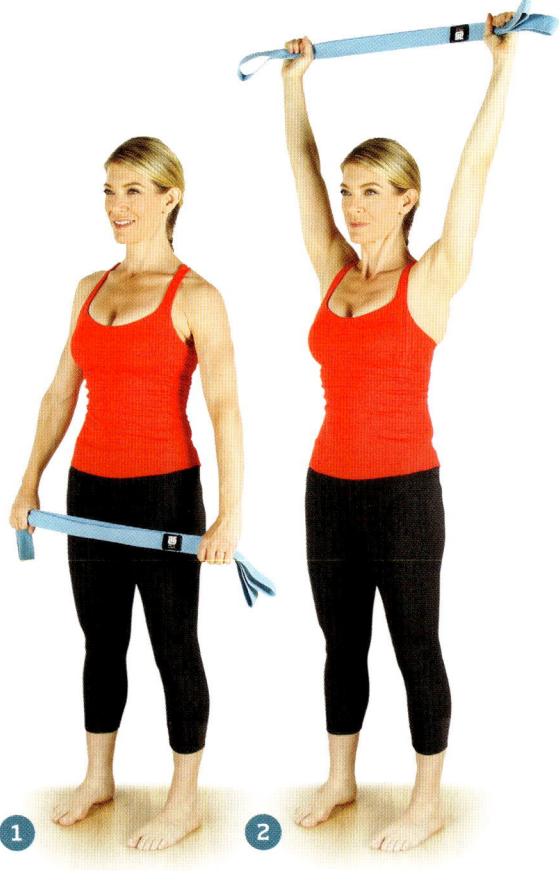

Check In:
Schulter-Mobilisation

- **(1)** In neutraler Haltung aufrecht hinstellen (siehe Seite 84). Ein Band oder einen Gürtel zwischen den Händen vor der Hüfte gespannt halten. Die Handflächen zeigen nach hinten. Die Hände stehen etwa 90 Zentimeter voneinander entfernt, je nach Schulterbeweglichkeit.

❶   ❷

Basis-Ball-Stopps

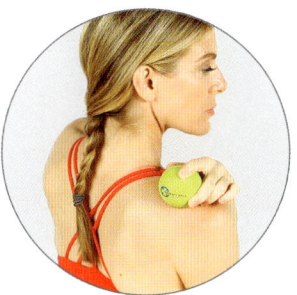

M. supraspinatus

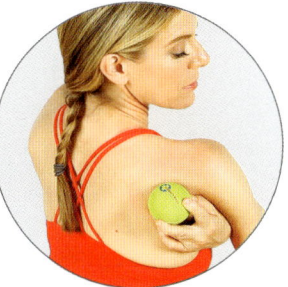

M. infraspinatus/
M. teres minor

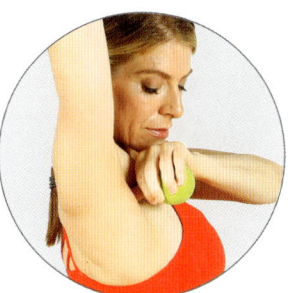

Achselhöhle/
M. subscapularis

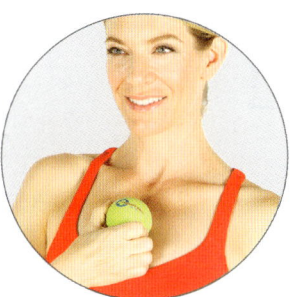

Brustbein

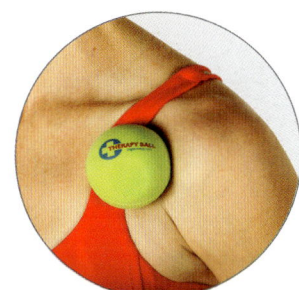

M. pectoralis minor/
Rabenschnabelfortsatz

- **(2)** Das Band über den Kopf führen und **(3 – 4)** die linke Schulter nach außen rotieren. Der Kopf des Oberarmknochens tritt deutlich nach vorne. Die linke Hand senkt sich hinter die Schulter, direkt hinter den oberen Rücken.

- **(5)** Die Schulter durch Innenrotation wieder gerade richten. Jetzt **(6 – 7)** die rechte Schulter nach außen drehen. Die linke Hand senkt sich hinter die Schulter, direkt hinter dem oberen Rücken.

- Die Schultern ein paarmal dynamisch rotieren und so das Gewebe um den Kopf des Oberarmknochens in Bewegung bringen. 5-mal pro Seite wiederholen.

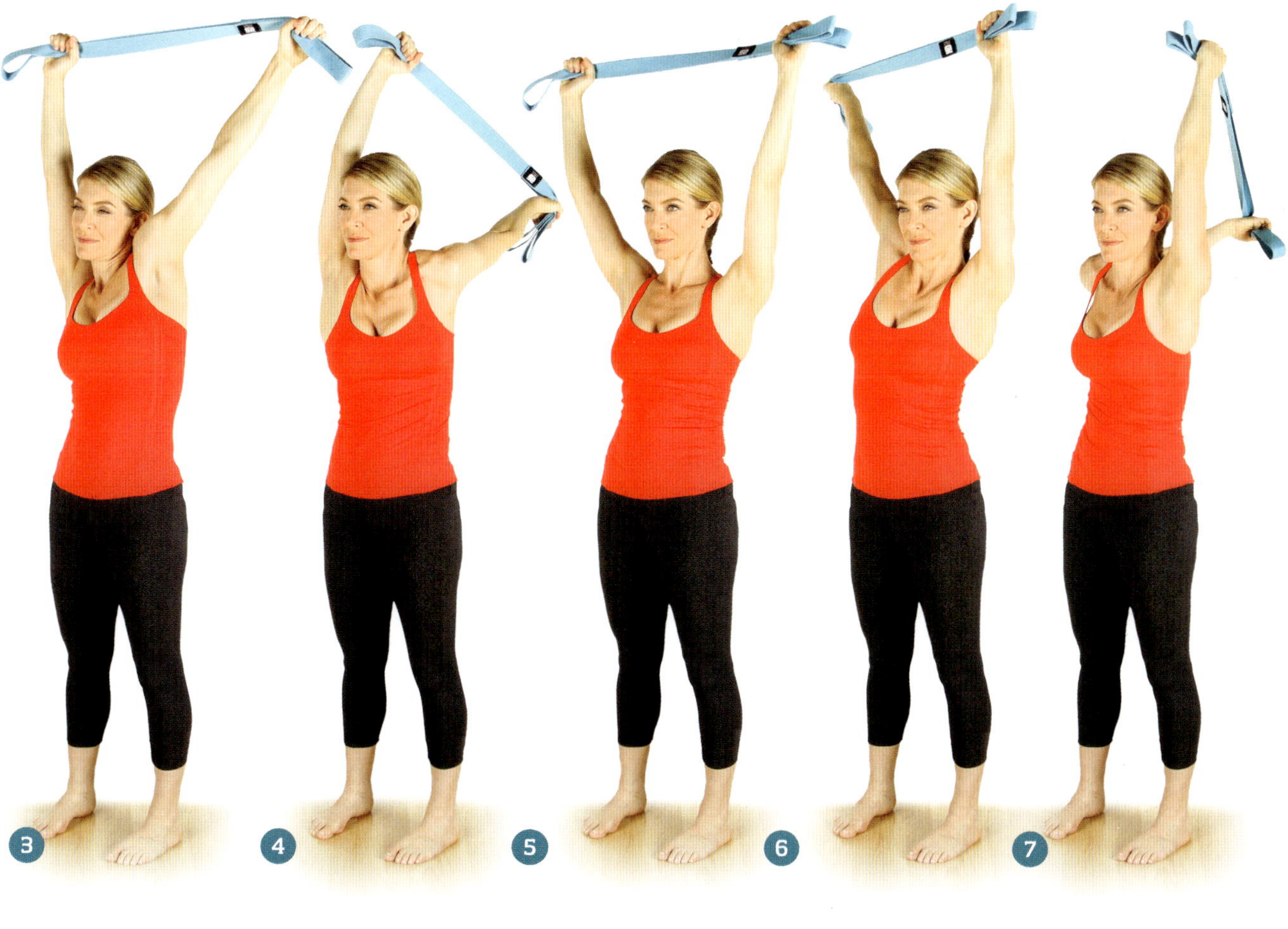

③ ④ ⑤ ⑥ ⑦

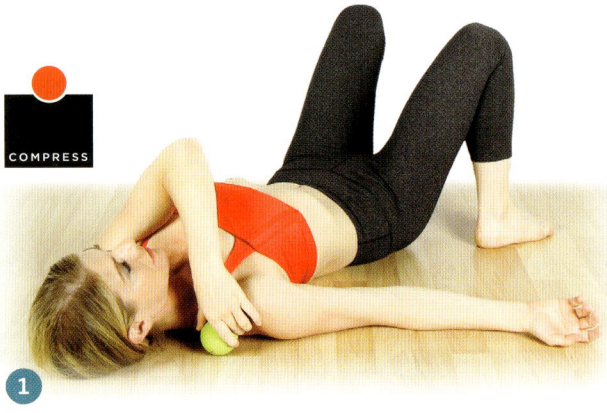

COMPRESS

1

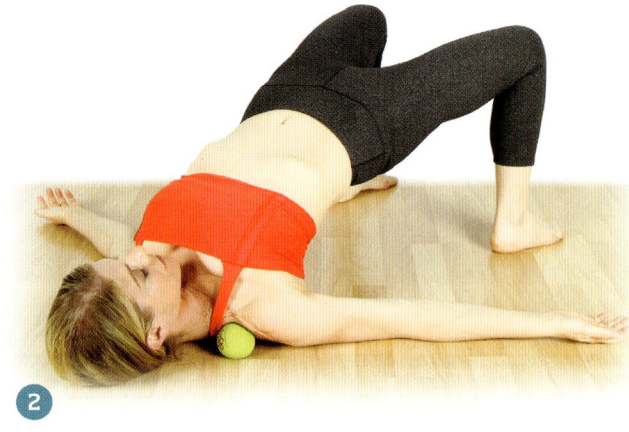

2

STRIP

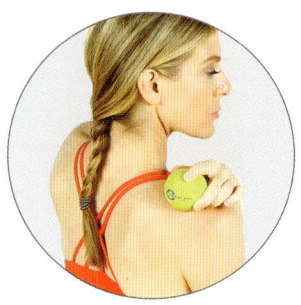

RILLEN-ROLLEN

Übung 1:

- **(1)** Auf den Rücken legen und einen Ball unter den rechten Obergrätenmuskel legen. **(2)** Das Becken heben und Körpergewicht auf den Ball bringen.

- **(3 – 4)** Ein paarmal tief atmen, dann langsam von links nach rechts und zurückbewegen. Der Ball bewegt sich im Faserverlauf über den Obergrätenmuskel (und den darüberliegenden Kapuzenmuskel). Den Ball nicht in die Halswirbel rollen. Die Übung nur auf dem Bereich über der Schulterblattgräte durchführen.

3

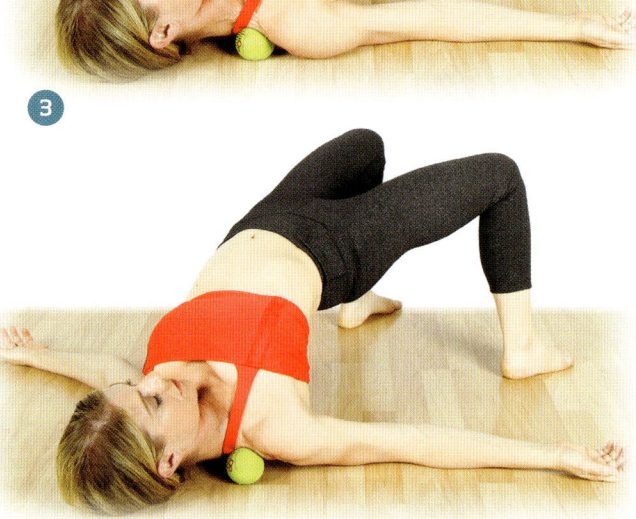

4

Übung 2:

Wie beim Schneeengel mit der rechten Hand einen großen Halbkreis am Boden beschreiben, um das Gewebe gleichzeitig mit Fixieren & Dehnen und Anspannen/Entspannen zu mobilisieren. Der Oberarm im Schultergelenk wird so weit wie möglich vom Körper weggeführt und gedreht. 8-mal wiederholen.

Seite wechseln und Übungen 1 und 2 wiederholen.

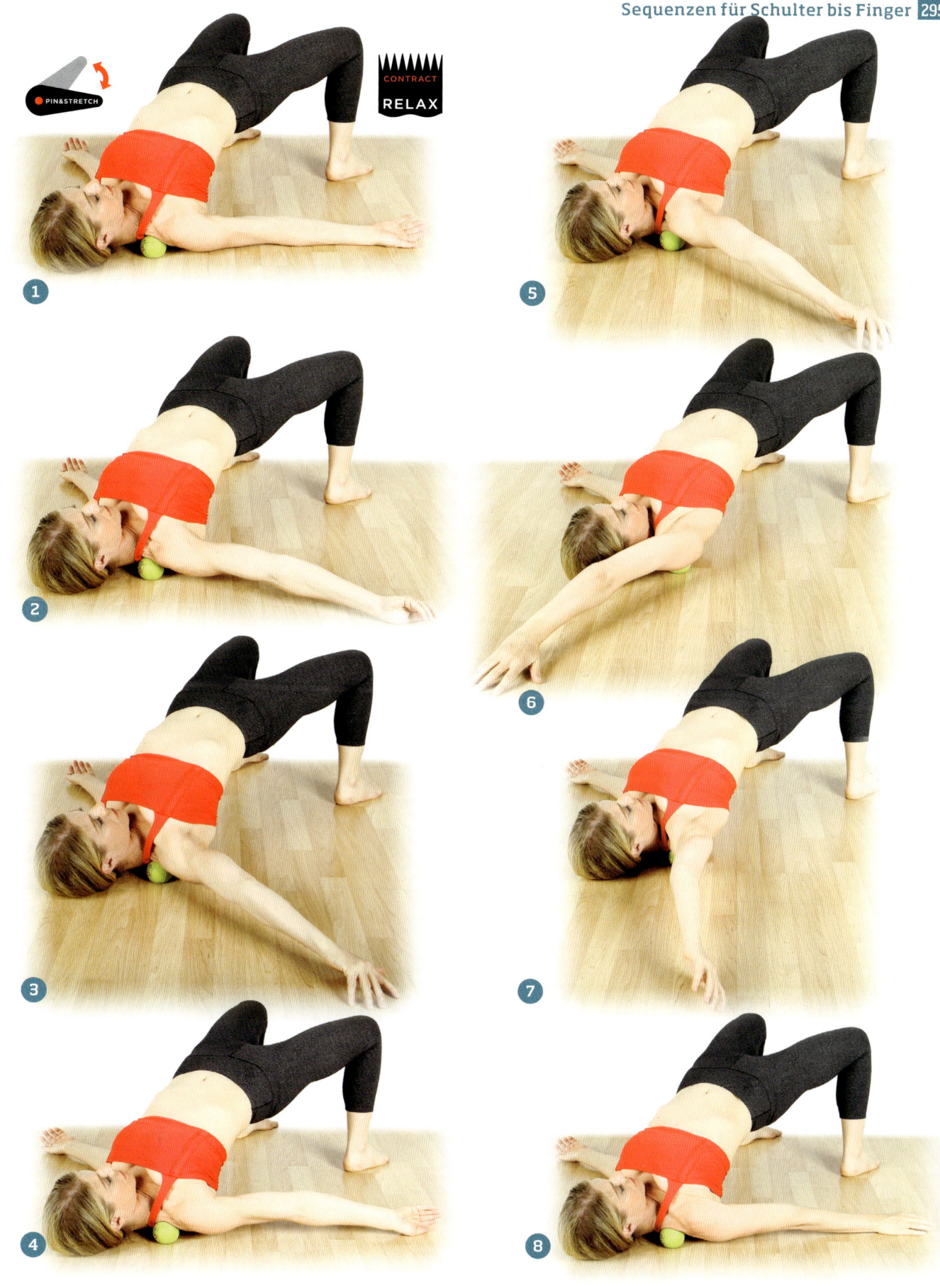

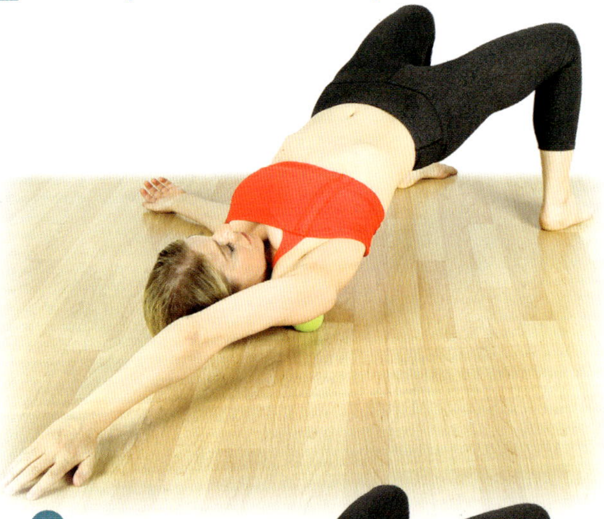

9

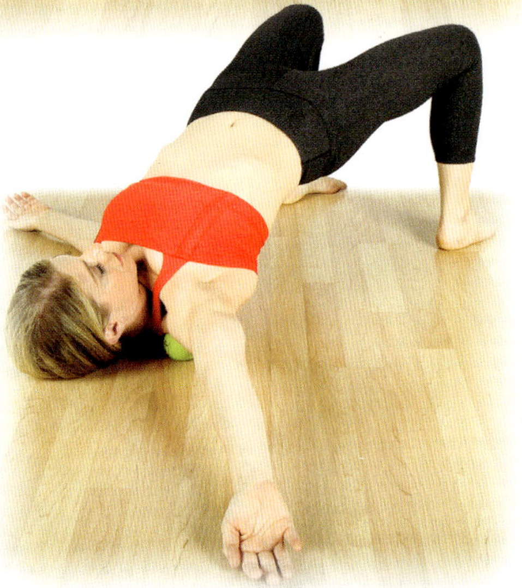

10

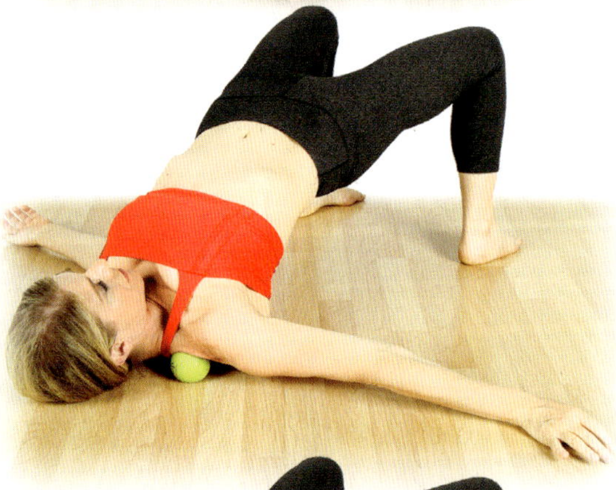

11

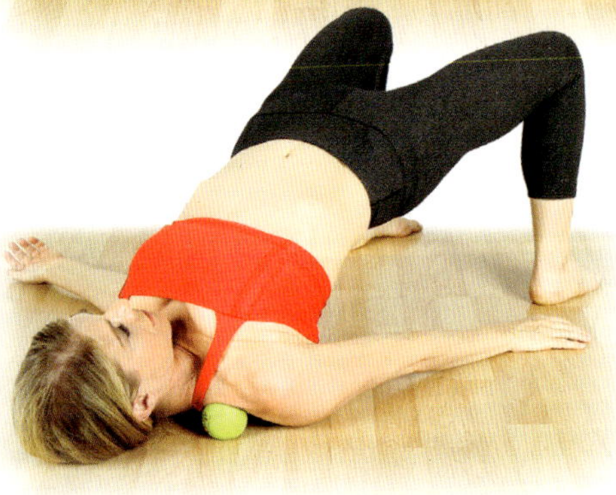

12

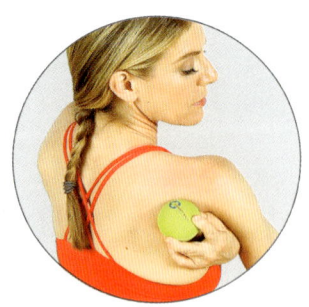

ROTATIONS-TONIKUM

Übung 1:

- **(1)** Einen Ball an der Rückseite des rechten Schulterblatts unter der Schulterblattgräte platzieren und mit dem Körpergewicht Druck darauf geben.

- **(2 – 5)** Durch Seitwärtsbewegungen den Ball im Faserverlauf über den Untergrätenmuskel und den kleinen Rundmuskel bewegen. Er sollte innerhalb des Schulterblattdreiecks bleiben.

- **(6 – 7)** Die Muskeln quer bearbeiten. Dafür mittels der Füße eine sanfte Schiebebewegung durchführen, die den Ball über das Schulterblatt auf- und abrollt.

COMPRESS

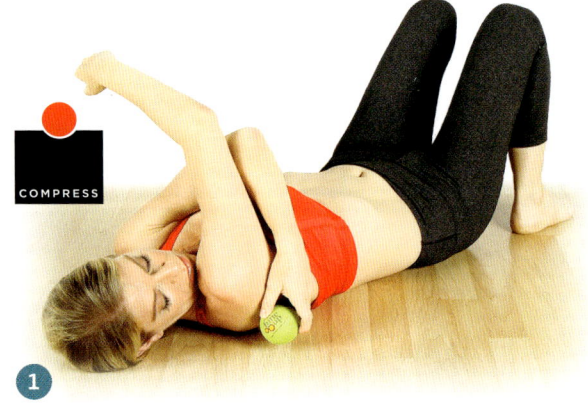

1

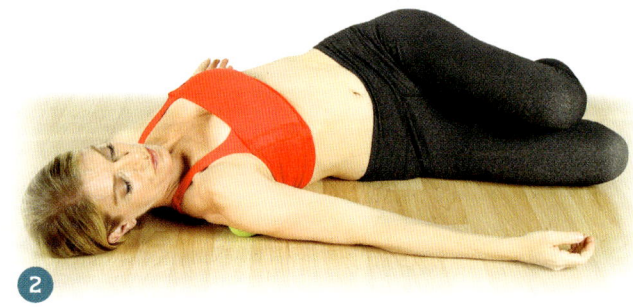

2

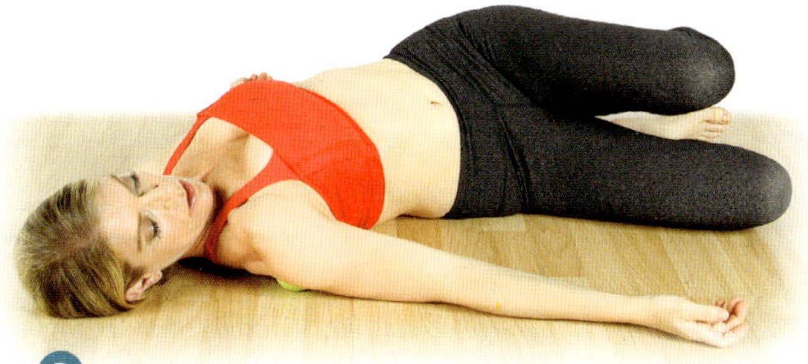

3

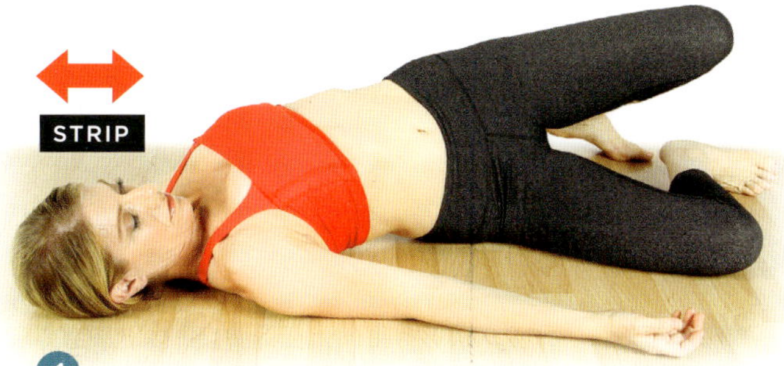

STRIP

4

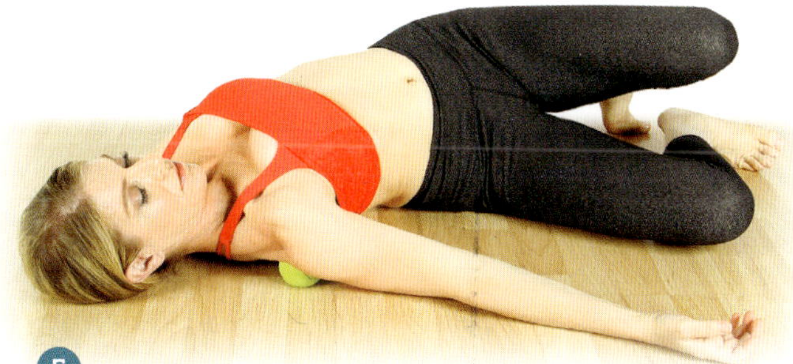

5

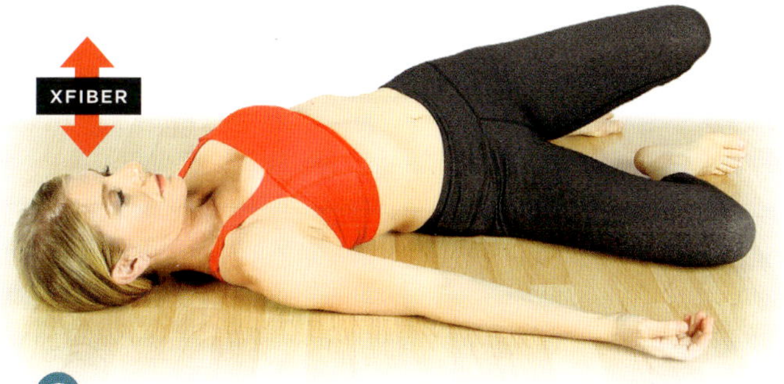

XFIBER

6

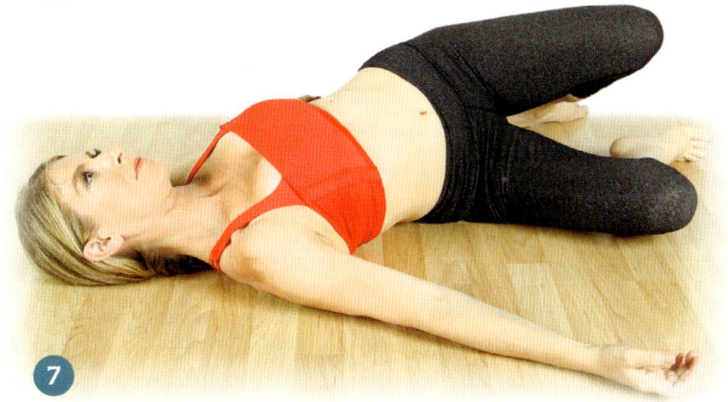

7

Übung 2:

Dieselben Muskeln mit Fixieren & Dehnen mobilisieren. Dafür den Arm über dem Ball entspannt in möglichst viele Richtungen bewegen.

PIN&STRETCH

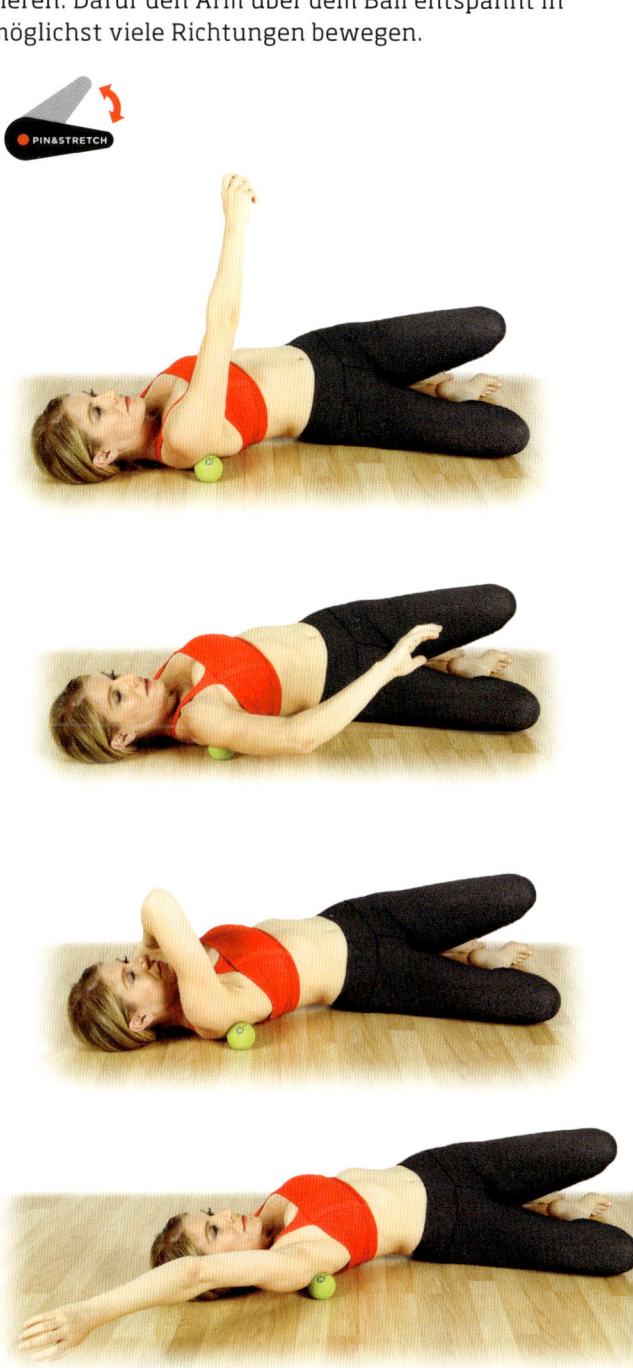

PIN&STRETCH

STACK

SKIN ROLL

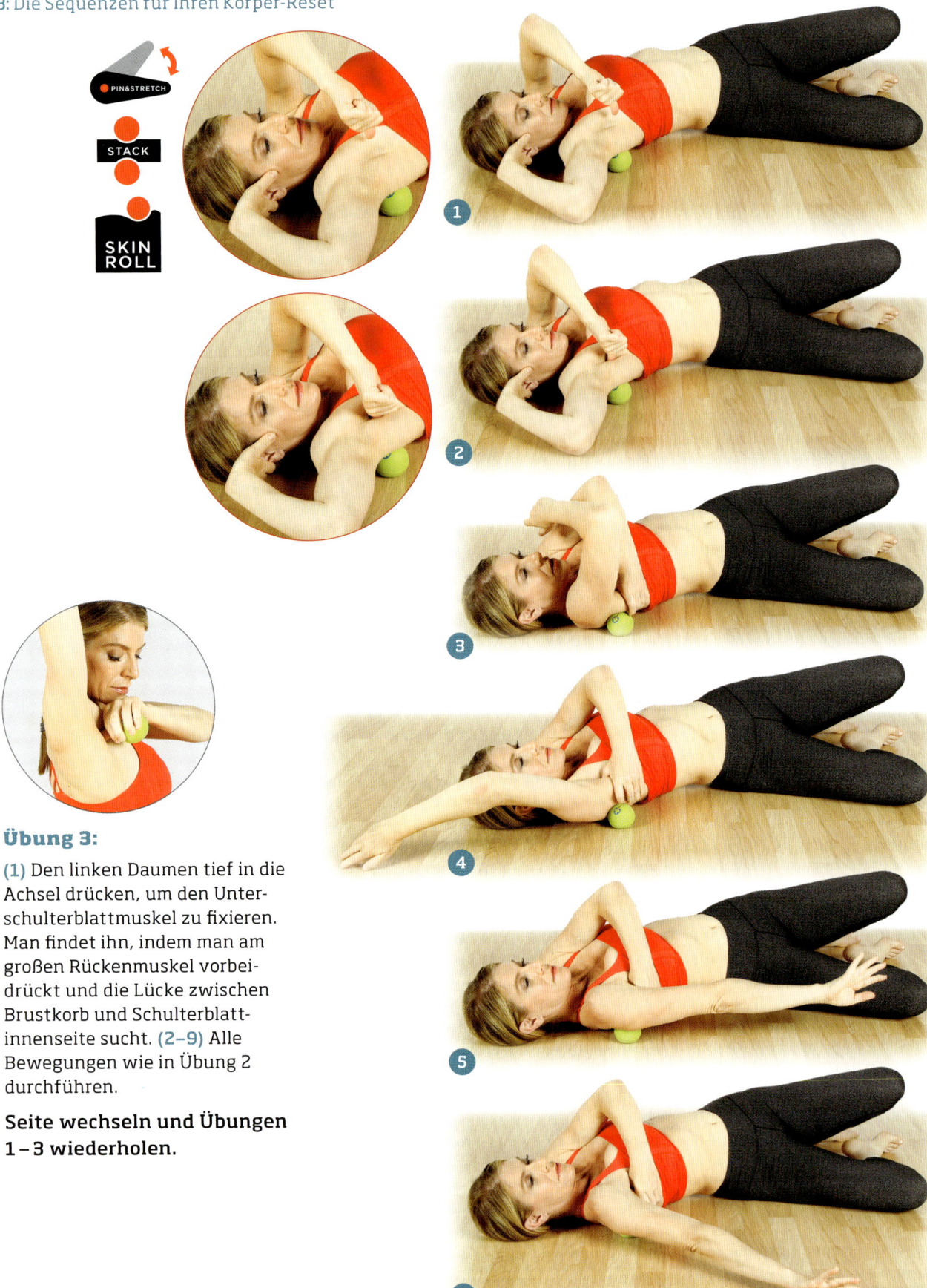

Übung 3:

(1) Den linken Daumen tief in die Achsel drücken, um den Unterschulterblattmuskel zu fixieren. Man findet ihn, indem man am großen Rückenmuskel vorbeidrückt und die Lücke zwischen Brustkorb und Schulterblattinnenseite sucht. **(2–9)** Alle Bewegungen wie in Übung 2 durchführen.

Seite wechseln und Übungen 1–3 wiederholen.

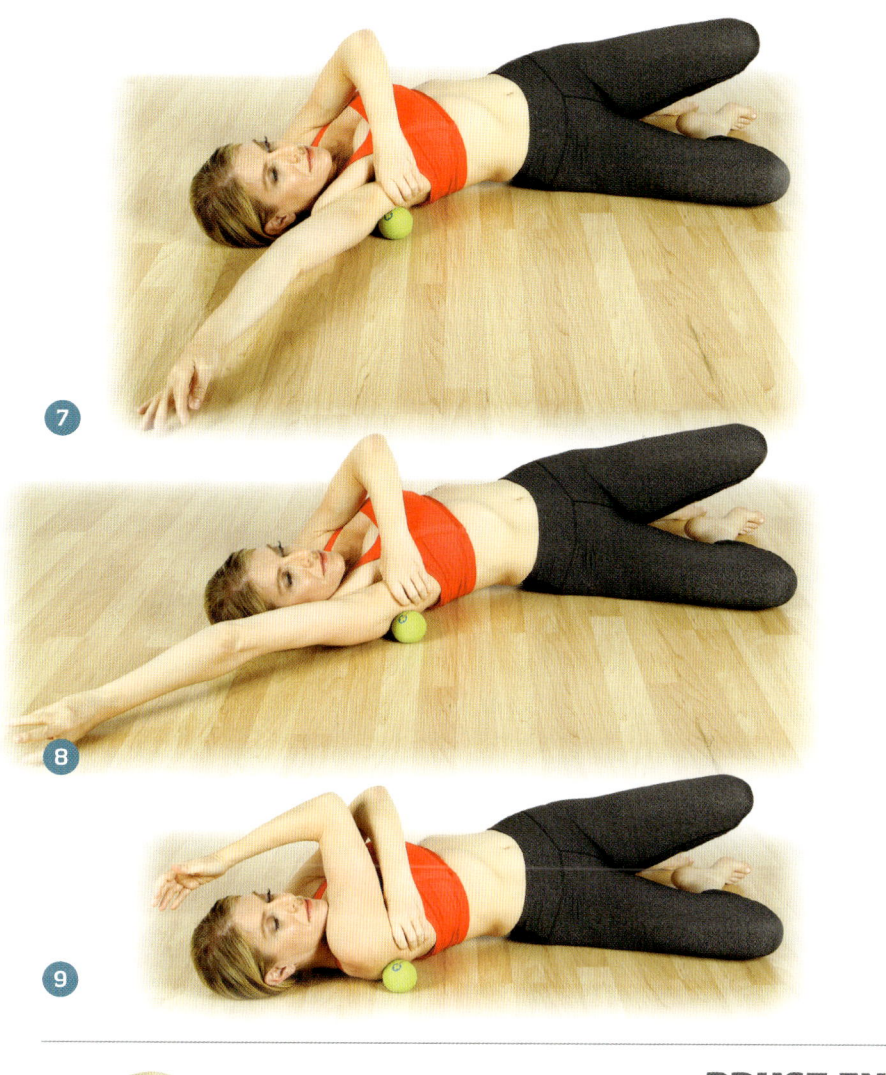

BRUST ENTLASTEN

Übung 1:

(1–2) Einen beliebig großen Ball auf dem Brustbein fixieren, entweder im Kniestand oder gegen einen Türstock (nächste Seite). (3–5) Den Ball in die Haut über dem Brustbein eindrehen und so viel Gewebe wie möglich verwinden. Hals/Nacken, Schultern oder Brustkorb in viele Richtungen bewegen, um das Gewebe zu mobilisieren. Noch mehr Gewebe eindrehen, mobilisieren und an anderen Brustbeinstellen wiederholen. Die Übung wirkt auf die Faszien des großen Brustmuskels und der Zwischenrippenmuskeln.

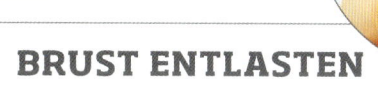

Varianten

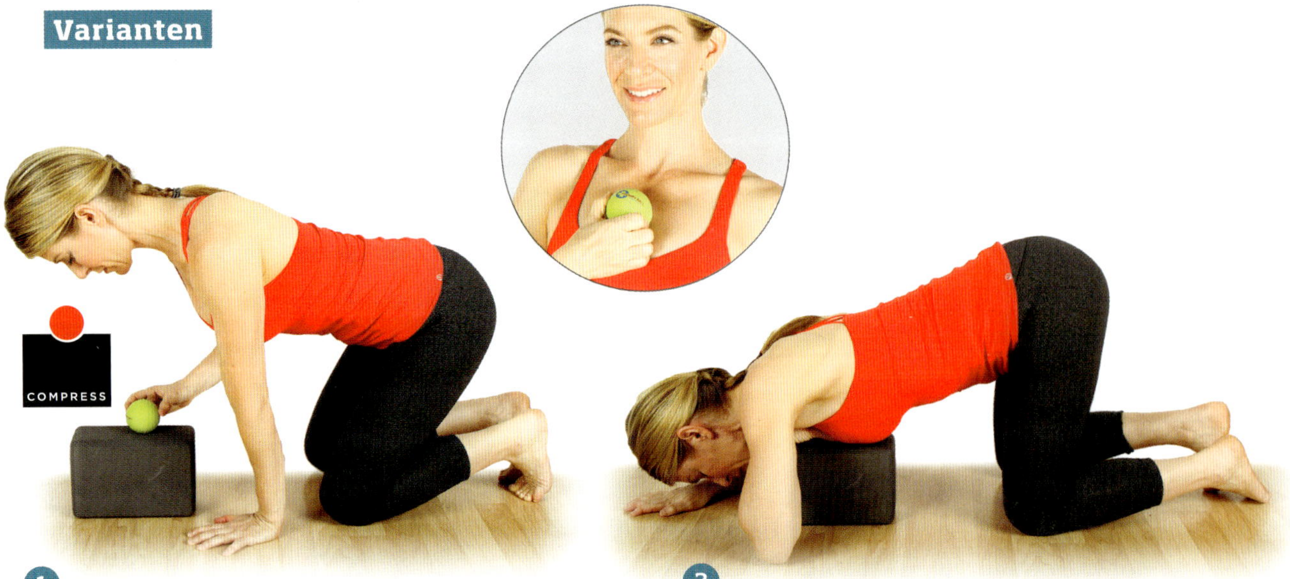

COMPRESS

1

2

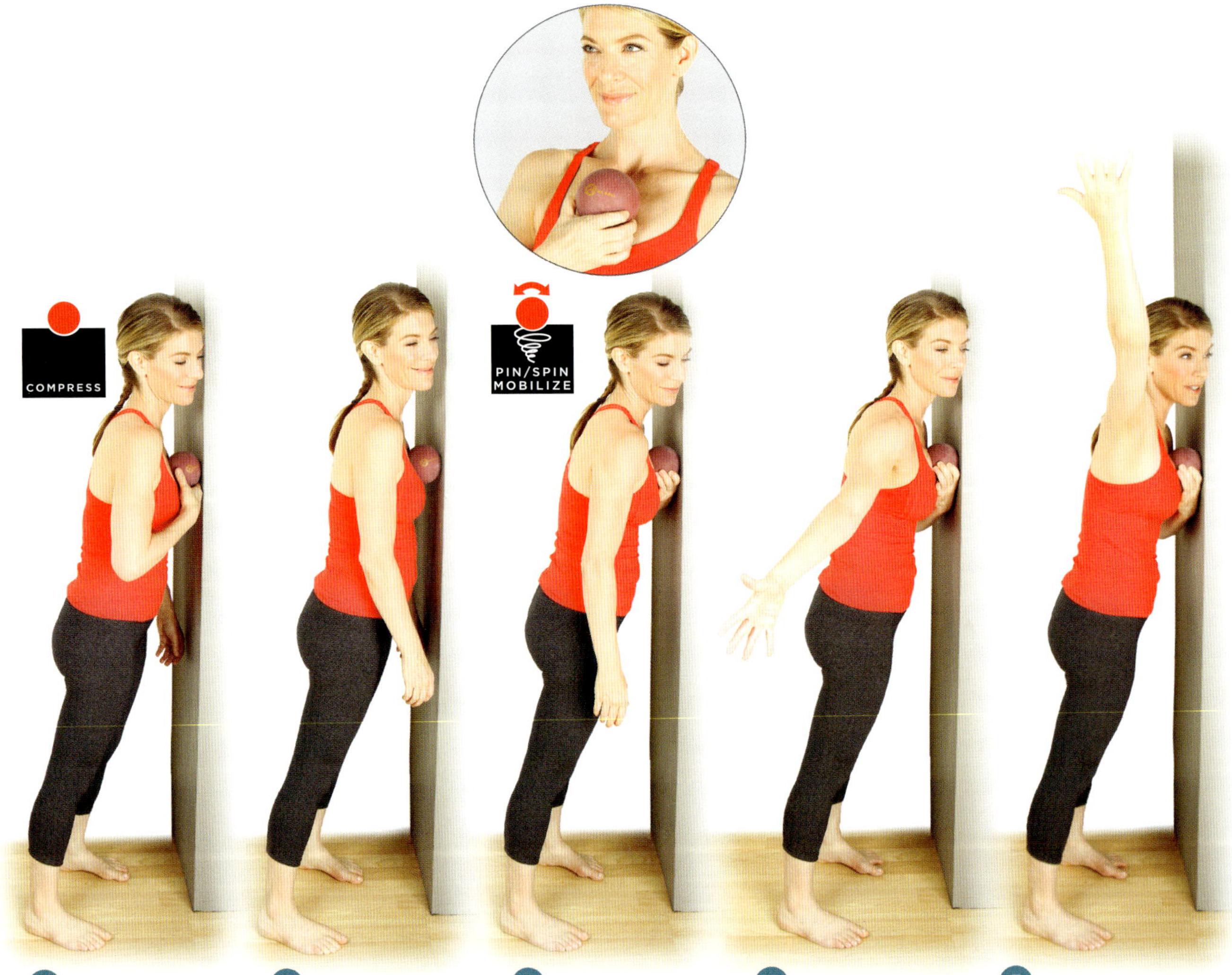

COMPRESS

PIN/SPIN
MOBILIZE

1 **2** **3** **4** **5**

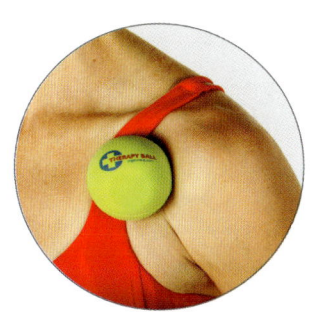

Übung 2:

- **(1–2)** Den Ball unter dem linken Schlüsselbein platzieren und gegen die Wand lehnen. **(3–4)** Über die Zone unter dem Schlüsselbein rollen bis an den Brustrand nahe der Schulter (kleiner Brustmuskel). Hin- und herstreifen; den Druck nach Bedarf erhöhen. **(5–7)** Den Ball an einer Stelle fixieren und Schulter, Arm oder Hals/Nacken in möglichst viele Richtungen bewegen.

STRIP

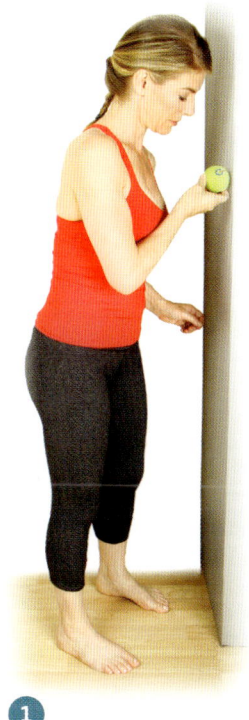

1

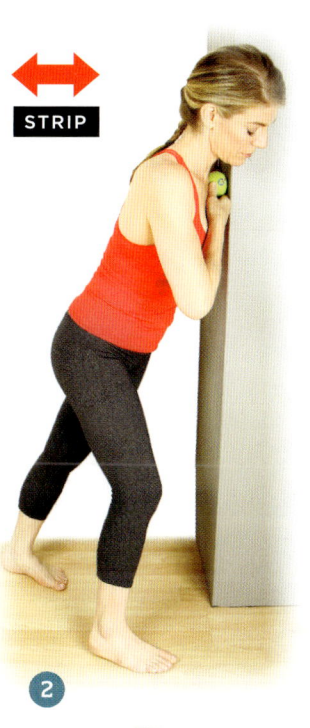

2

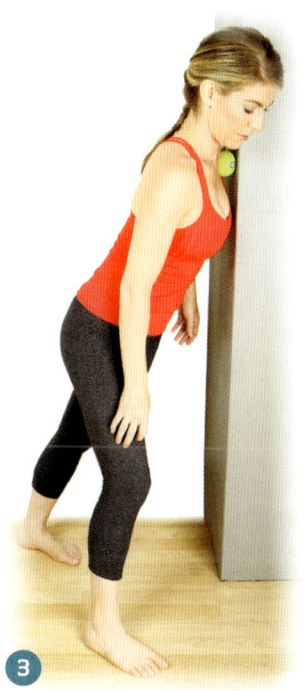

3

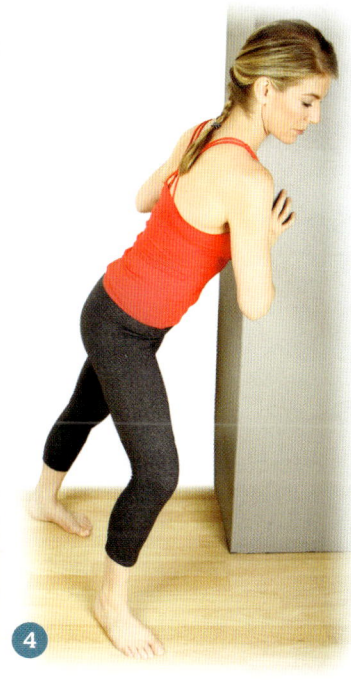

4

PIN&STRETCH

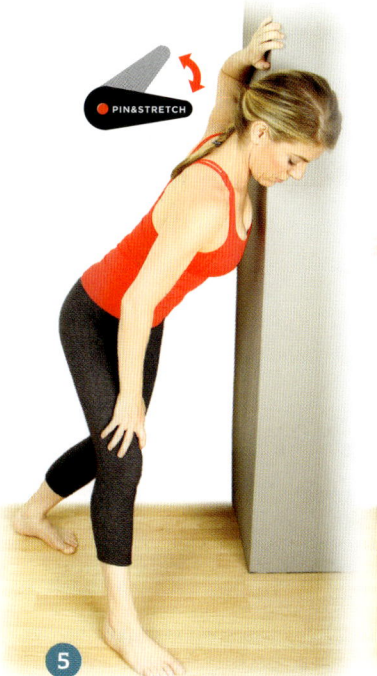

5

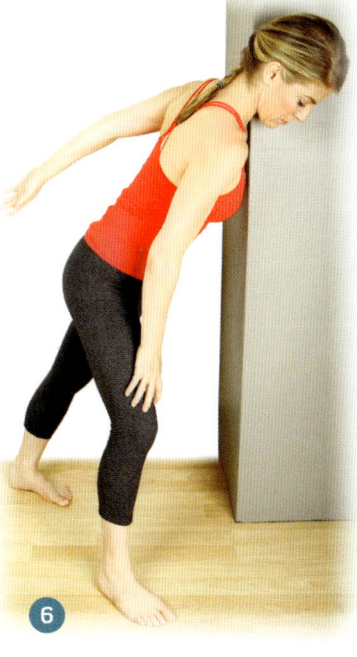

6

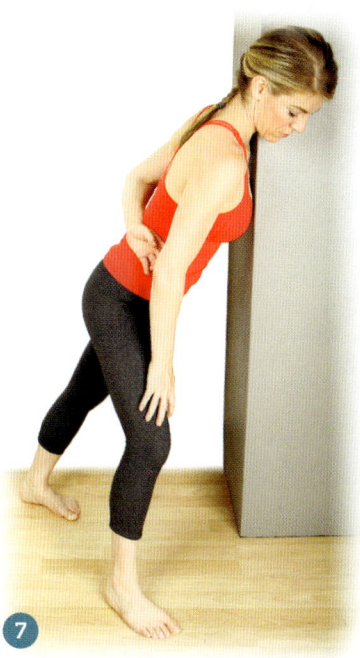

7

- **(8–10)** Wiederholtes Fixieren und Eindrehen des Balls (Pin & Spin) an einer Stelle mit anschließender Mobilisation bringt den Ball rasch noch tiefer ins Gewebe.

Seite wechseln und Übungen 1 und 2 wiederholen.

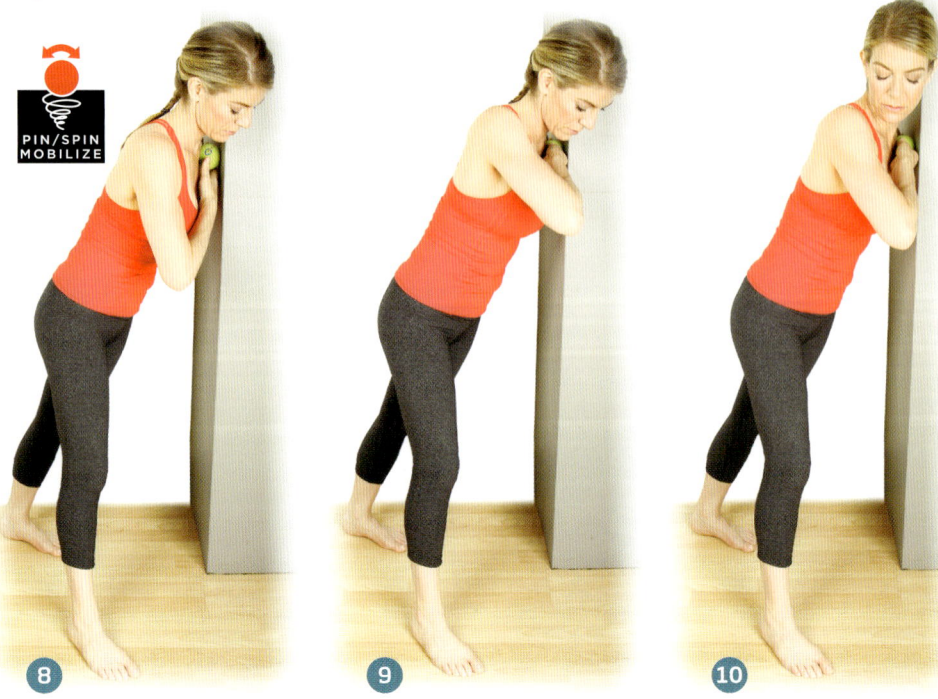

ReCheck: Schulter-Mobilisation

Die Schulterbeweglichkeit überprüfen. Dafür die Schultern durch ihren ganzen Bewegungsradius führen. Gleiten sie freier als vor der Übung?

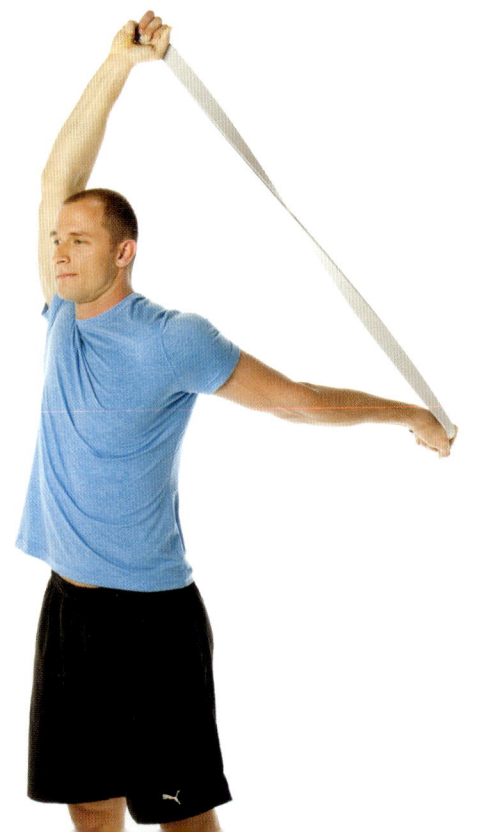

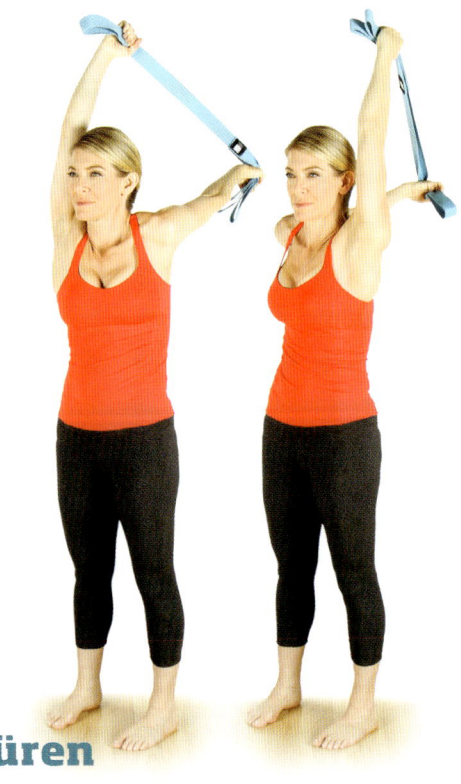

Nachspüren

1. Vor einen Spiegel stellen. Sind beide Schultern gleich? Stehen sie tiefer oder höher als normal?

2. Versuchen, mit Fingern und Händen den Rücken hinaufzukrabbeln, wie um sich zu kratzen. Wie hoch kommen die Hände?

3. Vervollständigen Sie diese Aussage: Ich fühle (mich) _____.

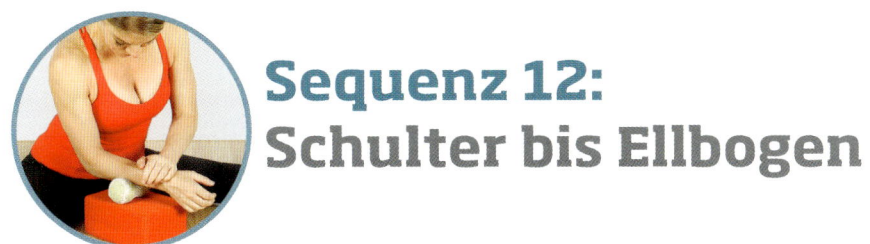

Sequenz 12:
Schulter bis Ellbogen

Übungs-Setup

Roll Model-Bälle: Original YTU, PLUS oder 2 x ALPHA im Beutel

Matte

Yoga-Block

Mauerecke oder Türstock

EmbodyMap

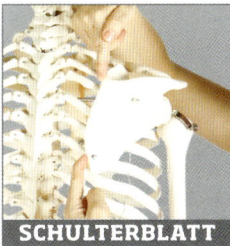
SCHULTERBLATT

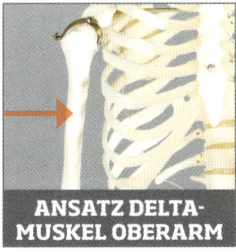
ANSATZ DELTA-MUSKEL OBERARM

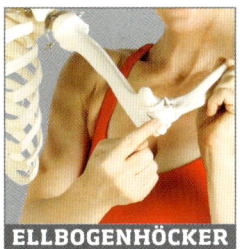
ELLBOGENHÖCKER

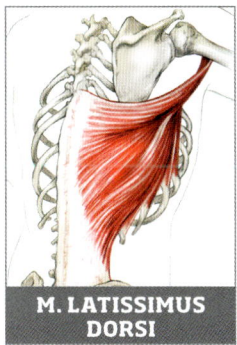
M. LATISSIMUS DORSI

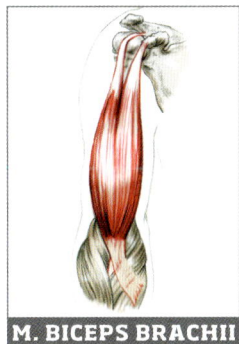
M. BICEPS BRACHII

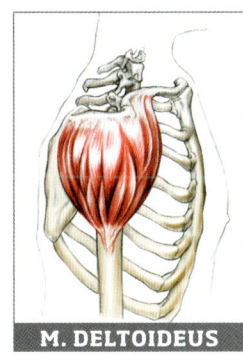
M. DELTOIDEUS

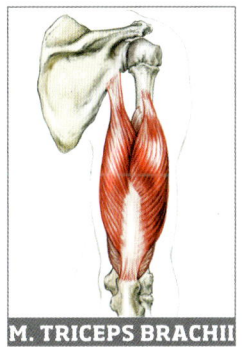
M. TRICEPS BRACHII

Basis-Ball-Stopps

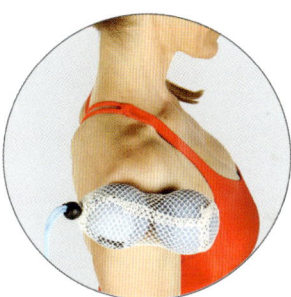
M. deltoideus

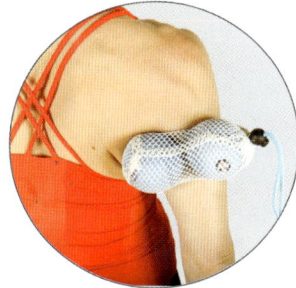
M. triceps brachii

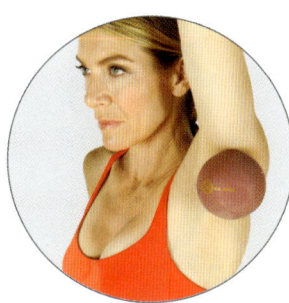
Start
M. latissimus

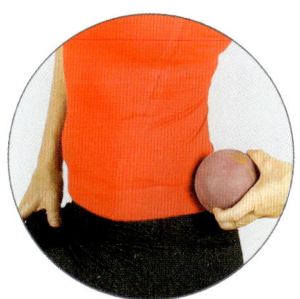
Stopp
M. latissimus

Check In:
Schultern beugen und nach außen rotieren

- **(1–2)** In korrekter Haltung aufrecht hinstellen (siehe Seite 84) und die Handflächen nach vorne drehen. Bauch- und Rückenmuskeln anspannen, um die Wirbelsäule stabil zu halten.

- **(3–4)** Die Arme zur Decke schwingen, ohne die Schultern einwärtszudrehen. Vorstellen, dass die Handflächen die Wand hinter dem Körper berühren. Es kann sein, dass die Schulter nicht beweglich genug ist, um die Arme ganz über Kopf zu führen. In diesem Fall nichts erzwingen, sondern nur wahrnehmen, bei welchem Punkt die Bewegung stoppt.

- **(4)** 5 Bauch-Brust-Atemzüge lang halten. Dabei versuchen, das Schultergelenk so weit wie möglich zu bewegen, ohne Brustkorb oder Wirbelsäule mitzubewegen.

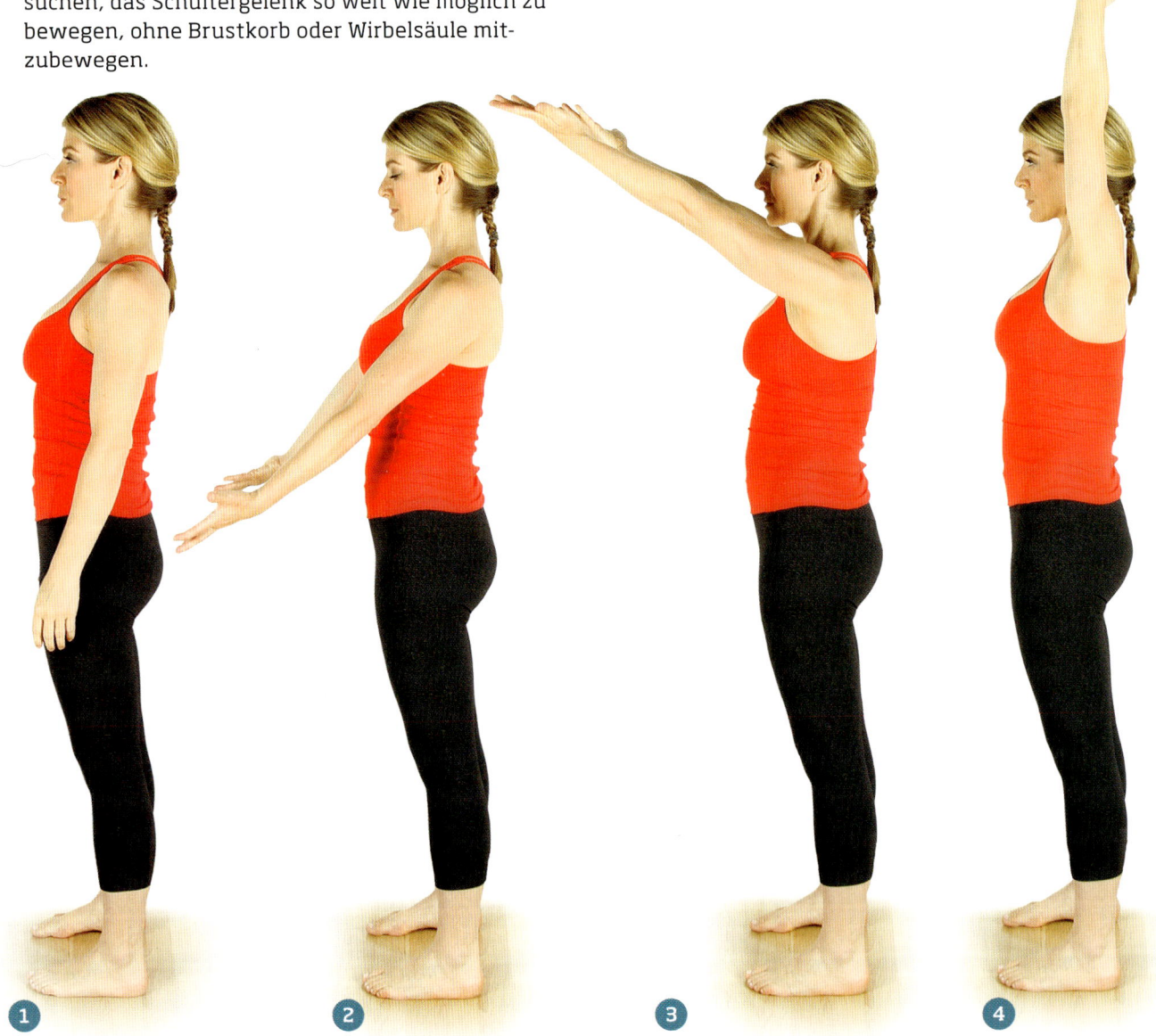

Roll-Sequenz

SCHULTER-SCHRUMPFFOLIE

Übung 1:

(1) Die Bälle im Beutel quer über die Außenseite des Oberarms legen (mittlerer Kapuzenmuskel).
(2–4) Durch Beugen und Strecken der Knie längs über den Deltamuskel streifen.

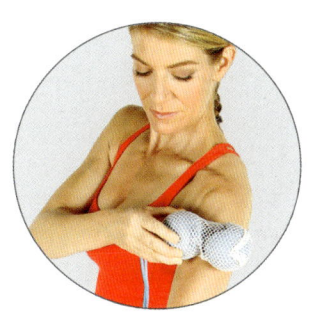

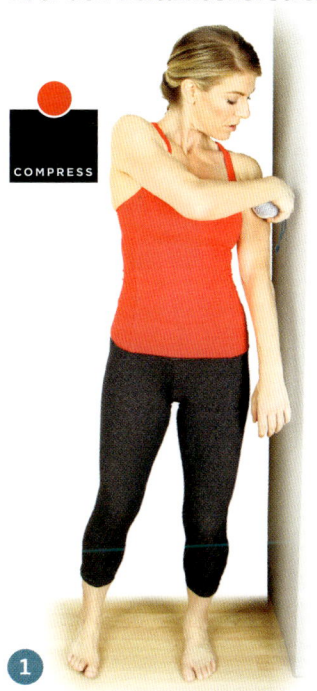

COMPRESS

STRIP

1

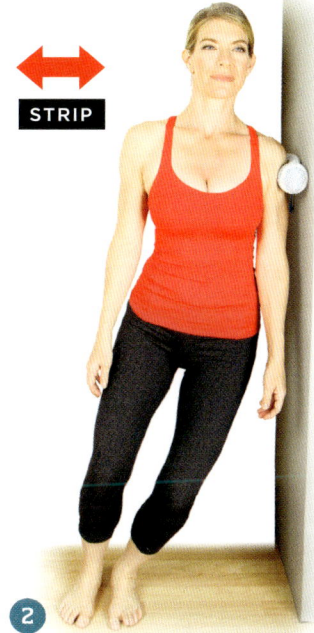

2

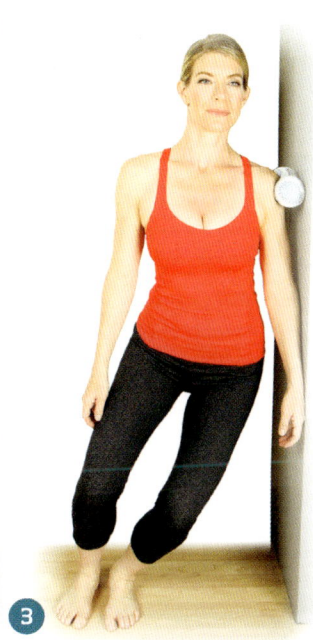

3

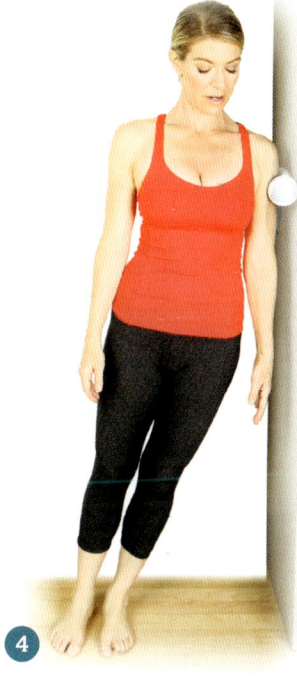

4

Übung 2:

Den Deltamuskel aktivieren: Dazu die Hand aktiv gegen die Wand drücken, einige Sekunden halten, dann lösen. 5–8-mal wiederholen.

CONTRACT
RELAX

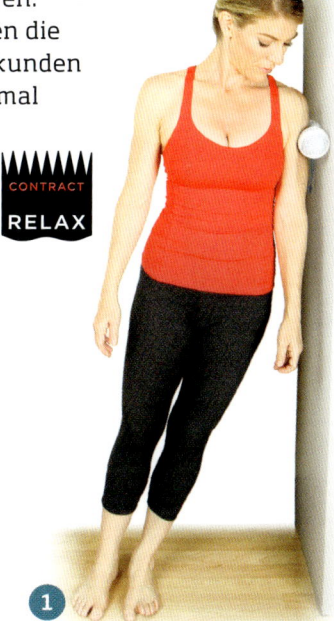

1

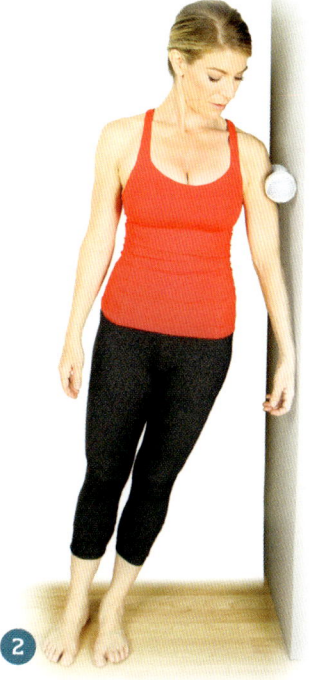

2

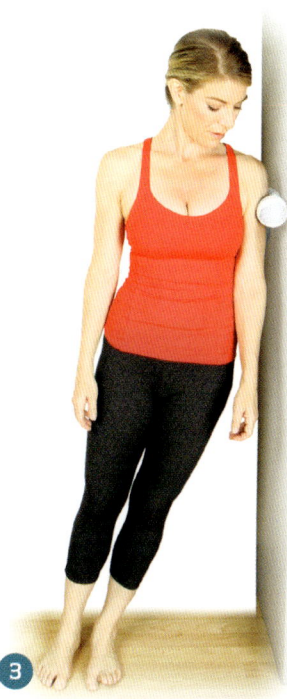

3

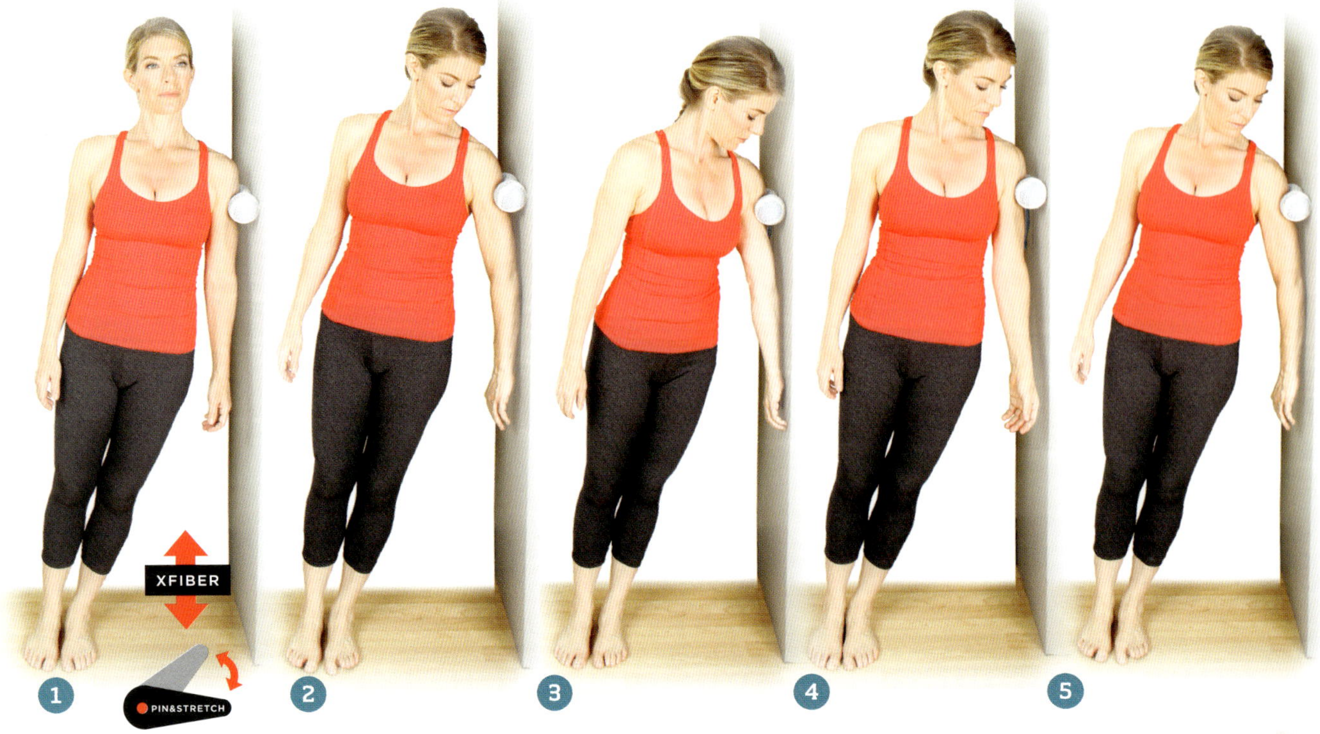

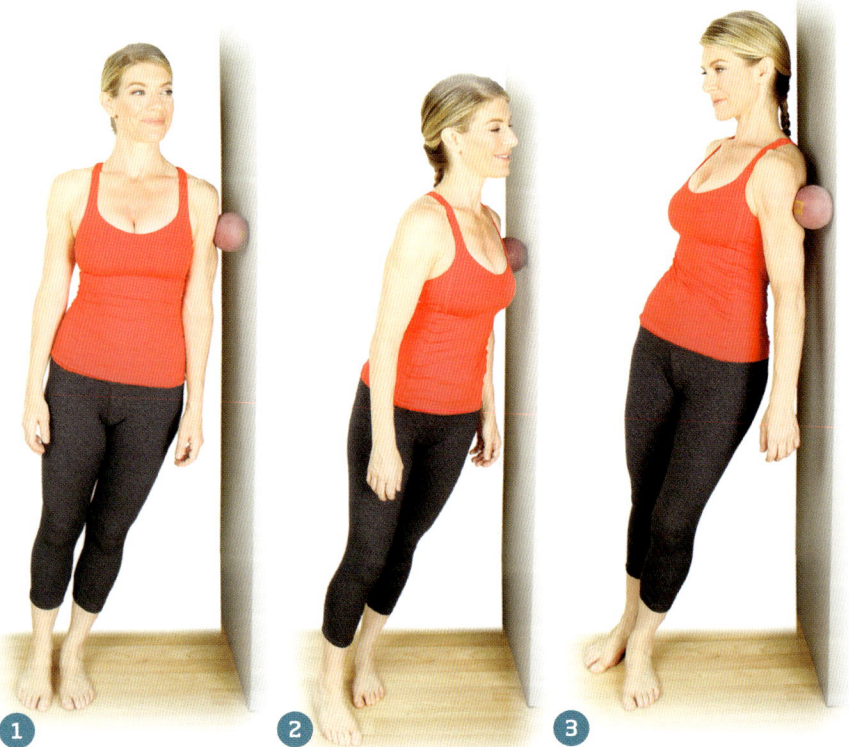

Übung 3:

(1) Durch Schulterbewegung in alle Richtungen verschiedene Varianten zum Queren und Dehnen erforschen. (2 – 3) Die Schulter nach außen drehen. (4 – 5) Dann die Schulter nach innen drehen und (6) den Handrücken auf den unteren Rücken legen. Dabei stets Druck auf die Bälle geben.

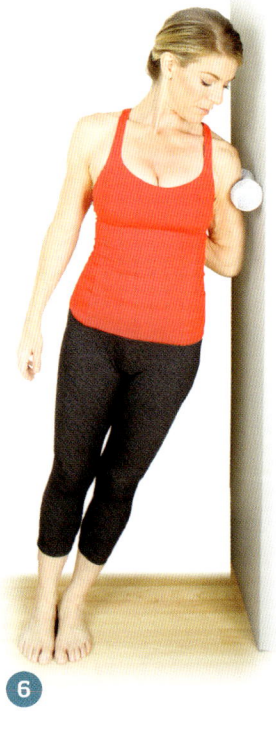

(1 – 3) Die Übung kann auch mit nur einem ALPHA-Ball ausgeführt werden.

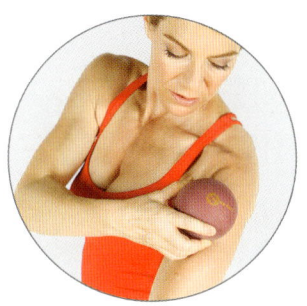

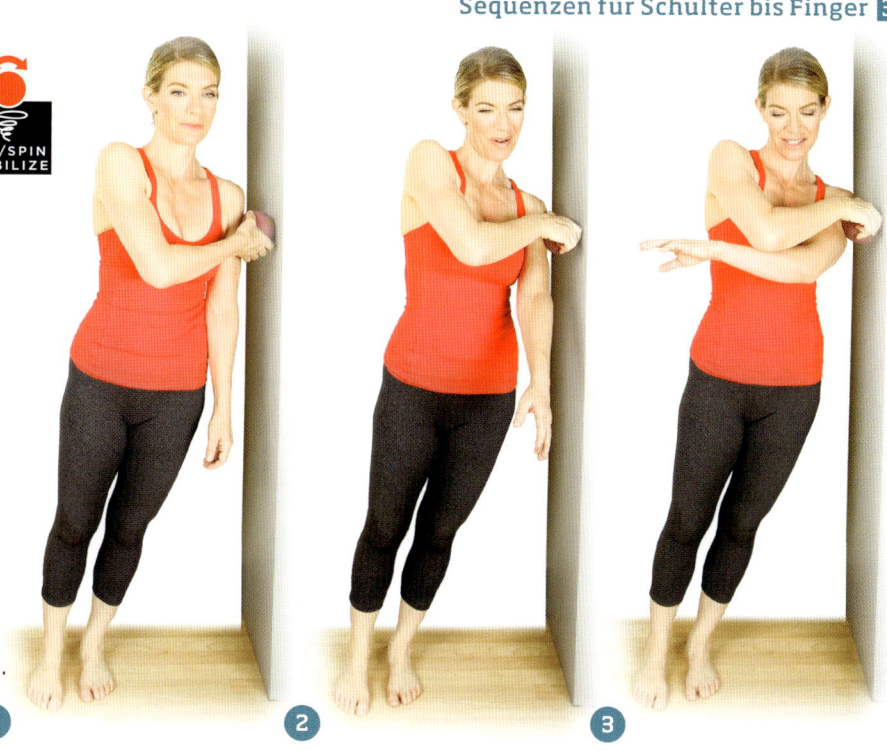

Übung 4:

(1–2) Mit einem Original YTU- oder dem ALPHA-Ball möglichst viele Bereiche des Deltamuskels mit Fixieren & Mobilisieren massieren. (3) Schulter und Arm in alle Richtungen bewegen, dann den Ball noch stärker eindrehen. In die Gegenrichtung eindrehen und neue Bewegungen probieren.

Seite wechseln und Übungen 1–4 wiederholen.

TRIZEPS-BEHANDLUNG

Übung 1:

(1) Die Bälle im Beutel quer über den hinteren Oberarm (Schulterbereich) legen. Ein Ball drückt sich seitlich ins Schulterblatt. (2) Mit dem Rücken gegen die Wand lehnen und ein paarmal tief atmen. (3–4) Durch Beugen und Strecken der Knie auf dem Bizeps entlangstreifen. 8–12-mal wiederholen.

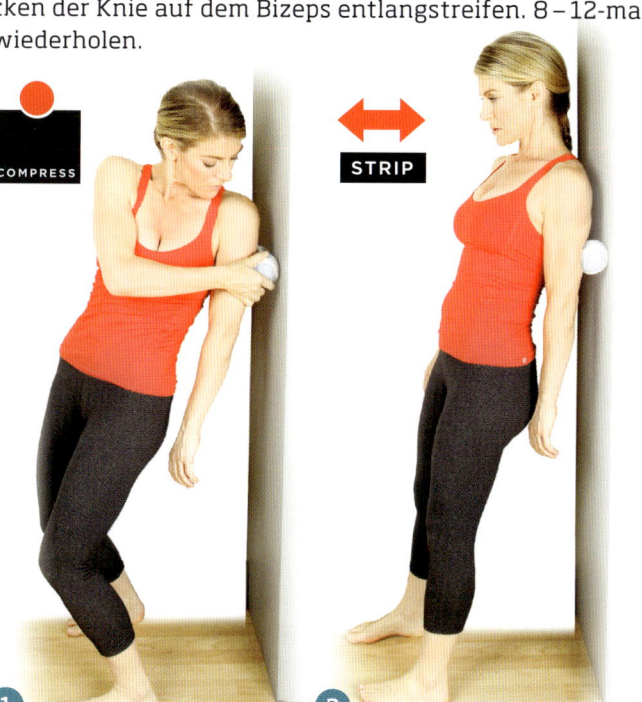

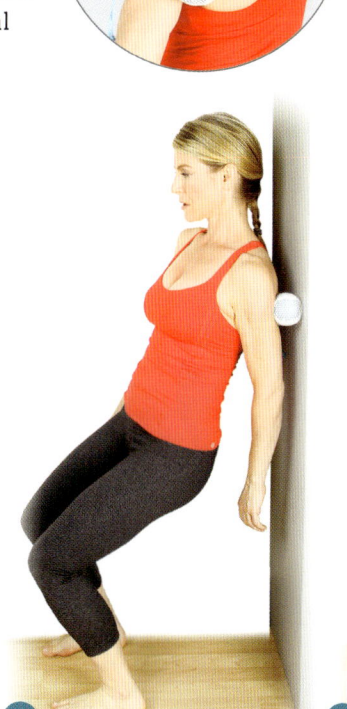

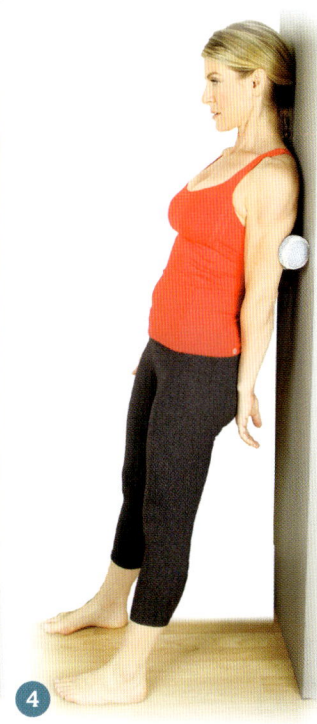

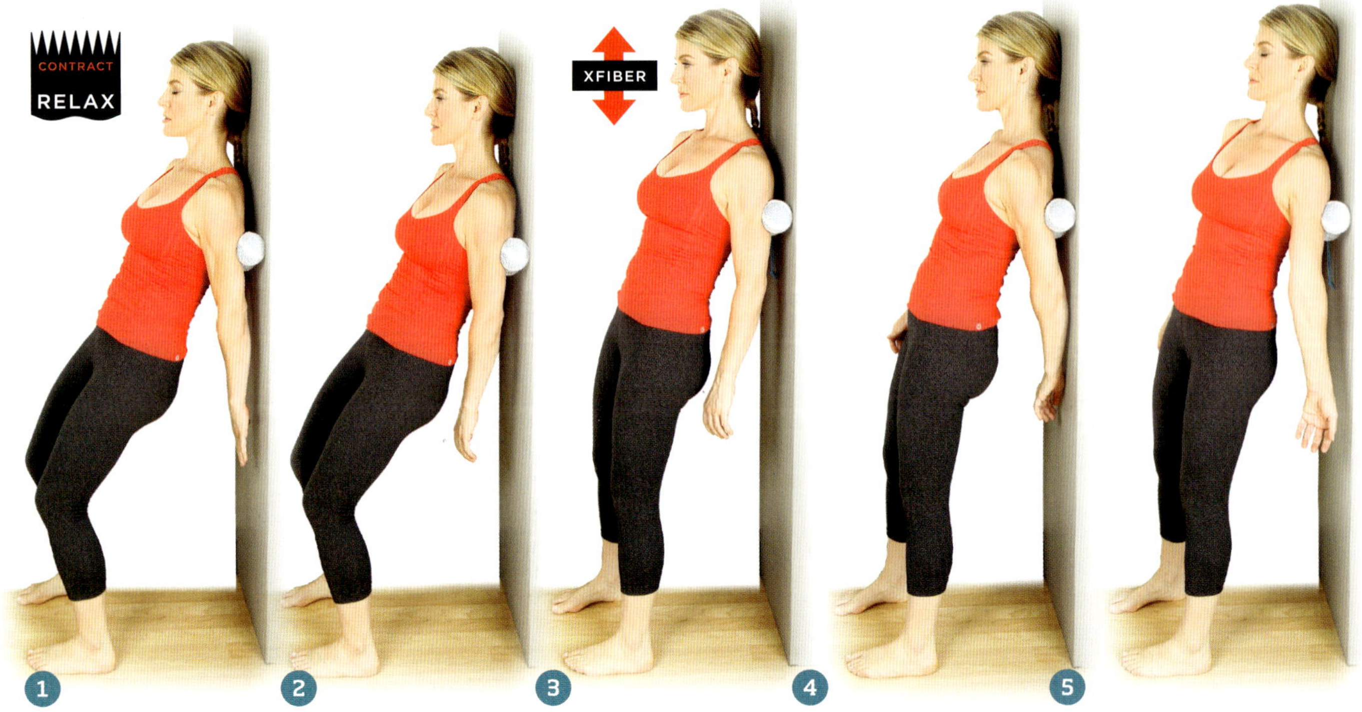

CONTRACT RELAX

XFIBER

1 **2** **3** **4** **5**

Übung 2:

- (1 – 2) Die linke Handfläche gegen die Wand drücken und so den Trizeps aktivieren. Die Spannung einige Sekunden halten, dann lösen. 5-mal anspannen/entspannen.

- (3 – 5) Quer über das Gewebe rollen. Dafür die Schulter erst ein-, dann ausdrehen. Der Großteil der Trizeps-Muskelmasse bewegt sich zwischen den Bällen und wird massiert.

Übung 3:

Den Ellbogen anwinkeln und den Trizeps-Ansatz kurz über dem Ellbogen in die Bälle drücken. Je nach Armwinkel auch mit dem Unterarm Druck auf die Bälle geben. Der Druck auf linken Arm und Bälle kann noch mit der rechten Hand verstärkt werden (ohne Abb.).

Seitenwechsel und Übungen 1 – 3 wiederholen.

XFIBER

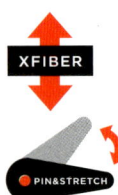 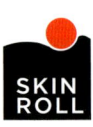

PIN&STRETCH   SKIN ROLL

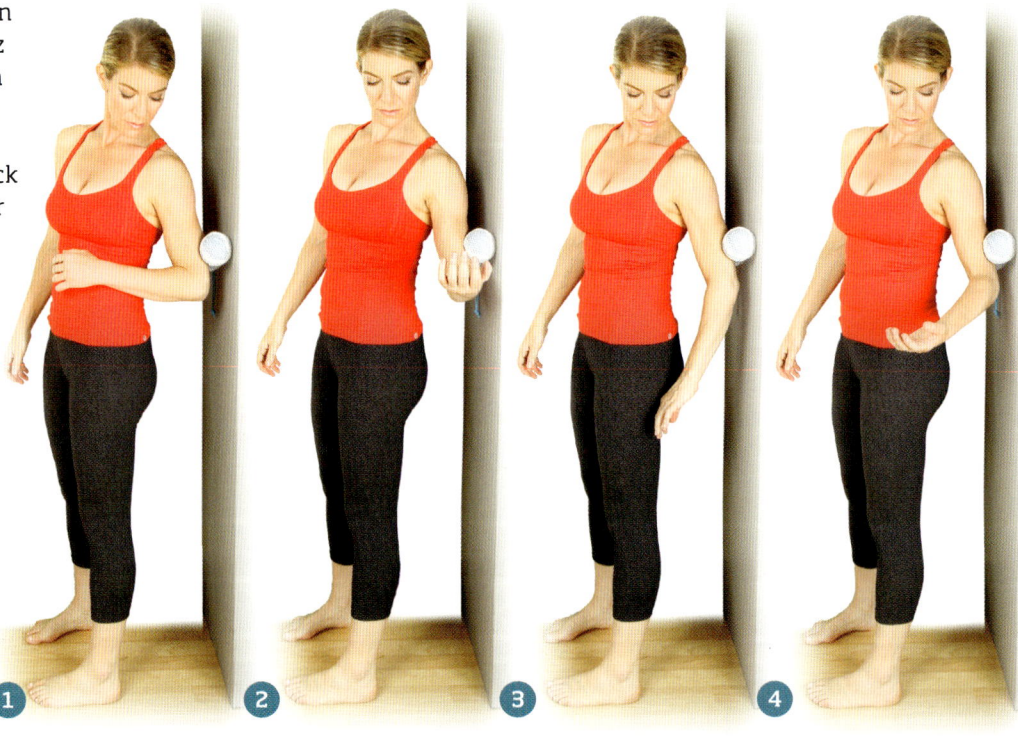

1 **2** **3** **4**

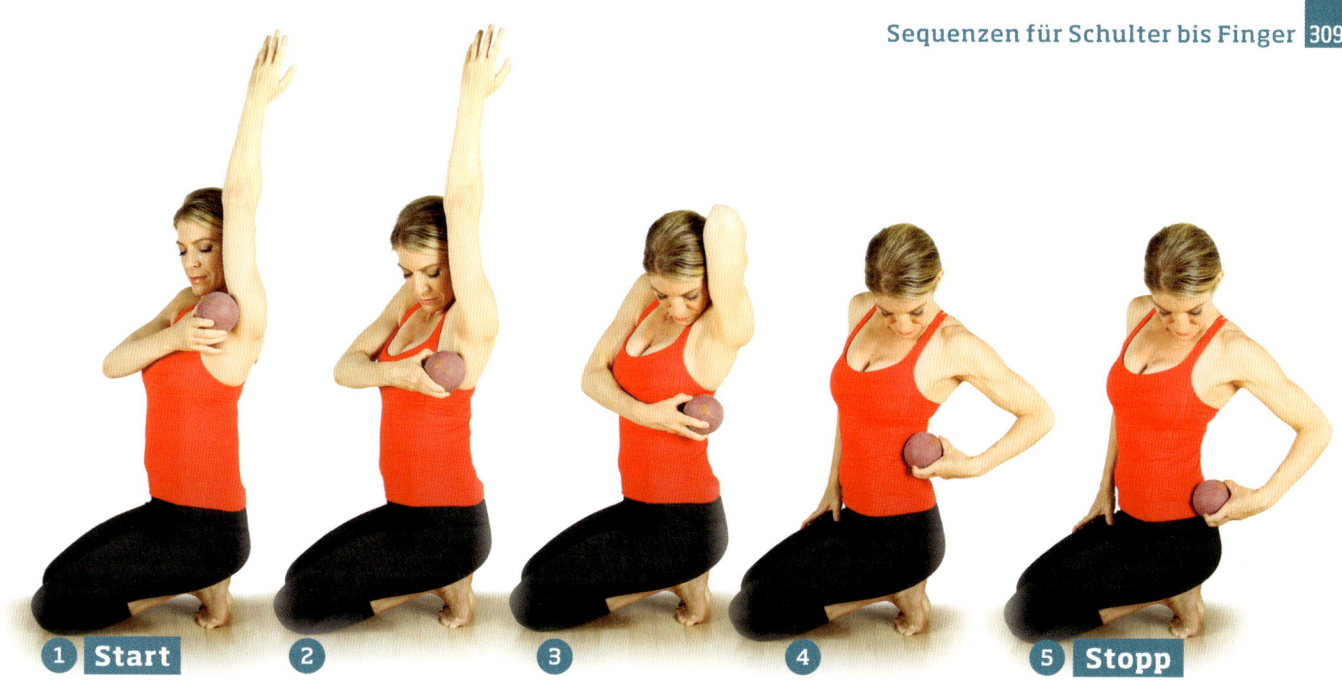

1 Start   **2**   **3**   **4**   **5** Stopp

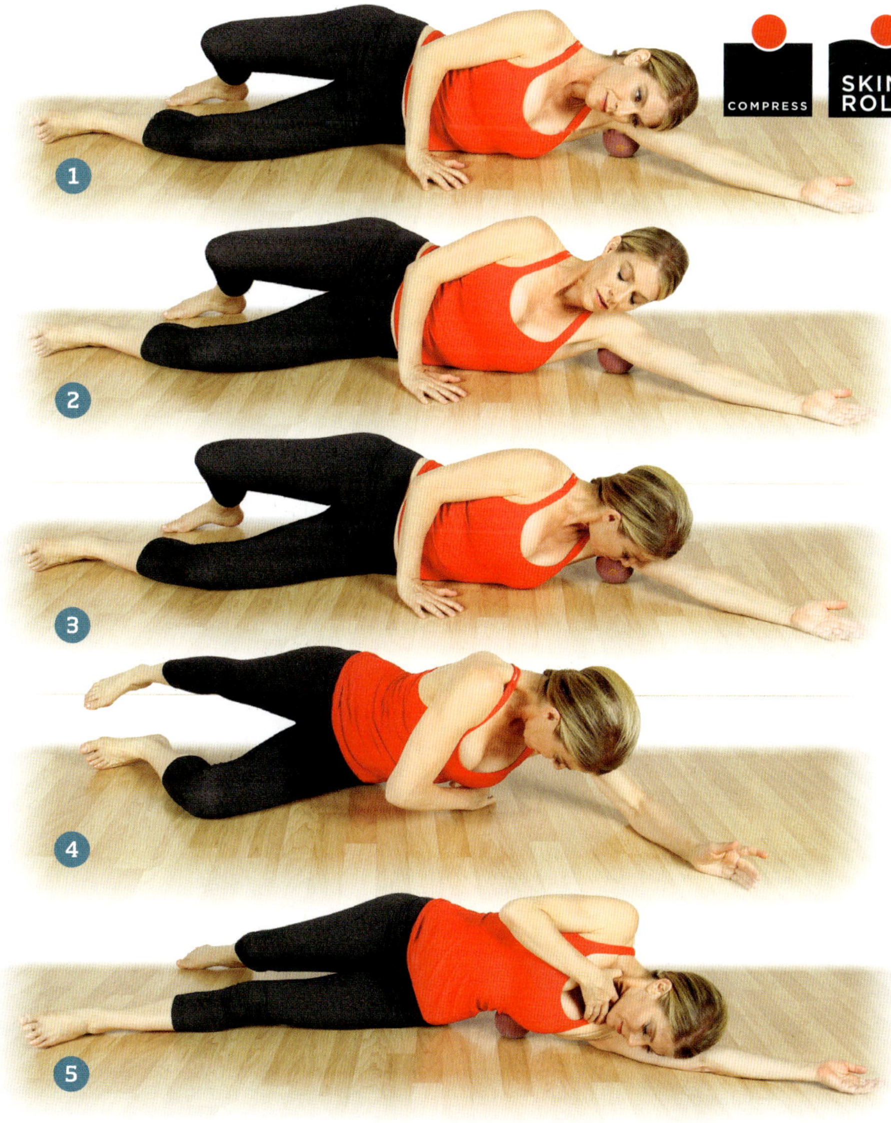

COMPRESS   SKIN ROLL

LATISSIMUS-MASSAGE

Dafür ALPHA-, PLUS- oder Original YTU-Bälle am Boden oder an der Wand einsetzen:

- **(1 – 5)** Um im großen Rückenmuskel Verklebungen zu lösen, den ganzen Muskel zwischen seinem Ursprung am Oberarmknochen bis zu seinem Ansatz im unteren Rücken behandeln. Die Bälle mischen und je nach Drucktoleranz am Boden oder an der Wand arbeiten. Verschiedene Techniken anwenden, um mehr Bewegung in die Schnittstelle zwischen dem Latissimus und den darunterliegenden Gewebeschichten zu bringen (siehe Abb. 1 – 14 auf den nächsten Seiten).

- Jede Körperseite 5 Minuten bearbeiten.

- Den Kopf mit einem Yoga-Block oder Kissen stützen (ohne Abb.).

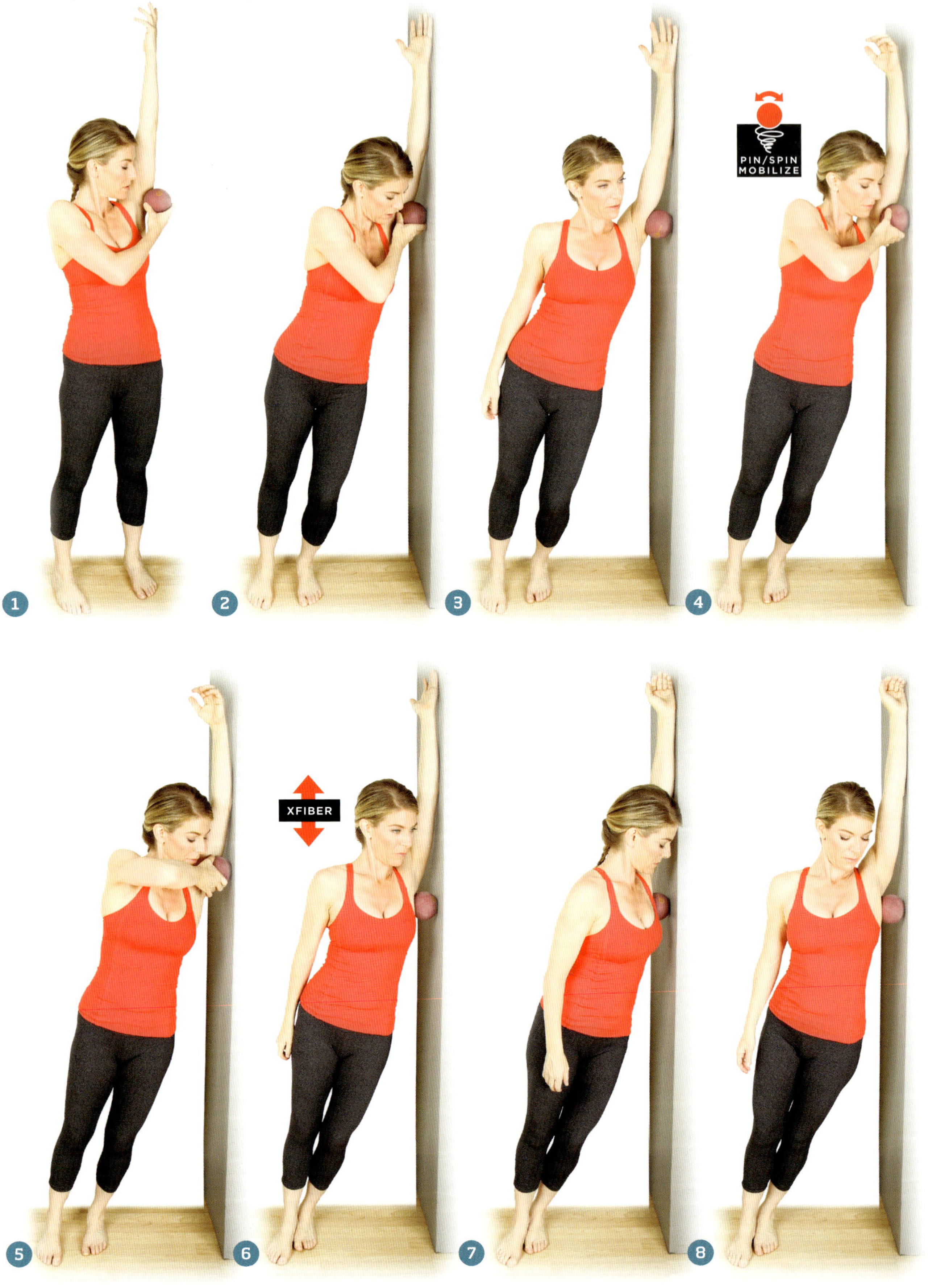

PIN/SPIN
MOBILIZE

XFIBER

1

2

3

4

5

6

7

8

PLOW

ReCheck:
Schultern beugen und nach außen rotieren

Die Schultern nochmals dehnen und strecken und überprüfen, ob sich ihre Beweglichkeit verbessert hat und leichter geht.

Nachspüren

1. In die Brust atmen und wahrnehmen, wie sich das anfühlt.

2. Den Oberkörper umarmen und die Händen so weit wie möglich zur Rückenmitte strecken. Reicht eine Hand weiter?

3. Vervollständigen Sie diese Aussage:
Ich fühle (mich) _____.

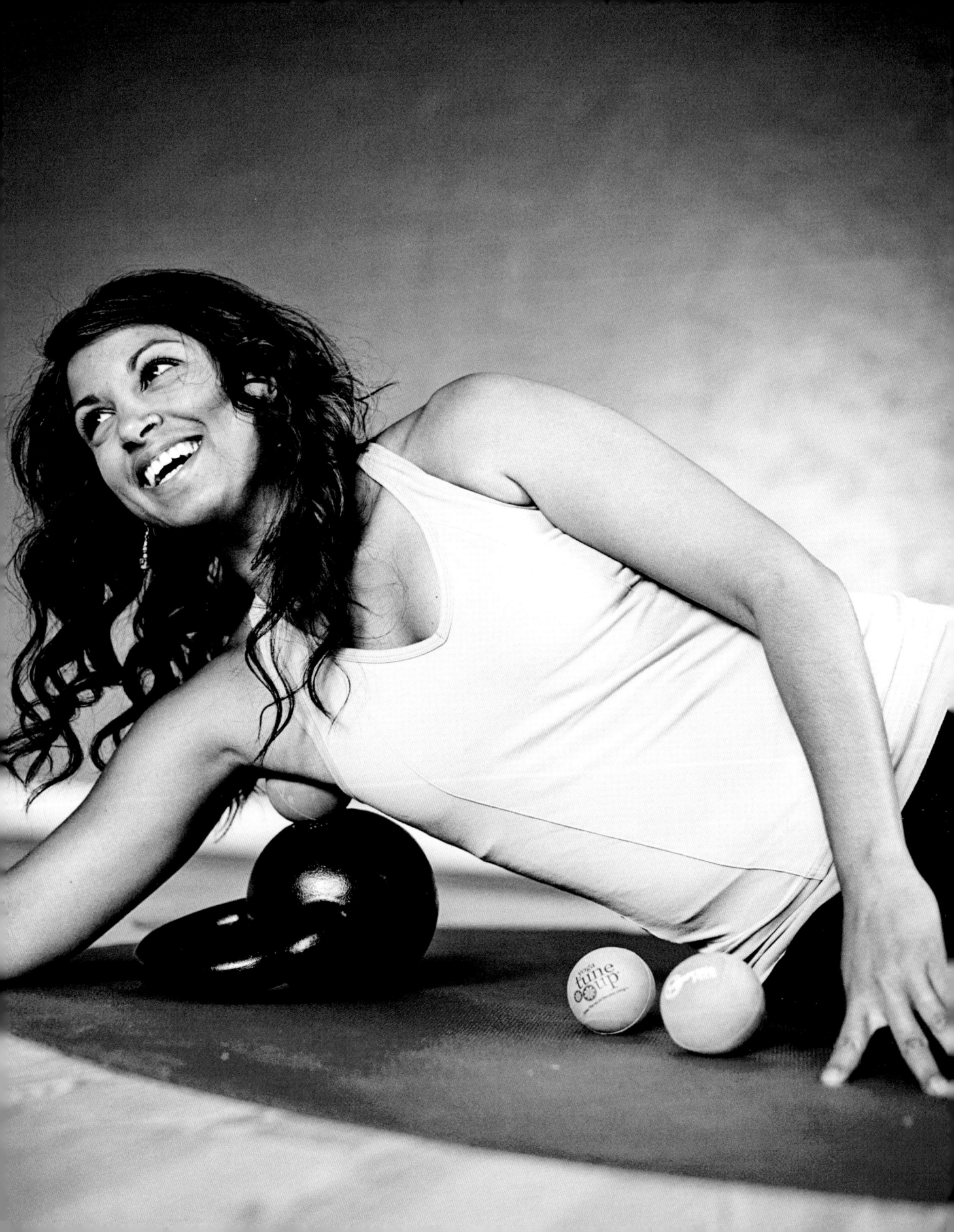

Sie schießt, sie trifft!
Goldmedaillengewinnerin ohne Schmerzen

Karen Kroll, 63

Grafikdesignerin im Ruhestand
Los Angeles

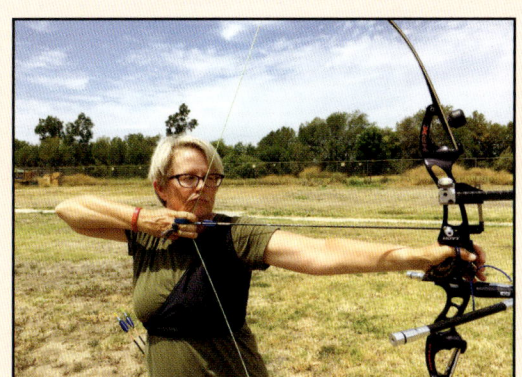

Liebe Jill,

ich möchte Ihnen gerne meine Geschichte erzählen:

Vor sechseinhalb Jahren quälte mich eine beidseitig schmerzhafte Schultersteife. Voraus gingen zwei Jahre scheußlicher Rückenprobleme. Ich konnte nicht einmal die Arme strecken. Als Überraschung zum 57. Geburtstag schenkte mein Mann mir drei Bogenstunden. Ich fing Feuer und betreibe diesen Sport seither.

Die Roll Model-Bälle benutze ich täglich. Zusätzlich rolle ich auf ihnen zur Entspannung vor Wettbewerben, zum Lockern und bei Schmerzen. Auch als ich meine persönliche Bestleistung schoss, rollte ich kurz zuvor. Als wahrer Schatz erwiesen sie sich bei einem Schulter-Impingement zwei Wochen vor den Landesmeisterschaften.

Letzte Woche gewann ich Gold und Silber in der Seniorenklasse der U.S. National Target Championships und bei den U.S. National Open. Ich bin 63 und habe noch lange nicht genug.

Liebe Grüße
Karen Kroll

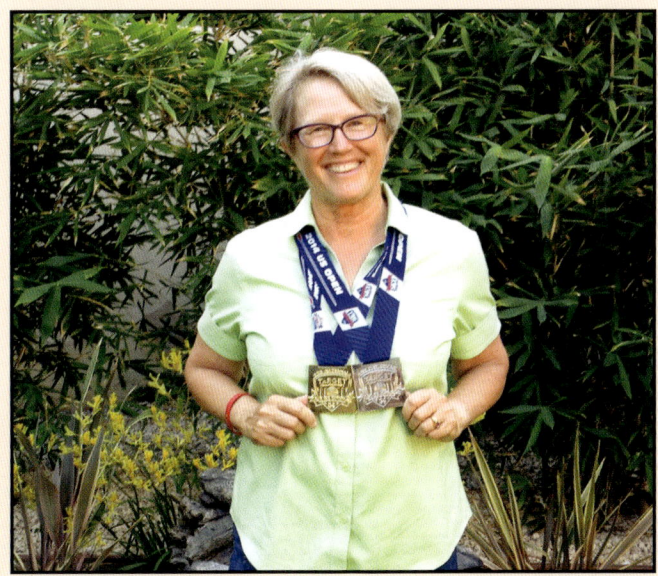

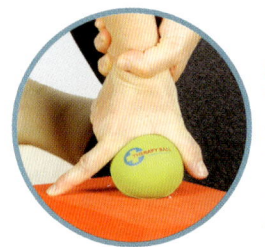

Sequenz 13:
Unterarme, Finger, Hände & Handgelenke

Übungs-Setup
Roll Model-Bälle: Original YTU, PLUS oder ALPHA
2 Yoga-Blöcke

EmbodyMap

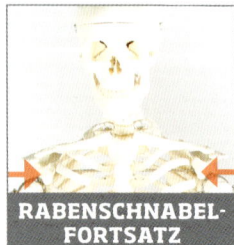

RABENSCHNABEL-FORTSATZ

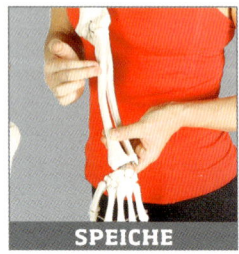

SPEICHE

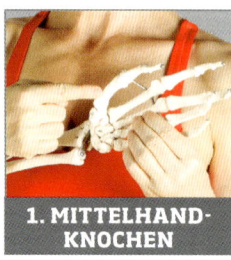

1. MITTELHAND-KNOCHEN

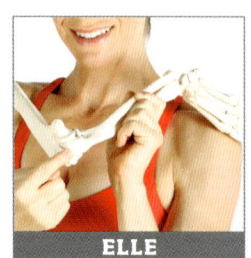

ELLE

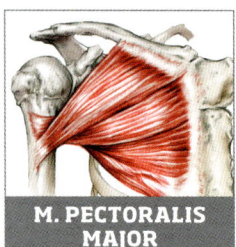

M. PECTORALIS MAJOR

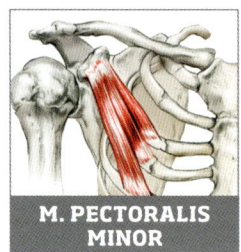

M. PECTORALIS MINOR

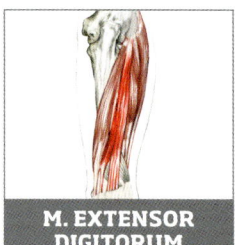

M. EXTENSOR DIGITORUM

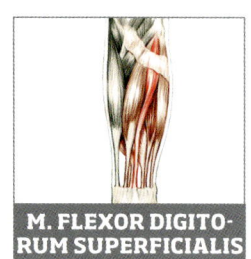

M. FLEXOR DIGITO-RUM SUPERFICIALIS

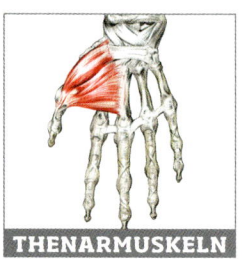

THENARMUSKELN

Basis-Ball-Stopps

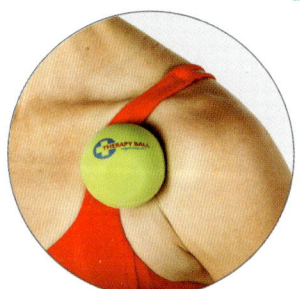

M. pectoralis minor/ Rabenschnabelfortsatz

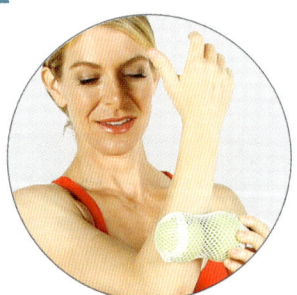

Unterarmknochen

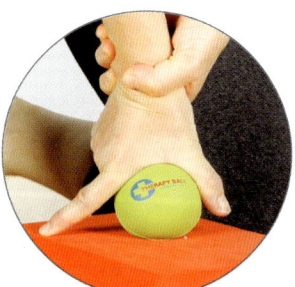

Daumen

Check In: Handgelenkstreckung

- Beide Handflächen auf eine flache Oberfläche legen (Boden, Tisch oder Stuhl). Die Finger zeigen zum Körper, die Daumen sind außen, die kleinen Finger innen. Druck und Winkel so anpassen, dass die Handflächen ganz aufliegen. (Die Handgelenke stehen eventuell nicht so steil wie meine im Foto.)

- Die Finger so weit wie möglich spreizen. Für eine maximale Dehnung die Unterarme und Ellbogen zum Körper ziehen. Über 5 Bauchatemzüge halten.

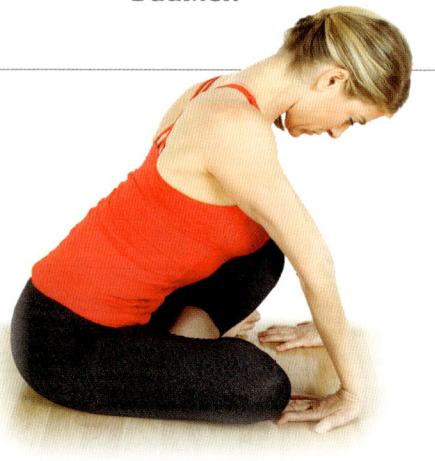

Roll-Sequenz
BRUSTMUSKEL-TRIO
Übung 1:

- **(1)** Zwei Original YTU- oder PLUS-Bälle auf zwei Yoga-Blöcke legen, sodass beidseitig die Rabenschnabelfortsätze/die Ansatzsehnen der kleinen Brustmuskeln daraufliegen. **(2)** Die Stirn auf dem Boden oder einem gefalteten Handtuch ablegen. Ruhig liegen und 1–2 Minuten den Balldruck spüren, dabei ruhig in die Bälle atmen.

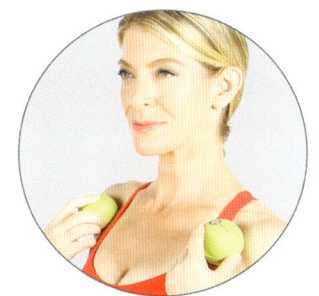

- **(3–4)** Fixieren & Dehnen im Atemrhythmus: einatmen und die Handflächen zur Decke ziehen (Schulterstreckung), dann ausatmen und ablegen.
- Diese Atemsequenz 8–15-mal wiederholen.

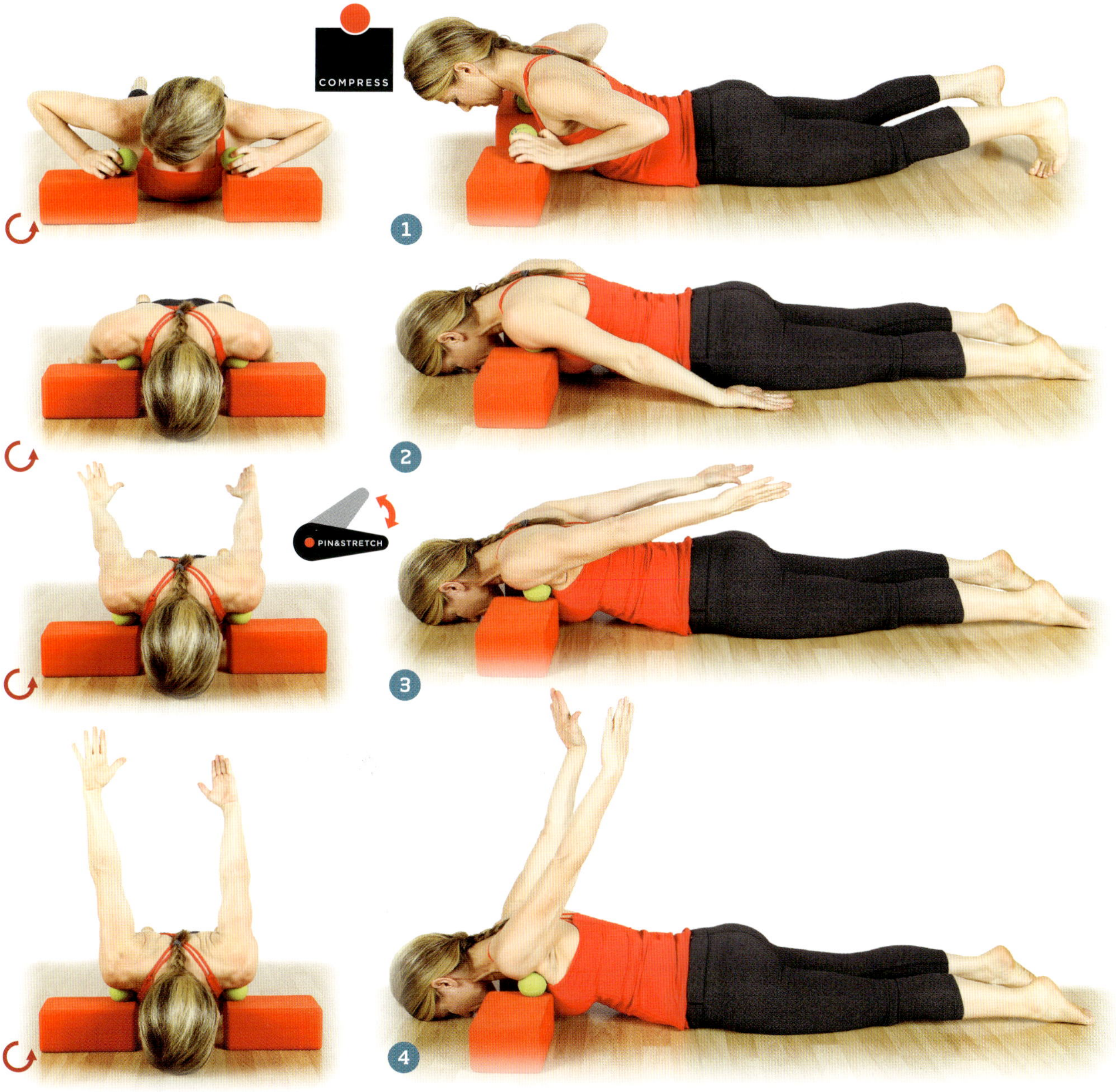

COMPRESS

1

2

PIN&STRETCH

3

4

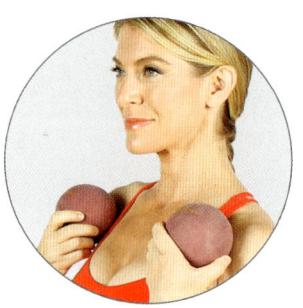

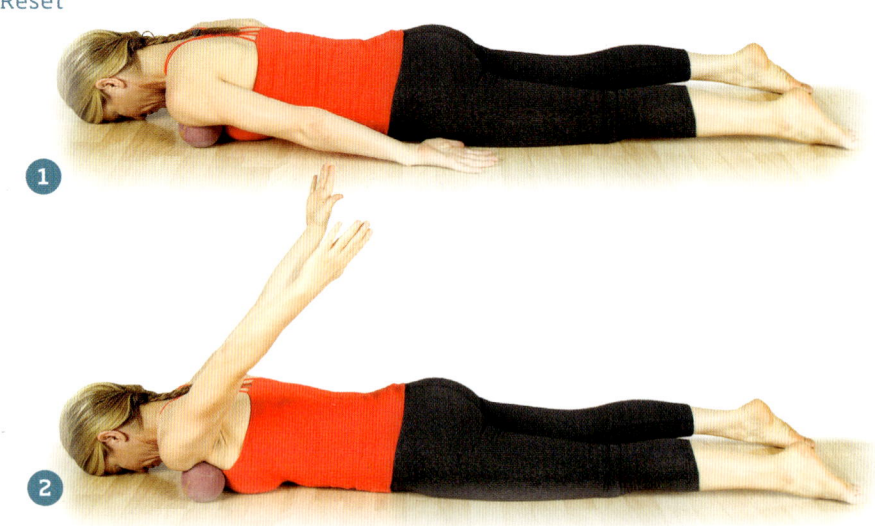

(1 – 2) Alternativ mit zwei ALPHA-Bällen direkt am Boden arbeiten.

1

2

CONTRACT RELAX | XFIBER | PIN&STRETCH

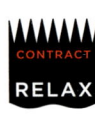

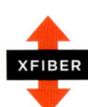

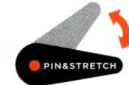

Übung 2:

- (1) Schultern und Arme wie für einen Schmetterlings-Schwimmzug bewegen. (2) Dabei die Arme so weit wie möglich nach hinten schwingen, (3 – 4) nach außen rotieren, damit sie sich nach außen strecken können, und zuletzt (5) nach vorne über Kopf führen, mit nach oben gedrehten Handflächen.
- (6 – 8) Die Bewegung langsam in umgekehrter Reihenfolge ausführen, dabei tief atmen.
- 8 – 12 Schmetterlings-Schwimmzüge machen.

1

2

3

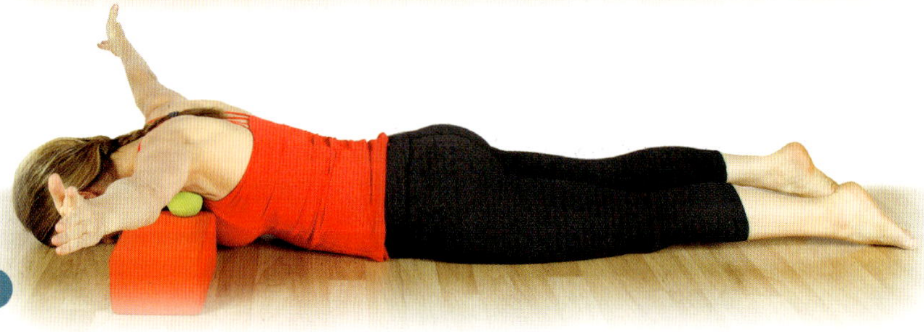

4

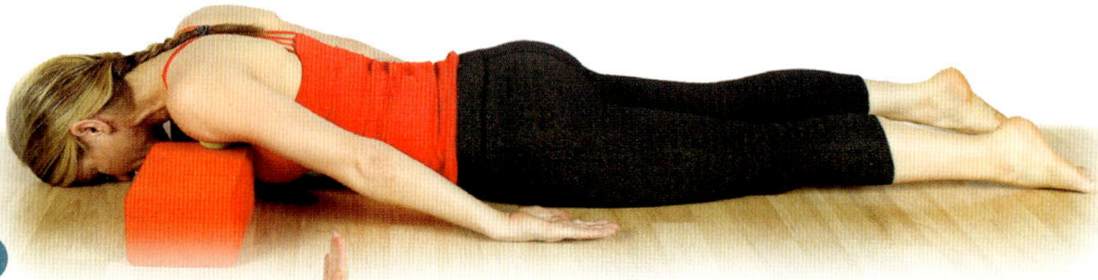

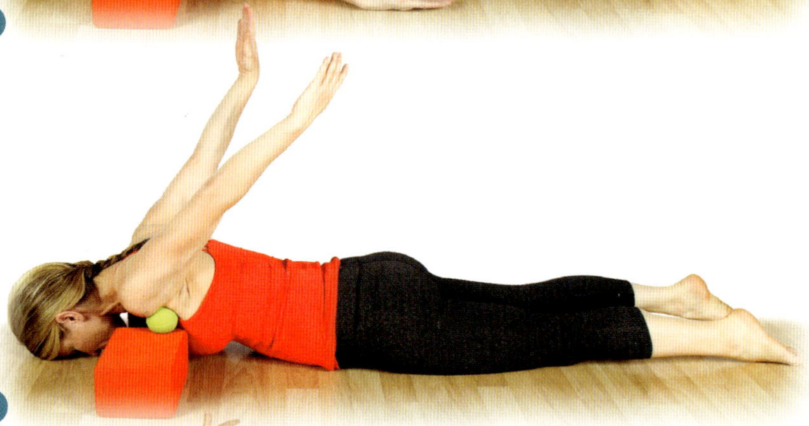

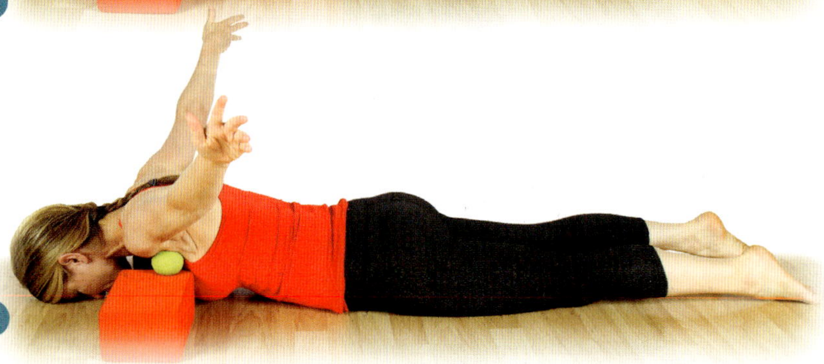

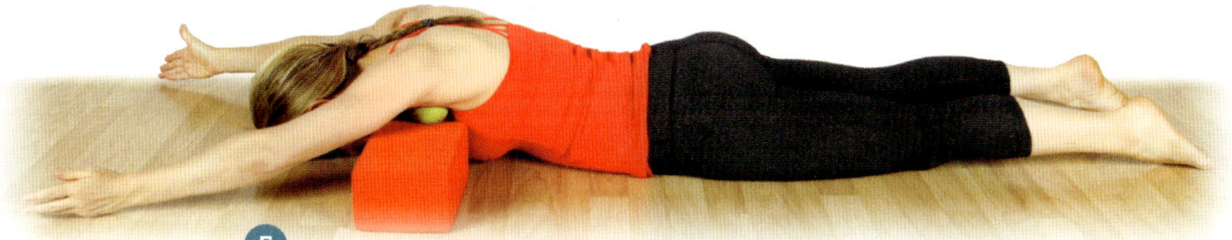

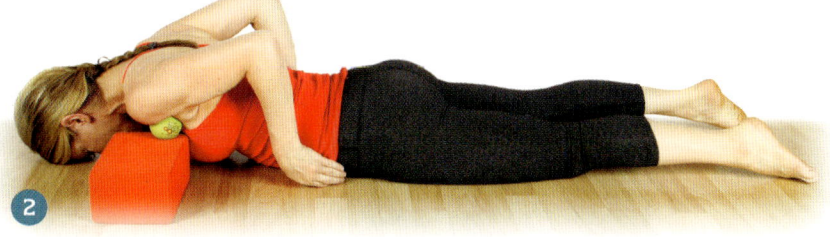

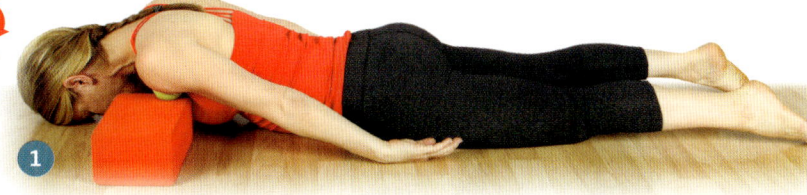

Übung 3:

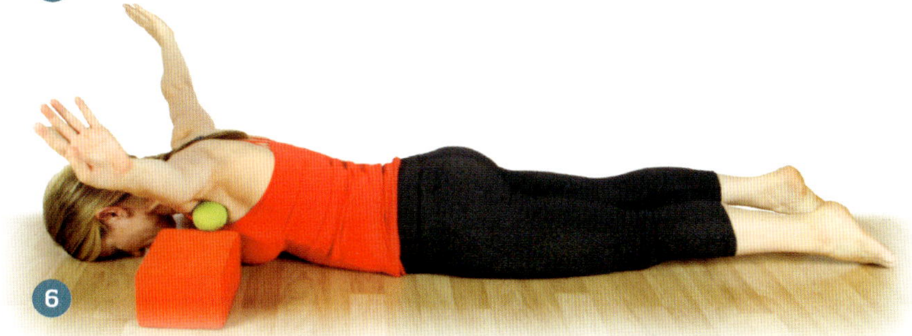

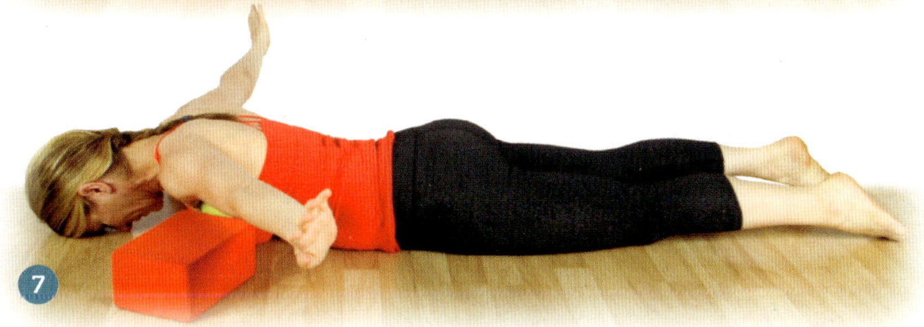

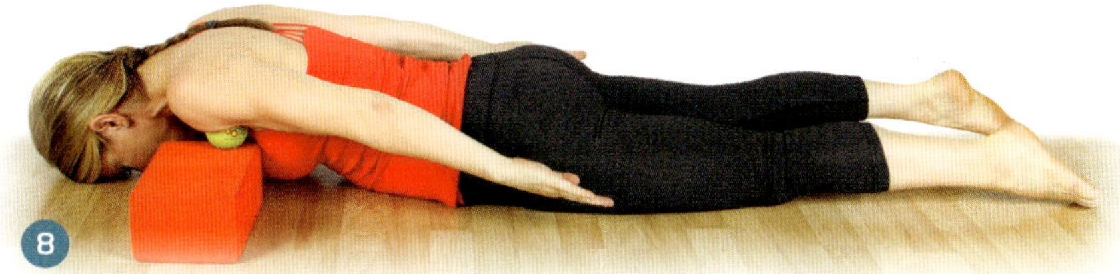

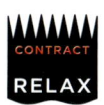

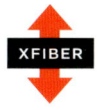

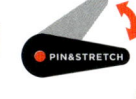

- (1) Einen vollständigen Brustschwimmzug einleiten. Mit den Armen neben dem Körper und nach oben gedrehten Handflächen beginnen. (2) Die Ellbogen anwinkeln und die Handrücken über den Boden nach vorne ziehen. Dann ...

- … **(3)** die Hände über die Blöcke heben und **(4 – 5)** die Handflächen über dem Kopf zusammenführen. **(6 – 9)** Die Arme dynamisch nach vorne schieben, dann zur Seite und wie beim Schwimmen wieder zurück in die Startposition. Die Schwimmzüge auf den Atemrhythmus abstimmen.

UNTERARM-LOCKERUNG

Übung 1:

- **(1–2)** Zwei Bälle im Beutel auf einem Tisch oder einem Yoga-Block platzieren und den rechten Unterarm zwischen die Bälle legen. Die Außenseite der Unterarme **(3–4)** wie beim Messerschleifen vor- und zurückziehen.

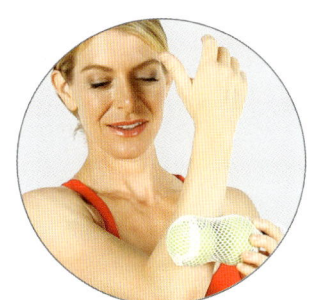

- **(5)** Mit der linken Hand die Bälle an der Sehnenverdickung am Ellbogen (Ellbogenhöcker) fixieren. **(6–8)** Das Handgelenk durch Beugen, Strecken oder Kreisen anspannen/ entspannen.

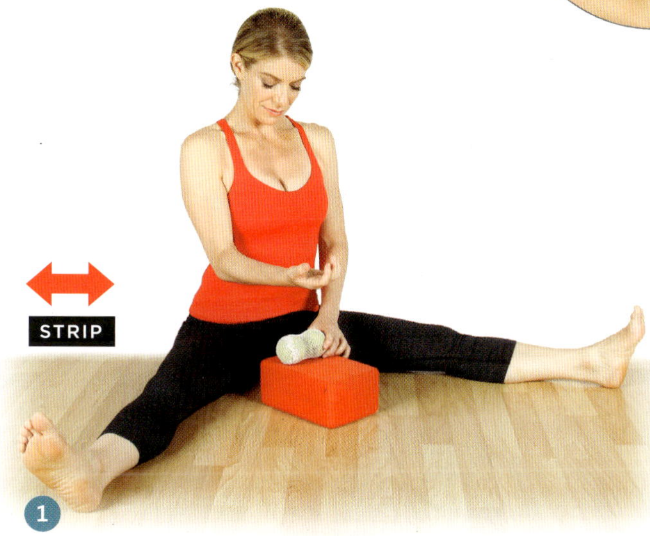

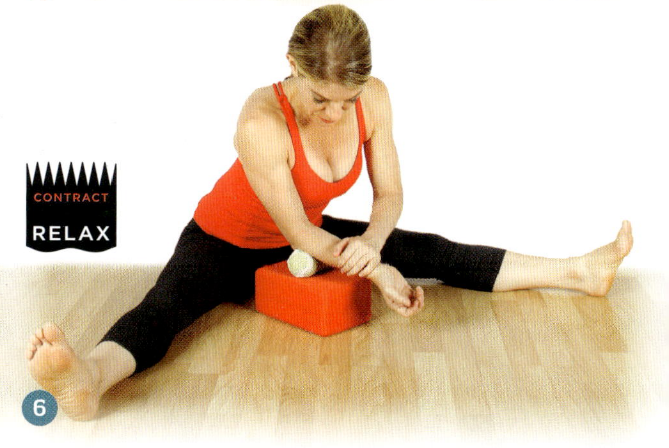

STRIP

1

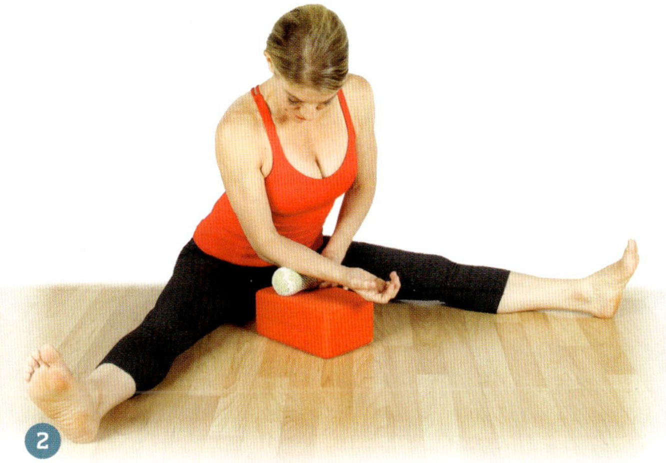

2

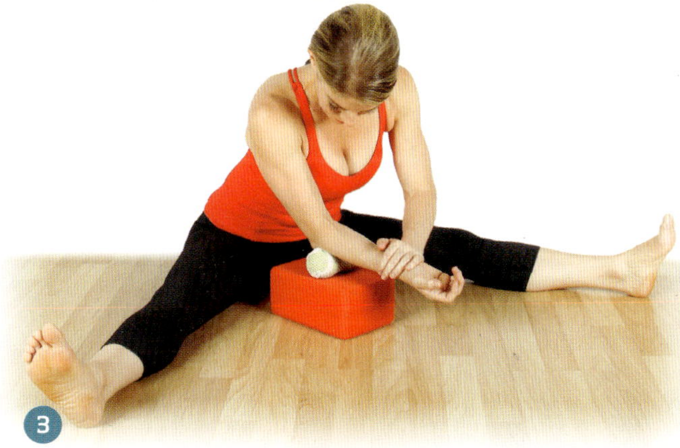

3

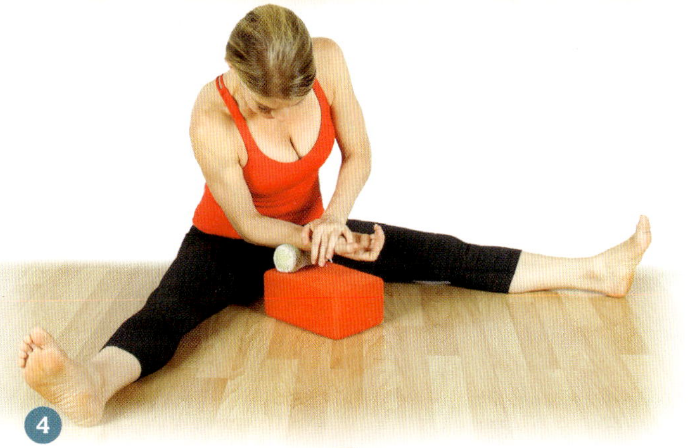

4

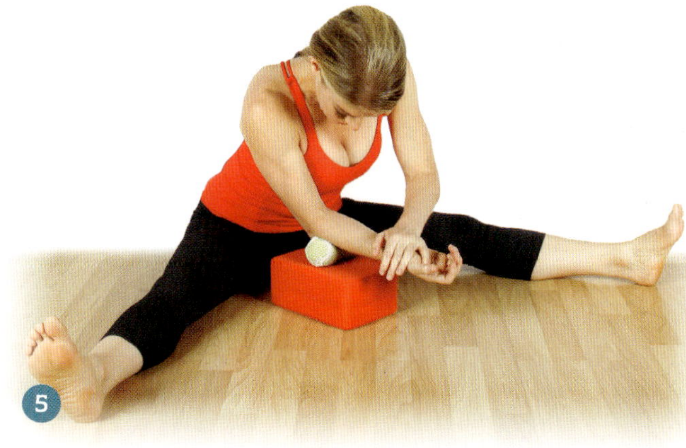

CONTRACT RELAX

5

6

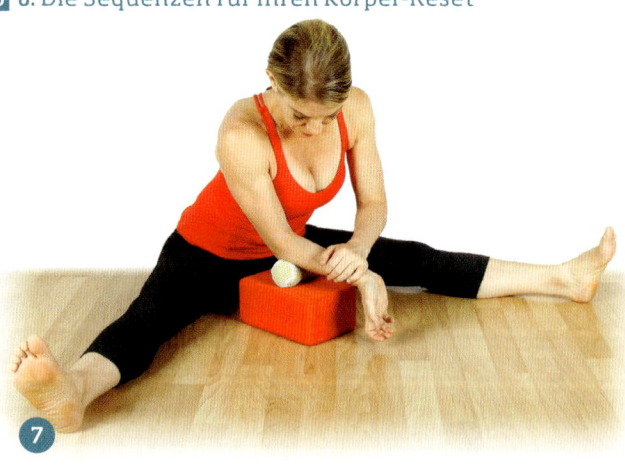

7

8

Übung 2:

- **(1)** Den Unterarm um 180 Grad drehen und die Beugemuskeln längs massieren. Beim Rollen über die Innenseite des Unterarms **(2)** das Handgelenk locker hängen lassen und mit etwas weniger Druck arbeiten.

- **(3)** Handgelenk und Unterarm wie zu einem Handkantenschlag drehen, damit auch kleiner Finger und Elle massiert werden. **(4)** Mit der linken Hand den Druck auf das Gewebe verstärken **(5 – 7)**, wenn die Bälle Gewebe und Sehnen des Unterarms bearbeiten.

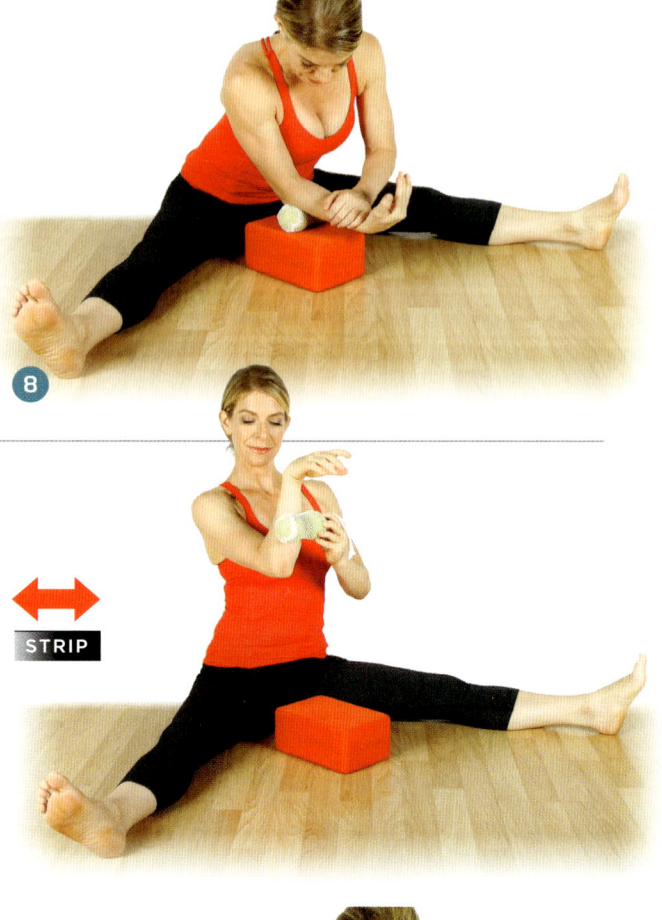

STRIP

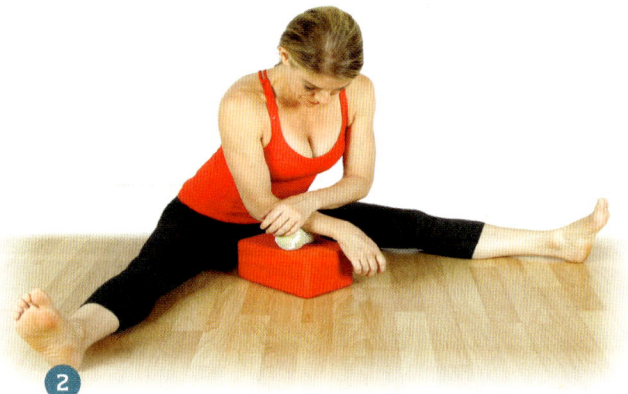

2

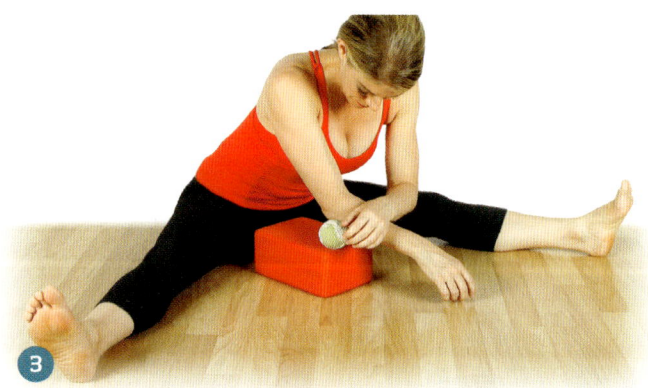

3

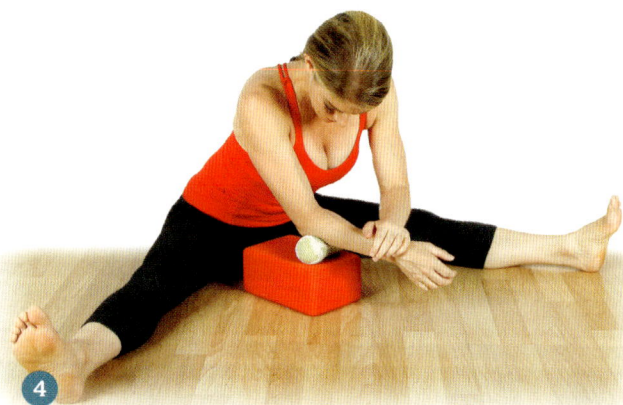

4

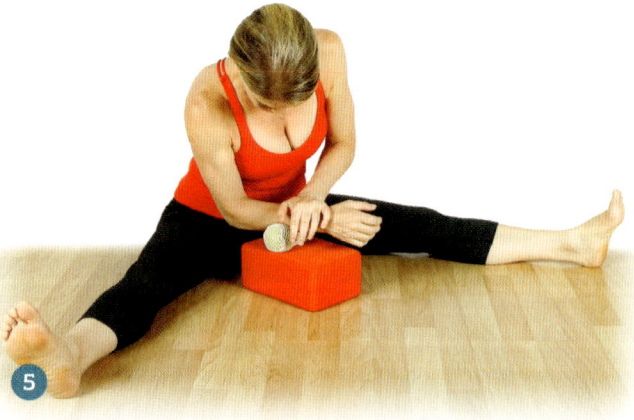

5

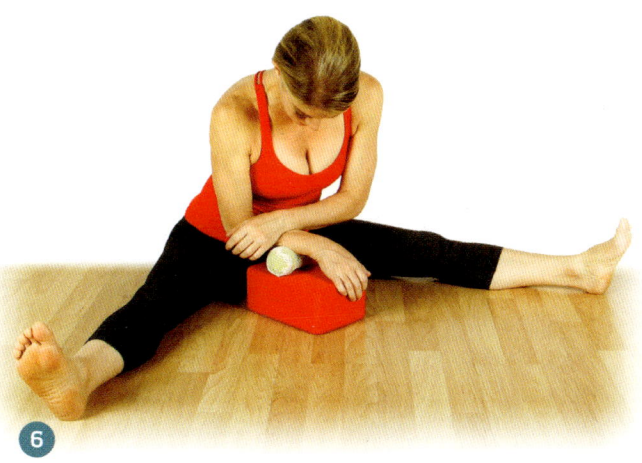

6

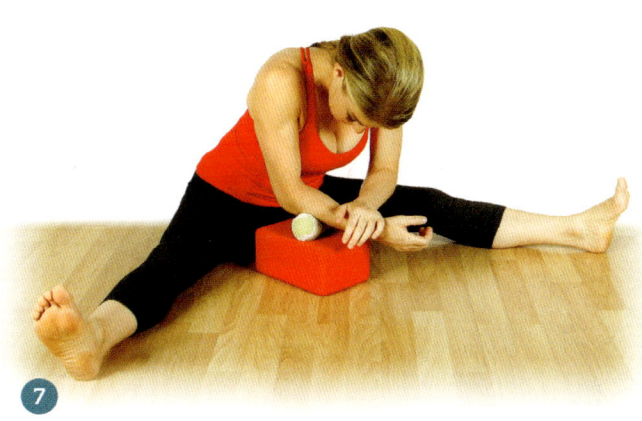

7

Übung 3:

- Mit der linken Hand aktiv das Unterarmgewebe bearbeiten. Dafür den Unterarm nach unten und wieder nach oben drehen. So viele Faszienschichten wie möglich ergreifen und in den Unterarmen Wärme erzeugen.

- Einen Ball wegnehmen und mit Fixieren, Verwinden & Mobilisieren weiterarbeiten. Dazu entweder die Streck- oder die Beugemuskeln mit dem Ball verwinden. Anschließend das Handgelenk und die Finger bewegen (ohne Abb.).

Seite wechseln und Übungen 1 – 3 wiederholen.

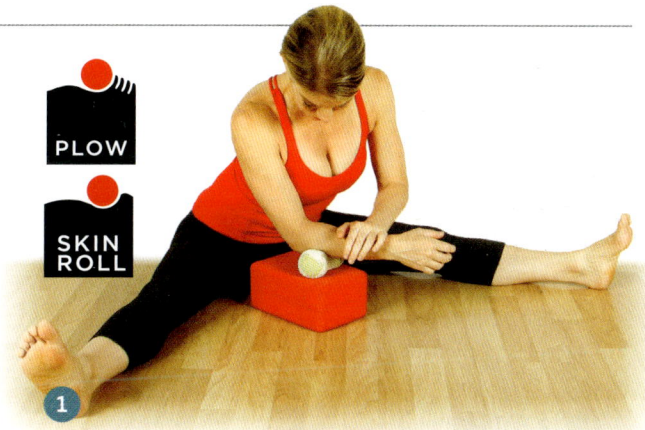

PLOW

SKIN ROLL

1

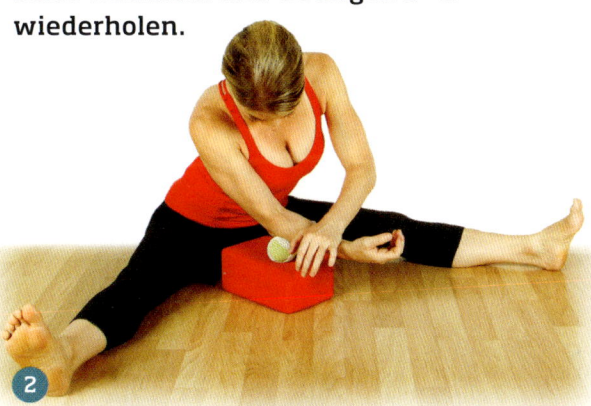

2

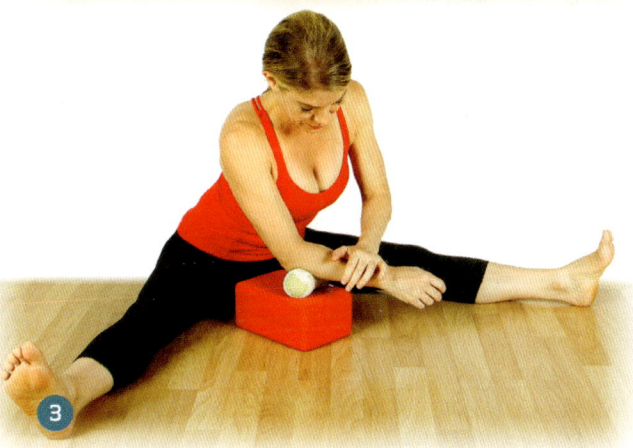

3

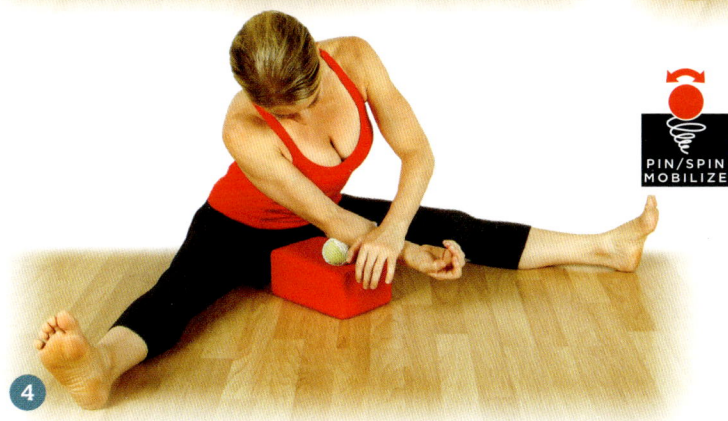

PIN/SPIN MOBILIZE

4

DAUMEN-SPAGAT

Übung 1:

(1) Den rechten Daumen und Zeigefinger über dem Ball spreizen. (2) 20 – 30 Sekunden Druck ausüben, um die Dehnung zu fühlen. (3) Dann Daumen und Zeigefinger in den Ball kontrahieren und (4) nochmals 20 – 30 Sekunden mit tiefer Atmung entspannt dehnen.

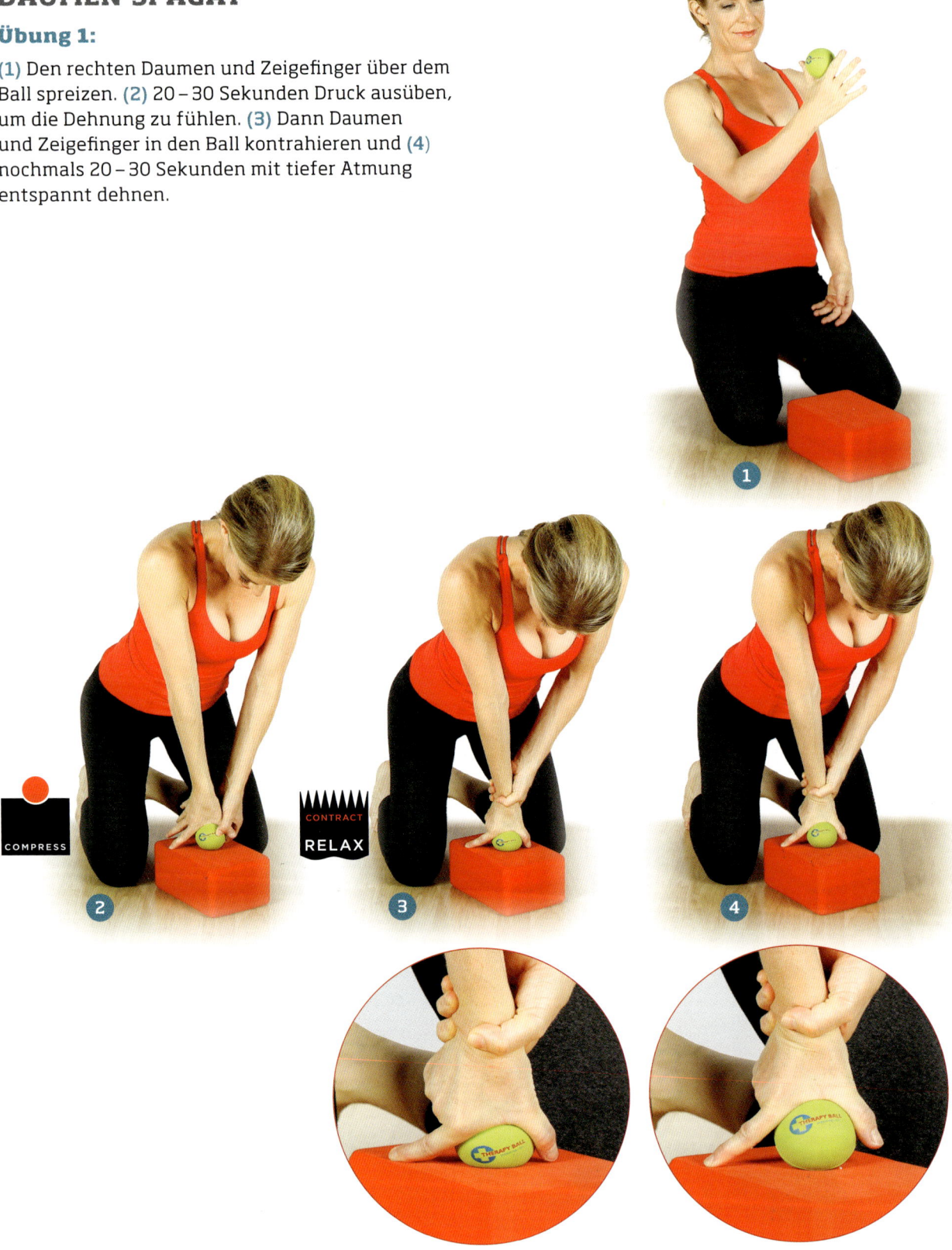

Übung 2:

Alle Techniken auch am Daumenballen ausführen, dabei stark die Haut rollen und verwinden. Tief durch das Gewebe der Daumenmuskeln arbeiten. Dafür mit der linken Hand das Daumengrundgelenk (am 1. Mittelhandknochen) kontrolliert über den Ball schieben. Dann den Ball wie eine Orange beim Entsaften zusammendrücken (Pin/Spin & Mobilize). Mit der ganzen Handinnenfläche wiederholen. Einfach mal ausprobieren!

Seite wechseln und wiederholen.

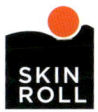 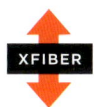 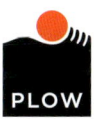 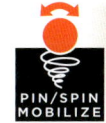

SKIN ROLL · XFIBER · PLOW · PIN/SPIN MOBILIZE

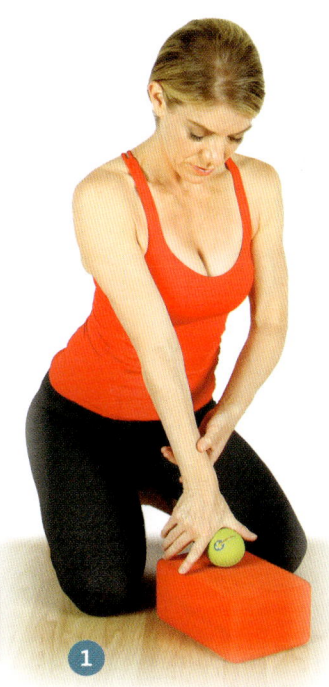

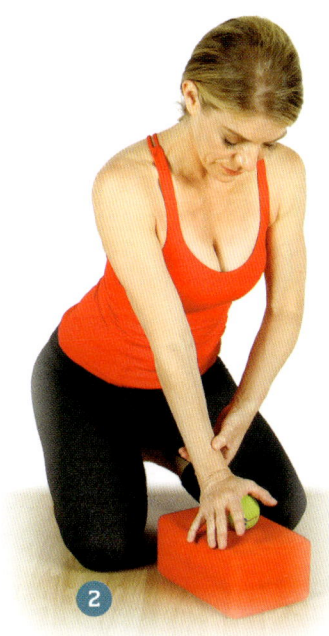

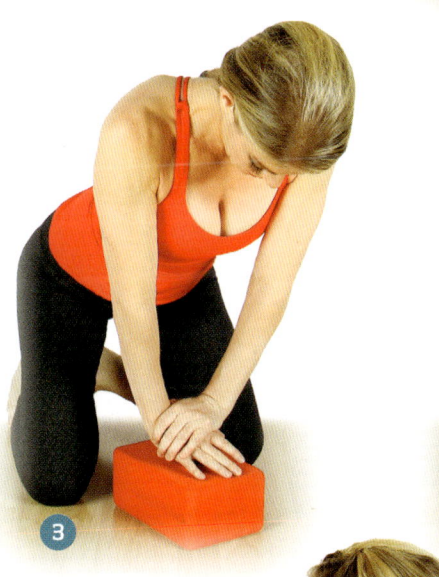

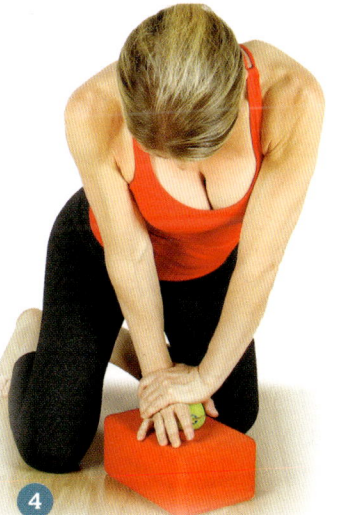

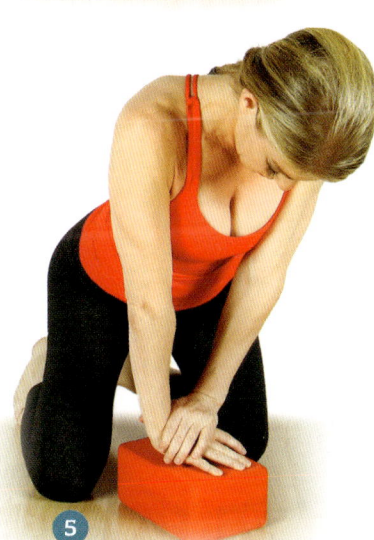

ReCheck: Handgelenkstreckung

Wieder in die Dehnhaltung gehen und überprüfen, ob Beweglichkeit und Bewegungswahrnehmung gleich geblieben sind oder sich verändert haben.

Nachspüren

1. Schauen, ob die Hand an manchen Stellen durch die stärkere Durchblutung gerötet ist.

2. Etwas greifen und die Griffstärke beurteilen.

3. Vervollständigen Sie diese Aussage: Ich fühle (mich) _____.

Jenseits der Grenze der Belastbarkeit: Ein Hockey-Scout besiegt die Schmerzen

Lee Callans, 41
Koordinator der
Scouting-Abteilung
Los Angeles

Lee wusste immer, dass mit seinem Kopf etwas nicht stimmte. Seit er ein Baby war, sah er auf Fotos schief aus. Das tat seiner Eishockeyleidenschaft aber keinen Abbruch. Er spielte seine ganze Jugend in Südkalifornien und lernte, mit der Fehlhaltung umzugehen. Nach dem Motto »Was nicht kaputt ist, muss man nicht richten«, störte es seine Eltern nicht weiter, dass er sich häufig unwohl fühlte und schlecht schlafen konnte. Schließlich brachten sie ihn zu einer Reihe von Ärzten und Spezialisten, und nachdem diese keine aussagekräftige Diagnose hatten, fanden sie sich damit ab, dass es »halt so ist« und dass Lee lernen musste, »damit zu leben und sich durchzubeißen«. Lee übernahm eine eigene Version dieser Philosophie: Wenn es hart auf hart kommt, musst du noch härter sein!

An die ärztlichen Diagnosen erinnert er sich vage: »Skoliose oder umgekehrte Wirbelsäulenkrümmung ... aber ich traute keinem Arzt. Das habe ich wohl von meinen Eltern.« Er ließ nicht zu, dass sich etwas dem geliebten Eishockey in den Weg stellte. Da er nicht wie andere Kinder den Kopf ganz drehen konnte, lernte er, sich aus der Hüfte zu drehen. Mit 41 weiß er nun, dass er die falschen Muskeln für die gewünschten Bewegungen trainierte, um zu kompensieren.

Obwohl jeder sehen konnte, dass sein Hals unbeweglich war, hatte er in seiner Kindheit und frühen Jugend deswegen keine starken Schmerzen, nur ein beständiges Gefühl des Unbehagens. Seine Qual äußerte sich nachts. Lee fand keine bequeme Schlafposition. In Rückenlage schmiegte sich sein Kopf nicht ins Kissen; in Seitenlage bekam er Schulterschmerzen. Manchmal musste er im Sitzen schlafen. Wenn er sich körperlich besonders verausgabt hatte oder im Spiel einen Schlag erhielt, störte das seinen Schlaf über Tage. Schlaflosigkeit wurde zum Anzeichen dafür, dass die Dinge »in Schieflage« waren. Doch anstatt über seine Schmerzen und den Schlafmangel mit einem

Spezialisten zu sprechen, glaubte Lee, dass er sich durchbeißen und den Schmerz ignorieren musste, um weiter spielen zu können.

Gegen Ende seiner Highschool-Zeit erkannte er, dass weder seine Statur noch seine Fähigkeiten (und der Hals) für eine Karriere als Profi-Eishockeyspieler ausreichen würden, doch spielte er weiterhin in seiner Freizeit im College. Der Schmerz nahm zu und wurde unerträglich. Schlafen war ein Horror, und er suchte einen Chiropraktiker auf. »Das Einrichten hielt etwa zwei Stunden vor, doch dann war ich wieder am Anfang. Ich gab Geld für Notpflaster aus, und keiner der Chiropraktiker hatte eine Langzeit-Strategie. Das war das Geld nicht wert.«

Lee schloss die Uni im Fach Kommunikationswesen ab und fand Arbeit beim Fernsehen. Viele Jahre legte er Kabel für Soundanlagen, bis er sich zum Tonassistenten hochgearbeitet hatte. Dafür musste er während der Aufnahme einer Szene ein schweres Mikrofon an einem Stab über den Köpfen der Schauspieler halten. Der Galgen muss vollkommen statisch sein und so hoch gehalten werden, dass er nicht ins Kamerafeld hängt.

Für jemanden mit chronischen Nackenschmerzen ist es wahrscheinlich der schlimmste Beruf, stundenlang am Tag einen Galgen über Kopf zu halten. Lee erinnert sich an die Schweißperlen, die ihm dabei über das Gesicht rannen und an das Verwackeln und unkontrollierbare Zittern, wenn er den Galgen Einstellung für Einstellung in ungewöhnlichen Positionen halten musste. Dass er fast drei Jahre durchhielt, zeugt von seiner »Durchhalten-um-jeden-Preis«-Mentalität und seinem Biss. In einer Show, in der Lee besonders wackelte, nahm ihn der Regisseur beiseite und sagte ihm klipp und klar: »Wenn dein Traum eine Karriere als Tonassistent in Hollywood sein sollte, wirst du das nicht packen, mein Sohn!« Zornig und frustriert flüchtete Lee in sein geliebtes Eishockey, um Dampf abzulassen. Er übte 300 bis

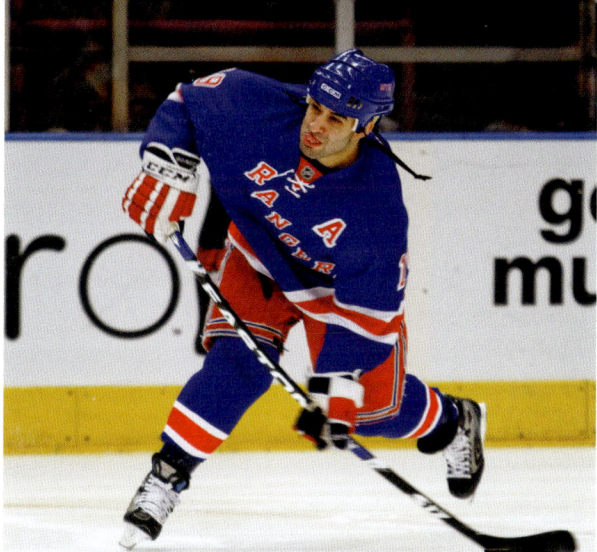

Ein klassischer Schlagschuss.

400 Schlagschüsse täglich in der Einfahrt oder auf dem Eis, mit massiver Kraft. Langsam forderte das seinen Tribut.

»Beim Schlagen holt man nicht nur aus: Man zielt darauf ab, dass die Kelle rund drei Zentimeter vor dem Puck aufkommt, damit sich der Schläger biegt, bevor er über den Puck zieht. Und das Hunderte von Malen täglich, in der betonierten Einfahrt oder auf Eis. Ich verlor das Gefühl in der Hand und konnte nicht mehr greifen. Rasende Schmerzen liefen meine Hand hoch, über den Arm in die Schulter und in den Nacken.« Er hatte die Beugesehnen in Hand und Handgelenk geschädigt. Das Daumengewebe um den Hockeyschläger war entzündet und verletzt. Jede Schmerzattacke dauerte mehrere Tage, dann schlug er die Pucks wieder. 1997 konnte er weder den Schläger noch den Aufnahmegalgen mehr halten und kündigte seine Arbeitsstelle.

Nie suchte Lee wegen der Handschmerzen einen Arzt auf. Er nahm auch keine Medikamente, außer einem gelegentlichen Ibuprofen. Er war weder versichert noch hatte er Geld. Er saß es einfach aus und »biss sich durch«, wie seine Eltern das gelehrt hatten. Seine schlechte Erfahrung mit Ärzten hatte ihn zutiefst misstrauisch gegenüber konservativen und alternativen Therapien gemacht. »Sie jagten nur den Symptomen nach. Meine Schulter schmerzte, und ich sollte einige Wochen lang Schulterübungen machen, doch nie änderte sich etwas langfristig.« Er glaubt auch, dass seine »Sportlermentalität« ihn glauben machte, dass er unbesiegbar und ein »zäher Typ« war. Hockey war

das emotionale Ventil für ihn, doch sein Schmerz und die Schlaflosigkeit gerieten außer Kontrolle.

Hollywood lag hinter ihm, und Lee verwandte seine Energie darauf, sich einen Beruf aufzubauen, mit dem er seinem geliebten Eishockey näherkommen würde. Schließlich bekam er 2000 einen Job in der PR-Abteilung eines NHL-Teams. Das verschaffte seinem Körper endlich Ruhe, und schließlich stellte ihn das Team als Scout ein. Er war überragend gut, und nach wenigen Jahren sicherte er sich 2006 seinen Traumjob als Koordinator der Scouting-Abteilung und Assistent der Geschäftsführung. Die Arbeit im Profisport hat seine Vorteile: Zu Lees Büro gehört ein erstklassiger Trainingsbereich, er ist umgeben von Spitzensportlern und erfährt aus erster Hand, wie stahlharte Stärke entsteht, wie trainiert wird und welche therapeutischen Genies es gibt.

Als Scout hatte er immer noch gelegentliche Schmerzattacken in Händen, Hals/Nacken und Schultern und litt an Schlaflosigkeit. Viel davon wurde von dem Stress ausgelöst, den er auf beruflichen Reisen hatte. Manchmal tauchten neue Schmerzen in Rücken und Hüften auf. Dennoch trainierte er regelmäßig, mit Laufen und Gewichtheben. Das Hockeyspielen gab er auf. Leider holten ihn seine Verletzungen ein. Seine rechte Schulter versagte wegen Rissen in der Rotatorenmanschette, die wahrscheinlich aus der kombinierten Fehlfunktion von Hals/Nacken und Hand herrührten. Das konnte er nicht länger aussitzen. 2012, mit 38 Jahren, musste Lee operiert werden. Doch selbst nach der OP und Rehabilitation hatte er weiter Schmerzen und Schlafstörungen.

Im Juli 2013 nahm Lee an einem einwöchigen Yoga Tune Up-Retreat mit mir teil. Er hatte nie zuvor davon gehört und ist auch nicht der »typische Yogi«, war aber offen für alles, was ihm Entspannung brachte. In der ersten Stunde führte ich die Kursteilnehmer in eine Hals/Nacken- und Schulter-Sequenz mit den Roll Model-Bällen ein. Nach ein paar Minuten hatte sich sein Schmerz bereits gewandelt, und er wusste, dass er endlich eine Lösung für seine chronischen Probleme gefunden hatte. »Die Bälle haben seit jenem Tag mein Leben verändert«, sagt er. Lee ging in den Laden vor Ort, kaufte jeden Ball und jedes Video von mir, das er dort fand, ging auf sein Zimmer und rollte weiter.

Er war tief beeindruckt von dem Vorher-/Nachher-Gefühl, das die Bälle ihm vermittelten.

Lee ist ein Alles-oder-nichts-Typ und entwickelte sofort Disziplin für die eigenverantwortliche Gesundheitsfürsorge mit den Bällen. Er kam täglich in meine Kurse, setzte sich in die erste Reihe und saugte so viele Techniken auf, wie er konnte.

An seinem letzten Kurstag unterrichtete ich eine Handsequenz (ab Seite 314). Wir arbeiteten etwa drei Minuten am Daumen, und ich beobachtete, was Lee tat. Plötzlich hob er den Kopf und schaute mich aus weit aufgerissenen Augen an. Nach dem Kurs kam er zu mir und sagte: »Der Grund, warum ich mit Eishockey aufhörte, war, dass ich vor 15 Jahren auf einmal den Schläger nicht mehr halten konnte. Es fühlte sich an, als ob ständig eine Schraubzwinge zwischen Handballen und Daumen saß.« Durch die einfache Daumensequenz mit den Bällen lockerte sich diese Zwinge sofort. Lee führt aus, dass »es sich fast anfühlte, als ob der Daumen am Handballen angeschweißt war und die Ball-Sequenz diese Verbindung löste«. Diese eine Session war der Wendepunkt für sein Greifproblem.

Zu Hause merkte Lee sofort, wenn er einen Tag nicht mit den Bällen gearbeitet hatte. »Ich erkannte mehr und mehr, wie sich ›normal‹ und ›ausgerichtet‹ anfühlt. Die Bälle gaben mir Referenzpunkte für meinen Körper, und ich konnte spüren, was ›unzentriert‹ war. Ich fühlte mich dann nicht richtig gut. Sobald ich die Bälle anwendete, konnte ich wieder in den ›Normalzustand‹ wechseln.« Lee sprach allerdings von einem »neuen Normalzustand«. Er kreierte seinen eigenen, intuitiven Workout, aus den Kursstunden bei mir und mit einigen der Dehnübungen meiner Übungsvideos. »Vor dem Workout rolle ich etwa 30 bis 45 Minuten. Das ist meine Meditation. Ich verwende die Bälle am Rücken, am Nacken und an den Schultern. Dann mache ich weiter mit Brust, Hand und Handgelenk. Ich habe ein Set daheim, ein Paar in meiner Reisetasche und weitere im Schreibtisch in der Arbeit. Oft wechsle ich durch und ändere die Größen.«

Lees Workouts waren voller »Plopp«- und »Klick«-Geräusche. Das ist vollkommen verschwunden. Seine Schrittlänge beim Laufen ist merklich länger; das war zwar nicht Ziel seines Trainingsplans, doch heute weiß Lee, dass sein Körper vorher nur Kompensieren gekannt hatte. Sein Weichgewebe war so unbalanciert, dass es Tricks gefunden hatte, seine Probleme zu umgehen. »Der Körper findet einen Weg, um es zu schaffen, aber das ist nicht immer der richtige«, weiß Lee heute.

Jetzt richtet sich Lees Körper korrekter aus, da ihm Verbesserungsoptionen geboten werden, die er in Leistung umsetzen kann. Beim Trainieren fühlt sich Lee gesünder und aktiver. Sein liebster Freizeitsport ist Rennmotorrad auf der Bahn fahren. Seine neue Beweglichkeit lässt ihn mit einer vorher nicht gekannten Technik fahren.

Ein Großteil seines Berufslebens verbringt Lee auf Reisen; er fliegt durchschnittlich 30- bis 40-mal pro Jahr. »Beim Reisen sind die PLUS-Bälle immer dabei«. Er klemmt sie zwischen Sitzlehne und Wirbelsäule und rollt sie während des Flugs auf und ab. Er weiß noch, wie er früher nie sicher sein konnte, dass sein Rücken nicht krampfen würde, wenn das Flugzeug erst gelandet war. Er sah die anderen aus ihren Sitzen springen, während er sich vorsichtig herausschälte, wie ein vorzeitig gealterter Mann. »Ich finde, diese Bälle sollten in jedem Flugzeug, in jeder Sitztasche und auf jedem Flug weltweit platziert sein. Das sind die wahren Rettungswesten.«

Doch die tiefgreifendste Veränderung für Lee ist vielleicht, dass er heute »wie ein Baby« schläft und beim Aufwachen keine Schmerzen mehr hat. Lee wünschte, jemand hätte ihm die Roll Model-Bälle 15 oder 20 Jahre früher gezeigt. »Die erste Sache, die mich locker macht und positive Veränderungen bringt«, sagt er. Durch die Bälle hat er mehr über seinen Körper gelernt als in den ganzen Jahren seiner Arbeit im Profisportbereich, mit den Besten der Besten. Er hatte jedes Eigenbehandlungs-Werkzeug, jede Behandlungsweise, jeden Trainingsplan und alle zusätzlichen Gimmicks kennengelernt, doch konnte keines davon langfristig etwas verändern.

Lee ist davon überzeugt, dass die Roll Model-Methode in Sportkreisen bald weite Kreise ziehen wird: »Moden kommen und gehen, aber das muss bleiben. Man wäre verrückt, es nicht einzusetzen.« Lee beweist, dass Schmerzen, Schlaflosigkeit und Leiden kein Normalzustand sein müssen. Der Verschleiß, der entsteht, wenn sich Sportler jenseits ihrer Grenzen bringen, kann rückgängig gemacht werden. Jeder kann das Spiel und sein Leben verbessern, wenn er Zeit und Disziplin in funktionierende Selbstfürsorge investiert.

Sequenzen für Hals/Nacken & Kopf

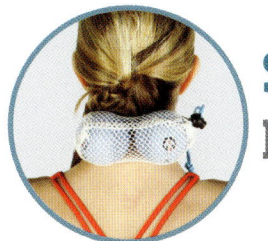

Sequenz 14:
Nackenentspannung

Übungs-Setup

Roll Model-Bälle: Original YTU, PLUS oder 2 x ALPHA im Beutel

Matte

Mauerecke oder Türstock

EmbodyMap

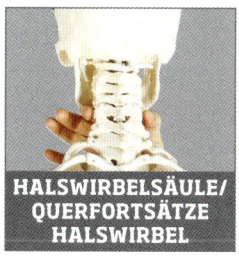

HALSWIRBELSÄULE/ QUERFORTSÄTZE HALSWIRBEL

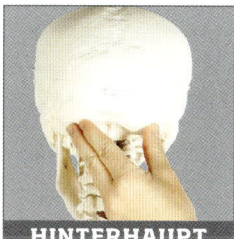

HINTERHAUPT

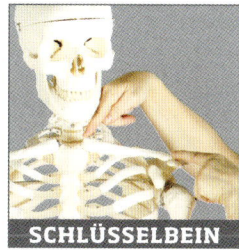

SCHLÜSSELBEIN

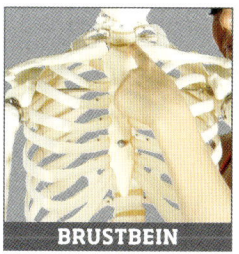

BRUSTBEIN

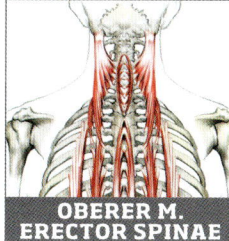

OBERER M. ERECTOR SPINAE

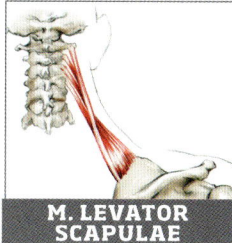

M. LEVATOR SCAPULAE

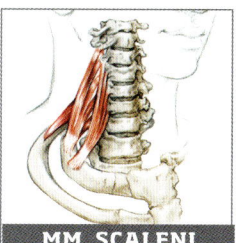

MM. SCALENI

Basis-Ball-Stopps

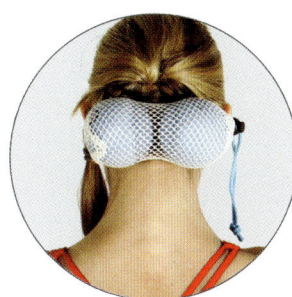

Schädelbasis/ Trigonum suboccipitale

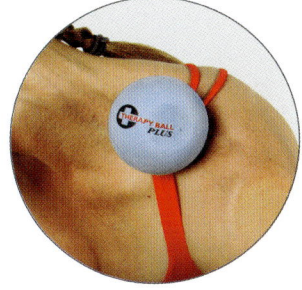

Obere Schlüsselbeinzone

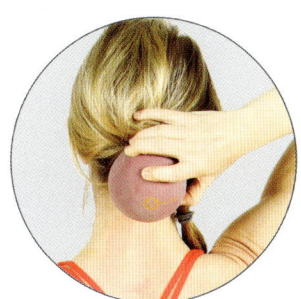

Nackenband

Check In: Hals drehen, Kinn zum Schlüsselbein

- **(1)** Im Sitzen oder Stehen korrekt aufrichten (siehe Seite 84–86), dann **(2)** den Kopf ganz nach rechts drehen.

- **(3)** Das Kinn zum Schlüsselbein senken, ohne die linke Schulter zu bewegen. 2–4 Bauch-Brust-Atemzüge machen.

  (4–6) Seite wechseln und wiederholen.

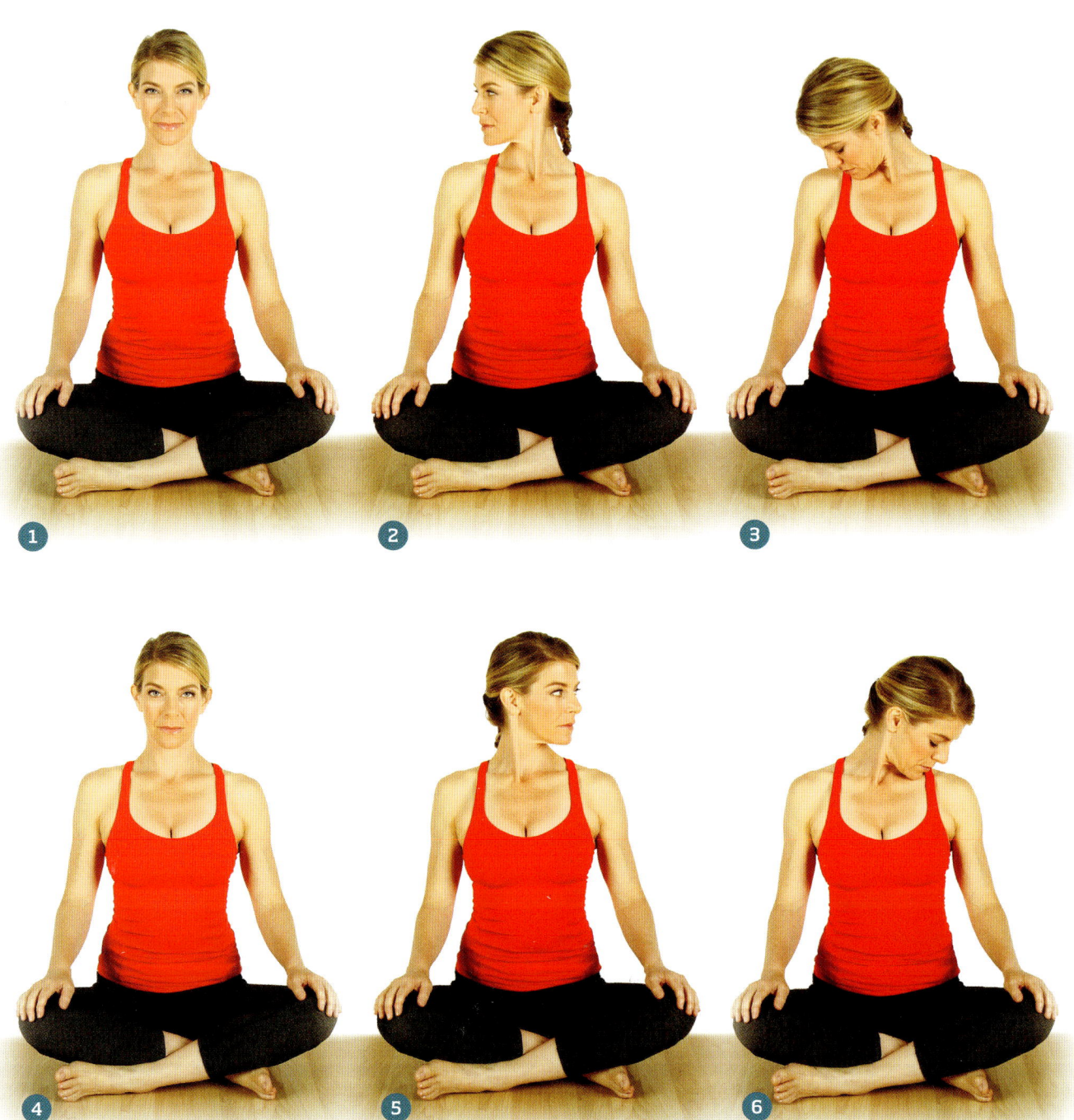

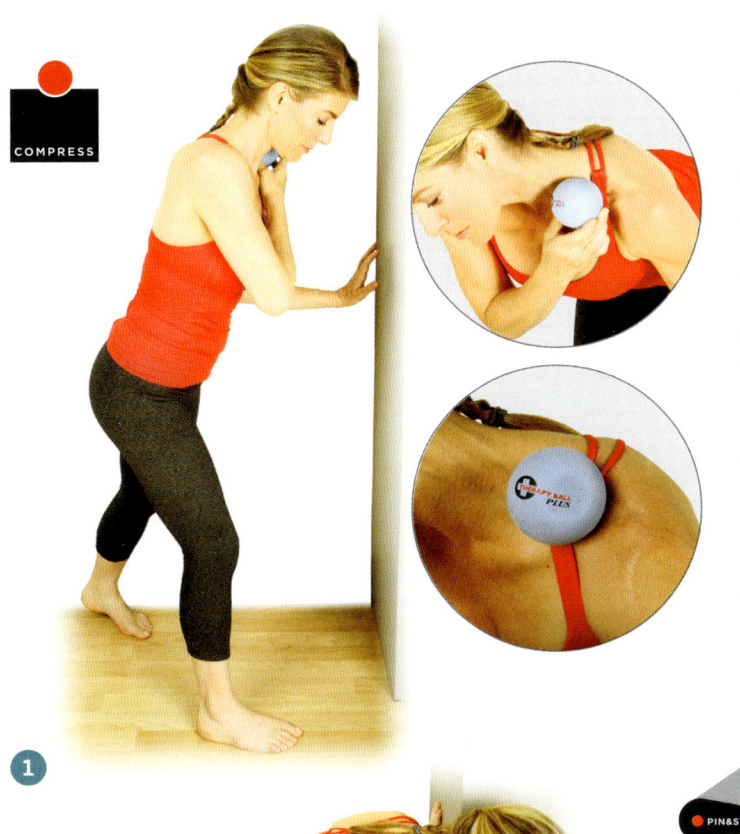

Roll-Sequenz

OBERE SCHLÜSSELBEINZONE GESCHMEIDIG MACHEN

Übung 1:

(1) Mit der Schulter gegen eine Mauerecke oder einen Türstock lehnen. Einen Ball über dem Schlüsselbein direkt auf die Rippenhaltermuskeln legen, das Weichgewebe oberhalb des Schlüsselbeins und vor dem Schulterblatt. (2) Aus der Hüfte vorbeugen, um den Ball an der Wand zu fixieren. Der Kopf berührt die Wand nicht. Ein paarmal tief brustatmen, dann (3–6) mit fixiertem Ball in verschiedene Richtungen dehnen: den linken Arm und die Schulter hinter den Körper, um Ecke bzw. Türstock herumführen. (7–8) Durch Drehen nach rechts und Rauf-und-runter-Schauen die Hals/Nacken-Partie dehnen.

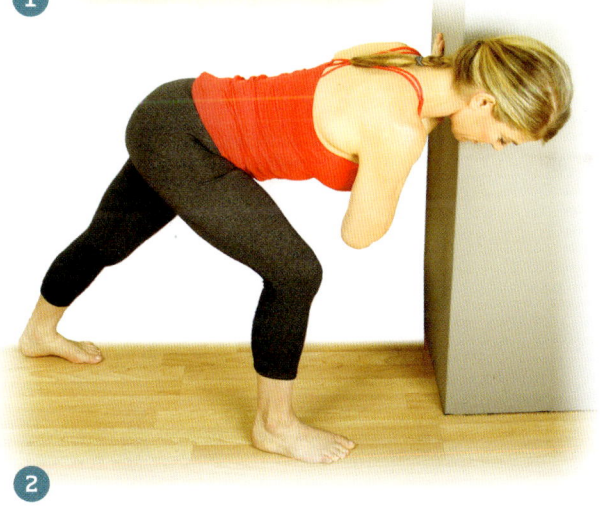

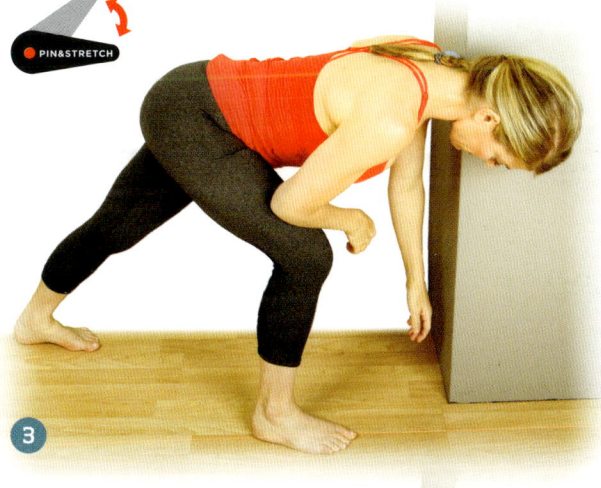

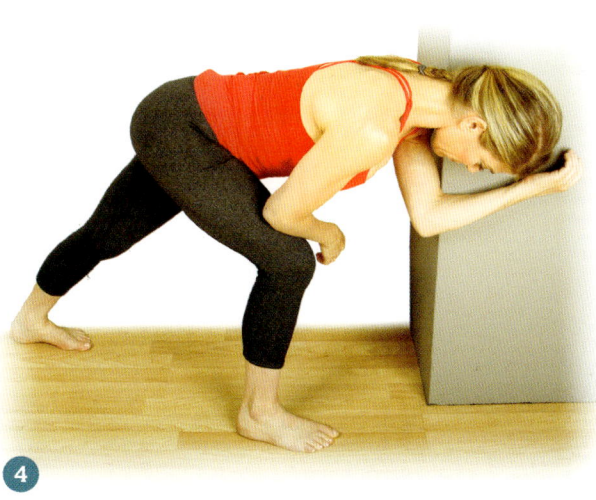

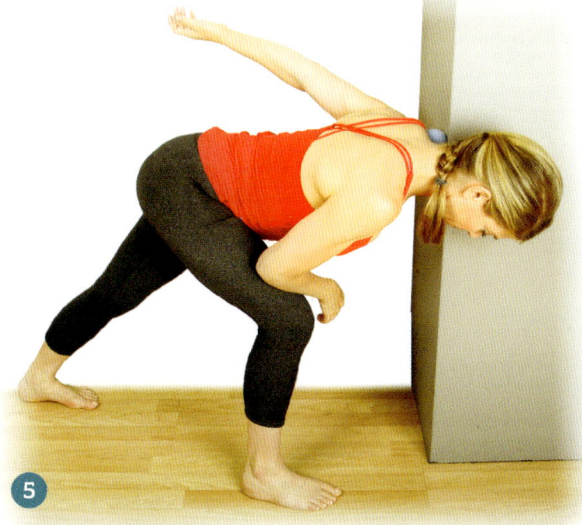

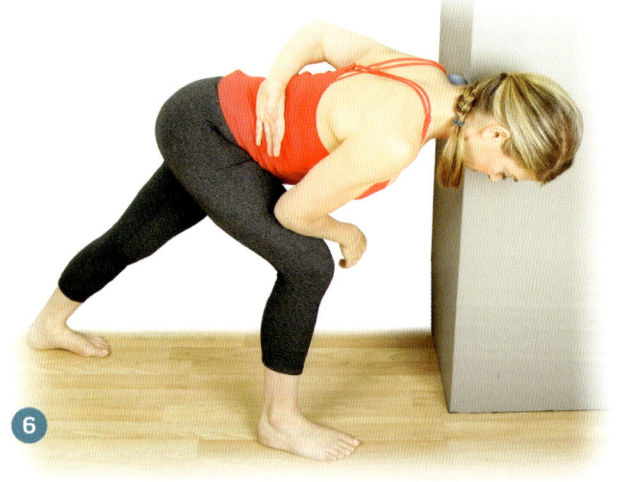

Übung 2:

Mit der rechten Hand den Ball fixieren und in die obere Schlüsselbeinzone eindrehen; linke Schulter, Hals/Nacken und die erste Rippe erneut mobilisieren. Den Ball noch tiefer eindrehen und Verspannungen aufdecken. Dann in die Gegenrichtung eindrehen.

Seite wechseln und Übungen 1 und 2 wiederholen.

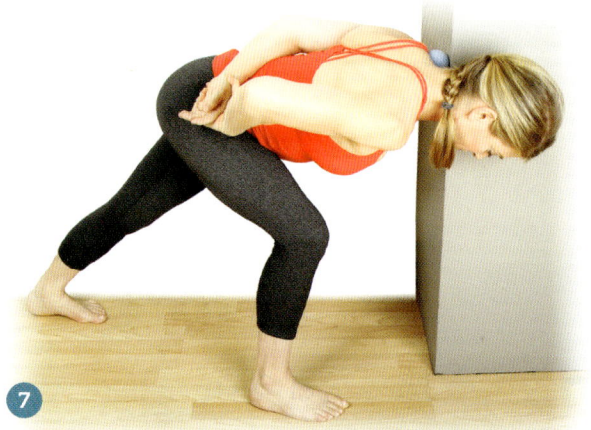

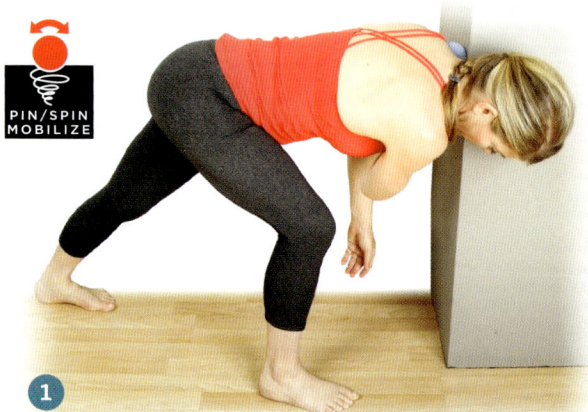

PIN/SPIN
MOBILIZE

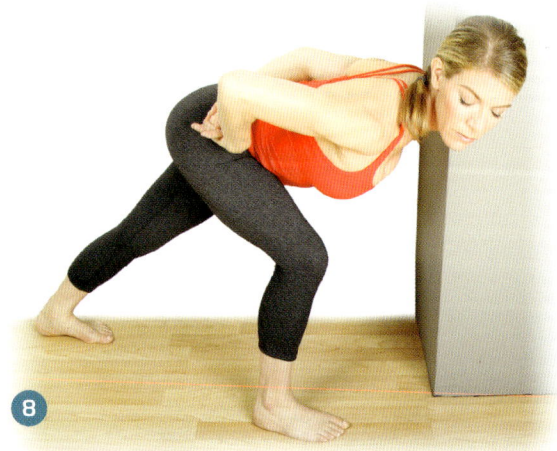

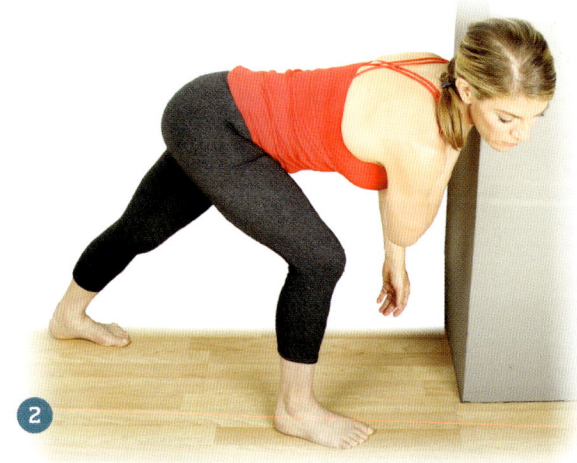

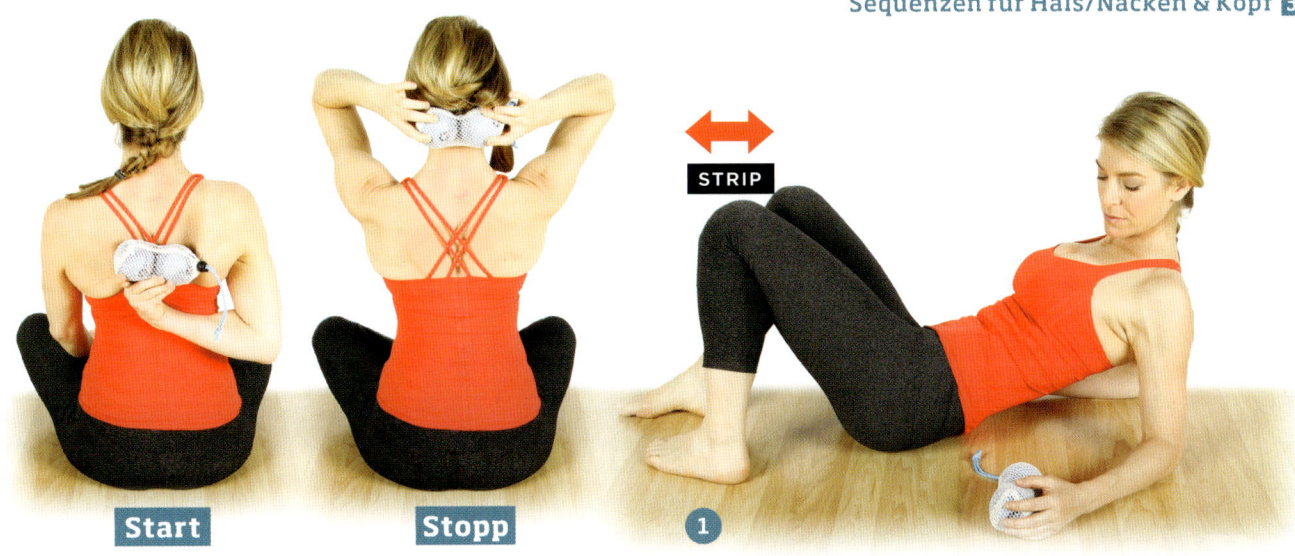

Start   Stopp

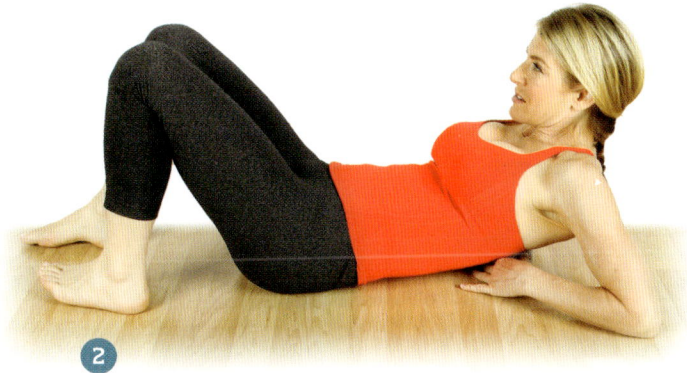

HALSANSATZ

(1–2) In Rückenlage zwei Original YTU-, PLUS- oder ALPHA-Bälle im Beutel verwenden. Die Bälle werden gleichmäßig vom obersten Brustwirbel zu den tiefen Nackenmuskeln und zurück gerollt. **(3–4)** Den Kopf in die Hände legen und das Becken etwas anheben, um die Bälle wie ein Nudelholz zu rollen.

TIPP: Wenn die Bälle zwischen oberem Rücken und Nacken nicht gut ins Rollen kommen, mit den Füßen Richtung Körper gehen, um sie nach unten zu bewegen. Dann mit den Füßen vom Körper weg laufen, um die Bälle die Wirbelsäule hinaufzuschieben.

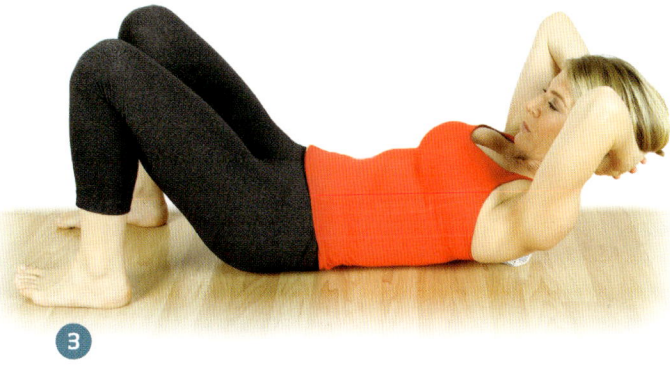

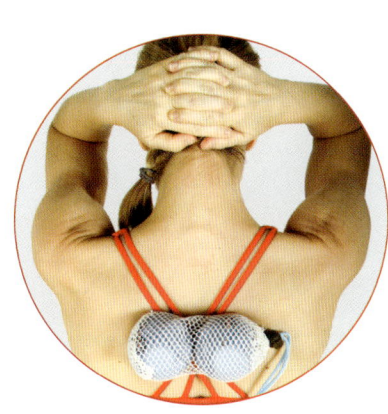

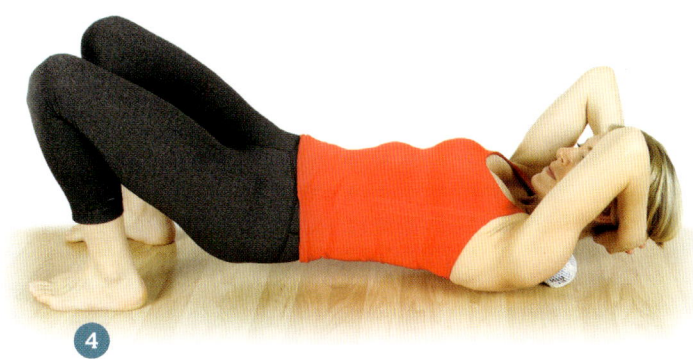

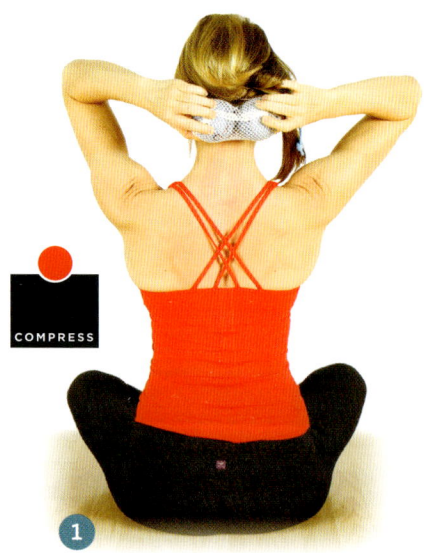

COMPRESS

1

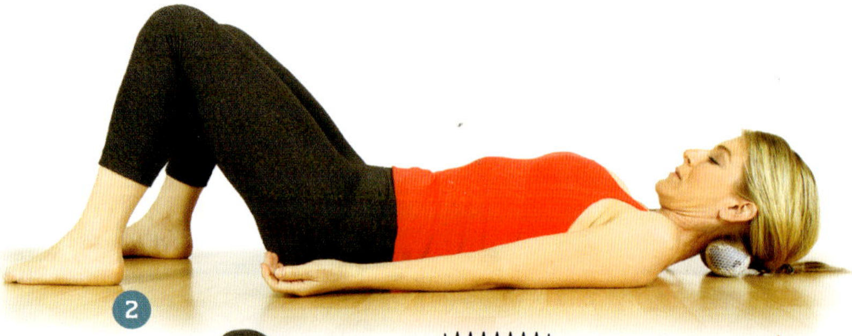

2

CONTRACT

RELAX

PIN&STRETCH

XFIBER

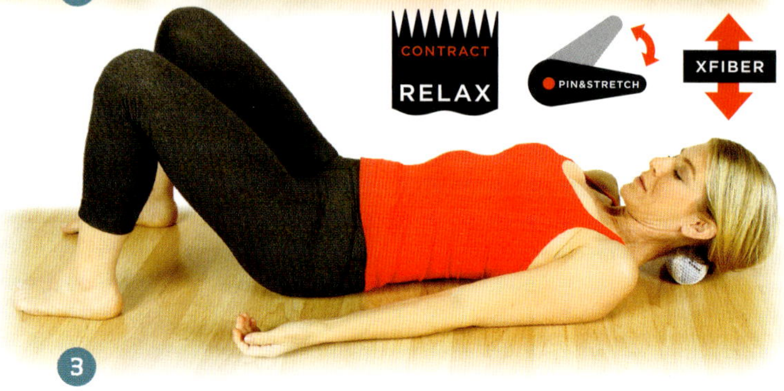

3

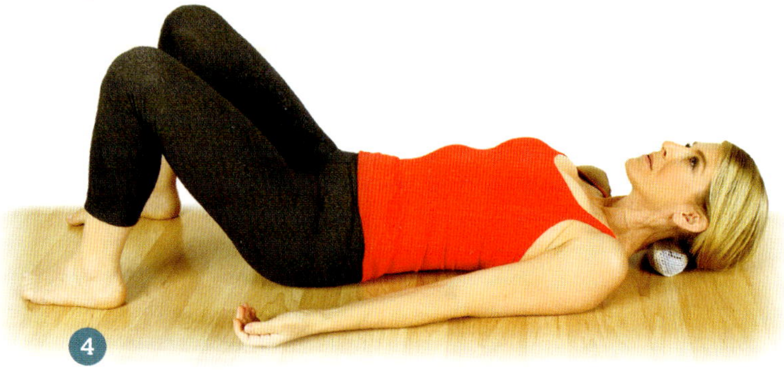

4

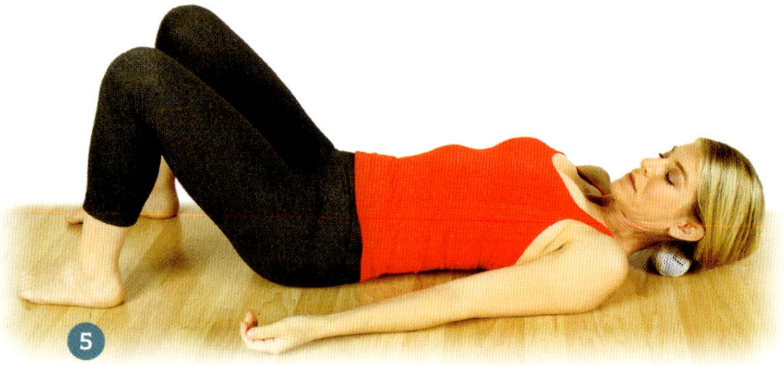

5

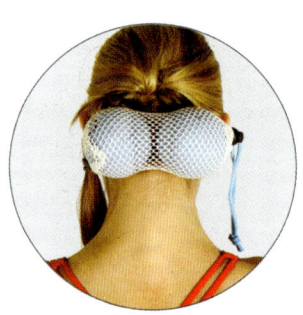

TIEFE NACKENMUSKELN DEHNEN

- **(1 – 2)** In Rückenlage die Bälle im Beutel genau unter dem Hinterkopf platzieren. Das Kinn zieht Richtung Brust. Ruhig liegen und 10 Bauch-Brust-Atemzüge lang Druck auf die Bälle geben.

- **(3 – 5)** Mit einer langsamen Nickbewegung beginnen (Anspannen/Entspannen mit Fixieren & Dehnen).

- **(6 – 7)** Dann den Kopf mit einer kleinen »Nein«-Bewegung von links nach rechts und zurückdrehen. Über die Halsrückseite queren.

- **(8)** Den Bewegungsradius vergrößern, sodass der Nacken immer abwechselnd auf einem Ball balanciert. Auf eine »Nein«-Bewegung folgt mit stärkerem Druck eine Nickbewegung.

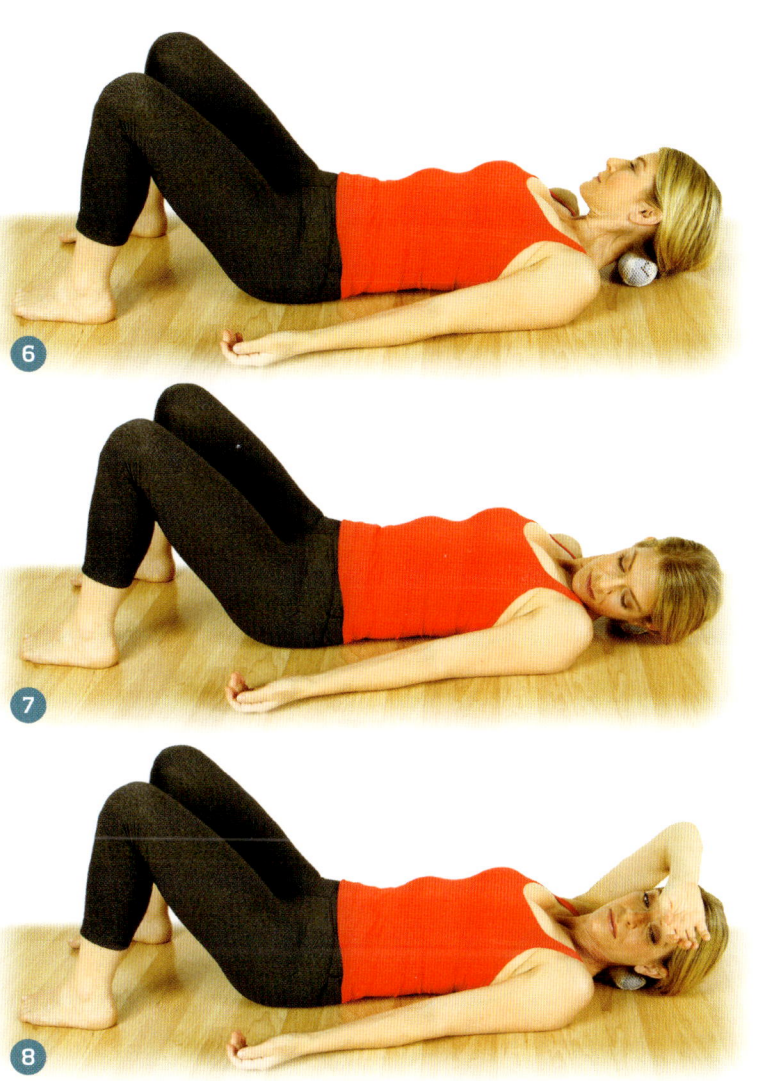

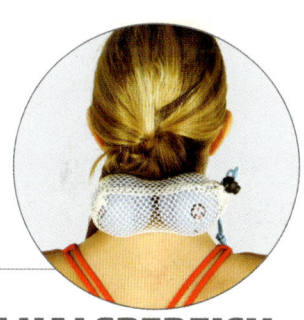

DEN MITTLEREN HALSBEREICH LOCKERN

- **(1–2)** Die Bälle 2,5–5 Zentimeter nach unten in die Halsmitte links und rechts der Wirbelsäule rollen. Für 10 Bauch-Brust-Atemzüge in dieser Position ruhig liegen bleiben.

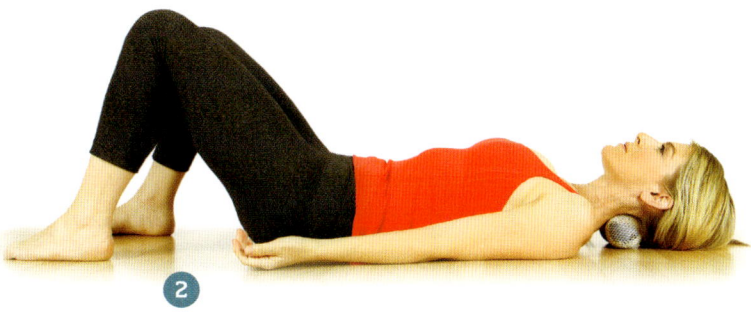

- Dann die Übungen wie oben beschrieben wiederholen:

(3 – 4) Mit einer langsamen Nickbewegung beginnen (Anspannen/Entspannen mit Fixieren & Dehnen).

(5 – 6) Dann den Kopf mit einer kleinen »Nein«-Bewegung von links nach rechts und zurück drehen Über die Halsrückseite queren.

(7 – 8) Den Bewegungsradius vergrößern, sodass der Nacken immer abwechselnd auf einem Ball balanciert. Auf eine Nein-Bewegung folgt mit stärkerem Druck durch die Hand auf dem Kopf eine Nickbewegung.

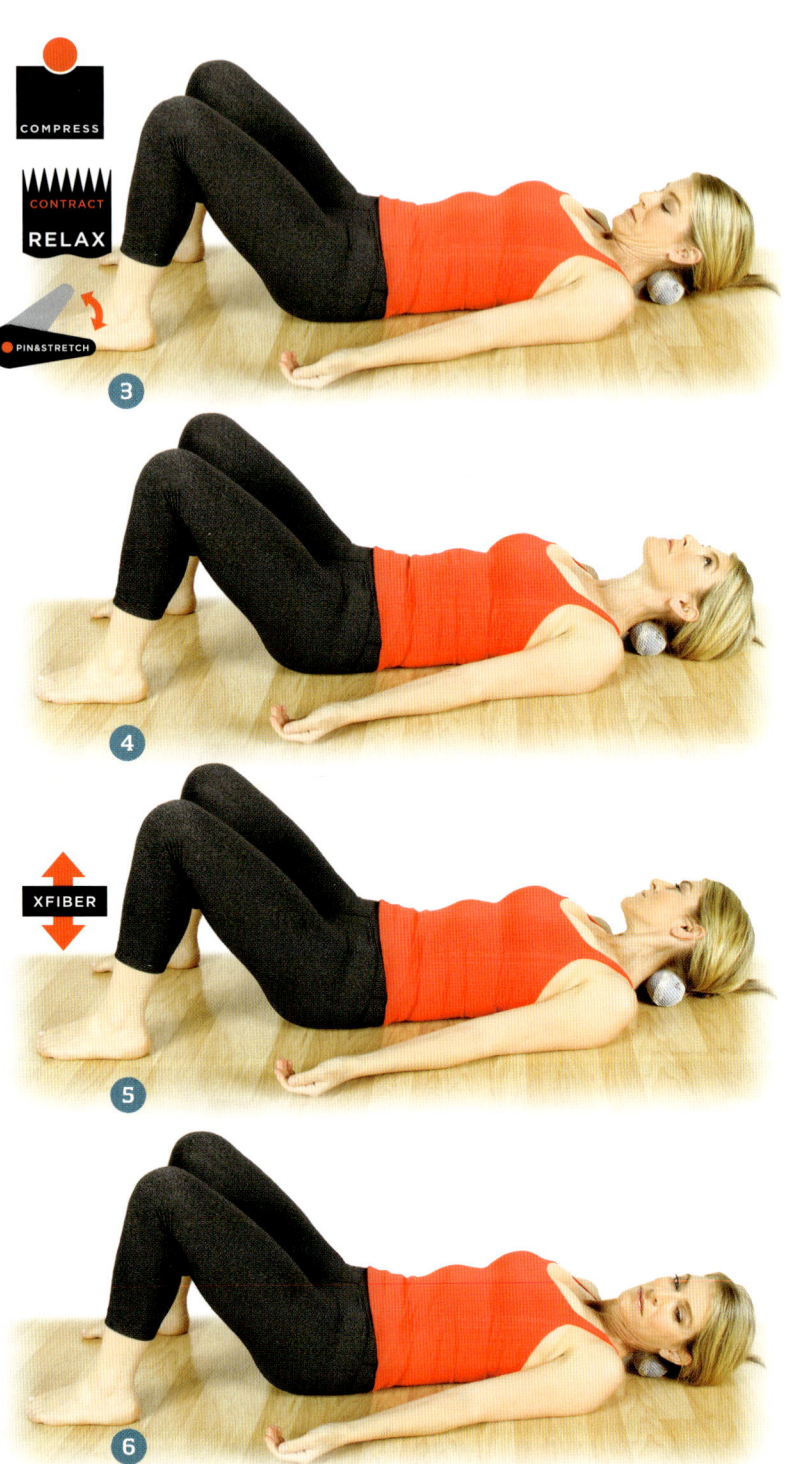

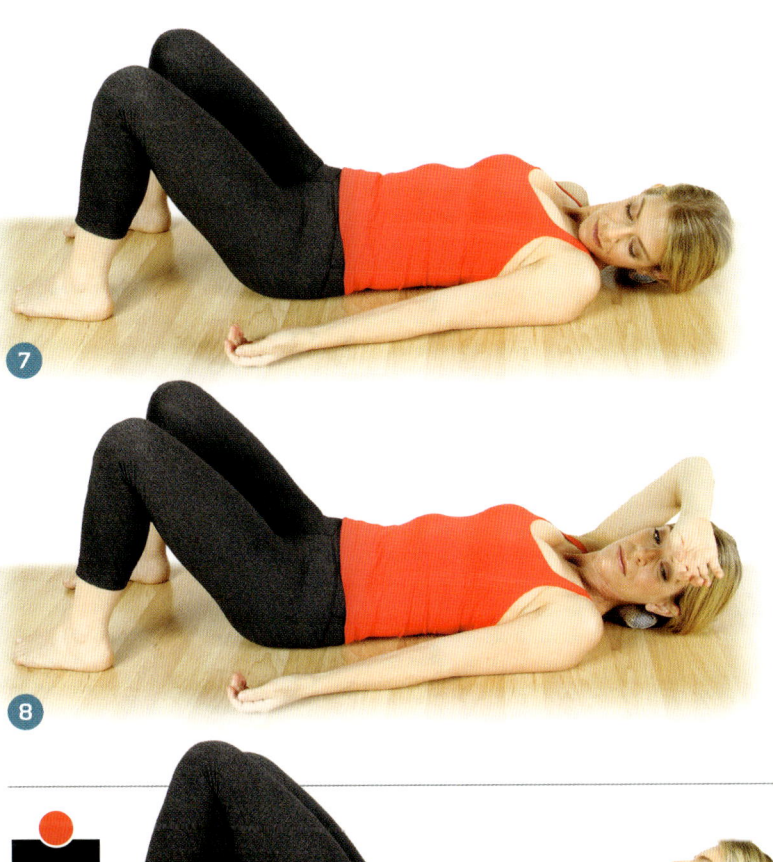

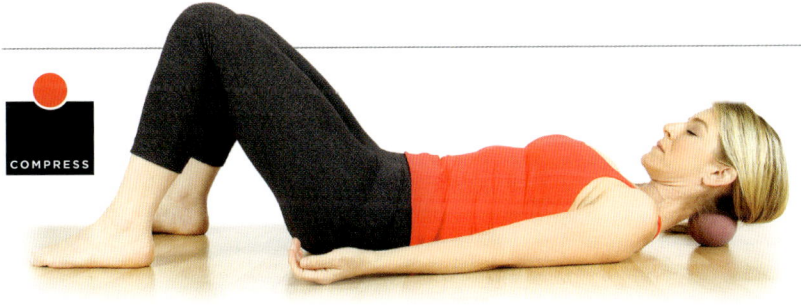

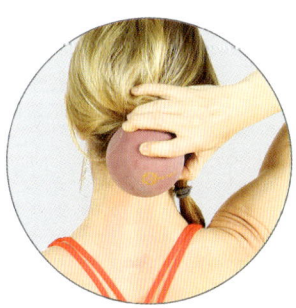

NACKENBAND DEHNEN

Einen ALPHA-Ball an der Schädelbasis auf das Nackenband legen. Kinn zieht zur Brust. Augen schließen und den passiven Zug auf die Halsrückseite wirken lassen. 2 – 3 Minuten langsam und tief atmen.

ReCheck: Hals drehen, Kinn zum Schlüsselbein

Die Halsdrehung und das Kinnsenken wiederholen. Ist der Bewegungsradius größer? Ist die Bewegung weniger limitiert? Muss nun weniger kompensiert werden?

Nachspüren

1. Geht die Atmung bis in die obersten Rippen, ohne dass die Schultern sich mitbewegen?

2. Fühlen Sie sich klar im Kopf und fokussiert oder leicht benommen?

3. Vervollständigen Sie diese Aussage: Ich fühle (mich) _____.

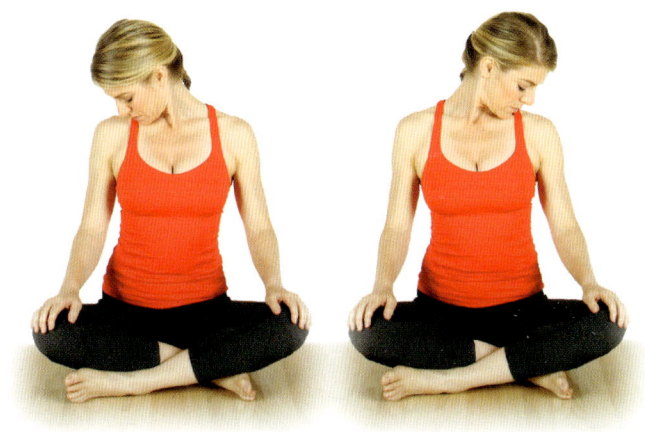

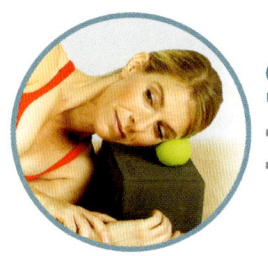

Sequenz 15:
Kopf, Gesicht & Kiefer

Übungs-Setup

Roll Model-Bälle: Original
YTU oder ALPHA oder
2 x PLUS im Beutel

Matte

Yoga-Block

EmbodyMap

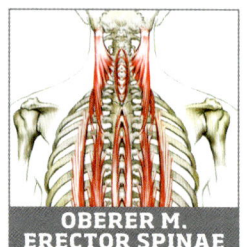

OBERER M. ERECTOR SPINAE

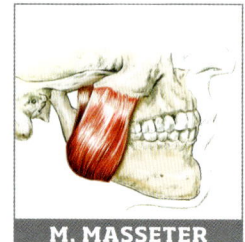

M. MASSETER

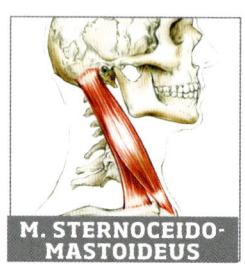

M. STERNOCEIDO-MASTOIDEUS

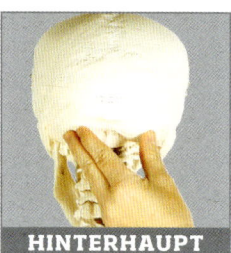

HINTERHAUPT

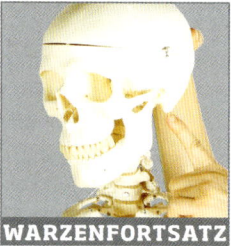

WARZENFORTSATZ

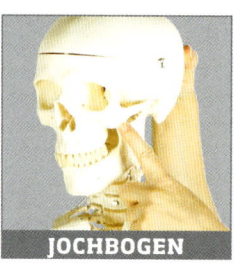

JOCHBOGEN

Basis-Ball-Stopps

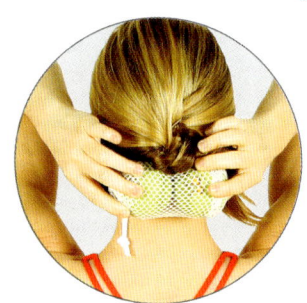

Trigonum
suboccipitale

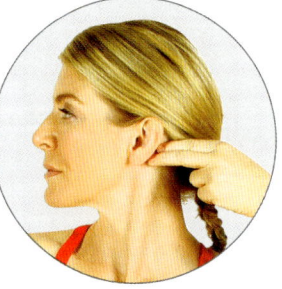

Warzenfortsatz
(knochiges
Ohrläppchen)

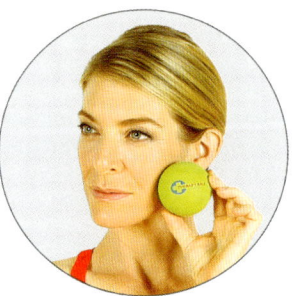

M. masseter

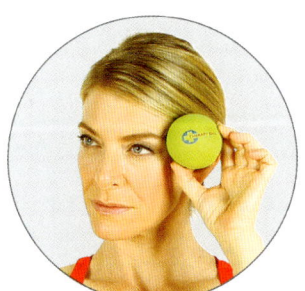

M. temporalis

Check In: Hals seitbeugen und Kiefer öffnen/schließen

- **(1)** Im Sitzen oder Stehen korrekt aufrichten (siehe Seite 84–86). Die rechte Hand ans linke Ohr legen und den Hals sanft nach rechts neigen. (Die Dehnung nicht bis in die Endstellung zwingen; der Hals soll einen natürlichen Haltepunkt finden).

- 2–3 Bauch-Brust-Atemzüge machen. **(2)** Dann den Mund so weit wie möglich öffnen und noch 2-mal atmen.

- **(3–4)** Langsam die Seite wechseln.

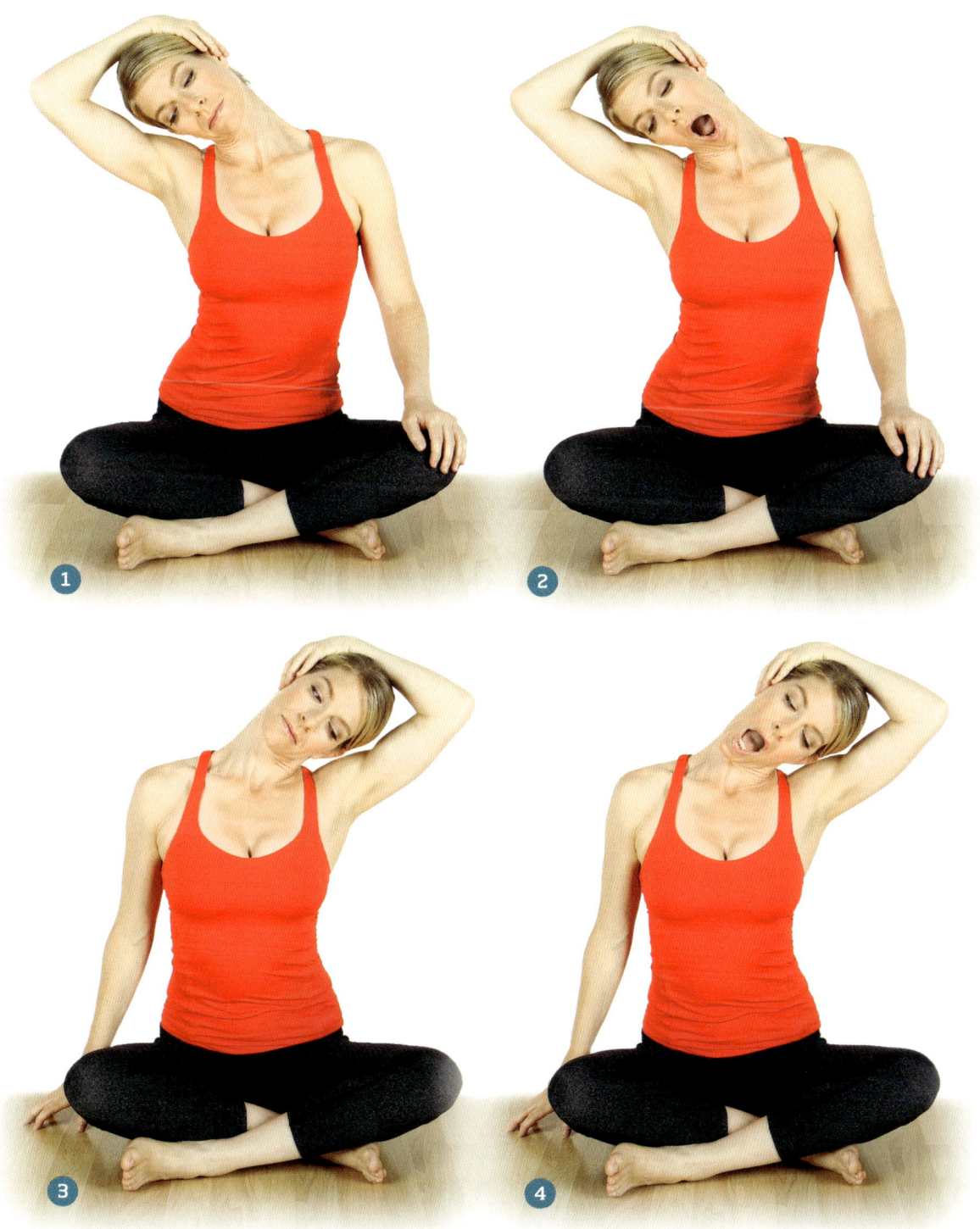

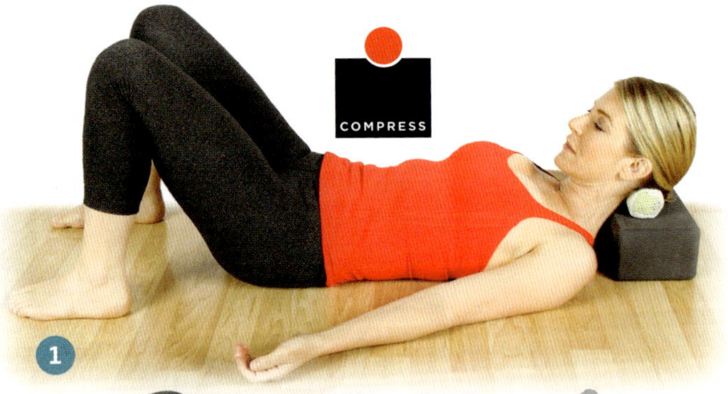

COMPRESS

(1)

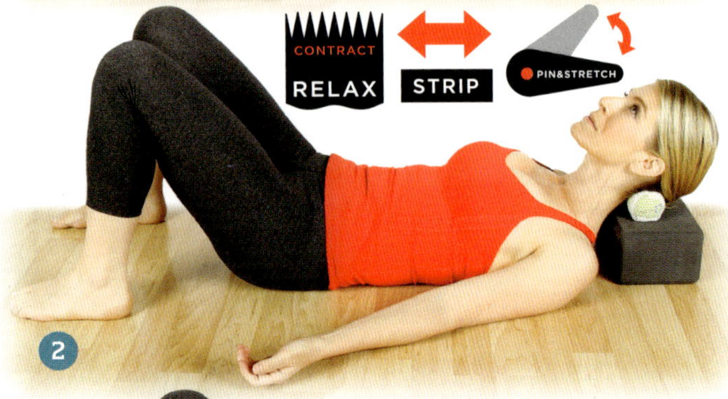

CONTRACT **RELAX** | **STRIP** | **PIN&STRETCH**

(2)

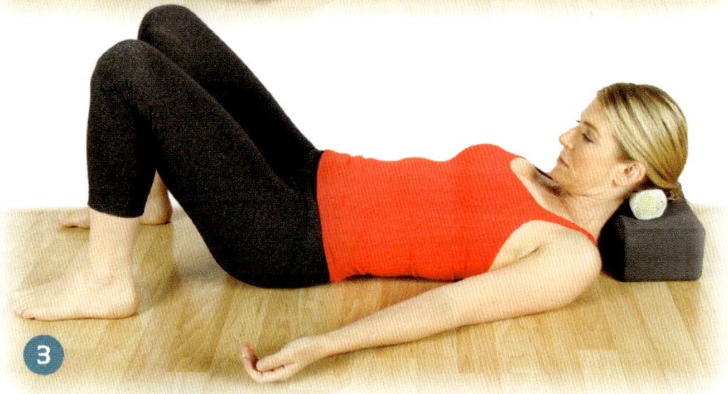

(3)

Roll-Sequenz

RUHEPUNKT-AKTIVATOR

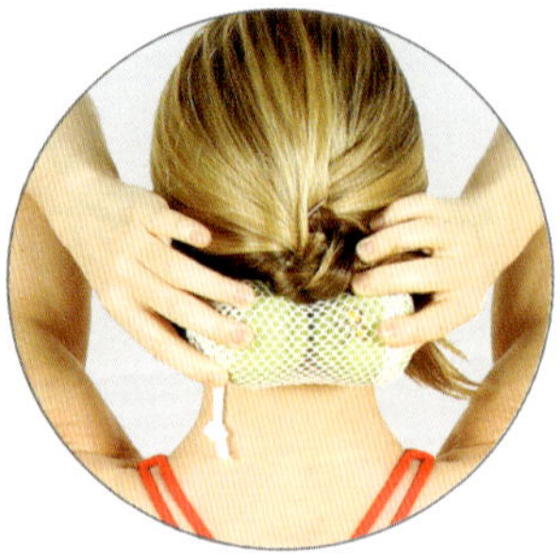

- **(1)** Einen Yoga-Block oder ein dickes Buch auf den Boden legen und zwei beliebig große Bälle mit oder ohne Beutel darauf platzieren. In Rückenlage die Bälle in die tiefe Nackenmuskulatur an der Schädelbasis drücken. Den Druck 10 Bauch-Brust-Atemzüge lang wirken lassen.

- **(2–3)** Ein sanftes, aktives Nicken beginnen (Anspannen/Entspannen mit Fixieren & Dehnen für die Nackenmuskulatur).

- **(4–5)** Für ein passives Streifen Kopf und Hals/Nacken komplett entspannen, dann die Füße leicht zum Körper ziehen und wieder wegdrücken, um im ganzen Körper abwechselnd Zug und Entspannung zu erzeugen.

- **(6–7)** Langsam mit ganz kleinen Bewegungen über die Muskeln queren. Mit jeder Bewegung versuchen, noch weiter zu drehen.

TIPP: Bei Bällen ohne Beutel müssen eventuell die Hände helfen, damit sie nicht wegrollen. Sie haften besser und erzielen die größte Wirkung. Im Beutel fühlen sie sich jedoch sehr gut an!

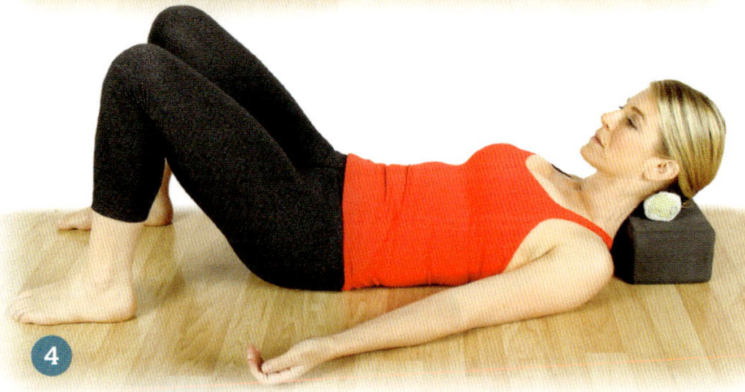

(4)

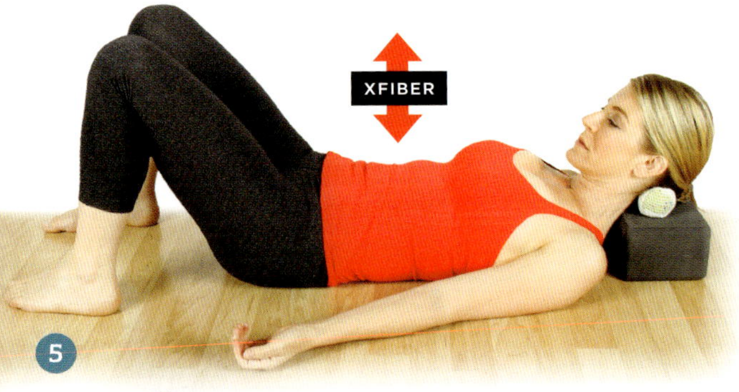

XFIBER

(5)

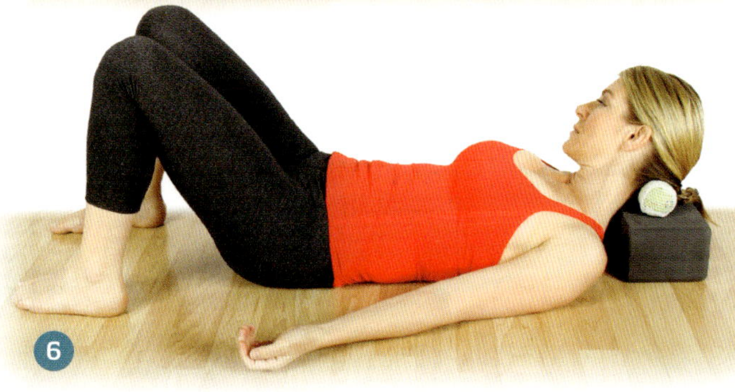

(6)

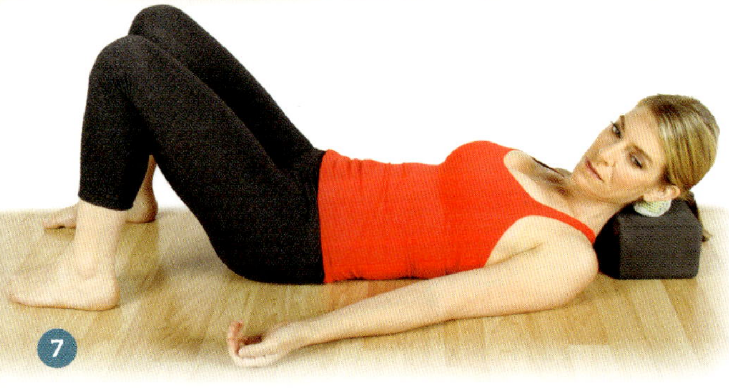

(7)

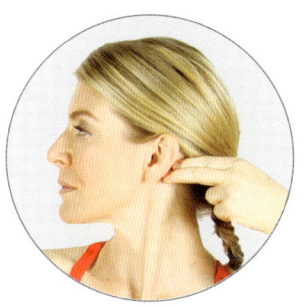

SCHLUSS MIT KOPF-SCHMERZEN

- **(1–2)** Den Hals nach links drehen und einen Ball direkt auf den linken Warzenfortsatz legen. **(3–4)** Der Kopf balanciert mit Druck auf diesem Punkt. 5 volle Atemzüge ruhig liegen.

- **(5–7)** Das Gewebe mit einer sanften Nickbewegung längs massieren.

- **(8–10)** Mit einer »Nein«-Bewegung über das Gewebe queren.

- **(11–13)** Mit kleinen Kreisen das Gewebe über dem fixierten Ball dehnen. Mit der Hand den Ball noch tiefer in den Faszienübergang zwischen Rippenhaltermuskeln und Kopfnicker eindrehen (ohne Abb.).

Seite wechseln und wiederholen.

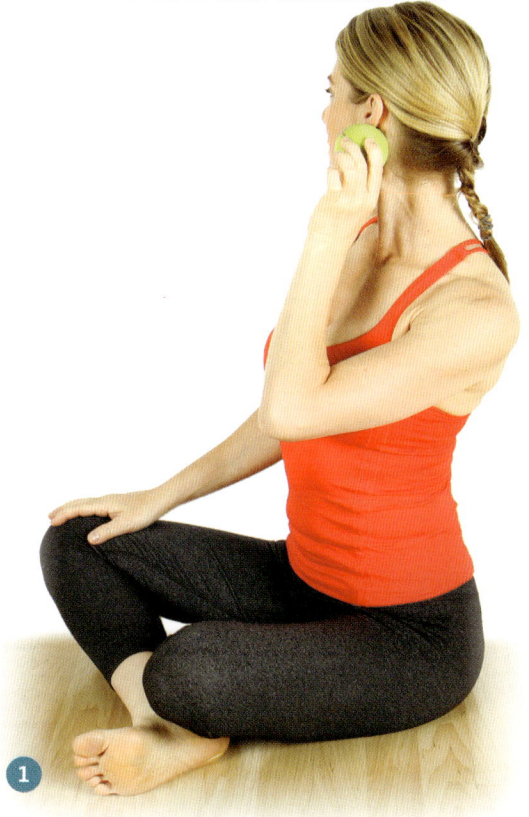

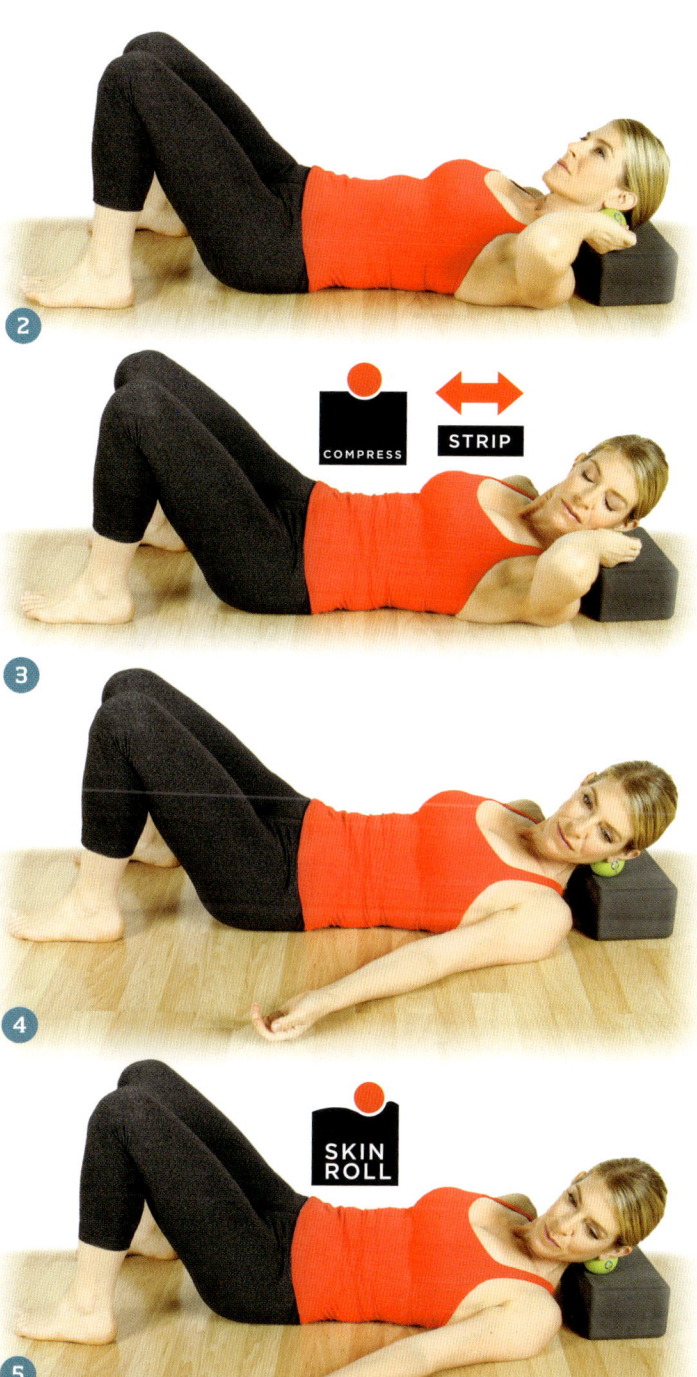

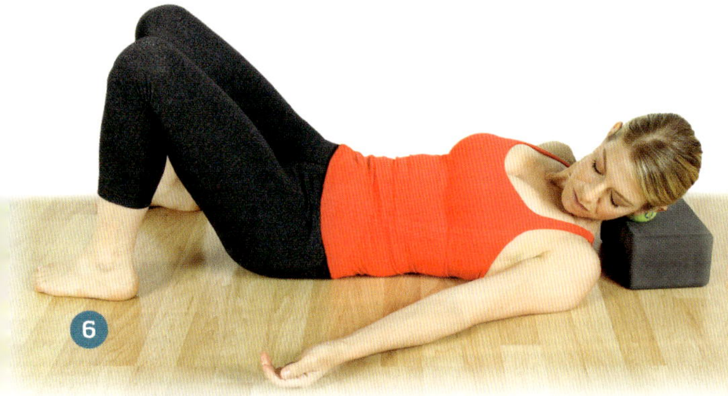

6

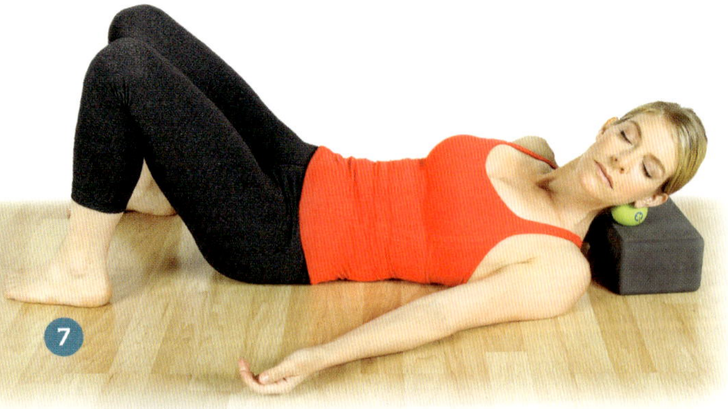

7

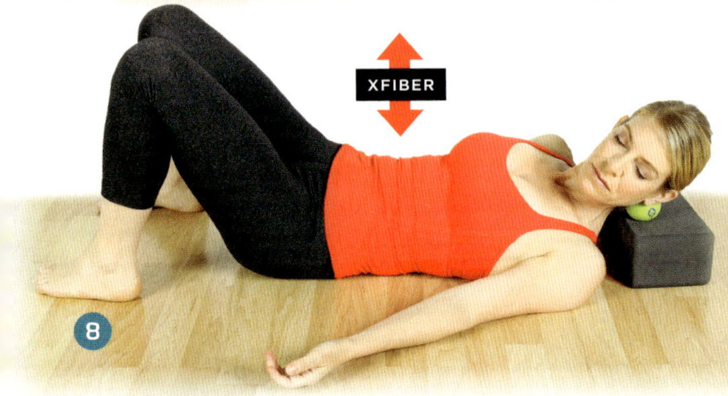

XFIBER

8

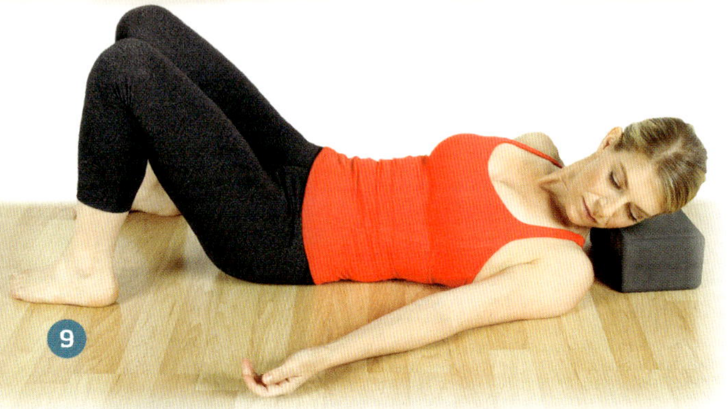

9

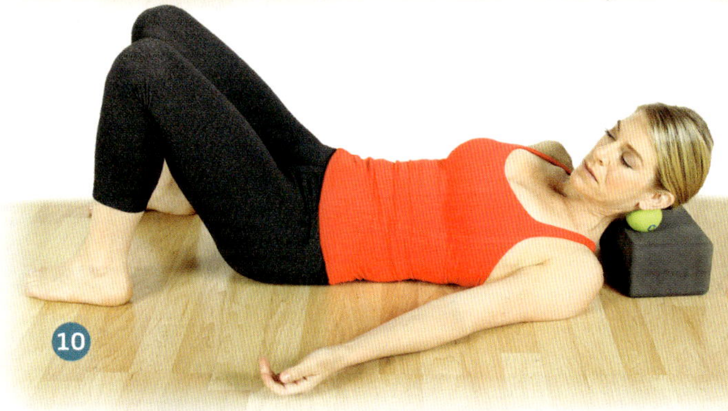

PIN/SPIN
MOBILIZE

PIN&STRETCH

10

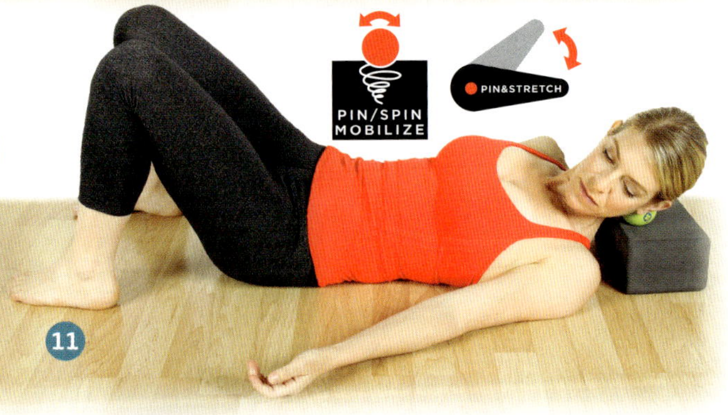

11

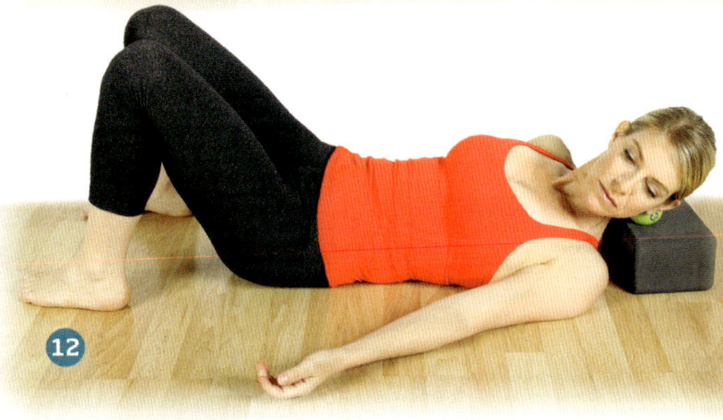

12

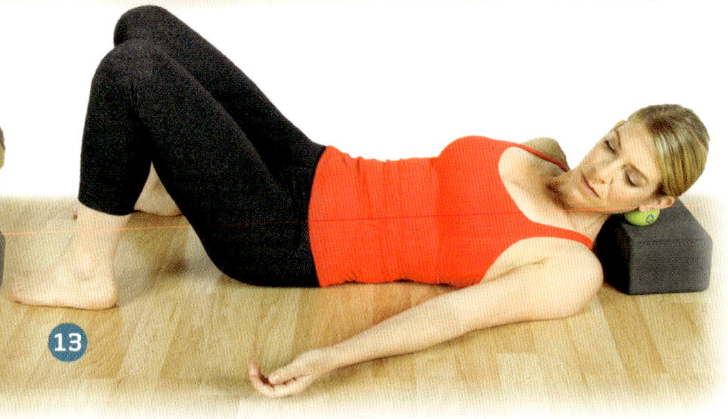

13

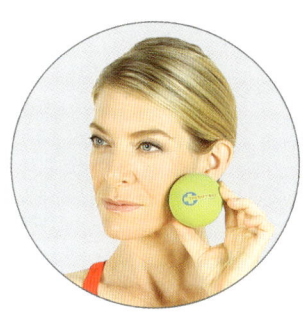

KIEFERGELENK

Übung 1:

(1–2) Auf die linke Seite rollen und einen Ball zwischen Wangen- und Kieferknochen legen, direkt auf den Kaumuskel. Einige Bauch-Brust-Atemzüge in dieser Position bleiben. (3–4) Die Zähne erst zusammenbeißen, dann locker lassen und so den Muskel anspannen/entspannen. Anschließend den Kiefer öffnen und schließen.

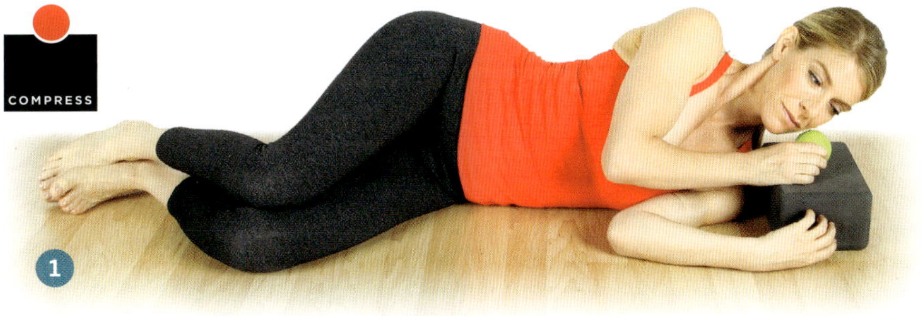

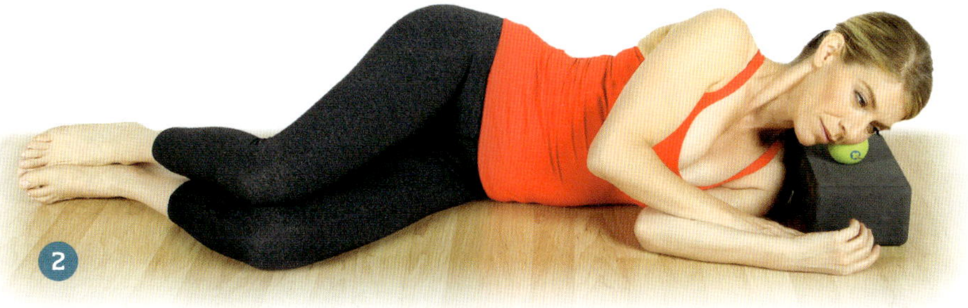

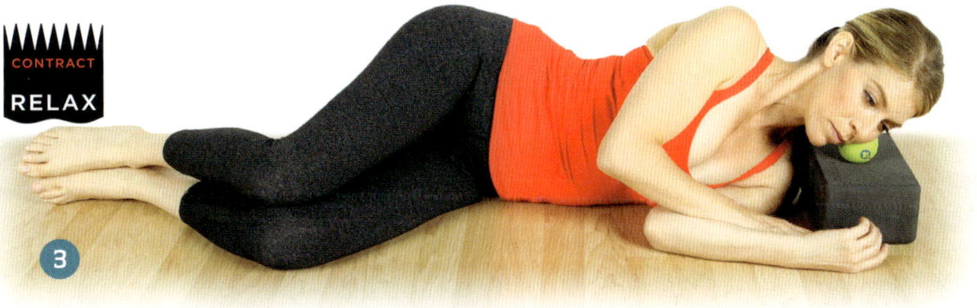

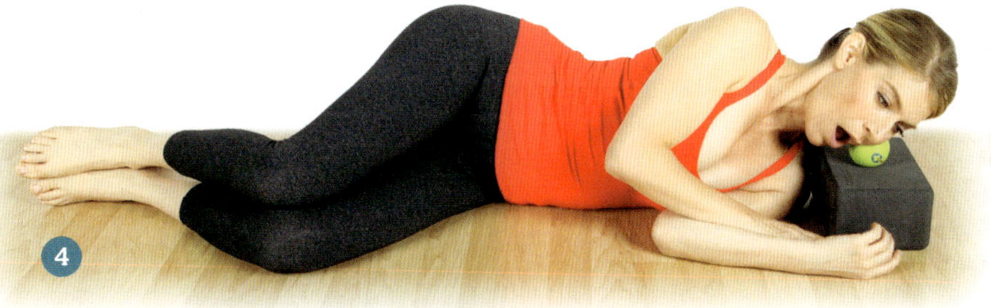

Übung 2:

- (1–2) Mit einer Nickbewegung des Kopfs den Kaumuskel in seiner Zugrichtung auf und ab massieren.
- (3–4) Mit einer langsamen »Nein«-Bewegung des Kopfs über den Muskel queren.

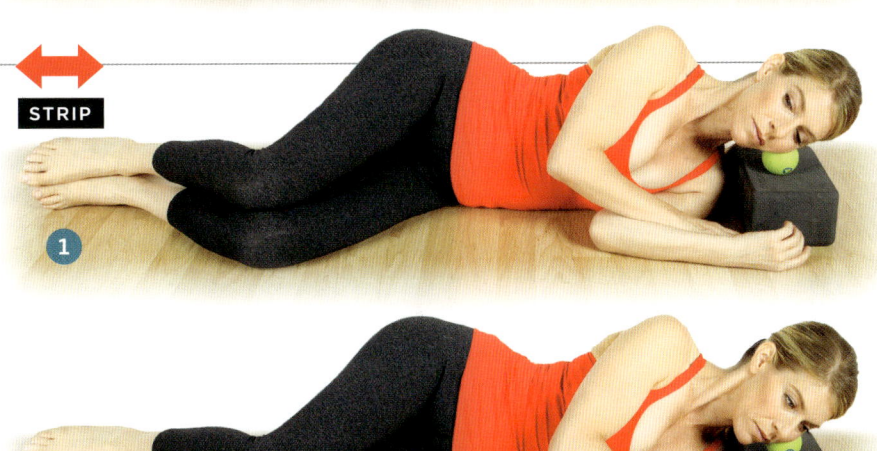

COMPRESS

CONTRACT
RELAX

STRIP

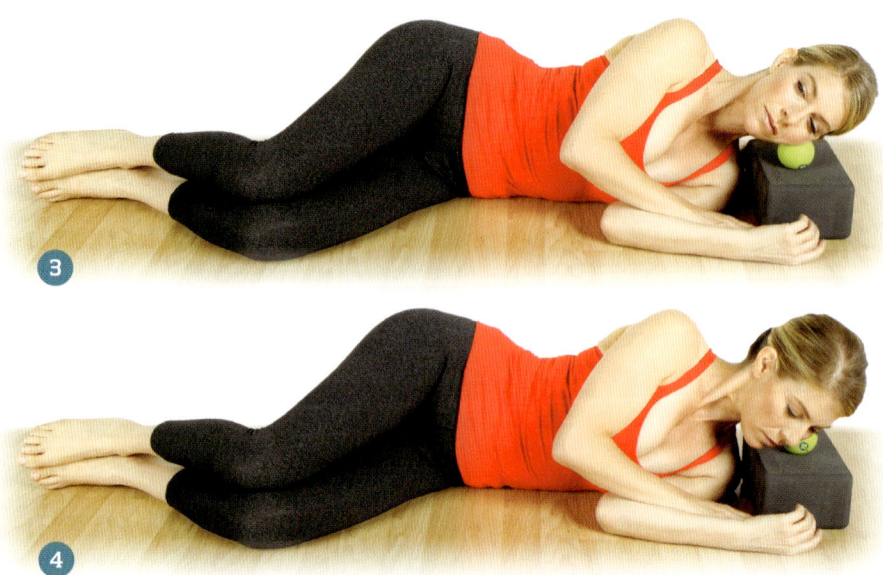

Übung 3:

Queren mit Fixieren & Dehnen kombinieren: Den Kiefer öffnen und schließen, während der Kopf sich in »Nein«-Bewegungen von links nach rechts bewegt. Falls die Bewegung mit offenem Kiefer unangenehm ist, die Übung mit geschlossenem Mund durchführen.

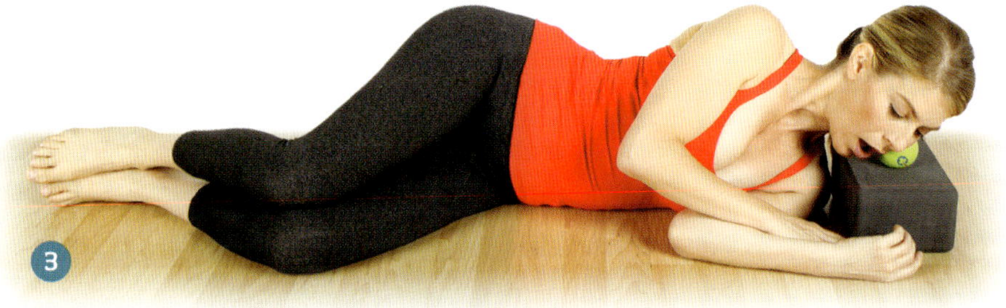

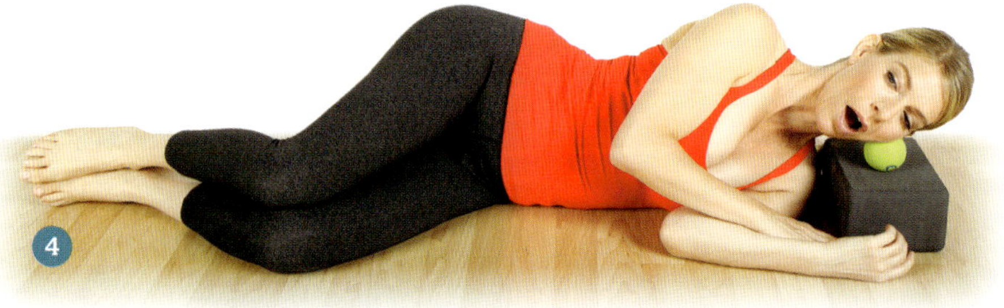

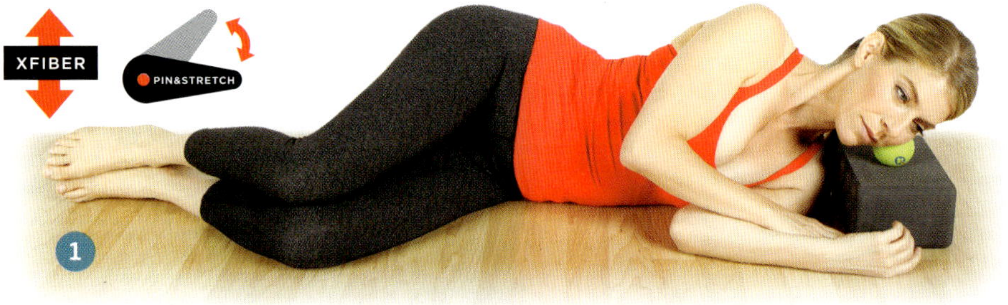

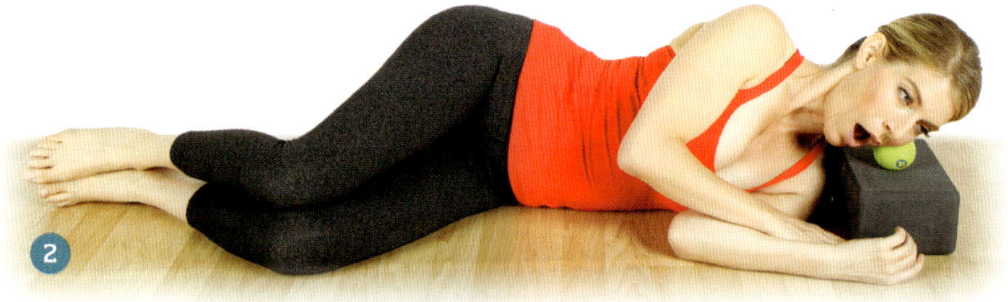

Übung 4:

(1–2) Den Ball in die Kiefermuskulatur eindrehen und (3–4) gleichzeitig den Kopf kreisen sowie Kinn und Kiefer wie eine grasende Kuh bewegen.

Seite wechseln und Übungen 1–4 wiederholen.

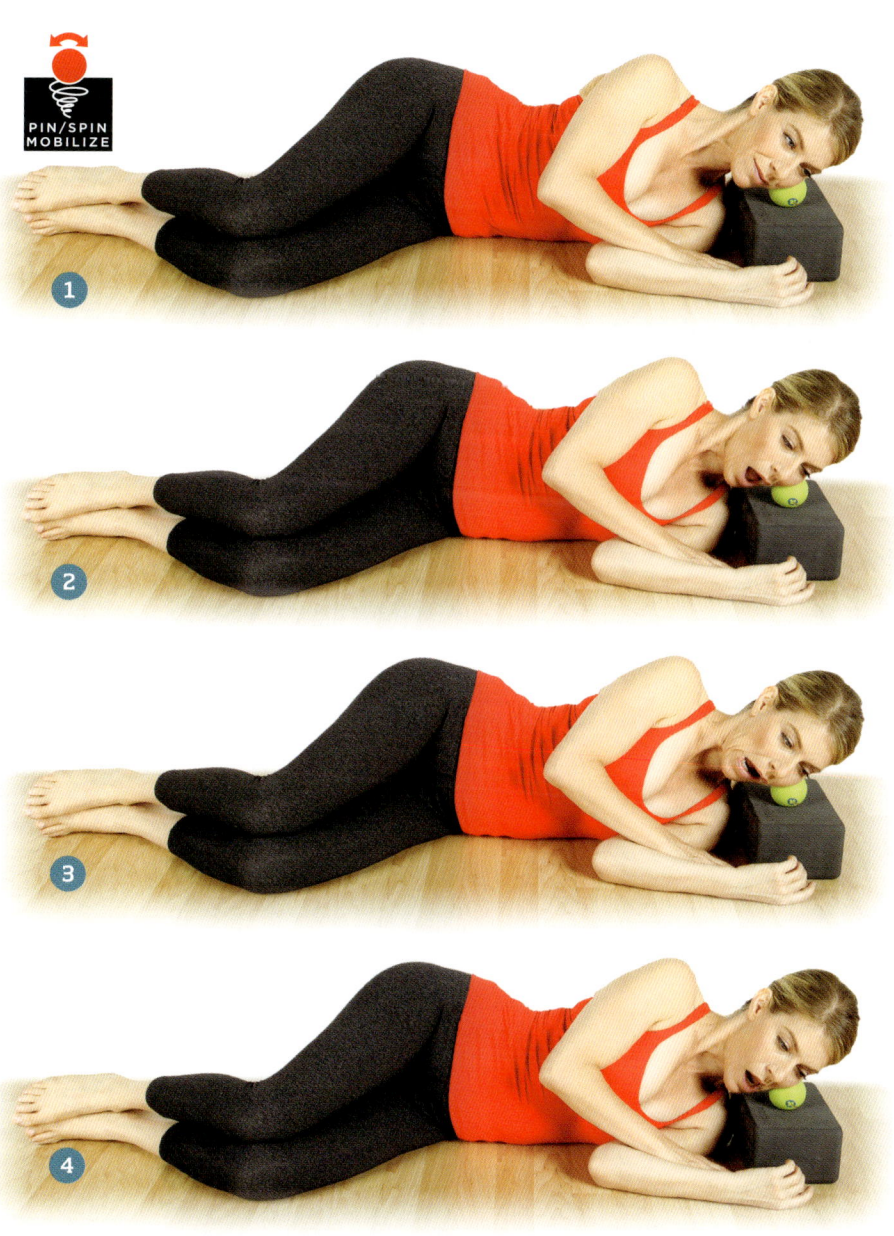

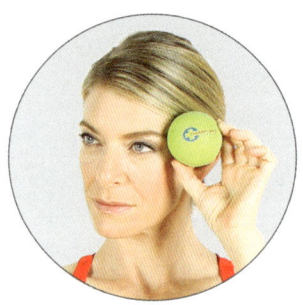

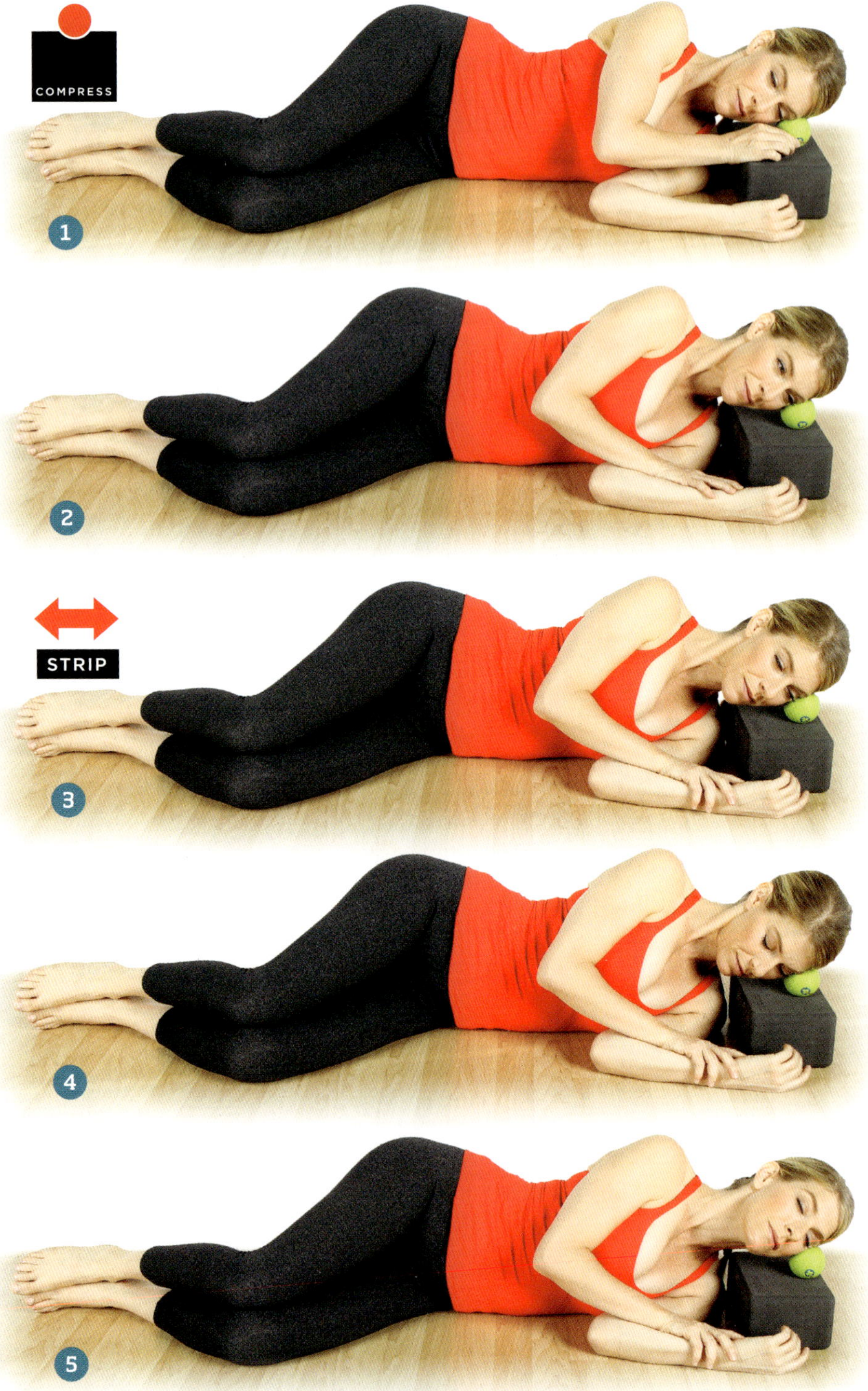

SCHLÄFEN ENTSPANNEN

Übung 1:

- **(1–2)** Den Ball auf den rechten Schläfenmuskel über dem Jochbogen legen und mehrere tiefe Atemzüge lang den Druck spüren.

- **(3–5)** Den Muskel mit einer sanften Nickbewegung längs massieren.

COMPRESS

1

2

STRIP

3

4

5

Übung 2:

- **(1–2)** Mit einer langsamen »Nein«-Bewegung die Schläfe quer massieren.

XFIBER

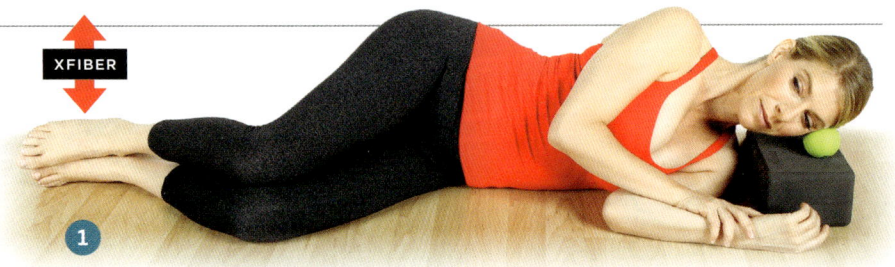

1

• **(3–4)** Mit kleinen Kreisbewegungen den fixierten Ball in den Schläfenmuskel drehen. Den anderen Ball mit der rechten Hand gleichzeitig auf der rechten Schläfe drehen (Ball-Stapel, ohne Abb.). Gleichzeitig sanft den Kopf in alle Richtungen bewegen (Fixieren, Verwinden & Mobilisieren).

Seite wechseln und wiederholen.

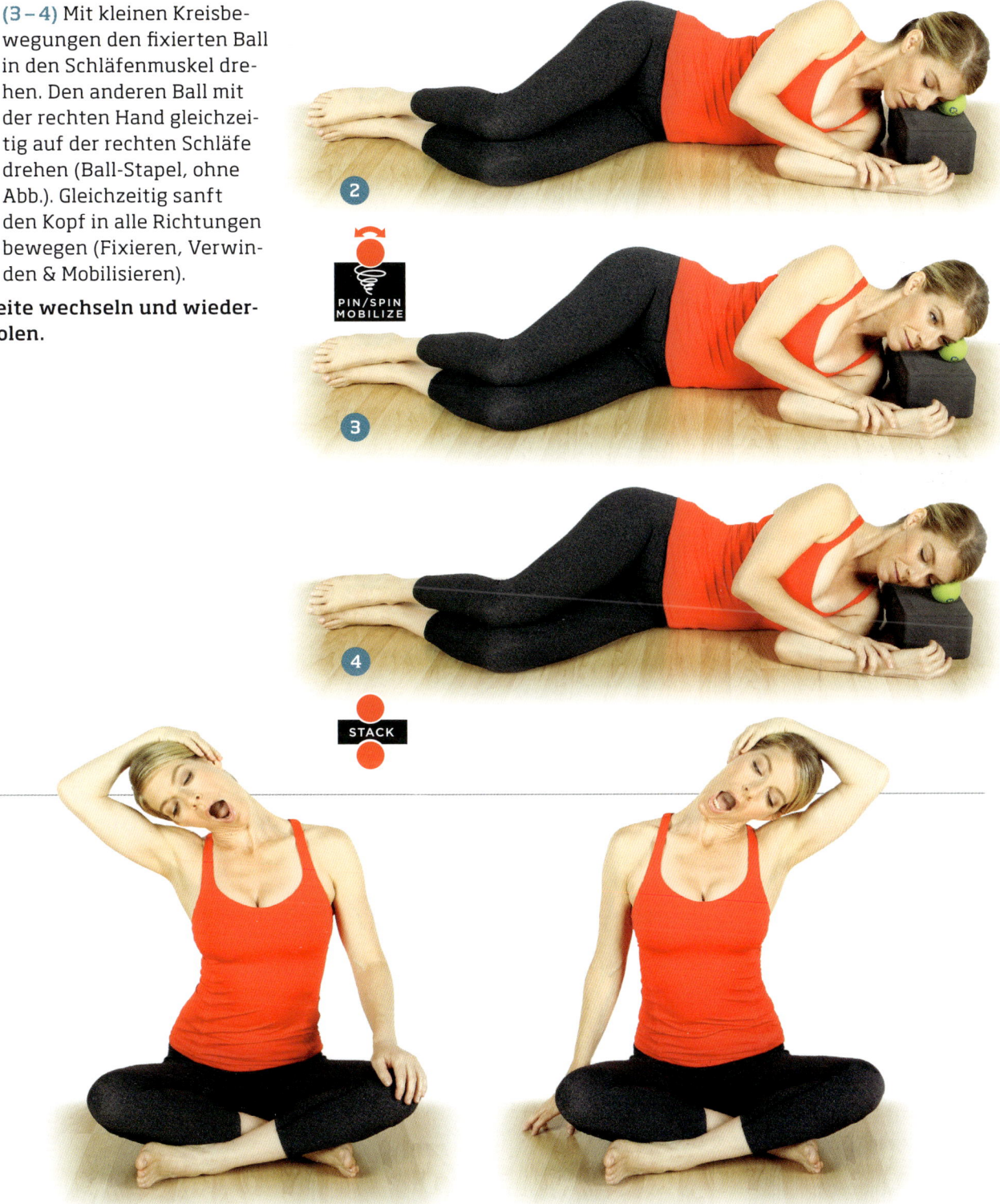

ReCheck: Hals seitbeugen und Kiefer öffnen/schließen

Den Hals/Nacken dehnen und die Beweglichkeit von Kiefer und Hals vergleichen. Hat sich beim Seitbeugen etwas verändert, oder ist der Kiefer lockerer?

Nachspüren

1. Fühlen Sie sich erfrischt oder schläfrig?

2. Wie hat sich die Atmung verändert?

3. Ich fühle (mich) _____.

Chronischer Krankheit ins Auge sehen: Sklerodermie stoppen

Amanda Joyce, 36

Expertin für Ausgleichsübungen, Bewegungstherapeutin für Parkinson-Patienten
Santa Monica, Kalifornien

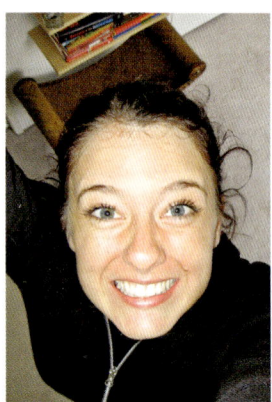
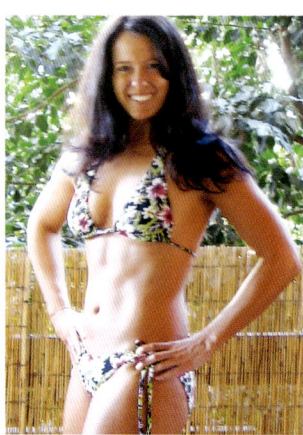
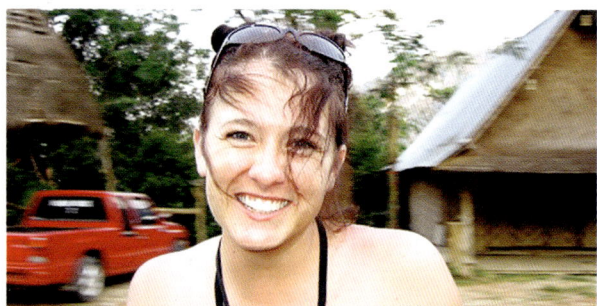

Amanda vor der Diagnose.

2006 wachte Amanda Joyce eines Morgens mit einem wachsartigen, 2-Euro-großen Fleck auf ihrem linken Kiefer auf. Zunächst achtete sie nicht besonders darauf, doch in den kommenden zwei Wochen wuchs er und zog unter die Haut. Erst der siebte Arzt, den sie konsultierte, ein Dermatologe, diagnostizierte den Fleck als Sklerodermie. »Mein Mann und ich waren bereits überzeugt, dass es ein Tumor sei, weil der Fleck begann, eine seltsame Delle in meinem Gesicht zu machen. Wir waren unglaublich erleichtert, dass es das nicht war«, sagt Amanda. Sklerodermie ist eine Autoimmunerkrankung des Bindegewebes. An der Hautoberfläche beginnend, dringt sie tiefer in die darunterliegenden Muskelschichten und das Bindegewebe ein, wodurch die ganze Region kompakt und fest wird. Sklerodermie kann auch bis in die Knochen vordringen (in diesem Fall der Kieferknochen). Der Effekt in Amandas Gesicht war vergleichbar mit einer Verbrennung dritten Grades.

Bei Amanda wurde zirkumskripte Sklerodermie (Morphea) diagnostiziert. Sie beschränkt sich auf eine bestimmte Körperzone, anders als bei der systemischen Sklerodermie, die auch die inneren Organe befällt und, meist über Verhärtung von Lunge und Herz, letztendlich zum Tod führen kann. Amanda war zwar froh, kein Todesurteil erhalten zu haben, doch der Dermatologe teilte ihr mit, dass es keine Behandlungsmöglichkeit gab. Die Ursache der Krankheit sei nicht bekannt, und man wisse nicht, welche Faktoren sie vorantrieben und welche remittierend wirkten. Ein Rheumatologe schlug versuchsweise Chemotherapie vor. Amanda ist Bewegungs- und Trainingsspezialistin, macht täglich Yoga und lebt den typisch südkalifornischen »Beach-Lifestyle«. Daher war sie nicht bereit, ihren Körper ohne schlüssigen Nutzen einer so aggressiven, potenziell destruktiven Behandlung zu unterziehen.

Die ersten vier Jahre nach der Diagnose rang Amanda mit Scham und Zorn. Sie sah sich selbst als ein Vorbild an Gesundheit und half ihren Kunden, körperlich in Form zu kommen oder schmerzfrei zu leben. Es war für sie schwer, zu akzeptieren, dass sie an einer Krankheit litt, die sie nicht richtig verstand und gegen die sie nichts tun konnte. Die Sklerodermie zog so an ihrem Kieferknochen, dass er langsam die Form veränderte und Masse verlor (Mikrosomie). Sie fühlte, wie sie

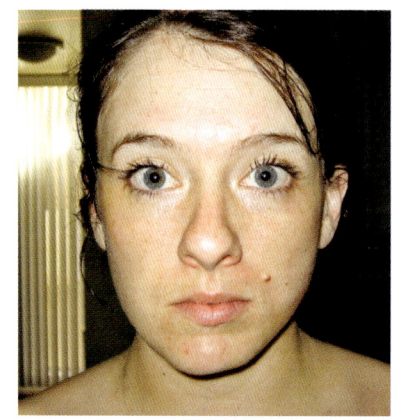

Anfang 2006 begann Amandas untere linke Gesichtshälfte zu »schrumpfen«; die Haut wurde immer härter.

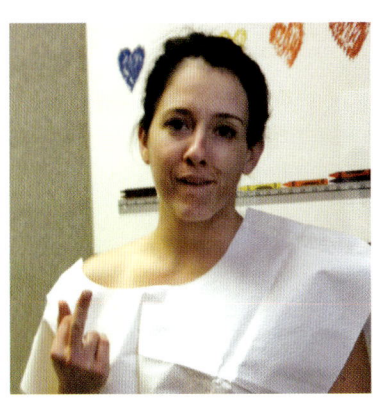

Die vorgeschlagenen Behandlungsstrategien waren Amanda zutiefst zuwider.

ihre Backe durchdrang und schmerzhaft auf die Muskeln wirkte. Sie verspannte und verengte das Gewebe bis tief in den Schlund, sodass Schlucken zum Problem wurde, und zog bis ins Auge, das ebenfalls angespannt und trocken wurde. Ihre Gesichtsmuskulatur schwand weiter. Der Verlust an Muskelmasse führte dazu, dass sie den Mund nicht mehr weit öffnen konnte. Selbst das Zähneputzen wurde zur Herausforderung.

Ohne Kontrolle über die Kiefermuskeln, biss sich Amanda zudem ständig auf Zunge und Mund und musste deshalb einen Schutz tragen. Für jemanden, der den ganzen Tag mit seinen Kursteilnehmern reden muss, war dies kraftraubend. Als die Krankheit Amandas linke Gesichtshälfte hinaufwanderte, begann sie am Schläfenmuskel und der Stirn zu ziehen und verursachte dort massive Muskelkrämpfe. Das Schlucken von Flüssigkeiten ließ Amanda meist würgen; für Getränke musste sie einen Strohhalm benutzen. Kaugummi kauen oder saures Essen, das den Speichelfluss anregte, war ausgeschlossen. Amanda musste auch lernen, beim Essen besonders aufzupassen, insbesondere beim ersten Bissen. Ihre Kiefermuskeln (Kaumuskel und innerer/äußerer Flügelmuskel) krampften manchmal und blockierten, ohne dass sie den Kiefer wieder aufbrachte. Dies verkeilte ihre Zähne mit dem unzerkauten Essen dazwischen derart, dass sie aufpassen musste, nicht zu ersticken. Ihre einzige Möglichkeit war dann, zu entspannen und zu warten, bis die Muskeln sich lösten und der Mund sich wieder öffnete. Amandas Mundhöhle ist mit Narben übersät; Zeugnis dafür, wie oft sie sich während dieser Jahre selbst biss.

Nachts fiel es ihr schwer, einzuschlafen, da ihr Kiefer verkrampfte, sobald sie sich entspannte. Amanda begann, mit dem Kopf auf die linke Seite gedreht zu schlafen, damit das Kopfgewicht auf den linken Kiefer drückte. Das führte zu Problemen im Nacken. Amandas ganze linke Körperseite ist daher sichtlich verspannter als die rechte. Die Verspannung in Gesicht (und der Gesichtsfaszien) beeinträchtigt sie bis in das Sesambein der linken Großzehe, das chronisch entzündet ist: Die Muskeln auf der Oberschenkelinnenseite und deren nach unten verhärteten Faszien üben ständig Zug auf die Großzehe aus.

Amandas erste Reaktion auf ihren Zustand war es, den »Kopf in den Sand zu stecken«, sagt sie heute reumütig. »Nach all den Jahren als Wettkampfsportlerin hatte ich meinen Beruf als Bewegungs-Pädagogin gewählt, da mir bewusst war, wie wichtig Bewegung für die Gesundheit ist. Mit Fortschreiten meiner Krankheit stellte ich jedoch fest, dass mein Kiefer bei einer Herzfrequenz von über 130 komplett arretierte und verkrampfte. Es erschütterte meine Grundfeste, dass ich nun nicht länger viele der Bewegungen, die ich anderen zeigte, ausführen konnte. Ich kam mir fast wie eine Schwindlerin vor.« Amandas Ehemann Jonathan, ebenfalls Personal Trainer auf höchstem Niveau, schlug vor, dass sie eine Selbsthilfegruppe aufsuchen sollte, und gab ihr Bücher und Zeitungsartikel zu ihrem Krankheitsbild. Sie lehnte jedoch alles ab. »Ich versuchte, nicht tapfer zu sein – ich ignorierte einfach, was passierte«, sagt Amanda. Obwohl Amanda einen Universitätsabschluss in Biologie hat und seit 2000 mehr als 20 Weiterbildungen gemacht hatte, fiel es ihr schwer, mit den sehr speziellen Herausforderungen dieser Krankheit umzugehen.

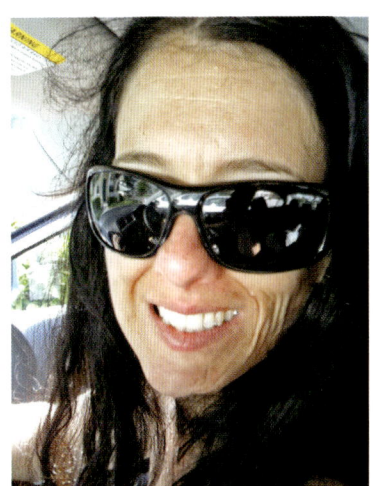

Fotos, in denen Amanda ihre linke Gesichtshälfte zeigt, finden sich nicht viele. Hier eines der seltenen »Sonnenbrillen-Fotos« von Anfang 2012, ein paar Monate, bevor wir uns kennenlernten.

Nach einiger Zeit begann auch Amandas geistige Haltung zu verhärten. Früher war sie ein Hippie-Mädchen, Freigeist, Malerin, Sängerin und Kunst- wie Bewegungsliebhaberin gewesen. Jetzt gestattete sie es sich nicht mehr, verletzlich zu sein oder zu entspannen, denn sobald sie das tat, krampfte ihr Kiefer. »Meine Unbeschwertheit war dahin, denn irgendwann war es genug mit dem Sich-selbst-Beißen«, sagt sie. Mit Jonathan intim zu sein fiel ihr schwer, da sie ihren Körper nie wirklich genug entspannen konnte. Beim Fotografiertwerden war sie gehemmt und drehte absichtlich ihre rechte Gesichtshälfte zur Kamera. Nach extrem schmerzhaften Arbeitstagen kam Amanda oft nach Hause und wollte einfach nur alleine sein. Sie war es leid, anderen Leuten erklären zu müssen, warum etwas, das wie ein seltsamer Fleck auf der Haut aussah, sie körperlich und geistig so entkräftete. Sie wusste, dass sie eigentlich dankbar sein sollte, dass die Krankheit nicht systemisch verlief, doch sie war müde, schnell genervt und entwickelte zu ihrem Entsetzen neue Symptome: Arthritis und ein Reynaud-Syndrom (mangelnde, schmerzhafte Blutzirkulation) in Händen und Füßen.

Nach rund drei Jahren ließ Amanda zu, dass ein Körpertherapeut manuell versuchte, ihr Gesicht zu entspannen. Es war qualvoll für sie: »Er arbeitete eine halbe Stunde in der Mundhöhle, was aggressiv war und wehtat, aber mir einen oder zwei Tage Erleichterung brachte«, sagt sie. Etwa ein Jahr lang hatte sie wöchentlich Termine, doch hielt die Entspannung nur kurz vor und war so teuer, dass es die Sache nicht wert erschien.

Psychisch ging es ihr sehr schlecht. Sie machte verstärkt Yoga, um ihr Nervensystem zu beruhigen, und dachte, dass es gut wäre, auch selbst wieder Yoga zu unterrichten. Dazu stellte Amanda fest, dass die meisten ihrer Kunden nicht mehr ein hochintensives Training wünschten, sondern etwas Neues suchten. Sie spezialisierte sich auf Patienten mit Parkinson, Verletzungen und anderen chronischen Krankheitsbildern. Es schien, als ob das Universum ihr etwas mitteilen wollte: Je stärker ihr chronischer Schmerz wurde, desto stärker wurde ihr natürliches Empfinden für das Leiden anderer.

Amanda hatte bereits vor über zehn Jahren Yoga unterrichtet, wollte diese Kenntnisse jedoch mit einer weiteren Fortbildung auffrischen. Jillian Wintersteen Putney, eine Yoga Tune Up-Lehrerin, besuchte denselben Kurs. Eines Tages, als ein anderer Kursteilnehmer über Rückenschmerzen klagte, zeigte Jillian ihre Therapiebälle und begann, über die Roll Model-Methode zu sprechen. Amanda hatte bereits unzählige myofasziale Entspannungstechniken mit den unterschiedlichsten Bällen, Rollen oder Stäben erlebt, doch etwas daran, wie Jillian über Roll Model-Bälle redete, zog sie an. Jillian überzeugte Amanda und Jonathan davon, im Dezember 2012 einen Ein-Tages-Kurs bei mir zu belegen.

Obwohl er bereits jahrelang verschiedene myofasziale Entspannungstechniken praktiziert hatte, war Jonathan sofort angetan, als er spürte, wie die anatomische Genauigkeit der Therapiebälle seine Schulterbeweglichkeit erhöhte. Amandas Durchbruch geschah während der letzten Sequenz des Workshops, in der sie ihren Kiefer auf einen Ball über einem Yoga-Block legte und mit den griffigen Bällen ihr steifes Kiefergelenk (Temporomandibulargelenk, TMG) ausrollte. Sie lag Jonathan gegenüber, und als sie sofort Erleichterung verspürte, als sie ihren schmerzenden Kiefer auf den Therapieball legte, dachte sie: »Warum habe ich trotz meiner ganzen Ausbildung nie daran gedacht?«, und begann zu weinen.

Der Kurstag endete kurz danach, und Amanda kam zu mir, um zu reden. Ich hatte ihre Narbe im Gesicht bereits bemerkt und sie für eine alte Verletzung gehalten. Mit glühenden Augen berichtete Amanda mir: »Vor fünf Jahren bekam ich zirkumskripte Sklerodermie auf der linken Gesichtshälfte. Ich habe seither jeden Arzt, Chiropraktiker, Rolfer und Therapeuten unter der Sonne aufgesucht, doch nichts half. Ich kann meinen Kiefer jetzt zum ersten Mal wieder bewegen, ich kann meinen Mund von der linken Kieferseite aus öffnen und Ihnen das erzählen.« Wir weinten beide.

Amandas Veränderung war tiefgreifend. Sie wurde überwältigt von der plötzlichen Kraft, die sie zum ersten Mal seit Beginn ihrer Krankheit fühlte. In nur einem Moment, mit einem einfachen Werkzeug, übernahm sie die Kontrolle über ihre Schmerzen, Unbeweglichkeit und Hoffnungslosigkeit und wurde wieder eins mit ihrem Kiefer. Die intensive, griffige Scherwirkung der Roll Model-Bälle aktivierte ihr Gewebe genau auf die richtige Weise (mehr zu dieser Technik auf Seite 144).

Sie ging heim und rollte ihren Kiefer noch eine halbe Stunde weiter. In ihrer Begeisterung übertrieb sie es zunächst, sagt sie. Nach drei Tagen, in denen sie ihren Kiefer je eine Stunde rollte, fing er wieder an, zu blockieren. Sie hielt inne, in der Erkenntnis, dass sie ihren Enthusiasmus zügeln musste und dem jahrelang unbeweglichen Gewebe Zeit geben musste, sich langsam zu lösen. Sie rollte ein- oder zweimal pro Woche auf dem Therapieball und konzentrierte sich besonders auf Skin Rolling, für das die griffigen Bälle so ideal sind. Dabei zupfte sie die Bindegewebsschichten auseinander, die so lange verklebt waren. Für den Rest ihres Körpers setzt Amanda den PLUS- und den ALPHA-Ball ein. Sie helfen gegen die Verspannung, die sich durch ihre ganze linke Körperhälfte zieht, und gegen die Schmerzen im Hals und Nacken von dem jahrelangen Schlafen auf dem seitlich gedrehten Gesicht.

Amandas Kieferbeweglichkeit hat sich seitdem deutlich erhöht, und sie fühlt es sogar wieder, wenn ihr Mann ihre Wange berührt. Das Schlucken fällt ihr leichter, und sowohl Schmerzen wie Muskelkrämpfe sind viel weniger geworden. Das weitere Ausbreiten der Krankheit kann Amanda zwar nicht unbedingt verhindern, doch sie kann den potenziellen Schaden kontrollieren. Amanda benutzt die Bälle täglich, um ihre Haut zu rollen, die Durchblutung zu fördern und ihre Kieferbeweglichkeit zu erhalten. »Ich bin äußerst zuversichtlich, dass ich jetzt die Werkzeuge habe, nach denen ich gesucht hatte, um das Fortschreiten der Erkrankung zu bekämpfen. Ich liebe es, selbst entscheiden zu können, was ich im Moment gerade brauche – ich kann es mir aussuchen, ob ich ›tief einsteigen‹ will oder nur eine leichte Behandlung möchte. Meiner Erfahrung nach bringen beide Ansätze mit den Therapiebällen fantastische Ergebnisse, und das Skin Rolling ist so leicht!«

Amandas psychischer Fortschritt ist ebenfalls radikal. Sie kann sich wieder entspannen und ihre Kreativität fließen lassen. Durch die Roll Model-Bälle kann sie zulassen, das zu fühlen, was passiert, anstatt es zu ignorieren. In vielfacher Hinsicht nehmen sie ihrem Krankheitsbild etwas von seinem Drama und entlasten sie von der Sorge, immer auf der Hut sein zu müssen.

Das Entdecken der Roll Model-Methode half ihr, nicht nur ihre körperlichen Schmerzen zu verar-beiten, sondern auch die Art und Weise, wie sie sich so viele Jahre verschlossen hatte. »Ich hörte die Ärzte sagen, dass man nichts dagegen tun könne, und habe das einfach verkörpert. Und jetzt gibt mir dieser kleine Gummiball Kraft. Er erlaubt es mir, alles, was ich gelernt habe, an mir selbst anzuwenden. Ich behob Schäden, von denen ich glaubte, ewig damit leben zu müssen. Ich möchte wirklich noch einmal zu diesem Arzt gehen und sagen: ›Wissen Sie was? Vielleicht sollten Sie lieber sagen ‚Es gibt nichts, was ich tun kann‘, anstatt ‚Es gibt nichts, was Sie tun können!‘ Denn es gibt etwas, dass wir alle für uns tun können, und dafür braucht man keinen Doktortitel. Man muss nur damit anfangen.‹«

Amanda weiß, was es heißt, Schmerzen zu haben, und fühlt mit Patienten mit, die sich von dem schmerzenden Körperteil abkoppeln wollen. Doch sie weiß auch aus Erfahrung, dass es Kraft gibt, sich wieder damit zu verbinden und sich durch den emotionalen Aspekt des Schmerzes durchzuarbeiten. Letztendlich kann dadurch das authentische Selbst wieder alle Aspekte des Lebens durchdringen. »Diese Methode half mir, mich nicht länger als Opfer einer Krankheit zu fühlen, die ich nur schlecht steuern kann. Jetzt kann ich etwas dagegen tun, wie die Sklerodermie auf meinen Körper wirkt. – Ich kann die Zügel wieder in die Hand nehmen und sagen: ›Nicht so schnell.‹«

Nebenbei bemerkt, konnte ich persönlich feststellen, wie viel näher sich Amanda und Jonathan gekommen sind und wie viel erfolgreicher sie in der Liebe und in ihren Berufen wurden. Vor Kurzem wurden beide zertifizierte Yoga Tune Up-Trainer und zeigen ihren Patienten jetzt all meine Eigenbehandlungstechniken.

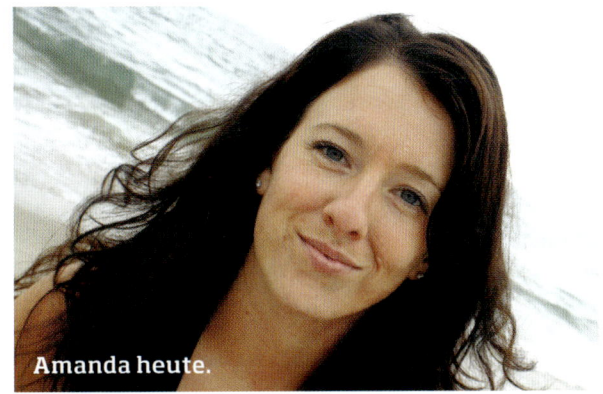

Amanda heute.

Freie Sequenzen

Bei den drei freien Sequenzen steht die Improvisation im Mittelpunkt. Sie folgen dabei nur Ihrem Instinkt. Auf diese Weise rolle ich oft meinen eigenen Körper aus. Ich beginne auf der Körpervorderseite, dem Rücken oder seitlich und lasse mich von den momentanen Bedürfnissen meines Körpers leiten, jeweils mit den passenden Bällen und Ball-Techniken. An freien Abenden entspannen mein Mann und ich vor dem Fernseher, jeder mit seiner individuellen »Freestyle«-Ball-Sequenz. Das öffnet die Tür zu vielen neuen Ball-Bewegungen und Neuinterpretationen der klassischen Sequenzen. Sobald Sie sich in ihrer EmbodyMap gut zu Hause fühlen und die neun Rolltechniken aus Kapitel 6 beherrschen, steht der Improvisation nichts mehr im Wege: Spielen Sie Jazzball!

Verwenden Sie die Bälle in einer 10-, 20- oder 45-minütigen Ball-Choreografie. Personal Trainer Greg Reid (siehe Seiten 36 bis 39) rollt dreimal pro Woche den ganzen Körper. Diese Sitzungen, bei denen er jede Körperkontur und Bindegewebs-schicht durcharbeitet, dauern etwa zwei Stunden. Doch egal, ob es zwei Stunden oder zwei Minuten sind: Nehmen Sie sich Zeit für die Selbstfürsorge.

Wenn Sie entlang einer Nahtstelle arbeiten, werden Sie spüren, wie vernetzt die hier angesiedelten Bindegewebe sind. So wird das Rollen entlang eines beliebigen Bereichs der Körperrückseite mit Sicherheit die Gleitfähigkeit des gesamten rückseitigen Gewebes verbessern. Lösen Sie progressiv die verschiedenen Zugbahnen, und spüren Sie, wie viel leichter Sie sich nach dem Rollen bewegen und wie die Schmerzen nachlassen. Für die freien Sequenzen gibt es einen allgemeineren Check In und ReCheck ohne festgelegte Position. Lassen Sie sich von den folgenden Sequenzen anregen, auch eigene Ideen für Beginn und Abschluss umzusetzen.

Verwenden Sie die Illustrationen, Vorschläge und Fotos als Inspiration, und setzen Sie die verschiedenen Bälle abwechselnd ein, um Problemstellen im ganzen Körper zu lösen.

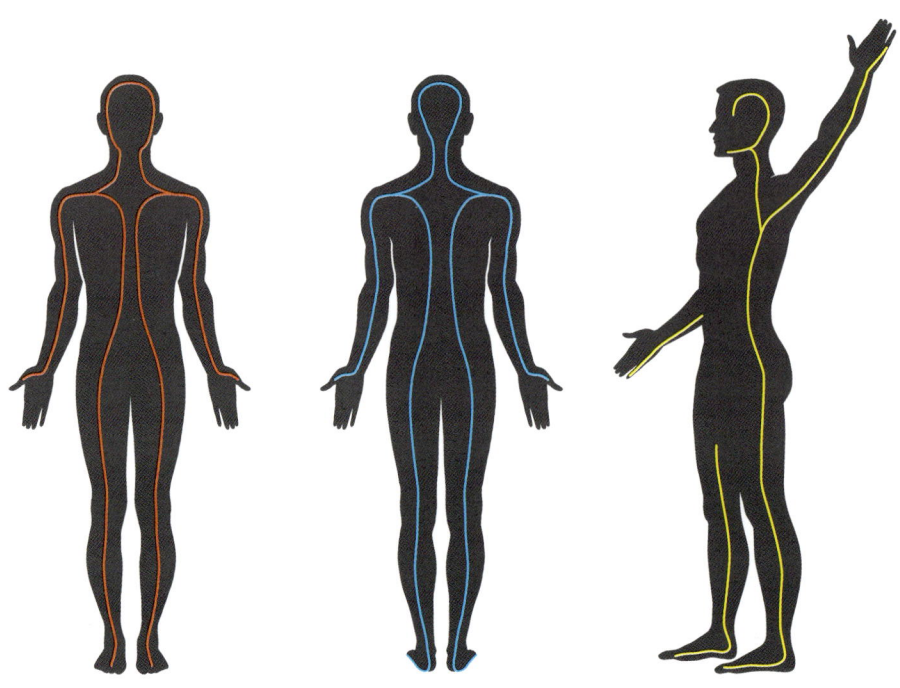

Sequenz 16: Frontallinie

Übungs-Setup

Roll Model-Bälle: Original YTU, PLUS, ALPHA, Coregeous

Matte, Yoga-Block, Wand, Stuhl – oder anderes

EmbodyMap/Basis-Ball-Stopps

Beliebige Bereiche der Körpervorderseite.

Check In

Mit einer beliebigen Bewegung anfangen, wie einer einfachen Rückwärtsbeuge zum Dehnen der Körpervorderseite. Alternativ so mobilisieren, dass die Vorderseiten einzelner Körperbereiche gedehnt werden.

Roll-Sequenz

- An einem beliebigen Punkt der Körpervorderseite beginnen und versuchen, alle Bereiche abzudecken, die in der Illustration auf Seite 350 rot markiert sind.
- Mit allen Bällen arbeiten oder nur einen verwenden. Zum Ausrollen des Bauchs empfehle ich jedoch, nur den Coregeous-Ball einzusetzen.
- Beim Rollen und Bewegen alle neun Rolltechniken durchmischen.
- Das Atmen nicht vergessen. (Siehe »Atmung«, Seite 161.)
- An Stellen, die es spürbar dringend benötigen, länger verweilen.

ReCheck

Den Körper genau wie beim Check In beugen. Ist er beweglicher und geht leichter in die Beugung? Wie fühlt sich die Atmung an? Wie fühlen Sie sich emotional?

Nachspüren

1. Versuchen, nur in die Körpervorderseite zu atmen. Wie gut fließt der Atem?
2. Welche Bereiche sind fest, welche am elastischsten?
3. Vervollständigen Sie diese Aussage:
   Ich fühle (mich) _____

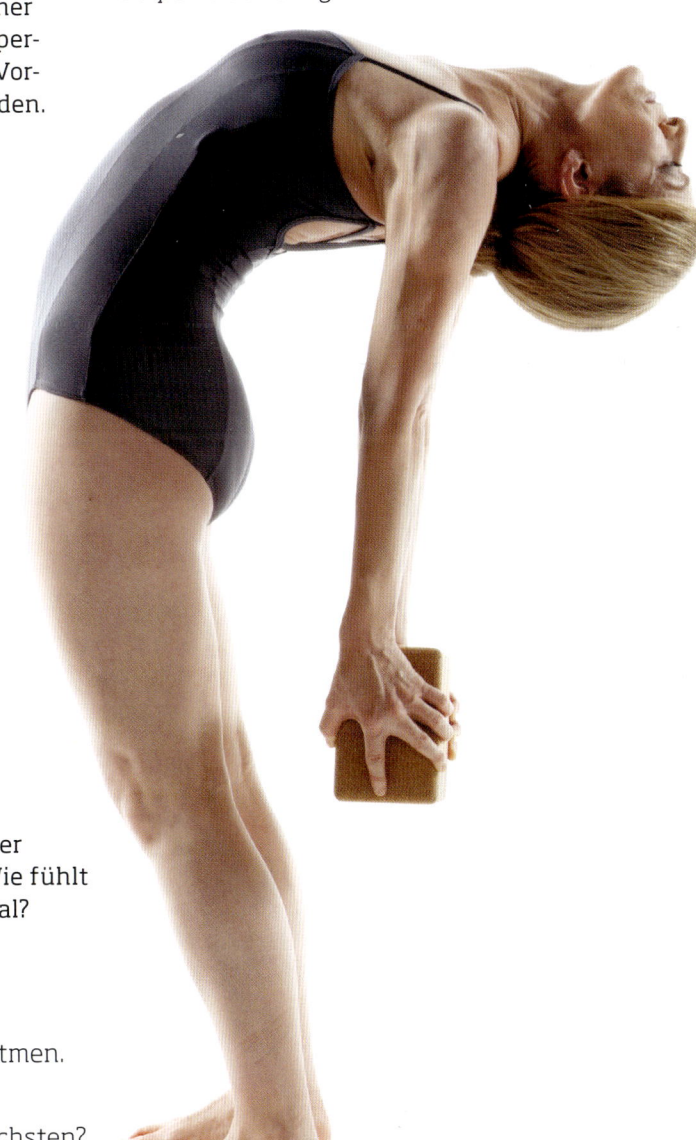

HINWEIS: *Auf dem Foto zeige ich extreme Beweglichkeit in der Rückwärtsbeuge. Versuchen Sie bitte nicht, sich in diese Haltung zu zwingen. Das Foto soll lediglich zeigen, dass mit dieser Sequenz die gesamte Körpervorderseite geöffnet werden kann.*

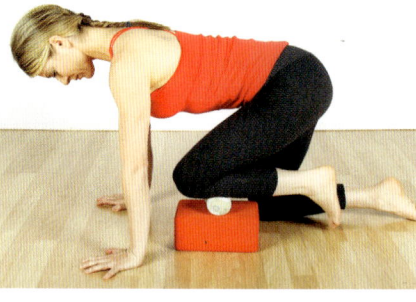
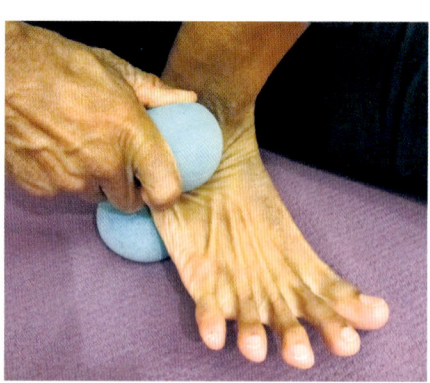
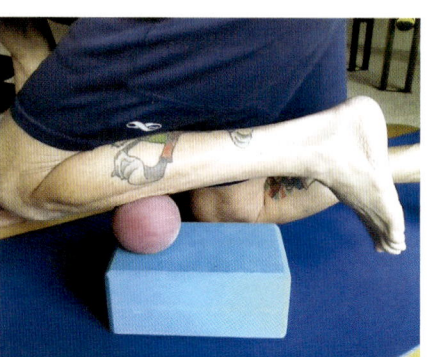
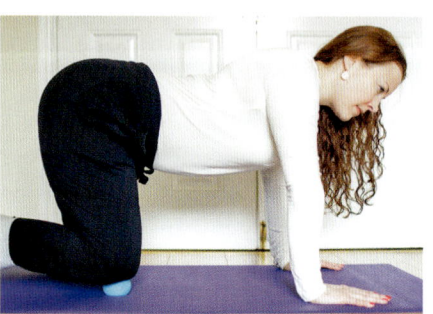
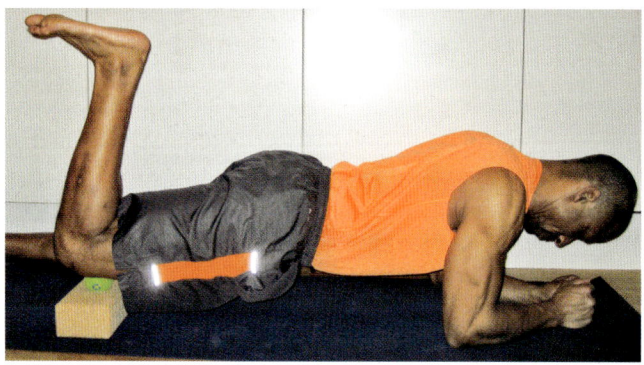
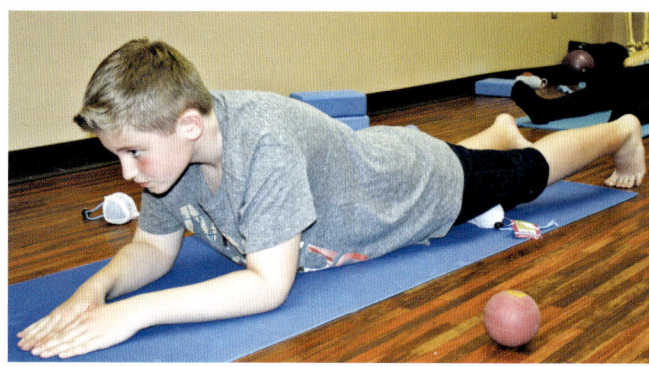
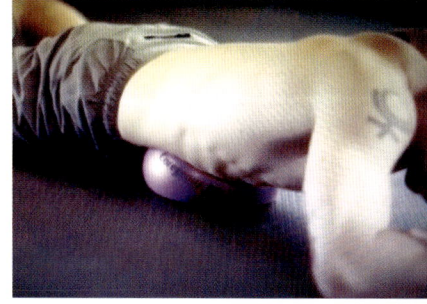
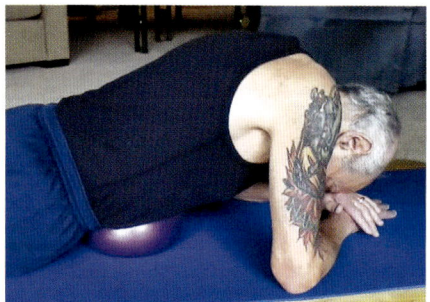
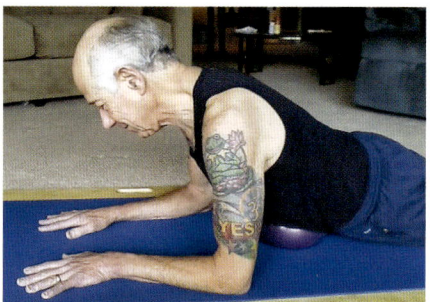
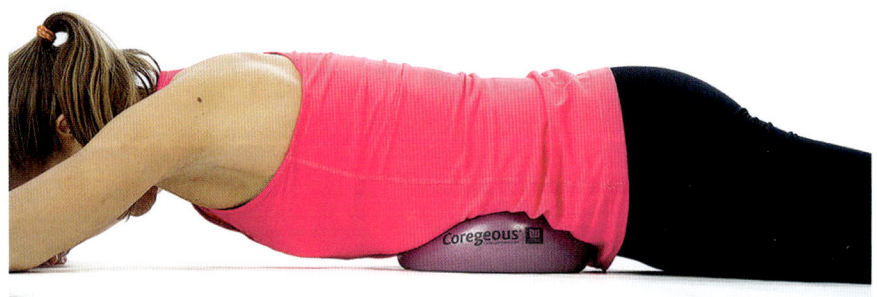
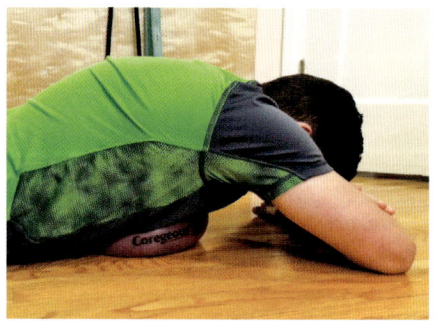

Lassen Sie sich von den Bildern für freie Sequenzen auf der Körpervorderseite inspirieren.

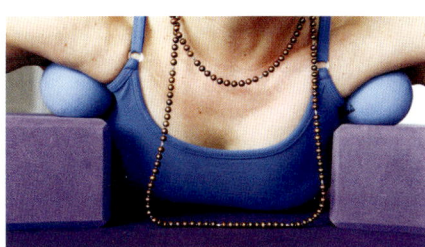
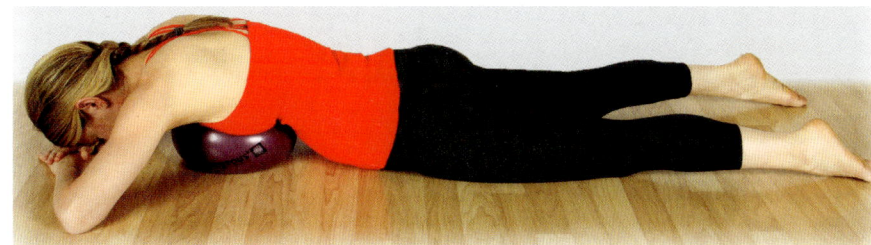
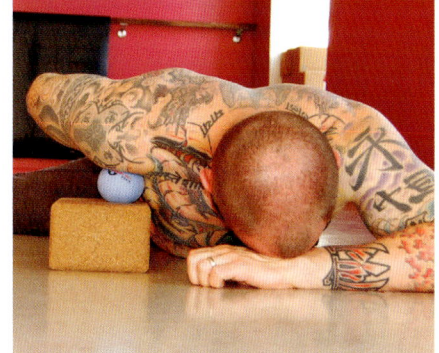
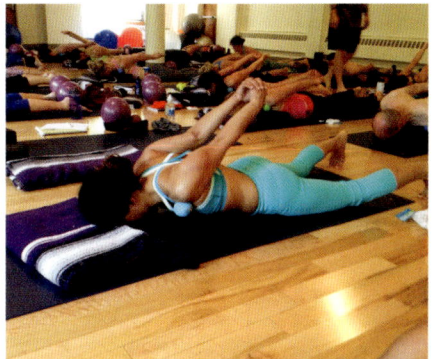
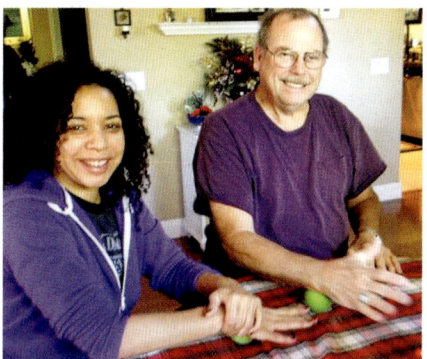
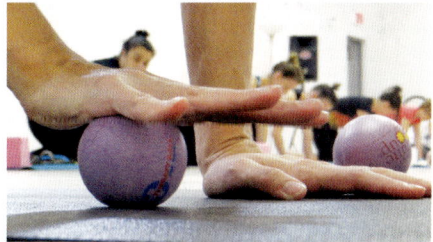
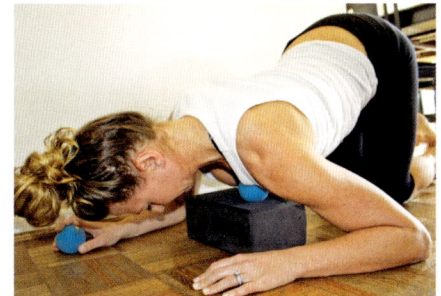
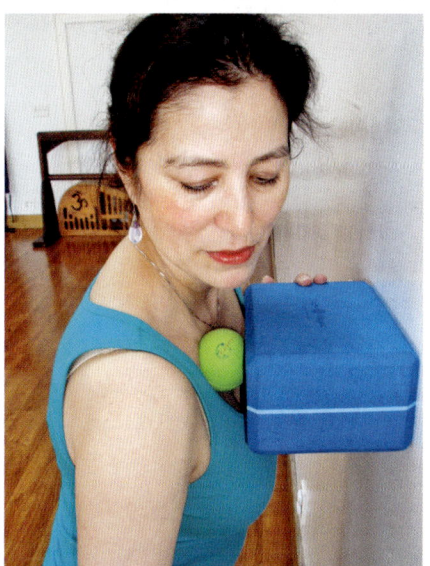
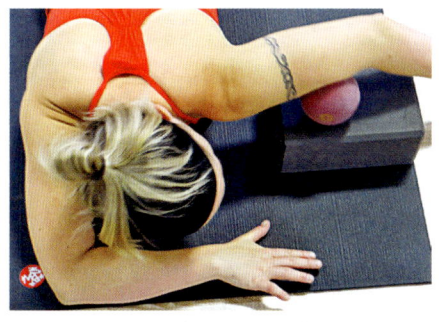
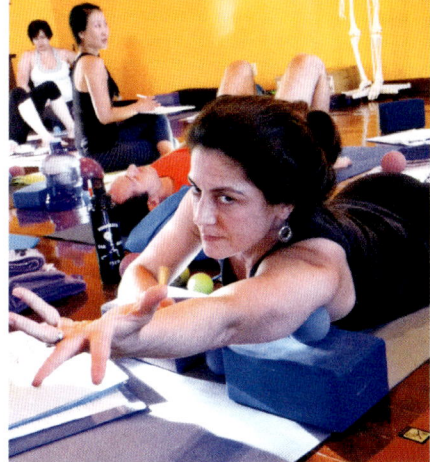
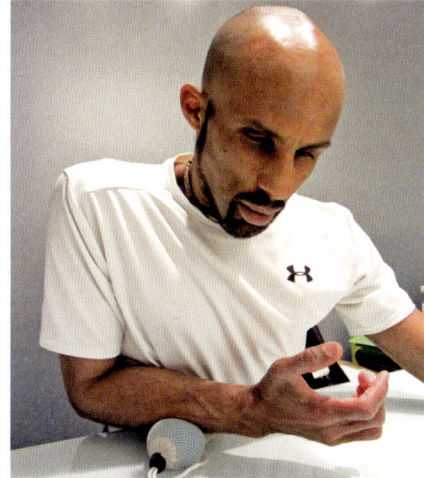
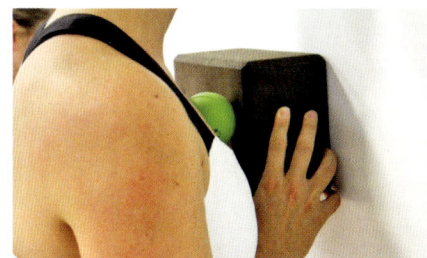
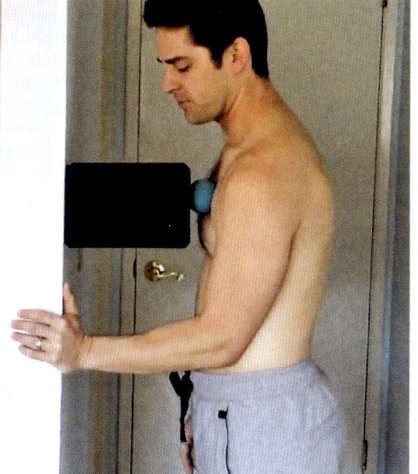

Sequenz 17: Rückenlinie

Übungs-Setup

Roll Model-Bälle: Original YTU, PLUS, ALPHA, Coregeous

Matte, Yoga-Block, Wand, Stuhl – oder anderes

EmbodyMap/Basis-Ball-Stopps

Beliebige Bereiche der Körperrückseite.

Check In

Eine beliebige Bewegung zum Dehnen der Körperrückseite wählen. Probieren Sie dafür Mobilisationen für Teilbereiche oder eine großzügige Dehnung der ganzen Rückseite wie die einfache Vorwärtsbeuge.

Roll-Sequenz

- An einem beliebigen Punkt der Körperrückseite beginnen und versuchen, alle Bereiche abzudecken, die in der Illustration auf Seite 350 blau markiert sind. Es macht auch Spaß an einer Fußsohle zu beginnen, die eine Körperseite hinaufzuarbeiten bis auf den Hinterkopf und dann in umgekehrter Reihenfolge auf der zweiten Seite wieder hinabzuarbeiten: Fuß nach Kopf, dann Kopf nach Fuß.

- Mit allen Bällen arbeiten oder nur einen Ball-Typ verwenden.

- Beim Rollen und Bewegen alle neun Rolltechniken durchmischen.

- Das Atmen nicht vergessen. (Siehe »Atmung«, Seite 161.)

- An Stellen, die es spürbar dringend benötigen, länger verweilen.

ReCheck

Den Körper genauso wie beim Check In dehnen. Ist er beweglicher, und fällt die Dehnung leichter? Wie fühlt sich die Atmung an? Wie fühlen Sie sich emotional?

Nachspüren

1. Verbringen Sie volle 3 Minuten in Rückenlage, mit bewusster Atmung. Wo fühlen Sie sich am besten geöffnet? Wo würden Sie gerne noch mehr Zeit verbringen?

2. Aufstehen und die Haltung im aufrechten Stand überprüfen. Wie fühlt sie sich an?

3. Vervollständigen Sie diese Aussage:
   Ich fühle (mich) _____.

HINWEIS: Auf dem Foto zeige ich extreme Beweglichkeit in der Vorwärtsbeuge. Versuchen Sie bitte nicht, sich in diese Haltung zu zwingen. Das Foto soll lediglich zeigen, dass mit dieser Sequenz die gesamte Körperrückseite geöffnet werden kann.

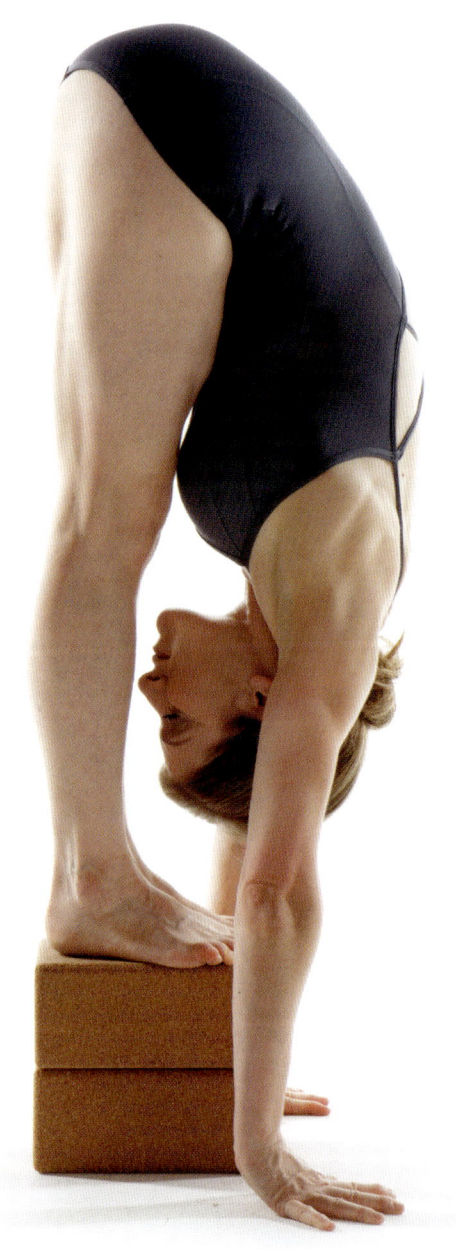

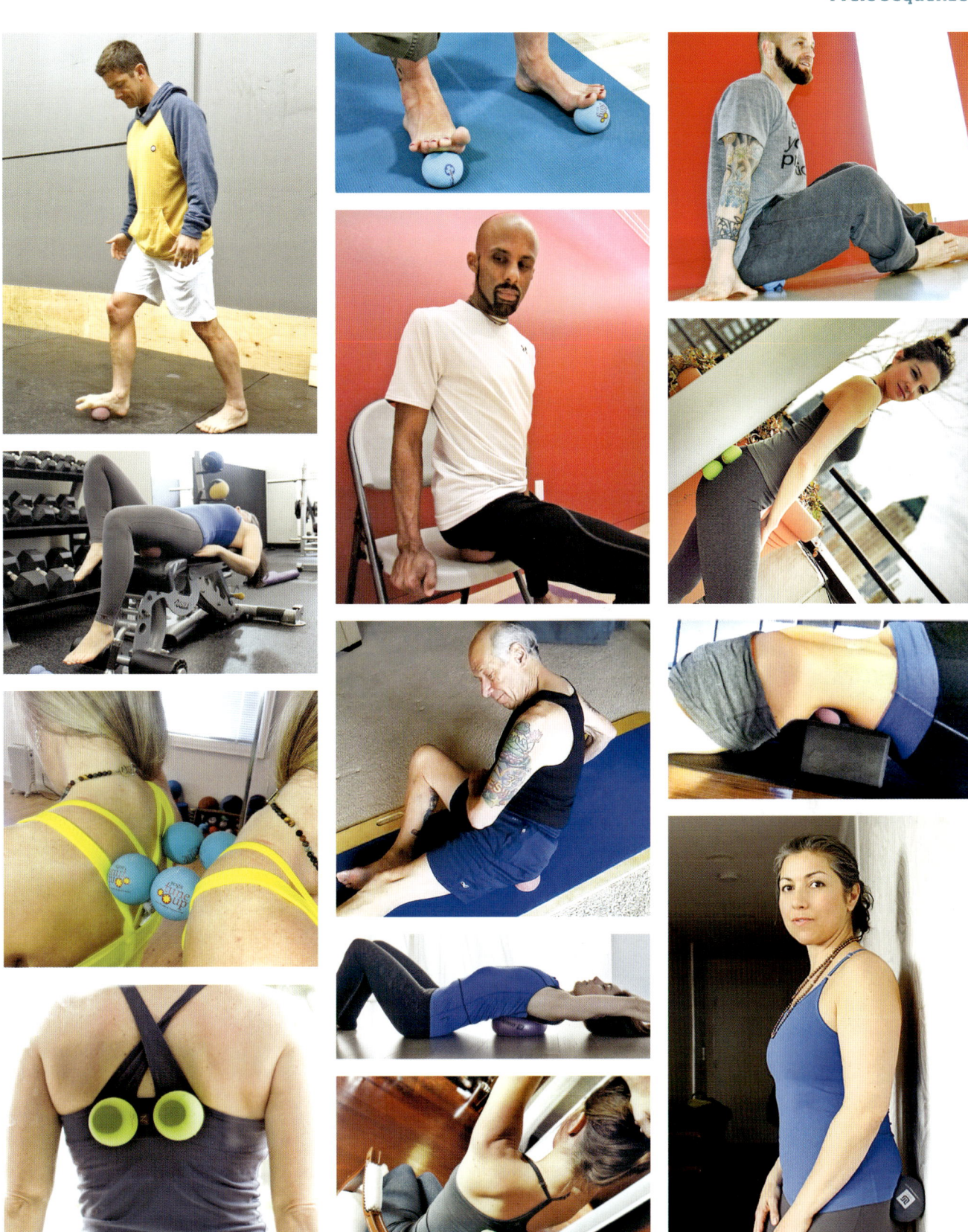

Lassen Sie sich von diesen Bildern für Ihre eigene freie Rückenlinien-Sequenz inspirieren.

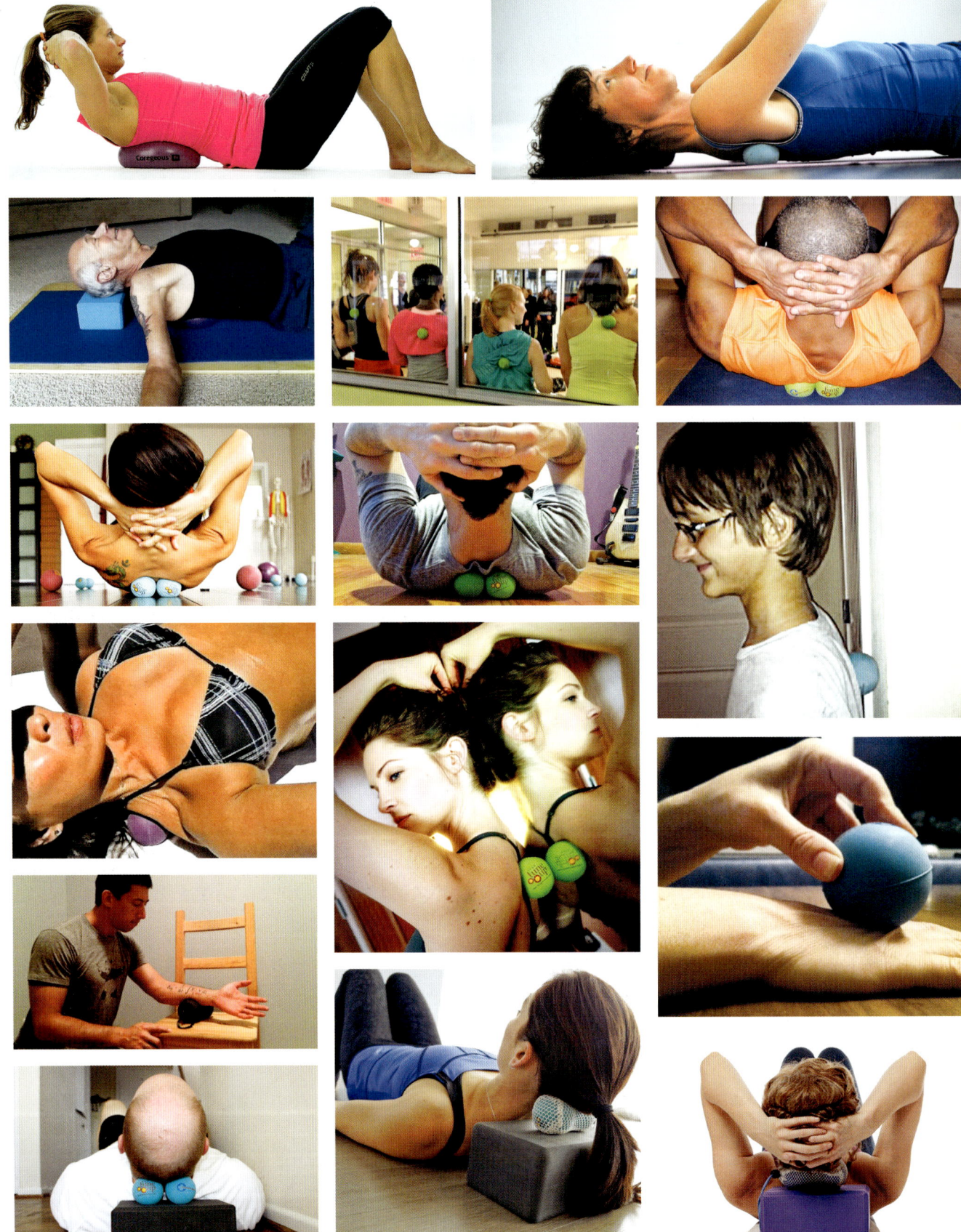

Eindrücke von der freien Arbeit für die Rückenlinie.

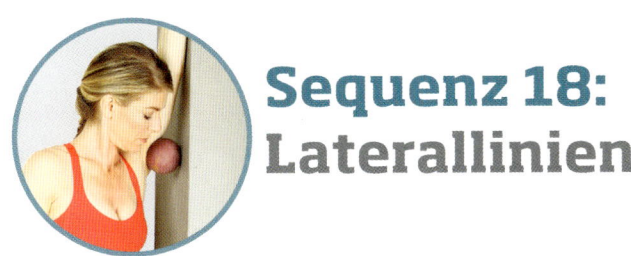

Sequenz 18:
Laterallinien

Die Lateral- oder Seitenlinien können etwas kniffliger sein. Setzen Sie die neun Techniken mit Fantasie ein, und verwenden Sie die Bälle im Beutel, um die inneren und äußeren Oberschenkel und die Innen- und Außenseiten der Arme so intensiv wie möglich zu massieren.

EmbodyMap/Basis-Ball-Stopps

Beliebige Bereiche der linken oder rechten Körperseite, einschließlich Innen- und Außenseiten der Gliedmaßen.

Check In

Eine beliebige Bewegung zum Dehnen der Körperseiten wählen. Probieren Sie Mobilisationen zum Dehnen von Teilbereichen oder eine Dehnung über die ganze Seite, wie die einfache Seitbeuge.

Roll-Sequenz

- An einem beliebigen Punkt einer Körperseite beginnen und versuchen, alle Bereiche abzudecken, die in der Illustration auf Seite 350 gelb markiert sind. Es macht auch Spaß, seitlich über einem Fuß und Sprunggelenk zu beginnen und im Zickzack die Beinaußenseite nach oben zu arbeiten, während man gleichzeitig mit einem Ball-Stapel die Oberschenkelinnenseiten massiert.
- Am seitlichen Bauch und Brustkorb empfehle ich, zum Coregeous-Ball zu wechseln oder mit dem ALPHA-Ball an der Wand zu arbeiten.
- Einen Ball-Stapel gegen die Wand aufzubauen (mit den Bällen im Beutel), um Armvorderseite und Armrückseite gleichzeitig auszurollen.
- Mit allen oder nur einer Art der Bälle arbeiten.
- Beim Rollen und Bewegen alle neun Rolltechniken durchmischen.
- Das Atmen nicht vergessen. (Siehe »Atmung«, Seite 161.)
- An Stellen, die es spürbar dringend benötigen, länger verweilen.

ReCheck

Den Körper wie beim Check In dehnen. Geht die Bewegung weiter und leichter? Wie fühlt sich die Atmung an? Wie fühlen Sie sich emotional?

Nachspüren

1. 15 tiefe Atemzüge machen, die Rippen und Bauch weit nach außen drücken. Wie leicht geht das?

2. Einen kleinen »Tanz« einlegen und den Körper wie eine Schlange bewegen. Wie gut gelingt dies?

3. Vervollständigen Sie diese Aussage: Ich fühle (mich) _____.

HINWEIS: *Auf dem Bild zeige ich mit der gedrehten Seitbeuge extreme Beweglichkeit. Versuchen Sie bitte nicht, sich in diese Haltung zu zwingen. Das Foto soll lediglich zeigen, dass mit dieser Sequenz die gesamte Körperseite geöffnet werden kann.*

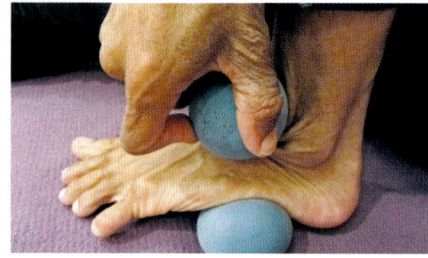
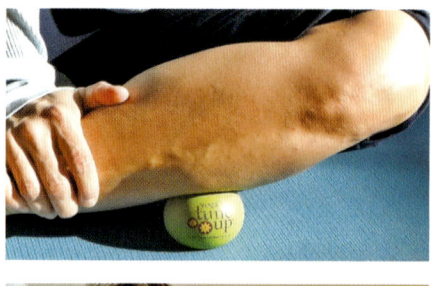
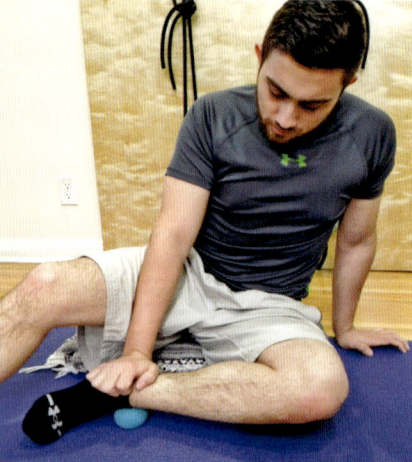
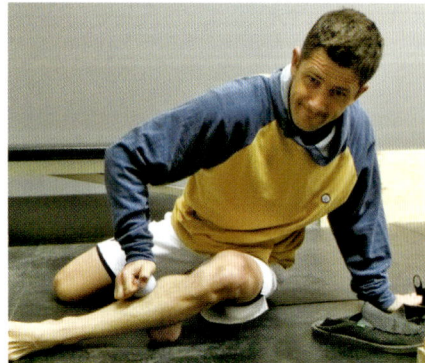
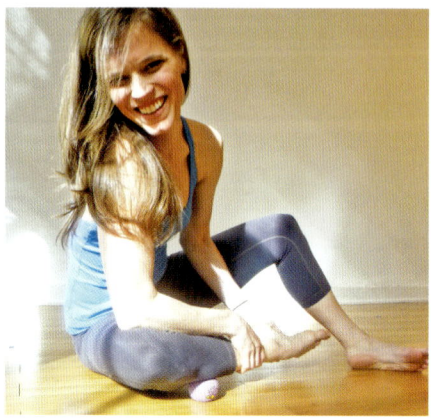
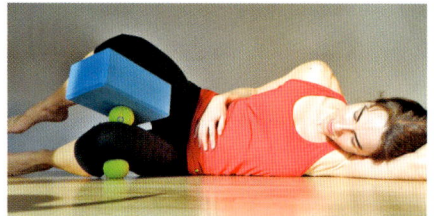
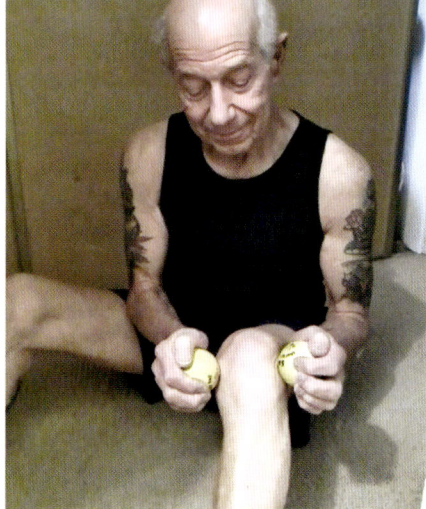
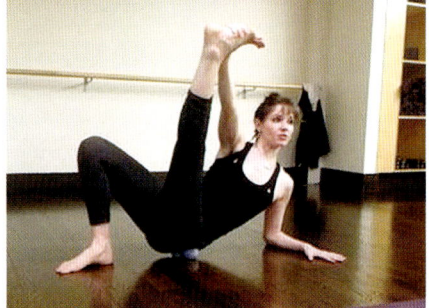
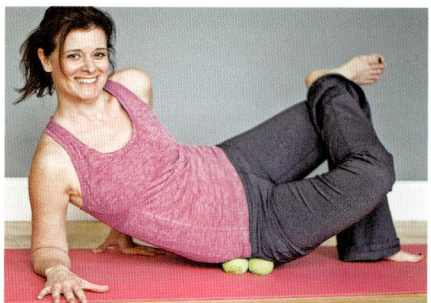
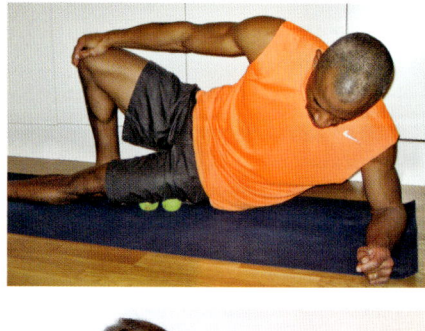
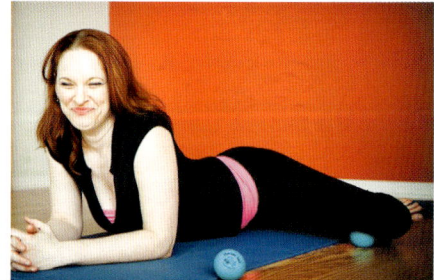
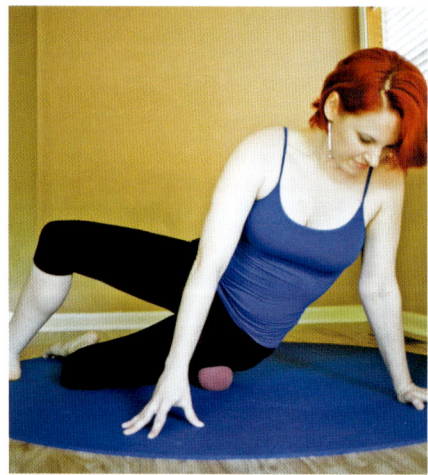
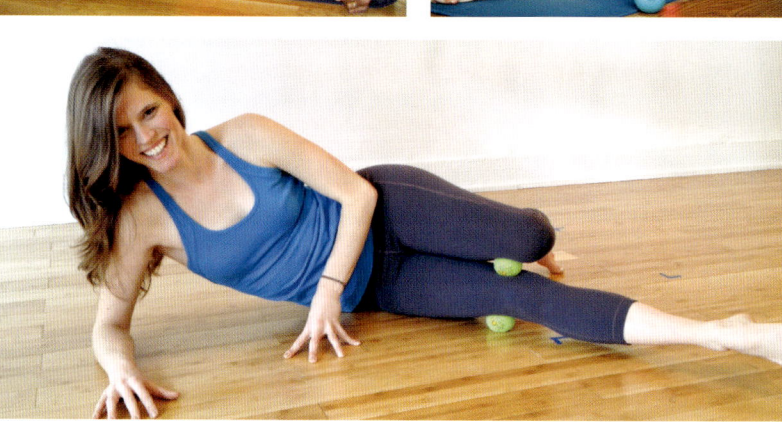

Lassen Sie sich für ihre eigenen freien Sequenzen für die Laterallinien des Körpers inspirieren.

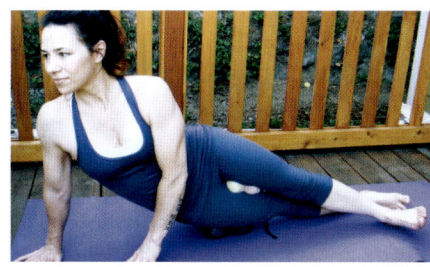
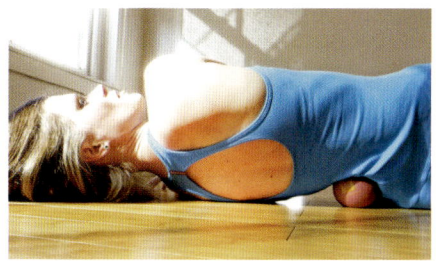
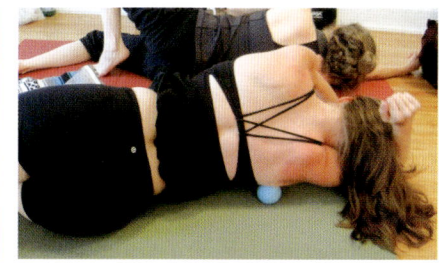
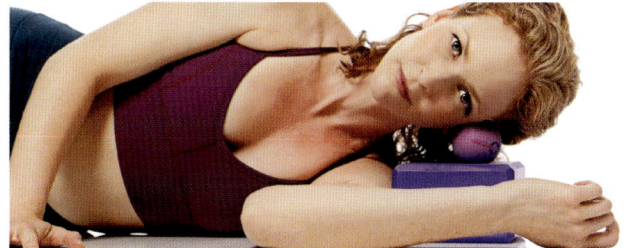
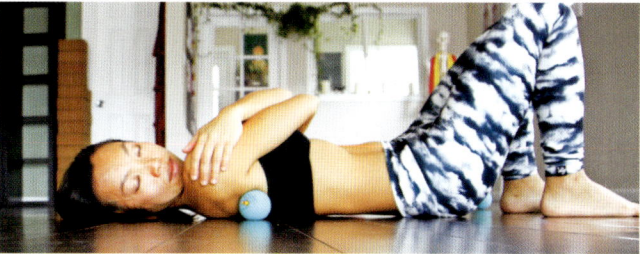
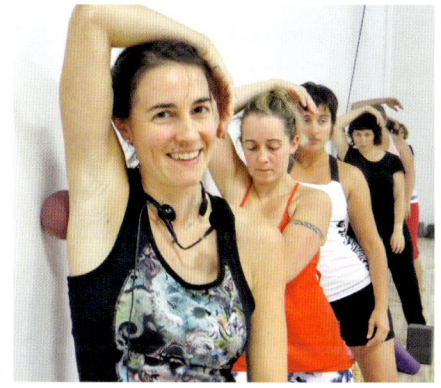
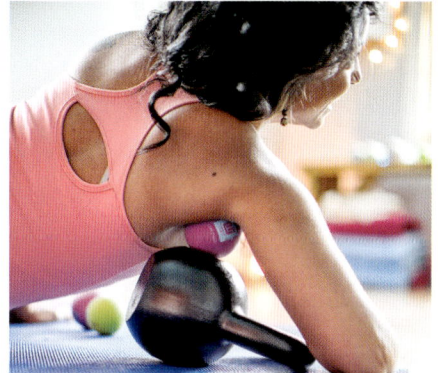
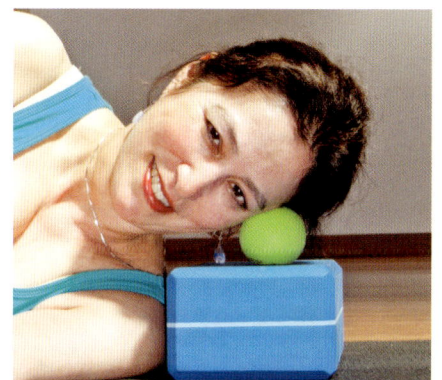
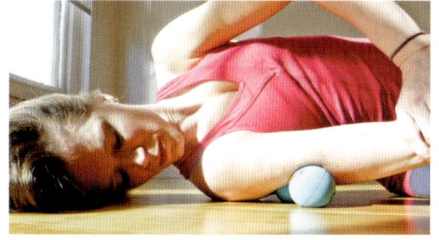
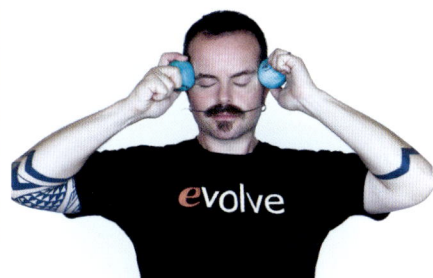
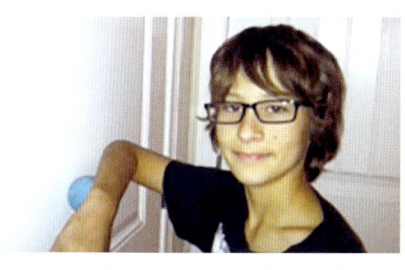
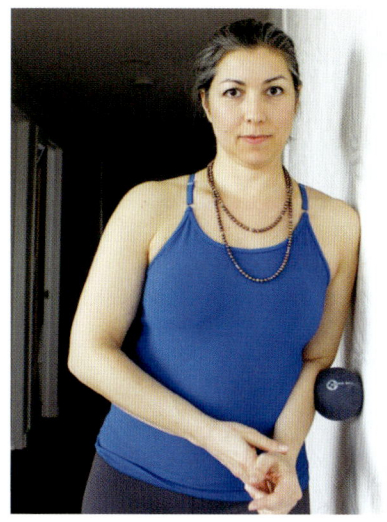
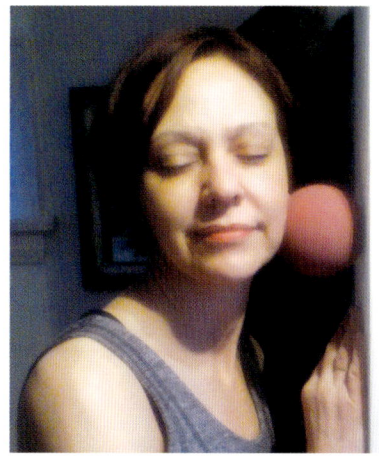
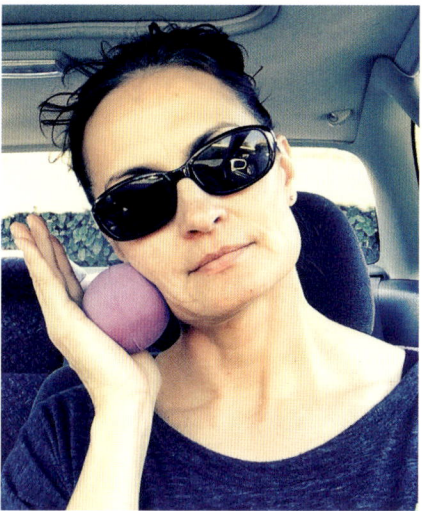

9 Die »Rolle« der Entspannung

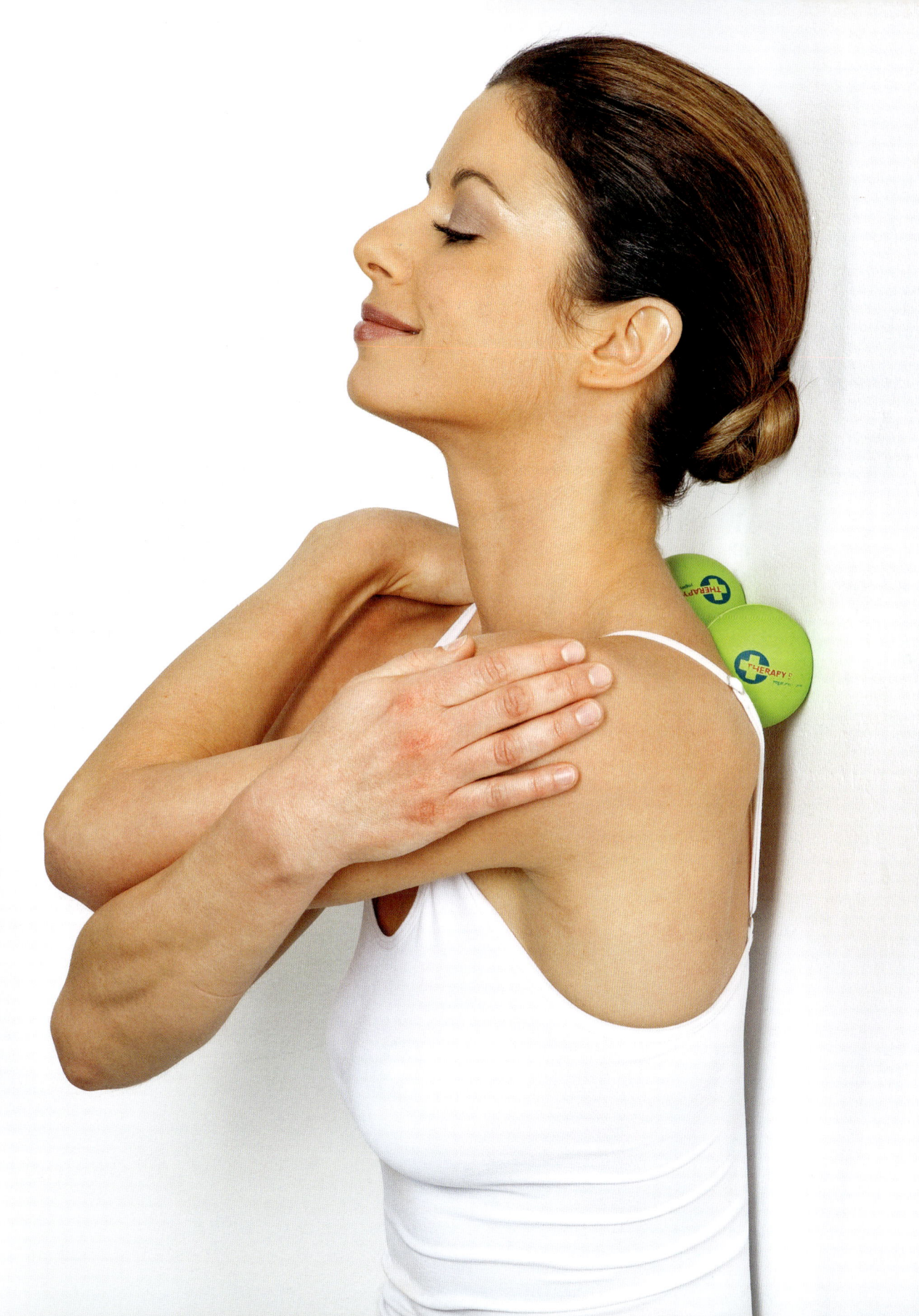

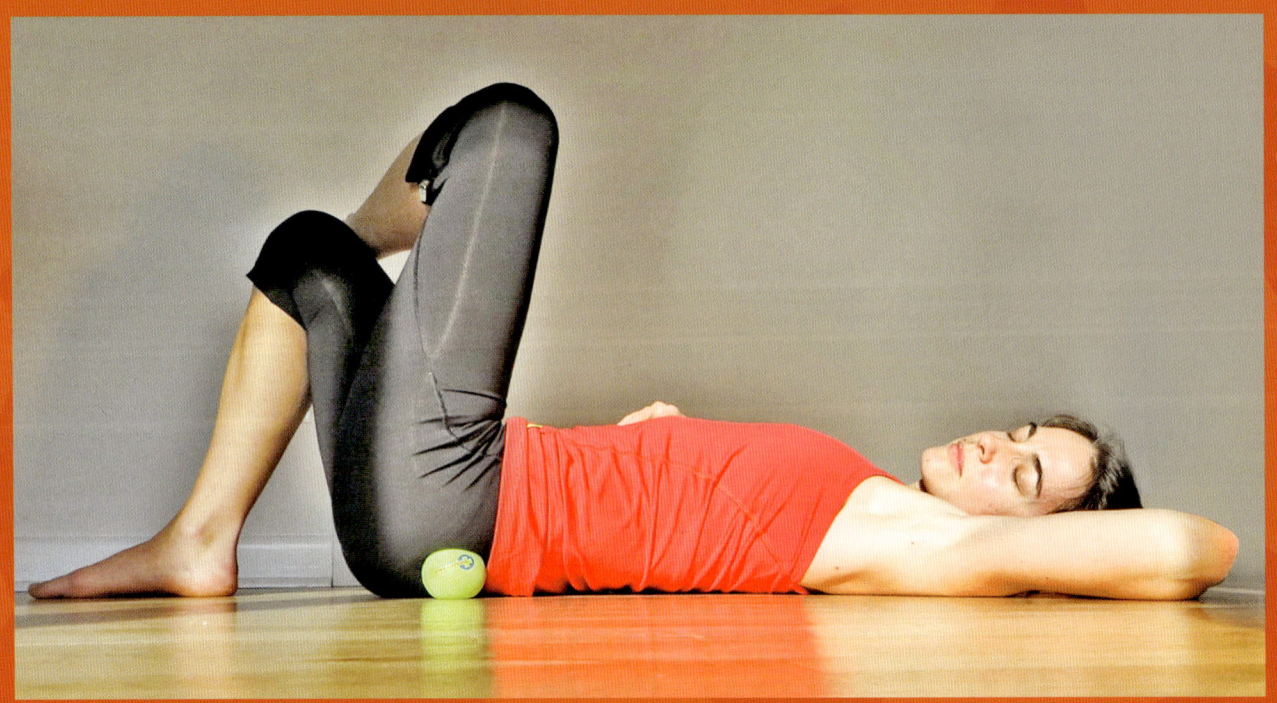

Die *Roll Model*-Methode lässt sich auf eine ganz einfache Anweisung reduzieren: Fangen Sie an zu rollen! Die Therapiebälle wirken sich in kürzester Zeit positiv aus, selbst wenn Sie nur beim Fernsehen nebenher darauf herumrollen, beim Fliegen darauf sitzen oder am Stehpult und beim Abwasch darauf stehen.

Um von den Bällen optimal zu profitieren, können Sie weitere Schritte in Ihre Übungen aufnehmen, die Ihrem ganzen Körper zusätzlich guttun. Mein Lehrer Glenn Black empfahl mir, meine Übungspraxis als »Orangensaftkonzentrat« zu sehen und dabei eine möglichst hohe »Dosis an Bewegungsvitaminen« anzustreben – ebenso lässt sich die Effektivität der Bälle steigern, indem man sich um höchstmögliche Entspannung bemüht.

Wenn es gelingt, Körper, Geist und Seele als Einheit in die Ball-Übungen einzubringen, entsteht eine tiefenentspannte Innenwelt, welche den gesundheitlichen Nutzen der *Roll Model*-Methode verstärkt.

Ein kurzer Überblick über das Nervensystem

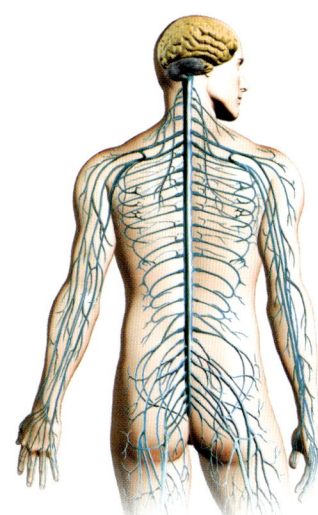

Das Nervensystem besteht aus zwei großen Bereichen: dem somatischen Nervensystem sowie dem vegetativen (autonomen) Nervensystem, zu dem auch das kürzlich entdeckte enterische Nervensystem (auch bekannt als Bauchhirn) gehört.*

Das somatische System durchzieht die Muskeln des Körpers und verarbeitet Informationen der Sinneszellen. Wir setzen es ständig willkürlich ein, um uns zu bewegen, um auf unsere Umwelt zu reagieren oder um Handlungen auszuführen.

Das vegetative System steuert unwillkürlich und autonom die inneren Organe und deren Funktionen. Das bedeutet, wir haben keinen willentlichen Einfluss darauf. Es besteht aus sympathischen und parasympathischen Anteilen, die jeweils einen eigenen »Willen« zu haben scheinen. Der sympathische Anteil bereitet die inneren Organe und den Bewegungsapparat auf Kampf-oder-Flucht-Verhalten vor. Dies ist der **Erregungszustand**, der persönliche »An-Schalter«. Wenn Sie in Panik verfallen, ist also der Sympathikus schuld. Der parasympathische Anteil unterstützt die tägliche Organfunktion und sorgt für Ruhe, Verdauung und Regeneration.

* Das enterische Nervensystem steuert die Verdauung und funktioniert autonom. Weitere Informationen hierzu gibt Dr. Michael Gershons Buch *Der kluge Bauch: die Entdeckung des zweiten Gehirns* (Goldmann, 2001)

Das ist Ihr **Entspannungszustand**, der »Aus-Schalter«. Wenn Sie entspannt sind, verdanken Sie das dem Parasympathikus.

Da das vegetative Nervensystem unbewusst arbeitet, muss man, um es zu verbessern, Tricks anwenden. Bei der Arbeit mit dem *Roll Model*-Therapieball lernen Sie, durch Muskelaktivität und bewusste Steuerung Ihren Erregungs- oder Entspannungslevel zu beeinflussen und so *Ihren Willen auf Ihre Muskeln zu übertragen*.

Damit Ihr vegetatives Nervensystem optimal funktioniert, sollten Sie insbesondere in den Bereichen Ernährung, Bewegung, Schlaf, Atmung und Entspannung auf sich achten.

Wenn Sie Ihre bewusst steuerbaren Muskeln (das somatische Nervensystem) systematisch ansprechen, können Sie den erregbaren Teil Ihres Wesens mehr oder weniger tief beruhigen und so bewusst Entspannung herbeiführen. Es gibt verschiedene Methoden, um das Nervensystem »herunterzuschalten« und parasympathische Dominanz herzustellen. Dafür sind jedoch etwas Disziplin und Einsatz nötig, denn der größere Teil des Gehirns ist für den Erregungszustand und sympathische Dominanz zuständig; hierfür gibt es auch mehr Nervenzellen als für die Entspannung. Es ist also für das Nervensystem einfacher, von 0 auf 100 zu beschleunigen, als von 100 auf 0 abzubremsen. Das parasympathische System braucht viel Aufmerksamkeit, um in den Entspannungsmodus zu schalten. Um Ihr Gehirn in Balance zu halten, Gewebefunktionen wiederherzustellen, Schmerzen zu beseitigen und die Auswirkungen von Stress zu verringern, müssen Sie lernen, den Schalter *bewusst umzulegen*.

Joanne Spence, 49

Geschäftsführerin von »Yoga in Schulen«,
Yoga-Therapeutin am Western Psychiatric Institute
& Praxisleitung von Yoga on the Square
Pittsburgh, Pennsylvania

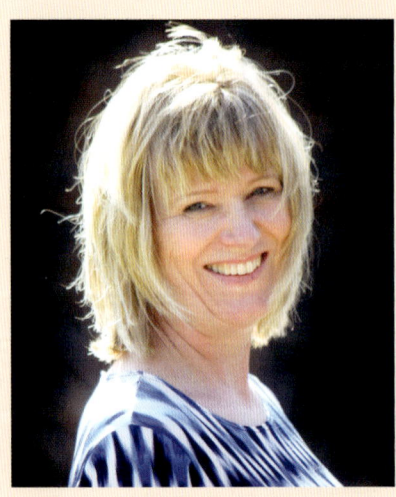

Liebe Jill,

vor einiger Zeit habe ich die Roll Model-Bälle in meine wöchentlichen Kurse aufgenommen. Ich unterrichte Jugendliche im Rankin Promise Program, einer alternativen Schule im Woodland Hills School District in Pittsburgh, Pennsylvania. Oft kommen neue Jugendliche dazu, die nur wenig oder keine Verbindung zu ihrem Körper haben. Die meisten sind hier, weil sie sich ihren Mitschülern gegenüber aggressiv verhielten, weil sie permanent ungehorsam waren und störten oder Waffen bzw. Drogen mit sich führten. Sie haben keinerlei Selbstdisziplin.

Mir fällt auf, dass sich die Arbeit mit den Bällen bei den Kindern beinahe sofort positiv auswirkt. Ich staune immer wieder darüber, dass sie die Bälle gleich ausprobieren möchten. Und dann schmilzt ein Teil ihrer körperlichen Anspannung buchstäblich dahin. Sie sind emotional so aufgewühlt und durcheinander, und dann sorgen so einfache Techniken wie Sustained Compression (Dauerdruck) sofort für deutliche Entspannung. Am schönsten ist es für mich, wenn die ursprünglich verstörten, ernsten Kinder glücklich lachend zurück in den Unterricht ziehen. »Ich fühle mich viel besser.« »Ich könnte jetzt einschlafen.« »Mein Körper hat sich noch nie so entspannt angefühlt.« »Danke, Frau Spencer, können Sie morgen wiederkommen?«

Die Schüler, die öfter mit den Bällen arbeiten, wissen ganz genau, was sie in der nächsten Stunde machen möchten. Ich kann regelrecht zuschauen, wie sich ihr Körper entspannt. Auch Kinder, denen es normalerweise schwerfällt, überhaupt etwas loszulassen, lassen ihre Anspannung fallen, sobald sie begreifen, dass sie die Möglichkeit dazu haben.

Meiner Meinung nach bieten die Roll Model-Bälle die große Chance, den Stress von Schülern auszugleichen. Das macht sie glücklicher, gelassener und widerstandsfähiger. Es führt dazu, dass sie besser lernen und den Stürmen der Pubertät sowie anderen Herausforderungen ihres Lebens besser standhalten können. Ich empfehle die Roll Model-Therapiebälle allen Lehrern und Erziehern, die in puncto Disziplin und Ruhe im Klassenzimmer am Ende ihrer Kraft sind. Wenn die Bälle bei »meinen« Kindern funktionieren, funktionieren sie erst recht bei allen anderen.

Danke!
Joanne

Die fünf parasympathischen Regeln für Entspannung

Sie haben mehrere Möglichkeiten, Ihren Aus-Schalter zu betätigen. Je besser die fünf Voraussetzungen unten erfüllt sind, umso entspannter wird Ihr Körper reagieren und umso gründlicher können die positiven Veränderungen eintreten, auf die die *Roll Model*-Methode abzielt.

1. **Perspektive: ganzheitlich**
2. **Ort: friedvoll**
3. **Position: liegend**
4. **Atemrhythmus: Betonung der Ausatmung**
5. **Palpation: Ball-Massage**

Es gibt hier keine Reihenfolge; einige der beschriebenen Zustände treten auch gleichzeitig auf. Für ein optimales Ergebnis sollte man sich bemühen, möglichst viele der Regeln einzuhalten.

Sehen wir uns die Voraussetzung der Entspannung im Einzelnen an.

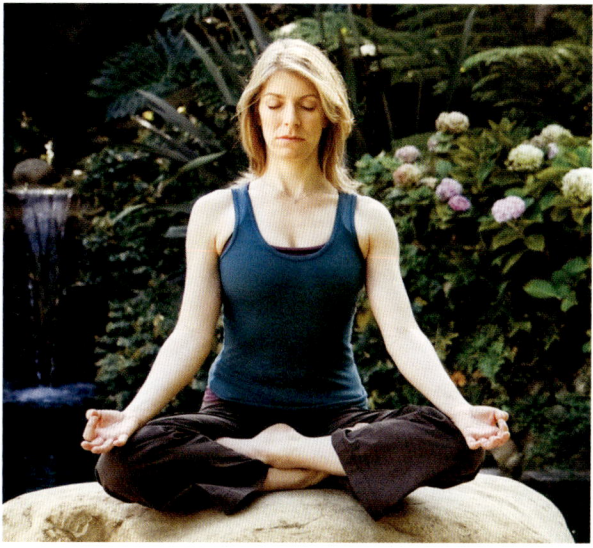

Sie müssen nicht im Lotossitz im Paradies sitzen, um Entspannung herbeizuführen. Aber machen Sie sich eine innere Einstellung zu eigen, die es Ihnen erlaubt, tief zu entspannen.

Perspektive

Die Perspektive beschreibt Ihre innere Einstellung und die eigene Wertschätzung Ihrer Handlungen. Um von bewusster Entspannung bestmöglich zu profitieren, müssen Sie sich eine Art »mentalen Mantel« zulegen, der Ihre Erholungspause schützt.

Sagen Sie zu sich selbst: »Ich gestatte mir, mich komplett zu entspannen.«

Erlauben Sie sich eine Auszeit. Reservieren Sie für Ihre Selbstfürsorge einen festen Zeitrahmen, und kleiden Sie ihn mit Optimismus aus. Gesundheit, Heilung und Wandel in die eigenen Hände zu nehmen ist ein sehr kraftvoller Akt. Nehmen Sie sich die Zeit, dies wertzuschätzen. Schützen Sie Ihre Selbstbehandlungsmaßnahmen mit imaginären »Buchstützen«.

Sie dürfen sich komplett entspannen.

Fühlen Sie sich nicht schon besser?

Stellen Sie jetzt sicher, dass Ihr Umfeld dies ebenfalls zulässt.

Ort

Ich habe auf meinen Therapiebällen bereits in Flughafen-Terminals, im Büro auf dem Boden, im Auto, bei Rockkonzerten, im Kino und an allen möglichen anderen Orten gerollt. Die Bälle wirken immer, solange man sie nur an der richtigen Stelle positioniert. Wenn es Zeit und Ort erlauben, sorgen Sie für idealere Bedingungen.

Wählen Sie sich zum Rollen einen ruhigen, friedlichen und nicht zu kalten Ort. Gut geeignet ist ein sauberer Untergrund, egal, ob Holzboden, kurzfloriger Teppich, Küchenboden oder eine Wand. Auf festen Oberflächen rollen die Bälle am besten. Dicke Teppiche verschlucken meist einen Teil des Balls und können zu Hautabschürfungen und Rötungen führen. Dagegen hilft eine Trainings- oder Yoga-Matte auf dem Teppich. Mein Vater verwendet die Bälle gerne im Bett gegen seine Hüftschmerzen und um besser einschlafen zu können (viel besser als mit Schlaftabletten).

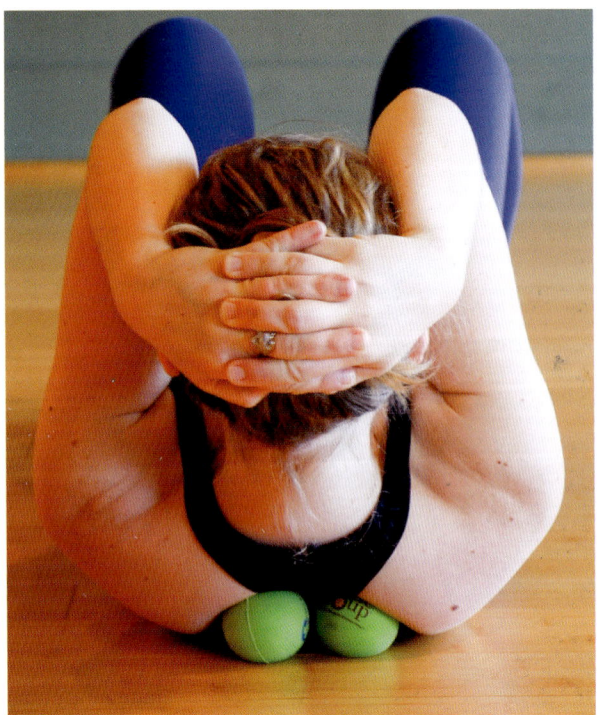

Die Rollumgebung muss kein schalldichter Rückzugsort sein, doch hilft es, räumliche Hindernisse weitgehend zu entfernen und Sinneseindrücke zu reduzieren.

Eine extraweiche Matratze oder viel Bettzeug kann das allerdings erschweren.

Wichtiger ist es, einen Platz zu finden, an dem man sich selbst sicher fühlt und entspannt genug für die angestrebte »Runterregulierung«.

Für maximale Entspannung können Sie zusätzlich das Licht dimmen, um die Sehnerven möglichst wenig zu reizen.

Manchmal lassen sich die Bedingungen für den idealen Ort nicht verwirklichen. Vielleicht möchten Sie zum Beispiel die Bälle vor dem Workout im Fitnessstudio einsetzen, um Ihr Gewebe vorzubereiten. Ich mache das regelmäßig. Aber die Beleuchtung, der Lärm und andere Ablenkungen machen das Studio nicht gerade zu einem ruhigen Ort. Diese Sinnesüberflutung können Sie reduzieren, indem Sie die Augen schließen und sich auf das konzentrieren, was Sie spüren, eine positive Geisteshaltung einnehmen (»Perspektive«) und gleichmäßig atmen.

Atemrhythmus

Die Atmung stellt ein großartiges inneres Barometer dar, das ständig Feedback über den momentanen Gemütszustand liefert. Schnelles, flaches Atmen weist auf sympathische Überlastung hin, langsames, tiefes Atmen auf parasympathische Ruhe. Lernen Sie, Ihren Atem zu beobachten und zu steuern, um Ihre Körperphysiologie beeinflussen zu können.

Jeder Atemzug lässt sich in vier Phasen unterteilen:

1. **Einatmen**
2. **Die Pause nach dem Einatmen und vor dem Ausatmen**
3. **Ausatmen**
4. **Die Pause nach dem Ausatmen und vor dem Einatmen**

Wie lang jede Phase dauert, hängt von der körperlichen und psychischen Stresssituation ab.

Wenn Sie sehr belastet sind, atmet der Körper länger ein und hält den Atem länger, wie ein Ballon, der bis zum Zerreißen gefüllt wird. Beim Erschrecken etwa japst man nach Luft (schnelles, heftiges Einatmen) und hält dann die Luft an, bis die Gefahr vorüber ist. Man gähnt oder seufzt selten. Das ist der sympathische Erregungszustand.

In Zeiten ohne Belastung scheint der Körper die Luft wie ein sich entleerender Ballon abzulassen. Man gähnt, atmet lange aus, schnauft und stöhnt vielleicht dabei, und atmet danach lange nicht ein. Manchmal stellt man sogar beim erneuten Einatmen überrascht fest, wie lange man das schon nicht mehr getan hat. Das ist der parasympathische Entspannungszustand.

VIERSTUFIGER ATEMZYKLUS

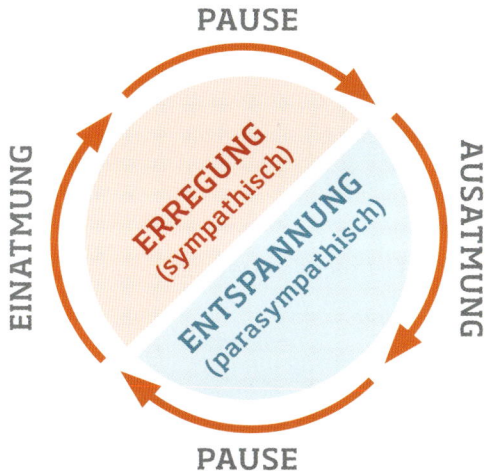

PAUSE

EINATMUNG

ERREGUNG
(sympathisch)

ENTSPANNUNG
(parasympathisch)

AUSATMUNG

PAUSE

Für die Entspannung ist es ideal, länger aus- als einzuatmen. Sie werden feststellen, dass Sie spontan große Luftmengen freisetzen, wenn Ihr Körper nachgibt und locker lässt. Sie werden spontane Seufzer von sich hören, wenn Sie bei der Entspannung Punkte berühren, die tiefe Erleichterung verschaffen. Das ist ein sehr gutes Zeichen dafür, dass Sie immer stärker runterregulieren.

Arbeiten Sie sich noch tiefer in den Atmungs-Reset ein (Kapitel 7), kommen Sie dann zur Ruhe, entspannen Sie sich, und finden Sie eine angenehme Position.

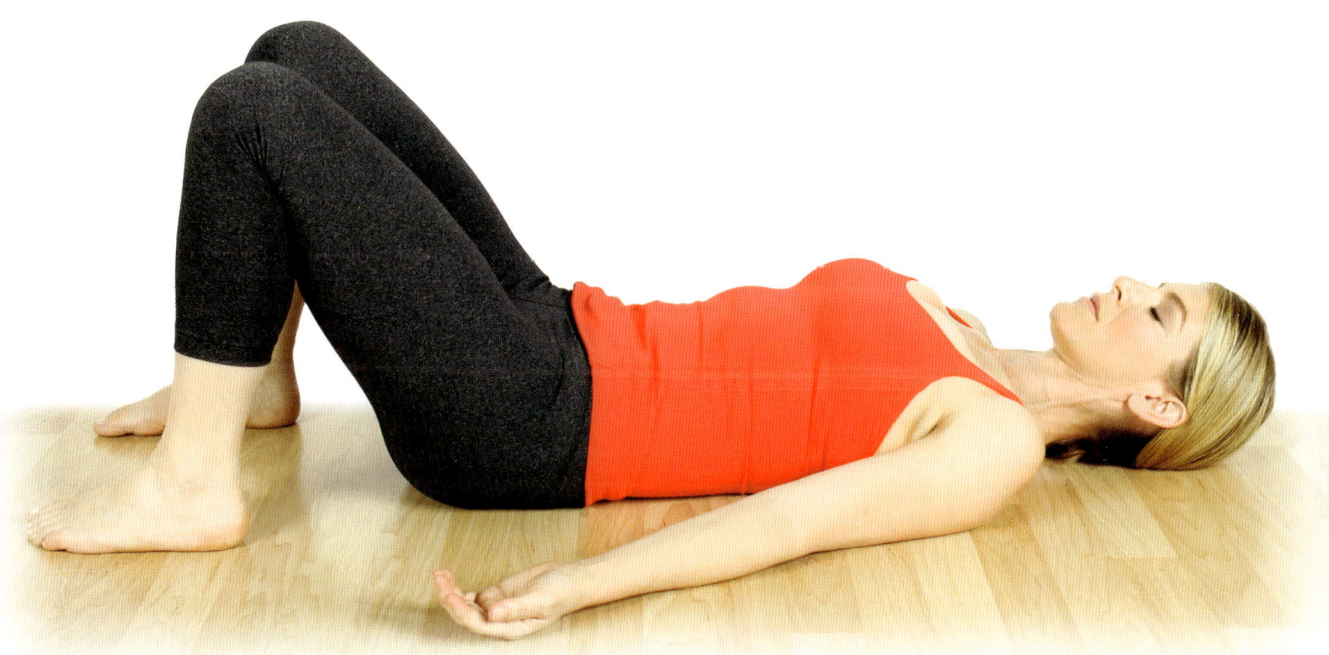

Position

Legen Sie sich hin, geben Sie jede Last ab.

Am einfachsten lässt sich die Entspannung im Liegen herbeiführen. Wie oft haben Sie sich schon der Länge nach aufs Bett geworfen und hatten den Eindruck, Ihnen fiel das Gewicht der Welt buchstäblich von den Schultern? Ist Ihnen je aufgefallen, dass im Liegen Ihre Ausatmungsphase augenblicklich länger wird? Sobald Sie sich hinlegen, drücken Sie den Aus-Schalter.

Im Liegen müssen die Stützmuskulatur und das Stützgewebe der Rückenknochen nicht mehr sym-

pathisch aktiv sein, um Sie aufrecht zu halten. Zwerchfell und Herz sind weniger belastet, sodass alles ... viel ... langsamer ... arbeiten kann. Die Schwerkraft wirkt anders. Sie hilft allen Muskeln, sich Richtung Boden zu dehnen. (Beim Schreiben dieser Zeilen werde ich gerade müde ...) Es ist kein Zufall, dass wir im Liegen am besten schlafen. Wer schon im Sitzen weggedämmert ist, weiß, dass man danach nicht so erfrischt ist. Langstreckenflüge in der Touristenklasse? Nicht gerade die entspannteste Art zu träumen.

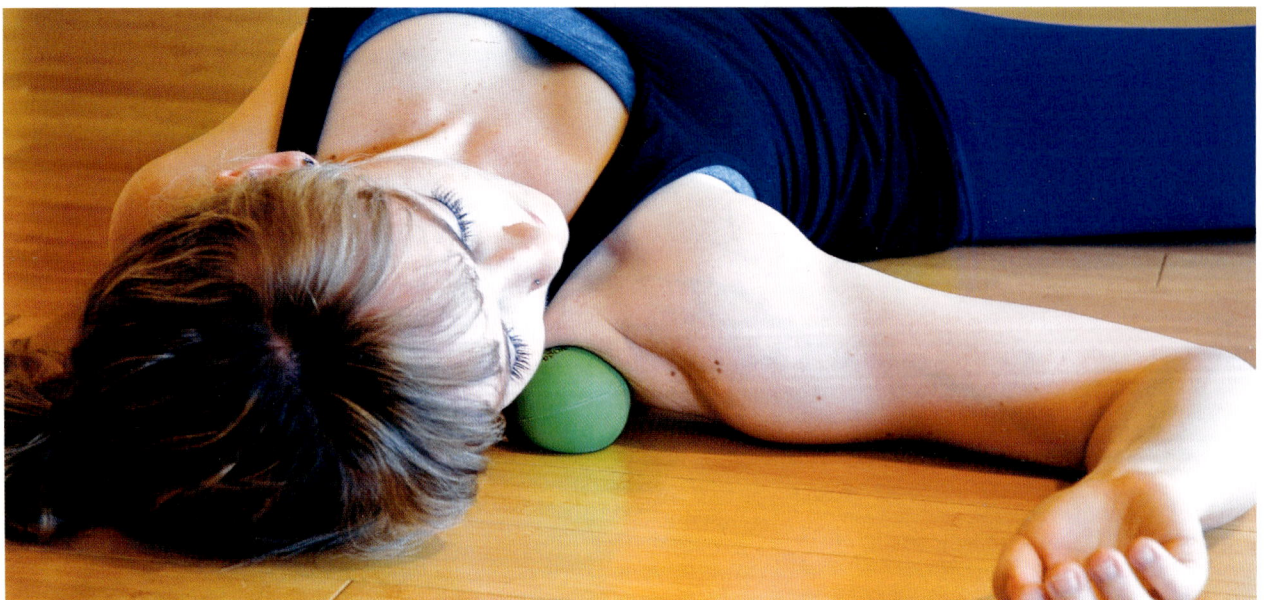

Liegen ist auch ideal, um auf den Therapiebällen zu rollen, da es den von außen kommenden Stress auf alle Körpergewebe minimiert. Anfangs besteht dabei oft die größte Herausforderung darin, das gesamte Gewicht des erschlafften Körpers auszuhalten. Im Liegen ist der akkumulierte Druck von Körpergewicht und Schwerkraft auf den Ball und damit auf den Körper am stärksten. Wenn der Druck nicht mehr aushaltbar ist und Entspannung wie Atmung beeinträchtigt, müssen die Position des Balls und des Körpers angepasst werden. Möglicherweise lehnt man sich dann besser an die Wand, anstatt das ganze Körpergewicht im Liegen am Boden auf den Ball zu geben.

Es gibt noch eine entspanntere Position als Liegen: die *Umkehrhaltung*. Wenn das Becken höher liegt als das Herz oder das Herz höher als der Kopf, stoppt der Körper automatisch alle sympathischen Aktivitäten, ebenso wie beim Herunterfahren des Computers: Alle Ordner werden geschlossen, die Programme beendet, und der Geist wird klarer und ruhiger. Der nötige Winkel, um in diesen Entspannungsmodus zu gelangen, ist gering: Sie müssen keinen Kopf- oder Handstand machen. Erhöhen Sie das Becken mit einem Kissen oder einem Yoga-Block, oder strecken Sie den Brustkorb über dem Coregeous-Ball, um die Entspannungsreaktion im Körper auszulösen.

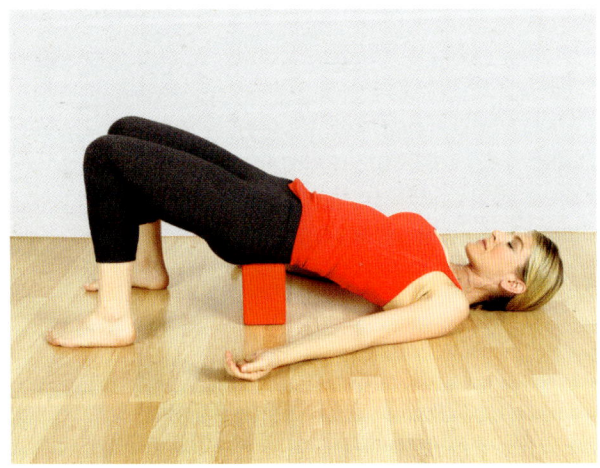 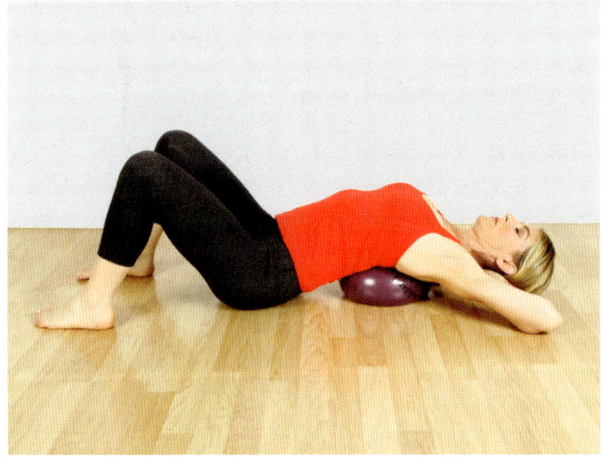

Das Becken mit einem Yoga-Block höher zu stellen oder den Brustkorb über dem Coregeous-Ball zu strecken kann schnell zu noch tieferer Entspannung führen.

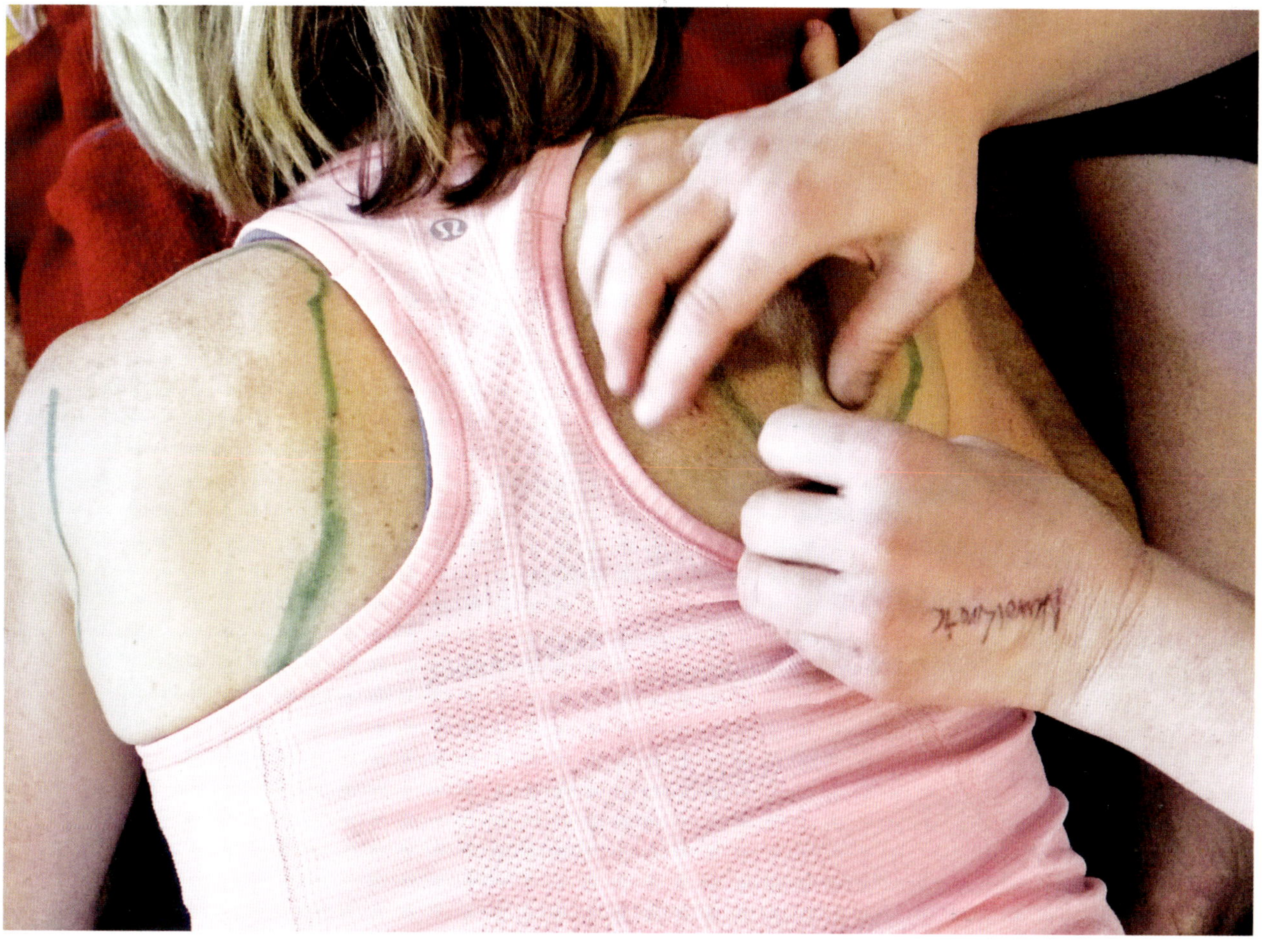

Palpation

Endlich Zeit, empfindlich zu werden!

Palpieren bedeutet »berühren«. Berührung ist lebenswichtig für das Leben und die Gesundheit. Kinder, die nicht in den Arm genommen werden oder zu wenig Zuwendung bekommen, leiden unter einer Vielzahl körperlicher, geistiger und seelischer Defizite; ihr Gehirn entwickelt sich nicht auf normale Weise. Die therapeutische Eigenpalpation ist das Herzstück der *Roll Model*-Methode. Sie hat eine erstaunliche Wirkung; mit den Selbstmassage-Techniken aus Kapitel 8 verschwinden viele Schmerzen wie von selbst.

Ungelöste oder unbewusste Spannungsherde im Körper behindern wahre Entspannung: Durch Muskelanspannung hält nämlich der Geist den Körper im Schmerz fest. Die *Roll Model*-Methode hilft, diese Anspannung abzubauen und die Entspannungsreaktion im Körper auszulösen.

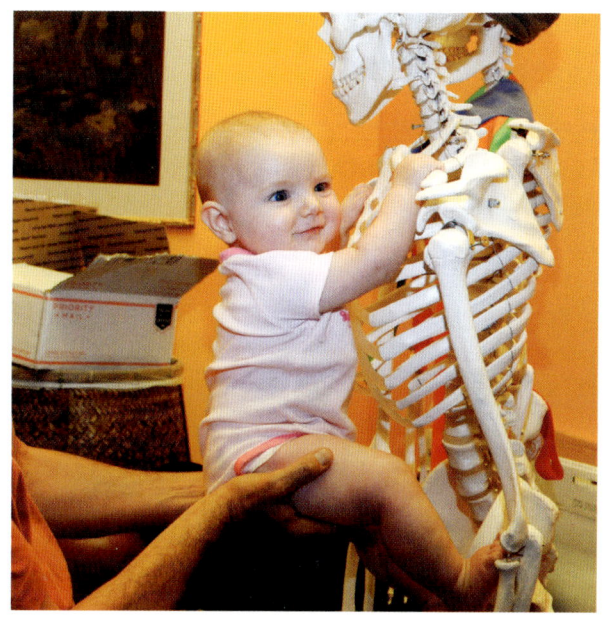

Palpation – in diesem Fall Selbstmassage – bewirkt zwei Dinge, die Entspannung herbeiführen:

1. Sie verringert den sympathischen Erregungs-fluss, indem sie den Ruhetonus der Muskeln und ihrer angeschlossenen Faszien ändert.

2. Sie erhöht den Pegel an Wohlfühlhormonen wie Endorphine, Serotonin, Oxytocin und Dopamin, einem Neurotransmitter-Cocktail, dessen Bildung durch therapeutische Berüh-rung angeregt wird.*

* Fritz, Sandy: *Mosby's Fundamentals of Therapeutic Massage* (Mosby, 5. Auflage 2012)

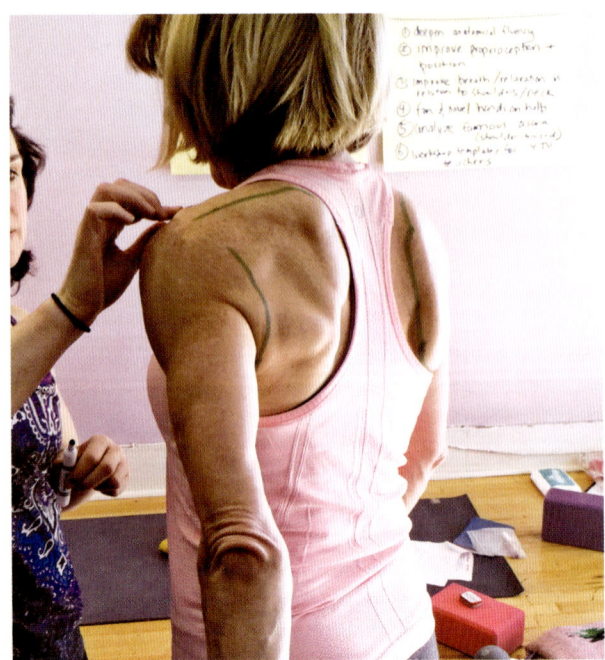

Ruhetonus ist nicht gleich Ruhe

Der *Ruhetonus* eines Muskels beschreibt die passive Dehnkraft, die ein Muskel im Ruhezu-stand aufbringt. Selbst dafür erzeugen Muskeln kontraktile Spannung. Das zentrale Nerven-system (ZNS) überträgt diese Spannung an die Dehnungsrezeptoren der Myofaszie, die Muskel-spindeln. Die Spindeln enthalten spezialisierte Sinnesnervenendigungen, die dem ZNS alle Muskelbelastungen mitteilen.

Der Muskelruhetonus kann je nach Gemütsver-fassung variieren. Ein erregter Geist übt mehr Zug auf die Muskelspindeln aus. Die Muskeln verkürzen sich, bereit zum Handeln. Manchmal kann der Geist nicht locker lassen - bestimmte Muskelfasern bleiben permanent kontrahiert und bilden Triggerpunkte. Ein ruhiger, entspannter Geist verschwendet keine Energie darauf, Muskel-kontraktion zu signalisieren, wenn dies unnötig ist.

Die Arbeit mit den *Roll Model*-Therapiebällen kann helfen, unerwünschte und übermäßige Muskelkontraktion manuell »abzuschalten«. Die Bälle lösen in der Myofaszie Dehnbewegungen aus, was die Signale der überaktiven Muskelspin-deln dämpft und dazu führt, dass die Kontraktion

abgestellt wird. Die Bälle können sogar das Gehirn abhalten, den Muskeln Verkürzung zu befehlen; sie erinnern es vielmehr daran, sich zurückzu-halten und locker zu lassen.

Die Tiefenberührung löst eine kraftvolle Veränderung im Nerventonus des ganzen Körpers aus. Muskeln kontrahieren nicht von selbst, sondern brauchen dazu den Impuls vom ZNS. Oft kommt es zu chronischer Verspannung, weil der Geist *denkt*, der Körper sollte sich auf eine bestimmte Art *anfühlen*. Dem Gewebe wird dann fälschlicherweise signalisiert, dass es verkürzt (oder verlängert) bleiben muss, zum Beispiel zum Schutz bei Verletzungen. Oder der Körper nutzt nicht alle Gewebe gleichmäßig (weil er etwa den ganzen Tag im Sitzen oder beim Gehen in krum-mer Haltung verbringt). Er berechnet dann, wie lang oder kurz Gewebebereiche für ihre tägliche (im Gegensatz zur optimalen oder idealen) Funktion sein müssen. Geist und Körper haben dazu eine automatische Rückkopplung, bis Ihre übergeordnete Wahrnehmung entscheidet, bewusst Veränderung herbeizuführen. Chronische Schmerzen sind oft eine Motivation hierfür.

Die Chemie von Berührung löst Entspannung und Wohlgefühl aus

Laut wissenschaftlichen Untersuchungen lassen sich nach therapeutischen Massagen konkrete Veränderungen im Blut feststellen: Serotonin-, Dopamin- und Endorphinspiegel werden angehoben, der Cortisolgehalt gesenkt.* Für Selbstmassage gibt es keinen eigenen Forschungsbereich, doch die persönlichen Berichte im Buch, zusammen mit unzähligen Berichten, die ich über die Jahre erhielt, deuten auf eine ähnliche Wirkung dieser eigenverant-

wortlichen Gesundheitsfürsorge hin. Ich lade Sie ein, Ihre persönliche *Selbststudie* zu machen.

Mir geht es darum, dass Sie Heilung und Schmerzbeseitigung selbst in die Hand nehmen und sich nicht länger von anderen sagen lassen, was Sie fühlen sollten. Lassen Sie die Wirkung des Knetens, Reibens und Verwindens zu. Spüren Sie, wie Ihr verhärtetes Gewebe in den Ruhemodus geht und Zellerneuerung zulässt.** Fangen Sie an zu rollen, und sagen Sie mir, wie Sie sich dabei fühlen.

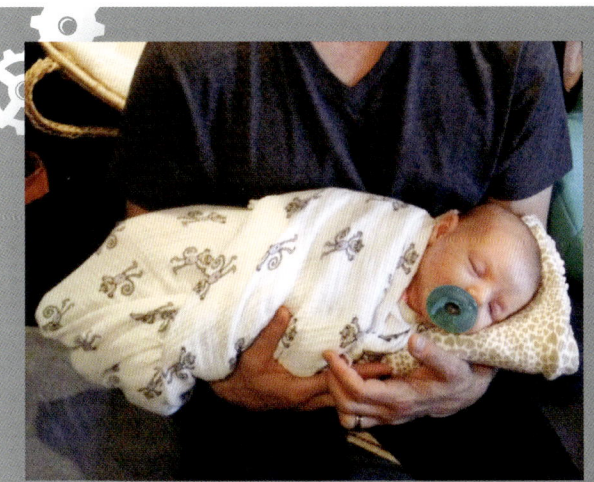

Lilah Iris (fünf Wochen) in den Armen des Vaters: kuschelig gepuckt, in Seitlage und in leichter Umkehrhaltung. Nicht nur Babys genießen die entspannende Wirkung des festen Wickels.

PUCKEN

Es gibt eine Art der Palpation, der Sie vielleicht als Kind das letzte Mal begegnet sind. Als Elternteil kennen Sie Pucken eventuell. Ein Kleinkind fest einzuwickeln kann es im Nu beruhigen. Wenn Sie dazu den Kopf des Kindes etwas tiefer lagern – Umkehrhaltung –, wird es sofort ruhig. Eine großartige Möglichkeit für Sie, sich in einen solchen intensiven Entspannungszustand zu versetzen, besteht darin, den ganzen Körper fest in Decken oder Handtücher einzuwickeln. Die Technik des Ball Stack (Stapeln), in der man mit mehreren Bällen von zwei Seiten Druck auf einen Körperbereich ausübt, kann ebenfalls dieses Puck-Gefühl vermitteln.

Zeit

Der Parameter, der alle Entspannungsfaktoren zusammenführt, ist die Zeit. Man darf wie gesagt nicht erwarten, dass der menschliche Motor so schnell abbremst, wie er beschleunigt: Er ist mehr für Wachsamkeit als für Beschaulichkeit konstruiert. Genießen Sie aber mindestens zwei Minuten Entspannung beim Rollen. 20 Minuten, die alle oben beschriebenen Faktoren berücksichtigen, bringen Ihnen für Stunden Ruhe und Gelassenheit … außer natürlich, Sie schlafen dabei ein!

* M. Hernandez-Reif et al.: »Cortisol decreases and serotonin and dopamine increase following massage therapy«, in: International Journal of Neuroscience 115, Nr. 10/2005, Seite 1397-1413. Online unter www.ncbi. nlm.nih.gov/pubmed?term=Field T%5BAuthor%5D&cauthor=true&cauthor_uid=161624471

** Crane, Tarnopolsky et al.: »Massage therapy attenuates inflammatory signaling after exercise-induced muscle damage«, http://stm.sciencemag.org/content/4/119/119ra13.abstract

10 Die Seele rollen: Mehr als den Körper reparieren

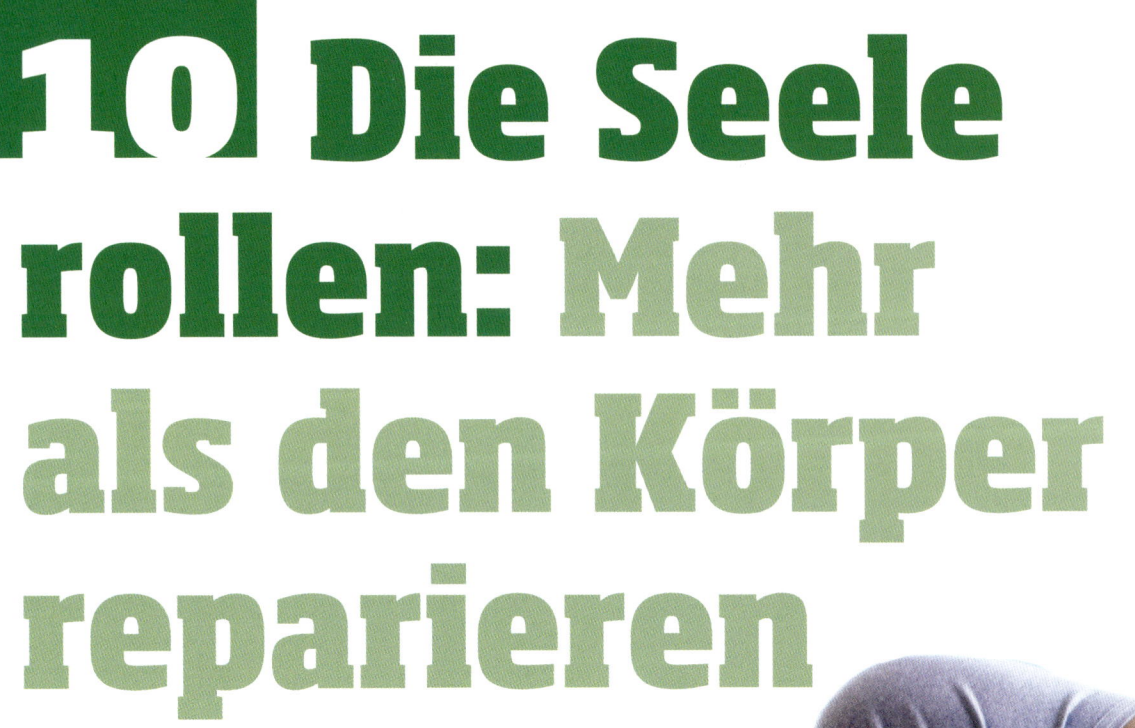

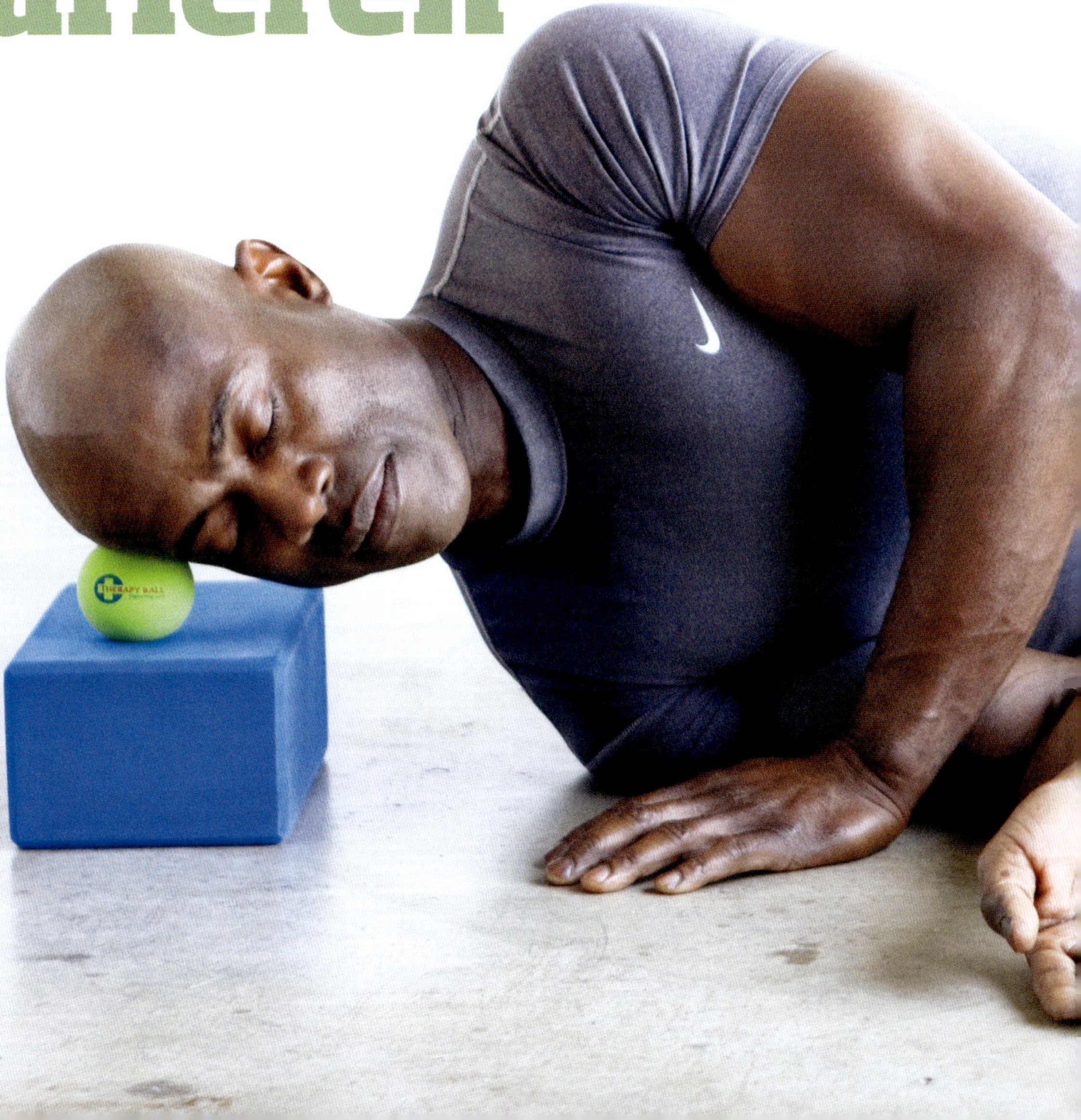

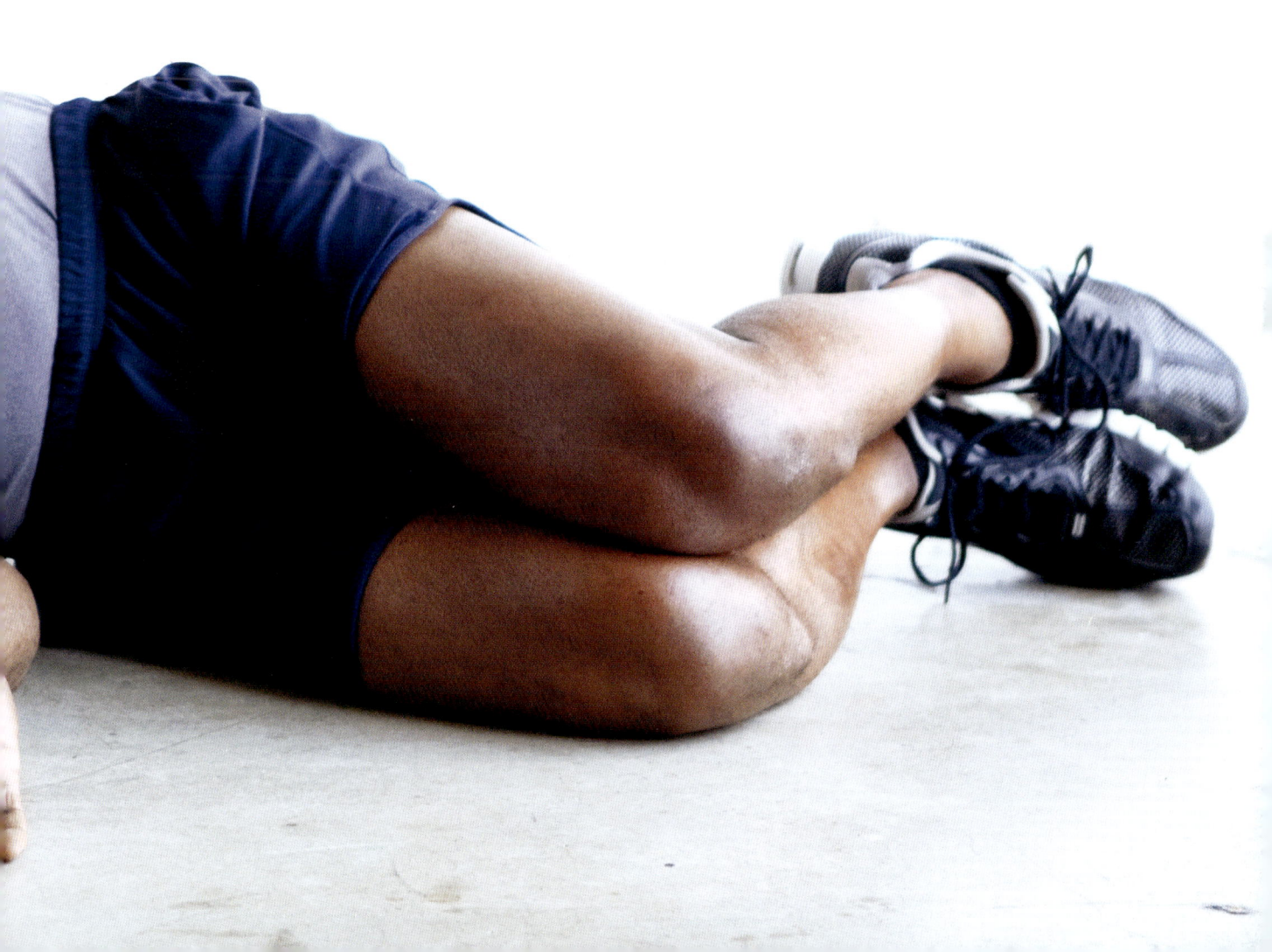

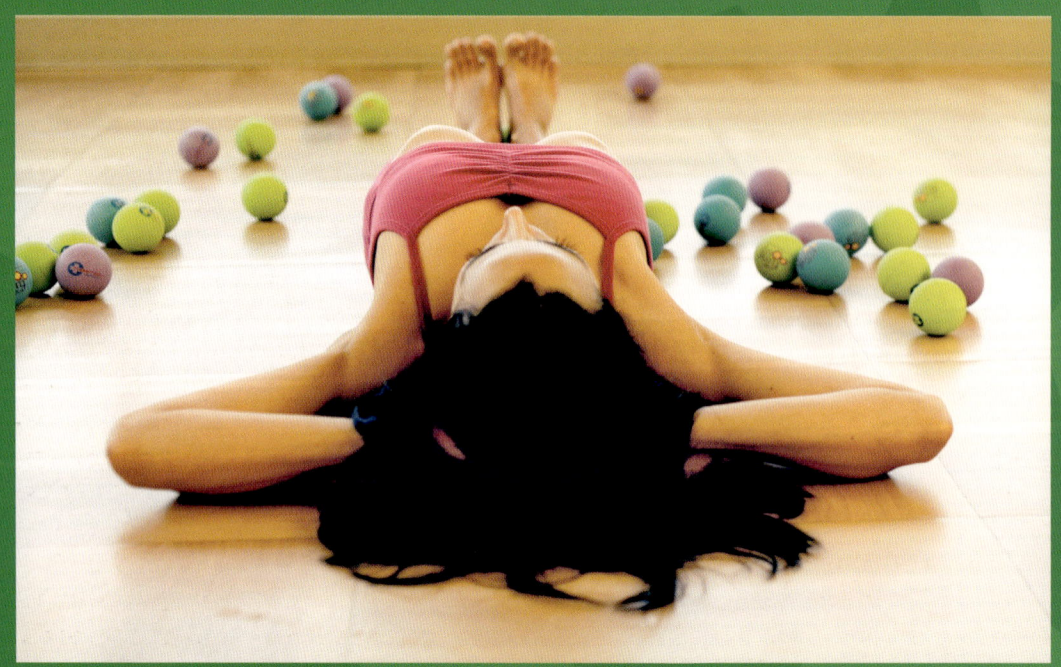

Als ich mein Buch über die *Roll Model*-Methode plante, bat ich die unzähligen Kursteilnehmer und Therapieball-Nutzer, mir zu schreiben, auf welche Weise sie die Bälle zur Selbsthilfe einsetzen. Es erstaunte mich, dass einer der größten Bereiche dabei die Verarbeitung von Traumata war. Ich erhielt Geschichte um Geschichte von Männern und Frauen, die jegliche Zuversicht verloren hatten, misshandelt worden waren oder emotionale Katastrophen, tätliche Angriffe, den Tod eines geliebten Menschen durchleben mussten. Sie alle setzten die Methode und die Bälle ein, um Frieden für Geist und Seele zu finden, als nichts anderes sie trösten konnte.

Wechselbad der Gefühle: Die eigenen Kanten glätten

Man weiß, dass Massagen die Ausschüttung von Endorphinen, Dopamin, Serotonin und anderen »Glückshormonen« fördern.* Sie senken auch den Pegel von Stresshormonen wie Cortisol und Adiuretin.** Bislang gibt es zwar nur wenige Studien, die belegen, dass Selbstmassagen den gleichen neurochemischen Cocktail freisetzen, doch ich wette gerne darauf, dass sich durch das Rollen die Körperchemie erheblich verändert. Aber auch ohne quantitative Ergebnisse werden Sie die emotionale Befriedigung durch den Abbau von im Gewebe gespeichertem Stress erleben.

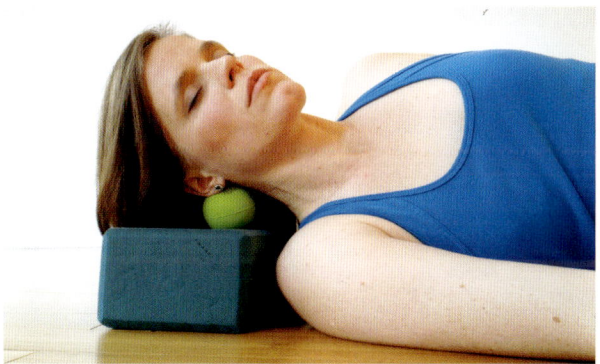

Laurel setzt die Bälle ein, um den Verlust ihrer Mutter zu verarbeiten. Sie konnte nicht richtig trauern, bis sie beim ungestörten Rollen zu Hause an ihre Gefühle herankam.

Viele der Geschichten in diesem Kapitel erzählen von Kummer, Zorn, Angst und Traumata, die einst im Inneren verschlossen waren. Unverarbeitete Gefühle können zu verändertem Verhalten führen. Ich habe diese Erfahrung selbst immer wieder gemacht. Mit Freunden, der Familie, mit geliebten Menschen und Therapeuten zu sprechen brachte mich oft nicht weiter. Erst zu Hause, ungestört bei meinen eigenen Rollübungen, gewann ich dann geistige Klarheit.

Unverarbeitete Gefühle finden auch einen Weg, sich im Körper niederzuschlagen, und werden dort zu körperlicher Anspannung. Selbst wenn dadurch keine spezifischen Schmerzen entstehen, zeigt sich der innere Stau durch das Verbergen der Gefühle vor sich selbst und anderen im Tonus des ganzen Körpers. In der Psychiatrie gehören Muskelverspannung, Zittern, Zucken, Schmerzen und Wundsein zum Krankheitsbild vieler Angststörungen.*** Der emotional gebeutelte Körper beherbergt diese allgemeinen Leiden zum Teil aus Stressüberlastung (siehe Seite 363). Es gelingt nicht, abzuschalten und loszulassen.

Die Bälle spüren Ihre Anspannung *und* Ihre Gefühle auf. Mit den Therapiebällen bleibt das Leiden nicht länger im Verborgenen. In dem Moment, in dem Sie mit Ihrem Körper in Kontakt kommen, berühren Sie auch die Nerven, die von der Körperoberfläche bis in die Gefühlszentren des Gehirns verlaufen. Diese können bewirken, dass man weint, lacht oder nicht ausgelebte, im Gewebe eingeschlossene Gefühle freisetzt.

Die Emotionen, die dadurch wachgerufen werden, sind normal, natürlich, gesund und wichtig. Die Bälle bieten Diskretion und Privatsphäre – eine wunderbare Dienstleistung. Durch die *Roll Model*-Methode kann man also ohne fremde Hilfe mit sich selbst in Kontakt treten. Die Selbstberuhigung durch die Bälle gibt Kraft und tut gut. Wer den Schmerz in sich genauer bestimmen kann, hat eine größere Chance, sich aus dem »dunklen Loch« zu befreien, in dem er sich befindet, und wieder klarer zu sehen. Wenn das passiert, sollten Sie eine nahestehende Person oder einen erfahrenen Therapeuten aufsuchen, um über Ihre Probleme zu sprechen. So fällt es leichter, die eigenen Gefühle allmählich weiter aufzuarbeiten.

* M. Hernandez-Reif et al.: »Breast cancer patients have improved immune and neuroendocrine functions following massage therapy,« In: Journal of Psychosomatic Research 57, Nr. 1 (2004), Seiten 45–52. Online über www.ncbi.nlm.nih.gov/pubmed/15256294
** Sandy Fritz: »Sports & Exercise Massage: Comprehensive Care for Athletics, Fitness, & Rehabilitation.« (2. Ausgabe, Elsevier, 2013)
*** www.nytimes.com/health/guides/disease/post-traumatic-stress-disorder/print.html

Ich hoffe, dass diese Selbstbehandlung Ihnen hilft, wahrhaft all die vielschichtigen Facetten Ihres Selbst zu berühren. Mögen Sie Frieden finden.

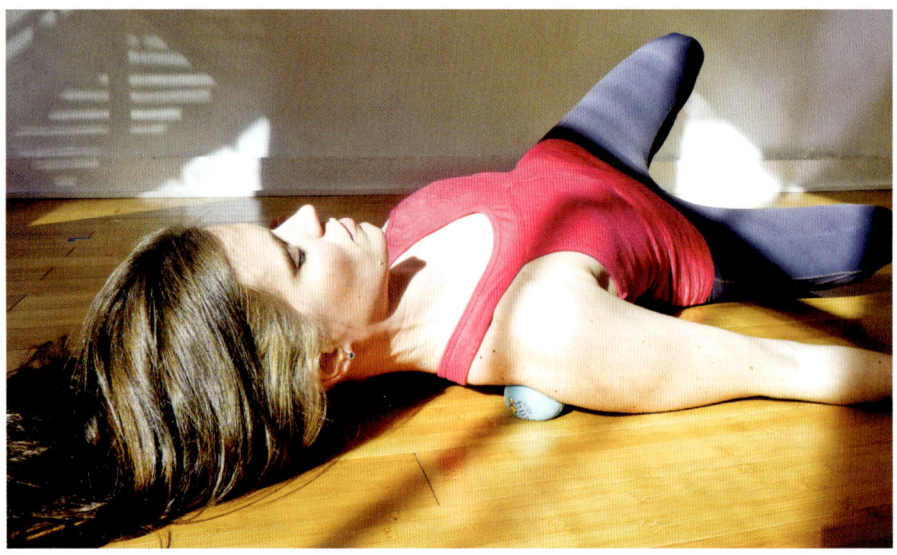

Vergewaltigung: Genesen und sich wiederfinden

Emily Sonnenberg, 25
Leitende Assistentin für Gruppenfitness des Athletic Club Waterloo, Ontario, Kanada

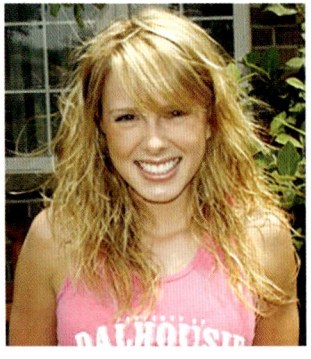

Mit 16 war Emily Sonnenberg eine Tochter, auf die alle Eltern stolz gewesen wären. Sie hatte gute Noten, war Mitglied in der Leichtathletik-Mannschaft, schwamm und ging reiten. Sie hatte viele Freunde, war lebensfroh und versprühte überall gute Laune. Ihr Freund Brian (Name geändert) war kurz zuvor nach Alabama an die Uni gegangen.

Emily wollte den Sommer zwischen der Junior und der Senior Highschool nutzen, um ihre Zukunft zu planen und herauszufinden, welches College die Soziologie- und Psychologiekurse für ihr geplantes Lehramtsstudium anbot.

Emily vermisste Brian, doch es ging ihr gut: Ihr Job als Ferienbetreuerin für Fünf- bis Siebenjährige machte ihr Spaß, sie verdiente gut und verstand sich mit ihrem 22-jährigen Kollegen Chad (Name geändert). Sie gingen oft mit den Kindern in den Park und machten Erzählspiele mit ihnen. Allmäh-

lich verbrachte sie immer mehr Zeit mit Chad und seinen älteren Freunden. Sie hatte ihm gesagt, dass sie nicht in ihn verliebt war, und hatte dies auch Brian versichert. »Chad ermutigte mich zum Trinken«, sagt sie. »Ich trank zwar manchmal mit Freunden, da dies in unserer kleinen Stadt so üblich war. Aber Chad verführte mich dazu, noch mehr zu trinken. Er erzählte immer, dass er schon mittags zu Hause ein Bier trank. Das klang so cool, dass ich anfing, es ihm gleichzutun.«

Vor seiner Rückkehr ins College gab Chad eine Abschiedsparty. Eine Freundin fuhr Emily hin, und Chad begann, sie abzufüllen. Emily ist zierlich und nur 1,57 Meter groß; es dauerte nicht lange, bis sie betrunken war. »Es gibt ein Video, das zeigt, wie ich auf seiner Bettkante sitze und betrunken ein Lied singe. Ich erinnere mich nicht daran. Die Nacht ist ein riesiges Chaos in meinem Kopf«, sagt Emily.

Deutlich erinnert sie sich jedoch daran, dass Chad sie in den nächsten vier Stunden vergewaltigte. Während seiner Übergriffe war Emily immer wieder ohne Bewusstsein, nur zwischendurch gab es kurze Momente der Erkenntnis, die sie sofort wieder in die Dunkelheit beförderten. Sie erinnert sich, dass der viel kräftigere Chad sie einmal in seinem Badezimmer überwältigte und dann auf den Stufen vor einem Klassenzimmer in der nahe gelegenen Schule; sie kann nicht sagen, wie sie dorthin gekommen war. In einem der letzten entsetzlichen Momente der Klarheit erinnert sie sich, wie er sie im Wohnzimmer vor den anderen Gästen vergewaltigte, die untätig zusahen und Bier tranken. In ihrer Verwirrung schlussfolgerte sie, dass dies in Ordnung war, da die anderen Chad nicht hinderten. Emily war schlecht, sie war benommen und erschöpft und konnte ihn nicht abwehren. Durch den Übergriff spaltete sich ihr Bewusstsein von ihrem Körper ab – so umfassend, dass es Jahre brauchte, bis die Wunde geheilt war.

Endlich, gegen vier Uhr morgens, wurde sie wieder klar. »Ich wachte auf, es ging immer noch weiter. Ich lag auf seinem Bett, und er war über mir«, sagt sie. Sie wollte nur noch heim, fand ihre Kleidung und schaffte es nach draußen. »Ein Taxi brachte mich nach Hause. Unterwegs nahm der Fahrer noch ein Paar mit. Ich fühlte mich dadurch total verunsichert, konnte aber nichts dagegen tun. Ich bat den Fahrer nur immer wieder, mich so schnell wie möglich heimzubringen.«

Emily schlich unbemerkt ins Haus und ging schlafen. Am nächsten Morgen wachte sie total zerschlagen auf. Sie erzählte ihrem Vater nicht, was vorgefallen war. »Er leidet an malignen Non-Hodgkin-Lymphomen, und ich wollte ihn nicht belasten. Ich erzählte niemandem ein Wort. Ich behandelte die Sache, als ob ich etwas Unrechtes getan hätte. Ich fühlte mich schuldig.« Frauen, die bei einer Verabredung vergewaltigt werden, haben nicht selten Schuldgefühle, weil sie »es zugelassen haben«. Schließlich erzählte Emily ihrer besten Freundin, dass sie »mit jemand anderem als Brian« Geschlechtsverkehr gehabt hatte; das war alles. Weder ihre Eltern noch ihre Schwester ahnten, was ihr zugestoßen war, und sie behielt das Geheimnis monatelang für sich.

Einige der anderen Gäste auf der Party hatten jüngere Geschwister, die auf Emilys Schule gingen. Es dauerte nicht lange, bis ihre Klassenkameraden von der Geschichte hörten. Allerdings wurde erzählt, dass Emily ihren Freund betrogen hatte. Niemand fragte nach, was wirklich geschehen war. Emily versank in tiefe Depressionen, überzeugt davon,

dass alles ihre Schuld war. Dieses Gefühl und ihre Scham wurden übermächtig, insbesondere, da sie niemanden zum Reden hatte. Mit ihren 16 Jahren konstruierte sie eine Selbstanklage, um sich vor dem Trauma der Nacht zu schützen. Sie zog sich mehr und mehr nach innen zurück, fort von den anderen Menschen und der Realität. Ihr belastendes Geheimnis hüllte sie in undurchdringliche, schmerzhafte Verzweiflung. Betäubt und ohne Verbindung zu ihrem Körper, konnte sie kaum noch funktionieren. Sie zog sich komplett zurück, hörte auf zu schwimmen, zu reiten, gab die Leichtathletik auf und ging ihren Freunden aus dem Weg. »Ich existierte nur noch«, sagt sie. »Ich wusste nicht, wie ich weitermachen sollte, und begann, meinen Tod zu planen.«

Einige Monate nach der Vergewaltigung lief ihr Chad über den Weg; er gab ihr gegenüber zu, alles geplant zu haben. Paradoxerweise war ihr Angreifer, der einzige Mensch, der die Wahrheit kannte, auch der Einzige, mit dem sie glaubte, reden zu können. Sie sagte ihm, wie schlecht es ihr ging, wie deprimiert und isoliert sie war. Chad schien zwar Mitleid zu haben, doch er blieb bei seiner Version, nach der zwei Betrunkene eben Spaß miteinander gehabt hatten. Das Gespräch linderte Emilys Schuldgefühle und Selbsthass in keiner Weise.

Einige Monate später erzählte Emily schließlich Brian von der Vergewaltigung. Er war entsetzt und tief bestürzt. Nun kam Emily zum ersten Mal der Gedanke, es sei vielleicht doch nicht ihr Fehler gewesen. »Doch das zu akzeptieren fällt mir selbst heute noch schwer«, gibt sie zu. Trotz der Erleichterung, endlich mit jemandem sprechen zu können, steckte Emily noch in einem dunklen Loch. Inzwischen versuchte ihre Mutter verzweifelt, herauszufinden, warum ihre Tochter nur noch ein Schatten ihrer selbst war. »Meine Mutter wusste nicht, dass ich suizidgefährdet war, doch sie sah, dass es mir sehr schlecht ging. Daher meinte sie eines Tages: ›Es reicht! Wir gehen zu deiner Patentante!‹« Emilys Patentante ist eine bekannte Lebensberaterin. »Sie bat mich, mich zu setzen. Eine Stunde lang saß ich nur da, fühlte Energie und Schmerz, dann schrieb ich auf einen Zettel: ›Ich wurde vergewaltigt.‹«

In diesem Moment spürte Emily Licht und Freiheit, als ob sie die Welt endlich wieder in Farbe sehen konnte. Ihre Mutter brach in Tränen aus, als sie erkannte, warum die Lebensfreude und der

Optimismus ihrer Tochter über Nacht verschwunden waren. An diesem Tag begann Emilys Genesung. Doch obwohl ihre Offenbarung die seelische Last etwas gelindert hatte, hielt ihr Körper immer noch Schock und Stress gespeichert. Langsam beteiligte sie sich aber wieder am Leben: Sie ging zum Abschlussball und bereitete sich auf die Lehrerausbildung an einem renommierten College vor. Ihren Freundeskreis musste sie wechseln, weil eine ihrer Freundinnen jetzt mit Chad ausging. Brian und sie trennten sich schließlich, und sie hatte eine Reihe oberflächlicher sexueller Beziehungen mit Männern, die ihr nicht guttaten; auch das ist typisch für Frauen nach sexuellen Übergriffen. »Ich wollte etwas von dem wiederbekommen, was ich verloren hatte«, erklärt Emily.

Im College nahm Emily zunächst einige Kilo zu – bis ihr damaliger Freund sie in den Bauch kniff und meinte: »Ohne das hier wärst du so viel schärfer.« Daraufhin suchte sich Emily einen Fitnesstrainer, hielt Diät und machte jede freie Minute Sport. Sie trainierte sich Muskeln an und verwandelte ihren Körper in einen Panzer. »Damit ich nicht zerbrechen konnte und mir nichts Schlimmes mehr passierte.« Sie wollte sich vor negativen Gefühlen schützen und versuchte, aus der Bewunderung für ihren Körper Selbstachtung zu gewinnen. Ihren Körper hart zu machen half aber Emilys zerbrochener Seele nicht. »Es fiel mir extrem schwer, locker zu lassen und weich zu sein. Ich war ständig unruhig, enorm angespannt und dauergestresst. Ich erlaubte meinem Körper nie, einmal komplett und tief durchzuatmen. Ich atmete nur ganz oberflächlich, verzweifelt und panisch.«

Damals war Emily nicht klar, dass dies selbst ein Problem darstellte. Sie wusste nur, dass sie auf das Erlebte reagierte, und dachte nicht, dass sie noch besser genesen könnte. Sie war nicht mehr akut suizidgefährdet, doch litt sie noch an einer posttraumatischen Belastungsstörung, die jederzeit ausgelöst werden konnte. Einmal fragte ein Mann sie beim Einkaufen nach der Uhrzeit. Vor Angst wich sie zurück, ihr Körper wurde stocksteif, und ihre Sinne übersteuerten. »Es gibt nichts Beängstigenderes, als sich so außer Kontrolle zu erleben; aber das macht ein Trauma mit einem. Man ist so abgespalten von allem, dass man nicht einmal mehr die eigenen Füße auf dem Boden spürt.«

So lebte Emily mehrere Jahre. Nach dem College wurde sie Assistentin der Geschäftsleitung für Gruppenfitness des Athletic Club in Waterloo. Eines Tages erhielten alle Mitarbeiter die Mitteilung, dass ein renommierter Yoga-Lehrer eine Probestunde im Club abhalten würde. Bis dato hatte Emily noch nichts mit Yoga zu tun gehabt, doch sie interessierte sich dafür und beschloss teilzunehmen.

Emily ahnte nicht, dass der Gastlehrer – Yoga Tune Up-Trainer Todd Lavictoire – mit den Roll Model-Bällen arbeiten würde. Sie konnte schon beim ersten Mal kaum glauben, wie gut ihr die Bälle sofort im verspannten oberen Rücken und den Füßen taten. Zudem war sie begeistert, dass sie selbst steuern konnte, wie sie mit ihrem Körper in Verbindung kam. Seit der Vergewaltigung hatte sie nicht einmal therapeutische Massagen ertragen. »Ich wusste gar nicht, dass ich das suchte. Doch es war genau das Richtige«, sagt Emily. Am Abend nach der ersten Kursstunde mit Todd kaufte sich Emily die Roll Model-Bälle und die DVD, überzeugt, dass dies ihr Weg zur Heilung werden würde.

Die größte Katharsis kam für Emily, als sie ihren Bauch auf dem Coregeous-Ball rollte. Sobald sie darauflag, kam sie mit dem Traumapanzer in Berührung, den sie durch alle Schichten ihrer Körpermitte und das Zwerchfell aufgebaut hatte und der sie nicht mehr atmen ließ. Sie begann zu schluchzen und ließ dabei jahrelang aufgestauten Zorn, Traurigkeit und Furcht los. Ihre Körpermitte war ein riesiger emotionaler Triggerpunkt, den sie nicht behandelt hatte und der über die Jahre ständig gewachsen war und sich verfestigt hatte. Wieder und wieder rollte sie über den Bauch und ließ die Tränen fließen. Sie ließ es zu, dass sie dabei immer weicher wurde und sich öffnete, sodass die Wunde anfangen konnte zu heilen.

Als sie eine Yoga-Lehrer-Ausbildung bei Todd begann, erkannte Emily deutlich, wie verspannt sie geworden war. Die Atemübungen (Pranayamas) führten regelmäßig zu Tränen des Frusts, weil Zwerchfell und Zwischenrippenmuskeln bei ihr so verhärtet waren, dass sie nicht tief einatmen konnte. Doch sie kämpfte weiter, und innerhalb von wenigen Jahren erlebte sie fantastische körperliche und psychische Veränderungen. »Heute gelingt mir sogar die Uddiyana Bandha (eine tiefe Dehnung des Zwerchfells, für welche die Rumpfmuskeln

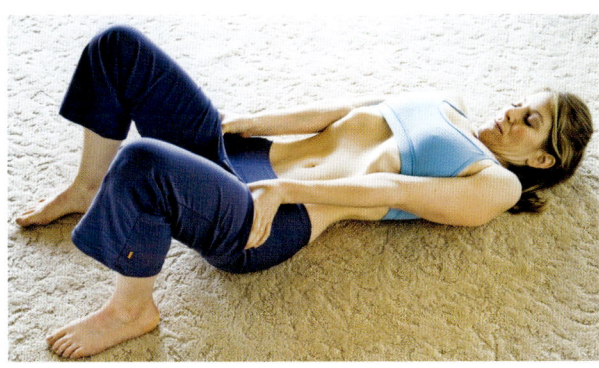

Der einzige Weg zu Uddiyana Bandha, dem »Zwerch-fell-Vakuum« ist die völlige Entspannung aller Bauchschichten nach dem Ausatmen, um inneren Unterdruck zu erzeugen. Emilys Körper hielt das erlebte Trauma lange fest und verweigerte die Dehnung, bis die Bälle ihr halfen loszulassen.

völlig entspannt sein müssen)«, sagt sie stolz. »Ich bin kein kleiner, verspannter Ball mehr. Situationen, die früher eine Fluchtreaktion oder Aggressionen auslösten, bringen mich nicht mehr so oft aus der Ruhe. Ich stehe wieder viel besser mit meinem Körper in Verbindung – als ob ich ein ganz neues Verständnis dafür hätte.«

Emily wurde 2012 zertifizierte Yoga Tune Up-Lehrerin. Es gelang ihr auch, ihre »Pseudo-Bauchmuskeln aus Stahl«, wie sie sie nennt, loszuwerden und einen kräftigen, elastischen Rumpf aufzubauen, der sie für die Yoga-Übungen beweglich macht und zugleich stabilisiert. »Die Kraft meiner Körpermitte heute ist echt – ich kann schon fast einen Handstand halten«, sagt sie stolz. Doch die stärkste Veränderung für Emily ist die Wiederentdeckung ihres Selbst unter all den Schutzschichten. Insbe-

sondere unsere Zusammenarbeit im »Hips and Bliss Immersion«-Workshop brachte Emily wieder in Kontakt mit ihrer Weiblichkeit. Dieser Pfad des Wachsens und Reifens wurde durch den Übergriff in ihrer Jugend abrupt verschüttet. Bis dahin wusste Emily kaum, wer sie war oder wer sie sein wollte. Dank der Arbeit auf den Bällen konnte sie diese Verbindung wieder aufnehmen. »Die Fähigkeit, es sich selbst gut gehen zu lassen, kann das Leben komplett verändern. Das setzt einen auf eine Spur, von der man aufgrund von Schmerz, Unbeweglichkeit oder Unbehagen nichts wusste. Heute kommt meine Stärke von innen – ich trage meine Kraft in mir und gebe nicht vor, etwas zu sein, was ich nicht mehr bin.«

Doch die Ball-Arbeit ist nicht leicht. Emilys Körper leistet bei jedem Schritt Widerstand. Sie ist jedoch dankbar für die Empathie, die sie gewonnen hat, und plant ein Online-Coaching-Unternehmen für Frauen, die Ähnliches erlebt haben. Das Verhältnis zu ihrer Familie ist noch intensiver geworden; sie hat sich mit ihrem langjährigen Freund verlobt, der ihr half, wieder mit ihrer spirituellen Seite in Kontakt zu treten. Emilys Yoga Tune Up-Klassen sind ausgebucht, und sie genießt es, die Kursteilnehmer zu stärken, indem sie ihnen ein sicheres Umfeld bietet, wo sie rollen und zu sich finden. So entdecken sie, dass auch sie es verdienen, sich gut zu fühlen und nicht mit Schmerzen zu leben. Bauchrollen gehört zu Emilys Tagesablauf wie das Zähneputzen, und sie freut sich auf ihre Zukunft, die sie jetzt – endlich – vor Augen hat und in die Realität umsetzen kann.

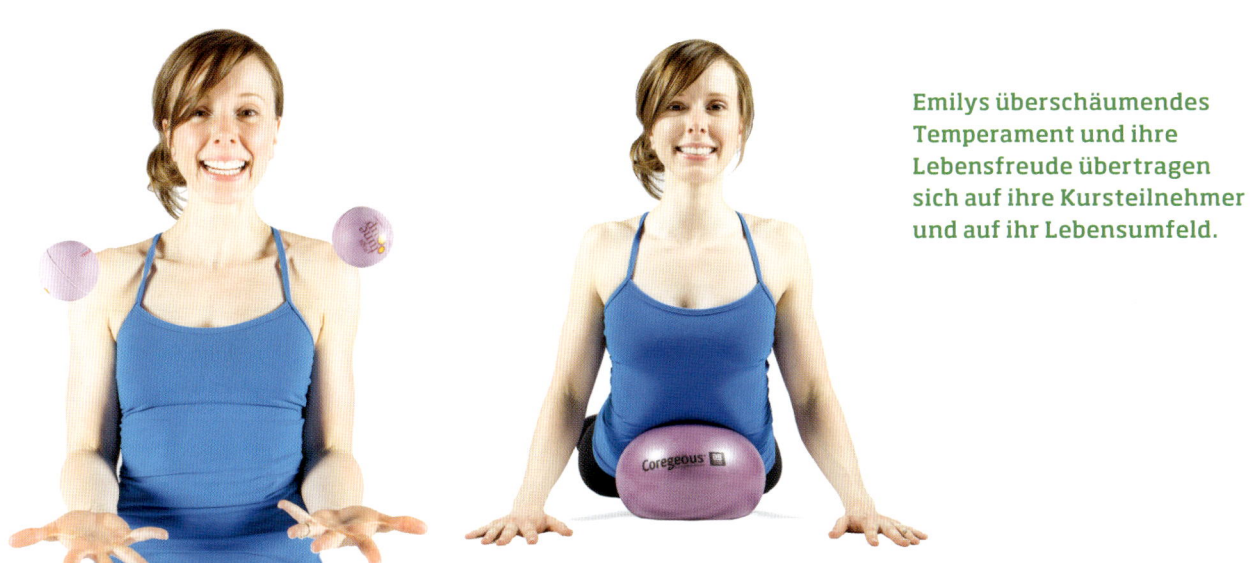

Emilys überschäumendes Temperament und ihre Lebensfreude übertragen sich auf ihre Kursteilnehmer und auf ihr Lebensumfeld.

Der eigene Therapeut werden

Während meiner Kurse beobachte ich, wie die verborgene Welt der Teilnehmer an die Oberfläche kommt: in Form von Stöhnen, Schreien oder Lachen. Im Gefühl der Selbstfürsorge wird ihr verhärteter Körper weich. Ich erlaube ihnen, alles zu fühlen, was ihr Körper fühlen muss, egal, ob das bedeutet, eine verengte Brust zu lockern oder eine emotionale Wunde zu verarbeiten. Wie bereits erwähnt, möchte das aber nicht jeder in der Öffentlichkeit tun. Das Feedback, das ich von *Roll Model*-Anwendern auf der ganzen Welt erhalten habe, zeigt, dass die meisten das »Seele-Rollen« am liebsten zu Hause in ihrem privaten Umfeld durchführen.

» *Meine Ausgeglichenheit und mein Umgang mit Stress sind stark von der magischen Wirkung der Yoga Tune Up-Bälle abhängig. Weder Sport noch Schlaf oder Gespräche tun meiner Psyche so gut wie das Rollen. Dabei ist es ganz egal, welchen Körperteil ich ausrolle; es wirkt immer.* «

– Alexandra Ellis, Burbank, Kalifornien

Wie können Sie durch Einsatz der Therapiebälle bewusst mit Ihren Gefühlen »in Berührung kommen«? Wie können Sie sich damit für Ihre gesamte Gefühlswelt Unterstützung holen? Hier sind einige hilfreiche Strategien und Parameter, die Sie in Gang setzen können, um mit Ihrem emotionalen Selbst in Verbindung zu treten.

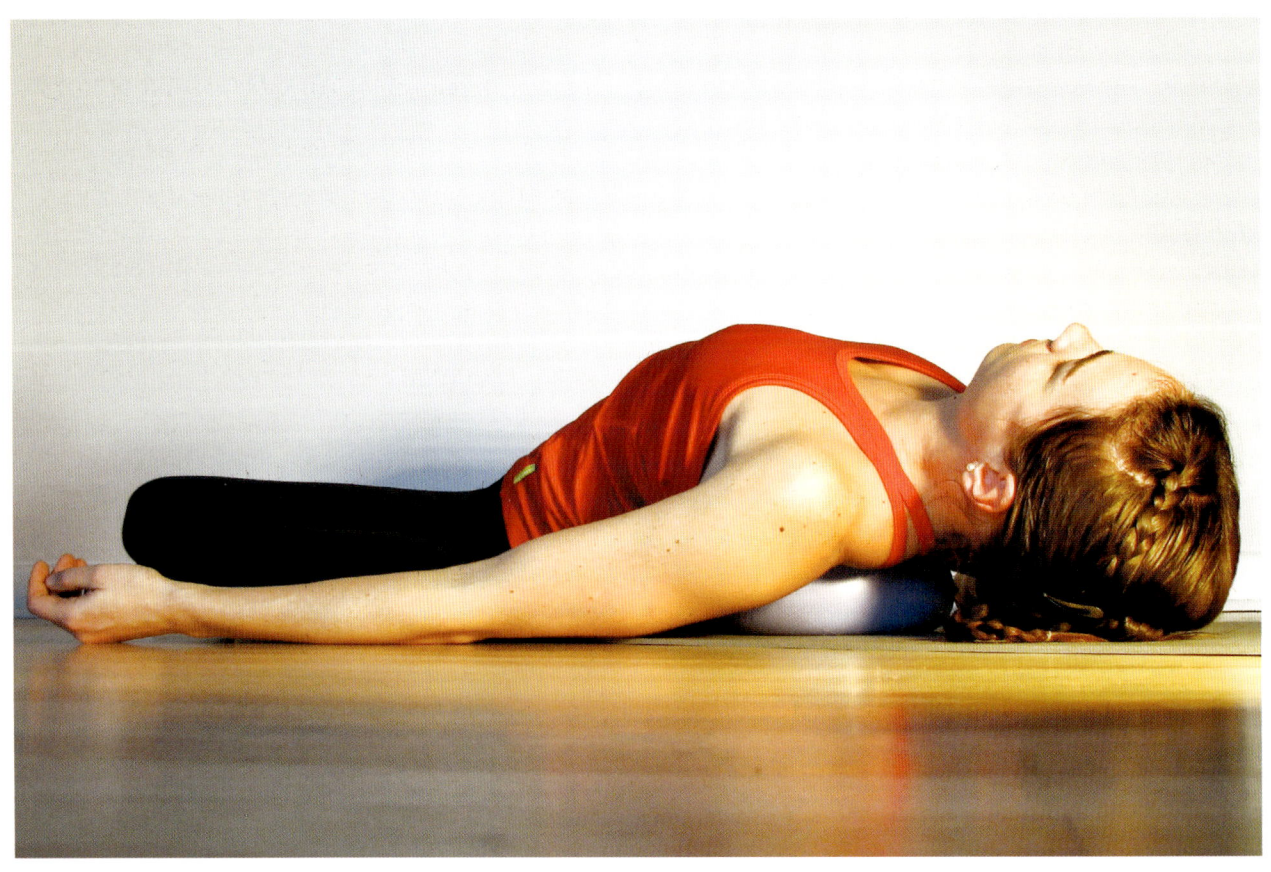

Übung: 20 Minuten Seele-Rollen

1. Den Körper durch Anspannen/Entspannen (Contract/Relax, siehe Seite 148) vorbereiten. Dafür im Stehen oder in Rückenlage am Boden Bauch-Brust-Atmung einsetzen. Den Atem anhalten und gleichzeitig jeden Muskel im Körper aktivieren, von der Fußsohle bis zum Gesäß, den Schultern, Hals/Nacken und Gesicht. Anspannen, solange der Atem angehalten werden kann. Dann ausatmen und die Spannung auflösen. Normal weiteratmen. Den Zyklus viermal wiederholen, insgesamt für fünf Runden. Es kann sein, dass Sie anschließend ziemlich erschöpft sind.

2. Auf den Rücken legen, den Wecker auf drei Minuten einstellen. Langsam mehrmals tiefe Bauch-Brust-Atemzüge machen. Jedem Verlangen nach Bewegung widerstehen, drei Minuten lang nur auf die Atmung achten. Gedanken auf einem imaginären Notizzettel notieren und weiteratmen. Aufkommende Gefühle, Gedanken und Bilder wahrnehmen und wertschätzend willkommen heißen, egal, ob sie gut oder schlecht sind. Sie werden als »Denken« bewertet. Die Aufmerksamkeit wieder auf den Atem richten.

3. Sich erlauben, alle Gefühle voll zu erleben. Sagen Sie dreimal langsam für sich selbst: »Ich bin bewusst.«

4. Das Bewusstsein langsam von den Füßen bis in den Kopf wandern lassen, um ein Gefühl für die Stellen zu bekommen, die sich nach Berührung sehnen (vielleicht gibt es dieses Gefühl schon). Wenn Sie eine bestimmte Stelle spüren, dort mit dem Ball-Rollen beginnen.

5. Wer es strukturiert möchte, stellt den Wecker auf 10 bis 15 Minuten (ansonsten den Wecker weglassen). An den Stellen rollen, die Berührung brauchen.

   • Beim Rollen langsam, bewusst und tief in diese Körperbereiche atmen.

   • Den Atem visualisieren, um das Lösen von Spannungen im jeweiligen Bereich zu unterstützen: sich vorstellen, dass der Atem sie einfach wegbläst.

6. Weiterhin jeden Gedanken und jedes Gefühl bewusst wahrnehmen, die in Herz und Geist auftreten. Alle mit Mitgefühl und echter Wertschätzung willkommen heißen.

7. Bereit sein, auf jeden Fall weiterzurollen. Neue Gefühle wahrnehmen, die kommen und gehen. Manche Bereiche können betäubt oder gefühllos erscheinen. Nachspüren, in welchen Bereichen viel Gefühl steckt und in welchen wenig oder keines. Möglichst mit der Aufmerksamkeit dort verweilen. Dabei weiter tief in die betroffenen Körperbereiche atmen.

8. Beim Ausatmen ohne Scheu die Gefühle durch Laute oder Töne ausdrücken. Ihr Entstehen und die Artikulation zulassen. Falls das für Sie seltsam erscheint, gähnen Sie während der Entspannung mindestens acht Mal ausgiebig bewusst und entspannt.

9. Die Übung beenden: sich erlauben, von Herzen dankbar zu sein für den Mut, das eigene Innere ebenso zu erforschen wie das Äußere.

Mit dem Seele-Rollen können Sie:

• eine Auszeit von belastenden Gefühlen nehmen

• eine emotionale »Reinigungsdusche« erfahren

• Hilfestellung für die Sinne bekommen

• wieder ein »unbeschriebenes Blatt werden«

• neue Perspektiven gewinnen

• neue, anstehende Handlungsschritte erkennen

• Veränderungen im Verhalten, in Gedanken und in den Gefühlen anstoßen

• Geist und Körper zu einer Einheit verbinden

• die Gefühlstiefe beim Erleben erhöhen

• aufgestaute Anspannung loslassen

• Resilienz und Stressmanagement verbessern

Für weitere Möglichkeiten, die eigenverantwortlichen Maßnahmen zur Stress- und Traumabewältigung zu unterstützen, siehe auch Deutsche Gesellschaft für Körperpsychotherapie e.V., www.koerper psychotherapie-dgk.de.

Eine wenig bekannte Form der Depression

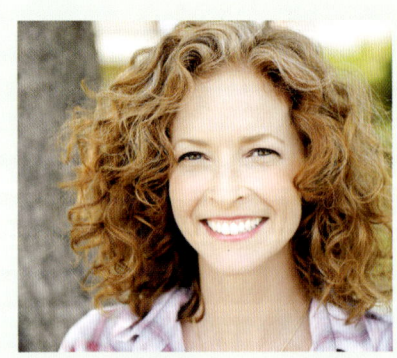

Sarah Court, 39

*Doktorandin der Physiotherapie
und Yoga Tune Up-Lehrerin
Los Angeles*

Liebe Jill,

ich möchte die Geschichte meiner Anpassungsstörung mit Ihnen teilen, die in den vergangenen Jahren bei mir diagnostiziert wurde. Sie ist eine der vielen Formen, in denen sich Depressionen manifestieren können, und folgt oft auf traumatische Ereignisse.

In Werbespots für Antidepressiva sind Menschen mit Depressionen besonders traurig und starren trübsinnig in den Regen. Als ich jedoch nach einer schlimmen Trennung in eine Depression rutschte, war ich nicht traurig: Ich fühlte gar nichts, nicht einmal etwas Negatives. Dabei wäre ich so froh gewesen, wenigstens Trauer zu empfinden. Aber ich selbst, andere Menschen, Arbeiten, Essen – alles war in die gleiche pechschwarze Teilnahmslosigkeit gehüllt, selbst meine Tätigkeit als Yoga Tune Up-Lehrerin, die ich zuvor geliebt hatte.

Rund sieben Prozent der amerikanischen Bevölkerung leiden irgendwann in ihrem Leben an Depressionen. Typische Kennzeichen dafür sind ein Absinken der Empfindungsfähigkeit, der Lebensenergie und des Selbstwertfühls sowie die Zunahme psychomotorischer Störungen – also deutliche Schwierigkeiten, alltägliche Aufgaben zu meistern. Durch die überwältigende emotionale Belastung hatte sich mein Gehirn von allen Sinneseindrücken komplett abgespalten, sogar von meinem Körper. Er war bis dahin eine wertvolle Quelle von Informationen und Wahrnehmungen gewesen. Ich hatte jahrelang auf alles gehört, was mir mein Körper mitteilte, sei es Schmerz, Lust oder Intuition (wie etwa »bei dem Typen kriege ich Zustände«). Jetzt war der Pegel von solchem Feedback komplett auf null gesunken.

Als ein Freund zu mir sagte: »Du bist im Moment wirklich wie von deinem Körper abgespalten. Was tust du, damit es dir gutgeht?«, konnte ich nicht einmal seine Frage verstehen, so erschöpft war ich schon vom morgendlichen Ankleiden. Es dauerte Monate, bis ich wieder das Bedürfnis verspürte, etwas zu empfinden. Doch als es so weit war, warteten bereits die Therapiebälle geduldig wie alte Freunde darauf, dass ich wieder in meine Haut schlüpfen wollte. Das Rollen stimulierte mein bewusstloses Nervensystem und erinnerte sanft zuerst meinen Körper und dann den Geist daran, dass es möglich war, sich gut zu fühlen. Ich rollte und weinte. Oder lachte. Und wenn ich innehielt, gewann ich manchmal Einsichten über das, was passiert war, und die Dunkelheit begann, sich zu lichten. Stück für Stück setzte ich mich wieder zusammen. Meine Energie kam zurück, und ich wurde wieder lebendig. Ich sehe wieder klar, aber ich rolle immer noch und bin entschlossen, dass es auch hell bleibt.

*Alles Liebe
Sarah*

Eine Anwältin lernt, sich für sich selbst einzusetzen

Carolyn Phillips, 57

**Pflichtverteidigerin und Anwältin
für Obdachlose
Manhattan Beach, Kalifornien, USA**

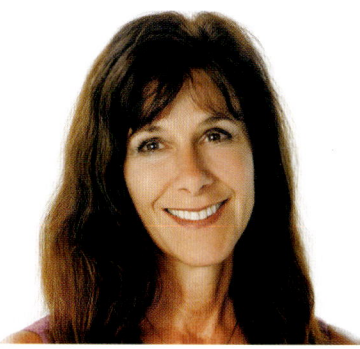

Carolyn war immer die Stimme der Sprachlosen und Anwältin für die Unterdrückten der Gesellschaft.

20 Jahre lang verfolgte Carolyn Phillips vor Gericht die schlimmsten Kinderschänder Nordkaliforniens. Sie vertrat in über 50 nervenaufreibenden Prozessen die Opfer - Kinder, die missbraucht worden waren - und erinnert sich an einen besonders schrecklichen Fall: 1991, in dem sie selbst im fünften Monat mit ihrer Tochter schwanger war, vertrat sie vier Kinder, die sadistisch gefoltert worden waren; das älteste war erst sechs Jahre alt. Carolyn leitete den Buben durch seine herzzerreißende Aussage, für die er eine Tapferkeitsauszeichnung der Bundesstaatsanwaltschaft bekam und die den Täter für 99 Jahre hinter Gitter brachte.

Carolyn selbst lebte mit ihrer Familie im idyllischen Ort Placerville, einer lieblichen Gegend mit Weinbergen, Apfelbäumen und Weihnachtsbaumfarmen. Doch die schöne Umgebung konnte die psychischen Folgen ihrer Arbeit nicht auffangen, und mit den Jahren nahm Carolyn mehr und mehr das Leiden ihrer Klienten in sich auf. »Ich verarbeitete diese sehr intensive und emotionale Arbeit im Grunde durch Dissoziation. Ich zoomte mich aus meinem Kopf hinaus, selbst wenn ich so etwas wie Yoga machte«, sagt sie. Sie ging zur Verhaltenstherapie, besuchte den Gottesdienst, las Thomas Merton und C. S. Lewis. Der Versuch, sich rational von dem zu lösen, womit sie zu tun hatte, hatte jedoch wenig Einfluss auf die Folgen der jahrzehntelangen zermürbenden Arbeit für ihren Körper und ihre Seele. Von den Roll Model-Bällen, die ihr später halfen, die Einheit von Körper und Geist

wiederherzustellen und sich für ihre Gesundheit einzusetzen, war sie noch Jahre entfernt.

Carolyn litt an chronischer Migräne. Das bedeutete tagelange krankheitsbedingte Arbeitsunfähigkeit, Gewichtszunahme bis zur doppelten Kleidergröße und massive Stimmungsschwankungen. Frust und Ärger ließ sie oft an ihrer Familie aus. »Ich kümmerte mich um die Opfer in meinen Fällen und verinnerlichte ihr Leid, trug die Last ihres Missbrauchs auf meinen Schultern. Daher war ich ständig erschöpft. Doch meine Arbeit war ja sehr wichtig; ich dachte, sie machte mich zu etwas Besonderem, ich würde mit allem fertigwerden«, sagt Carolyn. Sie erinnert sich an viele Streitereien, die Thanksgiving und Weihnachtsfeste verdarben. Heute tut es ihr leid, wie sie ihre Familie behandelte, doch damals erkannte sie nicht, dass ihr Beruf sie emotional überforderte. Sie hielt nie inne, sondern hatte immer das nächste Kind vor Augen, das nächste Opfer, das ihre Hilfe brauchte. Da war es keine Option, sich um sich selbst zu kümmern. »Viele Frauen, die beruflich in der Öffentlichkeit stehen, haben ein Selbstwertproblem. Das überkompensieren wir, indem wir nie ›Nein‹ sagen und nicht einmal Pause machen, um durchzuatmen. Ich wäre viel ausgeglichener gewesen, wenn ich mir je Verletzlichkeit erlaubt hätte.«

Nach 20 Jahren ging Carolyns Welt komplett in die Brüche: Zuerst ließ sie sich scheiden und zog im Juni 2002 mit ihren Kindern nach Südkalifornien, in die Nähe ihrer Eltern. Einige Monate später verlor sie ihren Job. Und schließlich starb ihr Bruder Tony im Alter von 38 Jahren überraschend an Herzversagen. Am Tag nach seinem Tod fiel Carolyn beim Anstehen am Bankschalter in Ohnmacht. Die Diagnose: Lungenentzündung. Kummer und Ärger hatten sie so sehr geschwächt, dass ein kleines Loch in der Lunge zurückblieb.

In dieser schwierigen Zeit wurde Carolyn wieder verletzlich wie ein Kind und konnte die starke Fassade nicht länger aufrechterhalten. Um nach der Trennung für ihre Kinder sorgen zu können und das finanzielle Auskommen zu sichern, nahm sie schließlich einen Job in einem Rechtsbüro in Los Angeles an. Diesmal verteidigte sie obdachlose Patienten des Krankenhauses, die im berüchtigten Viertel »Skid Row« lebten und sich dort zwischen Drogenabhängigen und Kriminellen durchschlagen mussten. Obwohl es nicht so klingt, war diese Arbeit für Carolyn weitaus weniger anstrengend als die Missbrauchsfälle zuvor.

Ich begegnete Carolyn per Zufall: Sie kam in meine Kurse »Yoga Tune Up« und »Core Integration« im Swerve Studio in West Hollywood, das auf ihrem Weg zur Arbeit lag. Sie kam am Wochenende, wenn ihre Kinder beim Vater waren. Sie liebte meinen »intelligenten Unterrichtsstil« und glaubte fest daran, dass er die Heilung ihrer Lunge unterstützte. Sie machte auch lange Spaziergänge am Strand, übte Atemtechniken und fand langsam wieder zu sich selbst.

Schließlich hatte Carolyn das Gefühl, sie hätte ihr Gleichgewicht wiedergefunden, und als sie 2005 ihren zweiten Mann kennenlernte, verhieß er für sie den Neuanfang, den sie so herbeisehnte. Sie war so verliebt in diese Idee, dass sie die Augen verschloss, wenn er verbal übergriffig wurde und sie bedrohte. Die beiden heirateten 2009, doch auf der Hochzeitsreise konnte sie die Realität nicht länger verdrängen. »Wir waren im Big-Sur-Gebiet – eigentlich ein Paradies. Im Bett fing er damit an, er habe den Eindruck gehabt, ich hätte auf der Hochzeit seine Töchter kritisiert. Ich wusste nicht, wovon er redete, und nickte ein. Da packte er mit einer Hand meine Handgelenke und hieb mir mit der anderen gegen den Mund, als ob er micht damit erwürgen wollte. Ich bekam blaue Flecken an den Handgelenken und im Gesicht.«

Carolyn war geschockt und verängstigt. Ihre kräftezehrende Migräne kam wieder häufiger, ausgelöst durch das tyrannische Verhalten ihres Mannes. Einige Monate nach der Hochzeit, nach einer emotionalen Yoga-Stunde bei der Yoga Tune Up-Lehrerin Suzy Nece, stellte Carolyn ihn zur Rede: »Ich heule und schreie in der Yoga-Stunde – und alles, weil du mich so behandelst; weil ich die Tatsache, dass du mich missbrauchst, hinunterschlucke!« Ihr Mann gab gelassen zurück, er könne sich nicht erinnern, sie je missbraucht zu haben.

Fassungslos befolgte Carolyn den Rat von Freunden, die sich um ihre Sicherheit sorgten, und zog mit den Kindern aus. Kurz darauf wurde sie geschieden.

Sie war entschlossen, den Ursachen auf den Grund zu gehen, warum sie trotz aller Warnsignale einen Missbrauchstäter geheiratet hatte, und nahm ihren jüngsten, damals siebenjährigen Sohn mit zur Therapie. Sie schämte sich, dass sie ihn einem Umfeld häuslicher Gewalt ausgesetzt hatte, paradoxerweise ähnlich den Situationen, die ihre früheren Klienten durchlebt hatten. Doch endlich war sie zur Besinnung gekommen und wusste, dass sie wieder da anknüpfen musste, wo sie bei mir aufgehört hatte. Sie absolvierte den viertägigen »Core Immersion«-Kurs für die Körpermitte sowie die einwöchige Yoga Tune Up-Lehrer-Ausbildung Stufe 1. »Ich wollte die weise Großmutter werden, mit der sich meine Kinder und Enkel identifizieren konnten, nicht die verrückte Alte, die bedeutungsloses Zeug redet. Ich wusste, ich musste an die Wurzel meines Verhaltens gelangen, sonst würde mir das Gleiche wieder passieren«, sagt sie.

Im »Core Immersion«-Kurs sammelt sie erste Erfahrungen mit der Roll Model-Methode. Die Intensität der Gefühle, welche durch die Therapiebälle in ihrem Körper, insbesondere im Unterleib, ausgelöst wurden, überraschte sie sehr. Mithilfe der Bälle konnte sie sich langsam öffnen und sich dem jahrelang aufgestauten Ärger und Kummer stellen, ohne die Nerven zu verlieren oder Angst zu haben. Sie fühlte sich stark genug, ihre seelischen Schmerzen aufzuarbeiten. Sie war ganz im Jetzt, atmete gleichmäßig und ließ alle Gedanken und Gefühle kommen. Mit dem Ausatmen ließ sie sie hinter sich. Sie wusste sofort, dass die Therapiebälle sie wieder aufrichten würden, und empfand große Dankbarkeit dafür, dass diese Hilfsmittel ihr bei der Heilung ihrer Seele halfen. »Fast hätte ich es mir mit meinen Kindern verdorben, wegen dieses Mannes, auf den ich so viel Zeit und Energie verschwendete. Es fühlte sich wie eine zweite Chance an; ganz zu schweigen davon, dass ich viel mehr Energie habe und längst nicht mehr so viel Wein brauche!«, sagt sie augenzwinkernd.

Die Roll Model-Methode hilft Carolyn auch gegen die Migräne, an der sie schon ihr ganzes Leben und besonders bei emotionalem Stress leidet. Sie erhielt zwar Tiefengewebsmassagen, doch diese brachten nur vorübergehende Linderung: Der Schmerz wanderte durch ihren Kopf, Nacken und oberen Rücken, immer weg von der gerade massierten Zone. Sie hasste es, in ihrem dichten Tagesplan die teuren Massagen unterbringen zu müssen, nur um oft schon auf dem Heimweg festzustellen, dass es an einer neuen Stelle wehtat. Ihre Kopfschmerzen beginnen meist zwischen drei und vier Uhr nachts. Früher litt sie dann oft still bis zum Morgen. Heute legt sie sich mit den Therapiebällen auf den Boden, um alle Winkel, in denen der Schmerz sitzt, »abzurollen«, bis er verschwunden ist und sie wieder schlafen kann. Sie ist ein großer Fan der Original Yoga Tune Up-Bälle; wenn sie einen zwischen den Augenbrauen platziert, ist das die größte Wonne für sie.

Außerdem verwendet Carolyn die Therapiebälle auch für den Unterleib. Sie lösen den verspannten Piriformis-Muskel und den mittleren Gesäßmuskel, machen die Hüfte beweglicher und erleichtern ihre geliebten Yoga-Stellungen.

Je mehr sie zuließ, dass die Bälle das jahrelang in ihrem Körper Eingeschlossene ausrollten, desto mehr fühlte Carolyn ihre Zuversicht zurückkehren. Sie reagierte nicht mehr nur, sie blühte wieder auf. Sie nahm zusätzliche Bälle für ihre gestressten Mitarbeiter, ihren Chef und sogar den Gerichtsdiener mit in die Arbeit. Auf dem Boden demonstrierte sie mit dem Ausrollen der Wirbelsäule, was sie in der Yoga Tune Up-Lehrerausbildung gelernt hatte. »Die Kollegen konnten das so leicht nachempfinden, und wenn sie es selbst ausprobierten, hatten sie sofort ein Aha-Erlebnis«, sagt sie glücklich.

Mit am schönsten ist es für Carolyn jedoch, dass auch ihre Kinder die Methode für sich entdeckt haben. So kann sie ihnen Kraft geben, auf sich selbst zu achten, und ihnen zeigen, wie stark sie selbst dadurch geworden ist. Ihr jüngster Sohn litt seit ihrer zweiten Heirat an Depressionen; die Ärzte empfahlen Antidepressiva. Carolyn wusste jedoch um die starke emotionale Komponente der tiefen Baucharbeit, die sie in meinem Training gelernt hatte, und beschloss, sie mit ihrem Sohn auszuprobieren. Er hatte keinen Coregeous-Ball, daher ließ sie ihn seinen Bauch stattdessen mit einer Handtuchrolle massieren. Dies hatte auf ihn eine so positive Wirkung, dass er schließlich gar keine Medikamente einnahm. Wenig später

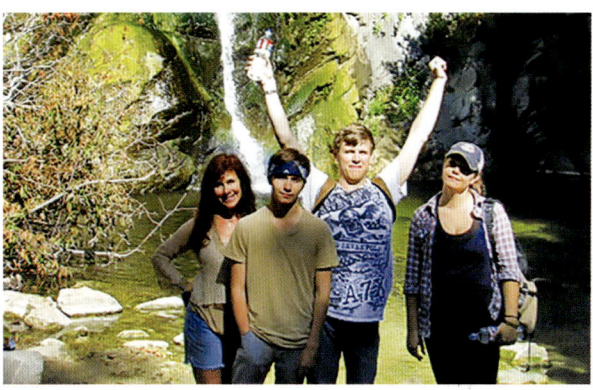

Carolyn geht regelmäßig mit ihren Kindern wandern. Gemeinsam haben sie schon viele Gipfel und andere Herausforderungen des Lebens bezwungen.

erkrankte er an Pfeifferschem Drüsenfieber. Das Rollen der schmerzenden Hüftgelenke mit den Bällen linderte seine Beschwerden sehr.

Carolyns Tochter besuchte die University of Southern California (USC) und war Mitglied einer bekannten Gesangsgruppe. Sie liebte es, zu singen, bekam durch den Leistungsdruck jedoch Migräne wie ihre Mutter. Carolyn brachte ihr die Rolltechniken bei, die ihr selbst so helfen. Dadurch gewann ihre Tochter die ursprüngliche Freude am Singen wieder. Der älteste Sohn schloss vor Kurzem sein Studium ab und zog zum Arbeiten in eine andere Stadt. Der Stress hatte ihm Rückenschmerzen und Verspannungen im Nackenbereich beschert. Carolyn schickte ihm einen Satz Therapiebälle und die Lehr-DVD dazu. Natürlich waren die Kinder zunächst skeptisch, da dies »Mutters Idee« war. Schließlich ließen sie sich jedoch anleiten und besuchen bisweilen auch Carolyns Kurse. Wie der Frotteeschlafanzug und der Teller Hühnersuppe haben die Therapiebälle für das Wohlergehen der Kinder jetzt einen festen Platz.

Carolyns größter Durchbruch lag aber in der Erkenntnis, dass es zwar ihre Berufung ist, sich um andere Menschen zu kümmern, jedoch nicht um den Preis der körperlichen und seelischen Selbstaufgabe. Sie ist fest davon überzeugt, dass das Erlernen der Roll Model-Methode für ihre körperlichen, emotionalen und spirituellen Bedürfnisse auf dem Weg zur gesundheitlichen Selbstfürsorge von essenzieller Bedeutung war. Zudem ist sie begeistert, dass sie auch ihrer Familie, ihren Freunden und Mitarbeitern die Kraft vermitteln kann, sich um sich selbst zu kümmern.

Meine eigene Erfahrung mit dem Seele-Rollen

Wie Sie wissen, habe ich selbst schon mehrfach von der wohltuenden Wirkung des Rollens profitiert. Ich verwende die Bälle statt anderer stimmungsaufhellender Mittel – lieber sorge ich für einen Vorrat positiver Nebenwirkungen in meinem Körper, als Medikamente zu nehmen, die chemische Spuren hinterlassen. Als ich mit Anfang 20 unter Essstörungen litt, versuchte ich es zunächst mit verschiedenen Antidepressiva, widerstrebend und nie länger als für ein paar Monate. Meine destruktiven Essgewohnheiten heilte dies nicht – glücklicherweise wurde ich ohne Pillen wieder gesund.

Im Rückblick kann ich die Sorgen meiner Ärzte nachvollziehen; Essstörungen führen von allen psychischen Erkrankungen am häufigsten zum Tod.* Mein Weg bestand darin, meine seelischen und körperlichen Probleme auf andere Weise zu erforschen. Ich war fest entschlossen, den Ursachen auf die Spur zu kommen; dafür musste ich aber erst einen völlig klaren Kopf bekommen.

Dies ist die Geschichte meines jüngsten Traumas und meines jüngsten Triumphs.

* Patrick F. Sullivan: American Journal of Psychiatry 152, Nr. 7 (1995), Seiten 1073-1074

Mutter werden: Verlust verkraften und den Weg zurück finden

2012 wurde ich zum ersten Mal schwanger. Ich war 40, und nachdem mein Mann und ich uns einig waren, dass der richtige Zeitpunkt gekommen war, klappte es sofort. Angesichts meines Alters riet mein Arzt zu einer Fruchtwasseruntersuchung, mit der sich die Gesundheit des Babys in der 13. Woche untersuchen lässt. Der Test verlief nicht gut; der Arzt verletzte dabei meine Fruchtblase und die Gebärmutter. Ich musste die nächsten zwei Monate liegen, in der Hoffnung, es würde heilen. Mitten in der Nacht, während ich schlief, riss die Fruchtblase. Mein rundum gesunder kleiner Junge verstarb in der 20. Schwangerschaftswoche.

Ich kam für zwei Tage ins Krankenhaus, in die Geburtsabteilung. Ich hörte Neugeborene im Nebenzimmer schreien, während ich den traumatischsten Verlust meines Lebens erlitt.

Mein Kummer war grenzenlos. Weder konnten Worte mich trösten, noch gelang es mir, meine Gedanken zu stoppen, die ständig um die Frage »Was wäre, wenn?« kreisten. Ich war wütend, hilflos, verzweifelt. Der Fehler meines Arztes, dem ich vertraut hatte, machte mich zornig. Doch dem Arzt die Schuld zu geben brachte mir meinen Sohn nicht zurück. Ich stand unter Schock. Drei Monate war ich voller Hoffnung gewesen, zwei Monate voller Zweifel. Jetzt fühlte ich mich leer und vermisste einen Teil von mir und meiner Zukunft.

Ich suchte nach einem Funken Hoffnung und erkannte, dass es keinen gab. Meine eigene Zuversicht war zerstört. Dann merkte ich, dass mir der Gedanke an eine neue Schwangerschaft Kraft gab. Mein Weg bestand darin, gesund zu werden und so eine ausgeglichene Umgebung zu schaffen, in der wieder ein Baby heranwachsen konnte.

Während der ganzen Qual blieb mein Ehemann liebevoll, mitfühlend und mein ständiger Fürsprecher. Er wehrte Fragen von Freunden und Verwandten ab. Er nahm Telefonanrufe entgegen und bezahlte Krankenhausrechnungen, damit ich nicht an das Ganze erinnert und erneut traumatisiert wurde. Während meiner Bettruhe gestaltete er unser technikfreies Schlafzimmer um, sodass ich Filme schauen konnte und einen »Schreibtisch« am Bett hatte. Er organisierte mir Essen, hielt mich im Arm, und wir weinten gemeinsam. Er war mein Fels in der Brandung und ist es immer noch.

Während der verordneten Bettruhe durfte ich duschen, auf die Toilette gehen und einmal täglich die Treppe hinauf- und hinunterlaufen. Ich fühlte mich eingesperrt, folgte aber den Anweisungen meines Arztes. Damals nahm ich die *Roll Model*-Bälle mit ins Bett und legte sie vorsichtig auf Hals, Schultern, Kiefer, Oberschenkel und Waden. Dabei bewegte ich mich wie in Zeitlupe oder hielt lediglich dem Druck stand. Die Bälle brachten mir Erleichterung und halfen, dass ich mich weniger schwerfällig fühlte.

Nach dem Verlust des Babys war es mir ein Bedürfnis, alle Winkel meines Körpers wiederzuentdecken, die ich in den letzten Monaten vernachlässigt hatte. Seltsamerweise hatte ich körperlich keine Schmerzen, wenn auch mein Herz untröstlich war. Ich fühlte mich nur schwächer und etwas abgekoppelt von mir selbst. Als meine neuen Ärzte sagten, ich würde in einigen Monaten wieder gesund sein und schwanger werden können, war ich sehr glücklich. Dass ich keine Schmerzen hatte, schrieb ich der Selbstfürsorge zu, die ich mir jahrelang mit den *Roll Model*-Bällen und meiner Einstellung zu Bewegung, Fitness und Gesundheit hatte angedeihen lassen. Mein Körper hatte viel Geschmeidigkeit »eingelagert«, und die Zeit der Untätigkeit schmälerte letztlich meine Gesundheit nicht.

Ein oder zwei Tage nach der Entlassung aus dem Krankenhaus ging ich alleine in meinen Übungsraum und legte mich nacheinander auf die verschiedenen *Roll Model*-Bälle. Ich massierte meine alten Freunde sanft in mein Gewebe. Sie drückten sich an meinen geschwächten Körper, und ich begann zu zittern und zu weinen. Ich fühlte keinen Schmerz, doch mein ganzer Körper hatte die vergangenen fünf Monate an einem Traum der Mutterschaft festgehalten, mein Herz war wund, und ich konnte den Schmerz monatelang nicht durch echte Bewegung ausdrücken. Mein Kummer war tief in mir verschlossen. Die Bälle drückten Knöpfe, und meine Tränen flossen. Mein Körper wollte gewiegt und massiert werden; die Bälle boten mir die ungestörte Möglichkeit dazu, zu Hause und in meinem eigenen Tempo. Sie trösteten mich und retteten mich aus der Not.

Mein Wunsch, Mutter zu werden, beherrschte weiterhin meine Gedanken und Gefühle, und als meine Gebärmutter und mein Körpergewebe sich erholt hatten, wollte ich es wieder versuchen. Wahrscheinlich kennt jede Mutter, die nach dem Verlust eines Kindes erneut schwanger werden möchte, die Bandbreite der Emotionen. Schmerz, Stress und Verzweiflung prägten unsere Versuche, brachten uns näher zusammen, dann wieder weiter auseinander. Doch mein Mann und ich teilten diesen einen Wunsch: liebende Eltern zu werden und eine Familie zu gründen. Ich war 41, er 47 Jahre alt.

Ich gewann allmählich meine Kraft zurück, nahm meine Lehrtätigkeit wieder auf und startete große Projekte. Unter anderem schrieb ich dieses Buch, entwickelte mit meinem Freund Dr. Kelly Starrett das neue Video *Treat While You Train* (Behandeln beim Trainieren) und betreute mein ständig wachsendes Ausbilder-Team. All dies half mir, gesund zu werden, und lenkte meine Aufmerksamkeit in eine positive Richtung. Im Juni 2013 schließlich, während eines Zertifizierungskurses in San Francisco, stellte ich fest, dass ich wieder schwanger war: zehn Monate, nachdem ich das erste Kind verloren hatte. Dieses Buch schrieb ich mit voller Freude darüber, eine zweite Chance bekommen zu haben.

Glücklicherweise verlief die zweite Schwangerschaft ohne Komplikationen. Alle 1000 und mehr Fotos für dieses Buch wurden in meiner elften Schwangerschaftswoche aufgenommen (der Verlag hatte keine Ahnung!). Ich reiste mit einem vollen Lehrplan kreuz und quer durch die Welt und arbeitete gleichzeitig an diesem Buch. Mein Körper wurde für Berichte auf *Fox News*, *Good Morning America*, für das Oprah Winfrey Network, für *America Now* und andere Formate fotografiert

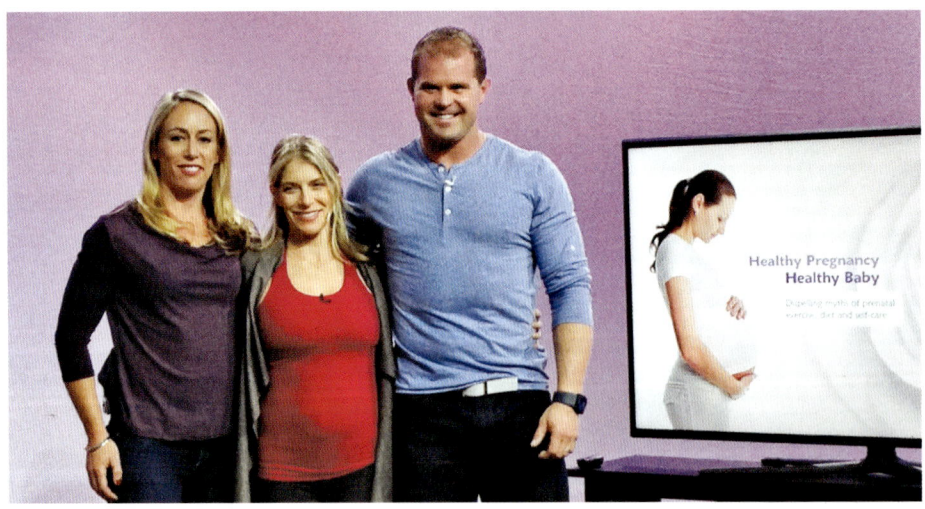

und gefilmt. Dazu entwickelte ich das zweittägige Webinar »Gesunde Schwangerschaft« (s. u.), mit vielen der Freunde, die mir in meiner dunkelsten Zeit Hoffnung gegeben hatten. Ich wollte damit die Erfahrungen aus meiner ersten Schwangerschaft, die *Roll Model*-Techniken, mit denen ich meine Kraft zurückgewonnen hatte, und meine Übungen für pränatale Gesundheit weitergeben. Das Webinar half mir, meinen Kummer zu kanalisieren. Ich produzierte es mit CreativeLive in San Francisco, im fünften Schwangerschaftsmonat.

Ich nannte den Kurs »Healthy Pregnancy, Healthy Baby: Dispelling Myths of Prenatal Exercise, Diet and Self-Care«* (Gesunde Schwangerschaft, gesundes Baby: Schluss mit den Mythen um pränatale Bewegung, Ernährung und Selbstfürsorge). Meine Freunde Katy Bowman, Juliet und Kelly Starrett, Esther Gokhale, Eden Fromberg und Sarah Fragoso ermutigen Frauen auf neue Weise, während der Schwangerschaft und darüber hinaus ihrem Körper zu vertrauen.

Meine Tochter kam knapp sechs Stunden nach dem errechneten Termin zur Welt. Sie löst in mir unbeschreibliche Glücksgefühle aus, und ich bin so dankbar dafür, Mutter sein zu dürfen. Meine Entbindung war sehr unkompliziert – nicht zuletzt dank der Tatsache, dass ich zuvor so auf meine Gesundheit geachtet hatte. Außerdem denke ich, das Ball-Rollen während der gesamten Schwangerschaft und bei Wehenbeginn hat ebenfalls zu Lilahs leichter Geburt beigetragen.

Mein Bedürfnis nach Nähe und Unterstützung war während der Schwangerschaften höher denn je. Da ich ein Drittel der Zeit unterwegs war, konnte ich nicht täglich bei meinem Mann sein. Glücklicherweise hatte ich die Bälle, ein Mittel für sofortiges Wohlgefühl. Sie nahmen Druck von mir, fungierten als moralische Stütze, halfen gegen beginnende Wehwehchen und bereiteten meinen Körper auf Sportübungen vor. Sie begleiteten mich auf der Reise in die Mutterschaft und helfen mir auch heute, »in meine neue Rolle zu rollen«.

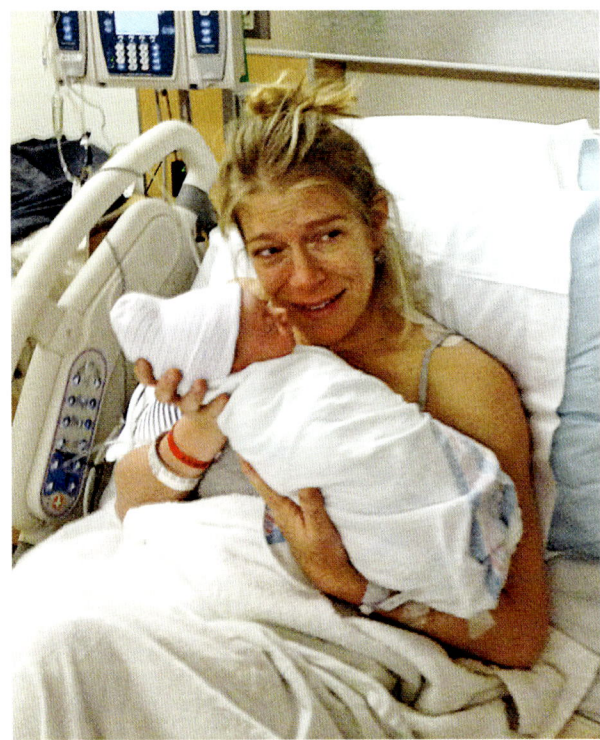

Am 27. Februar 2014, um 6.32 Uhr, kam Lilah Iris Faust nach elf Stunden Wehen zur Welt.

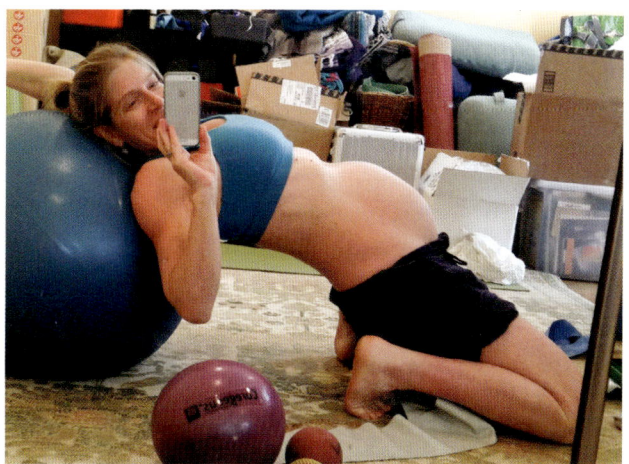 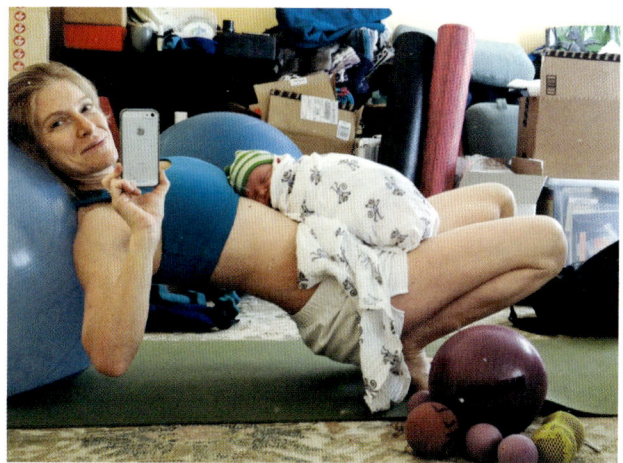

Das Foto links zeigt mich nur sieben Stunden vor Beginn der Wehen. Während der gesamten Schwangerschaft waren die *Roll Model*-Bälle Teil meiner täglichen Übungen zur Selbstfürsorge. Das rechte Foto entstand sieben Tage nach Lilahs Geburt. Natürlich rollte ich auch im Wochenbett und danach weiter.

Ich bin nicht die Einzige, die erlebt hat, wie sehr die intensive Selbstmassage helfen kann, wenn man Trost braucht. Viele meiner Kursteilnehmer setzen die Therapiebälle ein, um Ruhe zu finden, um Zugang zu ihren Gefühlen zu erhalten und um wieder mit sich selbst in Verbindung zu treten, ohne dass Dritte mit einbezogen werden müssen.

Mit den Bällen kann man sich Gutes tun und sich selbst Zuneigung, Zärtlichkeit und Fürsorge schenken. Sie sind Hilfsmittel für innige Vertrautheit und sind jederzeit bei der Hand, wenn man sie braucht.

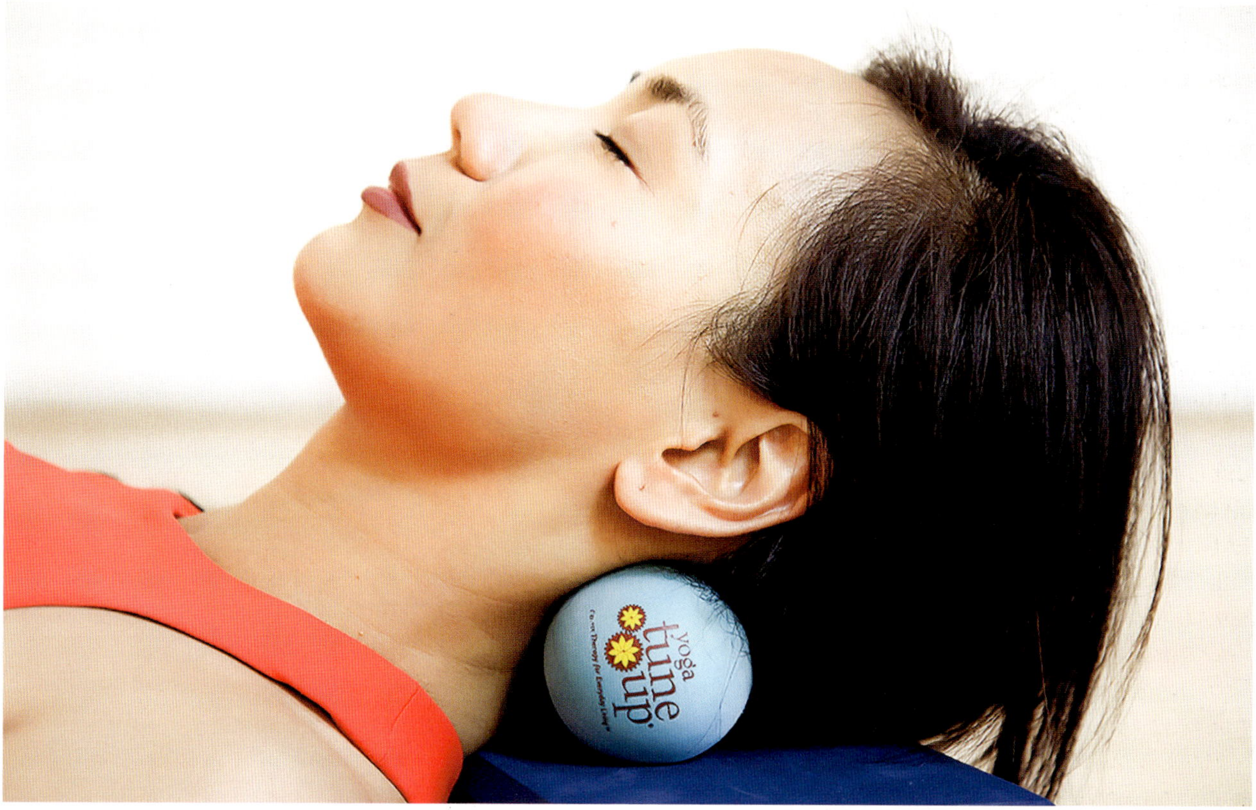

Lisa Highfield ist Yoga Tune Up-Lehrerin und unterstützt Familien, die ungewollte und vernachlässigte Kinder adoptiert haben. Sie hilft, ein chaotisches Zuhause in einen Ort des Friedens zu verwandeln, in dem sich Kinder entfalten können. Neben ihrer Beratungstätigkeit setzt sie dafür auch die Methodik dieses Buches ein. Vor Kurzem erzählte sie mir von der positiven Wirkung der Therapiebälle auf Kinder und Jugendliche, die sich ritzen. Ritzen ist ein wiederholtes selbstverletzendes Verhalten, bei dem vorsätzlich in die Haut geschnitten oder geritzt wird, gewöhnlich mit einem scharfen Gegenstand. Meist geschieht dies als Reaktion auf Schmerz, starken Zorn oder Frust. Die Jugendlichen ritzen typischerweise Handgelenke, Arme, Sprunggelenke oder Oberschenkel; sie erfahren dadurch emotionale Belohnung oder ein Rauschgefühl in Form von momentaner Ruhe, Kontrolle und Ablenkung durch den körperlichen Schmerz. Wenngleich meist Schuldgefühle und Scham folgen und der emotionale Schmerz wiederkehrt, macht Ritzen abhängig. Es stellt zwar keinen Suizidversuch dar, kann aber ebenfalls tödlich wirken.

Lisa Highfield, 35

Kinder- und Jugendberaterin, Gründerin von CYC
und Geschäftsführerin von »Healing Hearts«
London, Ontario, Kanada

Liebe Jill,

ich habe seit 15 Jahren beruflich mit Kindern zu tun, die sich selbst Verletzungen zufügen. Häufig begegne ich ihnen im Rahmen meiner Arbeit mit Familien, die irgendeine Art von Trauma erlitten oder vernachlässigte bzw. missbrauchte Kinder adoptiert haben. Diese Kinder stecken in einer Krise und haben Unvorstellbares erlebt. Ihr Gehirn kann die Dinge nicht wie das von Erwachsenen verarbeiten, sodass sie häufig auf ungesunde Bewältigungsstrategien wie das Ritzen zurückgreifen.

Ritzen ist wie jede andere Selbstverletzung ein Affektverhalten. Es geschieht, weil Kinder weder über die Sprache noch über das Bewusstsein verfügen, ihre Gefühle in Worte zu fassen. Kinder, die Traumatisches und Zurückweisung erlebt haben (wie Missbrauch oder Scheidung), können gegenüber dem Schmerz empfindungslos werden und ihre Gefühle total abschotten. Manche Kinder distanzieren sich völlig, um sich zu schützen, und viele halten das Trauma weiterhin im Körper verschlossen. Sich mit einem Trauma erneut auseinanderzusetzen, um es zu verarbeiten, ist extrem beängstigend. Wenn Kinder oder Teenager sich dagegen ritzen, drücken sie unbewusst Angst oder Zorn aus, ohne das ursprüngliche Trauma nochmals durchleben zu müssen. Kinder, die seelischem Schmerz gegenüber empfindungslos geworden sind, wollen zumindest etwas Körperliches fühlen. Andere fügen sich körperliche Schmerzen zu, um sich von den seelischen abzulenken.

Kinder, die sich ritzen, verinnerlichen den Schmerz. Sie geben sich die Schuld oder richten ihre Wut gegen sich selbst. Die Kinder, mit denen ich arbeite, müssen in sich hineinschauen, ihren Schmerz fühlen und erkennen, wie einzigartig sie sind. Wenn sie lernen, sich selbst zu lieben, können sie Zorn und Zurückweisung von ihrem Körper ablösen und sich weiterentwickeln.

Bei der Arbeit mit diesen Kindern habe ich festgestellt, dass die Roll Model-Bälle in Verbindung mit der richtigen Therapie großartige Hilfsmittel sind. Sie wirken als sicherer »Prüfstein«, als Unterstützung für die Kinder, ihre Gefühle zu erkennen und zu zeigen. Anschließend kann ich mit den Kindern daran arbeiten, dass sie ihre Minderwertigkeitsgefühle mitteilen, positiver von sich sprechen und sich mit den Gefühlen auseinandersetzen, die zu ihrer Selbstverletzung führen. Die Bälle bringen sie mit ihrem Körper in Kontakt und auch mit dem, was sie sich selbst beim Ritzen antun.

Wenn sich Kinder ritzen, tun sie das, um den anderen Menschen körperlich den Schmerz zu vermitteln, den sie durch Sprache nicht ausdrücken können. Bringt man ihnen jedoch bei, ihren Schmerz zu verstehen und zu formulieren, dann können sie mithilfe der Yoga Tune Up-Bälle sicher und auf nicht schädliche Weise mit ihrer Verletzung in Kontakt treten. Kinder mit einem höheren Selbstwertgefühl werden statt nach der Rasierklinge nach den Bällen greifen, ähnlich wie Erwachsene ins Fitnessstudio oder zum Laufen gehen, um negative Energien abzubauen.

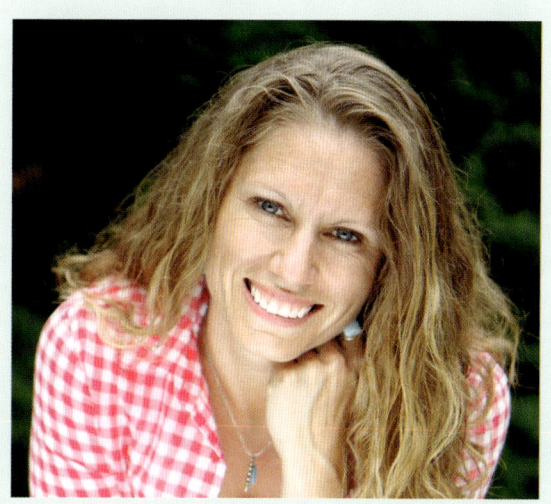

Ich arbeitete mit einer 13-Jährigen, die sich an Sprunggelenken, Handgelenken und Armen geritzt hatte. Sie war während der gesamten Grundschulzeit skrupellos emotional, sexuell und körperlich gemobbt worden. An ihrer Wahrnehmung zu arbeiten und ihre Selbstachtung zu steigern, war die Grundvoraussetzung dafür, dass sie sich schließlich weniger oft verletzen wollte. Als diese Schalter umgelegt waren, konnte sie die Therapiebälle zur Selbstmassage ihrer verspannten Muskeln und Faszien anwenden, anstatt sich zu ritzen. Mithilfe der Bälle konnte sie ihrem Schmerz eine neue Richtung geben und ihre Spannung auf wohltuende Weise abbauen, anstatt sich zu verletzen. Sie setzte sich intensiv mit dem Schmerz in ihrem Körper auseinander und ließ zu, dass er sich löste; danach konnte sie neue Schritte gehen und ein glücklicheres Leben führen.

Wenn Eltern entdecken, dass ihr Kind sich ritzt, kläre ich sie zunächst auf, dass dieses Verhalten nichts mit ihren Fähigkeiten als Eltern zu tun hat und dass sie es nicht persönlich nehmen dürfen. Ich rate ihnen dringend, einen Spezialisten aufzusuchen, um ihr Kind zu unterstützen; denn meist sprechen die Kinder lieber mit Dritten. Zudem empfehle ich ihnen, einen Yoga Tune Up-Lehrer zu suchen, der dem Kind in Gruppen- oder Einzelstunden zeigt, wie es wieder mit seinem Körper in Kontakt kommt, Stress abbaut, das Zwerchfell entspannt und das Nervensystem beruhigt.

Insbesondere wenn die Eltern feststellen, dass ihre Kinder zornig sind oder voller Angst, rate ich ihnen außerdem, die Kinder zum Einsatz der Therapiebälle zu ermutigen. Wichtig ist, dass sie den Kindern den Freiraum geben, den sie brauchen, und ihre Gefühle respektieren.

Die ganze Situation muss aus einer ganzheitlichen Familienperspektive angegangen werden; jedes Familienmitglied muss also auch Verantwortung für seine Handlungen übernehmen. Ich mache diesen Eltern bewusst, dass sie wunderbare Eltern sind. Sie geben ihr Bestes, und das ist genug.

Danke, dass Sie mir diese Hilfsmittel gezeigt haben,

Lisa

»Wenn dein Mitgefühl dich selbst nicht mit einschließt, ist es unvollständig.« — Buddha

11 Was kommt als Nächstes?
Die Ausgleichs-übungen von Tune Up Fitness

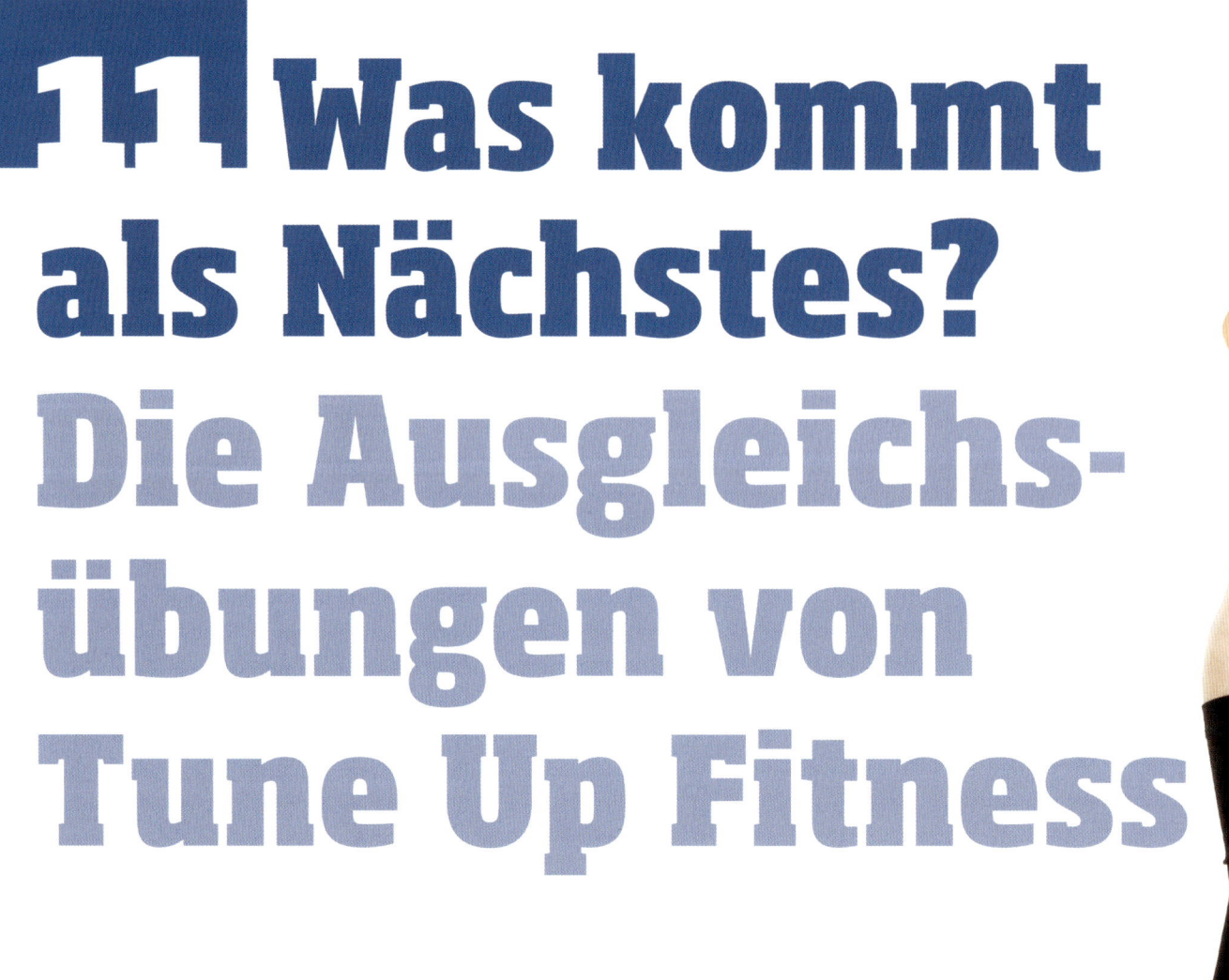

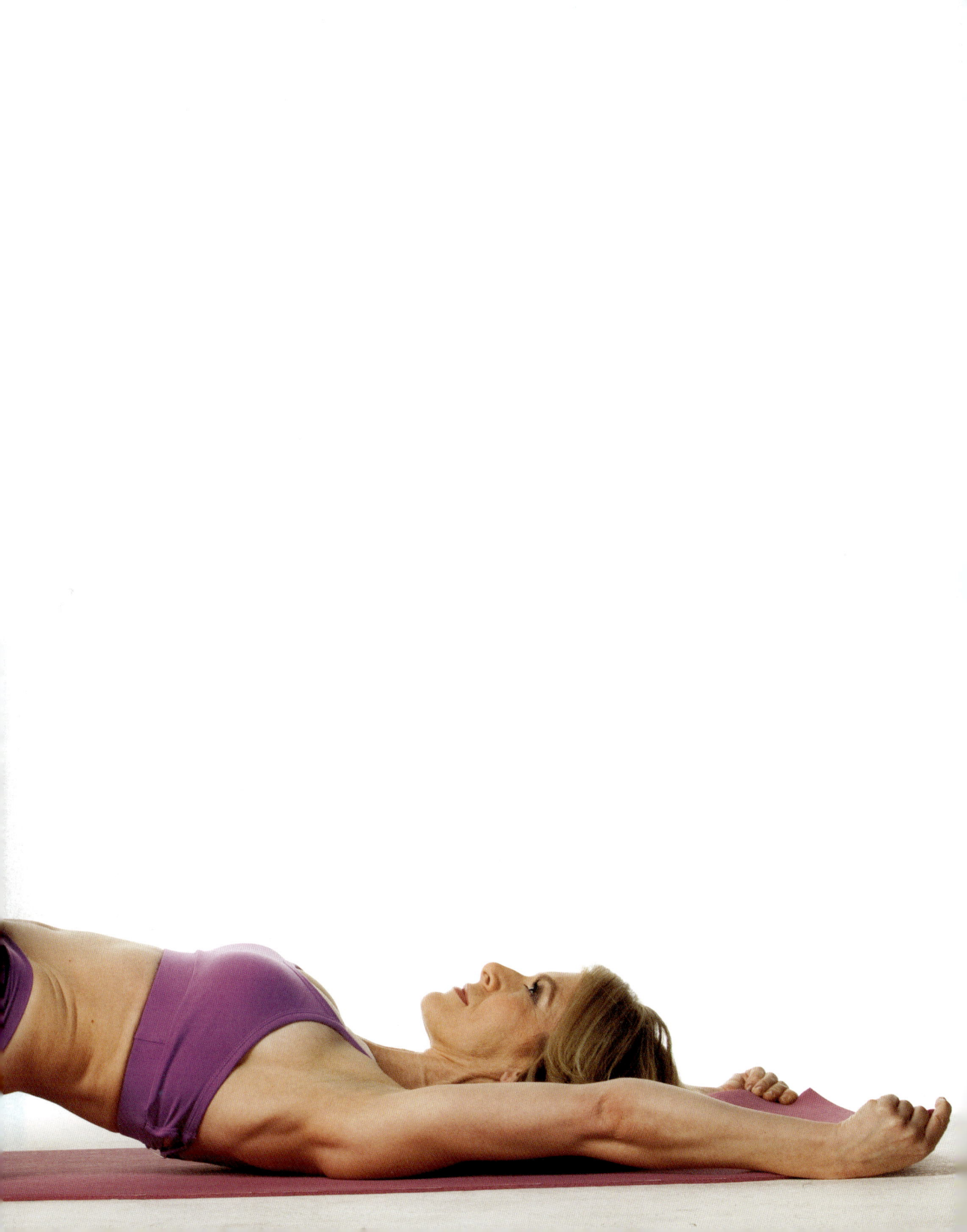

Das Rollen, das Heilen blinder Flecken und die Selbstfindung, die Sie betreiben, sind die neue Basis Ihrer gesundheitlichen Selbstfürsorge. Sobald Sie spüren, wie viel besser sich Ihr Körper durch die Behandlung des Weichgewebes anfühlt, gibt es kein Zurück mehr. Oder könnten Sie sich heute noch vorstellen, plötzlich tage- oder wochenlang die Zähne nicht mehr zu putzen?

Wenn Sie erst mal ein *Roll Model* sind, wird Ihr Körper beginnen, strahlend von innen zu leuchten. Er wird fordern, dass Sie sich regelmäßig um seine Ecken und Kanten kümmern. Je mehr Ihnen dies zur Gewohnheit wird, umso weniger werden Sie verstehen, dass Sie so lange Schmerz und Dysfunktion zulassen konnten. Sie werden umfassendere Techniken der Selbstfürsorge lernen wollen - solche, die nicht nur Spannung, Schmerz und Unwohlsein beseitigen, sondern auch körperlich kräftigen und Balance herstellen. Damit beginnt eine ganzheitliche Neuorientierung Ihres Lebensstils. Sie geben sich nicht länger mit dem Ist-Zustand der Dinge zufrieden und entwickeln Ihr Leben weiter, mit einer offenen Einstellung von Geist *und* Körper.

Sie haben es selbst schon gemerkt: Die Selbstfürsorge in Bezug auf Ihr Weichgewebe ist wichtig für Ihre Gesundheit. Doch ist sie nur eine (wenn auch eine signifikante) Komponente der Veränderungen, die dazu nötig sind, dass Sie Leiden und Schmerzen für immer loswerden. **Das Rollen allein ist nicht genug.** Hier alle Details auszuführen würde den Rahmen dieses Buches sprengen, doch eines möchte ich nochmals ausdrücklich betonen: **Alles im Körper ist miteinander vernetzt.** Jede Bewegung, jeder Atemzug hat einen Welleneffekt auf den ganzen Körper und auf Ihr Wohlergehen. Sie wählen Handlungen, die Ihnen guttun, oder solche, die Ihnen schaden. Seien Sie in Zukunft fürsorglich zu sich selbst, und vernetzen Sie Ihre täglichen Bewegungs- und Trainingsabläufe auf optimale Weise.

Über die Bälle hinaus: Training als Ergänzung zum Rollen

Der nächste Schritt und die Ergänzung zur wohltuenden Selbstmassage beinhaltet regelmäßige Übungen und das Ablegen schädlicher Bewegungsmuster und körperlichen Stillstands. Es gibt viele Übungs- und Trainingstechniken (siehe auch die Übersicht in diesem Kapitel), doch möchte ich Ihnen natürlich gerne meine eigenen Programme vorstellen. In meinem Unternehmen, Tune Up Fitness Worldwide, unterrichten wir nicht nur die Menschen darin, wie sie auf den Bällen rollen können. Ein Schwerpunkt unserer Arbeit liegt auf der Verbesserung von Bewegungsmustern und Körperhaltung sowie auf Stressabbau.

In den vergangenen 20 Jahren habe ich eine Reihe fitnessbasierter Programme entwickelt, die die Weichgewebe-Arbeit dieses Buches ergänzen: Yoga Tune Up, Coregeous, Treat While You Train, die Rx-Reihe der Equinox Fitness Clubs, die *Roll Model*-Therapieball-Trainings, YTU Integrated Embodied Anatomy und verschiedene Wellnessprogramme für Unternehmen. Sehen Sie sich diese Programme an, oder suchen Sie sich vor Ort eine Sportgemeinschaft, in der die menschliche Biomechanik großgeschrieben wird und die gesunden Bewegungsabläufe als Grundlage der Fitnessprogramme unterrichtet werden.

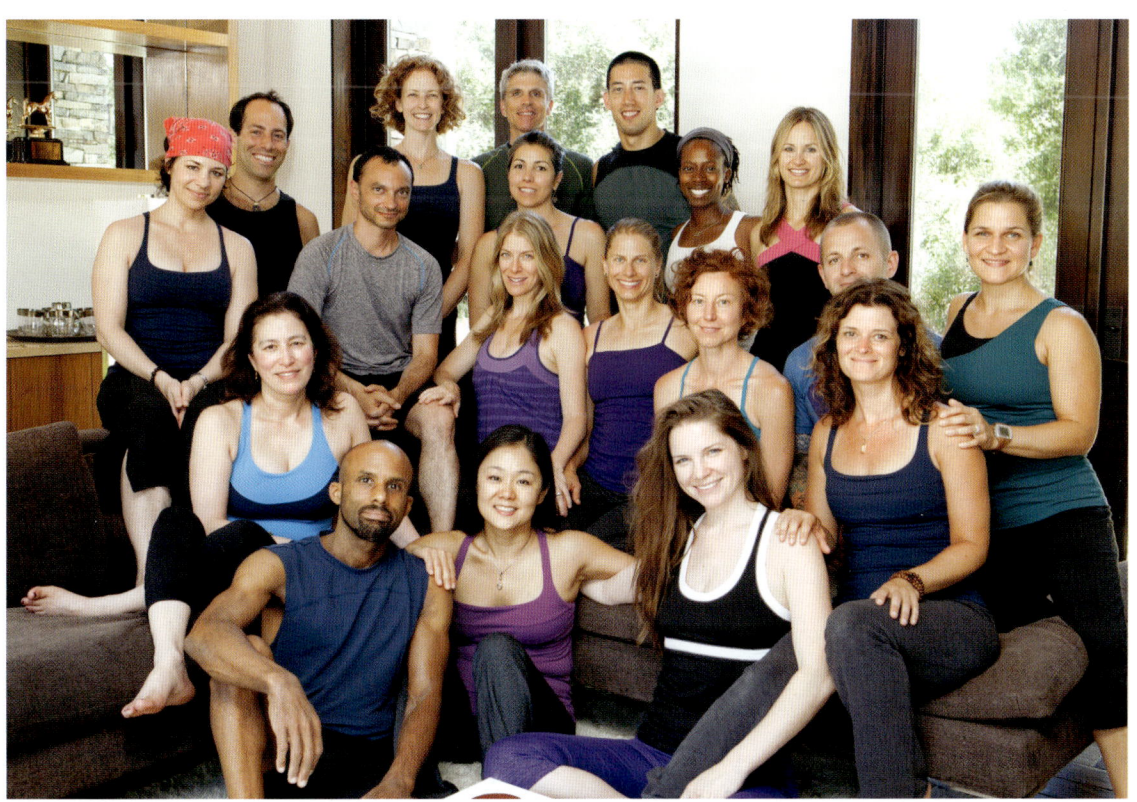

Ein Teil des weltweiten Tune Up Fitness-Ausbildungs- und Trainerteams. Obere Reihe, v.l.n.r.: Alex Iglecia, Sarah Court, Owen Grady, Keith Wittenstein. 2. Reihe: Maura Barclay-Creighton, Robert Faust, Dinneen Viggiano, Anietie Ukpe-Wallace, Trina Altman. 3. Reihe: Dawn Adams, Jill Miller, Kristin Marvin, Amanda Tripp, Todd Lavictoire, Sandy Byrne, Lillee Chandra. Unten: Louis Jackson, Kyoko Jasper, Ariel Kiley.

Was ist Yoga Tune Up®?

Mein bekanntestes Programm ist Yoga Tune Up. Die hierin zertifizierten Lehrer haben mein strenges Ausbildungsprogramm absolviert und sind qualifiziert, meine Methode der gesundheitlichen Selbstfürsorge zu unterrichten.

Yoga Tune Up dient der Schmerzbeseitigung, Haltungsverbesserung und Leistungssteigerung. Die Technik arbeitet mit integrierter bewusster Anatomie. Durch Bewusstmachung des Körperbaus, durch gezielte Entspannung und korrekte Atmung erschließt sie die menschlichen Bewegungsabläufe und vermittelt so ein detailliertes Verständnis für die Funktionsweise Ihres Körpers.

Mit Yoga Tune Up werden die Kraft, Elastizität und Koordination des ganzen Körpers verbessert, egal, welche Bewegungsdisziplin Sie ausüben oder unterrichten. Durch die Methodik wird die Körperstruktur in Basis-Bausteine aufgebrochen. So können Sie feststellen, wo fehlende Bewegung, Koordination oder Schmerzen die Beweglichkeit beeinträchtigen. Sie entdecken, welche Körperbereiche unerkannt, vernachlässigt oder zu wenig aktiviert sind und wo sich blinde Flecken befinden. Mit jedem Atemzug und jeder Bewegung wird der Körper »neu bewohnt«. Der Ansatz legt ungute Spannungsmuster frei, stellt Ihr physiologisches Gleichgewicht wieder her und ermöglicht so einen »neuen Normalzustand«.

Jeder Mensch ist ein architektonisches Wunder: Er beherbergt rotierende Säulen, elastische Kabel, rauschende Flüsse und spannungsgeladene Bogen mit hohem Potenzial. Die Teilnahme am Yoga Tune Up-Kurs ist wie eine archäologische Ausgrabung im Inneren Ihres Selbst. Mithilfe der von mir entwickelten *Roll Model*-Methode und der Therapiebälle können Sie jede Ihrer Körperregionen sowohl erforschen als auch besänftigen.

Yoga Tune Up besteht aus Ausgleichsübungen, die der übergeordneten Welt von Yoga, Fitness, Athletik, Schmerzmanagement und anderen in mehrfacher Hinsicht zugute kommt. Die Technik basiert auf bewährter Praxis und innovativer, individuell angepasster Bewegungstherapie. Yoga Tune Up enthält Elemente des klassischen Yoga, ist jedoch moderner und zeitgemäßer. Es nützt allen, die an der körperlichen Unausgewogenheit leiden, welche der Alltag heutzutage mit sich bringt. Vorkenntnisse im Yoga sind nicht nötig, um von Yoga Tune Up zu profitieren.

Yoga Tune Up-Lehrer gestalten ihre Kurse kreativ, statt schablonenhaft zu unterrichten. Sie verwenden eine Reihe moderner Techniken, einschließlich der *Roll Model*-Methode, um den Kursteilnehmern zu helfen, ihre eigene Biomechanik und Körperphysiologie zu entdecken. Yoga Tune Up befähigt jeden Kursteilnehmer, ganz individuell »den eigenen Körper zu studieren«. Diese bewegungstechnische Stärkung bewirkt langfristige strukturelle Veränderungen und ist die Basis gesundheitlicher Selbstfürsorge.

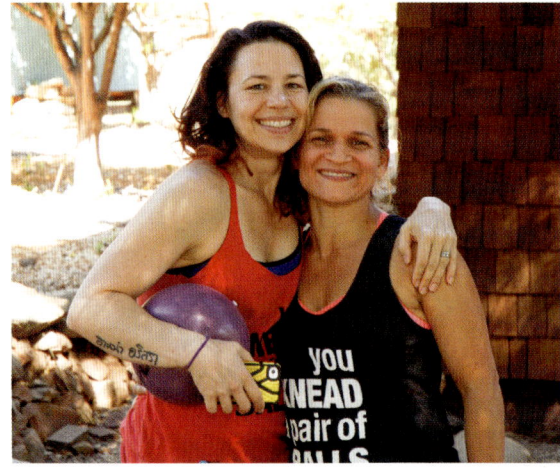

Lillee und Maura sind zwei unserer erfahrensten Yoga Tune Up-Lehrerinnen.

Über die Bälle hinaus ...

Im Zuge der Weiterbildung durch Yoga Tune Up und andere Tune Up Fitness-Programme können Sie sich Kenntnisse aneignen, die dem Körper auf verschiedene Weise guttun. Welche Haltungsgewohnheiten haben Sie? Welche Faktoren belasten Sie immer wieder – körperlich, seelisch, ernährungstechnisch? Welche alten Verletzungen oder Narben gibt es, welche blinden Flecken im Körper? Yoga Tune Up-Lehrer werten diese Dinge aus und helfen Ihnen, Ihren Körper wieder vollständig zu »bewohnen« und darin besser weiterzuleben.

YOGA IST KEIN ALLHEILMITTEL

Yoga im weiteren Sinn kann die Körperhaltung verbessern, es kann sie aber auch verschlechtern und Schmerzen verursachen. Yoga-Stellungen sind nur therapeutisch sinnvoll, wenn sie auf den korrekten Körperhaltungen (siehe Kapitel 3) aufbauen und berücksichtigt wird, dass jeder Mensch ein individuelles Ökosystem darstellt. Oft wird die Bedeutung von Anatomie und Physiologie in den Yoga-Asanas, in der Bewegung und bezüglich der momentanen körperlichen Verfassung der Schüler zu wenig beachtet. Es gibt zwar sicherlich einen »Standard« des menschlichen Körpers, doch entstehen durch Alltag und individuelle Haltungsgewohnheiten blinde Flecken (Schwachstellen und Ungleichgewichte), sodass sich nicht jede Stellung für jeden Menschen eignet. Einige Asanas sind so extrem, dass sie die korrekte Körperausrichtung mancher Schüler aus der Balance bringen. Falls der Yoga-Lehrer die Unterschiede seiner Schüler nicht erkennt, müssen diese letztlich dafür bezahlen.*

Yoga-Stellungen sind kein Allheilmittel. Wer sie (oder jeden anderen Sport) nicht korrekt ausführt oder missachtet, dass er nicht dafür geeignet ist, überlastet das Gewebe und verursacht Schmerzen. Insbesondere aus diesem Grund habe ich Yoga Tune Up mit seinem Fokus auf Anatomie, Physiologie und Humanbewegung entwickelt. In vielen Übungen werden nur einzelne Gelenke belastet, damit man ihre Beziehung zu den benachbarten Gelenken und Geweben wie auch zum übrigen Körper beurteilen kann. Dies hilft Kursteilnehmern wie Lehrern, durch statische und dynamische Körperstellungen und -haltungen blinde Flecken zu erkennen. Yoga Tune Up zielt darauf ab, in diesen überlasteten oder vernachlässigten Bereichen Kraft und Propriozeption zu entwickeln und sie wieder ins Gleichgewicht zu bringen. Auf Yoga und andere Bewegungstechniken muss der Körper gut vorbereitet sein; mithilfe von Yoga Tune Up lassen sich individuelle Bewegungsabläufe so verbessern, dass sowohl Yoga-Stellungen als auch alltägliche Haltungen gesünder ausgeführt werden können.

* Weitere Informationen zu den Gefahren des Yoga geben der *New York Times*-Artikel »How Yoga Can Wreck Your Body« (William J. Broad, 5. Januar 2012, online unter www.nytimes.com/2012/01/08/magazine/how-yoga-can-wreck-your-body.html?pagewanted=all&_r=0) und der Blog Post »›I Was Addicted to Practice‹: A Senior Teacher Changes Her Path« von Matthew Remski (5. Juni 2014, online unter http://matthew-remski.com/wordpress/wawadia-update-6-i-was-addicted-to-practice-a-senior-teacher-changes-her-path/).

Nur weil man eine Stellung ausführen *kann*, heißt das nicht, dass man das auch tun *sollte*. Diese Asanas habe ich dauerhaft aus meinem Repertoire entfernt. Sie brachten meine Gelenke und meine Wirbelsäule zum Knacken und sind für mich nicht geeignet (mehr dazu in der Einleitung).

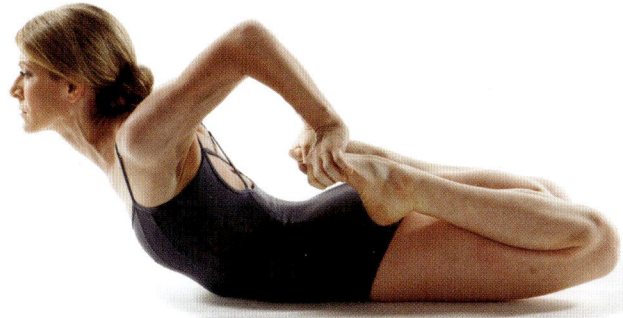

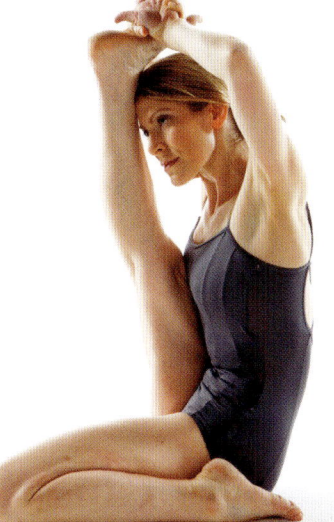

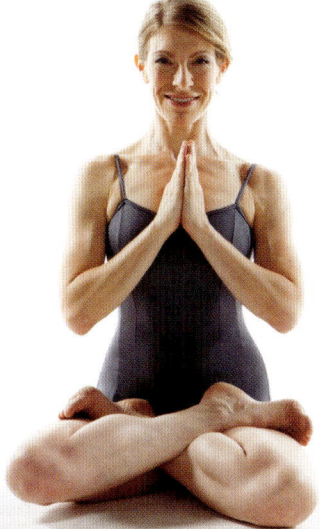

Was, wenn es keinen Yoga Tune Up-Lehrer in Ihrer Nähe gibt?

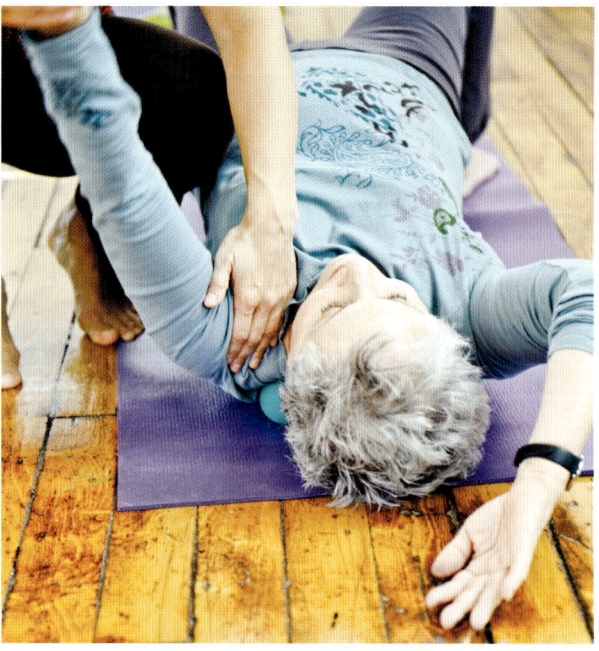

Suchen Sie sich einen fähigen Coach, Lehrer oder eine Sportgemeinschaft, die Sie inspiriert. Schließen Sie sich mit Menschen zusammen, die Sie auf Ihrem Weg unterstützen und Ihre Kenntnisse der Selbstbehandlung erweitern. Ich möchte Sie natürlich ermutigen, dafür einen zertifizierten Yoga Tune Up-Trainer aufzusuchen (eine Liste finden Sie auf **www.yogatuneup.com**). Da es nicht in allen Teilen der Welt YTU-Trainer gibt, empfehle ich alternativ folgende Bewegungslehrer, ihre ausgebildeten Trainer und Programme:

1. **Glenn Black:**
   https://www.facebook.com/GlennBlack.Yoga.Bodytuning?fref=ts

2. **Katy Bowman:**
   www.katysays.com

3. **Die Feldenkrais-Methode:**
   www.feldenkrais.de

4. **Esther Gokhale:**
   www.gokhalemethod.com

5. **Brian MacKenzie:**
   www.crossfitendurance.com

6. **Kelly Starrett:**
   www.mobilitywod.com

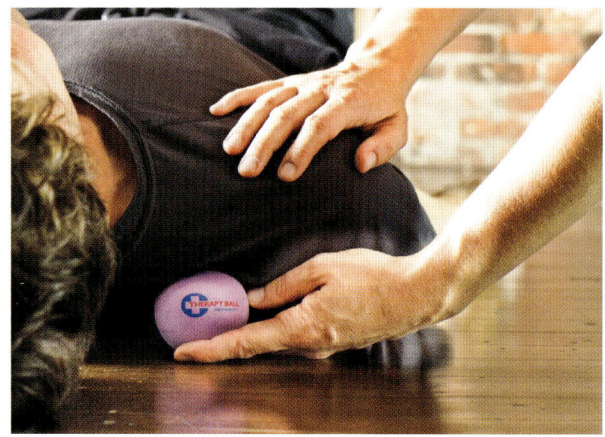

Dazu bieten wir viele Programme und Videoprodukte für zu Hause an, die Sie auf Ihrer Reise voranbringen. Die Tune Up Fitness-Videothek ist ein sehr guter Start, um die eigenen blinden Flecken im Körper zu finden. Mehr dazu auf www.yogatuneup.com.

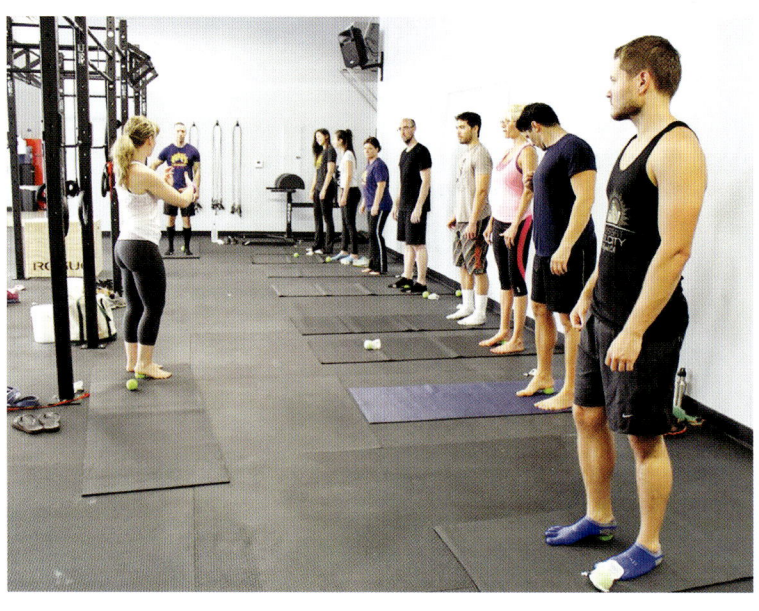

Mehr Augen sehen mehr: Ein erfahrender Lehrer hilft Ihnen, Ihre blinden Flecken und anderes mehr zu erkennen.

Fettsucht, chronische Schmerzen und Diabetes: Eine Krankenschwester wird Patientin – Selbstfürsorge und Bewegung sind ihre Medizin

Sharon Alkerstedt, 42

Krankenschwester in der ambulanten Onkologie
Shelton, Connecticut, USA

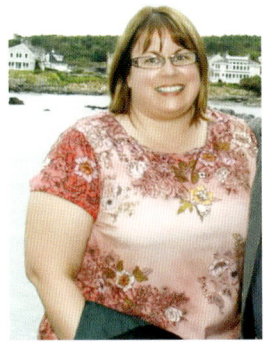

Sharon mit 148 Kilo Körpergewicht.

Seit ihrer Ausbildung zur Krankenschwester wusste Sharon, dass sie mit Krebspatienten arbeiten wollte. Zunächst hatte sie sich zwar auch für die spannende Arbeit in der Notaufnahme interessiert, doch sie stellte schnell fest, dass ihr dies zu stressig werden würde und, was noch wichtiger war, dass sie hier kaum eine Bindung zu den Patienten entwickeln konnte. Heute ist sie 42 und arbeitet bereits seit 14 Jahren in der ambulanten Onkologie. Sie betreut freundlich und mitfühlend Chemotherapie-Patienten mit verschiedensten Krebsleiden. Zu den Kranken baut sie Beziehungen auf und feiert mit ihnen, wenn sich ihre Gesundheit verbessert, ebenso wie sie leidet, wenn es jemand nicht schafft. »Menschen, die nichts über Onkologie wissen oder keinen Bezug zur Pflege haben, fragen mich, wie ich mir diese Tätigkeit aussuchen konnte. Tatsache ist, dass ich hier bin, um Patienten zu betreuen und sie auf ihrem Weg zu begleiten, wie lang der auch sein mag«, sagt sie nur.

Sharon hatte zwar schon früher Übergewicht, war aber trotzdem aktiv – bis sie 1999 beim Wandern stürzte und ihr rechtes Knie schwer verletzte. Sie ging zur Physiotherapie, doch die Verletzung in Kombination mit der Außenstellung des rechten Beins machte eine weiterführende Behandlung nötig. 2002 wurde mittels Arthroskopie ihr rechter Außenmeniskus entfernt, der Teil der Knorpelmasse an der Knieaußenseite ist. Sharon versuchte zwar wieder zu trainieren, doch die Beweglichkeit ihres Knies war jetzt eingeschränkt.

Sie nahm allmählich mehr Gewicht zu, was zusätzlich Druck auf das geschwächte Knie ausübte; dadurch wurden wiederum die Schmerzen schlimmer, und sie konnte noch weniger trainieren – ein Teufelskreis, der sich in den folgenden acht Jahren verstärkte und eine Reihe Nebenwirkungen durch das Übergewicht mit sich brachte, einschließlich hohem Blutdruck und erhöhten Blutzuckerwerten.

Schließlich benötigte Sharon 2008 eine weitere Knie-OP, eine zweite Arthroskopie, diesmal zur Druckentlastung der Kniescheibe, da diese zu weit außen stand. Sharon war bereits in schlechter Verfassung, doch das wurde durch die zweite OP noch schlimmer. Der rechte Quadrizeps war so schwach, dass sie das linke Bein überbelastete. Eine weitere Physiotherapie half nicht viel. Im folgenden Jahr verschlechterten sich Sharons körperliches, geistiges und seelisches Befinden rapide.

Sosehr Sharon ihren Beruf als Krankenschwester auch liebt – es ist aufreibend, sich um schwerkranke Patienten zu kümmern. Lange, stressige Arbeitstage raubten ihr jegliche Energie, und wenn sie abends mit schmerzendem Knie nach Hause kam, wollte sie sich nur noch auf dem Sofa ausruhen. Sie hatte keine Lust mehr, auszugehen oder Freunde zu treffen, und je weniger Sport sie machte, umso weniger hatte sie auch Lust darauf. Sie verbrachte kaum mehr Zeit mit ihrem Mann, weil sie seinen aktiven Lebensstil nicht mehr teilte. Ihre schlechte Gesundheit und das mangelnde Interesse, etwas dagegen zu unternehmen, belasteten die Ehe.

Sharon hatte nun eine Vorstufe von Diabetes und musste Metformin nehmen, um ihren Blutzuckerspiegel in den Griff zu bekommen. Der Bluthochdruck war erblich bedingt, doch verschlechterte er sich zusätzlich durch ihr Übergewicht, sodass die Ärzte dagegen Atenolol und

Hydrochlorothiazid verschrieben. Sie verlor im Knie viel Knorpelmasse und bekam eine Arthritis, gegen die sie Celebrex und andere Entzündungshemmer einnahm. Nach einer Weile verlor jedoch all dies seine Wirkung.

Seit der ersten Operation hatte Sharon unglaubliche 18 Spritzen ins Knie bekommen; dreimal probierte sie Synvisc (für die Gelenkschmiere) und Steroide (gegen die Entzündung), doch beide brachten ihr lediglich ein paar Wochen Schmerzfreiheit. 2004 hatte Sharon eine schwere Trennung durchgemacht. Gegen die darauffolgende Depression verschrieb der Arzt Lexapro, in der Annahme, es sei nur für kurze Zeit. Sharon nahm das Mittel jedoch weiter, in der Hoffnung, dadurch ihre Stimmung zu verbessern, die zusammen mit Lebensfreude und Energie in einen Abwärtsstrudel geraten war.

Ihre Welt wurde unglaublich klein. Gefangen in einem schmerzenden Körper mit einer Vielzahl an Gesundheitsproblemen, ging sie zur Arbeit, und wenn sie heimkam, brach sie dort meist nur noch zusammen. Essen war ihr ein Trost, selbst wenn sie dadurch noch weiter zunahm und noch kränker wurde. Wegen ihres schlechten Schlafs fühlte sie sich körperlich und seelisch nie entspannt. »Es war unglaublich isolierend und einsam. Ich bin von Natur aus fröhlich, aber jetzt existierte ich nur noch. Ich verschloss die Augen komplett vor der Wahrheit: Ich gab vor, dass nur das Knie mein Problem sei – doch das stimmte offensichtlich längst nicht mehr.«

Bei einer Größe von 1,75 Meter galt Sharon mit knapp 148 Kilo als klinisch fettleibig; zusätzlich hatte sie eine Arthrose vierten Grades im Knie. Sie wusste, dass sich etwas ändern musste, und das verdeutlichten ihr gerade ihre Krebspatienten, von denen einige paradoxerweise gesünder waren als sie. »Als ich 20 war, bezog ich ihre Geschichte nicht wirklich auf mich, doch heute sind viele so alt wie ich. Eine Patientin war sogar exakt gleich alt. Sie wurde gegen Speiseröhrenkrebs im fortgeschrittenen Stadium behandelt, mit Chemo, Bestrahlung und OP. Sie war jeden Tag hier und benötigte sehr viel Unterstützung. Inzwischen geht es ihr gut, doch das stand oft auf der Kippe. Alle meine Patienten kämpften so hart gegen eine oft tödliche Erkrankung – das brachte mich dazu, mal mein eigenes Leben zu betrachten. Ich erkannte, dass

ich mehr für mich tun musste; letztlich war ja auch meine eigene Lebenszeit begrenzt, und ich hatte keine Ausreden. Ich habe vielleicht keinen Einfluss auf meine genetische Disposition und kann nicht alle Krankheiten verhindern, aber ich kann die Rahmenbedingungen verbessern. Darum musste ich mich endlich kümmern.«

Im Januar 2011 befasste sich Sharon schließlich wieder mit ihrer Gesundheit. Sie fing bei ihrer Ernährung an und registrierte schockiert, dass sie fast doppelt so viel aß, wie ihr Körper brauchte. Da sie seit ihrer Jugend immer wieder auf Diät gewesen war, wusste sie, dass drastisches Fasten langfristig nichts bringen würde. Also begann sie, pro Woche nur wenige Hundert Kalorien einzusparen. Sie verlor sofort Gewicht und nahm nach einem Monat die Qualität ihrer Nahrung unter die Lupe. Sie sortierte Junkfood und Fertiggerichte aus und wählte vollwertigere Lebensmittel, vor allem Gemüse und Proteine. Da sie ihre Lebensqualität verbessern wollte und wusste, dass die vom Arzt gewünschten 1500 Kalorien täglich sie nicht glücklich machen würden, entschied sie sich für bewusste Ernährung ohne strenges Fasten.

Die grundlegenden Veränderungen begannen, als Sharon rund einen Monat nach der Ernährungsumstellung wieder anfing, Sport zu treiben. In einer neuen Physiotherapie mit einem anderen Therapeuten bekam sie weitaus bessere Strategien an die Hand als beim letzten Mal. Sie ging wieder ins Studio und arbeitete zweimal wöchentlich mit einer Fitnesstrainerin, um auszuschließen, dass ihr arthritisches Knie Schaden nahm. Scherzhaft nennt Sharon sich selbst »sportlich hyperaktiv«, da sie in diesen ersten Monate fast alles ausprobierte: Sie wechselte von Kickboxen zu Zumba, Tabata, Pilates, Yoga und Spinning. Bald konzentrierte sie sich vermehrt darauf, was ihrem Körper – vor allem dem Knie – guttat (Yoga) und was nicht (Zumba – »obwohl ich liebend gerne abrocken würde!«). Schlussendlich wurde sie Mitglied im Tuff Girl Fitness, einem Studio, das auf hochintensives Intervalltraining spezialisiert ist. Sharon besuchte es vier- bis fünfmal pro Woche, und die Pfunde purzelten nur so. Außerdem baute sie Muskeln auf; heute kann sie 116 Kilogramm Gewichte heben!

Wie es der Zufall wollte, hatte Tuff Girl Fitness einmal monatlich den Yoga Tune Up-Lehrer Brooke

Thomas engagiert, der die Roll Model-Methode unterrichtete. Sharon hatte zwar bereits diverse Hilfsmittel für Sport und Massagen zu Hause (»Ich könnte eine Physiopraxis aufmachen!«), doch die Therapiebälle kannte sie noch nicht. Die Mitinhaberin des Studios, Christa Doran, erzählte ihr, dass die Bälle mit nichts vergleichbar wären und dass die Roll Model-Methode gut als Ausgleich zu dem intensiven Training dienen könne.

Sharon sagte zu. Sie erwarb einige Therapiebälle, ging in den Kurs und war begeistert: »Oh, mein Gott! Es waren wunderbare Schmerzen. Die Therapiebälle erreichten alle kleinen Winkel, an die sonst nichts hinkam. Ich nenne sie ›meine kleinen Folter- und Glücksnuggets‹«, sagt sie. Zehn Jahre zuvor hatte Sharon als Masseurin gearbeitet – sie erkannte wirksame Hilfsmittel auf den ersten Blick. Gleichzeitig konnte sie kaum fassen, wie sehr ihr Bein seitlich schmerzte, wenn sie die Bälle am IT-Band, am Oberschenkel und auf dem Oberschenkelbindenspanner (TFL) platzierte. Trotz ihrer Massageerfahrung war sie nicht darauf gekommen, dass die Knieschmerzen mit einem verhärteten IT-Band zu tun haben könnten. Wegen des Knies hat sie häufig Sehnenscheidenentzündungen im vorderen Oberschenkel. Die Therapiebälle sind das Einzige, was sie zur Behandlung zulässt. Sie ist begeistert, dass sie Drucktiefe und -stärke in einem so empfindlichen, chronisch schmerzenden Bereich selbst steuern kann.

Heute rollt Sharon täglich zur Ergänzung ihres intensiven Trainings. »Wenn ich das Rollen mal weglasse, bin ich am nächsten Tag zu nichts zu gebrauchen. Es beugt Muskelreizungen durch den vielen Sport vor. Um weiter dranzubleiben, muss ich meinen Körper spüren und mich um ihn kümmern, sodass ich weiter trainieren kann und gesund bleibe.« Sie verwendet die Bälle in allen vier Größen: die PLUS-Bälle auf den vorderen Oberschenkelmuskeln und TFL, die Original YTU in den kleineren Einbuchtungen von Nacken und Schultern und den kraftvollen ALPHA für die Gesäßmuskeln. Sie liebt den Coregeous am Lendenmuskel und um das Becken neutraler auszurichten. Doch nicht nur zu Hause – auch am Arbeitsplatz rollt sie mit einem Satz Original YTU-Bälle ihre Hüfte an der Wand aus. Die Kollegen scherzen: »Hast du schon wieder diese Bälle am Hintern?«

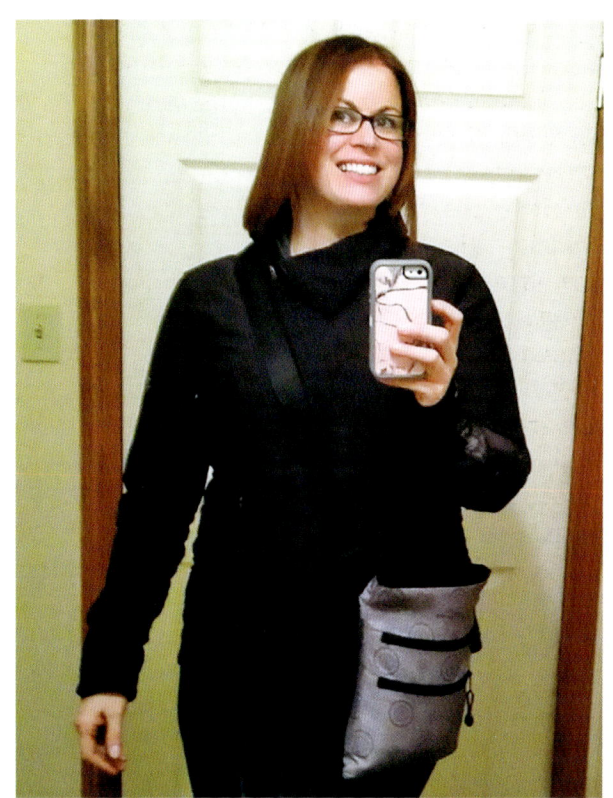

Dank der Kombination aus Ernährung, Training und Selbstfürsorge hat Sharon inzwischen mehr als 45 Kilo abgenommen und hält das neue Gewicht schon seit über einem Jahr. Darüber hinaus ist sowohl der Blutzuckerspiegel als auch der Blutdruck gesunken, sodass sie die Medikation reduzieren konnte (außerdem schleicht sie die Antidepressiva aus). Noch besser ist, dass Sharon wieder mit Enthusiasmus, Energie und Freude am Leben teilnimmt, gespannt in die Zukunft sieht und sich in ihrem Körper viel wohler fühlt. Das verdankt sie zum Teil der Roll Model-Methode. »Wenn ich die Bilder aus meinen schwersten Zeiten ansehe, bin ich geschockt. Mir war nicht bewusst, wie fett ich geworden war.«

Sharons Ehe hat dem Sturm ihrer chronischen Schmerzen und ihrer Depressionen getrotzt. Sie und ihr Mann führen heute ein Leben, das ihnen körperlich und emotional guttut und ihre Beziehung bereichert. Sie trainieren zusammen und haben vor Kurzem einen Fünf-Kilometer-Hindernislauf absolviert. Ihre gemeinsame Leidenschaft für Fitness brachte sie wieder näher zusammen und zeigte ihnen neue Wege, gemeinsam Spaß zu haben. Sharons Mann sagt, sie inspiriere ihn, mehr

Sport zu machen (er trainiert für den »Tough Mudder«, einen Hindernislauf durch den Schlamm); Sharon nennt ihn »auf lustige Weise unbeweglich« und lässt ihn ihre Therapiebälle mitbenutzen.

Sie drückt auch wieder die Schulbank: Sie macht ihren Master in Krankenpflege. Ohne die Roll Model-Methode hätte sie dafür weder das körperliche noch das mentale Durchhaltevermögen gehabt, da ist sie sich sicher. Sie plant außerdem, ihre Arbeit in der Onkologie um den Bereich der Patientenaufklärung zu erweitern; denn es begeistert sie, ihre Patienten zu stärken, indem sie ihnen hilft, ihre Krankheit zu verstehen und mit den Symptomen klarzukommen. Einer Patientin, die frustriert war, weil sie keinen Sport machen konnte und weil ihr Körper so verhärtet geworden war und schmerzte, empfahl sie sogar die Therapiebälle.

Es sind Sharons Patienten, durch die sie täglich an das Erreichte erinnert wird. »Langzeitpatienten, die alle sechs Monate zum Check-up in die Klinik kommen, sagen oft: ›Wow, Sharon, was ist passiert? Hast du dich operieren lassen?‹«, lacht sie. »Und ich erkläre ihnen: ›Nein, ich habe nur sehr hart an mir gearbeitet und bin drangeblieben.‹« Eine Patientin im Besonderen, eine lebhafte 50-Jährige mit Brustkrebs, bedauerte es sehr, dass die Chemo sie ermüdete und sportliche Aktivität unmöglich machte. Daher liebte sie es, die Welt durch Sharon zu erleben, und hatte immer ein Wort der Ermunterung auf den Lippen. Sie wurde Sharons Motivation: Wenn Sharon einen harten Tag hatte oder müde ist, zwingt sie sich zum Sport, indem sie sich diese vitale Patientin ins Gedächtnis ruft.

Nach einiger Zeit wurde ein intensives Training, wie es sich Sharon wünschte, wegen des fehlenden Knorpelgewebes im Knie unmöglich, und ihre Genesung verlangsamte sich. Daher biss Sharon in den sauren Apfel und ließ sich vor Kurzem ein neues Knie einsetzen; sie dachte, wenn sie die OP noch in jungen Jahren machen lässt, könnte sie möglichst lang aktiv bleiben und ihren heutigen Lebensstil weiterführen. Im Anschluss daran halfen die Bälle sehr, die gereizten Quadrizeps- und die Gesäßmuskeln zu massieren; schon zwei Wochen später lief sie wieder ohne fremde Hilfe. »Es liegt an uns, uns um uns selbst zu kümmern. Wir müssen nur anfangen und daran glauben. Dafür bin ich der sichere Beweis. Ich habe mich

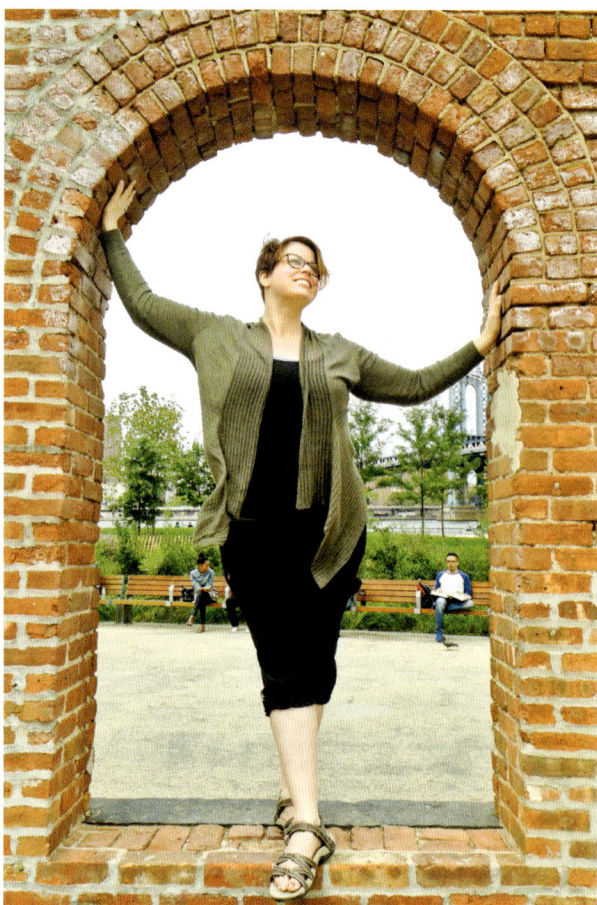

von einer kaum funktionstüchtigen Version meiner selbst zu einer gesunden Person verwandelt. Und damit meine ich nicht die Kilos auf der Waage oder meine Kleidergröße, sondern meine Lebensqualität.« Sharon ermutigt Menschen, die durch körperliche Einschränkungen mutlos sind, durchzuhalten. Sie sagt ihnen, sie sollen nach ihren Zielen greifen und »darauf zurollen«, ebenso wie sie selbst das tat.

Sharon hat mit den Roll Model-Bällen und mit bewegungsmedizinischen Maßnahmen ihr Schicksal in die Hand genommen und ins Gegenteil verkehrt. Die Schulmedizin war für sie gleichermaßen Fluch und Segen. Als sie schließlich die Bälle hatte und den Mut, ihr Leben selbst in die Hand zu nehmen, ließ sie die chronischen Schmerzen hinter sich. Ihr ganzheitlicher Ansatz aus Ernährung, Sport und der Roll Model-Methode ist eine Langzeitstrategie, die ihr weiterhin dabei helfen wird, Pfunde zu verlieren, an Selbstachtung zu gewinnen und sich um Familie und Patienten zu kümmern. Sie ist ein echtes Roll Model-Vorbild.

Kurz vor Drucklegung dieses Buches erhielt ich ein Update von Sharon. Es spricht Bände dafür, wie gesundheitliche Selbstfürsorge die Körperumgebung für Heilung und Genesung verbessert:

»Großartige Neuigkeiten! Ich war gestern zur Nachsorge bei meinem Chirurgen (um die 35 Klammern rauszubekommen), und er war mehr als begeistert von meinen Fortschritten. Sowohl er als auch der Assistenzarzt meinten, die Beugung/Streckung und die Beweglichkeit/Stabilität meines Knies seien schon wieder so gut wie bei anderen Patienten erst drei Monate nach der OP. Nicht schlecht, zwei Wochen nach der Entlassung!

Meine Prognose für volle Kniebeweglichkeit ist jetzt sehr gut, und ich weiß, dass ich das dem Training und meinen Hilfsmitteln verdanke. Der Arzt bat mich sogar, einem anderen (älteren) Patienten Mut zuzusprechen, der sich demnächst ein neues Knie einsetzen lässt.«

Die Geschwindigkeit, mit der sich Sharon erholt, bricht alle Rekorde, und das nur, weil sie sich um sich selbst gekümmert hat; zum Zeitpunkt der OP war ihr Körper bereits auf Adaption und Genesung getrimmt. Auch Ihr Körper kann zu jedem Zeitpunkt das Wohlbefinden verbessern. Die Bereitschaft, sich jederzeit Gutes zu tun, unabhängig von Alter und Gesundheitszustand, macht den Unterschied zwischen einem Leben in Schmerzen und einem Leben der Entwicklung aus.

» *Es liegt an uns, uns um uns selbst zu kümmern. Wir müssen nur anfangen und daran glauben. Dafür bin ich der sichere Beweis. Ich habe mich von einer kaum funktionstüchtigen Version meiner selbst zu einer gesunden Person verwandelt. Und damit meine ich nicht die Kilos auf der Waage oder meine Kleidergröße, sondern meine Lebensqualität.* «
– Sharon Alkerstedt

Schlussworte

Meine Vision ist eine Welt, in der Schüler im Sportunterricht lernen, wie sie mit grundlegenden Selbstfürsorge-Techniken alltägliche »Körperhygiene« betreiben. Diese Fähigkeiten sollten genauso hoch bewertet werden wie die Grundlagen von Fußball, Basketball und Laufen.

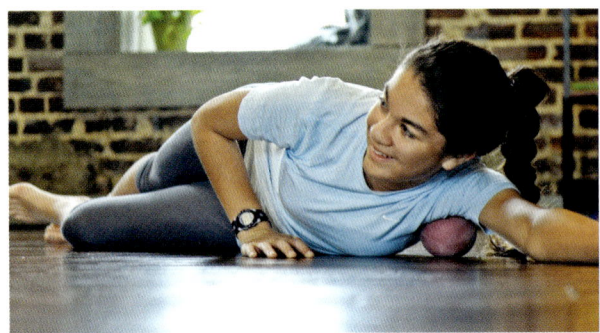

Kayla, zwölf Jahre alt, besucht einen *Roll Model*-Kurs in Tennessee.

Hallo Jill,

mit diesem Brief möchte ich Ihnen für alles danken, was Sie tun. Ich stieß über Kelly Starrett auf Ihr Yoga Tune Up-Programm, und Sie haben mein Leben verändert. Dank Ihnen und Kelly gehe ich heute mein Training, meine Arbeit und meine Erholungsphasen ganz anders an.

Ich bin Sportlehrer an der Highschool und habe die Yoga Tune Up-Bälle in meinen Unterricht integriert – mit großem Erfolg. Meine Schüler besitzen dadurch die Möglichkeit, sich bei Muskelkater oder Verletzungen selbst zu behandeln. Für die meisten bedeutet das eine große Verbesserung. Viele fragen, ob sie die Therapiebälle über das Wochenende ausleihen können.

Meiner Meinung nach ist das, was Kelly und Sie machen, die Zukunft des Sportunterrichts. Eine Umfrage bei den diesjährigen Schülern hat ergeben, dass rund 85 Prozent an irgendeiner Art von Schmerzen leiden; 95 Prozent haben schon Rückenschmerzen erlebt. Ihre Therapiearbeit wird in Zukunft von großer Bedeutung sein.

Am Ende jeder Stunde machen wir eine Entspannungsübung (natürlich die Lieblingsübung der Schüler); wahlweise dürfen sie auch rollen. Oft entscheidet sich die Hälfte für das Rollen. Für mich ist das ein sicheres Zeichen, dass es wirkt.

Die Arbeit mit Ihrem Programm war für mich wie das Erlernen einer neuen Sprache. Heute habe ich das Gefühl, ich vermittle echte Sporterziehung.

Danke für alles, Ich schätze Sie sehr.

(Anonym)

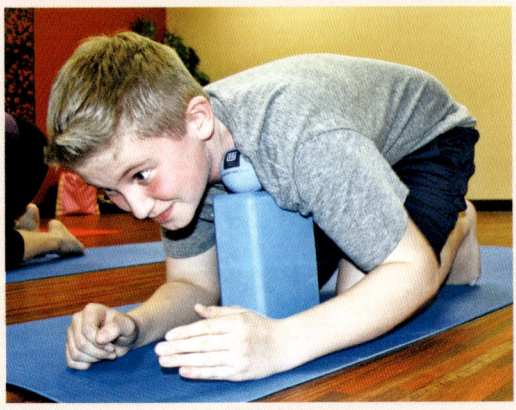

Blair löst seinen Unterschlüsselbeinmuskel und den kleinen Brustmuskel, die vom Tragen des schweren Rucksacks stark komprimiert und verhärtet werden.

Es ist schwer, sich vorzustellen, dass zwei kleine Gummibälle für so viele Leute auf so vielen verschiedenen Ebenen eine große Bedeutung haben. Als ich sie erstmals einsetzte, wusste ich, dass sie bei mir Probleme lösen und Problemen vorbeugen. Als ich anfing, meinen Kursteilnehmern die Arbeit mit den Bällen zu vermitteln, profitierten sie alle weit mehr davon, als ich mir hätte vorstellen können. Männer, Frauen und Kinder benutzen heute die Bälle, um ihr Unwohlsein, ihre Schmerzen und Leiden auf selbststärkende Weise und ohne Medikamente zu lindern.

Wenn Sie innehalten, sich hinlegen und mit dem Rollen beginnen, werden auch Sie die wohltuende Wirkung der Bälle erleben. Sie müssen dies jedoch individuell entdecken. Ihre Anatomie, Ihr Leid und Ihre Freude leben in Ihnen. Dadurch, dass Sie meine Vorschläge umsetzen, stoßen Sie Veränderungen in Ihrem Körpergewebe und Ihrem Leben an. Beginnen Sie zu rollen, und fühlen Sie, was die Bälle für Sie tun können.

Und dann bleiben Sie bitte mit uns in Kontakt. Lassen Sie mich wissen, auf welche Art Sie die *Roll Model*-Methode für sich einsetzen und was Sie herausgefunden haben. Teilen Sie mir und den Tausenden anderen Ihre Geschichte mit – werden Sie zu einem *Roll Model*.

Hier können Sie uns Ihre Geschichte mitteilen: **rollmodel@tuneupfitness.com**

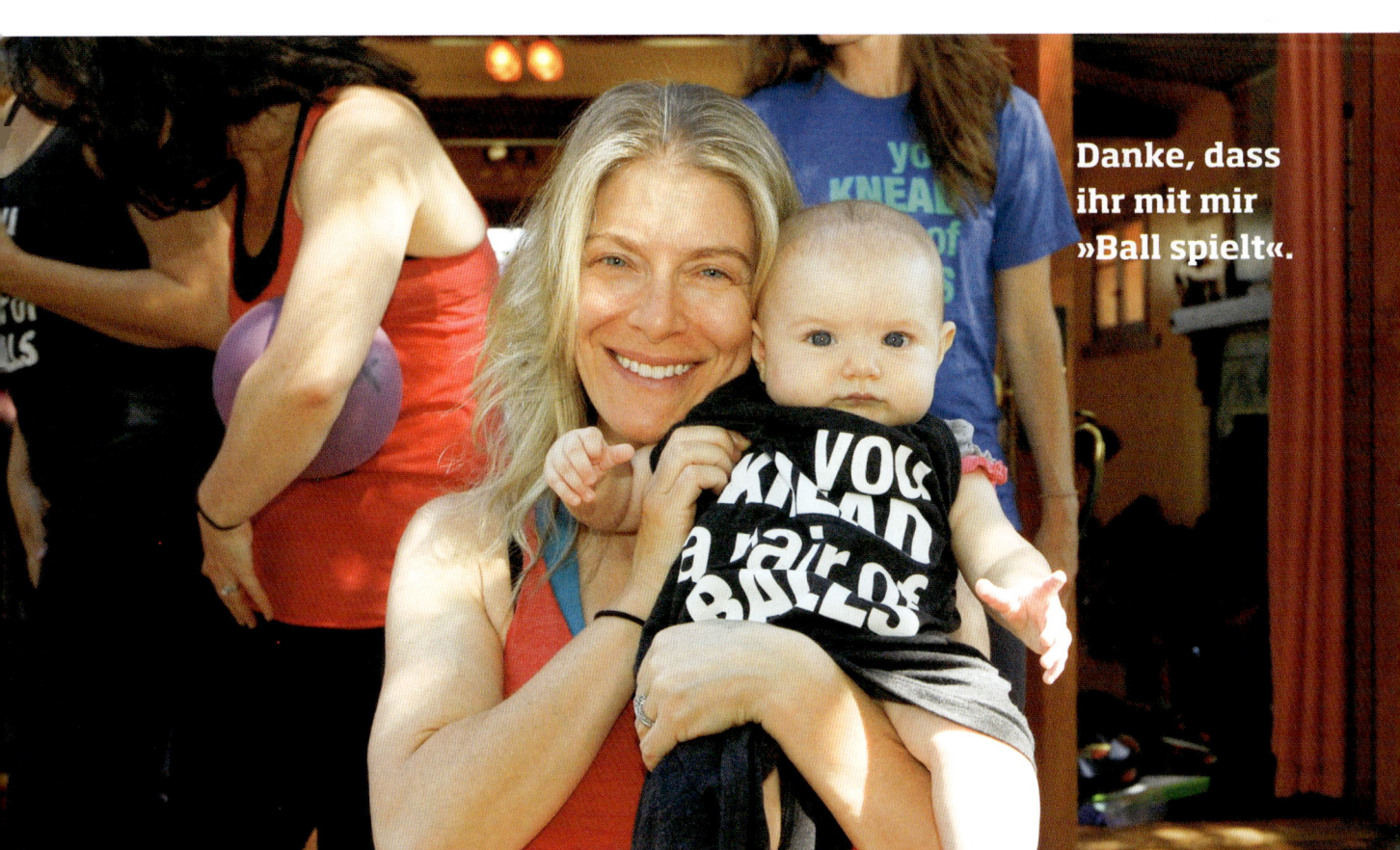

Danke, dass ihr mit mir »Ball spielt«.

Anhang

Auf den Punkt gebracht: Vorteile der Ball-Arbeit

1. Sie allein bestimmen Druckstärke und Tempo.

2. Sie erhalten eine schnelle, angenehme und jederzeit verfügbare Massage. Die Bälle sind immer da, wenn man sie braucht.

3. Die Bälle rollen entlang der Knochenkonturen. Das macht es leicht, Ursprünge, Ansätze und Faszien der Muskeln sowie alle anderen Bindegewebe zu finden und kennenzulernen.

4. Rollen erfrischt, verjüngt und entspannt.

5. Die Bälle verbessern Durchblutung und Flüssigkeitsversorgung aller Körpergewebe.

6. Die Bälle verdeutlichen Ihnen Ihre Anatomie. Dadurch lässt sich Gewebe gezielt ansprechen. Ihre Propriozeption und Gewebefunktionalität verbessern sich.

7. Die myofasziale Selbstmassage funktioniert ohne Hände. Somit werden sie auch nicht belastet.

8. Die Bälle sind kostengünstig. Sie ersparen sich teure und möglicherweise enttäuschende Massagen.

9. Die Griffigkeit der Bälle wirken wie die Hände eines erfahrenen Massagetherapeuten.

10. Es gibt keinen lästigen Ölfilm auf dem Körper wie nach einer herkömmlichen Massage.

11. Rollen verbessert Ihr Leistungsvermögen.

12. Rollen baut Stress ab.

13. Rollen erhöht die emotionale Resilienz.

14. Rollen macht locker!

Sie wissen, dass Sie sie brauchen, und sie sind immer für Sie da!

Häufige Fragen – FAQs

Die Ball-Arbeit ist schmerzhaft – warum tut das so weh?

Die Ball-Arbeit zeigt im Körper versteckte Schmerzen auf. Wenn das Rollen schmerzhaft ist, sind Sie entweder bereits zu tief im Gewebe bzw. sollten Sie den Ball an eine angrenzende Stelle legen, wenn der Schmerz tiefe Atmung nicht zulässt. Falls er trotz anderer Positionierung bestehen bleibt oder stärker wird, ist der Bereich eventuell akut verletzt. Suchen Sie dann bitte einen Arzt auf. (Verwenden Sie die Bälle *nie* direkt auf Blutergüssen, offenen Hautverletzungen oder Knochenbrüchen – siehe auch die Warnhinweise auf Seite 72–73.) Sobald der Schmerz annähernd unerträglich wird, verringern Sie den Druck oder gehen noch weiter von dem »Hotspot« weg. Meine Kursteilnehmer finden oft, dass die Bälle zu hart sind, was anfänglich auch stimmen mag. Tatsächlich ist gesundes Muskelgewebe jedoch genauso nachgiebig, elastisch und reaktiv wie das Material der Bälle. Falls die Bälle also hart erscheinen, kann es sein, dass die Muskeln ebenfalls verhärtet sind.

Stellen Sie sich vor, wie es sich anfühlt, einen Körperbereich zu dehnen, der sich tage-, wochen- oder sogar jahrelang nicht bewegt hat. Wenn die Bälle in Muskelschichten vordringen, die bislang nie aktiviert wurden und dementsprechend geschwächt sind, kennen weder deren Myofaszien noch Sie selbst diese neue Berührung. Sie konfrontieren das Gewebe mit dem Unbehagen der ihm innewohnenden Beschwerden und Schmerzen, und es wird Zeit und Ausdauer brauchen, sich daran gewöhnen. *Die Bälle spiegeln nur das darunterliegende Gewebe. Wenn sie sich wie Steine anfühlen, ist vielleicht auch die Myofaszie steinhart.* Sie werden feststellen, dass die Bälle weicher und nachgiebiger erscheinen, wenn sie über weniger verhärtete Muskeln rollen. Dies spiegelt ebenso den Zustand des Gewebes wider.

Wenn Sie schließlich Ihre Schmerzen beseitigt haben, werden Sie *angenehmen Druck* empfinden.

Kann ich auch Tennisbälle verwenden?

Nein. Tennisbälle üben zwar auch Druck aus, entscheiden sich jedoch in drei wesentlichen Punkten von den *Roll Model*-Bällen:

1. Die filzige Oberfläche eines Tennisballs ist rutschig und haftet nicht. Die *Roll Model*-Bälle bestehen aus Gummi mit hoher Griffigkeit, der viele Schichten Haut, Faszie und Muskel förmlich »packt« und gleichzeitig Druck bis auf den Knochen ausübt.

2. Tennisbälle sind hohl und mit Luft gefüllt. Starker Druck, wie durch das Körpergewicht, presst sie leicht zusammen. Sie können die Körperstrukturen nicht kneten, zusammendrücken und entlangfahren wie der dichte und griffige Gummi der Bälle.

3. Die *Roll Model*-Bälle sollen durch ihren Kontakt auf Muskeln und Gewebe den Körper nähren und ihm Feedback geben. Tennisbälle sind für den Kontakt mit einem Schläger entwickelt!

Was ist mit härteren Bällen wie Golf-, Baseball- oder Lacrosse-Bällen?

Sportbälle tun manchen Menschen sicherlich gut, sind jedoch nicht das Mittel der Wahl für jeden. Härtere Bälle wie Baseball-Bälle haben nicht die Griffigkeit der *Roll Model*-Bälle und geben überhaupt nicht nach. Wenn ein harter Ball mit hohem Druck auf Knochen trifft und Weichgewebe dazwischenliegt, ist dieses sehr verletzbar, es kann leicht gezwickt oder gequetscht werden. Solche harten Bälle ohne »Soft-Touch« sind gerade für größere Nerven nicht geeignet.

Wie erkenne ich die richtige Stelle?

Wie Radfahren braucht es auch beim Ball-Rollen Zeit und Übung, um zu erkennen, wann man an der richtigen Stelle ist. Selbst wenn der Körper anfangs unbekannt wie die Tiefen des Ozeans erscheint, erkennt man durch Wiederholung allmählich alle Zielpunkte der Sequenzen. Betrachten Sie immer wieder die Abbildungen und die Übersicht über die »knochigen Landmarken«. Wenn Sie spüren, dass sich Verspannungen lösen, liegen Sie auf alle Fälle richtig!

Indikatoren für gelöste Verspannungen sind

- ein Gefühl der Erleichterung, Wärme und Lockerung
- Nachlassen von Anspannung
- Nachlassen von Schmerzen
- verstärktes emotionales Wohlbefinden
- verbesserte Beweglichkeit
- weniger Schmerzen in der Gelenk-Endstellung
- erhöhtes Bewusstwerden der Zielgewebe, oder eine verbesserte EmbodyMap (siehe Seite 110)

Diese Reaktionen können entweder gleich nach dem Positionieren der Bälle auftreten, beim Anpassen der Position oder nach dem Entfernen der Bälle bzw. in allen drei Phasen.

Wie oft darf ich rollen?

So oft Sie wollen! Mit 5 – 20 Minuten täglich können Sie Ihr Gewebe auf die Dauer neu modellieren oder anhaltende Veränderung herbeiführen. Doch auch zwei Minuten bringen bereits kurzfristig Erleichterung. Mein Freund Kelly Starrett hält sich an diese Regel:

Rollen Sie so lange, bis Sie Veränderungen erzielen oder bis keine Veränderungen mehr passieren.

Allerdings kann man auch zu viel rollen. Die Bälle sind kleine Dehnungswerkzeuge und können überall Gewebe dehnen. Liegen sie zu lange auf einem Punkt, können sie durch Überdehnung die Gewebeelastizität und -reaktionsfähigkeit schmälern. Wann dies der Fall ist, lässt sich zeitlich nicht exakt eingrenzen, sondern hängt von der Kondition des Gewebes und der gerollten Körperzone ab. Stoppen Sie, wenn Sie sich durch das Rollen nicht besser fühlen oder wenn blaue Flecken auftreten.

Wodurch unterscheiden sich die Bälle?

Durch ihre verschiedenen Größen üben die *Roll Model*-Bälle unterschiedlich starken therapeutischen Druck auf den Körper aus. Hier eine grundlegende Richtlinie, wie stark jeder Ball Gewebe komprimiert.

- **Original Yoga Tune Up-(YTU-)Bälle** fühlen sich wie der Druck eines Daumens an.
- **PLUS-Bälle** drücken wie ein Ellbogen.
- **ALPHA-Bälle** ähneln einem Faustdruck.
- **Coregeous-Bälle** imitieren den Druck einer breiten, flachen Hand.

Jeder Ball besteht aus griffigem, natürlichem Gummimaterial, das elastisch federt. Es kann so tief ins Gewebe vordringen und gleichzeitig sicher um die knochigen Vorsprünge herumgleiten. Der aufblasbare Coregeous-Ball ist der größte Ball. Er wirkt am sanftesten auf das Gewebe. Die anderen Bälle bestehen aus massivem Gummi und üben festeren Druck aus, wie oben beschrieben.

Anmerkung: Wenn die Original YTU-, PLUS- oder ALPHA-Bälle paarweise und/oder im Aufbewahrungsbeutel verwendet werden, reduziert sich der Druck des einzelnen Balls.

Welchen Ball verwende ich am besten für meine/meinen _____?

Körpergröße, Gewicht und speziell das Vermögen, tiefen Druck auszuhalten, sind bei jedem anders. Auch die Gewebegesundheit spielt eine große Rolle dabei, welcher Ball auf den verschiedenen Körperbereichen zu unterschiedlichen Zeitpunkten und für bestimmte Wirkungen der richtige ist.

Zierlichere Personen mit wenig Muskelmasse können tendenziell empfindlicher auf die Bälle reagieren, da sie den Druck mit weniger Weichgewebe abpuffern. Sie fangen am besten mit dem Coregeous-Ball an, um den Körper an diese Werkzeuge zu gewöhnen. Aufgrund der geringeren Körpermasse reicht dann später jeder der kleineren Bälle aus, um tiefer vorzudringen.

Bei Personen mit mehr Körpermasse scheinen die kleineren Bälle oft im Gewebe zu verschwinden und können daher in manche Körperbereiche nicht so tief eindringen. Der größere PLUS- und der ALPHA-Ball sind hier meist besser als die kleineren YTU-Therapiebälle.

In den Sequenzen von Kapitel 8 schlage ich jeweils eine Ball-Größe vor. Wenn Sie die Bilder im Buch betrachten, sehen Sie jedoch, wie die anderen Anwender unterschiedliche Bälle auf verschiedenste Weisen verwenden. Vertrauen Sie Ihrem Instinkt, und experimentieren Sie!

Hier eine schnelle Übersicht:

- Die **Original YTU-Bälle** können fast überall rollen, doch sind sie besonders wirkungsvoll in kleineren Freiräumen neben Knochen, wie an Händen und Füßen, im Gesicht, an Rotatorenmanschette, Wirbelsäule und Beckenboden.
- **PLUS-Bälle** funktionieren am ganzen Körper und bewegen sich gut auf Ober- und Unterschenkel, außerdem an Schulter und Rückenmuskulatur. Für das Gesicht sind sie weniger geeignet.
- **ALPHA-Bälle** erzielen auf größeren Körperzonen wie Gesäß und Oberschenkeln sehr gute Ergebnisse. An den feinen Knochen von Händen und Füßen wirken sie nicht so punktgenau, haben hier jedoch eine großflächige Scherwirkung.
- Der **Coregeous-Ball** wirkt am besten im Rumpfbereich; für kleinere Körperteile und Gliedmaßen ist er weniger geeignet.

Gibt es eine spezielle Ernährungsweise, die die *Roll Model*-Methode unterstützt?

Ich bin keine Ernährungsexpertin, doch esse ich selbst bevorzugt entzündungshemmende Nahrungsmittel. Ich reduziere den Konsum von Koffein, Alkohol und Zucker und verwende gesunde Fette und Öle wie Avocado-, Lein- und Walnussöl. Dazu kommen täglich frisches Gemüse und alle Proteine, nach denen mein Körper verlangt. Und täglich dunkle Schokolade! Der wichtigste Faktor ist allerdings Wasser. Ich trinke es, sobald ich aufwache, und über den Tag verteilt wahrscheinlich mehr als sieben Liter.

Meine Hauptempfehlung ist, möglichst viel Wasser zu trinken, da die Flüssigkeitsversorgung ausschlaggebend für die Elastizität des Bindegewebes ist. Beim Kneten, Komprimieren und Verschieben von Flüssigkeit durch die Bälle strömt frisch mit Sauerstoff versorgtes Blut ein und sorgt für das homöostatische Gleichgewicht aller Zellen im entsprechenden Bereich. Gewebeverhärtungen, -blockaden oder -narben sind komplett dehydriert, wie ausgetrocknete Schwämme. Sie müssen wieder an ihre flüssigkeitsreiche Umgebung angeschlossen werden. Das Rollen mit der *Roll Model*-Methode erzeugt Reibung, die wiederum Verklebungen im Gewebe löst. Frische Flüssigkeit kann hier wieder zirkulieren, Abfallprodukte der Zellen werden abtransportiert (daher ist es so wichtig, regelmäßig Wasser zu trinken!). Diese Reibung erhöht auch die Temperatur vor Ort, was zeigt, dass wieder Blut in diesen ehemals schlafenden und vergessenen Bereichen zirkuliert. Eine ungehinderte Zirkulation ist der wichtigste Faktor dafür, Gewebe gesund zu erhalten.

Ich verletzte vor Kurzem mein/e(n) _____. Kann ich unbedenklich darauf rollen?

Beim Versuch, Begriffe wie »Schmerz«, »Verletzung«, »Sicherheit« etc. zu definieren, sind viele Komponenten im Spiel. Bei akuten Verletzungen sollten Sie einen Arzt aufsuchen. Schmerz ist variabel und subjektiv: Ein angestoßenes Knie mag für den einen eine unerträgliche, nur mit Krücken aushaltbare Katastrophe sein. Als Autorin dieses Buches stecke ich nicht in Ihrem Körper, weswegen ich nicht wissen kann, wie Sie sich fühlen, Ihre Schmerzgrenze nicht kenne und auch nicht Ihre Einstellung zu Schmerz. Falls Sie beim Arzt waren und auf dem Weg der Genesung sind, sollten Sie Ihre Selbstfürsorge konservativ-vernünftig angehen. Das heißt, aufmerksam wahrnehmen, was passiert, wenn die Bälle über akut oder chronisch schmerzende Bereiche rollen. Verwenden Sie sie nicht direkt auf Entzündungen; rollen Sie besser auf umliegenden Zonen oder noch weiter entfernten darüber, darunter oder seitlich davon. Da diese Bereiche kompensieren, um die Verletzung zu schützen, benötigen auch sie etwas therapeutische Zuwendung in Form von Rollen.

Meine Roll Model-Bälle werden weich: Sollte ich sie austauschen?

Ja und nein. Und zwar aus folgenden Gründen: Beim ersten Verwenden sind die Bälle tatsächlich härter. Auch das Körpergewebe ist beim ersten Rollen meist fester – voller Verhärtungen –, sodass es weniger empfänglich für die Massage ist. Myofaszien widersetzen sich natürlicherweise zunächst dem Ball- und dem Tiefendruck, in diesem Stadium oft mit noch mehr Verhärtung und Widerstand. Man spürt das meist umso deutlicher. Dies kommt nicht unbedingt von den Verhärtungen, sondern von einer allgemeinen Schutzreaktion der Muskeln, dem Muskelspindel- oder Dehnungsreflex.

Bei häufigem Einsatz verändern die Bälle ihre Konsistenz. Sie werden weicher, elastischer und griffiger. Gleichzeitig wird auch das Körpergewebe geschmeidiger, gewöhnt sich an die Dehnung, Mobilisation und Bewegung durch die Bälle. Diese Wechselwirkung zwischen Ball-Struktur und Veränderungen der Gewebestruktur variiert je nach Roll-Häufigkeit und dem Maß, wie sich der Körper an die verschiedenen Druck-, Zug- und Berührungstechniken gewöhnt. Die Bälle werden weicher und das Gewebe empfänglicher. Fazit ist, dass Sie weiche Bälle weniger spüren, und auch Sie sind weicher!

Es ist nicht nötig, bei jedem Rollen »Schmerz« zu fühlen. Kein Schmerz heißt nicht, dass die Bälle weniger wirken. *Es muss nicht wehtun, um zu funktionieren.*

Bälle, die lange im Gebrauch und durch Aufnehmen von Verspannungen weich geworden sind, haben die perfekte Konsistenz für besonders empfindliche Strukturen wie das Gesicht, und für knochige Stellen wie Handgelenke, Ellbogen, Knie und Sprunggelenke.

Auch Bälle, die ein wenig deformiert sind, können »weiterleben«. Die noch elastischere Struktur eignet sich sehr gut für empfindliche oder knochige Stellen. Die Knochen können in diese geschmeidigen und elastischen Exemplare sehr gut einsinken, sodass sie schwer erreichbare Gewebe in diesen Zonen zu fassen kriegen.

Allerdings sollten komplett und unrettbar aus der Form geratene Bälle ausgetauscht werden. Wann ein Ball ausgewechselt werden sollte, hängt davon ab, wie oft Sie ihn verwenden und wie schwer Sie sind.

- Original Yoga Tune Up-Therapiebälle halten je nach Gebrauch 3 – 6 Monate.
- PLUS-Bälle schaffen 6 – 12 Monate, je nach Einsatzhäufigkeit.
- ALPHA-Bälle halten am längsten; zwischen neun und 15 Monaten.
- Der Coregeous-Ball lebt endlos lange, kann allerdings teilweise an Griffigkeit verlieren, je nach Menge an aufgenommenem Schmutz und Öl.

TIPP: Ich werfe »gebrauchte« Bälle nie weg, außer sie oxidieren und verlieren komplett die Griffigkeit. Weiche Bälle, die noch gut haften, gebe ich an besonders berührungsempfindliche Kursteilnehmer weiter. Haben sie sich an die weichen Bälle gewöhnt, bekommen sie ihre eigenen, festeren.

Wie pflege und reinige ich die *Roll Model*-Bälle?

1. Die massiven Bälle bestehen aus Naturmaterial und oxidieren bei Feuchtigkeit oder längerer Lichteinwirkung. Sie werden dann mit der Zeit glitschig und hart. Darum sollte man die Bälle immer in einer Tasche oder Schublade trocken aufbewahren.
2. Die Bälle mit einem feuchten Tuch und Naturseife oder Yoga-Matten-Reiniger reinigen und vor dem Lagern trocken reiben.
3. Große Mengen an Bällen, etwa für Gruppen, sollten in einem gegen Lichteinfall geschützten Schrank o. Ä. aufbewahrt werden.

Wie verändere ich die Ball-Position, wenn ich mich beim Rollen schlecht fühle?

Es kann sein, dass Sie beim ersten Versuch noch nicht recht »ins Rollen kommen«. Schmerzen und Versteifungen zu spüren kann ein Horrortrip sein, egal, wie gesund Sie sind. Manche Körperzonen halten massiven Druck aus, andere sind überempfindlich. Ich habe diese Arbeit mit vielen Menschen geteilt und einen Weg gefunden, der es fast allen ermöglicht zu rollen.

Falls das Rollen zu unangenehm wird, probieren Sie diese Varianten:

1. Die Lage zur Schwerkraft ändern: die Bälle an der Wand (oder Bett/Sofa) verwenden.

2. Mit einem größeren Ball arbeiten.

3. Zwei statt einem Ball verwenden.

4. Die Bälle nach oben, unten oder seitlich zu der gerollten Stelle versetzen.

5. Mit Haut-Rollen oder Scheren an der Oberfläche bleiben und die Massagetiefe minimieren.

6. Mit Contract/Relax (Anspannen/Entspannen) arbeiten, bis Veränderung eintritt oder keine Veränderung mehr spürbar ist.

7. Im Zweifel den Coregeous-Ball verwenden.

Kann ich die Therapiebälle während der Schwangerschaft verwenden?

Alle Bälle sind auch in der Schwangerschaft sicher, besonders, wenn schon vorher gerollt wurde. Allgemein gilt für die Schwangerschaft, dass neue körperliche Betätigungen nicht übertrieben werden sollten, sondern dass man sich langsam und sehr bewusst daran gewöhnen muss. Beispielsweise würde man auch keinen Marathon laufen, ohne vorher dafür trainiert zu haben, oder schwere Gewichte stemmen, ohne die Ausführungsform dafür zu kennen. Zu schnelles Vorgehen (schwanger oder nicht), birgt immer Verletzungsgefahren.

Verwenden Sie Ihren gesunden Menschenverstand, und fangen Sie langsam an. Falls Sie noch nie mit den Bällen gearbeitet haben und schwanger sind, starten Sie am ersten Tag an den Händen und den Füßen. Am zweiten Tag folgen Waden und Knie, dann Unterarme und Ellbogen. Beurteilen Sie jedes Mal ehrlich, ob Sie sich nach der Ball-Arbeit besser oder schlechter fühlen. Wenn es Ihnen nicht so gut geht, sind Sie zu tief

gegangen oder haben zu lange gerollt. Wenn alles gut geht, nehmen Sie neue Körperbereiche dazu.*

Als Vorsichtsmaßnahme sollte der Coregeous-Ball während der Schwangerschaft nicht direkt auf dem Bauch verwendet werden, wenn Sie das vorher noch nie getan haben. Dies ist nicht der beste Zeitpunkt, um mit dieser Körperregion zu experimentieren. Für die Rückbildung sind die Bauchtechniken mit dem Coregeous-Ball sehr gut geeignet. Auf Brust und Brustbein kann der Coregeous während der Schwangerschaft unbedenklich verwendet werden, um die dynamischen Atemtechniken aus Kapitel 7 zu lernen. Mit zunehmendem Bauchumfang verlegen Sie das Brustkorb-Rollen einfach an die Wand.

* Mein Webinar »Healthy Pregnancy, Healthy Baby: Dispelling Myths of Prenatal Exercise, Diet and Self-Care« auf www.creativelive.com/courses/healthy-pregnancy-healthy-baby-jill-miller beschäftigt sich detailliert mit der Zeit vor und nach der Entbindung.

Können Kinder bedenkenlos rollen?

Das werde ich immer wieder gefragt, insbesondere von Eltern, deren Kinder Sport machen. Meist haben diese Kinder die Bälle bereits benutzt, da sie es ihren Eltern einfach nachmachen. Ich habe auch weltweit von vielen gehört, die die Bälle im Klassen- oder Sportunterricht (siehe Seite 404) oder therapiebegleitend einsetzen. Ich denke, dass wir eine »Roll-volution« schaffen, mit der wir unseren Kindern helfen, »körperschlauer« zu werden als unsere Generation. Wenn wir mit gutem Beispiel vorangehen und uns mit eigenverantwortlicher Gesundheitsfürsorge stärken, können wir zukünftigen Generationen helfen, Verletzungen und muskuloskeletale Erkrankungen zu vermeiden.

Viele Aktivitäten, die Kindern gefallen, bergen ein viel höheres Verletzungsrisiko, als auf Gummibällen zu rollen. Hier dennoch einige Richtlinien:

1. Immer erst mit dem Kinderarzt Rücksprache halten.

2. Alle Richtlinien und Modifikationen befolgen, die auch für Sie gelten würden.

3. Genau auf »guten« und »bösen« Schmerz achten, wie in Kapitel 2 beschrieben.

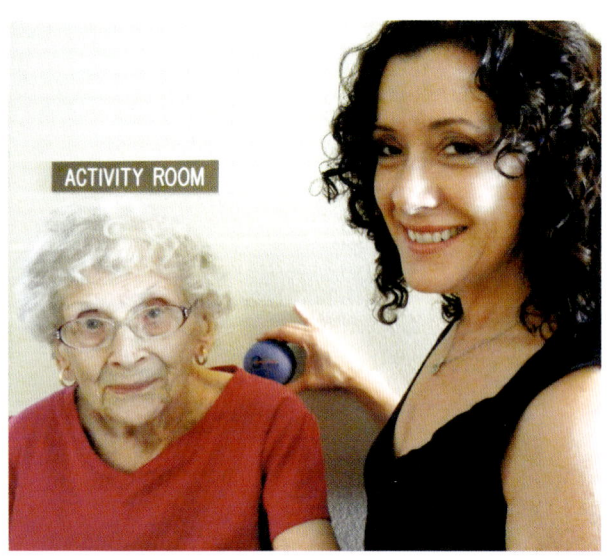

» *Meine Kursteilnehmerin Clemi ist 102! Im Alter von 99 begann sie mit Yoga. Eines Tages stand sie in der Senioren-Kursstunde und sagte, sie müsste Sport machen. Sie ist immer noch frech und keck! Besonders Schulter-Rollen gefällt ihr. Sie sagt, es fühlt sich so gut an. Und mit 102, denke ich, ist das Grund genug.* «
– Cathy Favelle,
Wautoma, Wisconsin

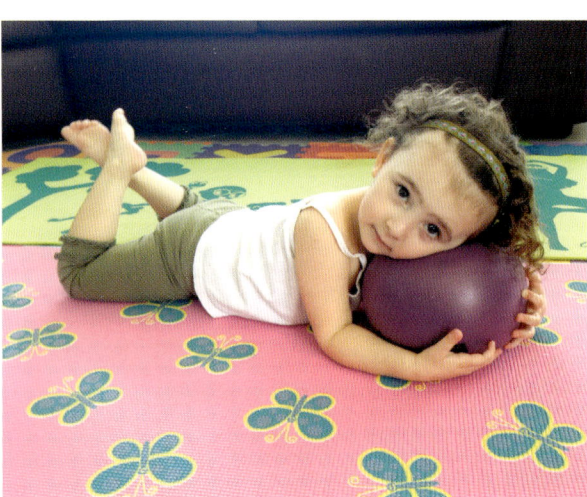

Mit ihren drei Jahren ist Twyla bereits ein angehendes *Roll Model*. **Ihre Mutter, Amy Deguio, sieht sie oft mit dem Ball unter Rippen und Bauch bei Atemübungen, wie sie es selbst auch macht.**

Roll Model-Terminologie

Glossar

Die nachfolgende Liste an Fachbegriffen ist bei Weitem nicht vollständig. Ich habe hierfür knappe, präzise Definitionen gewählt, die im Kontext des Buches vertieft werden.

Adhäsion siehe *Verklebung*.

Aponeurose – Eine flächige, platte Sehne, die Muskeln miteinander verbindet oder Muskelendsehnen verlängert. Beispiele sind die mittige Sehne des Zwerchfells oder die thorakolumbale Faszie des unteren Rückens.

autonomes Nervensystem – Der Teil des Nervensystems, der automatisch, selbstständig und unwillentlich reagiert.

Bindegewebe – Alle Gewebearten, die aus dem embryonalen Mesoderm entstanden sind. Dazu gehören Blut, Lymphe, Faszien, Sehnen, Bänder, Knorpel und Knochenhaut.

Blinder (Körper-)Fleck – Eine Körperzone ohne Körpersinn. Das Gewebe ist hier typischerweise überlastet, vernachlässigt oder fehlbelastet. Blinde Flecken sind oft Auslöser für Schmerzen oder Verletzungen.

Contract/Relax (Anspannen/Entspannen) – Eine schnelle Methode, um Muskelverspannungen mit dem Ball zu beseitigen. Der Muskel, der mit dem Ball Kontakt hat, wird über einen Zeitraum aktiv angespannt; dann bewusst entspannt.

CrossFiber (Queren) – Einen Ball senkrecht oder schräg zur Zugbahn einer myofaszialen Struktur bewegen. Ähnlich wie beim Bewegen des Bogens quer oder im Winkel über die Saiten einer Geige. Siehe auch *Myofaszie*.

EmbodyMap – Das Bewusstsein für die räumliche Lage des Körpers in Ruhe oder Bewegung. Die aufmerksame Warhnehmung der inneren propriozeptiven Landkarte.

enterisch – Der Teil des Nervensystems, der die Verdauungsprozesse steuert.

extrazelluläre Matrix – Die Umgebung zwischen und um Zellen, die ihnen ermöglicht, zu »atmen«, sich zu reproduzieren, zu bewegen und abzusterben.

Faszie – Das fibröse und gallertartige körperweite Weichgewebe-Gerüst, das dem Körper seine Form und Gestalt gibt. Wie ein Netz umspannt es den Körper, bildet das lebendige Nähtesystem und schützt und repariert ihn. Es verbindet muskuläre Proteine und andere Bindegewebsstrukturen wie Knochen, Bänder und Sehnen, miteinander.

Fixieren/Verwinden & Mobilisieren – Einen Ball gegen den Körper drücken und hineindrehen, um Weichgewebe aufzunehmen und massive Scherwirkung zu erzeugen. Dann das in Ball-Kontakt stehende oder mit dem verwundenen Gewebe verbundene Körperteil mobilisieren.

Gleitfähigkeit – Die Fähigkeit von Faszien, sich gegeneinander und zu den verbindenden Strukturen zu bewegen.

großflächiges Scheren – Eine Technik mit den größeren Bällen, mit der die Bewegung faszialen Gleitens von der oberflächlichen in die tiefe Faszie übertragen wird. Scheren wärmt den Körper schnell auf und erhöht die Propriozeption.

Grundsubstanz – (1) Die amorphe, gallertartige, nonzelluläre Komponente der extrazellulären Matrix, in der die Bindegewebsfasern und -zellen eingebettet sind. (2) Der durchsichtige Flüssigkeitsanteil innerhalb der Zellmembran. Sowohl die Grundsubstanz in Zellen und die Grundsubstanz stützen und federn die mikroskopischen Strukturen des Körpers und werden durch Belastungen und Druck beeinflusst.

Haut-Rollen siehe *Skin Rolling*.

Hyaluronan (Hyaluronsäure) – Ein Schmierstoff, den alle Faszien des Körpers produzieren. Er sorgt für die Gleitfähigkeit der verschiedenen Weichgewebe-Schichten untereinander.

Knochenhaut siehe *Periosteum*.

Kompression – Den Körper statisch/bewegungslos mit einem Ball belasten.

Lockere Faszie – Fasziengewebe, das weder als oberflächlich noch als tief klassifiziert werden kann. Die Schicht zwischen zwei Schichten tiefer Faszie und die membranöse Schicht zwischen oberflächlicher und tiefer Faszie.

Mesoderm – Das mittlere Keimblatt des Embryoblasten, aus dem sich der Embryo entwickelt. Das Mesoderm bringt Körpergewebe und -strukturen hervor, einschließlich alle Bindegewebsarten.

Muskelansatz – Der Muskelanteil, der sich in der Kontraktion bewegt (oft distal gelegen, d.h. weiter von der Körpermittelachse entfernt).

Muskelspindeln – Dehnungsrezeptoren (Mechanorezeptoren) innerhalb myofaszialer Strukturen. Sie liegen im Perimysium um die Muskelfaszikel herum. Siehe auch *Myofaszie*.

Muskelursprung – Der Muskelanteil, der sich in der Kontraktion weniger bewegt (oft proximaler, d.h. näher an der Körpermittelachse gelegen).

Muskelverspannung – Das genaue Gegenteil von dem Effekt, den Rollen haben soll. Muskelverspannung entsteht, wenn die Muskelspindeln zu viel Belastung auf den Muskel wahrnehmen. Anstatt die Streckung zuzulassen, kontrahiert der Muskel, um sich und seine zugrundeliegenden Strukturen zu schützen, und blockiert im harten, verkrampften Zustand. Dies passiert, wenn ein Massagewerkzeug als zu hart empfunden wird, die Bewegung über den Körper zu schnell ist oder der Körper generell angespannt ist. Siehe auch *Muskelspindeln*.

Myofaszie – Umfasst alle Strukturen, die gemeinhin als Muskeln bezeichnet werden, und die damit vernetzten Faszienübergänge.

oberflächliche Faszie – Faszie, die eine muldenartige Kollagen-/Elastinstruktur hat und adipöse Zellen (Fettzellen) enthalten kann. Sie liegt für gewöhnlich direkt unter der Haut. Oberflächliche Faszie definiert oft die Körperform einer Person und hat eine schwammartige, elastische Struktur. Wenn jemand Sie in die Wange kneift, erwischt er die oberflächliche Faszie.

parasympathisch – Der Anteil des autonomen Nervensystems, der die Runterregulierung erzeugt: Ruhe, Verdauung und Reparaturreaktionen. Siehe auch *autonom*.

Perfusion – Der Prozess des Körpers, in dem er Fluid, Nährstoffe und Abfallstoffe in Gewebe und Blutgefäße hinein- und aus diesen heraustransportiert.

Periosteum (Knochenhaut) – Die dichte Bindegewebsmembran, die Knochen umgibt.

peripheres Nervensystem – Alle Nerven, die nicht direkt im Schädel oder den Spinalknochen liegen. Die Nerven, die vom Zentralnervensystem abzweigen.

Propriozeption – Die Eigenwahrnehmung des Körpers, das innere GPS.

Ruhetonus – Beschreibt die passive Dehnkraft, die ein Muskel im Ruhezustand aufbringt.

Scheren – Eine mechanische Aktion oder Belastung, welche angrenzende Gewebe gegeneinander zum Gleiten bringen, und zwar parallel zu ihrer Kontaktebene. Mit Scherkraft mobilisiert der Ball eine Gewebeschicht seitlich über die darunterliegende Schicht. Sie bewegt sich von ihrer Grundposition weg, bevor sie sich zusammenzieht und dorthin zurückkehrt. Scheren erwärmt die Zone sofort. Siehe auch *Skin Rolling*.

Sehne – Bindegewebe, das Muskeln mit Knochenhaut verbindet. Siehe auch *Periosteum*.

Skin Rolling – Mithilfe der Ball-Griffigkeit und -Haftfähigkeit die Haut mit der darunterliegenden Faszie bewegen. Haut-Rollen verbessert die Gleitfähigkeit der Faszienschichten zueinander, von oberflächlicher bis tiefer Faszie. Haut-Rollen funktioniert durch:

1) Fixieren eines Balls auf der Haut wie einen Klettverschluss, eindrehen und so die Haut verwinden, ohne den Ball abzuheben.

2) Auf dem Ball liegen und den Körper darüber bewegen. Der Ball ergreift die Haut und erzeugt so wellenförmig Scherkraft.

Siehe auch *Scheren, großflächiges Scheren*.

somatisches Nervensystem – Der Anteil des peripheren Nervensystems, der motorische und sensorische Informationen vom Zentralnervensystem (Gehirn und Rückenmark) in die Körperperipherie und zurück überträgt. Siehe auch *peripheres Nervensystem*.

Stripping (Streifen) – Einen Ball in Zugrichtung eines Muskels bewegen, vom Ursprung zum Ansatz oder umgekehrt. Siehe auch *Zugrichtung*.

sympathisches Nervensystem – Der für Erregung, Kampf und Flucht zuständige Anteil des Zentralnervensystems.

tiefe Faszie – Faszie, die deutlich gekräuselt ist und eine sehr organisierte Anordnung hat. Man findet sie um Muskeln herum oder als verdickte, breite aponeurotische Sehnenplatte. Siehe auch *Aponeurose, Faszie*.

Triggerpunkt – Eine hochempfindliche und irritierbare Zone in einem Muskel, die oft schmerzhaft in andere Bereiche ausstrahlt. Auch als Muskelverhärtungen bekannt.

vegetatives Nervensystem siehe *autonomes Nervensystem*.

Verklebung – Ein Körperbereich, der zu viel Kollagen eingelagert hat. Dadurch werden Gewebebeweglichkeit und Durchfluss behindert. Verklebungen sind oft die Folge von Narben. Die Massagetherapeutin Sandy Fritz definiert sie als »unpassende bindegewebige Verbindungen«.*

Viskoelastizität – Die Eigenschaft der Faszie, die Bewegung ermöglicht, aufgrund der ihr innewohnenden Fluidität und Plastizität. Faszie ist gallertartig, viskos und faserhaltig. Diese Elemente führen mit der Zeit zu allmählichen Veränderungen ihrer Form.

Zugrichtung – Die Bewegungsrichtung eines Muskels, die sich durch die Anordnung seiner Muskelfasern und Faszie in Relation zu Ursprung und Ansatz ergibt. Die Quadrizeps-Muskelgruppe zieht beispielsweise von der Schienbeinoberkante zum obersten Beckenknochen (Ilium). Siehe auch *Muskelursprung, Muskelansatz*.

* Sandy Fritz: *Sports & Exercise Massage: Comprehensive Care for Athletics, Fitness and Rehabilitation* (Mosby, 2013)

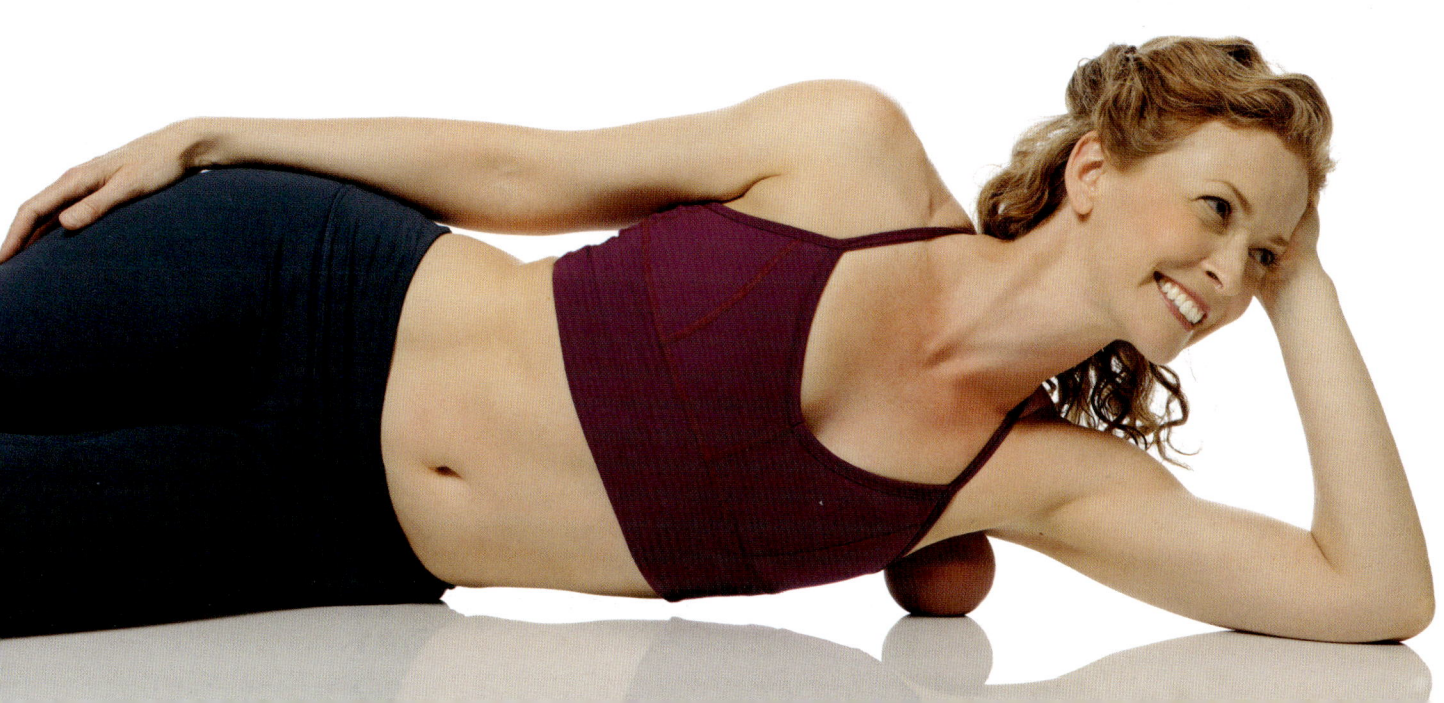

Weiterführende Literatur und Videos

Bücher

Biel, Andrew: *Trail Guide Anatomie: Anatomie praktisch begreifen*. KVM, 2014

Bowman, Katy: *Alignment Matters: The First Five Years of Katy Says*. Propriometrics Press, 2013

Bowman, Katy: *Move Your DNA: Restore Your Health through Natural Movement*. Propriometrics Press, 2014

Brooke, Thomas: *Why Fascia Matters*. ebook; bei: www.liberatedbody.com/product/why-fascia-matters/

Calvert, Robert Noah: *The History of Massage: An Foto Survey from Around the World*. Healing Arts Press, 2002

Cole, Jonathan: *Pride and a Daily Marathon*. Bradford Books, 1995

Coulter, H. David: *Anatomie des Hatha Yoga: Ein Handbuch für Schüler, Lehrer und Praktizierende*. Yoga Verlag GmbH, 1. Auflage, 2009

Fritz, Sandy: *Sports & Exercise Massage: Comprehensive Care for Athletics, Fitness, and Rehabilitation*. Mosby, 2. Auflage, 2013

Hitzmann, Sue: *Die MELT-Methode: Massieren Sie Ihre Faszien. Gegen chronische Schmerzen und für mehr Beweglichkeit*. riva, 2015

Johnson, Don Hanlon (Hrsg.): *Groundworks: Narratives of Embodiment*. North Atlantic Books, 1997

Juhan, Deane: *Job's Body*. Barrytown/Station Hill Press, Inc., ebook, 2015

Levine, Peter A.; Frederick, Ann: *Trauma-Heilung: Das Erwachen des Tigers. Unsere Fähigkeit, traumatische Erfahrungen zu transformieren*. Synthesis, 2. Auflage, 1999

Levine, Peter A.; Phillips, Maggie: *Freedom from Pain*. Sounds True Inc., 1. Auflage, 2012

Lindsay, Mark: *Fascia: Clinical Applications for Health and Human Performance*. Cengage Learning, 2008

Long, Ray: *The Key Muscles of Yoga*. Bandha Yoga, 2009

MacKenzie, Brian; Cordoza, Glen: *Power, Speed, Endurance*. riva, 2015

Muscolino, Joseph E.: *Anatomische Strukturen begreifen: palpieren – erkennen – behandeln* (mit Zugang zum Elsevier-Portal). Urban & Fischer Verlag/Elsevier GmbH, 2. Auflage, 2012

Muscolino, Joseph E.: *Kinesiology: The Skeletal System and Muscle Function*. Mosby, 2. Auflage, 2010

Muscolino, Joseph E.: *The Muscular System Manual: The Skeletal Muscles of the Human Body*. Mosby, 2012

Myers, W. Thomas: *Anatomy Trains: Myofasziale Leitbahnen (für Manual- und Bewegungstherapeuten)*. Urban & Fischer Verlag/Elsevier, 3. Auflage, 2015

Paoli, Carl; Sherbondy, Anthony: *Free+Style: Maximize Sport and Life Performance with Four Basic Movements*. Victory Belt Publishing, 2014

Pollack, Gerald H: *Cells, Gels and the Engines of Life*. Ebner & Sons, 1. Auflage, 2001

Robin, Mel: *A Handbook for Yogasana Teachers: The Incorporation of Neuroscience, Physiology, and Anatomy into the Practice*. Wheatmark, 2009

Scaer, Robert: *The Body Bears the Burden: Trauma, Dissociation, and Disease*. Routledge Chapman & Hall, überarbeitete Auflage, 2014

Schleip, Robert: *Fascia in Sport and Movement*. Handspring Publishing, 1. Auflage, 2015

Schleip, Robert; Findley, Thomas W., Chaitow; Leon u. a.: Fascia: *The Tensional Network of the Human Body*. Churchill Livingstone, Elsevier, 1. Auflage, 2012

Singleton, Mark: *Yoga Body: The Origins of Modern Posture Practice*. Oxford University Press, 2010

Starrett, Kelly mit Cordoza, Glen: *Werde ein geschmeidiger Leopard: Die sportliche Leistung verbessern, Verletzungen vermeiden und Schmerzen lindern*. Riva, 2014

Starrett, Kelly; Murphy, T. J.: *Ready to Run: Entfessle Dein natürliches Laufpotenzial*. Riva, 2015

Webseiten

http://blog.gaiam.com/blog/author/jillmiller: Der Blog von Jill Miller.

matthewremski.com/wordpress/multimedia/ wawadia/: Matthew Remskis brillante Artikelserie *What Are We Actually Doing in Asana?* (*Was machen wir eigentlich in der Asana?*) untersucht Verletzungen im Zusammenhang mit Yoga.

www.activerelease.com: Informationen über die Active Release-Technik.

www.anatomytrains.com: Thomas Myers ist ein führender Faszienforscher.

www.chiropracticbodywork.com: Dr. Christopher Tosh ist mein Lieblings-Chiropraktiker in Los Angeles und Spezialist der Active Release-Therapie.

www.crossfitendurance.com: Brian MacKenzie und sein Team zeigen korrekte Laufmechanik und -technik.

www.drlepp.com: Dr. David Lepp ist mein Lieblings-Chiropraktiker nahe der San Francisco Bay.

www.erikdalton.com: Erik Dalton ist Massage-Experte. Viele Videos zum kostenlosen Download.

www.fasciaresearchsociety.org: Die Website der Fascia Research Society.

www.gilhedley.com: Gil Hedley leitet faszinierende Obduktions-Workshops.

www.katysays.com: Katy Bowman ist Expertin der Humanbiochemie.

www.liberatedbody.com: Brooke Thomas schreibt einen Blog über Faszien und funktionelle Bewegung.

www.meltmethod.com: Sue Hitzmann lehrt Faszien-Wellness.

www.mobilitywod.com: Dr. Kelly Starretts Blog mit Videos zu Bewegung und Beweglichkeit.

www.myofascial.de: Die Website der Deutschen Gesellschaft für Myofascial Release.

www.rogercoleyoga.com: Roger Cole ist Schlafforscher und Experte für Bension Meditation.

www.ted.com/talks/vs_ramachandran_the_ neurons_that_shaped_civilization.html: V.S. Ramachandran untersucht Spiegelneuronen.

www.yogatuneup.com: Die Website von Jill Miller.

Videos

Coregeous®-DVD – Jill Miller:
www.yogatuneup.com

On-Demand Pain Relief Massage Therapy Kit: 11 geführte Übungsreihen auf 2 DVDs – Jill Miller:
www.yogatuneup.com

Quickfix Rx: KneeHab-DVD – Jill Miller:
www.yogatuneup.com

Treat While You Train-DVD – Jill Miller, Kelly Starrett, Tune Up Fitness Worldwide:
www.yogatuneup.com

Healthy Pregnancy, Healthy Baby: Dispelling Myths of Prenatal Exercise, Diet and Self-Care (etwa: Schluss mit Mythen über Schwangerschaftsgymnastik, Diät und Selbstfürsorge) Webinar – Jill Miller, Kelly Starrett, Juliet Starrett, Katy Bowman, Esther Gokhale, Sarah Fragoso, Eden Fromberg:
www.creativelive.com/courses/healthy-pregnancy-healthy-baby-jill-miller

Yoga Link/Core Integration DVD – Jill Miller:
www.pranamaya.com/products/dvds/ miller-core.html

Videos lebender Faszie – J.C. Guimberteau:
endovivo.com/en

Der YouTube-Channel von Gil Hedley entführt in die Welt der Anatomie: **www.youtube.com/ channel/UC340xzyTs7QNDgdcJDAmUlA**

» *Ich bin ein großer Befürworter der Coregeous-DVD. Ich fing an, drei Mal wöchentlich die Therapieball-Einheit zu üben. Das heilte meine Beschwerden an der Rotatorenmanschette und gleichzeitig auch meinen Golfer-Ellbogen im rechten Arm. Dieses Ergebnis hatte ich nicht erwartet! Ich schwimme seit vielen Jahren und hatte mich einfach an das ständige Ziehen in der rechten Schulter und die gelegentlichen Kortisonspritzen gewöhnt. Jetzt ist Schluss damit!!* «

– Jim Hinton, Schwimmtrainer, Asheville, North Carolina

Extra-Special: Die Halskrausen-Rollerin

Krystin Zeiger, 34, und Chloe (die glückliche Hündin), 6
Yoga-Lehrerin
Redwood City, Kalifornien (früher Houston, Texas)

Hallo Jill,

ich freue mich darüber, dass Sie Chloe in Ihrem Buch vorstellen wollen, und schreibe Ihnen sehr gerne ihre Geschichte!

CHLOES ANGST:

Chloe wurde mit nur wenigen Wochen im Februar 2008 aus einem Hunde-Massenzuchtbetrieb befreit. Als ich sie im September des Jahres aus dem Tierheim holte, erhielt ich grässliche Hintergrundinfos: Sie war sechs Monate im gleichen Käfig gesessen, hatte nie Wiese, die Gassi-Leine und kaum andere Hunde gesehen – »wegen ihres Temperaments und ihrer Hyperaktivität«. Also verfrachtete man sie nach hinten und zeigte sie nur an Adoptions-Wochenenden.

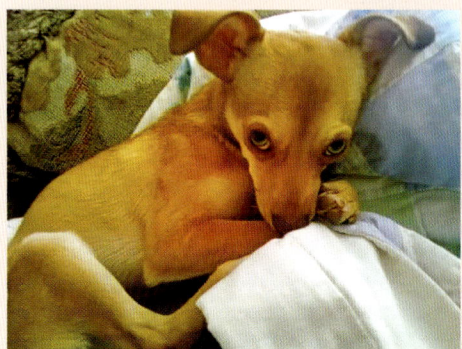

Chloe in ihrem neuen Heim, etwa eine Stunde nach der Adoption!

Ich war vorgewarnt, und, ja, sie war hyperaktiv. Zuerst pinkelte sie mich voll, rollte sich in meinem Schoß zusammen und schaute mich mit ihren blauen Augen an – schon hatte sie mich überredet! Zu Hause war sie komplett anders: neugierig, anhänglich und begierig nach Liebe.

Der Arzt stellte fest, dass sie untergewichtig war und Flöhe und luxierende Kniescheiben hatte. Während der nächsten zwei Wochen wurde sie stubenrein, nahm ein paar Gramm zu und mauserte sich zum liebevollsten, wohlerzogensten kleinen Hund, den ich je hatte. Dann kam Hurrikan Ike. Der Sturm zerstörte einige Häuser der Nachbarschaft und einen Teil meines zweiten Stocks und Dachs.

Als ich einige Wochen danach wieder zur Arbeit ging, konnte ich erkennen, dass Chloe sehr ängstlich war. Ich kam heim, und sie lag zitternd und hechelnd unter meinem Bett. Wenn es regnete, selbst nur einige Minuten, war es noch schlimmer. Dann fraß sie nichts mehr. Der Arzt schlug vor, ihr den »Angstlöser« Xanax zu geben. Ich zögerte, doch ihre Panikattacken hörten nicht auf. Mit dem Medikament wurde es zunächst besser. Nach einigen Tagen und Verabreichungen schien sie jedoch nur noch durch Wände zu gehen, und ich beschloss, dass es Zeit für einen anderen Behandlungsansatz war.

Ich wandte an Chloe Techniken an, die ich bei meiner ehrenamtlichen Tätigkeit in Frauenhäusern und -krisenzentren gelernt hatte. Wirklich zu wirken schienen kalte Auflagen oder Eis nahe oder auf Chloes Körper. Es schien ihre Atmung und den Herzschlag zu beruhigen und hielt sie geerdet. Als die Panikattacken kürzer und seltner wurden, gewöhnte ich sie langsam an Regen. Die ersten paar

Male auf dem Arm, dann an der Leine. Es dauerte rund einen Monat, bis die Panik ganz verschwunden schien.

Alles war gut, bis ich Chloe für die Feier am 4. Juli mit in das Seehaus meiner Eltern nahm. Sobald sie das erste Feuerwerk hörte, war sie wieder auf 180. Nichts half, und sie bekam jetzt sogar bei jedem lauten Geräusch Panik. Der Arzt verdoppelte die Dosis Xanax und gab noch Tramadol hinzu, ein Narkotikum gegen starke Schmerzen. Ich dachte: Ernsthaft? Zur Hölle, nein!

TUNE UP-THERAPIE:

2013 lebte ich die meiste Zeit über aus dem Koffer – am Flughafen, im Flugzeug oder im Hotel. Trainings, Kurse, Patienten, in New York, New Mexico, Kalifornien usw. Es war das erste Mal, dass Chloe länger von mir getrennt war. Dann kam das Licht am Ende des Tunnels –

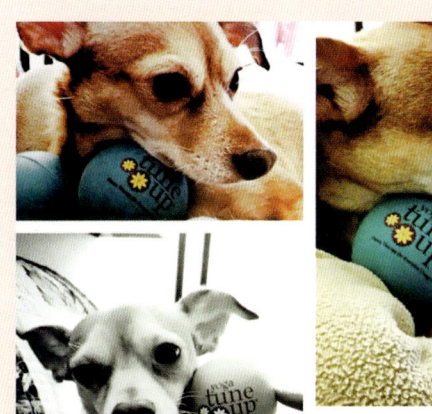
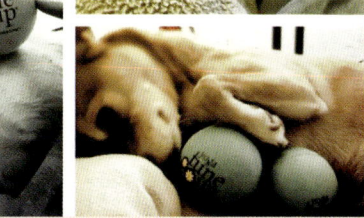

Chloe, die ängstliche Maus, reibt sich an den *Roll Model*-Bällen ihres Frauchens. Sie zerkaut sie nie, rollt nur damit und reibt sich daran.

das Yoga Tune Up-Training. Sie erinnern sich, dass ich während des Trainings beidseitig an Nierensteinen litt, die damals eigentlich gleich entfernt werden sollten (per Lithotripsie). Aus einem »Bauchgefühl« heraus hatte ich das aufgeschoben. Und siehe da: Ich verließ den Kurs ohne Steine! Dafür aber mit einem Satz neuer Bälle. Jill Miller, Sie haben nicht nur mein Leben verändert, sondern auch das meiner Nächsten, meiner Patienten und natürlich das von Chloe!

Ihre Ängstlichkeit wie auch Chloes beidseitige Patella-Luxation wurden viel schlimmer, sodass die Tierärztin zur OP riet. Als ich mit ihr sprach, riet sie mir zu »Abwarten, was passiert«. Diese Worte sind in meinem Wortschatz eher nicht vorhanden, und ich will so etwas auch nicht hören. Also versuchte ich, meine Reha durch das Yoga Tune Up-Training auf Chloes Situation umzumünzen. Ich kam am 2. Juli nach Hause, wohl wissend, dass Chloes ärgster Feind in zwei Tagen ziemlichen Stress machen würde. Ich begrüßte sie das erste Mal nach einmonatiger Abwesenheit, öffnete den Koffer, und das Erste, was sie herauszog, waren meine Therapiebälle im Beutel. Sie war sofort gefangen davon und schob sie mit der Nase herum. Ich legte mich auf den Boden, platzierte sie unter dem unteren Rücken und gab einen langen Erleichterungsseufzer von mir. Chloe saß vor mir und starrte mich seltsam fasziniert an. Das, was sie dabei am meisten fesselte, war wohl, wie entspannt ich war. Ich lag in der Yoga-Totenstellung da und hörte leises Scharren, blieb aber unbewegt und ruhig. Nach etwa 15 Minuten löste ich mich vom Boden und sah keine Chloe mehr, dafür aber einen Therapieball weniger. Leise ging ich nach unten und fand sie schlafend, den Ball zwischen den Pfoten gegen die Brust gedrückt.

»PFOTEN-PRIOZEPTION«:

Das Feuerwerk am 4. Juli erlebten wir relativ stressfrei. Wenn es sehr laut wurde, massierten mein Mann und ich abwechselnd Chloes Nacken mit dem Ball.

Heute, sechs Monate später, hat sie zwei Ball-Sets: die ALPHA-Bälle und die PLUS-Bälle, die sie mir neulich klaute und auf denen sie schläft. Die letzten Wochen erlebten wir mit einem komplett »heruntergefahrenen« Hund. Ich lege einen Ball etwas von ihr entfernt auf den Boden. Während sie mit einer Pfote den Ball zu berühren versucht, streckt sie auch die andere Pfote aus, um das Gleichgewicht zu halten – das ist echte »Pfoten-Priozeption«. Ich beobachte sie dann genau und kann erschließen, wo sie den Ball hinhaben möchte. Bis sie zaubern kann und sich zwei Daumen wachsen lässt, muss ich natürlich noch assistieren.

Chloe ist unglaublich schlau und hat in sehr kurzer Zeit ein erstaunliches Körperbewusstsein entwickelt. Ich kann erkennen, dass sie die Bälle näher an den Muskeln um das Knie herum haben möchte, und sie winselt, wenn ich ihr beim Platzieren nicht helfe. Vor ein paar Wochen fing sie an, mit dem ALPHA-Ball unter einem Oberschenkel zu schlafen und dabei das gegenüberliegende Bein auszustrecken. Das sieht aus wie eine Variante der Beindehnung Nr. 3. Und um in diese Seit-streckung zu kommen, streckt sie beide Vorderbeine in die Luft, seufzt und lässt sie auf die gegenüberliegende Seite fallen. Man sieht, wie ihre Brust sich beim Atmen ein bis zwei Minuten hebt und senkt. Dann legt sie Körper und Bälle um, um die andere Seite zu bearbeiten. Ich denke, sie hat es sich verdient, zu sagen/bellen/denken: »Ich studiere meinen eigenen Körper.«

Langer Rede, kurzer Sinn: Die Roll Model-Therapiebälle sind »magic«! Ursprünglich wollte ich nur Chloes Ängstlichkeit und die Medikamentengabe in den Griff bekommen. Sie überrascht mich täglich. Ängstlich ist sie fast nicht mehr. Sie hat tagsüber mehr Energie, schläft wie ein Stein, ist viel netter zu ihrer Schwester und ist ein rundum glücklicherer, gesünderer Hund. Sie ist ein lebender Beweis dafür, dass das, was Sie geschaffen haben, sich entwickelt hat und sich immer noch weiter entwickelt!

Danke für alles, Jill, was Sie tun, mit anderen teilen und unterrichten. Die Welt der Bewegung (und die Welt ganz allgemein!) kann sich glücklich preisen, dass es Sie gibt!

Liebe und Licht,
Krystin

PS: Als ich neulich von einem nächtlichen Krankenhaus-besuch heimkam, war das Erste, was Schwester Chloe tat, mir ihren Roll Model-Ball unter den Nacken zu schieben!

PPS: Chloes aktuelle Medikamentenliste: Glyco-Flex für die Gelenke. Neulich hat sie auch die 0,25-mg-Dosis Xanax für Flugreisen abgesetzt.

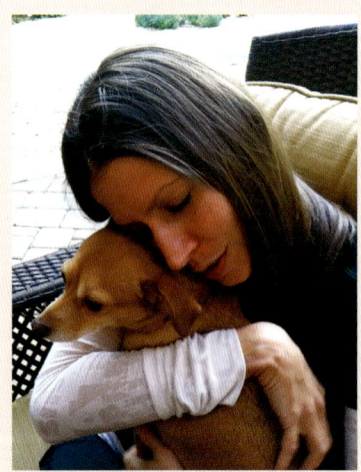

Chloe und Krystin.

Danksagung

Dank an meine Lehrer, die mir den Weg zeigten, indem Sie mich aufforderten meinen eigenen Weg zu finden: Glenn Black, Lynne Blom, Tim O'Slynne, David Downs, Gil Hedley und Ellen Heed.

Dank an meine erste »Schülerin« Lillee Chandra. Während einer Sitzung mit dir erkannte ich, wie wichtig das ist, was ich unterrichte. Danke auch an Maura Barclay-Creighton, dass du darauf bestanden hast, diese Arbeit zu unterrichten. Es heilte dich und ermutigte mich, das Konzept für mein Ausbilder-Training zu kreieren. Und danke Sara Court und Trina Altman. Ihr alle habt dieses Buch weitaus mehr beeinflusst, als ihr wisst.

Danke Lashaun Dale, dass du die Wichtigkeit dieser Arbeit erkannt hast.

Danke an den Equinox Fitness Club und den Pure Yoga Club für die unschätzbare Unterstützung: Lisa Wheeler, Carol Espel, Keith Irace, Delf Enriquez, Stephanie Vitorino, Amy Dixon, Tandy Gutierrez, Laina Jacobs und Kay Kay Clivio.

Danke Jessica Smith und Phil Swain für 15 Jahre Unterstützung bei YogaWorks.

Danke Sherry Yard, dass du mein Trainingsbuch organisiert und mich mit Süßkram versorgt hast.

Danke dem 2 Market Media Team für die gegebenen Einblicke: Hank Norman, Steve Carlis, Terri Trespicio und Jani Moon.

Danke Kim Haun für die Unterstützung unserer Videoprojekte und dein hervorragendes Auge.

Danke an Tom Danon und Nathan Ruyle für eure redaktionelle Ausdauer.

Dank an das Produktionsteam der *Roll Model*-Trailer-Videos: Vance Jacobs, Eddie Filian, Colin Sims und David Ventura; und an die Hauptdarsteller: Jessica Hooper, Nicole Quibodeaux, Jeff Rancillo (und Sol City CrossFit), Delf Enriquez und die Familie Schiller.

Danke Tom Ivicevic, dass du so supercool und eine so große Unterstützung bist.

Dank an Maria Gillespie und Harijot Khalsa für das Entfachen kleiner Ideen, die ich in großartige, handfeste Projekte umwandeln konnte.

Danke unseren Grafikdesignern, Liz Ross und Heidi Broecking, dafür, uns so gut aussehen zu lassen.

Dank an meine Körper-Ärzte, die mich oft auf neue Spuren bringen und mir helfen, meinen Körper zu verbessern: David Lepp, Sean Hampton, Dawn McCrory und Chris Tosh.

Danke an mein Publishing-Team bei Victory Belt: Erich Krauss, Glen Cordoza, Michele Farrington, Susan Lloyd und Jenny Castaneda. Und an das Designteam, das meine Vision ins Leben brachte: Holly Jennings, Ismael Pinteño, Sean Farrington, Lance Freimuth und an den Rest eures begabten Teams. Und an Pam Mourouzis, für das Lektorat.

Danke an all die *Roll Models* für ihre Geschichten: Sharon Alkerstedt, Carlton Bennett, Lee Callans, Diane »V« Capaldi, Sarah Court, Tiffany Creswell-Yeager, Lisa Highfield, Karen Hypes, Jennifer Jennings, Eric Johnson, Amanda Joyce, Karen Kroll, Todd Lavictoire, Jennifer Lovely, Helen MacAvoy, Rebecca Moss, Carolyn Philips, Greg Reid, Emily Sonnenberg, Joanne Spence, Kelly Starrett, Lori Weider, Elizabeth Wipf, Krystin Zeiger und Chloe.

Dank an das operative Team bei Tune Up Fitness Worldwide, dafür, dass ihr mein Rückgrat seid: Robert Faust, Annie Brown, Nicole Quibodeaux und Alexandra Ellis.

Danke an meine Eltern.

Danke an Brian MacKenzie, Kelly Starrett und Carl Paoli, die Autoren bei Victory Belt, die vor mir den »Bewegungs-Weg« ebneten.

Danke Tony Gardner, Carol Leggett und Lawrence Ineno für die Hilfe im ersten Stadium des Buches.

Danke Keith Wittenstein für die tolle Einleitung.

Dank an die ganze Mannschaft des San Francisco CrossFit und an #Blondtrepreneur Juliet Starrett.

Danke Kelly Starrett, Bruder einer anderen Mutter … Du kriegst hier deine eigene Zeile.

Danke Katy Bowman, Schwester einer anderen Mutter: Ich liebe deine Körperintelligenz.

Danke für Ihre Forschungsarbeit, Dr. Steven Capobianco und Robyn Capobianco.

Dank an Rasmani Orth und das Kripalu Institute, dafür, dass meine Kurse bei euch willkommen sind.

Danke für eure tolle Freundschaft, Max »maxintosh« Miller, Carol Beitcher und Chip Rosenbloom.

Herzlichen Dank, Dr. Robert Schleip, dass Sie die »Fascianistas« organisieren und Seiten Ihres neuen Buches mit mir teilten. Sie sind ein Visionär.

Danke, Manduka, für die schönsten Yoga-Matten und Yoga-Blöcke, die es zu kaufen gibt.

Dank an die Hunderte von weltweiten Yoga Tune Up-Trainern und -Lehrern. Ihr verbessert jeden Tag Menschenleben und geht mit gutem Beispiel voran. Ihr seid alle *Roll Models*.

Danke an meine Leser Dr. Laurie Bruckner, Sarah Court, Beth McNamara, Christopher Walling und Robert Faust, die mir über die Schulter schauten und hervorragende Anmerkungen machten.

Mein besonderer Dank gilt Sarah Court. Sie sammelte die *Roll Model*-Geschichten dieses Buches. Deine Augen, Ohren, redaktionellen Vorschläge und deine Schreibexpertise sind außergewöhnlich. Du hast das verblüffende Talent, meine Gedankenleserin zu sein. Du hältst mich auf der Spur, und dein Feedback ist mir immer heilig. Deine Integrität, Engagement und Grammatikkenntnisse überwältigen mich. Ich liebe dich!

Ein sehr spezieller Dank geht an den Pionier der integrierten Anatomie und Somanauten, Gil Hedley: für deine Vermittlung der Anatomie und dafür, dass ich deine perfekt fotografierten Faszienabbildungen als Basis der Faszienillustrationen dieses Buches verwenden durfte.

Und danke dir, Robert Faust, für all das, was du für mich, für uns und unser Unternehmen tust.

Fotos: Dawn Adams, Annelie Alexander, Trina Altman, Maura Barclay-Creighton, Laurel Beversdorf, Jennifer Black, Kevin W. Boyle, Sandy Byrne, Lillee Chandra, Nancy Cochren, Drew Corrigan, Sarah Court, Adam Dugas, Taylor Dunham, Daniel B. Edwards, Alexandra Ellis, Alyssa Farrell, Cathy Favelle, Oliana Gegprifti, Renee Holden, Alex Iglecia, Bridget Ingham, Kayla Irvys, Louis Jackson, Lynda Jaworski, Dagmar Khan, Ariel Kiley, David Kim, Sarah Kusch, Melissa Labatut, Todd Lavictoire, Matt Leger, Stephanie Leger, Heather Lindsay, Terry Littlefield, Brian MacKenzie, Mimi Martel, Anthony Martinez, Kristin Marvin, Dr. Stuart McGill, Yasmen Mehta, Max Miller, Matt Nadler, Blair Ofner, Alex und Kevin Quibodeaux, Holli Rabishaw, Regina Santos, Matt Sharpe, Kimberly Shultz, Jennifer Slot, Luke Sniewski, Elissa Strutton, Brooke Thomas, Amanda Tripp, Dinneen Viggiano, Marion Vu, Jennifer Wesanko, Maricarmen Wilson (inspiredshakti. com), Elizabeth Wipf, Keith Wittenstein, Nikki Wong

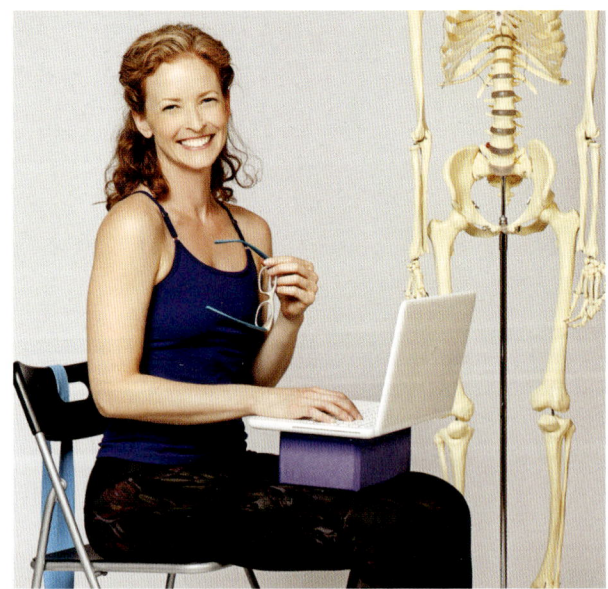

Sarah Court.

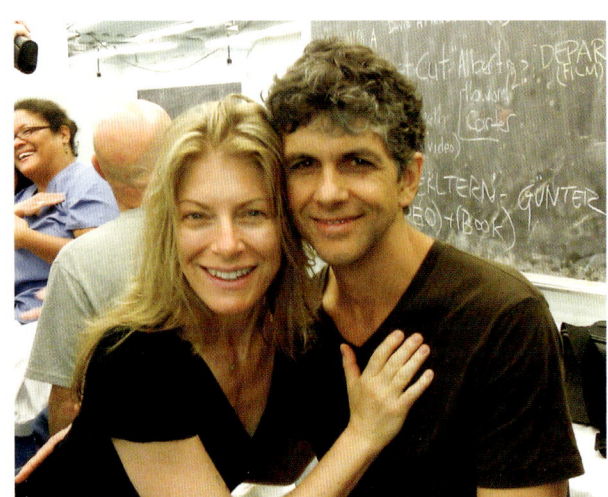

Gil Hedley und ich.

Umschlaggestaltung und Symbole: Heidi Broecking

Cover-Foto: Bradford Rogne

Cover-Model: Sarah Kusch

Fotos der Sequenzen im Buch: Glen Cordoza

Weitere Innenaufnahmen: Aliya Alewine, Stacy Berg, Erica Camile, Gina Conte, Shawn De Salvo, Amy Deguio, Taylor Dunham, Alexandra Ellis, Giancarla Griffith-Boyle, Matt Huber, Samantha Jacoby, Karen Kirkland, Anette Kraemer-Botosic, Mark Leibowitz, Heather Lindsay, Gillian Mandich, Kate Morgan, Sabrina Polizzi, Michael Sanville, Todd Vitti

Buchdesign: Yordan und Boryana Terziev

Register

Kursiv gesetzte Ziffern verweisen auf Abbildungen.

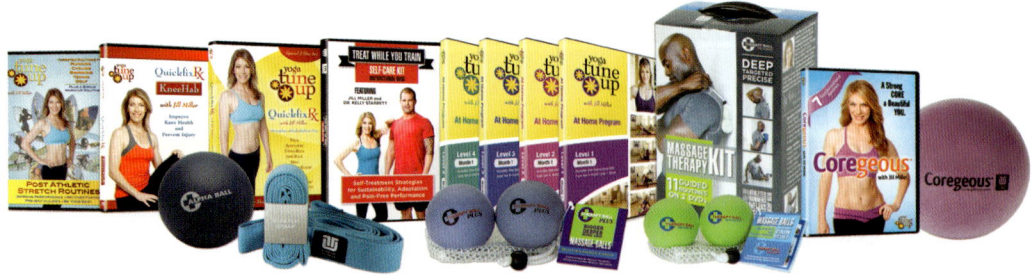